CB014445

DOENÇA INFLAMATÓRIA INTESTINAL

2ª EDIÇÃO

DOENÇA INFLAMATÓRIA INTESTINAL

2ª EDIÇÃO

WILTON SCHMIDT CARDOZO
CARLOS WALTER SOBRADO

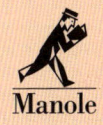

Manole

Editor gestor: Walter Luiz Coutinho
Editora: Karin Gutz Inglez
Produção editorial: Janicéia Pereira, Cristiana Gonzaga S. Corrêa e Juliana Morais
Tradução dos capítulos 3, 11 e 24: Graziella Risolia Gallo
Projeto gráfico: Departamento Editorial da Editora Manole
Diagramação: Sopros Design
Capa: Departamento de Arte da Editora Manole
Imagens de capa e miolo: gentilmente cedidas pelos autores
Ilustrações do miolo: Mary Yamazaki Yorado

Dados Internacionais de Catalogação na Publicação (CIP)
(Câmara Brasileira do Livro, SP, Brasil)

Doença inflamatória intestinal / [editores] Wilton Schmidt Cardozo,
Carlos Walter Sobrado. -- 2. ed. -- Barueri, SP : Manole, 2015.

Vários colaboradores.
ISBN 978-85-7868-191-3

1. Gastroenterologia 2. Intestinos - Doenças I. Cardozo, Wilton Schmidt.
II. Sobrado, Carlos Walter.

CDD-616.34

14-11393

NLM-WI 522

Índices para catálogo sistemático:
1. Doenças inflamatórias intestinais : Medicina
616.34

1ª Edição – 2012
2ª Edição – 2015

Direitos adquiridos pela:
Editora Manole Ltda.
Av. Ceci, 672 – Tamboré
06460-120 - Barueri – SP – Brasil
Tel.: (11) 4196-6000 – Fax: (11) 4196-6021
www.manole.com.br
info@manole.com.br

Impresso no Brasil
Printed in Brazil

Agradecemos a colaboração da bibliotecária Rita de Cássia Ortega Borges
(IEP – Hospital Sírio-Libanês).
Agradecemos o apoio e a colaboração da médica coloproctologista Raquel Franco Leal.

EDITORES

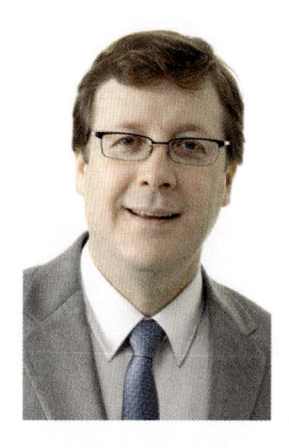

WILTON SCHMIDT CARDOZO

Coordenador do Grupo de Assistência Multidisciplinar em Estomias e Doença Inflamatória Intestinal do
Complexo Hospitalar Padre Bento de Guarulhos. Titular
da Sociedade Brasileira de Coloproctologia (SBCP),
da Federação Brasileira de Gastroenterologia (FBG) e
do Colégio Brasileiro de Cirurgia Digestiva (CBCD).
Pós-graduado em Coloproctologia pelo Hospital St.
Mark's, Inglaterra.

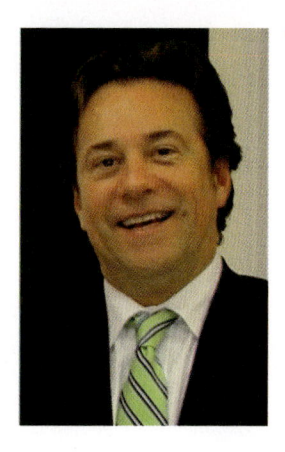

CARLOS WALTER SOBRADO

Mestre e Doutor em Cirurgia pela FMUSP. Presidente do
Departamento de Coloproctologia da Associação Paulista de Medicina (APM). Titular da Sociedade Brasileira
de Coloproctologia (SBCP), do Colégio Brasileiro de
Cirurgiões (CBC) e do Colégio Brasileiro de Cirurgia
Digestiva (CBCD). *Fellow* em Coloproctologia pela
Universidade do Texas. Ex-presidente da Associação
de Coloproctologia do Estado de São Paulo (ACESP)
e da Sociedade Brasileira de Coloproctologia (SBCP).

COLABORADORES

ADÉRSON OMAR MOURÃO CINTRA DAMIÃO

Assistente-doutor do Departamento de Gastroenterologia da Faculdade de Medicina da Universidade de São Paulo (FMUSP). Membro do Grupo de Doenças Intestinais e do Laboratório de Pesquisa em Gastroenterologia (LIM-07) do Serviço de Gastroenterologia Clínica do HC-FMUSP.

ANDRÉ ZONETTI DE ARRUDA LEITE

Especialista em Gastroenterologia pelo HC-FMUSP. Doutor em Medicina pela FMUSP. Pós-doutor pela Universidade Case Western Reserve. Médico-pesquisador do LIM-07 do Departamento de Gastroenterologia do HC-FMUSP.

ANDREA VIEIRA

Especialista, Mestre e Doutora em Gastroenterologia pela Faculdade de Ciências Médicas da Santa Casa de São Paulo (FCMSCSP). Professora Instrutora da Disciplina Gastroenterologia do Departamento de Medicina da FCMSCSP.

ANGELA HISSAE MOTOYAMA CAIADO

Especialista em Radiologia Abdominal. Médica-assistente do Instituto de Radiologia do HC-FMUSP e do Fleury Medicina e Saúde. Membro Titular do Colégio Brasileiro de Radiologia e da Radiological Society of North America (RSNA).

ARTUR A. PARADA

Coordenador do Serviço de Endoscopia Gastrointestinal do Hospital 9 de Julho, São Paulo, e do Centro de Diagnóstico e Terapêutica Endoscópica, São Paulo. Membro Titular da Sociedade Brasileira de Endoscopia Digestiva (SOBED). Ex-presidente da SOBED (gestão 2006-2008).

AUDREY KRÜSE ZEINAD VALIM

Doutoranda em Ciências Médicas da FMUSP. Médica-assistente do Serviço de Hematologia do HC-FMUSP – Grupo de Hemostasia.

BRUNO CÉSAR DA SILVA

Mestre em Medicina e Saúde da Universidade Federal da Bahia (UFBA). Residência em Gastroenterologia pelo Hospital das Clínicas da Universidade Federal de Pernambuco (HC-UFPE). Membro do Grupo de Estudos da Doença Inflamatória Intestinal do Brasil (GEDIIB).

CLÁUDIA GOLDENSTEIN SCHAINBERG

Professora Colaboradora da Disciplina Reumatologia do Departamento de Clínica Médica da FMUSP. Membro do Colégio Americano de Reumatologia, do Group of Research in Psoriasis and Psoriatic Arthritis (GRAPPA), da Academia Americana de Pediatria e da Comissão de Espondiloartrites da Sociedade Brasileira de Reumatologia (SBR).

CLÁUDIA PINTO MARQUES SOUZA DE OLIVEIRA

Doutora, Pós-doutora e Livre-docente em Gastroenterologia pelo Departamento de Gastroenterologia da FMUSP. Professora-associada do Departamento de Gastroenterologia da FMUSP.

CLÁUDIA UTSCH BRAGA

Médica pela Universidade Federal de Minas Gerais (UFMG). Especialista em Gastroenterologia e Endoscopia pela Universidade Federal de São Paulo (Unifesp). Pós-graduanda em Gastroenterologia pela Unifesp.

CLAUDIO FIOCCHI

Especialista em Gastroenterologia. Professor de Medicina Molecular do Lerner Research Institute, Estados Unidos. Membro de Departamento de Gastroenterologia do Digestive Disease Institute, Cleveland Clinic, Cleveland, Estados Unidos.

CLEIDE RODRIGUES DE CASTRO

Especialista em Psicologia Hospitalar. Membro do Grupo de Assistência Multidisciplinar em Estomia e Doença Inflamatória Intestinal do Complexo Hospitalar Padre Bento de Guarulhos (GAMEDII).

CRISTINA FLORES

Médica pela Universidade Federal do Rio Grande do Sul (UFRGS). Especialista em Endoscopia Digestiva pela SOBED. Mestre e Doutora em Gastroenterologia pela UFRGS. Membro Titular do GEDIIB.

CYNTHIA MARIA BASSOTTO CURY MELLO

Advogada e Especialista em Direito Processual Civil pelo Centro Universitário das Faculdades Metropolitanas Unidas (FMU). Membro do Departamento Jurídico da Associação Brasileira de Colite Ulcerativa e Doença de Crohn (ABCD), da Associação Nacional de Assistência ao Diabético (Anad) e da Federação Nacional das Associações e Entidades de Diabetes (Fenad).

CYRLA ZALTMAN

Especialista em Gastroenterologia. Mestre em Gastroenterologia pela Universidade Federal do Rio de Janeiro (UFRJ). Doutora em Gastroenterologia pela Escola Paulista de Medicina da Unifesp (EPM-Unifesp). Pós-doutora pelo Hospital Clinic, Barcelona, Espanha. Professora-associada da Disciplina Gastroenterologia do Departamento de Medicina Interna da UFRJ. Diretora Regional da ABCD. Membro Titular da SOBED, da FBG e do GEDIIB (Diretora Científica).

DARIO ARIEL TIFERES
Doutor em Radiologia pela EPM-Unifesp. Médico Radiologista do Departamento de Diagnóstico por Imagem da EPM-Unifesp e do Fleury Medicina e Saúde.

EDUARDO DE CASTRO HUMES
Especialista em Psiquiatria pela FMUSP e pela Associação Brasileira de Psiquiatria (ABP). Membro da ABP, da American Psychiatric Association (APA) e da Sociedade de Psicodrama de São Paulo (SOPSP).

ELBIO ANTONIO D'AMICO
Médico Hematologista-assistente do Serviço de Hematologia e Hemoterapia do HC-FMUSP. Professor Livre-Docente pela FMUSP. Professor Colaborador da FMUSP.

ELOÁ MARUSSI MORSOLETTO
Chefe do Serviço de Gastroenterologia e Endoscopia Digestiva do Hospital São Vicente de Curitiba. Secretária-geral do GEDIIB. Sócia Titular da FBG e da SOBED.

ELVINO BARROS
Médico pela Universidade Federal de Ciências da Saúde de Porto Alegre (UFCSPA). Especialista em Nefrologia pela Sociedade Brasileira de Nefrologia (SBN). Mestre em Nefrologia pela UFRGS. Doutor em Nefrologia pela Unifesp. Professor-associado da Disciplina Nefrologia do Departamento de Medicina Interna da UFGRS.

FÁBIO VIEIRA TEIXEIRA
Especialista em Cirurgia Geral pelo Colégio Brasileiro de Cirurgiões (CBC), em Cirurgia do Aparelho Digestivo pelo Colégio Brasileiro de Cirurgia Digestiva (CBCD) e em Coloproctologia pela Sociedade Brasileira de Coloproctologia e pelo GEDIIB. Mestre em Cirurgia pela Faculdade de Medicina da Universidade Estadual Paulista de Botucatu (FM/Unesp). Doutor em Cirurgia pela Mayo

Clinic Scottsdale, Arizona, Estados Unidos, e Unesp. Professor Convidado da Disciplina Gastroenterologia Cirúrgica do Departamento de Cirurgia da FM/Unesp. Membro Titular do CBC, do CBCD, da Sociedade Brasileira de Coloproctologia (SBCP) e do GEDIIB.

FLÁVIO ANTONIO QUILICI
Mestre e Doutor em Cirurgia pela Universidade Estadual de Campinas (Unicamp). Professor Titular de Cirurgia Digestiva da Pontifícia Universidade Católica de Campinas (PUC-Campinas). Membro Titular da FBG, da SOBED, da SBCP e do CBCD. Presidente da Sociedade de Gastroenterologia de São Paulo (SGSP). Ex-presidente da SBCP e da SOBED.

FLÁVIO FEITOSA
Pós-graduando pelo Departamento de Gastroenterologia da FMUSP.

GENOILE OLIVEIRA SANTANA
Mestre e Doutora em Medicina e Saúde pela UFBA. Coordenadora do Ambulatório de Doenças Inflamatórias Intestinais do Hospital Universitário Professor Edgard Santos (HUPES)/UFBA. Membro da Diretoria do GEDIIB.

GUILHERME CUTAIT DE CASTRO COTTI
Médico-assistente do Instituto do Câncer do Estado de São Paulo Octavio Frias de Oliveira/FMUSP.

GUILHERME MARQUES ANDRADE
Especialista em Clínica Médica pelo Hospital das Clínicas da Faculdade de Medicina da Universidade de São Paulo – HC-FMUSP. Gastroenterologista pelo Hospital das Clínicas da Faculdade de Medicina da Universidade de São Paulo – HC-FMUSP.

HUMBERTO SETSUO KISHI
Patologista da Divisão de Anatomia Patológica do HC-FMUSP e do Laboratório Diagnóstika de São Paulo.

IDBLAN CARVALHO DE ALBUQUERQUE
Assistente do Serviço de Coloproctologia do Hospital Heliópolis, São Paulo. Responsável pelo Ambulatório de Doenças Inflamatórias Intestinais do Serviço de Coloproctologia do Hospital Heliópolis, São Paulo. Titular da SBCP.

JAIME ROIZENBLATT
Especialista em Oftalmologia pela FMUSP. Pós-doutor pela Universidade da Califórnia, Estados Unidos. Assistente Doutor do HC-FMUSP.

JARBAS FARACO MALDONADO LOUREIRO
Colonoscopista do Hospital Sírio-Libanês e do Hospital Alemão Oswaldo Cruz de São Paulo. Membro do Centro Franco-brasileiro de Ecoendoscopia (CFBEUS) da FCMSCSP e da SOBED.

JULIANO COELHO LUDVIG
Especialista em Gastroenterologia Clínica pela FBG e em Endoscopia Digestiva pela SOBED. Diretor Regional da ABCD de Santa Catarina.

LISANDRA CAROLINA MARQUES QUILICI
Especialista em Coloproctologia pela SBCP e em Endoscopia Digestiva pela SOBED. Cirurgiã Digestiva do Hospital e Maternidade da PUC-Campinas.

LUCIANA DOS SANTOS
Farmacêutica pela Universidade Luterana do Brasil (ULBRA). Especialista em Farmácia Hospitalar pelo Instituto de Administração Hospitalar e Ciências da Saúde (IACHS). Mestre em Ciências Farmacêuticas pela UFRGS. Farmacêutica Clínica do Hospital de Clínicas de Porto Alegre (HCPA).

LUCIANE REIS MILANI
Mestre em Ciências pela USP. Especialista em Gastroenterologia pela FBG e em Endoscopia Digestiva pela SOBED.

MAGALY GEMIO TEIXEIRA
Livre-docente da FMUSP. Responsável pelo Ambulatório de Doenças Inflamatórias do HC-FMUSP.

MARCELLO MENTA SIMONSEN NICO
Médico Dermatologista. Professor-associado do Departamento de Dermatologia da FMUSP. Médico Supervisor da Divisão de Dermatologia do HC-FMUSP. Responsável pelo Ambulatório de Doenças da Mucosa Oral da Divisão de Dermatologia do HC-FMUSP.

MARCO ANTÔNIO ZERÔNCIO
Médico pela Universidade Federal do Rio Grande do Norte (UFRN). Bioquímico pela Universidade do Maine, Estados Unidos. Residência em Clínica Médica e em Gastroenterologia pela Fundação Hospitalar do Distrito Federal. Especialista em Gastroenterologia pela FBG e em Endoscopia Digestiva pela SOBED. Coordenador do Ambulatório de Doenças Inflamatórias Intestinais da Faculdade de Medicina da Universidade Potiguar (UnP). Membro do GEDIIB.

MARCOS CARDOSO RESENDE
Médico Radiologista Colaborador do Departamento de Diagnóstico por Imagem da EPM-Unifesp.

MARIA DE LOURDES TEIXEIRA DA SILVA
Especialista em Nutrição Parenteral e Enteral pela Sociedade Brasileira de Nutrição Parenteral e Enteral (SBNPE). Mestre em Gastroenterologia pelo Instituto Brasileiro de Estudos e Pesquisas de Gastroenterologia (IBEPEGE) de São Paulo. Diretora do Grupo de Apoio de Nutrição Enteral e Parenteral (Ganep).

MARIA IZABEL LAMOUNIER DE VASCONCELOS
Especialista em Nutrição Clínica pela Faculdade São Camilo e em Nutrição Enteral e Parenteral pela SBNPE. Mestre em Nutrição Experimental pela USP.

MARINA ROIZENBLATT

Residência Médica em Oftalmologia pela EPM-Unifesp.

MARJORIE ARGOLLO

Médica pela UFBA. Especialista em Gastroenterologia Clínica e Endoscopia Digestiva pela Unifesp. Pós-graduanda pela Unifesp.

MAYDE SEADI TORRIANI

Farmacêutica e Especialista em Controle de Infecções em Farmácia Hospitalar pela UFRGS. Especialista em Administração Hospitalar pelo Instituto de Administração Hospitalar e Ciências da Saúde da PUC-RS e em Farmácia Hospitalar pela Sociedade Brasileira de Farmácia Hospitalar (SBRAFH). Mestre em Clínica Médica pelo Programa de Pós-graduação em Ciências Médicas da Faculdade de Medicina da UFRGS. Chefe da Seção de Gerenciamento e Logística de Medicamentos do Hospital de Clínicas de Porto Alegre. Diretora Financeiro-administrativa da Sociedade Brasileira de Farmacêuticos em Oncologia (SOBRAFO) (2012-2013 e 2014-2015).

MILTON RUIZ ALVES

Professor-associado da FMUSP. Professor da Pós-graduação em Oftalmologia da FMUSP. Chefe do Setor de Córnea e Doenças Externas Oculares da Clínica Oftalmológica do HC-FMUSP.

ORLANDO AMBROGINI JUNIOR

Especialista e Mestre em Gastroenterologia e Doutor em Medicina pela EPM--Unifesp. Professor da Disciplina Gastroenterologia e Corresponsável pelo Setor de Doenças Intestinais da EPM-Unifesp. Membro Titular do GEDIIB e da FBG. Membro Internacional da AGA.

PATRÍCIA LIMA JUNQUEIRA

Hematologista pelo HC-FMUSP. Preceptora do Serviço de Hematologia do HUPES/UFBA. Médica do Serviço de Hematologia do Centro de Hematologia e Oncologia da Bahia. Ex-assistente do Serviço de Hematologia do Instituto do Câncer do Estado de São Paulo (ICESP) do HC-FMUSP.

PAULA B. POLETTI

Coordenadora do Serviço de Endoscopia Gastrointestinal do Hospital do Servidor Público Estadual do Estado de São Paulo. Assistente do Serviço de Endoscopia Gastrointestinal do Hospital 9 de Julho, São Paulo.

PAULO ALBERTO FALCO PIRES CORRÊA

Especialista em Cirurgia Geral pelo HC-FMUSP. Cirurgião e Colonoscopista do Hospital Sírio-Libanês. Membro Sócio Fundador da Sociedade Brasileira de Videocirurgia (Sobracil). Membro Titular da SBCP e da SOBED. Membro-associado do CBCD.

PAULO GUSTAVO KOTZE

Mestre em Clínica Cirúrgica pela PUC-PR. Chefe do Serviço de Coloproctologia do Hospital Universitário Cajuru (SeCoHUC)/PUC-PR. Titular da SBCP.

PAULO LISBOA BITTENCOURT

Especialista em Gastroenterologia com área de atuação em Hepatologia e Endoscopia Digestiva. Doutor em Gastroenterologia pela USP. Membro titular da FBG.

RAQUEL FRANCO LEAL

Especialista em Coloproctologia pela Unicamp e pela SBCP. Mestre e Doutora em Cirurgia pela Unicamp. Pós-doutora pela Universidade de Chicago e pela Universidade de Barcelona (Institut d'investigacions Biomèdiques August Pi i Sunyer). Docente do Serviço de Coloproctologia da Faculdade de Ciências Médicas da Unicamp.

RAQUEL GUERRA DA SILVA

Farmacêutica pela UFRGS. Mestranda do Programa de Pós-graduação em Assistência Farmacêutica da UFRGS.

RENATA EMY OGAWA

Médica pela FMUSP. Especialista em Radiologia e Diagnóstico por Imagem pelo Instituto de Radiologia (INRAD) do HC-FMUSP.

RENÉRIO FRÁGUAS JUNIOR

Especialista em Psiquiatria e Doutor em Medicina Psiquiátrica pela FMUSP. Professor-associado da FMUSP. Diretor Executivo do Centro de Estudos do Instituto de Psiquiatria (CEIP) do HC-FMUSP.

RICARDO ROMITI

Doutor em Dermatologia pela Ludwig-Maximilians-Universität Müchen, Alemanha. Professor do Departamento de Dermatologia do HC-FMUSP e Responsável pelo Ambulatório de Psoríase.

ROBERTO EL IBRAHIM

Médico Patologista pela FMUSP. Diretor Fundador do Laboratório Diagnóstika de São Paulo.

RODOLFO DELFINI CANÇADO

Especialista em Hematologia e Hemoterapia pela Associação Brasileira de Hematologia, Hemoterapia e Terapia Celular (ABHH). Mestre e Doutor em Ciências da Saúde pela FCMSCSP. Professor Adjunto da FCMSCSP. Médico Hematologista do Serviço de Hematologia e Hemoterapia da Santa Casa de São Paulo e do Hospital Samaritano de São Paulo.

ROGÉRIO SAAD HOSSNE

Professor Doutor do Departamento de Cirurgia e Ortopedia da Faculdade de Medicina da Unesp, *campus* Botucatu. Coordenador Cirúrgico do Ambulatório de Doença Inflamatória Intestinal da Faculdade de Medicina da Unesp, *campus* Botucatu. Titular da SBCP, do CBCD e do CBC. Membro do GEDIIB.

RUSSELL D. COHEN

Professor de Medicina da Pritzker School of Medicine, Estados Unidos. Diretor do Inflammatory Bowel Disease Center, Estados Unidos. Co-diretor do Programa Advanced IBD Fellowship da Universidade Chicago Medicine, Estados Unidos.

SABRINA SISTO ALESSI CÉSAR

Médica-assistente do Departamento de Dermatologia do HC-FMUSP.

SENDER JANKIEL MISZPUTEN

Doutor em Gastroenterologia pela EPM-Unifesp. Professor-associado da Disciplina Gastroenterologia do Departamento de Medicina da EPM-Unifesp. Presidente do GEDIIB. Vice-presidente da SGSP. Honorário Nacional da Academia Nacional de Medicina.

SHEYLA BATISTA BOLOGNA

Odontóloga pela Faculdade de Odontologia da USP (FOUSP). Doutora em Ciências da FMUSP.

SILVIA VANESSA LOURENÇO

Cirurgiã Dentista e Patologista Oral. Professora-associada da Disciplina Patologia Geral da FOUSP.

THIAGO FESTA SECCHI

Membro do Serviço de Endoscopia Gastrointestinal do Hospital 9 de Julho, São Paulo. Ex-presidente da SOBED no Estado de São Paulo.

VERA LUCIA SDEPANIAN

Mestre em Pediatria pela EPM-Unifesp e em Gastroenterologia Pediátrica e Nutrição pela Universidade Internacional de Andaluzia, Espanha. Doutora em Medicina pela EPM-Unifesp. Pós-doutora em Gastroenterologia Pediátrica pela Universidade de Maryland, Estados Unidos. Professora Adjunta e Chefe da Disciplina Gastroenterologia Pediátrica da EPM-Unifesp. Supervisora do Curso de Residência Médica em Gastroenterologia Pediátrica da EPM-Unifesp. Vice-presidente da Associação Paulista Pediátrica de Gastroenterologia Hepatologia e Nutrição (APPGHN) e do Departamento de Gastroenterologia da Sociedade de Pediatria de São Paulo (SPSP).

WILSON ROBERTO CATAPANI

Mestre em Gastroenterologia e Doutor em Medicina pela EPM-Unifesp. Pós-doutor em Gastroenterologia pela Universidade de Edimburgo, Reino Unido. Professor Titular da Disciplina Gastroenterologia do Departamento de Clínica Médica da Faculdade de Medicina do ABC. *Fellow* do American College of Gastroenterology.

SUMÁRIO

ANEXOS

PREFACE

JULIÁN PANÉS

Inflammatory bowel disease (IBD) imposes significant challenges to patients' life from the time of diagnosis, and in a number of patients a complicated course of the diseases results in successive challenges to their personal, familial, social, and professional development.

IBD becomes also a challenge for the treating health care professionals, physicians, surgeons and nurses included, and for basic scientists. The disease results from an abnormal immune response to components of the intestinal lumen, mainly flora, in genetically susceptible individuals, which are triggered and modulated by environmental factors. But each one of these components: genetics, microbiome, immune response and environmental factors remain to be fully elucidated.

At the clinical level, diagnosing IBD possess significant challenges. In world regions with a high prevalence of infectious colitis, the differential diagnosis between these and IBD is not an easy task. In patients with purely colonic IBD distinction between Crohn's disease and ulcerative colitis needs frequently expert assessment of clinical, endoscopic, histologic and radiologic data. Challenges in disease management are not only related to the treatment of complicated disease, but to the development of a treatment plan for every patient, tailored to the patient's needs and expectations, by making an optimal use of available medical and surgical options, and adopting measures to prevent disease, and treatment-related complications. The wealth of knowledge in the field is rapidly increasing, and there is an increasing need of master works that not only summarize up-to-date information, but also provide a balanced perspective of the clinical relevance of each new discovery.

I felt highly honored when I was invited to preface the second edition of *Doença Inflamatória Intestinal*, edited by Dr. Wilton Schmidt Cardozo and Dr. Carlos Walter Sobrado. The handbook gathers the best knowledge in medical care, presented under the perspective of top clinical experience, by a group of authors of high stature in the field. The chapters of the handbook cover basic aspects of disease pathophysiology, present an extensive review of aspects of diagnosis that includes endoscopy, histology and cross-sectional imaging, best use of different drugs classes and therapeutic strategies, the role of surgery, and other complementary aspects of IBD care.

I can only congratulate the editors and authors for this outstanding work, and encourage the readers to implement the recommendations provided in the handbook as the basis for the best care for our patients.

JULIÁN PANÉS. M.D., PH.D.

Chief of Department of Gastroenterology

Hospital Clínic de Barcelona,

Barcelona, Spain

PREFÁCIO

ANGELITA HABR-GAMA

Coube a mim a agradável responsabilidade e elevada distinção de prefaciar a primeira e esta segunda edição da obra *Doença Inflamatória Intestinal* dos organizadores Wilton Schmidt Cardozo e Carlos Walter Sobrado, amigos de longa data. Esta é a prova do sucesso resultante da primeira edição, consagrada pelos especialistas em gastroenterologia, cirurgia e endoscopia digestiva, coloproctologia, nutrologia e psicologia.

O termo "doença inflamatória intestinal" refere-se basicamente a duas doenças: retocolite ulcerativa e doença de Crohn, afecções crônicas semelhantes em vários aspectos e diferentes em tantos outros, particularmente no que se refere às suas manifestações clínicas, como sua evolução e sua resposta ao tratamento clínico ou cirúrgico.

Quase todos os aspectos das doenças inflamatórias intestinais ainda permanecem parcialmente desconhecidos e, consequentemente, muito controversos. A incidência crescente, particularmente da doença de Crohn, em muitos países, chama a atenção para suas apresentações semelhantes, apesar das diferenças étnicas, ambientais, nutricionais, genéticas e sociais. Sua predominância na população jovem, a prevalência maior em determinadas famílias, as possibilidades causais discutíveis (bacterianas, virais e imunológicas), a influência genética da imunorregulação das defesas do hospedeiro e as novas modalidades de tratamento, entre outros, são temas de grande relevo, merecedores de profunda análise.

Os organizadores acertaram na escolha dos autores dos capítulos, sendo todos profissionais de excelência e de elevado prestígio no meio científico nacional, com grande experiência no tema. Os capítulos foram atualizados e onze novos foram introduzidos.

Li, com interesse, o texto resultante desta excelente segunda edição e constatei que os conhecimentos aqui transmitidos refletem o estado da arte referente às doenças inflamatórias intestinais e demonstram sua aplicação em todos os campos da Medicina, em especial em Gastroenterologia e Coloproctologia.

Os coordenadores foram felizes na concepção desta obra, até então faltante na literatura nacional. Como resultado, esta publicação fornece informações e conceitos que muito contribuirão para a divulgação e a padronização do diagnóstico e do tratamento das doenças inflamatórias intestinais para os colegas brasileiros.

Agradeço o honroso convite para prefaciar a segunda edição desta obra, e, assim, exteriorizar meu parecer sobre sua relevância e seu conteúdo científico, bem como sobre o impacto social e profissional que ela representa.

Por fim, cabe-me cumprimentar seus idealizadores e realizadores por sua dedicação, sua perseverança e seu trabalho para disponibilizar aos leitores os conhecimentos adquiridos ao longo do tempo.

ANGELITA HABR-GAMA

Professora Emérita da Faculdade de Medicina da Universidade de São Paulo.

Presidente da Associação Brasileira de Prevenção do Câncer de Intestino (Abrapeci).

Membro Honorário da American Surgical Association (ASA), do American College of Surgeons (ACS), da European Surgical Association (ESA), da American Society of Colon and Rectal Surgeons (ASCRS), do Royal College of Surgeons (RCS) – England, e da American Society for Radiation Oncology (Astro).

HISTÓRIA DA DOENÇA INFLAMATÓRIA INTESTINAL

FLÁVIO ANTONIO QUILICI
LISANDRA CAROLINA MARQUES QUILICI

HISTÓRIA DA RETOCOLITE ULCERATIVA

No século IV a.C., Hipócrates, médico grego da cidade de Cos, em seu livro *Corpus Hippocraticum peri Syriggon*, e, no século II d.C., os médicos Aretius de Cappadocia e Soranus de Éfeso, entre outros, descreveram um tipo de diarreia crônica associada a evacuações sanguinolentas e ulcerações no cólon, com características diferentes de outros tipos de diarreias conhecidas na época, constituindo uma enfermidade clínica que se assemelhava à retocolite ulcerativa (RCU).[1]

No entanto, a RCU foi descrita pela primeira vez como entidade nosológica por Samuel Wilks, do Hospital Guy de Londres, em 1859, com o relato da necrópsia do primeiro caso da enfermidade, encaminhado por carta ao *Medical Times and Gazette*. A relativa demora em sua descoberta deveu-se ao fato de todo o quadro diarreico ter sido de origem infecciosa.[2] Deve-se também a Wilks, auxiliado por Moxon, em 1875, a definição da RCU como entidade patológica específica, denominada inflamação de intestino grosso ou colite idiopática. Em seguida, a RCU foi caracterizada, distinta de outras doenças inflamatórias intestinais (DII) – disentéricas – já bem conhecidas no século XIX, passando a ser divulgada em aulas e livros.[3]

Habershon, em 1862, descreveu em seu livro *Doenças do abdome* os clássicos pseudopólipos da RCU:

> Essas ulcerações intestinais gradualmente tendem à coalescência até haver a destruição de toda a superfície da mucosa, com exceção de isoladas porções aqui e ali, que se tornam intensamente congestas e assemelham-se a crescimento polipoide.[1]

Sir William Allchin, em 1885, fez a distinção entre a RCU e as colites específicas, tendo descrito:

> É importante que o termo *disenteria* não fique restrito às doenças inflamatórias tropicais e não seja aplicado como adjetivo a qualquer forma de diarreia ou ulceração do cólon.[1]

A possibilidade da terapêutica cirúrgica dessa enfermidade ainda obscura surgiu somente no final do século XIX, com a realização de uma colostomia em uma mulher portadora de RCU para irrigação do cólon inflamado, por Mayo-Robson, de Leeds, em 1893.[1]

Somente em 1931, *sir* Arthur Hurst fez uma completa descrição das características patológicas e endoscópicas pela retossigmoidoscopia. No entanto, a RCU recebeu atenção especial como uma importante DII apenas na última metade do século XX.

A confirmação de que a RCU e a doença de Crohn (DC) eram entidades patogênicas diferentes ocorreu em 1961, por Lockhart-Mummery e Morson, quando apresentaram uma descrição detalhada dos achados clínicos e patológicos dessas duas enfermidades, incluindo a caracterização de doença segmentar e da inflamação granulomatosa.[4]

As primeiras publicações sobre a RCU no Brasil ocorreram no final da década de 1950, com casos relatados por Passarelli em 1959.[1] Posteriormente, Faustino Porto publicou trabalhos sobre a RCU e a DC, evidenciando seus diversos aspectos. Sua vasta experiência culminou com a publicação do primeiro livro brasileiro sobre as DII, em 1990, com a colaboração dos gastroenterologistas Sylvia da Silveira Mello Vargas e Eduardo Lopes Pontes.[3,5,6] Com base na experiência adquirida por esses autores, em especial no ambulatório de DII idiopáticas do Hospital Universitário Clementino Fraga, da Universidade Federal do Rio de Janeiro (UFRJ), eles mostraram os aspectos epidemiológicos, fisiopatológicos e clínicos das DII no Rio de Janeiro.

HISTÓRIA DA DOENÇA DE CROHN

A enfermidade agora denominada doença de Crohn (DC) não é uma afecção nova. Relatos sobre ela são encontrados desde a Grécia Antiga e Alexandria, quando era provavelmente confundida com as enterocolites ocasionadas pelas doenças parasitárias. Soranus de Éfeso (170 d.C.) descreveu em seu livro uma afecção muito semelhante à DC. No entanto, ela demorou um longo tempo até se tornar uma enfermidade clínica reconhecida.[1,7]

Em 1813, Charles Combe e William Saunders publicaram, no *Medical Transactions* do Real Colégio Médico de Londres, o caso ilustrado de um paciente portador de estenose de íleo com intenso processo inflamatório (Figura 1.1).

Em 1859, Samuel Wilks propôs que a colite idiopática deveria ser considerada uma enfermidade diferente da disenteria específica epidêmica e, em 1882, N. Moore foi um dos primeiros a descrever e publicar, no *Transactions of the Pathological Society of London,* os achados microscópicos e macroscópicos da DC em um paciente com obstrução intestinal e presença de intenso processo inflamatório infiltrativo crônico celular. Para seu reconhecimento definitivo como enfermidade clínica, foram relevantes, em sua forma ileal, três publicações:

- a primeira foi de T. K. Dalziel, cirurgião de Edimburgo, em 1913;
- a segunda foi de Eli Moschcowitz e A. O. Wilensky, dos Hospitais Israelitas Monte Sinai (de Nova York) e Beth (de Boston), em 1923;
- finalmente, a de Crohn, Ginzburg e Oppenheimer do Hospital Monte Sinai, em 1932.

Para a forma colônica, a publicação mais importante foi a de Lockhart-Mummery e Morson, do Hospital São Marcos de Londres, em 1960.

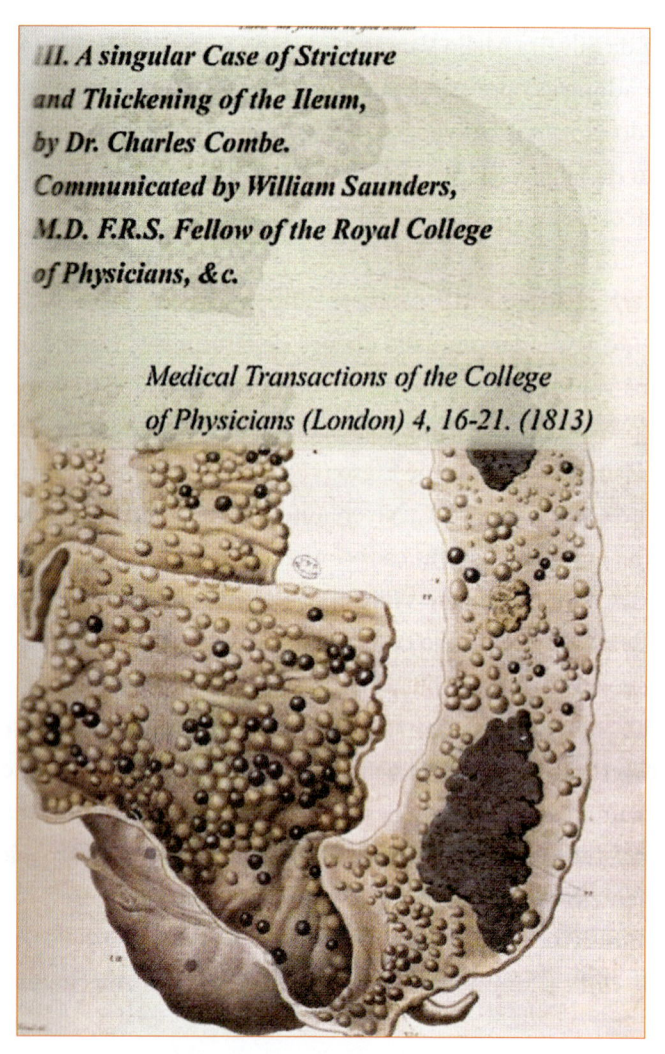

Figura 1.1 Ilustração da publicação de 1813, de Combe e Saunders, no *Medical Transactions* do Real Colégio Médico de Londres, de um paciente portador de estenose de íleo terminal com intenso processo inflamatório.

Na publicação do cirurgião Kennedy Dalziel (Figura 1.2), de 1913, no *British Medical Journal*, que teve pouca repercussão em sua época, ele fazia um retrospecto de 9 pacientes operados no Hospital de Edimburgo, com 2 óbitos. A doença envolvia jejuno e íleo, bem como cólon transverso e sigmoide. Ele a

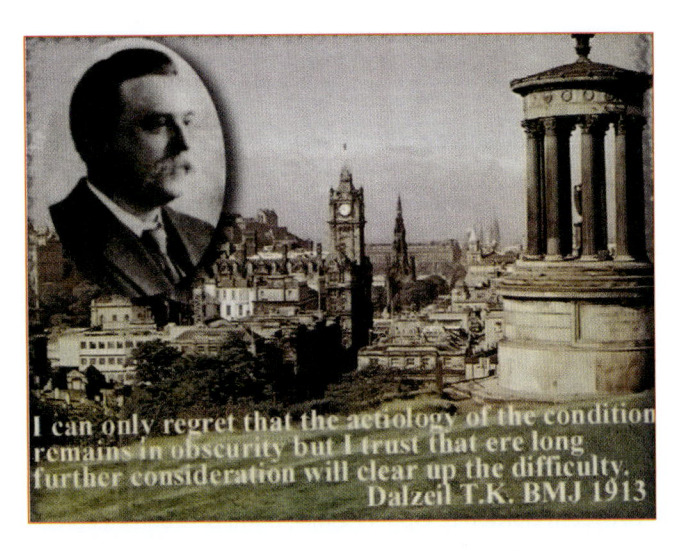

Figura 1.2 Publicação de K. Dalziel de 1913, no *British Medical Journal*, no qual fazia um retrospecto de nove casos por ele operados no Hospital de Edimburgo de doença envolvendo o jejuno e o íleo, bem como o cólon transverso e o sigmoide.

diferenciou da tuberculose intestinal e relatou que seu prognóstico era ruim, a menos que fosse precocemente localizada e operada. Suas avaliações foram interrompidas pela Primeira Guerra Mundial, quando se retirou para sua fazenda, no interior da Escócia.

Também não causou grande repercussão a publicação de Moschcowitz e Wilensky no *American Journal of Medical Sciences*, na qual relataram a presença de inflamação inespecífica granulomatosa com células gigantes intestinais em uma peça cirúrgica ileocecal, diferenciando-a da apendicite hiperplásica e observando a ausência de bactérias e caseificação.[1]

O que marcou a história dessa afecção foi o trabalho *Regional ileitis: a pathologic and clinical entity*, publicado em 1932, com importante recepção mundial.[8] Ele foi resultado da colaboração de alguns eminentes médicos (Figura 1.3):

- Burrill B. Crohn: gastroenterologista clínico responsável por diagnóstico, indicação cirúrgica e acompanhamento dos 14 casos, todos com ileíte ter-

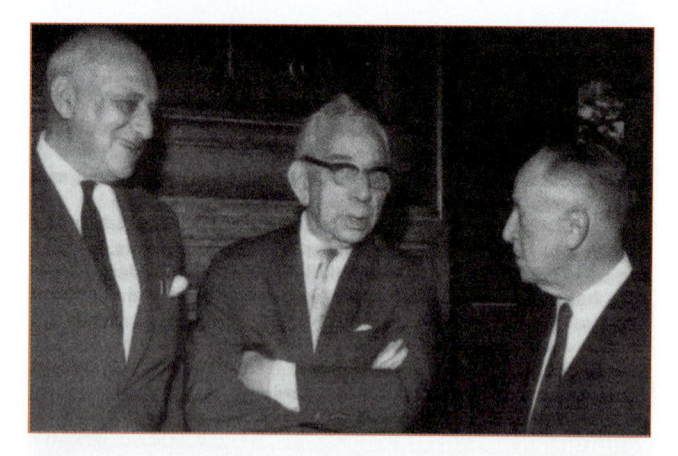

Figura 1.3 Imagem de um congresso de 1969, da Associação de Gastroenterologia Americana (AGA), com Gordon D. Oppenheimer, Burril B. Crohn e Leon Ginzburg.

minal, avaliados nesse trabalho e de cuja clínica privada vieram os pacientes para serem operados no Hospital Monte Sinai de Nova York;

- Alexander A. Berg: chefe da cirurgia do Hospital Monte Sinai e responsável por 14 ressecções cirúrgicas bem-sucedidas;

- Leon Ginzburg: assistente de Berg e responsável pela avaliação patológica dos 14 espécimes cirúrgicos ileocecais;

- Gordon D. Oppenheimer: patologista e, como Ginzburg, interessado em DII, em especial as granulomatosas. Responsável pelos estudos histopatológicos do trabalho.

Foi o cirurgião Berg quem insistiu na união e colaboração dos três autores, ele mesmo recusando um lugar como autor, por alegar se tratar de um estudo clínico (segundo confirmação do próprio Crohn), e também sugeriu que a ordem dos autores deveria ser alfabética. Assim, em 11 de dezembro de 1931, Crohn escreveu à Associação de Gastroenterologia Americana (AGA) informando que tinha uma importante contribuição científica para apresentar como tema livre (*abstract*) na reunião de maio de 1932, pois supunha ter descoberto uma nova enfermidade intestinal por eles denominada ileíte terminal. Essa apresentação aconteceu em 2 de maio de 1932 na cidade de Atlanta e foi seguida de sua publicação, também em 1932, nos Anais da AGA (*Transactions of the AGA – Annals*). A publicação do trabalho ocorreu no *JAMA* (Figura 1.4).[8,9]

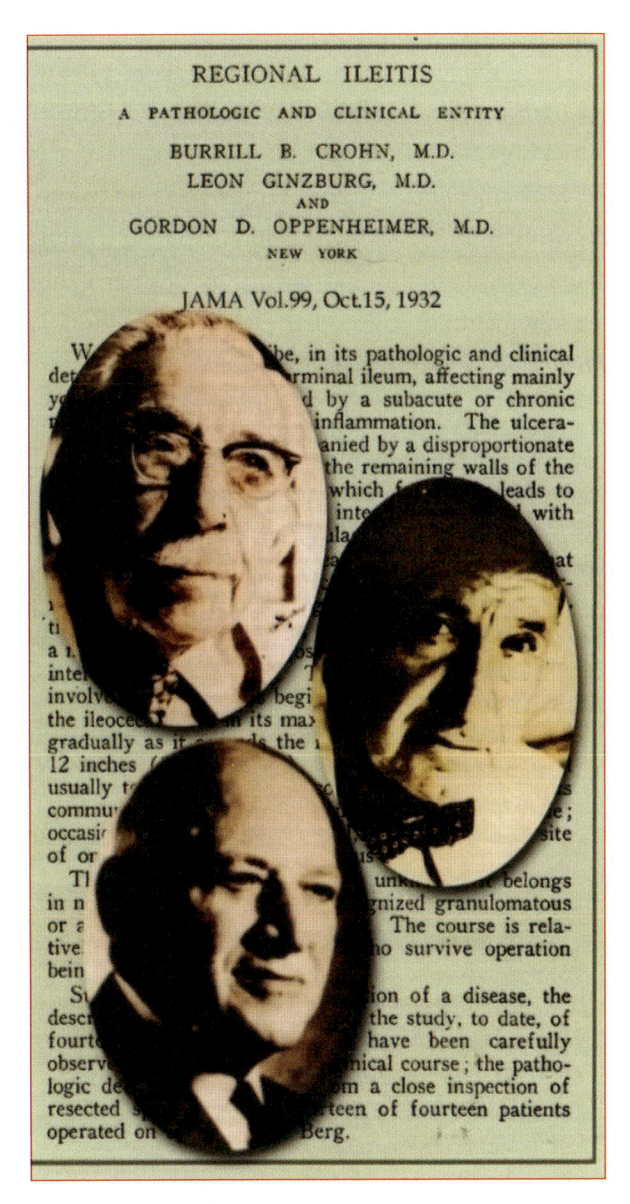

Figura 1.4 Ilustração do trabalho publicado no volume 88 da revista *JAMA*, de 15 de outubro de 1932, e imagens de seus autores.

A patologia ficou conhecida como doença de Crohn por conta de inúmeras publicações, principalmente europeias, que insistiam em citá-la dessa maneira. As principais foram os editoriais na revista *Lancet*, escritos pelo seu amigo londrino, o cirurgião Brian Brooke.

No Brasil, foi Berardinelli que, em 1943, publicou o primeiro caso de ileíte regional, 11 anos após o artigo de Crohn, Oppenheimer e Ginzburg.[8,9] Em 1951, H. Rappaport observou que mais da metade de 100 pacientes portadores de ileíte regional apresentavam também lesões semelhantes no cólon, que eram, no entanto, menos graves. Em 1952, C. Wells demonstrou que a colite segmentar ou doença granulomatosa gastrointestinal, termos usados por Crohn e por Hurst, era, de fato, o envolvimento do cólon pela DC. Seu trabalho foi publicado em *Annals of the Royal College of Surgeons of England*.

A finalização desse conceito de doença colônica para a DC e sua separação como entidade diferente da RCU ocorreu após a importante publicação de 1960 de *sir* H. E. Lockhart-Mummery e Basil Morson, do Hospital São Marcos de Londres, que apresentaram detalhada descrição da natureza histológica e clínica do processo inflamatório de ambas, diferenciando seus achados, incluindo a doença segmentar e a inflamação granulomatosa.

REFERÊNCIAS BIBLIOGRÁFICAS

1. Quilici FA. Retocolite ulcerativa. São Paulo: Lemos, 2002.

2. Senagore AJ. Immunologic aspects of inflammatory bowel disease. In: Mazier WP, Levien DH, Luchtefeld MA, Senagore AJ. Surgery of the colon, rectum and anus. Filadélfia: Saunders, 1995; p.837-40.

3. Porto JAF, Pontes EL, Vargas SSM. Doenças inflamatórias intestinais idiopáticas. Rio de Janeiro: Guanabara Koogan, 1990.

4. Morson BC, Dawson IMP. Inflammatory disorders. In: Gastro-intestinal pathology. Oxford: Blackwell Scientific Publ, 1990; p.477-781.

5. Pontes JF. Retocolite ulcerativa idiopática. In: Dani R, Castro LP (eds.). Gastroenterologia clínica. 2.ed. Rio de Janeiro: Guanabara Koogan, 1988.

6. Porto JAF. Clínica das doenças intestinais. Rio de Janeiro: Atheneu, 1976.

7. Quilici FA. Coloproctologia: estórias da história. Rev Br Coloproct 1994; 14(1):43-5.

8. Crohn BB, Ginzburg L, Oppenheimer GD. Regional ileitis: a pathologic and clinical entity. JAMA 1932; 99:1223.

9. Crohn BB, Yarnis H. Regional ileitis. 2.ed. Nova York: Grune & Stratton, 1958.

BIBLIOGRAFIA

1. Alexander-Williams J. Historical review. In: Allan R, Rhodes J, Hanauer SB. Inflammatory bowel diseases. 3.ed. Nova York: Churchill Livingstone, 1997.

2. Allan RN, Rhodes JM, Hanauer SB, Keighley MRB, Alexander-Williams J, Fazio VW. Inflammatory bowel diseases. 3.ed. Nova York: Churchill Livingstone, 1997.

3. Calkins BM, Mendeloff AI. Epidemiology of idiophatic inflammatory bowel disease. In: Kirner JB, Shorter RG. Inflammatory bowel disease. 4.ed. Baltimore: Williams & Wilkins, 1995; p.31-8.

4. Corman ML. Ulcerative colitis. In: Corman ML. Colon and rectal surgery. Filadélfia: Lippincott, 1998; p.1079-192.

5. Elson CO, McCabe RP. The immunology of inflammatory bowel disease. In: Inflammatory bowel disease. In: Kirsner JB, MaCAbe RP (eds.). Inflammatory bowel disease. 4.ed. Baltimore: Williams & Wilkins, 1995; p.203-51.

6. Fenoglio-Preiser CM, Lantz PE. Idiophatic inflamatory bowel disease. In: gastrointestinal pathology. An atlas and text. Nova York: Raven Press, 1989; p.427-33.

7. Forbes A. Clinician's guide to inflammatory bowel disease. Londres: Chapman & Hall, 1998.

8. Freitas JA, Tacla M. Retocolite ulcerativa. In: Dani R (ed.). Gastroenterologia essencial. Rio de Janeiro: Guanabara-Koogan, 1998; p.326-36.

9. Habr-Gama A. Doença inflamatória intestinal. São Paulo: Atheneu, 1997.

10. Keighley MRB. Ulcerative colites. In: Keighley MRB, Williams N. Surgery of the anus, rectum and colon. Londres: Saunders, 1993.

11. Kirsner JB. Inflammatory bowel disease. 5.ed. Filadélfia: Saunders, 2000.

12. Lashner BA, Kirsner JB. The epidemiology of inflammatory bowel disease: are we learning anything new? Gastroenterology 1992; 103:696-8.

13. Lockart-Mummery HE. Crohn's disease: anal lesions. Dis Colon Rectum 1975; 18:200.

14. Maratka Z. Pathogenesis and aethiology of inflammatory bowel disease. In: de Dombal FT, Nyren J, Boucher IDA, Watkinson G. Inflammatory bowel disease. Oxford: Some, 1986; p.29-65.

15. McConnel RB. Genetics factors. In: Inflammatory disease of the bowel. Bath: Brooke & Wilkinson, 1980; p.8-14.

16. Quilici FA, Tolentino M. Viagem ao processo inflamatório intestinal. Unimagem – Videotec 1998.

17. Quilici FA, Reis Neto JA. Atlas de proctologia. São Paulo: Lemos, 2000.

18. Quilici FA. Doença inflamatória intestinal – Guia prático. Rio de Janeiro: Elsevier, 2007.

19. Rawet V. Retocolite ulcerativa. In: Habr-Gama A (ed.). Doença inflamatória intestinal. São Paulo: Atheneu, 1997; p.9-20.

20. Reis Neto JA, Reis JA Jr. Retocolite ulcerativa. In: Cruz GMG (eds.). Coloproctologia – Terapêutica. São Paulo: Revinter, 2000; p.2044-55.

21. Wilks S. Morbid appearances in the intestine of Miss Banks. Londres: Medical Times and Gazette Churchill, 1959.

EPIDEMIOLOGIA NA DOENÇA INFLAMATÓRIA INTESTINAL

ANDRÉ ZONETTI DE ARRUDA LEITE

GUILHERME MARQUES ANDRADE

Doença inflamatória intestinal (DII) é um termo amplo, empregado para designar a doença de Crohn (DC) e a retocolite ulcerativa (RCU), caracterizadas pela inflamação crônica do intestino.[1,2] Essas doenças diferem quanto à localização e ao comprometimento das camadas do intestino, mas também pela fisiopatogenia, ainda não completamente esclarecida. Existe um consenso de que fatores genéticos tornam o indivíduo suscetível ao desenvolvimento da doença, e fatores ambientais são responsáveis por seu desencadeamento e sua modulação, incluindo dieta, condições higiênicas, sanitárias e composição da flora intestinal.[3]

Um importante fator de impacto é o acometimento de pessoas jovens. A DC apresenta pico de incidência entre os 20 e 30 anos de idade, enquanto a RCU entre 30 e 40 anos, com um questionável segundo pico mais tardio.[4,5] Quanto ao gênero, a RCU parece ser discretamente mais comum em homens (60%), enquanto a DC é 20 a 30% mais frequente em mulheres, especialmente em áreas de alta incidência.[6]

A DII está presente em todo o mundo, mas sua distribuição, tanto em incidência quanto em prevalência, não é homogênea.[7] Em países ocidentais, a prevalência fica entre 8 e 214 casos/100.000 habitantes para RCU e 21 e 294/100.000 para DC.[6,8] Enquanto em alguns países o número de casos é pequeno, em outros a doença se tornou problema de saúde pública, sobretudo por conta da alta morbidade e do custo elevado do tratamento. No primeiro ano que se segue ao diagnóstico, há um aumento de 10 e 50% da mortalidade na RCU e DC, respectivamente, sendo esta especialmente causada por infecções, câncer e doenças respiratórias. Entretanto, estudos de registro sugerem que a taxa de mortalidade seja semelhante à da população geral para RCU e discretamente elevada na DC.[8,9]

Tradicionalmente, a DII é mais comum em indivíduos caucasianos, que vivem em áreas urbanas e industrializadas, como nos países da América do Norte e na região norte da Europa Ocidental, em comparação a regiões em desenvolvimento, como Ásia, África e América do Sul. No entanto, assim como está ocorrendo com outras doenças autoimunes, a diferença entre as regiões tem diminuído nos últimos anos, principalmente por causa do aumento da doença em áreas com baixa prevalência. Esse fato ocorre em paralelo com a maior urbanização e o desenvolvimento dessas áreas.[10]

Sempre se compara a incidência de uma patologia ao redor do mundo a condições socioeconômicas, étnicas e culturais distintas, incluindo os hábitos alimentares e sociais, a diferentes condições de acesso ao serviço médico e à disponibilidade de acesso a informações sobre a saúde da população (Figura 2.1). Essas disparidades não explicam o aumento da DII por acaso, migração ou alterações genéticas, mas pode ser mais bem explicado pela mudança no meio onde essas pessoas estão inseridas.

As mudanças que podem estar relacionadas direta ou indiretamente ao aumento do número de casos da DII[11] são: acesso à água aquecida, uso de creme dental, famílias menores e moradias com menor densidade populacional, redução de parasitoses, consumo de alimentos refrigerados, exposição mais tardia a patógenos e vacinação. Todos esses fatores alteram a composição e a quantidade de microrganismos com os quais se entra em contato ao longo da vida, principalmente durante a infância. A avaliação desse impacto fica ainda mais complicada quando se considera que casos de DII podem ocorrer de maneira indireta, por meio da alteração da flora intestinal, muitos anos antes do aparecimento da doença.

Corroborando essas informações, estudos recentes mostraram que o uso de antibiótico por curto período causa alteração na flora intestinal que permanece por 2 anos após a interrupção do tratamento[12] e que, quando utilizado no primeiro ano de vida, fase em que a flora intestinal do indivíduo está em formação, aumenta o risco de desenvolvimento de DII na adolescência em até 5 vezes em relação aos indivíduos que não utilizaram antibiótico nessa fase.[13]

Observa-se também aumento significativo do aparecimento da doença apenas nos descendentes de imigrantes de regiões com baixa incidência de DII para áreas de alta incidência, ressaltando que, além das mudanças, o momento em que o indivíduo entra em contato com elas é um fator adicional para o desenvolvimento da DII.[14,15] Além do aumento da incidência da doença, houve alteração da proporção de DC em relação aos casos de RCU associados ao local de origem para proporções semelhantes às da região de imigração, sugerindo que o tipo de DII também seja influenciado pelas condições do meio ambiente local.

Atualmente, no Brasil, 84% da população vive em cidades, chegando a 94% nas regiões Sul e Sudeste. O país tem alta taxa de miscigenação racial, com 44% da população autodeclarada como parda (mestiços), segundo dados do Instituto Brasileiro de Geografia e Estatística (IBGE) de 2008, e vem sofrendo alterações perceptíveis nos hábitos alimentares, mais evidentes pelo grande aumento da obesidade na população geral. As recentes mudanças ocorridas durante as últimas décadas, com melhorias nas condições higiênicas e sanitárias, maior urbanização e mudança da dieta tradicional para uma dieta mais industrializada, levou a um aumento do número de casos de DII.

Os estudos epidemiológicos no Brasil são poucos e, de modo geral, restritos a determinadas regiões do país. Dados do Governo Federal mostram que a região Norte é a que apresenta o menor número de internações relacionadas à DII (1,16/100.000 habitantes/ano), seguida pelas regiões Nordeste (2,17/100.000 habitantes/ano), Sudeste (2,42/100.000 habitantes/ano), Sul (3,07/100.000 habitantes/ano) e Centro-Oeste (3,32/100.000 habitantes/ano). Se consideradas como fontes de taxa de incidência, isso colocaria o Brasil próximo a países asiáticos como Singapura (1,06/100.000) e China (3,44/100.000).[16] No entanto, é provável que as regiões Sul e Sudeste estejam subestimadas, em virtude da maior proporção de pacientes que é atendida pelo sistema privado de saúde.

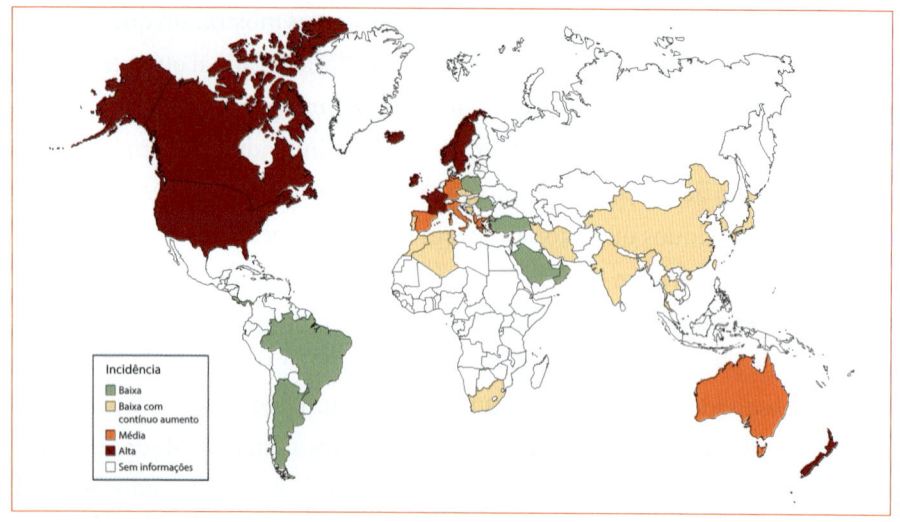

Figura 2.1 Mapa global da DII: vermelho representa incidência anual maior que $10/10^5$; laranja é incidência de 5 a $10/10^5$; verde é incidência menor que $4/10^5$; amarelo é baixa incidência com contínuo aumento.

Fonte: adaptada de Cosnes et al., 2011.[6]

Dados brasileiros[17,18] mostram que a doença segue o mesmo padrão demográfico da região estudada em relação à cor da pele (Tabela 2.1). Dois estudos[19,20] realizados no Estado de São Paulo mostraram que o aumento da incidência ocorreu nas últimas décadas e que a alteração da proporção entre casos de DC e RCU foi semelhante ao que ocorre em outros países em desenvolvimento. Diante dessas mudanças, salientam-se a importância e a necessidade de uma política pública voltada à melhor informação do paciente sobre a doença e à melhor capacitação da equipe de saúde para identificação e condução desses novos casos de DII.

Tabela 2.1 Comparação dos dados demográficos da população geral aos de pacientes com DII por região do Brasil

Cor da pele	Mato Grosso*	Mato Grosso[17]	São Paulo*	São Paulo[18]
Branca	38%	43%	64%	68%
Parda	50%	48%	28%	22%
Negra	10%	8%	6%	8%
Outras	2%	1%	2%	2%

*Dados do IBGE.

CONSIDERAÇÕES FINAIS

A melhoria das condições socioeconômicas alterou o perfil das doenças no Brasil. Assim, torna-se necessário um estudo epidemiológico de abrangência nacional que avalie a incidência e a prevalência da DII no país e permita elaborar medidas adequadas ao tratamento desses pacientes.

REFERÊNCIAS BIBLIOGRÁFICAS

1. Baumgart DC, Sandborn WJ. Inflammatory bowel disease: clinical aspects and established and evolving therapies. Lancet 2007; 369:1641-57.

2. Baumgart DC, Carding SR. Gastroenterology 1 Inflammatory bowel disease: cause and immunobiology. Lancet 2007; 369:1627-40.

3. Schirbel A, Fiocchi C. Inflammatory bowel disease: established and evolving considerations on its etiopathogenesis and therapy. J Dig Dis 2010; 11(5):266-76.

4. Burisch J, Munkholm P. Inflammatory bowel disease epidemiology. Curr Opin Gastroenterol 2013; 29(4):357-62.

5. Gower-Rousseau C, Vasseur F, Fumery M, Savoye G, Salleron J, Dauchet L et al. Epidemiology of inflammatory bowel diseases: new insights from a French population-based registry (EPIMAD). Dig Liver Dis 2013; 45:89-94.

6. Cosnes J, Gower-Rousseau C, Seksik P, Cortot A. Epidemiology and natural history of inflammatory bowel diseases. Gastroenterology 2011; 140(6):1785-94.

7. Baumgart DC, Bernstein CN, Abbas Z, Colombel JF, Day AS, D'Haens G et al. IBD around the world: comparing the epidemiology, diagnosis, and treatment: proceedings of the World Digestive Health Day 2010 – Inflammatory Bowel Disease Task Force Meeting. Inflamm Bowel Dis 2011; 17(2):639-44.

8. Hovde Ø, Moum BA. Epidemiology and clinical course of Crohn's disease: results from observational studies. World J Gastroenterol 2012; 18(15):1723-31.

9. Molodecky NA, Soon IS, Rabi DM, Ghali WA, Ferris M, Chernoff G et al. Increasing incidence and prevalence of the inflammatory bowel diseases with time, based on systematic review. Gastroenterology 2012; 142(1):46-54.e42; quiz e30.

10. Logan I, Bowlus CL. The geoepidemiology of autoimmune intestinal diseases. Autoimmun Rev 2010; 9(5):A372-8.

11. Krishnan A, Korzenik JR. Inflammatory bowel disease and environmental influences. Gastroenterol Clin North Am 2002; 31(1):21-39.

12. Jernberg C, Löfmark S, Edlund C, Jansson JK. Long-term impacts of antibiotic exposure on the human intestinal microbiota. Microbiology 2010; 156(Pt 11):3216-23.

13. Shaw SY, Blanchard JF, Bernstein CN. Association between the use of antibiotics in the first year of life and pediatric inflammatory bowel disease. Am J Gastroenterol 2010; 105(12):2687-92.

14. Pinsk V, Lemberg DA, Grewal K, Barker CC, Schreiber RA, Jacobson K. Inflammatory bowel disease in the South Asian pediatric population of British Columbia. Am J Gastroenterol 2007; 102(5):1077-83.

15. Probert CS, Jayanthi V, Hughes AO, Thompson JR, Wicks AC, Mayberry JF. Prevalence and family risk of ulcerative colitis and Crohn's disease: an epidemiological study among Europeans and south Asians in Leicestershire. Gut 1993; 34(11):1547-51.

16. Ng SC, Tang W, Ching JY, Wong M, Chow CM, Hui AJ et al. Incidence and phenotype of inflammatory bowel disease based on results from the Asia-pacific Crohn's and colitis epidemiology study. Gastroenterology 2013; 145(1):158-65.e2.

17. Souza MM de, Belasco AGS, Aguilar-Nascimento JE de. Perfil epidemiológico dos pacientes portadores de doença inflamatória intestinal do estado de Mato Grosso. Rev Bras Coloproctol 2008; 28(3).

18. Poli DD. Impacto da raça e ancestralidade na apresentação e evolução da doença de Crohn no Brasil. São Paulo: Universidade de São Paulo, 2007.

19. Souza MH, Troncon LEA, Rodrigues CM, Viana CFG, Onofre PHC, Monteiro RA et al. Evolução da ocorrência (1980-1999) da doença de Crohn e da retocolite ulcerativa idiopática e análise das suas características clínicas em um hospital universitário. Arq Gastroenterol 2002; 39(2):98-105.

20. Victoria C, Sassak L, Nunes H. Incidence and prevalence rates of inflammatory bowel diseases, in midwestern of São Paulo State, Brazil. Arq Gastroenterol 2009; (1):20-5.

ETIOPATOGÊNESE DA DOENÇA INFLAMATÓRIA INTESTINAL

CLAUDIO FIOCCHI

INTRODUÇÃO

O trato gastrointestinal é afetado por diversas doenças crônicas inflamatórias graves, mas poucas o afetam com a mesma gravidade que a doença inflamatória intestinal (DII), como demonstrado por um número crescente de publicações sobre a doença.[1-4] As duas formas de DII, a doença de Crohn (DC) e a retocolite ulcerativa (RCU) são caracteristicamente crônicas, prejudicam significativamente a qualidade de vida, requerem atenção médica prolongada e representam um grande ônus para a sociedade em geral. O que torna a DII particularmente desafiadora é sua causa ainda desconhecida, sua apresentação e sintomas imprevisíveis, tratamentos menos do que ideais, e o aumento progressivo da incidência e da prevalência em muitas regiões do mundo. Tais incertezas foram há muito reconhecidas, e a noção de que a DII pode de fato representar uma constelação de doenças ou síndromes, e não as entidades isoladas de DC e RCU, tem sido considerada pelo menos desde a década de 1970.[5] Muitas teorias foram propostas para explicar a DII, de infecciosa a psicossomática, social, metabólica, vascular, genética, alérgica, autoimune e imunologicamente mediada.[3,4,6-8] Algumas dessas teorias foram abandonadas, enquanto outras tiveram apoio, demonstrando uma evolução em conhecimento e crenças desenvolvidas nas últimas três décadas, paralelamente à aquisição de novos dados obtidos de estudos sobre epidemiologia, genética, flora intestinal e resposta imunológica. Cada uma dessas áreas está em evolução constante, o que se reflete no progresso contínuo com que a epidemiologia, a genética, a microbiota intestinal e a resposta imunológica contribuem para a emergência da DC e da RCU. Outro conceito importante é a observação de que nenhum desses componentes pode explicar isoladamente a DII, mas é a integração dos mesmos que de fato determina se a DII se manifestará ou não, e com quais características. Um exemplo de como essa integração pode levar à DII foi recentemente relatado na literatura. A infecção de camundongos portadores do gene de suscetibilidade para DC *ATG16L1* com um vírus murino induz patologia intestinal semelhante à DC, sendo as alterações dependentes de fator de necrose tumoral alfa (TNF-alfa) e interferon gama (IFN-gama), e preveníveis com antibioticoterapia de amplo espectro.[9] Isso demonstra que a interação entre genes, agentes infecciosos, fatores ambientais e microbiota comensal não só pode induzir um quadro semelhante à DII como também determinar seu fenótipo clínico. Cada componente da patogênese da DII é um alvo terapêutico em potencial, e sua importância percebida tem impacto direto sobre a evolução do tratamento para o paciente. Assim, nesse momento, estamos em um estágio em que a comunidade clínica e de pesquisa da DII está focada no que se considera como os quatro pilares da patogênese da doença, mas o conhecimento da interação mútua entre cada um desses pilares está longe de ser completo. Este capítulo discute os componentes básicos da patogênese da DC e da RCU, e aborda o assunto de como novos conhecimentos sobre epidemiologia, genética, microbiota intestinal e resposta imunológica ajudam a melhorar e a expandir as opções de tratamento para pacientes com DII.[10]

FATORES AMBIENTAIS

Há evidências abundantes de que a DII é cada vez mais reconhecida ao redor do mundo.[11] Esse aumento do reconhecimento teve início depois da Segunda Guerra Mundial, época em que a DII era conhecida principalmente na América do Norte e Norte da Europa. Desde então, a DII passou a ser diagnosticada com mais frequência na Europa Central e na Ocidental, no Japão e na Austrália, depois na América do Sul e no Leste Europeu; na década passada, a DII surgiu na região da Ásia e no Pacífico, com o aumento regular de sua incidência em vários países asiáticos.[12-15] As características clínicas da DII na Ásia mostram semelhanças e diferenças com a DII observada nas populações ocidentais: na Ásia, a RCU é mais comum do que a DC, e seu curso clínico tende a ser mais suave, com menos complicações e uma necessidade menor de procedimentos cirúrgicos.[15-17] Esse quadro lembra a DII na época de sua emergência na Europa e América do Norte, há meio século, quando a doença também era mais suave e com menos complicações. Um forte respaldo para a importância dos fatores ambientais no condicionamento da DII vem de estudos que analisaram o risco da doença em populações que migraram de áreas de baixo risco para áreas de alto risco.[18] As pessoas que mudam de áreas de baixo risco, como a Índia ou a Indochina, para áreas de alto risco, como a América do Norte ou o Norte Europeu, têm um risco diretamente proporcional à idade que tinham ao imigrarem: para aqueles que já eram adultos quando se mudaram, o risco continuou essencialmente igual ao observado em seus países nativos; por outro lado, para aqueles que se mudaram ainda jovens ou na infância, o risco de desenvolver DII é o mesmo, ou até maior, do que o observado entre os nascidos nas áreas de alto risco. Dessa forma, indivíduos com determinada composição genética aumentam suas chances de desenvolver DII somente quando seus genes são provocados por fatores presentes em regiões do mundo mais desenvolvidas e com alta prevalência. Em outras palavras, genes iguais, ambientes diferentes, chances maiores.

A pergunta chave não respondida em relação à epidemiologia da DII é obviamente o que faz com que ela surja em novas regiões no mundo, sendo diversos fatores de risco apontados como possíveis culpados; os suspeitos incluem tabagismo, dieta, contraceptivos orais, apendicectomia, antibióticos, infecções e vacinas, e fatores perinatais e da infância. Estudos recentes reforçam cada vez mais a importância da dieta na formação do microbioma intestinal.[19] Como discutido abaixo, o microbioma intestinal não está só crucialmente envolvido na patogênese da DII, mas também na formação do sistema imunológico sistêmico e mucoso.[20] Consequentemente, alterações qualitativas ou quantitativas na composição da microbiota intestinal nos primeiros anos de vida – o que hoje se considera um "período de sensibilidade" – podem determinar se o resultado será de imunidade robusta e eficaz ou, ao contrário, uma resposta imunológica fraca e falha que torna o indivíduo propenso a doenças inflamatórias autoimunes ou crônicas – incluindo a DII – no decorrer da vida. Evidências indiretas, mas convincentes e que dão respaldo a esse cenário, são encontradas em estudos epidemiológicos de populações nas quais o momento e o número de antibióticos administrados nas fases iniciais da vida foram correlacionados ao risco de desenvolver DII na idade adulta.[21] Quanto mais precoce o uso e quanto maior o número de antibióticos administrados, maior o risco de desenvolver DII em idade adulta, uma correlação inquietante com importantes implicações clínicas.

Salvo pelo tabagismo, nenhum dos demais fatores tem o respaldo de evidências fortes o bastante para ser considerado como fator de risco verdadeiro, com necessidade de se evitar ou modificar o estilo de vida para fins terapêuticos. O elo entre DII e tabagismo foi bem estabelecido e reproduzido, e dita a conduta clínica, ainda que a ligação fisiopatológica entre o tabaco e a inflamação intestinal não tenha sido estabelecida. Modulação das respostas imunológicas, alterações nos níveis de citocinas, alterações na composição do muco, efeitos vasculares e pró-trombóticos, alterações na permeabilidade intestinal e outros efeitos têm sido sugeridos como razões possíveis para o efeito do tabagismo na DII, mas nenhum foi confirmado.[22] Ainda intrigante e inexplicável é o fato de que o tabagismo tem efeito oposto em cada forma da DII: enquanto ele piora o curso clínico da DC, com mais sintomas, mais recidivas, mais internações e mais cirurgias, ele apresenta efeito protetor no curso clínico da RCU.[22] Isso aponta claramente para diferenças fundamentais na patogênese da DC e da RCU.

A evolução da DII e a diversidade de fatores ligados à sua epidemiologia sugerem a "hipótese de higiene" como razão para explicar o aumento da incidência ao redor do mundo. Essa hipótese foi originalmente proposta por Strachan, em 1989, e sugere que a falta da devida exposição a infecções comuns na infância afeta negativamente o desenvolvimento do sistema imunológico, que se torna menos "treinado" e menos preparado para lidar com uma série de desafios ao longo da vida.[23] Essa hipótese teve o apoio indireto de evidências de melhores condições de saúde em partes do mundo nas quais a DII está surgindo, com menos doenças infecciosas e parasitárias, melhores condições sanitárias, água e alimentos mais seguros, imunizações, etc., e a aquisição de hábitos dietéticos e de outra natureza das sociedades ocidentais em que a DII é mais prevalente.[24,25] Isso faz da DII uma doença do estilo de vida moderno, uma posição compartilhada com outras doenças crônicas alérgicas e inflamatórias como a asma, a psoríase, a esclerose múltipla e a artrite reumatoide.[26] A verdadeira importância da hipótese de higiene como explicação para a DII ainda não está clara, e essa teoria pode ser rechaçada, pois a maior parte dos estudos nessa área usa dados indiretos e retrospectivos.[27] Por outro lado, as evidências circunstanciais em favor da hipótese de higiene são consideráveis, embora complicadas por uma lista quase interminável de fatores ambientais que têm sido associados ao aumento da frequência da DII ao redor do globo.[28] Os mecanismos em potencial subjacentes à hipótese de higiene ainda não foram explicados, mas a imunidade inata falha e os desequilíbrios nas funções efetoras e regulatórias das células T, que medeiam a imunidade adquirida, estão provavelmente envolvidos.

FATORES GENÉTICOS

Entre os diversos componentes da patogênese da DII, nenhum evoluiu de forma tão dramática como a genética. A sabida ocorrência familiar da DII sugere há muito que a DC e a RCU podem ter base genética,[29] mas só recentemente foram obtidas evidências objetivas que dão respaldo a essa noção. Depois da descoberta da associação de variantes do gene *NOD2* com a DC ileal em 2001,[30,31] e de variantes do gene de receptores de interleucina-23 (IL-23) tanto com a DC como com a RCU em 2006,[32] o número de associações genéticas com a DII apresentou uma verdadeira explosão. Isso se deve principalmente à introdução de estudos de associação com o genoma total (*genome-wide association studies* – GWAS) por consórcios nacionais e internacionais de pesquisadores que utilizam bases de dados massivas combinadas que incluem milhares de pacientes bem fenotipados para DC e RCU.[33] Essa riqueza de informações revelou um número cada vez maior de associações genéticas com a DC, a RCU ou ambas.[34] Os primeiros estudos tiveram como foco primário a

DC e deram a impressão de que essa doença apresentava conotação genética mais forte do que a RCU, simplesmente em razão do grande número de locos de suscetibilidade descoberto,[35] mas relatos recentes mostram que muitos locos genéticos estão também associados à RCU.[36] Além disso, alguns locos podem estar associados à DII de instalação precoce em crianças,[37] o que demonstra o potencial das análises genéticas para diferenciar os vários estágios de evolução da doença.

Deve-se notar que a maioria das associações genéticas reportadas não é de defeitos pontuais em genes isolados, que sustentam vias pró-inflamatórias específicas, mas principalmente de locos que contêm múltiplos genes candidatos que continuam a ser isolados por técnicas refinadas de triagem de DNA. Uma metanálise recente de estudos de GWAS para DC e RCU proporciona uma visão abrangente de associações genéticas na DII que inclui 163 locos genéticos: desses, 110 são associados às duas formas de DII, 30 parecem específicos da DC e 23 específicos da RCU; além disso, ainda que a maioria desses locos confira risco, outros conferem proteção.[38] As associações detectadas nessa metanálise de GWAS da DII são enriquecidas por genes envolvidos com imunodeficiências primárias, função de células T, modulação da produção de citocinas e doenças micobacterianas. Muitos dos locos de DII são também encontrados em outras doenças mediadas imunologicamente, como psoríase, esclerose múltipla, artrite reumatoide, lúpus, diabetes tipo I e doença celíaca, o que sugere que muitas doenças imunomediadas apresentam mecanismos compartilhados de doença.

Em relação à heterogeneidade genética, é importante notar a existência de uma compartimentalização genética das variantes associadas à DII em diferentes populações ao redor do mundo. Embora diversas variantes sejam encontradas em populações ocidentais de pacientes caucasianos e judeus, muitas delas não estão presentes em populações orientais, como chineses e japoneses, que não apresentam associação com os genes de autofagia e *NOD2*. De fato, parece haver diferenças reprodutíveis no histórico genético de ocidentais e orientais, com exceção dos polimorfismos do gene *TNFSF15*, que codifica TL1A, um membro da superfamília TNF. Esses polimorfismos estão presentes em pacientes asiáticos, europeus e norte-americanos com DII,[40,41] o que torna o *TNFSF15* um gene de suscetibilidade para DII compartilhado entre populações racial e etnicamente diversas. Considerando que quase uma década se passou desde a descoberta das variantes do gene *NOD2* na DC e ainda não temos um entendimento claro de como essas variantes causam inflamação intestinal, o número massivo de outras variantes genéticas representa um desafio formidável à meta primordial dos investigadores da DII de desvendar as bases mecanicistas das variações genéticas associadas à DC e à RCU.[42,43]

Apesar dessa complexidade, surgiram alguns defeitos fisiopatológicos relevantes, que podem abrir caminho para um entendimento melhor das vias pró-inflamatórias na DC e RCU e, potencialmente, para o desenvolvimento de intervenções específicas. Por exemplo, pacientes com DC e defeitos no gene *NOD2* têm uma capacidade menor de reconhecer e processar produtos bacterianos, e isso pode gerar uma resposta imunológica inadequadamente longa ou ineficaz. Alguns pacientes com DC têm variantes dos genes de autofagia *ATG16L1* e *IRGM*, o que implica uma capacidade imperfeita de processar produtos de degradação celular e bactérias, podendo levar à eliminação insuficiente de estímulos pró-inflamatórios.[44] Além disso, alguns pacientes com DC e variantes do gene *ATG16L1* apresentam falhas na via de exocitose de grânulos das células de Paneth,[45] o que pode prejudicar sua capacidade de secreção de peptídeos antibacterianos endógenos e controlar a quantidade e a qualidade das bactérias intestinais. Existem polimorfismos do gene *TLR4* tanto na DC como na RCU,[46] o que reforça a noção de vias de imunidade inata potencialmente defeituosas com as quais esses pacientes reconhecem e respondem às bactérias. Variantes do gene *XBP1*, envolvido na resposta ao estresse do retículo endoplasmático, são encontradas em alguns pacientes com DII,[47] o que sugere uma capacidade menor das células para responder a uma série de sinais de estresse celular.

Ainda, para identificar vias pró-inflamatórias, o estudo de anomalias genéticas na DII também pode fornecer informações diretamente relevantes para diagnóstico e conduta clínica. Na verdade, relatos recentes indicam que análises combinadas de genes podem ajudar a criar uma classificação molecular para a DII,[48] a diferenciar a DC da RCU,[49] a prever o risco e a gravidade da doença em pacientes portadores de DC,[50] e a prever a resposta a infliximabe.[51]

No entanto, apesar do óbvio progresso no campo da genética da DII, é pouco provável que a identificação de alterações nos genes, por si só, ajude a explicar todos os aspectos da doença, pois a expressão genética é modulada por muitos outros fatores.[52] Entre esses fatores, os principais são outros genes e o ambiente, e a investigação ativa a respeito das interações entre genes, e entre gene e ambiente, na DII, já está sendo realizada.[53,54]

FATORES MICROBIANOS

A possibilidade de a DII representar uma inflamação crônica direcionada contra agentes microbianos tem sido considerada desde os relatos iniciais de descrição da RCU e da DC. Durante muitos anos, houve tentativas repetidas para identificar organismos comuns e incomuns de origem bacteriana, viral ou fúngica, mas a maioria foi dispensada por falta de provas válidas ou reprodutíveis. Um agente que gerou muita controvérsia foi *Mycobacterium avium*, subespécie *paratuberculosis* (MAP), originariamente identificado em meados da década de 1980.[55] Essa micobactéria tem sido centro de muito debate, sendo que alguns relatos apoiam e outros negam seu possível papel etiológico na DC. O último estudo que tentou apontar uma resposta definitiva para essa possibilidade é um amplo estudo clínico no qual pacientes com DC foram tratados com uma combinação de três antibióticos antimicobacterianos ou placebo, e acompanhados para avaliação de remissão e atividade clínica.[56] Depois de dois anos, não foram detectadas evidências de benefício sustentado, o que sugere que a eliminação da MAP não afeta significativamente o curso da DC, uma resposta que deve ser interpretada como a negação do papel etiológico das MAP nessa forma de DII. Outro microrganismo ainda ativamente investigado é a *Escherichia coli* aderente invasiva (AIEC). No fim da década de 1990, um grupo francês descreveu o isolamento de cepas de *E. coli* da mucosa ileal de pacientes com DC com capacidade de adesão e invasão de células epiteliais intestinais.[57] O mesmo grupo mais tarde demonstrou que as AIEC estão especialmente ligadas à mucosa ileal na DC, sendo incomuns em tecidos de controle e na RCU.[58] Não está totalmente claro se essas AIEC são patógenos ou comensais, mas um argumento contra seu papel etiológico na DC é que o tratamento com antibióticos eficazes contra coliformes não cura pacientes portadores de DC.[59]

O repetido fracasso em identificar patógenos verdadeiros, juntamente com o progresso na investigação de respostas imunológicas antimicrobianas em humanos com DII e em vários modelos animais experimentais da doença, chamou a atenção de investigadores para a microbiota entérica normal como possível indutor de inflamação intestinal crônica. Com base em um número maior de relatos, estabelece-se agora que essencialmente qualquer animal criado em condições livres de germes, ou seja, na ausência completa de uma flora comensal, não desenvolve inflamação intestinal experimental independentemente da cepa e histórico genético, ou do método usado para induzir inflamação.[60] Em humanos com DII, a existência de reatividade imunológica contra micróbios intestinais é conhecida há muito tempo, como demonstrado pela presença de diversos anticorpos séricos contra uma série de microrganismos, incluindo anti-*Saccharomyces cerevisiae* (ASCA), antiproteína C da membrana externa (anti-OmpC), anti-flagelina CBir1 (anti-CBir1) e anti-I2. Atualmente, esses anticorpos são usados como biomarcadores de DC,[61] e quanto maior o número de anticorpos detectados, maior a probabilidade de que o paciente tenha um curso complicado de doença.[62,63] Esses achados estabelecem uma conexão próxima entre magnitude da resposta imunológica contra antígenos microbianos entéricos e a patogênese da DII, embora essa conclusão seja aplicável à DC, mas não necessariamente à RCU.

É amplamente aceito que uma resposta imunológica aos antígenos da microbiota intestinal, os chamados padrões moleculares associados a patógenos (PAMPs), é central na patogênese da DII. Se isso for verdade, surge então a questão de essa resposta imunológica ser direcionada à microbiota intestinal como um todo, a subgrupos, ou somente a micróbios selecionados. O desenvolvimento de reatividade imunológica contra bactérias entéricas é um fenômeno inteiramente fisiológico iniciado imediatamente após o nascimento, quando o sistema imunológico intestinal imaturo começa a ser exposto a uma série de antígenos microbianos e cria um estado de tolerância vitalícia contra os mesmos.[64] Diversos relatos mostram que cepas bacterianas específicas, como a bactéria filamentosa segmentada, são essenciais para modular o repertório de células T-*helper* (Th) no intestino,[65] proporcionando provas adicionais da íntima relação entre microbiota e imunidade intestinal. Um princípio geralmente aceito é de que existe uma perda do estado de tolerância na DII, e o sistema imunológico local organiza uma resposta inflamatória antimicrobiota que se traduz como DII em nível clínico.[66,67] Um dos maiores obstáculos para entender como e porque a tolerância bacteriológica é perdida é a falta de um conhecimento melhor sobre a composição da microbiota intestinal humana normal. Mesmo com um grande número de relatos, ainda não está claro qual a composição exata da flora intestinal humana normal e como ela se altera sob condições patológicas.[68,69] Além disso, está cada vez mais claro que, embora as comunidades bacterianas mantenham grosseiramente uma composição relativamente estável nos seres humanos, elas variam em função de tempo e espaço.[70] Além disso, há cada vez mais evidências de que as bactérias nem sempre funcionam como incitadores da resposta imunológica, de modo que algumas, na verdade, promovem um estado anti-inflamatório.[71,72] O número de bactérias associadas à camada mucosa é dramaticamente maior nos pacientes com DII,[73,74] mas sua composição qualitativa ainda não foi bem definida. Existe consenso relativo quanto à diversidade reduzida da microbiota fecal na DII em comparação com os controles, sendo as enterobactérias significativamente mais frequentes na DC; além disso, espécies diferentes podem ser detectadas ao se comparar a flora fecal da DC, RCU e de indivíduos saudáveis usados como controle.[75-78]

Outro aspecto diretamente relevante para como o hospedeiro normal ou portador de DII modula sua resposta frente à provocação bacteriana é o papel de peptídeos antibacterianos produzidos espontaneamente, como as defensinas. As alfa-defensinas entéricas são parte do arsenal antimicrobiano produzido no intestino delgado dos mamíferos pelas células de Paneth, células secretoras especializadas no fundo das criptas. Esses peptídeos antimicrobianos não só atuam na defesa contra bactérias patogênicas, como a *Salmonella*, mas também controlam o equilíbrio entre diversas populações bacterianas e contribuem para a homeostase local.[79] Assim, qualquer defeito na produção ou função das defensinas pode afetar a composição da flora e potencialmente contribuir para a DII. Há algumas evidências de que a produção de alfa-defensinas é reduzida na DC ileal,[80] e que na DC colônica existe atividade mucosa antimicrobiana reduzida, um achado compatível com a baixa expressão de peptídeos antibacterianos.[81] Restam, portanto, muitas perguntas a serem respondidas antes de podermos chegar a um entendimento maior sobre interações entre a microbiota do hospedeiro e comensal em pessoas saudáveis e portadoras de DII.[82]

Diversos estudos que empregaram a análise molecular da composição da microbiota intestinal apontaram recentemente dois aspectos de relevância particular para a patogênese da DII: o primeiro é a complexidade maior do que esperada da flora intestinal humana, e o segundo é o número inesperado de fatores que podem modificar a composição e a função da microbiota. Em relação ao primeiro, o sequenciamento metagenômico dos genes microbianos no intestino humano mostra que eles são 150 vezes maiores do que o genoma humano, representando cerca de 1.000 espécies bacterianas prevalentes.[83] Esse número enorme de genes microbianos faz deles um modulador dominante de saúde geral e doença. A investigação de como mudanças na composição microbiana, como as citadas acima, contribuem para a DII constitui um desafio formidável sob intensa pesquisa. Em relação ao segundo aspecto, estudos mais recentes têm revelado como a dieta e outros fatores ambientais podem alterar dramaticamente a microbiota intestinal. Crianças em comunidades africanas que ingerem dietas primitivas e crianças de centros urbanos europeus alimentadas com produtos ocidentais apresentam proporções totalmente inversas de bacteroidetes e firmicutes nas fezes.[84] Voluntários normais alimentados com dieta altamente proteica e rica em gordura animal desenvolvem preferencialmente *Bacteroides* nos intestinos, enquanto *Prevotella* é dominante nos que se alimentam com dietas à base de carboidratos.[85] A maltodextrina, um aditivo muito encontrado nos alimentos e usado como substituto para o açúcar, promove adesão das bactérias às células do epitélio intestinal inibindo a autofagia, o que resulta em crescimento bacteriano excessivo,[86] uma característica típica da DII. Esses são somente alguns exemplos de uma área de pesquisa tremendamente importante, que nos ajudará a entender melhor o papel real da microbiota intestinal na patogênese da DII.

FATORES IMUNOLÓGICOS

Até a emergência da genética e o interesse renovado na microbiologia, a imunologia praticamente dominava as investigações sobre a patogênese da DII.

Como dito na introdução, já está claro que nenhum componente patogênico isolado é capaz de desencadear ou manter a doença. Por outro lado, a resposta imunológica é o braço efetor que medeia a inflamação, e entender sua função no trato gastrointestinal e seu desajuste na DC e RCU é fundamental para desvendar os mecanismos de inflamação crônica no intestino e compreender como os controlar para induzir a remissão da doença. Para proporcionar uma visão geral de como a imunologia contribui para a patogênese da DII, essa seção é dividida e discutida de acordo com os principais tipos de células que mediam respectivamente a imunidade inata e adquirida. Além disso, sistemas identificados mais recentemente, e que contribuem para modular a resposta imunológica geral e inflamatória, também serão discutidos, incluindo a "inflamação estéril", o inflamassoma, epigenoma e microRNAs (miRNAs).

Imunidade inata

A imunidade inata representa a primeira linha de defesa contra micróbios invasores e outros agentes nocivos; ela se desenvolve no intervalo de minutos a horas, é amplamente inespecífica e não apresenta memória imunológica.[87] A resposta imunológica inata à microbiota intestinal é atualmente considerada um evento central na patogênese da DII.[88] Dois tipos principais de células imunológicas mediam a imunidade inata: os macrófagos e as células dendríticas.

No intestino normal, os macrófagos são condicionados pelo microambiente mucoso a expressar um fenótipo não inflamatório traduzido pela expressão infrarregulada de receptores de imunidade inata e pela produção limitada de citocinas pró-inflamatórias.[89] Ao contrário, nos tecidos afetados por DII, os macrófagos da mucosa revelam um fenótipo ativado e são fenotipicamente heterogêneos.[90] Macrófagos derivados de monócitos recém-recrutados da circulação periférica ainda expressam o marcador monocítico CD14, mas são preparados para a produção de diversas citocinas pró-inflamatórias como IL-1 alfa, IL-1 beta e TNF-alfa.[91,92] Na DC, esses macrófagos pró-inflamatórios CD14+ estão aumentados em número e produzem mais IL-23 e TNF-alfa do que os macrófagos na mucosa normal ou afetada por RCU, além de contribuírem para a formação de IFN-gama pelas células T locais.[93] Estudos recentes realizados para apoiar a teoria de que a DC é uma deficiência imunológica[94] defendem que a secreção de citocinas pró-inflamatórias por macrófagos na DC é gravemente prejudicada, em decorrência da degradação lisossômica interna excessiva.[95] Isso resultaria em recrutamento reduzido de neutrófilos, diminuição do *clearance* bacteriano e formação de granuloma.[96] Essa proposta é fascinante, mas difícil de conciliar com o conhecido fenótipo ativado de macrófagos mucosos na DC, os altos níveis teciduais de citocinas pró-inflamatórias, incluindo o TNF-alfa, e com a abundância de neutrófilos na mucosa ativamente inflamada.

As células dendríticas (CDs) intestinais são células apresentadoras de antígenos crucialmente envolvidas na iniciação e regulação de fenômenos de imunidade inata local, mas que também participam da imunidade adquirida.[97] Assim como os macrófagos, sua função é modulada pelo microambiente da mucosa e elas podem atuar proporcionando proteção e defesa, induzindo tolerância ou mediando a inflamação.[98] Seu número é relativamente pequeno, mas elas são extremamente diversas em termos de fenótipo e função, e essas características tornam seu estudo em humanos bastante difícil, o que explica a quantidade bastante limitada de informações sobre as CDs na mucosa humana. Na DII, as CDs estão ativadas, sua expressão de receptores microbianos é potencializada e elas produzem níveis mais altos de citocinas pró-inflamatórias, como a IL-12 e a IL-6.[99]

Imunidade adquirida

A imunidade adquirida representa a segunda linha de defesa contra micróbios invasores e uma vasta gama de outros antígenos; ela se desenvolve no prazo de algumas horas a vários dias, é antígeno-específica e apresenta memória imunológica.[100] Dois tipos de células imunológicas mediam a imunidade inata: as células B (imunidade humoral) e as células T (imunidade celular).

A produção de anticorpos mediada por células B na DII ativa é aumentada, tanto em nível de circulação como de mucosa. Observam-se alterações na síntese e secreção de IgM, IgG e IgA por células tanto na circulação periférica como no plasma da mucosa na RCU e na DC;[101] e, na mucosa envolvida, observa-se a produção aumentada de IgA monomérica, normalmente predominante na circulação.[102] Os padrões de produção de classes de anticorpos diferem na RCU e na DC, particularmente em respeito à produção de IgG: na RCU, existe um aumento desproporcional na secreção de IgG1, enquanto, na DC, IgG1, IgG2 e IgG3 estão elevadas em comparação com as células de controle, mas de forma proporcional.[103] Nesse momento, pouca atenção tem sido dada à imunidade de células B na DII, mas pode haver uma renovação do interesse, caso algum dos novos agentes biológicos que induzem especificamente a depleção de células B, como o rituximabe,[104] se mostre eficaz no controle da DC e RCU. Até agora, isso não aconteceu.[105]

Após a identificação original de subgrupos de células T-*helper* 1 (Th1) e 2 (Th2) CD4+ em camundongos,[106] e sua demonstração subsequente em humanos,[107] o campo da diferenciação, do tipo e da função das células Th passou por uma evolução considerável. Além das células Th1, produtoras de IFN-gama e das Th2, produtoras de IL-4, IL-5 e IL-13, novos subgrupos de Th se juntaram ao campo. Há alguns anos, células Th17, produtoras de IL-17, foram identificadas como um novo subgrupo distinto de células Th em camundongos e em seres humanos;[108] depois, células duplas Th1/Th17, produtoras de IFN-gama e IL-17, foram caracterizadas, inclusive em mucosa de DC;[109] recentemente, dois novos subgrupos de células Th efetoras CD4+ foram descritos com base na produção de suas respectivas citocinas, a saber, as células Th9 e Th22, cujas funções ainda são pouco entendidas;[110] ainda mais recentemente, foram identificadas células Th produtoras de IL-17 e IL-4, um padrão duplo de Th17 e Th2.[111] Além da percepção de que as células Th são muito heterogêneas, surgem agora evidências de que as elas podem ser bastante plásticas, o que coloca em dúvida o fato de serem ou não as diversas células Th CD4+ verdadeiras e terminalmente diferenciadas ou se essas são células que retêm uma capacidade de diferenciação contínua e mudam de um subgrupo para outro dependendo das necessidades do hospedeiro de produzir a resposta imunológica mais adequada e eficiente.[112] Além das células Th, outro subgrupo importante é composto por células T regulatórias (Treg), cujas funções são monitorar a resposta imunológica e prevenir a ativação imunológica excessiva e potencialmente prejudicial.[113,114] Dados recentes dão respaldo à nova e inesperada noção de que as células Th17 e Treg apresentam vias comuns, o que sugere elos funcionais e de desenvolvimento entre ambas.[115,116] Todos esses novos achados são emocionantes e fascinantes, mas tornam muito mais complexo o entendimento de como os vários subgrupos de células T CD4+ operam e se relacionam uns com os outros. Quando observados sob a perspectiva de uma doença específica, essa complexidade se torna ainda maior, como no caso da DII.

As células T, e as células Th CD4+ da mucosa em particular, estão sob os holofotes da patogênese da DII há muitos anos, e seu estudo proporcionou informações cruciais sobre a imunidade celular, tanto na DC como na RCU, ajudando a definir padrões distintos da função imunorreguladora e efetora, bem como perfis de secreção de citocinas em cada tipo de DII.[117] Existem boas evidências de que a DC apresenta um componente Th1 dominante demonstrado pela produção elevada de IFN-gama e IL-12 pela lâmina própria mononuclear;[118,119] além disso, na DC existe também uma produção considerável de IL-17, pelas células Th17, e de IFN-gama e IL-17, por células Th produtoras na mucosa,[109,120] além de IL-21, que regula a produção de IL-17.[121] Juntas, essas constatações dão respaldo à visão geralmente aceita de que a DC é uma doença do tipo Th1. Por outro lado, a RCU é considerada uma resposta atípica de Th2, com base na observação da produção aumentada de IL-5 e IL-13, pelas células Th, e de IL-13, pelas células T NK, na mucosa inflamada.[122] Vale notar que a IL-13 induz citotoxicidade, apoptose e prejudica a função de barreira da pele,[123] eventos que podem explicar algumas características importantes da patogênese da RCU. No entanto, as células Th17 também estão presentes na mucosa da RCU, ainda que em menor número do que na mucosa da DC.[120] As citocinas produzidas pelas células Th, nas duas formas de DII, não se limitam às citadas acima e muitos novos mediadores imunorregulatórios e pró-inflamatórios solúveis provavelmente têm papel importante na imunopatogênese da DC e da RCU.[124] Há menos informações disponíveis sobre Tregs na DII, mas a função ou o número de Tregs CD4+CD25+FoxP3+ e CD8+ podem ser prejudicados na DC e RCU,[125-127] o que talvez contribua para a manutenção da inflamação.

Novos fatores de contribuição para imunidade e inflamação na DII

Além dos PAMPs, que induzem a inflamação microbiana clássica, uma nova classe de moléculas, chamadas padrões moleculares associados a dano (DAMPs), foi identificada. Elas mediam o que é denominado como "inflamação estéril",[128] ou seja, uma resposta inflamatória desencadeada na ausência de elementos microbianos.[129] Os DAMPs são elementos intracelulares liberados com a morte de células necróticas, como ácidos nucleicos (DNA e RNA), proteínas nucleares, proteínas de choque térmico, IL-1 alfa, etc. Por serem intracelulares, esses componentes normalmente não são notados pelo sistema imunológico, mas, uma vez liberados no microambiente do tecido, eles incitam uma resposta imune inata amplamente mediada pelos mesmos receptores que reconhecem os PAMPs. Isso certamente ocorre quando a mucosa intestinal é danificada ou ulcerada, como comumente se observa na DC e na RCU. A investigação dos DAMPs na DII ainda está em estágio inicial, mas vale notar que a calprotectina fecal, um dos marcadores de atividade da DII mais frequentemente usado, é um complexo de S100A8/S100A9, dois DAMPs prototípicos.[130]

Inflamassomas são um grupo de complexos proteicos citossólicos que reconhece sinais de perigo exógeno, microbiano, de estresse e endógenos e responde com a ativação da enzima caspase-1, que por sua vez leva à produção das citocinas pró-inflamatórias IL-1 beta e IL-18.[131] O que torna o inflamassoma particularmente interessante e biologicamente relevante na DII é sua crescente e óbvia importância na regulação da interferência entre o sistema imunológico mucoso e a microbiota.[132] Hoje, o papel do inflamassoma na DII ainda não está claro, pois não há concordância entre os estudos em modelos animais quanto ao papel pró-inflamatório *versus* protetor do inflamassoma,[133] e estudos em pacientes portadores de DII ainda não foram reportados.

A epigenética pode ser definida de diversas formas, mas uma definição simples é a soma das alterações na expressão dos genes – o epigenoma –, não em razão de alterações na sequência de DNA passíveis de reversão ou herança.[134] Modificações epigenéticas, mediadas primariamente por atividades enzimáticas, exercem regulação transcricional sobre a resposta inflamatória,[135] um achado relevante para doenças crônicas, incluindo a DII. A investigação da epigenética na DII está apenas começando, mas evidências preliminares indicam o papel crucial dessas modificações na predisposição, iniciação, manutenção ou mesmo na promoção da DII herdada.[136,137]

Moduladores de imunidade e inflamação recentemente descobertos são os microRNAs (miRNAs), RNAs curtos, de fita única e não codificadores, cuja função primária é silenciar a expressão de genes.[138] Relatos recentes descrevem a expressão diferencial e infrarregulada de diversos miRNAs, tanto na DII humana como na experimental. Tais estudos sugerem que a perda da função regulatória dos miRNAs na DII possa ser um elemento de contribuição importante para a resposta inflamatória, tanto na RCU como na DC, e o restabelecimento dessa função a níveis adequados pode proporcionar novas formas de controle da inflamação intestinal.[139]

CONCLUSÕES E IMPLICAÇÕES TERAPÊUTICAS

Antes de discutir como o maior conhecimento da etiopatogênese da DII pode melhorar nossas opções de tratamento, mais um conceito deve ser considerado. Tradicionalmente, a DII é vista como uma doença diagnosticada em algum momento da vida do paciente portador de DC ou RCU. O que vemos em tal momento é, contudo, tão só o vislumbre de um processo iniciado muito antes do diagnóstico clínico e que se manterá até o fim da vida do paciente. Ao longo dessa extensa evolução, a DII não é necessariamente a mesma. É difícil conceber a ideia de que os gatilhos e mecanismos da inflamação intestinal em uma criança sejam exatamente os mesmos a mediar a doença muitas décadas depois, na mesma pessoa. Mesmo as evidências clínicas de rotina dão respaldo a essa possibilidade, pois os sintomas e a resposta à terapia – ou falta de resposta – também evoluem e mudam com o tempo. Assim, parece mais lógico ver a DII como uma doença dinâmica com fases diferentes, que evoluem de um estágio precoce para um tardio, sendo que cada um depende de mecanismos diferentes e requer diferentes estratégias terapêuticas para o resultado ideal. Durante essa evolução, fatores primários e secundários provavelmente detêm papel concomitante ou sequencial no desenvolvimento da inflamação intestinal, gerando um quadro que definimos clinicamente como DII (Figura 3.1).

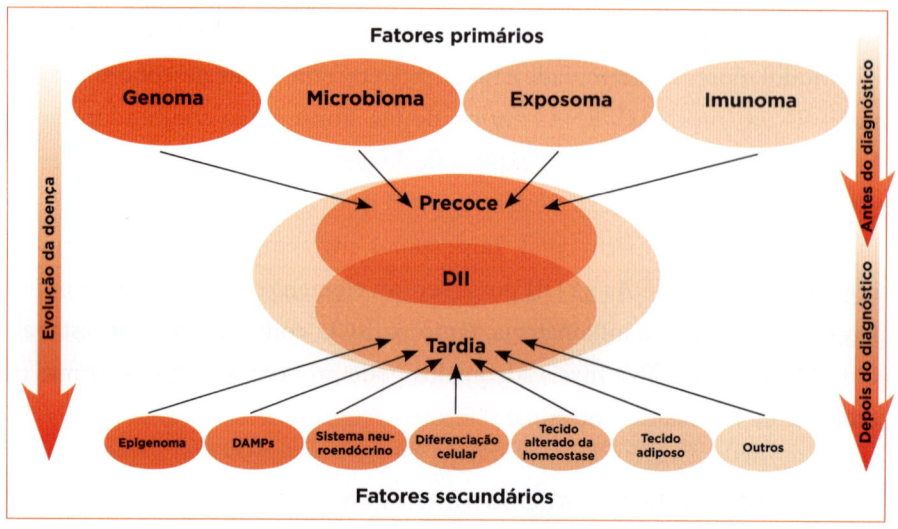

Figura 3.1 Modelo da evolução tempo-dependente da patogênese de DII de doença precoce a tardia.

Do ponto de vista prático, e para benefício dos pacientes, a pergunta central é: qual dos componentes da patogênese da DII deve servir como alvo para o melhor resultado clínico? Hoje, os fatores ambientais e genéticos ainda não podem ser manipulados, mas dois outros componentes da patogênese da DII, a microbiota intestinal e o sistema imunológico, são próprios para intervenção terapêutica. Na verdade, os avanços passados e recentes obtidos no tratamento da DC e RCU se baseiam no uso de antibióticos e probióticos para manipular a flora intestinal, além de medicamentos anti-inflamatórios, agentes biológicos e outras drogas para bloquear ou neutralizar citocinas, receptores ou moléculas de sinalização que mediam a ação das células inflamatórias.[140-142] Essa abordagem fisiopatológica permitiu a geração de uma série de anticorpos monoclonais, citocinas recombinantes, moléculas pequenas, organismos modificados geneticamente, dispositivos e terapias celulares que oferecem uma ampla e inédita gama de opções de tratamento para médicos e pacientes. A Tabela 3.1 mostra uma visão geral dos agentes biológicos e outros agentes diversos para a terapia da DII. Deve-se notar, contudo, que alguns não apresentam eficácia comprovada ou ainda aguardam estudos clínicos que estabeleçam se eles serão ou não medicamentos úteis na DII.

Embora a alteração da flora ou o controle da resposta imunológica seja certamente útil para os pacientes com DII, atualmente é impossível prever a ocorrência de uma resposta benéfica, o tipo de resposta observada, que pacientes melhorarão com que tipo de tratamento, ou que pacientes não responderão a medicamentos idênticos ou alternativos. Uma das razões pelas quais ainda não conseguimos curar a DII é porque as abordagens terapêuticas atuais são dire-cionadas separadamente a componentes isolados da patogênese da DII. Se a DC e a RCU constituem doenças complexas, nas quais fatores ambientais, genéticos, microbianos e imunológicos devem se reunir para desencadear inflamação no intestino, modificar ou bloquear qualquer um deles individualmente não cor-rigirá anomalias nos outros fatores. Há pelo menos duas décadas, o tratamento da DII tem enfocado fortemente o controle da inflamação pela supressão da reatividade imunológica excessiva com agentes imunossupressores ou biológicos. Não há dúvidas de que essa abordagem beneficia muito os pacientes, mas ela não altera o curso natural da DII, em razão das exacerbações recorrentes e da necessidade contínua de terapia de manutenção. Mesmo quando novos agentes são desenvolvidos com base em vias lógicas e fisiopatológicas, que fazem todo o sentido diante do conhecimento atual da patogênese da DII, nem sempre o sucesso é alcançado. Um exemplo claro é o dos estudos clínicos com IL-10 e anticorpos anti-IL-17. A administração de IL-10, uma citocina imunossupressora potente, em pacientes com DC ativa não resultou em melhora clínica.[143] Mais recentemente, a administração de secukinumab, um anticorpo monoclonal humano anti-IL-17, em pacientes com DC leve a moderada não conseguiu induzir a remissão e ainda piorou o estado clínico dos pacientes.[144] Quando consideramos todas as novas terapias biológicas desenvolvidas em pouco mais de uma década, somente nove são ou parecem ser eficazes, de um total de mais de vinte.[145] Esses fracassos enfatizam o fato de que, apesar dos grandes avanços no conhecimento da DII, ainda não entendemos a doença como um todo. Além disso, reforça-se a noção de que direcionar o tratamento somente para o sistema imunológico não levará à cura completa da DC ou da RCU.

Tabela 3.1 Mecanismos de ação baseados na fisiopatologia de agentes biológicos e medicamentos diversos para o tratamento da DII

Agente	Mecanismo	Classe molecular
Infliximabe, adalimumabe, certolizumabe, golimumabe	Neutralização da atividade da TNF-alfa	Anticorpo monoclonal
Ustequinumabe, ABT-874	Bloqueio da via IL-12/IL-23	Anticorpo monoclonal
AIN457	Neutralização da atividade da IL-17	Anticorpo monoclonal
Fontolizumabe	Atividade do IFN-gama	Anticorpo monoclonal
Natalizumabe	Bloqueio das integrinas alfa-4-beta-1 e alfa-4-beta-7; inibição da adesão dos leucócitos	Anticorpo monoclonal
Vedolizumabe	Bloqueio da integrina alfa-4-beta-7; inibição da adesão dos leucócitos	Anticorpo monoclonal
PF-00547659	Bloqueio da molécula 1 de adesão celular de adressina da mucosa (MAdCAM); inibição da migração de leucócitos	Anticorpo monoclonal
Rituximabe	Depleção de células B	Anticorpo monoclonal
Tocilizumabe	Bloqueio da via IL-6	Anticorpo monoclonal
MDX-1100	Inibição da atividade de IP-10 (quimiocina CXCL10)	Anticorpo monoclonal
Visilizumabe	Ligação ao receptor CD3 de células T e indução da apoptose	Anticorpo monoclonal
Daclizumabe, basiliximabe	Bloqueio dos receptores de IL-2 (CD25)	Anticorpo monoclonal
Abatacept	Inibição da ativação de células T	CTLA4 ECD-Fc, IgG1Fc modificado
Interleucina-10	Imunossupressão	Citocina recombinante
Interferon beta-1a	Anti-inflamatório	Citocina recombinante
Sargramostina (GM-CSF)	Imunoestimulação	Citocina recombinante

(continua)

Tabela 3.1 Mecanismos de ação baseados na fisiopatologia de agentes biológicos e medicamentos diversos para o tratamento da DII (*continuação*)

Agente	Mecanismo	Classe molecular
Alicaforsen	Inibição da adesão dos leucócitos	Oligonucleotídeo antissense
Tacrolimo (FK-506)	Inibição da ativação de células T e produção de IL-2	Molécula pequena
Rosiglitazona	Ligação a PPAR-gama e inibição da atividade de NF-kappa-B	Molécula pequena
SC12267	Bloqueio da via de síntese de pirimidinas	Molécula pequena
ORE1001	Inibição da enzima conversora da angiotensina 2	Molécula pequena
Tetomilaste	Inibição da atividade da fosfodiesterase e atividade pró-inflamatória dos leucócitos	Molécula pequena
CP-690 550	Inibição da JAK3, ativação leucocitária e produção de citocinas	Molécula pequena
AEB071	Inibição da proteína quinase C e ativação das células T	Molécula pequena
HE3286	Inibição da atividade da NF-*kappa*-B	Molécula pequena
AG011	Secreção da citocina imunossupressora IL-10 por *Lactococcus lactis*	Probiótico geneticamente modificado
Trichuris suis	Modulação de células T-*helper*	Ovos de helmintos
Leucoferese	Remoção de granulócitos, monócitos e macrófagos	Dispositivo adsortivo extracorpóreo
Transplante de células-tronco	Redefinição da homeostase imunológica	Terapia à base de células

Modelo da evolução tempo-dependente da patogênese da DII precoce a tardia. Fatores primários e secundários múltiplos contribuem para este modelo, concomitante ou sequencialmente, e cada um deles pode ter um impacto diferente dependendo do momento de sua contribuição.

JAK3: Janus quinase 3.

Assim, fica claro que mais estudos e novas abordagens são necessários para classificar com precisão subgrupos individuais de pacientes com DII, não só definidos em nível clínico fenotípico, mas também em nível genotípico, microbiano e imunológico.[48] Isso criará "assinaturas biológicas" singulares, específicas para cada paciente com DC ou RCU, de modo que cada indivíduo possa ser tratado com uma abordagem terapêutica racional e altamente personalizada, que será direcionada a defeitos específicos ou desvios subjacentes de suas vias inflamatórias intestinais. Esse cenário não é tão improvável quanto se possa imaginar, pois a integração do conhecimento e de informações já ocorre[146] com rápido progresso na "biologia de sistemas", o que, no fim, substituirá o estudo de moléculas isoladas e vias separadas de todas as demais, uma forma artificial e ineficaz de se observar a patogênese da DII.[147,148]

REFERÊNCIAS BIBLIOGRÁFICAS

1. Fiocchi C. Inflammatory bowel disease pathogenesis: therapeutic implications. Chinese J Dig Dis 2005; 6:6-9.

2. Scaldaferri F, Fiocchi C. Inflammatory bowel disease: progress and current concepts of etiopathogenesis. J Dig Dis 2007; 8:171-8.

3. Kaser A, Zeissing S, Blumberg RS. Inflammatory bowel disease. Annu Rev Immunol 2010;28:573-621.

4. Xavier RJ, Podolsky D. Unraveling the pathogenesis of inflammatory bowel disease. Nature 2007;448:427-34.

5. Arend P, Martini GA. Ulcerative colitis. Etiologic unity or polyetiologic syndrome? Am J Proctol 1970;21:331-6.

6. Wen Z, Fiocchi C. Inflammatory bowel disease: autoimmune or immune-mediated pathogenesis? Clin Develop Immunol 2004;11:195-204.

7. Korzenik JR. Past and current theories of etiology of IBD. Toothpaste, worms, and refrigerators. J Clin Gastroenterol 2005;39(Supp.2):S59-S65.

8. Fiocchi C. Susceptibility genes and overall pathogenesis of inflammatory bowel disease: where do we stand? Dig Dis 2009; 27:226-35.

9. Cadwell K, Patel KK, Maloney NS et al. Virus-plus-susceptibility gene interaction determines Crohn's disease Atg16L1 phenotypes in intestine. Cell 2010;141:1135-45.

10. Baumgart D, Sandborn WJ. Inflammatory bowel disease: clinical aspects and established and evolving therapies. Lancet 2007;369:1641-57.

11. Loftus EV. Clinical epidemiology of inflammatory bowel disease: incidence, prevalence, and environmental influences. Gastroenterology 2004;126:1504-17.

12. Ouyang Q, Tandon R, Goh K-L et al. The emergence of inflammatory bowel disease in the Asian Pacific region. Curr Opin Gastroenterol 2005;21:408-13.

13. Thia KT, Loftus Jr. EV, Sandborn WJ, Yang SK. An update on the epidemiology of inflammatory bowel disease in Asia. Am J Gastroenterol 2008;103(12):3167-82.

14. Goh KL, Xiao S-D. Inflammatory bowel disease: a survey of the epidemiology in Asia. J Dig Dis 2009;10:1-6.

15. Wang YF, Ouyang Q, Hu RW. Progression of inflammatory bowel disease in China. J Dig Dis 2010;11:76-82.

16. Hilmi I, Singh R, Ganesananthan S et al. Demography and clinical RCUrse of ulcerative colitis in a multiracial Asian population: a nationwide study from Malaysia. J Dig Dis 2009;10:15-20.

17. Ahuja V, Tandon RK. Inflammatory bowel disease in the Asia-Pacific area: a comparison with developed RCUntries and regional differences. J Dig Dis 2010;11:134-47.

18. Shanahan F. The gut microbiota-a clinical perspective on lessons learned. Nat Rev Gastroenterol Hepatol 2012;9:609-14.

19. Muegge BD, Kuczynski J, Knights D et al. Diet drives convergence in gut microbiome functions across mammalian phylogeny and within humans. Science 2011;332:970-4.

20. Dominguez-Bello MG, Blaser MJ, Ley RE et al. Development of the human gastrointestinal microbiota and insights from high-throughput sequencing. Gastroenterology 2011;140:1713-9.

21. Hviid A, Svanstrom H, Frisch M. Antibiotic use and inflammatory bowel diseases in childhood. Gut 2011;60:49-54.

22. Birrenbach T, Bocker U. Inflammatory bowel disease and smoking: a review of epidemiology, pathophysiology, and therapeutic implications. Inflamm Bowel Dis 2004;10:848-59.

23. Strachan D. Hay fever, hygiene, and household size. Br Med J 1989;299:1259-60.

24. Yazdanbakhsh M, Kremsner PG, vanRee R. Allergy, parasites, and the hygiene hypothesis. Science 2002;296:490-4.

25. Feillet H, Bach J-F. Increased incidence of inflammatory bowel disease: the price of the decline of infectious burden? Curr Opin Gastroenterol 2004;20:560-4.

26. Bernstein CN, Shanahan F. Disorders of a modern lifestyle: reconciling the epidemiology of inflammatory bowel diseases. Gut 2008;57:1185-91.

27. Koloski NA, Bret L, Radford-Smith G. Hygiene hypothesis in inflammatory bowel disease: a critical review of the literature. World J Gastroenterol 2008;14:165-73.

28. Lakatos PL. Environmental factors affecting inflammatory bowel disease: have we made progress? Dig Dis 2009;27:215-25.

29. Orholm M, Munkholm P, Langholz E, et al. Familial occurence of inflammatory bowel disease. N Engl J Med 1991;324:84-8.

30. Hugot J-P, Chamaiilard M, Zouali H et al. Association of NOD2 leucine-rich repeat variants with susceptibility to Crohn's disease. Nature 2001;411:599-603.

31. Ogura Y, Bonen DK, Inohara N et al. A frameshift mutation in Nod2 associated with susceptibility to Crohn's disease. Nature 2001;411:603-6.

32. Duerr RH, Taylor KD, Brant SR et al. A genome-wide association study identifies IL23R as an inflammatory bowel disease gene. Science 2006;314:1461-3.

33. Wellcome Trust Case Control Consortium. Genome-wide association study of 14,000 cases of seven common diseases and 3,000 shared controls. Nature 2007;447:661-673.

34. Cho JH, Brant SR. Recent insights into the genetics of inflammatory bowel disease. Gastroenterology 2011;140:1704-12 e2.

35. Barrett JC, Hansoul S, Nicolae DL et al. Genome-wide association defines more than 30 distinct susceptibility loci for Crohn's disease. Nat Genet 2008;40:955-62.

36. McGovern DPB, Gardet A, Torkvist L et al. Genome-wide association identifies multiple ulcerative colitis susceptibility loci. Nat Genet 2010;42:332-337.

37. Imielinski M, Baldassano RN, Griffiths A et al. Common variants at five new loci associated with early-onset inflammatory bowel disease. Nat genet 2009;41:1335-40.

38. Jostins L, Ripke S, Weersma RK et al. Host-microbe interactions have shaped the genetic architecture of inflammatory bowel disease. Nature 2012;491:119-24.

39. Yamazaki K, McGovern D, Ragoussis J et al. Single nucleotide polymorphisms in TNFSF15 confer susceptibility to Crohn's disease. Hum Mol Genet 2007;14:3499-3506.

40. Thiebaut R, Kotti S, Jung C et al. TNFSF15 polymorphisms are associated with susceptibility to inflammatory bowel disease in a new European cohort. Am J Gastroenterol 2009;104:384-91.

41. Michelsen KS, Thomas LS, Taylor KD et al. IBD-associated TL1A gene (TNFSF15) haplotypes determine increased expression of TL1A protein. PLoS One 2009;4:e4719.

42. Massey D, Parkes M. Common pathways in Crohn's disease and other inflammatory diseases revealed by genomics. Gut 2007;56:1489-92.

43. Cho JH. The genetics and immunopathogenesis of inflammatory bowel disease. Nat Rev Immunol 2008;8:458-66.

44. Deretic V. Links between autophagy, innate immunity, inflammation and Crohn's disease. Dig Dis 2009;27:246-51.

45. Cadwell K, Stappenbeck TS, Virgin HW. Role of autophagy and autophagy genes in inflammatory bowel disease. Curr Top Microbiol Immunol 2009;335:141-67.

46. Franchimont D, Vermeire S, ElHousni H et al. Deficient host-bacteria interactions in inflammatory bowel disease? The toll-like receptor (TLR)-4 Asp299gly polymorphism is associated with Crohn's disease and ulcerative colitis. Gut 2004;53:987-92.

47. Kaser A, Lee A-H, Franke A et al. XBP1 links ER stress to intestinal inflammation and confers genetci risk for human inflammatory bowel disease. Cell 2008;134:743-56.

48. Cleynen I, Mahachie John JM, Henckaerts L et al. Molecular reclassification of Crohn's disease by cluster analysis of genetic variants. PLoS One 2010;5:e12952.

49. von Stein P, Lofberg R, Kuznetsov NV et al. Multigene analysis can discriminate between ulcerative colitis, Crohn's disease, and irritable bowel syndrome. Gastroenterology 2008;134:1869-81.

50. Weersma RK, Stokkers PC, van Bodegraven AA et al. Molecular prediction of disease risk in a large Dutch Crohn's disease cohort. Gut 2009;58:388-95.

51. Arijs I, Li K, Toedter G et al. Mucosal gene signatures to predict response to infliximab in patients with ulcerative colitis. Gut 2009;58:1612-9.

52. Manolio TA, Collins FS, Cox NJ et al. Finding the missing heritability of complex diseases. Nature 2009;461:747-53.

53. Wang MH, Fiocchi C, Ripke S et al. A novel approach to detect cumulative genetic effects and genetic interactions in Crohn's disease. Inflamm Bowel Dis 2013;19:1799--808.

54. Wang MH, Fiocchi C, Zhu X, Ripke S, Kamboh MI, Rebert N et al. Gene-gene and gene-environment interactions in ulcerative colitis. Hum Genet 2014; 133(5):547-58.

55. Chiodini RJ, Kruiningen HJV, Thayer WR et al. Possible role of mycobacteria in inflammatory bowel disease. I. An unclassified Mycobacterium species isolated from patients with Crohn's disease. Dig Dis Sci 1984;29:1073-9.

56. Selby W, Pavli P, Crotty B et al. Two-year combination antibiotic therapy with clarithromycin, rifabutin, and clofazimine for Chron's disease. Gastroenterology 2007;132:2313-9.

57. Darfeuille-Michaud A, Neut C, Barnich N et al. Presence of adherent Escherichia coli strains in ileal mucosa of patients with Crohn's disease. Gastroenterology 1998;115:1405-13.

58. Darfeuille-Michaud A, Boudeau J, Bulois P et al. High prevalence of adherent-invasive Escherichia coli associated with ileal mucosa in Crohn's disease. Gastroenterology 2004;127:412-21.

59. Rolhion N, Darfeuille-Michaud A. Adherent-invasive Escherichia coli in inflammatory bowel disease. Inflamm Bowel Dis 2007;13:1277-83.

60. Elson CO, McCracken VJ, Dimmit RA et al. Experimental models of inflammatory bowel disease reveal innate, adaptive and regulatory mechanisms of host dialogue with the microbiota. Immunol Rev 2005;206:260-76.

61. Beaven SW, Abreu MT. Biomarkers in inflammatory bowel disease. Curr Opin Gastroenterol 2004;20:318-27.

62. Mow WS, Vasiliauskas EA, Lin Y-C et al. Association of antibody responses to microbial antigens and complications of small bowel Crohn's disease. Gastroenterology 2004;126:414-24.

63. Dubinsky MC, Kugathasan S, Mei L et al. Increased immune reactivity predicts aggressive complicating Crohn's disease in children. Clin Gastroenterol Hepatol 2008;6:1105-11.

64. Duerkop BA, Vaishnava S, Hooper LV. Immune responses to the microbiota at the intestinal mucosal surface. Immunity 2009;31:368-76.

65. Ivanov II, Littman DR. Segmented filamentous bacteria take the stage. Mucosal Immunol 2010;3:209-12.

66. Sartor RB. Microbial influences in inflammatory bowel disease. Gastroenterology 2008;134:577-94.

67. Round JL, Mazmanian SK. The gut microbiota shapes intestinal immune responses during health and disease. Nat Rev Immunol 2009;9:313-23.

68. Guarner F, Malagelada J-R. Gut flora in health and disease. Lancet 2003;361:512-9.

69. Guarner F. The intestinal flora in inflammatory bowel disease: normal or abnormal? Curr Opin Gastroenterol 2005;21:414-8.

70. Costello EK, Lauber CL, Hamady M et al. Bacterial community variation in human body habitats across space and time. Science 2009;326:1694-7.

71. Mazmanian SK, Round JL, Kasper DL. A microbial symbiosis factor prevents intestinal inflammatory disease. Nature 2008;453:620-5.

72. Sokol H, Pigneur B, Watterlot L et al. Faecalibacterium prausnitzii is an anti-inflammatory commensal bacterium identified by gut microbiota analysis of Crohn disease patients. Proc Natl Acad Sci U S A 2008;105:16731-6.

73. Schultz C, VandenBerg FM, Kate FWT et al. The intestinal mucus layer from patients with inflammatory bowel disease harbors high numbers of bacteria compared with controls. Gastroenterology 1999;117:1089-97.

74. Swidsinski A, Ladhoff A, Pernthaler A et al. Mucosal flora in inflammatory bowel disease. Gastroenterology 2002;122:44-54.

75. Seksik P, Rigottier-Gois L, Gramet G et al. Alterations of the dominant faecal bacterial groups in patients with Crohn's disease of the colon. Gut 2003;52:237-42.

76. Ott SJ, Musfeldt M, Wenderoth DF et al. Reduction in diversity of the colonic mucosa associated bacterial microflora in patients with active inflammatory bowel disease. Gut 2004;53:685-93.

77. Manichanh C, Rigottier-Gois L, Bonnaud E et al. Reduced diversity of faecal microbiota in Crohn's disease revealed by a metagenomic analysis. Gut 2006;55:205-11.

78. Sokol H, Seksik P, Rigottier-Gois L et al. Specificities of the fecal microbiota in inflammatory bowel disease. Inflamm Bowel Dis 2006;12:106-11.

79. Menendez A, Ferreira RBR, Finlay BB. Defensins keep the peace too. Nat Immunol 2010;11:49-50.

80. Wehkamp J, Salzman NH, Porter E et al. Reduced Paneth cell α-defensins in ileal Crohn's disease. Proc Natl Acad Sci USA 2005;102:18129-34.

81. Nuding S, Fellermann K, Wehkamp J et al. Reduced mucosal antimicrobial activity in Crohn's disease of the colon. Gut 2007;56:1240-7.

82. Sartor RB. Key questions to guide a better understanding of host-commensal microbiota interactions in intestinal inflammation. Mucosal Immunol 2011;4:127-32.

83. Qin J, Li R, Raes J et al. A human gut microbial gene catalogue established by metagenomic sequencing. Nature 2010;464:59-65.

84. De Filippo C, Cavalieri D, Di Paola M et al. Impact of diet in shaping gut microbiota revealed by a comparative study in children from Europe and rural Africa. Proc Natl Acad Sci U S A 2010;107:14691-6.

85. Wu GD, Chen J, Hoffmann C et al. Linking long-term dietary patterns with gut microbial enterotypes. Science 2011;334:105-8.

86. Nickerson KP, McDonald C. Crohn's disease-associated adherent-invasive Escherichia coli adhesion is enhanced by exposure to the ubiquitous dietary polysaccharide maltodextrin. PLoS One 2012;7:e52132.

87. Medzhitov R, Janeway C. Innate immunity. N Engl J Med 2000;343:338-44.

88. Abraham C, Medzhitov R. Interactions between the host innate immune system and microbes in inflammatory bowel disease. Gastroenterology 2011;140:1729-37.

89. Smith PD, Ochsenbauer-Jambor C, Smythies LE. Intestinal macrophage: unique effector cells of the innate immune system. Immunol Rev 2005;206:149-59.

90. Selby WS, Poulter LW, Hobbs S et al. Heterogeneity of HLA-DR positive histiocytes of human intestinal lamina propria: a combined histochemical and immunological analysis. J Clin Pathol 1983;36:379-84.

91. Rugtveit J, Brandtzaeg P, Halstensen TS et al. Increased macrophage subsets in inflammatory bowel disease: apparent recruitment from peripheral blood monocytes. Gut 1994;35:669-74.

92. Rugtveit J, Nilsen EM, Bakka A et al. Cytokine profiles differ in newly recruited and resident subsets of mucosal macrophages from inflammatory bowel disease. Gastroenterology 1997;112:1493-505.

93. Kamada N, Hisamatsu T, Okamoto S et al. Unique CD14 intestinal macrophages contribute to the pathogenesis of Crohn disease via IL-23/IFN-gamma axis. J Clin Invest 2008;118:2269-80.

94. Korzenik JR, Dieckegraefe BK. Is Crohn's disease an immunodeficiency? A hypothesis suggesting possible early events in the pathogenesis of Crohn's disease. Dig Dis Sci 2000;45:1121-9.

95. Smith AM, Rahman FZ, Hayee B et al. Disordered macrophage cytokine secretion underlies impaired acute inflammation and bacterial clearance in Crohn's disease. J Exp Med 2009;206:1883-97.

96. Casanova J-L, Abel L. Revisiting Crohn's disease as a primary immunodeficiency of macrophages. J Exp Med 2009;206:1839-43.

97. Rescigno M, diSabatino A. Dendritic cells in intestinal homeostasis and disease. J Clin Invest 2009;119:2441-50.

98. Bilsborough J, Viney JL. Gastrointestinal dendritic cells play a role in immunity, tolerance, and disease. Gastroenterology 2004;127:300-9.

99. Hart AL, Al-Hassi HO, Rigby RJ et al. Characteristics of intestinal dendritic cells in inflammatory bowel disease. Gastroenterology 2005;129:50-65.

100. Hoebe K, Janssen E, Beutler B. The interface between innate and adaptive immunity. Nat Immunol 2004;5:971-4.

101. MacDermott RP, Nash GS, Bertovich MJ et al. Alterations of IgM, IgG, and IgA synthesis and secretion by peripheral blood and intestinal mononuclear cells from patients with ulcerative colitis and Crohn's disease. Gastroenterology 1981;81:844-52.

102. MacDermott RP, Nash GS, Bertovich MJ et al. Altered patterns of secretion of monomeric IgA and IgA subclass 1 by intestinal mononuclear cells in inflammatory bowel disease. Gastroenterology 1986;91:379-85.

103. Scott MG, Nahm MH, Macke K et al. Spontaneous secretion of IgG subclasses by intestinal mononuclear cells: differences between ulcerative colitis, Crohn's disease, and controls. Clin Exp Immunol 1986;66:209-15.

104. Perosa F, Prete M, Racanelli V et al. CD20-depleting therapy in autoimmune diseases: from basic research to the clinic. J Intern Med 2010;267:269-77.

105. Goetz M, Atreya R, Ghalibafian M et al. Exacerbation of ulcerative colitis after rituximab salvage therapy. Inflamm Bowel Dis 2007;13:1365-8.

106. Mosmann TR, Cherwinski H, Bond MW et al. Two types of murine helper T cell clone. I. Definition according to profiles of lymphokine activities and secreted proteins. J Immunol 1986;136:2348-57.

107. Romagnani S. Human Th1 and Th2 subsets: doubt no more. Immunol Today 1991;12:256-7.

108. Annunziato F, Romagnani S. Do studies in human better depict Th17 cells? Blood 2009;114:2213-9.

109. Annunziato F, Cosmi L, Santarlasci V et al. Phenotypic and functional features of human Th17 cells. J Exp Med 2007;204:1849-61.

110. Annunziato F, Romagnani S. Heterogeneity of human effector CD4+ T cells. Arthritis Res Ther 2009;11:257.

111. Cosmi L, Maggi L, Santarlasci V et al. Identification of a novel subset of human circulating memory CD4(+) T cells that produce both IL-17A and IL-4. L Allergy Clin Immunol 2010;125:222-30.

112. O'Shea JJ, Paul WE. Mechanisms underlying lineage commitment and palsticity of helper CD4+ T cells. Science 2010;327:1098-102.

113. Jiang H, Chess L. An integrated view of suppressor T cell subsets in immunoregulation. J Clin Invest 2004;114:1198-208.

114. Feuerer M, Hill JA, Mathis D et al. Foxp3+ regulatory T cells: differentiation, specification, and subphenotypes. Nat Immunol 2009;10:689-95.

115. Weaver CT, Harrington LE, Mangan PR et al. Th17: an effector CD4 T cell lineage with regulatory T cell ties. Immunity 2006;24:677-88.

116. Weaver CT, Hatton RD. Interplay between the T_H17 and Treg cell lineages: a (co-) evolutionary perspective. Nat Rev Immunol 2009;9:883-9.

117. Strober W, Fuss IJ. Proinflammatory cytokines in the pathogenesis of inflammatory bowel diseases. Gastroenterology 2011;140:1756-67 e1.

118. Parronchi P, Romagnani P, Annunziato F et al. Type 1 T-helper cell predominance and interleukin-12 expression in the gut of patients with Crohn's disease. Am J Pathol 1997;150:823-32.

119. Monteleone G, Biancone L, Marasco R et al. Interleukin 12 is expressed and actively released by Crohn's disease intestinal lamina propria mononuclear cells. Gastroenterology 1997;112:1169-78.

120. Fujino S, Andoh A, Bamba S et al. Increased expression of interleukin 17 in inflammatory bowel disease. Gut 2003;52:65-70.

121. Monteleone G, Monteleone I, Fina D et al. Interleukin-21 enhances T-helper cell type I signaling and interferon-gamma production in Crohn's disease. Gastroenterology 2005;128:687-94.

122. Fuss IJ, Heller F, Boirivant M et al. Nonclassical CD1d-restricted NK T cells that produce IL-13 characterize an atypical Th2 response in ulcerative colitis. J Clin Invest 2004;113:1490-7.

123. Heller F, Florian P, Bojarski C et al. Interleukin-13 is the key effector Th2 cytokine in ulcerative colitis that affects epithelial tight junctions, apoptosis, and cell restitution. Gastroenterlogy 2005;129:550-64.

124. Fantini MC, Monteleone G, MacDonald TT. New players in the cytokine orchestra of inflammatory bowel disease. Inflamm Bowel Dis 2007;13:1419-23.

125. Makita S, Kanai T, Oshima S et al. CD4$^+$CD25^{bright} T cells in human intestinal lamina propria as regulatory cells. J Immunol 2004;173:3119-3130.

126. Maul J, Loddenkemper C, Mundt P et al. Peripheral and intestinal regulatory CD4+CD25+^{high} T cells in inflammatory bowel disease. Gastroenterology 2005;128:1868-78.

127. Brimnes J, Allez M, Dotan I et al. Defects in CD8+ regulatory T cells in the lamina propria of patients with inflammatory bowel disease. J Immunol 2005;174:5814-22.

128. Rubartelli A, Lotze MT. Inside, outside, upside down: damage-associated molecular--pattern molecules (DAMPs) and redox. Trends Immunol 2007;28:429-36.

129. Rock KL, Latz E, Ontiveros F et al. The sterile inflammatory response. Annu Rev Immunol 2010;28:321-42.

130. Foell D, Wittkowski H, Roth J. Monitoring disease activity by stool analyses: from occult blood to molecular markers of intestinal inflammation and damage. Gut 2009;58:859-68.

131. Strowig T, Henao-Mejia J, Elinav E et al. Inflammasomes in health and disease. Nature 2012;481:278-86.

132. Elinav E, Henao-Mejia J, Flavell RA. Integrative inflammasome activity in the regulation of intestinal mucosal immune responses. Mucosal Immunol 2013;6:4-13.

133. Hao LY, Liu X, Franchi L. Inflammasomes in inflammatory bowel disease pathogenesis. Curr Opin Gastroenterol 2013;29:363-9.

134. Esteller M. Epigenetics in cancer. N Engl J Med 2008;358:1148-59.

135. Medzhitov R, Horng T. Transcriptional control of the inflammatory response. Nat Rev Immunol 2009;9:692-703.

136. Scarpa M, Stylianou E. Epigenetics: Concepts and relevance to IBD pathogenesis. Inflamm Bowel Dis 2012;18:1982-96.

137. Pekow JR, Kwon JH. MicroRNAs in inflammatory bowel disease. Inflamm Bowel Dis 2012;18:187-93.

138. Rebane A, Akdis CA. MicroRNAs: essential players in the regulation of inflammation. J Allergy Clin Immunol 2013;132:15-26.

139. Coskun M, Bjerrum JT, Seidelin JB et al. MicroRNAs in inflammatory bowel disease--pathogenesis, diagnostics and therapeutics. World J Gastroenterol 2012;18:4629-34.

140. Korzenik JR, Podolsky DK. Evolving knowledge and therapy of inflammatory bowel disease. Nat Rev Drug Discovery 2006;5:197-209.

141. Neurath MF, Finotto S. Translating inflammatory bowel disease research into clinical medicine. Immunity 2009;31:357-61.

142. Rutgeerts P, Vermeire S, Van Assche G. Biological therapies for inflammatory bowel diseases. Gastroenterology 2009;136:1182-97.

143. Schreiber S, Fedorak RN, Nielsen OH et al. Safety and efficacy of recombinant human interleukin 10 in chronic active Crohn's disease. Gastroenterology 2000;119:1461-72.

144. Hueber W, Sands BE, Lewitzky S, Vandemeulebroecke M, Reinisch W, Higgins PD et al. Secukinumab, a human anti-IL-17A monoclonal antibody, for moderate to severe Crohn's disease: unexpected results of a randomised, double-blind placebo-controlled trial. Gut 2012; 61(12):1693-700.

145. Danese S. New therapies for inflammatory bowel disease: from the bench to the bedside. Gut 2012;61:918-32.

146. Embrace the complexity. Nat Immunol 2009;10(4):325.

147. Fraser IDC, Germain RN. Navigating the network: signaling cross-talk in hemato-poietic cells. Nat Immunol 2009;10:327-31.

148. van der Greef J, McBurney RN. Innovation: Rescuing drug discovery: in vivo systems pathology and systems pharmacology. Nat Rev Drug Discov 2005;4:961-7.

AVALIAÇÃO MÉDICA INICIAL E SEGUIMENTO

ANDREA VIEIRA

A avaliação inicial do paciente com doença inflamatória intestinal (DII) talvez seja a mais importante, pois é nesse momento que o profissional tem sua primeira impressão do paciente e de sua doença, além de o paciente estabelecer a relação de confiança com o médico. Esse aspecto é mandatório para a aceitação e a adesão ao tratamento dessa afecção crônica e incurável.

O ponto inicial dessa primeira visita é verificar se o diagnóstico da DII está correto (avaliar todos os diagnósticos diferenciais) ou se não há possibilidade de incerteza entre as duas entidades – doença de Crohn (DC) e colite ulcerativa –, muito comum na prática clínica. Em caso de dúvida, vale a pena investigar novamente o paciente, realizando-se os exames complementares que se julgarem necessários.[1]

Deve-se entender a expressão fenotípica da doença e avaliar o nível da atividade inflamatória; isto é, se o paciente tem DC, é importante saber se a doença está localizada no intestino delgado e/ou no cólon e qual a forma predominante: inflamatória, estenosante ou penetrante/fistulizante. O mesmo raciocínio deve ser aplicado na colite ulcerativa: doença limitada ao reto, ao hemicólon esquerdo e à pancolite.[2]

No interrogatório sobre os diversos aparelhos, é importante questionar alterações bucais, oculares, reumatológicas, dermatológicas, hepatobiliares, pulmonares, urinárias, genitais e perianais. Mesmo nos pacientes que negam qualquer sintoma, é necessário verificar se a avaliação oftalmológica já foi realizada.[1]

Alguns índices podem ser utilizados com o objetivo de graduar a atividade inflamatória, como mostram os Anexos ao final deste livro. Fatores relacionados a maior gravidade devem ser questionados, como dependência aos corticosteroides, necessidade de hospitalizações prévias, número de cirurgias, uso de antidiarreicos e narcóticos e impacto da doença nas atividades laborais.[3]

O segundo passo é revisar todas as medicações que o paciente já usou ou ainda está usando. Devem-se avaliar se esses fármacos foram úteis, a presença de efeitos colaterais, a adesão, o tempo de uso, a dosagem, a maneira como esses pacientes adquiriram a medicação, a conservação desta, etc. A utilização de terapias alternativas também deve ser questionada aos pacientes.[1]

O conhecimento sobre o paciente, sua ocupação, seu relacionamento familiar, seus medos, suas dificuldades e ansiedades, seus traumas, sua infância, outras afecções, antecedentes familiares (saber se mais membros da família têm DII), hábitos e vícios torna a relação médico-paciente segura e completa.[2]

O exame físico do paciente deve ser o mais detalhado possível, abordando: estado geral, temperatura, cálculo do índice de massa corpórea (IMC), análise da cavidade oral, olhos, ouvidos, pescoço, aparelhos respiratório e cardiovascular, avaliação detalhada das regiões abdominal e perianal e realização do toque retal. Todas as articulações devem ser palpadas, para descartar sinovites, observando a pele com cuidado, em busca de afecções, como eritema nodoso, pioderma gangrenoso, alergias, etc. Na Figura 4.1, observa-se uma paciente com pioderma gangrenoso.

A análise dos exames laboratoriais recentes deve ser incluída nessa avaliação inicial, em especial hemograma completo, eletrólitos, função renal, função hepática e provas de atividade inflamatória, como proteína C reativa (PCR), cinética do ferro, dosagem de ácido fólico e vitamina B. Os exames endoscópicos e de imagem devem ser submetidos a uma avaliação cuidadosa.

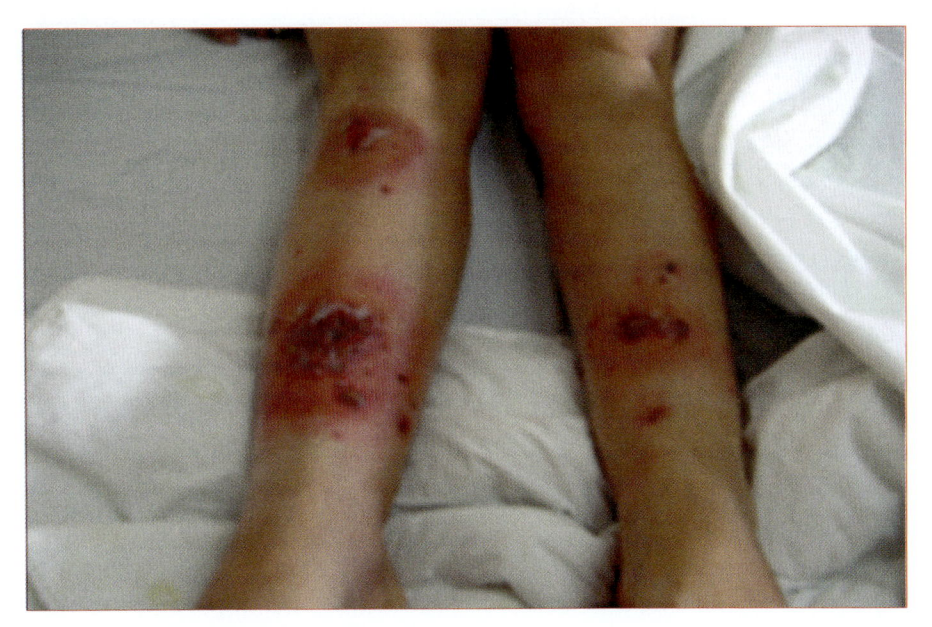

Figura 4.1 Pioderma gangrenoso.

É importante avaliar a necessidade de incluir o paciente no rastreamento co-lonoscópico de lesões suspeitas, o que depende da idade do paciente, da ex-tensão da doença, da presença de colangite esclerosante e do tempo de evolu-ção da enfermidade. Também é importante seguir os passos para diagnóstico, prevenção e tratamento da osteoporose. Todos os pacientes, principalmente aqueles que farão uso dos imunossupressores e/ou agentes biológicos, devem ser interrogados sobre o calendário vacinal, o *status* ginecológico (sexo femi-nino) e o rastreamento para tuberculose (história prévia, contato, reação de Mantoux e radiografia de tórax).[1,4]

Na avaliação inicial, é preciso, ainda, ressaltar aspectos que dizem respeito à educação do paciente, como o entendimento sobre a doença, a necessidade do uso crônico das medicações e da realização de exames periódicos, o impac-to negativo do tabagismo na DC e o efeito nocivo dos anti-inflamatórios não hormonais (AINH). Os principais pontos da avaliação inicial estão resumidos no Quadro 4.1.

Quadro 4.1 *Checklist* da primeira visita
Verificar se o diagnóstico está correto
Fenótipo da doença e extensão
Manifestações extraintestinais
Medicamentos prévios
Terapia alternativa
Antecedentes pessoais e familiares
Exame físico completo
Exames laboratoriais
Atividade da doença
Rastreamento para neoplasia de cólon
Rastreamento para osteoporose
Calendário vacinal
Avaliação ginecológica (rastreamento para HPV)
Educação do paciente (tabagismo, AINH, informação da doença)

HPV: papilomavírus humano; AINH: anti-inflamatório não hormonal.

No seguimento dos pacientes com DII, uma vez obtido o controle clínico-sintomático da doença (remissão), passa-se à fase de manutenção terapêutica, que visa a manter o doente livre de sintomas e com aceitável qualidade de vida. Lamentavelmente, mesmo sob terapêutica de manutenção, ambas as doenças caracterizam-se por períodos de recaída decorrentes da recrudescência do processo inflamatório.[5] Assim, determinar o grau de atividade inflamatória é de grande importância para monitorar a evolução clínica e ajustar a terapia. Os sintomas dos pacientes podem ser indicativos de inflamação e de atividade da doença, mas são subjetivos e, muitas vezes, influenciados por outros fatores não inflamatórios, como estenose por cicatrização, fibrose e má absorção de sais biliares ou micro ou macronutrientes.[5,6]

Alguns estudos consideram os marcadores laboratoriais o padrão-ouro para avaliar a inflamação. Classicamente, VHS, PCR, contagem de plaquetas e leucócitos, hemoglobina, ferro sérico e albumina têm sido descritos como parâmetros para avaliar a inflamação. Em geral, a VHS mede indiretamente a concentração plasmática das proteínas na fase aguda, mas esse valor é influenciado pelo tamanho, peso e número de eritrócitos e por outros constituintes plasmáticos, como as imunoglobulinas.[5]

A PCR também é uma proteína de fase aguda produzida por hepatócitos e regulada por interleucina-6, interleucina-1 ou fator de necrose tumoral (TNF). No entanto, 20% da população não produz essa proteína por polimorfismo genético. Tem-se demonstrado importante associação da PCR com a resposta à terapia com anti-TNF (quanto mais elevados os valores de PCR, melhor a resposta ao anti-TNF). Pacientes com retocolite ulcerativa (RCU) inespecífica que, logo no início do diagnóstico, apresentam níveis elevados de PCR, têm alto risco de colectomia. Há boa correlação entre a PCR e a atividade endoscópica e com os sinais radiológicos de mesenterite. Além disso, a PCR tem demonstrado associação com a recidiva da doença – em casos de pacientes em acompanhamento que começam a apresentar elevação da PCR, deve-se sempre descartar processo infeccioso, complicações ou recidiva da doença.[5]

Exames como número de leucócitos, plaquetas, dosagem de ferro sérico, albumina e hemoglobina não têm se mostrado eficientes como marcadores da atividade inflamatória, pois são influenciados por inúmeros fatores.[5]

Há autores que consideram a colonoscopia com biópsia o melhor método para avaliar a inflamação e sua localização, extensão e gravidade, mas, além de ser um método invasivo, tem risco de complicações.[6]

Vários trabalhos têm descrito marcadores fecais, como biomarcadores potentes da inflamação da mucosa intestinal, em pacientes com DII. Proteínas de grânulos de neutrófilos têm sido marcadas e estudadas como indicadores de inflamação, incluindo lactoferrina, calprotectina, entre outros.[6-9]

Lactoferrina é uma glicoproteína ligada ao ferro, resistente à proteólise, secretada pela maioria das mucosas de membranas. É o maior componente de grânulos secundários de polimorfonucleares, os quais são os primeiros representantes da resposta inflamatória aguda. Outras células hematopoéticas, como monócitos e linfócitos, não contêm lactoferrina. Durante a inflamação intestinal, leucócitos infiltram a mucosa, o que resulta em aumento da excreção de lactoferrina nas fezes.[9]

Calprotectina é uma proteína ligada ao cálcio e constitui 5% da proteína total e 60% da proteína do citossol dos neutrófilos. Tem propriedade bacteriostática e fungistática e é encontrada nas fezes em concentração 6 vezes maior do que no plasma.[9]

Alguns estudos têm comparado principalmente lactoferrina e calprotectina fecal com índices de atividade e/ou avaliação colonoscópica/histológica na verificação da inflamação intestinal em pacientes com DII. Os resultados desses estudos são promissores, mostrando que esses marcadores são úteis para detectar a inflamação e diferenciá-la de outras doenças, além de predizer a recidiva em até 1 ano.[7-9]

Em um estudo no qual a calprotectina fecal foi analisada tanto durante a doença ativa como na doença em remissão, valores normais desse marcador foram correlacionados à cicatrização da mucosa.[10] Trabalhos em menor número têm avaliado o papel dos biomarcadores fecais na monitoração da resposta à terapia. De maneira geral, mas principalmente com a terapia biológica, nos pacientes que obtêm resposta endoscópica, nota-se queda dos níveis dos marcadores fecais, o que demonstra que a normalização destes tem ótima correlação com a cicatrização da mucosa.[11,12]

Outro papel dos marcadores fecais é a capacidade de prever a recidiva futura.[13-16] Na DC, a calprotectina e a lactoferrina demonstraram sensibilidade e especificidade em prever as taxas de recaída, em 1 ano, de 69 a 90% e de 43 a 83%, respectivamente.[13]

Na Tabela 4.1, destacam-se os resultados de um estudo que comparou índices de atividade clínicos, endoscópicos, PCR, lactoferrina, calprotectina e atividade histológica em pacientes com DC e colite ulcerativa.

Tabela 4.1 Correlação dos índices clínicos e endoscópicos, da PCR e de marcadores fecais com a histologia no seguimento de pacientes com DII[7]

	Sensibilidade	Especificidade	VPP	VPN	Acurácia
CDAI	25%	100%	100%	44%	53%
CDEIS	92%	93%	96%	87%	92%
MMDAI	75%	100%	100%	63%	83%
PCR	58%	73%	81%	46%	63%
Lactoferrina	90%	92%	96%	83%	91%
Calprotectina	77%	100%	100%	68%	85%

VPP: valor preditivo positivo; VPN: valor preditivo negativo; CDAI: índice de atividade da doença de Crohn; CDEIS: índice de gravidade endoscópica da doença de Crohn; MMDAI: índice modificado de atividade da doença da Clínica Mayo.

Fonte: Vieira et al., 2009.[7]

REFERÊNCIAS BIBLIOGRÁFICAS

1. Sands BE. From symptom to diagnosis: clinical distinctions among various forms of intestinal inflammation. Gastroenterology 2004; 126(6):1518-32.

2. Beaugerie L, Seksik P, Nion-Larmurier I, Gendre JP, Cosnes J. Predictors of Crohn's disease. Gastroenterology 2006; 130(3):650-6.

3. Canavan C, Abrams KR, Hawthorne B, Drossman D, Mayberry J. Long-term prognosis in Crohn's disease: factors that affect quality of life. Aliment Pharmacol Ther 2006; 23(3):377-85.

4. Itzkowitz SH, Present DH. Consensus conference: colorectal cancer screening and surveillance in inflammatory bowel disease. Inflamm Bowel Dis 2005; 11(3):314-21.

5. Biancone L, De Nigris F, Del Vecchio Blanco G, Montelione I, Vavassori P, Geremia A et al. Review article: monitoring the activity of Crohn's disease. Aliment Pharmacol Ther 2002; 16(Suppl.4):29-33.

6. Konikoff M, Denson LA. Role of fecal calprotectin as a biomarker of intestinal inflammation in inflammatory bowel disease. Inflamm Bowel Dis 2006; 12:524-34.

7. Vieira A, Fang CB, Rolim EG, Klug WA, Steinwurz F, Rossini LGB et al. Inflammatory bowel disease activity assessed by fecal calprotectin and lactoferrin: correlation with laboratory parameters, clinical, endoscopic and histological indexes. BMC Research Notes 2009; 2:221.

8. Schoepfer AM, Beglinger C, Straumann A, Trummler M, Vavricka SR, Bruegger LE et al. Fecal calprotectin correlates more closely with the simple endoscopic score for Crohn's disease (SES-CD) than CRP, Blood Leukocytes and the CDAI. AM J Gastroenterol 2010; 105:162-9.

9. Desai D, Faubion WA, Sandborn WJ. Review article: biological activity markers in inflammatory bowel disease. Aliment Pharmacol Ther 2007; 25:247-55.

10. Roseth AG, Aadland E, Grzyb K. Normalization of faecal calprotectin: a predictor of mucosal healing in patients with inflammatory bowel disease. Scand J Gastroenterol 2004; 39:1017-20.

11. Sipponen T, Savilahti E, Karkkainen P, Kolho KL, Nuutinen H, Turunen U et al. Fecal calprotectin, lactoferrin, and endoscopic disease activity in monitoring anti-TNFalpha therapy for Crohn's disease. Inflamm Bowel Dis 2008; 14:1392-8.

12. Sipponen T, Bjorkesten CG, Farkkila M, Nuutinen H, Savilahti E, Kolho KL. Faecal calprotectin and lactoferrin are reliable surrogate markers of endoscopic response during Crohn's disease treatment. Scand J Gastroenterol 2010; 45:325-31.

13. Gisbert JP, Bermejo F, Perez-Calle JL, Taxonera C, Vera I, McNicholl AG et al. Fecal calprotectin and lactoferrin for the prediction of inflammatory bowel disease relapse. Inflamm Bowel Dis 2009; 15:1190-8.

14. Costa F, Mumolo MG, Ceccarelli L, Bellini M, Romano MR, Sterpi C et al. Calprotectin is a stronger predictive marker of relapse in ulcerative colitis than in Crohn's disease. Gut 2005; 54:364-8.

15. Van Rheenen PF, Van de Vijver E, Fidler V. Faecal calprotectin for screening of patients with suspected inflammatory bowel disease: diagnostic meta-analysis. BMJ 2010; 341:1-11.

16. Mendoza JL, Abreu MT. Biological markers in inflammatory bowel disease: practical consideration for clinicians. Gastroentérologie Clinique et Biologique 2009; 33(3):s158-73.

CLASSIFICAÇÕES E ÍNDICES DE ATIVIDADE

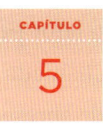

JULIANO COELHO LUDVIG

INTRODUÇÃO

Passado pouco tempo da primeira edição do livro *Doença Inflamatória Intestinal*, dos editores Wilton Cardozo e Carlos Sobrado, a jornada científica ao intrigante mundo das doenças inflamatórias intestinais (DII) continua sendo um dos grandes desafios dos médicos e cientistas do início do século XXI. A sedimentação de conceitos relacionados a diagnóstico, propedêutica, vigilância e terapêutica evidenciou a necessidade de índices e escores mais confiáveis.

Para esta nova edição, foram acrescentados dois novos índices, o escore Lémann para doença de Crohn (DC) e o índice de atividade endoscópica da retocolite ulcerativa (*ulcerative colitis endoscopic index of severity* – UCEIS).

Os escores e sistemas de classificação são as principais ferramentas que permitem a formação de uma base confiável para pareamento e análise de dados. Na literatura, há uma diversidade deles, o que acaba por atrapalhar a adequada avaliação entre diferentes estudos. Por isso, é importante padronizar os sistemas. O ideal é que sejam de fácil uso, se adaptem a diferentes situações e estejam validados.

Em 1975, Farmer et al. publicaram a primeira classificação da DC, tendo a localização como principal critério.[1] Posteriormente, Greenstein propôs que o fator perfuração fosse o critério principal.[2] Já no início da década de 1990, a chamada Classificação de Roma utilizava como parâmetros localização, forma de apresentação, extensão e história de cirurgia, resultando na possibilidade de mais de 750 combinações de subgrupos.[3]

Em 1998, durante o Congresso Mundial de Gastroenterologia, um novo sistema foi apresentado, a Classificação de Viena.[4] Baseada na idade do diagnóstico (< 40 ou ≥ 40 anos), na localização (íleo terminal, cólon, ileocolônica e trato gastrointestinal [TGI] superior) e no comportamento (não estenosante, não penetrante; estenosante; e penetrante), essa combinação possibilita apenas 24 subgrupos. Considera ainda como dados secundários o sexo, a etnia e a história familiar (Tabela 5.1).

Entretanto, com o passar dos anos, novos fatores foram integrados à dinâmica da doença, muitos servindo como parâmetros para o diagnóstico e tratamento. Por isso, em 2005, uma versão atualizada foi apresentada no Congresso Mundial. A Classificação de Montreal não substituiu os três principais parâmetros, mas modificações ocorreram em cada um deles (Tabela 5.1). Além disso, incorporou-se uma subclassificação para os casos de retocolite ulcerativa (RCU), envolvendo extensão e grau de atividade clínica[5] (Tabelas 5.2 e 5.3).

Tabela 5.1 Classificação de Viena e Montreal para DC		
	Viena	**Montreal**
Idade do diagnóstico	A1 – abaixo de 40 anos	A1 – abaixo de 16 anos
	A2 – acima de 40 anos	A2 – entre 17 e 40 anos
		A3 – acima de 40 anos
Localização	L1 – ileal	L1 – ileal
	L2 – colônica	L2 – colônica
	L3 – ileocolônica	L3 – ileocolônica
	L4 – TGI superior	L4 – TGI superior isolado
Comportamento	B1 – não estenosante, não penetrante	B1 – não estenosante, não penetrante
	B2 – estenosante	B2 – estenosante
	B3 – penetrante	B3 – penetrante
		P – doença perianal

TGI: trato gastrointestinal.

Tabela 5.2 Classificação de Montreal para localização da RCU

Extensão	Anatomia
E1 – Proctite ulcerativa	Acometimento limitado ao reto (extensão da inflamação até a porção distal da junção retossigmoide)
E2 – RCU do lado esquerdo	Acometimento se estende até a flexura esplênica
E3 – RCU extensa	Acometimento se estende além da flexura esplênica

Tabela 5.3 Classificação de Montreal para grau de atividade da RCU

Severidade	Definição
S0 – Remissão clínica	Assintomático
S1 – RCU leve	Quatro ou menos evacuações/dia (com ou sem sangue), ausência de comprometimento sistêmico e provas de atividade inflamatória normais
S2 – RCU moderada	Mais de 4 evacuações/dia, mas com mínimos sinais de toxicidade sistêmica
S3 – RCU intensa	Mais de 6 evacuações/dia, com sangue, frequência cardíaca maior que 90 bpm, temperatura corpórea $\geq$ 37,5°C, hemoglobina menor que 10,5 g/100 mL, VHS $\geq$ 30 mm/h

VHS: velocidade de hemossedimentação.

Não menos importante que a classificação, a adequada estratificação da apresentação é fundamental para o manuseio da doença. Por isso, diferentes sistemas de análise para a DC e RCU também foram propostos.

DOENÇA DE CROHN (DC)

Os sistemas de avaliação disponíveis para DC medem parâmetros de atividade clínica, endoscópica e doença perianal. Para avaliação clínica, os mais utilizados são o índice de atividade da doença de Crohn (IADC) e o índice de Harvey-Bradshaw. Para avaliação e classificação das lesões perianais, usa-se o índice de atividade da doença perianal (IADP). Entretanto, esses índices registram a atividade da doença em um período específico, não fornecendo informações do dano em longo prazo. Essa é a proposta do escore de Lémman: mostrar o impacto da doença no longo prazo.

Índice de atividade da doença de Crohn (IADC)

Desenvolvido na década de 1970, esse sistema de avaliação de gravidade da doença utiliza 8 variáveis objetivas e subjetivas. Em uma escala de pontuação de 0 a 600, é possível classificar entre resposta e remissão clínica (queda de 70 a 100 pontos sugere resposta clínica; valor total ≤ 150 pontos sugere remissão) e atividade moderada com pontuação IADC > 220 e grave com valor de IADC > 450[6-8] (Tabela 5.4).

Tabela 5.4 Índice de atividade inflamatória da doença de Crohn (IADC)[6]	
	Multiplicado por
Número de evacuações líquidas na última semana	2
Dor abdominal (ausente = 0; leve = 1; moderada = 2; grave = 3). Considerar a soma total dos dados individuais da última semana	5
Estado geral (ótimo = 0; bom = 1; regular = 2; mau = 3; péssimo = 4). Considerar a soma total dos dados individuais da última semana	7
N. de sintomas/sinais associados – alistar por categorias: a) Artralgia/artrite; b) Irite/uveíte; c) Eritema nodoso/pioderma gangrenoso/aftas orais; d) Fissura anal, fístula ou abscesso; e) Outras fístulas; f) Febre	20 (valor máximo = 120)
Consumo de antidiarreico (não = 0; sim = 1)	30
Massa abdominal (ausente = 0; duvidosa = 2; bem definida = 5)	10
Déficit do hematócrito: homens = 47 Ht; mulheres = 42 Ht (diminuir em vez de somar no caso de Ht do paciente ser > que o padrão)	6
(Peso/Peso habitual) × 100 Peso*: porcentagem abaixo do esperado (diminuir em vez de somar se o peso do paciente for maior que o esperado)	1
Soma total (IADC da doença de Crohn) = < 150 = Remissão 150 a 250 = Leve 250 a 350 = Moderada > 350 = Grave	

É o sistema mais utilizado mundialmente para avaliação de atividade clínica. Por ter validade prospectiva, é considerado como o padrão-ouro de avaliação clínica, principalmente nos ensaios clínicos. Entretanto, apresenta limitações. O fato de conter variáveis subjetivas pode dar margem a diferentes interpretações;

além disso, necessita de tempo (pelo menos 7 dias) para a completa avaliação e não contempla doença fistulizante como sinal de atividade da doença.[7,9]

Índice de Harvey-Bradshaw

É uma derivação simplificada do IADC, validado, de fácil uso, que exclui a necessidade de acompanhamento por período de 1 semana e mensuração do peso. As categorias avaliadas são sensação de bem-estar, dor abdominal, número de evacuações líquidas diárias, presença de massa abdominal e complicações da DC (artralgia, uveíte/irite, eritema nodoso, úlceras aftoides orais, pioderma gangrenoso, fissuras anais, fístulas e abscessos). Similar ao IADC, tem limitações pela subjetividade da análise com relação à intensidade da dor abdominal e à sensação de bem-estar[10] (Tabela 5.5).

Tabela 5.5 Índice de atividade inflamatória de Harvey-Bradshaw[10]	
	Pontuação
Estado geral (ótimo = 0; bom = 1; regular = 2; mau = 3; péssimo = 4)	0 a 4
Dor abdominal (ausente = 0; duvidosa = 1; moderada = 2; grave = 3)	0 a 3
Número de evacuações líquidas/dia	nº/dia
Massa abdominal (ausente = 0; duvidosa = 1; bem definida = 2; bem definida e dolorosa = 3)	0 a 3
Complicações: artralgia/artrite, uveíte/irite, eritema nodoso, aftas orais, pioderma gangrenoso, fissura anal, fístula, abscesso, etc.	1 ponto cada

< 8 = inativa/leve; 8 a 10 = leve/moderada; > 10 = moderada/grave.

Índice de atividade da doença perianal (IADP)

As lesões perianais receberam sistema de avaliação próprio em virtude de sua frequência e seu importante impacto na qualidade de vida dos portadores de DC, por apresentarem características próprias e por serem mensuradas muito superficialmente no IADC e no índice de Harvey-Bradshaw. O IADP avalia, em escala de graduação e pontuação, cinco variáveis: drenagem, dor/restrição de atividades, restrição de atividade sexual, tipo de doença perianal e graus de endurecimento. Cada categoria é avaliada em uma escala de 5 pontos, que vai desde ausência de sintomas (0 ponto) a sintoma severo (escore 4); uma pontuação maior indica doença mais grave.[11] É um índice já validado e considerado, no momento, o padrão-ouro para avaliação da gravidade da doença perianal (Tabela 5.6).

Tabela 5.6 Índice de atividade da doença perianal (IADP)		
Atividade da doença perianal		**Pontuação**
Drenagem	Sem drenagem	0
	Pequena dispensa de muco	1
	Muco moderado ou purulento	2
	Drenagem substancial	3
	Drenagem fecaloide	4
Dor/restrição das atividades	Sem restrição	0
	Leve desconforto, sem restrições	1
	Desconforto moderado, alguma limitação	2
	Desconforto acentuado, limitação acentuada	3
	Dor severa, limitação severa	4
Restrição da atividade sexual	Sem restrição	0
	Ligeira restrição	1
	Limitação moderada	2
	Limitação acentuada	3
	Incapacitação sexual	4
Tipo de doença perianal	Sem doença perianal/pele íntegra	0
	Fissura anal ou gotas de muco	1
	< 3 fístulas perianais	2
	≥ 3 fístulas perianais	3
	Ulceração do esfíncter anal ou fístula com significativo enfraquecimento da pele	4
Grau de endurecimento	Sem endurecimento	0
	Endurecimento mínimo	1
	Endurecimento moderado	2
	Endurecimento substancial	3
	Instabilidade bruta/abscesso	4
Total		

IADP = PDAI (Perianal Disease Activity Index).

Avaliação endoscópica da atividade da doença

O padrão endoscópico da DC tem sido caracterizado e baseado em uma série de diferentes lesões da mucosa: eritema, *cobblestoning* (aspecto de pedra de calçamento), úlceras aftoides e ulcerações de tamanho e profundidade variadas, fístulas e estenose.[12]

Os três principais sistemas de avaliação endoscópica de atividade da DC são o índice de severidade endoscópica da doença de Crohn (ISEDC – em inglês, Crohn's disease endoscopic index of severity [CDEIS]), o escore endoscópico simples da doença de Crohn (EESDC) e o escore de Rutgeers.

Índice de severidade endoscópica da doença de Crohn (ISEDC)

Para medir a atividade endoscópica da DC, em 1989, o grupo francês GETAID desenvolveu o ISEDC. Sua validação ocorreu em um estudo multicêntrico de grande porte e, logo depois, tornou-se o padrão para avaliação da atividade endoscópica.[13] Utiliza para cálculo aspectos de lesão da mucosa, segmentos envolvidos e variáveis independentes selecionadas. Apresenta boa correlação com aspecto clínico geral. Entretanto, por necessitar de tempo para sua realização e ser considerado complicado, não é utilizado rotineiramente na prática clínica diária. Além disso, nos casos de remissão clínica induzida por corticosteroide, sabe-se que há persistência das lesões da mucosa.[14]

Escore endoscópico simples da doença de Crohn (EESDC)

No intuito de facilitar o uso de um sistema de avaliação endoscópica de atividade na DC, foi proposto recentemente o escore endoscópico simples da doença de Crohn (EESDC) (Tabela 5.7). Já validado, baseia-se em quatro variáveis endoscópicas, incluindo tamanho da úlcera, extensão, área atingida e estenose.[15] A concordância foi de boa a excelente. O EESDC representa a resposta a dois dos objetivos de uma pontuação endoscópica ideal: é mais fácil e mais rápido para marcar e calcular que o ISEDC, e seus resultados são reprodutíveis e confiáveis.

Tabela 5.7 Escore endoscópico simples da doença de Crohn (EESDC)				
Variável	0	1	2	3
		Úlceras aftoides	Úlceras grandes	Úlceras maiores
Tamanho das úlceras	Nenhuma	0,1 a 0,5 cm	0,5 a 2 cm	> 2 cm
Superfície ulcerada	Nenhuma	< 10%	10 a 30%	> 30%
Superfície afetada	Nenhuma	< 50%	50 a 75%	> 75%
Presença de estenoses	Nenhuma	Única, pode ser ultrapassada	Múltiplas, podem ser ultrapassadas	Não podem ser ultrapassadas

EESDC = SES-CD (The simple endoscopic score for Crohn's disease).

Escore de Rutgeerts

Desenhado para acompanhar a evolução da recorrência endoscópica pós-cirúrgica da DC na região ileal, avalia o aspecto da mucosa e o número de ulcerações aftoides.[16] Atualmente, é considerado o melhor sistema de avaliação pós-operatória na DC (Tabela 5.8).

Tabela 5.8 Escore de Rutgeerts	
Grau	Achados endoscópicos
i0	Ausência de lesão ileal
i1	< 5 úlceras aftoides menores que 5 mm
i2	> 5 úlceras aftoides intercaladas por mucosa normal OU lesões maiores focais OU lesões confinadas à anastomose ileocólica, menores que 1 cm
i3	Ileíte aftoide difusa com inflamação difusa da mucosa
i4	Ileíte difusa com úlceras maiores, nodularidade e/ou estenose

Escore do dano digestivo da doença de Crohn (escore Lémann)

Conduzido pelo Grupo do Programa Internacional para Desenvolvimento de Novos Índices na Doença de Crohn (IPINIC), o escore Lémann foi desenhado para avaliar o dano da inflamação em longo prazo. Esse índice considera critérios como localização, gravidade, extensão, progressão e reversibilidade, medidos por meio de exames de imagens (tomografia computadorizada [TC] e ressonância magnética [RM]) e história de ressecção cirúrgica. Além de projetar possível quadro evolutivo, pode ajudar a avaliar respostas a terapêutica instituída.[17]

RETOCOLITE ULCERATIVA

Os sistemas de avaliação da RCU incluem aspectos clínicos, laboratoriais e endoscópicos.

Índice de atividade de Truelove e Witts

Em 1995, Truelove e Witts publicaram o primeiro sistema de classificação de atividade da doença (Tabela 5.9).[18] Avaliando variáveis clínicas e laboratoriais, como número de evacuações, sangramento, febre, frequência cardíaca, valor de hemoglobina e exame de velocidade de hemossedimentação (VHS), os autores estratificaram a doença em grau leve, moderado e severo. Limitações como ausência de validação científica e sistema quantitativo fazem desse escore o mais frequentemente utilizado para classificar os pacientes em geral.[19]

Tabela 5.9 Índice de atividade inflamatória – gravidade do surto agudo[18]			
	Leve	Moderada	Grave
1. Número de evacuações/dia	≤ 4	4 a 6	> 6
2. Sangue vivo nas fezes	±	+	++
3. Temperatura	Normal	Valores intermediários	Temperatura média noturna > 37,5°C ou > 37,8°C em 2 dias dentro de 4 dias
4. Pulso	Normal	Intermediário	> 90 bpm
5. Hemoglobina (g/dL)	> 10,5	Intermediária	< 10,5
6. VHS (mm/1ª hora)	< 30	Intermediária	> 30 mm, 1ª hora

VHS: velocidade de hemossedimentação.

Escore Mayo

Sistema de avaliação da atividade da doença que integra aspectos clínicos e endoscópicos (Tabela 5.10). Hábito intestinal, sangramento retal, aspecto da mucosa visto pela retossigmoidoscopia e aspecto clínico pessoal são os parâmetros seguidos.[20] Diferentemente do sistema utilizado por Truelove e Witts, tem a capacidade de acompanhar e mensurar as mudanças do quadro clínico. Apesar de não ser totalmente validado, é o sistema mais utilizado nos ensaios clínicos. Atualmente, define-se remissão clínica como escore total ≤ 2. Resposta clínica é definida como diminuição ≥ 3 pontos no valor basal e ≥ 30%; diminuição na pontuação de sangramento retal ≥ 1 ou ausência total; e, por último, cicatrização da mucosa definida como escore 0 ou 1.[21]

Tabela 5.10 Índice de gravidade da doença – escore da Clínica Mayo[20]				
Escore	N. de evacuações	Sangramento retal	Achados endoscópicos	Avaliação global
0	Número habitual	Ausência	Ausência de doença ou doença inativa (cicatriz)	Normal
1	1 a 2 vezes além do habitual	Laivos de sangue – menos da metade das evacuações	Doença leve (eritema, ↓ do padrão vascular, leve friabilidade)	Doença leve
2	3 a 4 vezes além do habitual	Sangue vivo na maioria das evacuações	Doença moderada (eritema evidente, perda do padrão vascular, erosões)	Doença moderada
3	5 ou mais vezes além do habitual	Evacuação apenas com sangue	Doença grave (sangramento espontâneo, ulcerações)	Doença grave

Escore (pontos)	Gravidade da doença
0 a 2	Normal – remissão
3 a 5	Atividade leve
6 a 10	Atividade moderada
11 a 12	Atividade grave

Índice de atividade endoscópica da retocolite ulcerativa (*ulcerative colitis endoscopic index of severity* – UCEIS)

Apesar do avanço tecnológico dos últimos anos e da padronização do tratamento e do sistema de vigilância, ainda falta uma padronização endoscópica dos pacientes portadores de RCU. Recentemente, Travis et al. propuseram novo modelo de avaliação baseado nos achados de padrão vascular, sangramento e erosão/úlceras vistos à endoscopia. Embora também ainda não seja validado, o UCEIS oferece boa correlação com a gravidade da doença[22] (Tabela 5.11).

Tabela 5.11 Índice de atividade endoscópica da retocolite ulcerativa (*ulcerative colitis endoscopic index of severity* – UCEIS)

Escore (pontos)	Gravidade da doença
0 a 2	Normal – remissão
3 a 5	Atividade leve
6 a 10	Atividade moderada
11 a 12	Atividade grave

Sistema de avaliação de qualidade de vida

Por serem patologias crônicas e com alta morbidade, índices mensurando qualidade de vida em portadores de DII têm entrado com frequência cada vez maior como variável a ser avaliada nos ensaios clínicos. Há sistemas de avaliação de bem-estar genéricos e específicos para portadores de DC e RCU.

Questionário de doença inflamatória intestinal (IBDQ)

Utilizado desde 1989 como sistema específico de avaliação da qualidade de vida em portadores de DII, avalia, por meio de 32 quesitos, quatro aspectos da vida do paciente: sintomas relacionados ao distúrbio intestinal, sintomas sistêmicos, situação emocional e social. Utiliza sistema de pontuação variando entre 32 e 224, com valores mais altos definindo melhor bem-estar (Tabela 5.12).[23] Há boa correlação com o IADC, sendo validado e amplamente utilizado em ensaios clínicos de portadores de DC, nos quais o aumento de 16 pontos no IBDQ indica melhora na qualidade de vida, e o valor de 170 pontos ou mais está correlacionado com remissão clínica.[24] Também há relatos de seu uso em portadores de RCU com boa comparação aos índices de atividade da doença.[25]

Tabela 5.12 Versão em português do IBDQ
1. Com que frequência você tem evacuado nas 2 últimas semanas?
1. Mais frequente do que nunca
2. Extremamente frequente
3. Muito frequente
4. Moderado aumento da frequência
5. Pouco aumento
6. Pequeno aumento
7. Normal, sem aumento na frequência das evacuações
2. Com que frequência se sentiu cansado, fatigado e exausto nas 2 últimas semanas?
1. Sempre
2. Quase sempre
3. Muitas vezes
4. Poucas vezes
5. Bem poucas vezes
6. Raramente
7. Nunca
3. Com que frequência, nas 2 últimas semanas, você se sentiu frustrado, impaciente ou inquieto?
1. Sempre
2. Quase sempre
3. Muitas vezes
4. Poucas vezes
5. Bem poucas vezes
6. Raramente
7. Nunca

(continua)

Tabela 5.12 Versão em português do IBDQ (*continuação*)

4. Com que frequência, nas 2 últimas semanas, você não foi capaz de ir à escola ou ao trabalho, por causa do seu problema intestinal?

1.	Sempre
2.	Quase sempre
3.	Muitas vezes
4.	Poucas vezes
5.	Bem poucas vezes
6.	Raramente
7.	Nunca

5. Com que frequência, nas 2 últimas semanas, você teve diarreia?

1.	Sempre
2.	Quase sempre
3.	Muitas vezes
4.	Poucas vezes
5.	Bem poucas vezes
6.	Raramente
7.	Nunca

6. Quanta disposição física você sentiu que tinha nas 2 últimas semanas?

1.	Absolutamente sem energia
2.	Muito pouca energia
3.	Pouca energia
4.	Alguma energia
5.	Moderada quantidade de energia
6.	Bastante energia
7.	Cheio de energia

7. Com que frequência, nas 2 últimas semanas, você se sentiu preocupado com a possibilidade de precisar de uma cirurgia, por causa do seu problema intestinal?

1.	Sempre
2.	Quase sempre
3.	Muitas vezes
4.	Poucas vezes
5.	Bem poucas vezes
6.	Raramente
7.	Nunca

(continua)

Tabela 5.12 Versão em português do IBDQ (*continuação*)

8. Com que frequência, nas 2 últimas semanas, você teve que atrasar ou cancelar um compromisso social por causa do seu problema intestinal?

1.	Sempre
2.	Quase sempre
3.	Muitas vezes
4.	Poucas vezes
5.	Bem poucas vezes
6.	Raramente
7.	Nunca

9. Com que frequência, nas 2 últimas semanas, você teve cólicas na barriga?

1.	Sempre
2.	Quase sempre
3.	Muitas vezes
4.	Poucas vezes
5.	Bem poucas vezes
6.	Raramente
7.	Nunca

10. Com que frequência, nas 2 últimas semanas, você sentiu mal-estar?

1.	Sempre
2.	Quase sempre
3.	Muitas vezes
4.	Poucas vezes
5.	Bem poucas vezes
6.	Raramente
7.	Nunca

11. Com que frequência, nas 2 últimas semanas, você teve problemas por medo de não achar um banheiro?

1.	Sempre
2.	Quase sempre
3.	Muitas vezes
4.	Poucas vezes
5.	Bem poucas vezes
6.	Raramente
7.	Nunca

(continua)

Tabela 5.12 Versão em português do IBDQ (*continuação*)

12. Quanta dificuldade você teve para praticar esportes ou se divertir como gostaria de ter feito, por causa dos seus problemas intestinais, nas 2 últimas semanas?

1.	Grande dificuldade, sendo impossível fazer essas atividades
2.	Grande dificuldade
3.	Moderada dificuldade
4.	Alguma dificuldade
5.	Pouca dificuldade
6.	Raramente alguma dificuldade
7.	Nenhuma dificuldade

13. Com que frequência, nas 2 últimas semanas, você foi incomodado por dores na barriga?

1.	Sempre
2.	Quase sempre
3.	Muitas vezes
4.	Poucas vezes
5.	Bem poucas vezes
6.	Raramente
7.	Nunca

14. Com que frequência, nas 2 últimas semanas, você teve problemas para ter uma boa noite de sono ou por acordar durante a noite, por causa dos seus problemas intestinais?

1.	Sempre
2.	Quase sempre
3.	Muitas vezes
4.	Poucas vezes
5.	Bem poucas vezes
6.	Raramente
7.	Nunca

15. Com que frequência, nas 2 últimas semanas, você se sentiu deprimido e sem coragem?

1.	Sempre
2.	Quase sempre
3.	Muitas vezes
4.	Poucas vezes
5.	Bem poucas vezes
6.	Raramente
7.	Nunca

(continua)

Tabela 5.12 Versão em português do IBDQ (*continuação*)

16. Com que frequência, nas 2 últimas semanas, você evitou ir a lugares que não tivessem banheiros (vaso sanitário) bem próximos?

1.	Sempre
2.	Quase sempre
3.	Muitas vezes
4.	Poucas vezes
5.	Bem poucas vezes
6.	Raramente
7.	Nunca

17. De uma maneira geral, nas 2 últimas semanas, quanto problema você teve com a eliminação de grande quantidade de gases?

1.	O principal problema
2.	Um grande problema
3.	Um importante problema
4.	Algum problema
5.	Pouco problema
6.	Raramente foi um problema
7.	Nenhum problema

18. De uma maneira geral, nas 2 últimas semanas, quanto problema você teve para manter o seu peso como você gostaria?

1.	O principal problema
2.	Um grande problema
3.	Um significativo problema
4.	Algum problema
5.	Pouco problema
6.	Raramente foi um problema
7.	Nenhum problema

(continua)

Tabela 5.12 Versão em português do IBDQ (*continuação*)

19. Muitos pacientes com problemas intestinais com frequência têm preocupações e ficam ansiosos com sua doença. Isso inclui preocupações com câncer, preocupações com nunca se sentir melhor novamente, preocupação em ter uma piora. Com que frequência, nas 2 últimas semanas, você se sentiu preocupado ou ansioso?

1.	Sempre
2.	Quase sempre
3.	Muitas vezes
4.	Poucas vezes
5.	Bem poucas vezes
6.	Raramente
7.	Nunca

20. Quanto tempo, nas 2 últimas semanas, você sentiu inchaço na barriga?

1.	Sempre
2.	Quase sempre
3.	Muitas vezes
4.	Poucas vezes
5.	Bem poucas vezes
6.	Raramente
7.	Nunca

21. Quanto tempo, nas 2 últimas semanas, você se sentiu tranquilo e relaxado?

1.	Nunca
2.	Raramente
3.	Bem poucas vezes
4.	Poucas vezes
5.	Muitas vezes
6.	Quase sempre
7.	Sempre

(continua)

Tabela 5.12 Versão em português do IBDQ (*continuação*)

22. Quanto tempo, nas 2 últimas semanas, você teve problema de sangramento retal com suas evacuações?

1.	Sempre
2.	Quase sempre
3.	Muitas vezes
4.	Poucas vezes
5.	Bem poucas vezes
6.	Raramente
7.	Nunca

23. Quanto tempo, nas 2 últimas semanas, você sentiu vergonha por causa do seu problema intestinal?

1.	Sempre
2.	Quase sempre
3.	Muitas vezes
4.	Poucas vezes
5.	Bem poucas vezes
6.	Raramente
7.	Nunca

24. Quanto tempo, nas 2 últimas semanas, você se sentiu incomodado por ter que ir ao banheiro evacuar e não conseguiu, apesar do esforço?

1.	Sempre
2.	Quase sempre
3.	Muitas vezes
4.	Poucas vezes
5.	Bem poucas vezes
6.	Raramente
7.	Nunca

(continua)

Tabela 5.12 Versão em português do IBDQ (*continuação*)

25. Quanto tempo, nas 2 últimas semanas, você sentiu vontade de chorar?

1. Sempre
2. Quase sempre
3. Muitas vezes
4. Poucas vezes
5. Bem poucas vezes
6. Raramente
7. Nunca

26. Quanto tempo, nas 2 últimas semanas, você ficou incomodado por evacuar acidentalmente na sua calça?

1. Sempre
2. Quase sempre
3. Muitas vezes
4. Poucas vezes
5. Bem poucas vezes
6. Raramente
7. Nunca

27. Quanto tempo, nas 2 últimas semanas, você sentiu raiva por causa do seu problema intestinal?

1. Sempre
2. Quase sempre
3. Muitas vezes
4. Poucas vezes
5. Bem poucas vezes
6. Raramente
7. Nunca

28. Quanto diminuiu sua atividade sexual, nas 2 últimas semanas, por causa do seu problema intestinal?

1. Absolutamente sem sexo
2. Grande limitação
3. Moderada limitação
4. Alguma limitação
5. Pouca limitação
6. Rara limitação
7. Sem limitação alguma

(continua)

Tabela 5.12 Versão em português do IBDQ (*continuação*)

29. Quanto tempo, nas 2 últimas semanas, você se sentiu enjoado?
1. Sempre
2. Quase sempre
3. Muitas vezes
4. Poucas vezes
5. Bem poucas vezes
6. Raramente
7. Nunca
30. Quanto tempo, nas 2 últimas semanas, você se sentiu irritado?
1. Sempre
2. Quase sempre
3. Muitas vezes
4. Poucas vezes
5. Bem poucas vezes
6. Raramente
7. Nunca
31. Quanto tempo, nas 2 últimas semanas, você sentiu falta de compreensão por parte das outras pessoas?
1. Sempre
2. Quase sempre
3. Muitas vezes
4. Poucas vezes
5. Bem poucas vezes
6. Raramente
7. Nunca
32. Quão satisfeito, feliz ou agradecido você se sentiu com sua vida pessoal nas 2 últimas semanas?
1. Muito insatisfeito, infeliz a maior parte do tempo
2. Geralmente insatisfeito, infeliz
3. Um pouco insatisfeito, infeliz
4. Geralmente satisfeito, agradecido
5. Satisfeito a maior parte do tempo, feliz
6. Muito satisfeito a maior parte do tempo, feliz
7. Extremamente satisfeito, não poderia estar mais feliz ou agradecido

Pontuação do IBDQ

As questões que compõem cada domínio apresentam-se no questionário de maneira não ordenada, para que sejam evitados vieses nas respostas.

Cada questão dentro de cada um dos domínios aferidos tem 7 alternativas de respostas. Cada opção de resposta vale seu próprio número em pontos, sendo 1 a pior qualidade de vida e 7, a melhor, somando-se o total de pontos obtidos em cada domínio. A soma simples de todos os domínios resultará no escore total obtido pelo paciente.

A seguir, são relacionados os domínios e suas respectivas questões:

1. Questões do componente "sintomas intestinais": 1, 5, 9, 13, 17, 20, 22, 24, 26, 29 (escores podem variar de 10 a 70 pontos).
2. Questões do componente "sintomas sistêmicos": 2, 6, 10, 14, 18 (escores podem variar de 5 a 35 pontos).
3. Questões do componente "aspectos sociais": 4, 8, 12, 16, 28 (escores podem variar de 5 a 35 pontos).
4. Questões do componente "aspectos emocionais": 3, 7, 11, 15, 19, 21, 23, 25, 27, 30, 31 e 32 (escores podem variar de 12 a 84 pontos).

REFERÊNCIAS BIBLIOGRÁFICAS

1. Farmer RG, Hawk WA, Turnbull RB. Clinical patterns in Crohn's disease. A statistical study of 615 cases. Gastroenterology 1990; 98:811-8.

2. Greenstein AJ, Lachman P, Sachar DB, Springhorn J, Heimann T, Janowitz HD et al. Perforating and non-perforating indications for repeated operations in Crohn's disease: evidence of two clinical formas. Gut 1988; 29:588-92.

3. Sachar DB, Andrews HÁ, Farmer RG, Pallone F, Pena AS, Prantera C et al. Proposed classification of patient subgroups in Crohn's disease. Gastroenterology Intl 1992; 5:141-54.

4. Gasche C, Scholmerich J, Brynskov J, D'Haens G, Hanauer SB, Irvine EJ et al. A simple classification of Crohn's disease: report of the working party for the world congresses of gastroenterology, vienna 1998. Inflammatory Bowel Diseases 1998; 1:8-15.

5. Satsangi J, Silverberg MS, Vermeire S, Colombel JF. The Montreal classification of inflammatory bowel disease: controversies, consensus and implications. Gut 2006; 55:749-53.

6. Best WR, Beckel JM, Singleton JW, Kern Jr. F. Development of a Crohn's disease activity index. National Cooperative Crohn's Disease Study. Gastroenterology 1976; 70(3):439-44.

7. Sandborn WJ, Feagan BG, Hanauer SB, Lochs H, Löfberg R, Present D et al. A review of activity indices and efficacy endpoints for clinical trials of medical therapy in adults with Crohn's disease. Gastroenterology 2002; 122(2):512-30.

8. Targan SR, Hanauer SB, van Deventer SJ, Mayer L, Present DH, Braakman T et al. A short-term study of chimeric monoclonal antibody cA2 to tumor necrosis fator alpha for Crohn's disease. Crohn's disease cA2 study group. N Engl J Med 1997; 337(15):1029-35.

9. De Dombal FT, Softley A. IOIBD report no 1: observer variation in calculating indices of severity and activity in Crohn's disease. International Organization for the Study of Inflammatory Bowel Disease. Gut 1987; 28(4):474-81.

10. Harvey RF, Bradshaw JM. A simple index of Crohn's disease activity. Lancet 1980; 1(8167):514.

11. Irvine EJ. Usual therapy improves perianal Crohn's disease as measured by a new disease activity index. McMaster IBD Study Group. J Clin Gastroenterol 1995; 20:27-32.

12. Waye JD. The role of colonoscopy in the differential diagnosis of inflammatory bowel disease. Gastrointest Endosc 1977; 23(3):150-4.

13. Mary JY, Modigliani R. Development and validation of an endoscopic index of the severity for Crohn's disease: a prospective multicentre study. Groupe d'Etudes Therapeutiques des Affections Inflammatoires du Tube Digestif (GETAID). Gut 1989; 30(7):983-9.

14. Modigliani R, Mary JY, Simon JF, Cortot A, Soule JC, Gendre JP et al. Clinical, biological, and endoscopic picture of attacks of Crohn's disease. Evolution on prednisolone. Groupe d'Etude Therapeutique des Affections Inflammatoires Digestives. Gastroenterology 1990; 98(4):811-8.

15. Daperno M, Van Assche G, Bulois P. Development of Crohn's disease endoscopic score (CDES): a simple index to assess endoscopic severity of Crohn's disease. Gastroenterology 2002; 122:A216(Abstract).

16. Rutgeerts P, Geboes K, Vantrappen G, Beyls J, Koremans R, Hiele M. Predictability of the postoperative course of Crohn's disease. Gastroenterology 1990; 99(4):956-63.

17. Pariente B, Cosnes J, Danese S, Sandborn W, Lewin M, Fletcher JG et al. Development of the Crohn's Disease Digestive Damage Score, the Lémann Score. Inflamm Bowel Dis 2011; 17(6):1415-22.

18. Truelove SC, Witts LJ. Cortisone in ulcerative colitis; a final report on a therapeutic trial. Br Med J 1955; 2(4947):1041-8.

19. D'Haens G, Sandborn WJ, Feagan BG, Geboes K, Hanauer SB, Irvine EJ et al. A review of activity indices and efficacy end points for clinical trials of medical therapy in adults with ulcerative colitis. Gastroenterology 2007; 132(2):763-86.

20. Schroeder KW, Tremaine WJ, Ilstrup DM. Coated oral 5-aminosalicylic acid therapy for mildly to moderately active ulcerative colitis: a randomized study. N Engl J Med 1987; 317(26):1625-9.

21. Rutgeerts P, Sandborn WJ, Feagan BJ, Reinisch W, Olson A, Johanns J et al. Infliximab for induction and maintenance therapy for ulcerative colitis. N Engl J Med 2005; 353(23):2462-76.

22. Travis SPL, Schnell D, Krzeski P, Abreu MT, Altman DG, Colombel JF et al. Developing an instrument to assess the endoscopic severity of ulcerative colitis: the Ulcerative Colitis Endoscopic Index of Severity (UCEIS). Gut 2012; 61(4):535-42.

23. Guyatt G, Mitchell A, Irvine EJ, Singer J, Wiiliams N, Goodacre R et al. A new measure of health status for clinical trials in inflammatory bowel disease. Gastroenterology 1989; 96(3):804-10.

24. Irvine EJ, Feagan B, Rochon J, Archambault A, Fedorak RN, Groll A et al. Quality of life: a valid and reliable measure of therapeutic efficacy in the treatment of inflammatory bowel disease. Canadian Crohn's Relapse Prevention Trial Study Group. Gastroenterology 1994; 106:287-96.

25. Han SW, McColl E, Barton JR. Predictors of quality of life in ulcerative colitis: the importance of symptoms and illness representations. Inflamm Bowel Dis 2005; 11(1):24-34.

MANIFESTAÇÕES CLÍNICAS NA DOENÇA INFLAMATÓRIA INTESTINAL

WILTON SCHMIDT CARDOZO
CARLOS WALTER SOBRADO

INTRODUÇÃO

A doença inflamatória intestinal (DII) compreende principalmente duas patologias: retocolite ulcerativa (RCU) e doença de Crohn (DC).[1]

A retocolite ulcerativa é caracterizada pela inflamação difusa da mucosa limitada à região retal e ao cólon. É classificada de acordo com a extensão máxima da inflamação observada por meio da colonoscopia e pode ser dividida, de maneira geral, em distal e doença mais extensa.[2,3] A doença distal refere-se à inflamação da mucosa retal até 15 cm da linha denteada (proctite). Quando a inflamação compromete a mucosa até a flexura esplênica e eventualmente até o cólon transverso distal, é denominada RCU do hemicólon esquerdo; quando a inflamação da mucosa se estende até o cólon transverso proximal e adiante, é denominada RCU extensa (pancolite) (Tabela 6.1).[4,5]

Tabela 6.1 Classificação da RCU quanto à extensão (Montreal, 2005)	
Classificação	Extensão
E1 – proctite ulcerativa	Envolvimento limitado ao reto
E2 – colite ulcerativa E (colite distal)	Envolvimento até a flexura esplênica
E3 – colite ulcerativa extensa (pancolite)	Envolvimento próximal à flexura esplênica

A região retal está comprometida em aproximadamente 95% dos casos de RCU e pode estender-se proximalmente até envolver todo o intestino grosso.[6]

A DC caracteriza-se por focos de inflamação transmural que podem afetar qualquer segmento do trato gastrointestinal, desde a mucosa oral até o ânus e a região perianal, porém os locais mais afetados são o íleo terminal e o cólon proximal.[2,3,7,8] É peculiar da doença o acometimento segmentar da inflamação, entremeada por áreas preservadas da mucosa. A lesão pode estender-se para todas as camadas da parede intestinal, desde a mucosa até a serosa, causando espessamento da parede e estreitamento da luz intestinal.[4] Pode ser classificada de acordo com a localização (íleo terminal, ileocolônica, colônica, anorretal, gastrointestinal [GI] superior) ou pelo padrão de comportamento da doença (inflamatória, estenosante ou fistulizante) (Tabela 6.2). É importante ressaltar que, durante a evolução da doença, pode haver mudança de um padrão para o outro, principalmente da forma inflamatória para fistulizante ou estenosante, o que ocorre em 50 a 60% dos casos após 10 anos da doença.

Tabela 6.2 Classificação da DC quanto à extensão (Montreal, 2005)

Idade do diagnóstico (A)			
A1	16 anos ou mais jovem		
A2	17 a 40 anos		
A3	Acima de 40 anos		
Localização (L)		**GI superior (L4)**	
L1	Íleo terminal	L1 + L4	Íleo terminal + superior GI
L2	Cólon	L2 + L4	Cólon + superior GI
L3	Ileocólon	L3 + L4	Ileocólon + superior GI
L4	GI superior		
Comportamento (B)		**Doença perianal (p)**	
B1	Não estenosante Não penetrante	B1p	Não estenosante + perianal
B2	Estenosante	B2p	Estenosante + perianal
B3	Penetrante	B3p	Penetrante + perianal

GI: gastrointestinal

Aproximadamente 5 a 10% dos pacientes com alterações patológicas inespecíficas no cólon são considerados portadores de colite indeterminada, por apresentarem características clínicas semelhantes à DII, porém sem diagnóstico definitivo.[3,4]

As etiologias da RCU e da DC continuam desconhecidas, embora considerável progresso tenha ocorrido nos últimos anos. Sugeriu-se que a doença se desenvolva em pessoas geneticamente predispostas, por uma resposta imune desregulada a antígenos desconhecidos (provavelmente ambientais ou infecciosos, inclusive agentes da microflora endógena), resultando em inflamação contínua, mediada pelo sistema imunológico.[2,4,9]

A RCU, assim como a DC, tem distribuição uniforme entre os gêneros e costuma acometer pessoas jovens, com pico de incidência entre 15 e 30 anos de idade, embora possa ocorrer em qualquer faixa etária. Aproximadamente 10% dos casos ocorrem em indivíduos menores de 18 anos.[1] Apresenta distribuição bimodal da idade, com um segundo pequeno pico ocorrendo em indivíduos de 50 a 70 anos de idade.[1]

A RCU e a DC apresentam manifestações clínicas e evolutivas diversas, que são determinadas por vários fatores, como: localização e extensão da doença, grau de atividade e gravidade do processo inflamatório, associação com as manifestações sistêmicas e extraintestinais, complicações da doença, além da presença de comorbidades.[5,10]

Os sintomas variam de leves a severos durante as recaídas e podem desaparecer ou diminuir durante as remissões. Em geral, o quadro clínico depende do segmento no trato intestinal envolvido. As manifestações extraintestinais mais frequentes estão relacionadas a acometimentos reumatológicos, dermatológicos, oftalmológicos, hepatobiliares, entre outros, que podem ou não guardar relação com a atividade da doença, podendo, inclusive, estar presentes antes do acometimento do trato gastrointestinal.

O diagnóstico da doença é confirmado por avaliação clínica e uma combinação de investigações baseadas em bioquímica, endoscopia, radiologia, histologia ou medicina nuclear (Tabela 6.3).[4,11]

Tabela 6.3 Características clínicas, endoscópicas, radiológicas e histológicas da DC e da RCU

Sintomas	DC	RCU
Dor abdominal	Proeminente, queixa frequente no quadrante inferior direito	Cólica, principalmente no quadrante inferior esquerdo
Diarreia	Frequente em adultos, podendo estar ausente nas crianças	Frequente em adultos; pode alternar com constipação
Hematoquesia	Em 20 a 30% dos pacientes, principalmente com doença distal	Geralmente relacionada à atividade da doença
Massa abdominal	Quadrante inferior direito — íleo inflamado	Quadrante inferior esquerdo, se o sigmoide estiver inflamado em pessoas magras
Insônia	Ocasional	Rara
Desnutrição	Frequente	Ocasional
Distensão abdominal	Presente	Apenas na doença grave
Sintomas obstrutivos	Frequentes	Raros
Doença perianal/fístula	Em mais de 30% dos pacientes	Rara
Alterações laboratoriais		
Proteínas de fase aguda (PCR)	Frequentes	Presentes na doença grave ou extensa
Anemia	Frequente	Presente na doença grave
Macrocitose	Presente (doença crônica ileal)	Rara
Hipoalbuminemia	Frequente	Presente na doença grave
pANCA	+ (colite)	++ (+++ na RCU com PSC)
ASCA	++	+
Complicações/manifestações extraintestinais		
Abscesso	Frequente na doença perianal, ocasional no abdome	Raro
Megacólon tóxico	Pouco frequente	Pouco frequente
Ileíte aguda	Ocasional	Ausente

(continua)

Tabela 6.3 Características clínicas, endoscópicas, radiológicas e histológicas da DC e da RCU (*continuação*)

Sintomas	DC	RCU
Complicações/manifestações extraintestinais		
Colangite esclerosante primária	Rara	Ocasional (5 a 15%)
Hepatite	Rara	Ocasional
Eritema nodoso	Ocasional	Raro
Pioderma gangrenoso	Raro	Raro
Artralgia/artrite	Muito frequente	Frequente
Epidemiologia		
Fumante ativo	Frequente	Raro
Ex-fumante	Raro	Frequente
Fumante passivo (crianças)	Frequente	Raro
Apendicectomia prévia	Ocasional	Menor do que a expectativa
Aspectos endoscópicos		
Distribuição	Qualquer segmento do trato GI	Toda a extensão do reto
Envolvimento do intestino delgado	Frequente	Ileíte de refluxo (*backwash ileitis*)
Envolvimento retal	30 a 50%	Quase sempre
Doença contínua uniforme	Infrequente (colite de Crohn)	Sempre
Úlceras longitudinais	Frequentes	Não
Cobblestone	Frequente	Não
Mucosa normal dentro de áreas inflamadas	Frequente (*skip lesions*)	Não

(*continua*)

Tabela 6.3 Características clínicas, endoscópicas, radiológicas e histológicas da DC e da RCU (*continuação*)

Sintomas	DC	RCU
Aspectos endoscópicos		
Estenoses	Ocasionais	Raras (sempre suspeitar de carcinoma)
Edema da mucosa	Ocasional	Frequente
Ulceração	Profunda	Superficial e extensa
Inflamação circunferencial	Rara	Frequente
Imagem		
Espessamento da parede intestinal	Extenso	Moderado
Linfonodos mesentéricos	Frequentes	Infrequentes
Envolvimento da gordura mesentérica	Frequente	Não

ASCA: anticorpos anti-*Saccharomyces cerevisiae*; DC: doença de Crohn; PCR: proteína C reativa; GI: gastrointestinal; pANCA: anticorpos perinucleares citoplasmáticos antineutrófilos; PSC: colangite esclerosante primária; RCU: retocolite ulcerativa; +: associação variavelmente vista; ++: associado; +++: frequentemente associado; ++++: fortemente associado.

Este capítulo apresenta as principais manifestações clínicas intestinais da DII com ênfase na história natural, no quadro clínico e no exame físico dos portadores de RCU e DC. As manifestações extraintestinais serão abordadas em capítulos subsequentes.

RETOCOLITE ULCERATIVA (RCU)

História natural

O início da doença pode ser insidioso ou abrupto, e a evolução geralmente é crônica, com surtos de exacerbação intercalados com períodos de remissão clínica.[12] O quadro clínico é variável, tanto em relação à gravidade como nas manifestações clínicas e no prognóstico.

A RCU em atividade pode ser classificada em leve (até 4 evacuações por dia, com ou sem sangue, sem comprometimento sistêmico e com VHS normal), moderada (4 a 6 evacuações por dia, com sangue e com mínimo comprometimento sistêmico) ou grave (mais de 6 evacuações por dia, com sangue e com evidência de comprometimento sistêmico, como febre, taquicardia, anemia e VHS acima de 30). Presença de megacólon tóxico sugere mau prognóstico (Tabela 6.4).[13]

A forma fulminante da RCU é definida quando o paciente apresenta mais de 10 evacuações com sangue, febre, taquicardia, necessidade de transfusão sanguínea, provas de atividade inflamatória bastante alteradas (p.ex., VHS > 30 mm, na 1ª hora), com ou sem megacólon tóxico (dilatação do cólon transverso > 6 cm) ou perfuração.[13]

Tabela 6.4 Classificação da RCU quanto à gravidade do surto agudo (Truelove e Witts)

	Leve	Moderada	Grave
1. Número de evacuações/dia	≤ 4	4 a 6	> 6
2. Sangue vivo nas fezes	±	+	++
3. Temperatura	Normal	Valores intermediários	Temperatura média noturna > 37,5°C ou > 37,8°C em 2 dias dentro de 4 dias
4. Pulso	Normal	Intermediário	> 90 bpm
5. Hemoglobina (g/dL)	> 10,5	Intermediária	< 10,5
6. VHS (mm/1ª hora)	< 30	Intermediária	> 30 mm, 1ª hora

VHS: velocidade de hemossedimentação.

Truelove SC, Witts LJ. Br Med J 1995; 2:1041-8.

Na prática clínica, durante a anamnese, devem-se coletar dados em relação às manifestações clínicas intestinais e extraintestinais, à história prévia ou atual do uso de medicamentos, ao tabagismo ou aos fatores desencadeantes da doença e à história familiar de DII.[14]

A RCU é 2 a 6 vezes mais frequente em não fumantes. Isso sugere que o tabagismo protegeria contra o desenvolvimento da doença. Há um risco aumentado de desenvolver câncer na RCU, quando comparado à população geral, que está relacionado a dois fatores: a duração e a extensão da inflamação. O risco de câncer colorretal aumenta em pacientes com mais de 10 anos de evolução e com diagnóstico de pancolite.[15]

Quadro clínico

As manifestações clínicas da RCU são variáveis e dependem da extensão anatômica das lesões, da intensidade e da gravidade da doença. Em geral, os sintomas mais frequentes são diarreia e sangramento nas fezes. Os aspectos da mucosa do reto e/ou cólon na colonoscopia refletem a progressão clínica da doença.

O sintoma predominante na RCU, na fase ativa e não complicada, é a diarreia com secreções mucossanguinolentas e piomucossanguinolentas, associadas ou não às exonerações intestinais. O número de dejeções é variável, desde 2 a 3 até incontáveis em 24 horas. Nas fases agudas, é comum a perda de sangue às evacuações intestinais ou na forma de franca enterorragia. É sintoma relativamente frequente nas fases de exacerbação do processo inflamatório, refletindo a atividade da afecção. As manifestações clínicas gerais que comumente acompanham a RCU são febre, inapetência, astenia, emagrecimento e anemia.[16]

Nas fases ativas, a astenia e o emagrecimento refletem importantes perdas, como de água, eletrólitos, proteínas e sangue pela via intestinal.

A RCU pode ser classificada de acordo com a gravidade do surto agudo (leve, moderada e grave), pela evolução clínica (aguda fulminante, crônica contínua e crônica intermitente) e pela extensão do processo inflamatório (RCU distal, RCU no hemicólon esquerdo e pancolite).[5,12]

Atualmente, utilizam-se com mais frequência a classificação de Montreal para descrever a extensão da doença (definida por meio da colonoscopia) (ver Tabela 6.1), a classificação de Truelove e Witts para caracterizar a doença nas formas leve, moderada e grave, de acordo com a gravidade do surto inicial (ver Tabela 6.4), e o escore de Mayo, para avaliar a gravidade da doença (Tabela 6.5).

Tabela 6.5 Índice de gravidade da doença – escore da Clínica Mayo				
Escore	N. de evacuações	Sangramento retal	Achados endoscópicos	Avaliação global
0	Número habitual	Ausência	Ausência de doença ou doença inativa (cicatriz)	Normal
1	1 a 2 vezes além do habitual	Laivos de sangue – menos da metade das evacuações	Doença leve (eritema, ↓ do padrão vascular, leve friabilidade)	Doença leve
2	3 a 4 vezes além do habitual	Sangue vivo na maioria das evacuações	Doença moderada (eritema evidente, perda do padrão vascular, erosões)	Doença moderada
3	5 ou mais vezes além do habitual	Evacuação apenas com sangue	Doença grave (sangramento espontâneo, ulcerações)	Doença grave

Escore (pontos)	Gravidade da doença
0 a 2	Normal – remissão
3 a 5	Atividade leve
6 a 10	Atividade moderada
11 a 12	Atividade grave

Fonte: adaptada de Schroeder et al., 1987.[17]

RCU distal

Os sintomas clínicos da proctite ou da proctossigmoidite geralmente são considerados leves ou moderados em relação à gravidade. Em geral, apresentam sangramento retal, alteração na frequência das evacuações, urgência evacuatória, presença de fezes com muco e/ou pus e tenesmo.

O sangramento é vermelho-vivo e pode ser bastante alarmante para o paciente, porque ocorre na maioria das evacuações; entretanto, a quantidade da perda sanguínea é pequena e dificilmente o paciente apresenta anemia. Coágulos e sangramento retal vermelho-escuro são raros.

A frequência das evacuações geralmente está aumentada e deve ser distinguida da diarreia, uma vez que a consistência das fezes pode apresentar-se normal ou apenas ligeiramente solta, mas 80% dos pacientes apresentam quadro típico de diarreia, invariavelmente com sangue e pus. A incontinência fecal pode estar presente, mas é incomum. A urgência evacuatória é tão perturbadora que a qualidade de vida é comprometida.[14]

Em cerca de 1/3 dos casos, há história de constipação intestinal. A queixa de tenesmo é muito frequente e sua intensidade é traduzida pelo grau de comprometimento do reto.[18] É comum a sensação de peso retal, com desejo permanente de evacuar. Embora raramente presente, os pacientes podem apresentar dor abdominal em cólicas, de intensidade leve a moderada, localizada na fossa ilíaca esquerda e/ou no hipogástrio, precedendo as evacuações.

Em razão do elevado número de evacuações, o paciente pode apresentar deposições líquidas na pele perianal, provocando irritação dolorosa na região. A grande maioria dos pacientes com RCU em atividade apresenta muco ou muco com pus, associados ao sangue, envolvendo as fezes.[18]

A história pregressa pode revelar episódios prévios de sangramento retal, tenesmo, urgência e pus nas fezes, indicando uma história natural de remissões e recaídas espontâneas.[5,13]

RCU no hemicólon esquerdo e RCU extensa

Os sintomas observados na doença comprometendo o hemicólon esquerdo ou todo o cólon representam, em geral, as formas moderadas ou graves da doença. As manifestações clínicas consideradas mais comuns são episódios de diarreia, sangramento retal, eliminação de muco, dor abdominal e perda de peso. O quadro clínico costuma ter início insidioso, com aumento no número de evacuações diárias e fezes pastosas ou líquidas; em algumas semanas, este quadro pode evoluir para franca diarreia, com sangue vivo, muco e pus misturados ou não nas fezes.[14,19] O sangramento retal geralmente é vermelho-escuro e pode haver coágulos. Podem ocorrer febre, astenia e anorexia.

Na RCU grave, o sangue frequentemente está misturado com pus, detritos epiteliais, muco e material fecal e podem associar-se com diarreia sanguinolenta.

A diarreia é um dos melhores indicadores da gravidade da doença. Grandes volumes indicam que a mucosa do cólon está comprometida e a reabsorção de sódio e água está seriamente prejudicada. O paciente pode apresentar diarreia noturna, que também é um bom indicador da gravidade da doença. A diarreia pós-prandial é um sintoma comum. Os pacientes com colite esquerda comumente têm fezes sólidas no cólon direito e eliminam pequenas quantidades de diarreia do intestino doente. Tenesmo e urgência evacuatória são mais frequentes em pacientes com a doença retal.

A dor abdominal é mais intensa do que na RCU distal, porém é incomum durante a fase da remissão. A dor abdominal em colite grave pode acompanhar a doença em atividade ou podem sugerir complicações da doença, como obstrução ou suboclusão intestinal por estenoses benignas, tumor e pólipos.[14,19]

Os pacientes com RCU grave podem apresentar-se anêmicos e dispneicos. Na colite aguda, a ingestão calórica é reduzida tanto pela anorexia quanto pela preocupação de que o alimento desencadeie dor e diarreia. É comum os pacientes com perda rápida do peso se queixarem de edema de tornozelos, mal-estar e letargia.

A colite fulminante é considerada a forma severa da RCU, e os pacientes apresentam grave comprometimento do estado geral, apresentando mais de 10 evacuações com sangue e pus diariamente, febre, dor abdominal e anemia com necessidade de transfusão sanguínea. Nessa forma, podem surgir complicações sérias, como estenoses, hemorragias maciças, megacólon tóxico, perfuração intestinal e complicações sistêmicas.[12,13]

Exame físico

O exame físico geral do paciente com diagnóstico de RCU leve ou moderada pode não apresentar sinais clínicos importantes e, na maioria das vezes, o estado de saúde é bom ou razoável; no entanto, na RCU grave, podem ser encontrados sinais de desnutrição e anemia. Pacientes com toxicidade sistêmica podem apresentar febre, desidratação, palidez cutaneomucosa, taquicardia e hipotensão postural.

O exame abdominal geralmente é normal, porém, na doença aguda não complicada, o paciente costuma referir dor abdominal à palpação, mas sem defesa, ruídos hidroaéreos preservados, e pode apresentar-se timpânico. Formas graves da doença podem cursar com dor abdominal à palpação, principalmente no lado esquerdo do abdome, mais precisamente no quadrante inferior esquerdo, em que se palpa a região do cólon sigmoide.[20]

A região perineal pode encontrar-se escoriada, porém doença perianal é incomum. Fissuras e abscessos podem ocorrer ocasionalmente. Durante o toque retal, é comum observar hipersensibilidade do canal anal, granulosidades grosseiras, úlceras, pseudopólipos e sangue e/ou pus na luva do examinador.

DOENÇA DE CROHN (DC)

História natural

A atividade da DC exerce uma influência importante na história natural e pode ter um efeito deletério sobre as perspectivas de emprego e a vida social e familiar dos pacientes.[21] A doença pode evoluir com crises intermitentes, alternadas com fases de remissão de duração variável, ou como uma forma crônica progressiva e contínua. A apresentação clínica é largamente dependente da localização e da extensão das lesões e da presença de eventuais complicações.[13,19]

Em uma fase inicial, a extensão das lesões pode ser tão pequena que o paciente pode não apresentar sintomas, porém, quando as lesões comprometem uma extensão maior no intestino delgado ou cólon, as manifestações clínicas podem ser intensas. A apresentação típica inclui o envolvimento de vários segmentos do trato gastrointestinal, e a evolução clínica da DC é, com frequência, complicada pela formação de fístulas, doença perianal e estenoses. Essas complicações também exercem, invariavelmente, impacto sobre a qualidade de vida dos pacientes.

A doença está localizada no íleo terminal em 47% dos casos, no cólon em 28%, na região ileocolônica em 21%, e no trato gastrointestinal superior em 3% dos casos.[13] Pode ser classificada em inflamatória (70% dos pacientes), estenosante (17% dos pacientes) e penetrante/fistulizante – fístulas, abscessos ou ambos – em 13% dos casos com diagnósticos.[13]

O componente genético é mais forte na DC do que na RCU. O tabagismo aumenta o risco da DC, mas diminui o risco da RCU por meio de mecanismos ainda desconhecidos.[4] Doenças reumatológicas, dermatológicas, oftalmológicas, hepatobiliares e outras manifestações extraintestinais podem estar presentes. As manifestações extraintestinais são mais comuns quando a doença compromete o cólon e podem ou não guardar relação com a atividade da doença.[22] A doença, quando de longa duração (> 8 a 10 anos), associa-se a um risco aumentado de carcinoma de cólon. Pelo menos 50% dos pacientes podem necessitar de tratamento cirúrgico nos primeiros 10 anos de doença e aproximadamente 70 a 80% podem necessitar de cirurgia durante seu tempo de vida.[21]

A anamnese é de extrema importância e deve incluir data do início dos sintomas, evolução da sintomatologia, existência de um fator epidemiológico para patologia infecciosa, ocupação, antecedentes familiares, vícios, história alimentar (inclusive as intolerâncias), história medicamentosa (antibióticos, anti-inflamatórios não hormonais – AINH) e comorbidades.

Dados clínicos obtidos por meio da anamnese e do exame físico também permitem classificar a DC e servem para orientar a propedêutica armada (exames laboratoriais, radiológicos, endoscópicos e histopatológicos) e o tratamento.[23] Pode-se dividir clinicamente a DC em:

- **DC leve a moderada**: pacientes ambulatoriais, capazes de tolerar alimentação por via oral, sem manifestações de desidratação, toxicidade, desconforto abdominal, massa dolorosa, obstrução ou perda maior que 10% do peso;
- **DC moderada a grave**: pacientes que falharam em responder ao tratamento ou aqueles com sintomas mais proeminentes de febre, perda de peso, dor abdominal, náuseas ou vômitos intermitentes (sem achados de obstrução intestinal) ou anemia significativa;
- **DC grave a fulminante**: pacientes com sintomas persistentes a despeito da introdução de corticosteroides e/ou terapia biológica ou indivíduos que se apresentam com febre, vômitos persistentes, evidências de obstrução intestinal, sinais de irritação peritoneal, caquexia ou evidências de abscesso.

Quadro clínico

A DC pode manifestar-se por sintomas gastrointestinais, sintomas extraintestinais ou a combinação dos dois.[11]

Os sintomas de DC são heterogêneos, mas tipicamente incluem: dor abdominal (em 70 a 85% dos pacientes), diarreia (em 70 a 75% dos pacientes) e perda de peso (em 60% dos pacientes). Sintomas sistêmicos de mal-estar, anorexia ou febre são comuns.[24,25] A doença pode evoluir para obstrução intestinal por estenoses, fístulas (muitas vezes perianais) ou abscessos.

Em geral, os pacientes com DC podem apresentar várias formas clínicas da doença, de acordo com a localização das lesões: exclusiva no intestino delgado, na região ileocolônica, colônica, na região anorretal e, mais raramente, comprometimento do esôfago, estômago ou duodeno. A classificação mais utilizada atualmente para estadiar a DC é a de Montreal (2005), porém ela não avalia a atividade clínica ou endoscópica (ver Tabela 6.2). Para avaliar a atividade da DC, o mais utilizado em estudos clínicos é o índice de atividade da doença de Crohn (IADC) (*Crohn's disease activity index* – CDAI) (Tabela 6.6).

Tabela 6.6 Índice de atividade inflamatória na doença de Crohn (IADC) – *Crohn's Disease Activity Index*[27]

	Multiplicado por
Número de evacuações líquidas na última semana	2
Dor abdominal (ausente = 0; leve = 1; moderada = 2; grave = 3). Considerar a soma total dos dados individuais da última semana	5
Estado geral (ótimo = 0; bom = 1; regular = 2; mau = 3; péssimo = 4). Considerar a soma total dos dados individuais da última semana	7
N. de sintomas/sinais associados – alistar por categorias: a) Artralgia/ artrite; b) Irite/uveíte; c) Eritema nodoso/pioderma gangrenoso/aftas orais; d) Fissura anal, fístula ou abscesso; e) Outras fístulas; f) Febre	20 (valor máximo = 120)
Consumo de antidiarreico (não = 0; sim = 1)	30
Massa abdominal (ausente = 0; duvidosa = 2; bem definida = 5)	10
Déficit do hematócrito: homens = 47 Ht; mulheres = 42 Ht (diminuir em vez de somar no caso de Ht do paciente ser > que o padrão)	6
(Peso/Peso habitual) × 100 Peso*: porcentagem abaixo do esperado (diminuir em vez de somar se o peso do paciente for maior que o esperado)	1
Soma total (IADC da doença de Crohn) = < 150 = Remissão 150 a 250 = Leve 250 a 350 = Moderada > 350 = Grave	

Best WR et al., 1976.

Aproximadamente 1/3 dos casos apresenta doença restrita à região do íleo terminal e, em mais da metade, há comprometimento do íleo terminal e do cólon proximal. O acometimento isolado do intestino grosso é menos frequente que o do íleo terminal.[4] O envolvimento anorretoperineal varia de 8 a 80% em diferentes publicações na literatura e frequentemente está associado ao acometimento colônico; entre 5 e 10% dos casos podem apresentar-se como manifestação isolada da DC.[26]

Os principais sintomas clínicos, de acordo com a localização das lesões e a atividade predominante, são descritos a seguir.

DC na região ileocolônica

É a forma anatômica mais frequente da doença, e os pacientes costumam apresentar dor abdominal, geralmente no quadrante superior direito, com ou sem diarreia e perda de peso. A diarreia, quando presente, apresenta-se, em geral, sem sangramento, variando entre 5 e 6 evacuações por dia. Nos pacientes que apresentam inflamação ou abscesso na região ileocólica, a dor tende a ser constante; esses pacientes frequentemente apresentam febre, perda de peso e desnutrição. A doença pode evoluir para suboclusão intestinal, em razão da inflamação ou estenose da região, ocasionando persistência e piora da dor, que se apresenta mais generalizada, intermitente, em cólicas associadas com borborigmos, distensão abdominal, vômitos e, eventualmente, constipação.

O envolvimento do ureter direito no processo inflamatório pode-se manifestar por queixas urinárias.

Quando existe comprometimento importante do íleo terminal, pode ocorrer má absorção de sais biliares e da vitamina B12, o que leva a diarreia colerética e anemia megaloblástica, respectivamente. As estenoses podem ocasionar estase do intestino delgado, com consequente supercrescimento bacteriano e desenvolvimento de esteatorreia. Podem ocorrer fístulas enterocutâneas, que são clinicamente fáceis de diagnosticar, assim como fístulas enterovesical e enterovaginal. O abdome agudo com peritonite decorrente da perfuração intestinal é incomum.

DC no intestino delgado

Em geral, os pacientes apresentam sintomas de dor epigástrica tipo cólica e de caráter intermitente, borborigmos aumentados e crises frequentes de diarreia, porém de pequena intensidade. Pacientes com doença extensa podem apresentar má absorção, esteatorreia, anemia, perda de peso e desnutrição. A diarreia é uma característica da doença ativa. Febre baixa reflete o processo inflamatório, enquanto a febre alta persistente pode significar complicações supurativas.[19] As estenoses podem apresentar quadros de suboclusão intestinal, caracterizados por dor periumbilical, em cólicas, de moderada a forte intensidade, geralmente relacionada com a ingestão de alimentos. Fístulas enterocutâneas ou enterovesicais podem ser formas de apresentação da doença com envolvimento do intestino delgado. Hipocalcemia, hipoalbuminemia, hipomagnesemia e nefrolitíase são complicações possíveis.

DC colônica

Os pacientes apresentam surtos agudos de diarreia, dor abdominal em cólica, geralmente na região hipogástrica do abdome, precedendo as evacuações, episódios de febre e sangue nas fezes. Os sintomas podem simular RCU em atividade, embora o sangramento retal seja menos comum na DC.

DC anorretal

As manifestações anais e perianais da DC são muito comuns, e o comprometimento dessa região pode ser bastante acentuado e debilitante. O quadro clínico caracteriza-se por queixas de dor anorretal, ardor, dor às evacuações, secreção purulenta perianal que suja a roupa e, no caso de fístula retovaginal, há exacerbação dos sintomas.

O comprometimento perianal na DC apresenta-se, frequentemente, com abscessos e fístulas, que costumam ser múltiplas, complexas e recorrentes. Pode-se apresentar também com fissuras, úlcera anal, incontinência fecal e estenose anal, raramente associadas a câncer.[28,29]

DC em esôfago, estômago e duodeno

É extremamente rara e geralmente provoca manifestações clínicas relacionadas com essas localizações. Os sintomas mais comuns são dor abdominal na região epigástrica, dispepsia, frequentemente associada com anorexia, náuseas, vômitos e perda de peso. O comprometimento isolado da DC no esôfago pode manifestar-se com disfagia por conta de estenose, odinofagia, pirose ou dor torácica. Em casos mais avançados, podem surgir fístulas esofagobrônquicas ou esofagogástricas.[28]

Os pacientes com comprometimento gástrico podem apresentar-se assintomáticos ou com sintomas leves, simulando gastrite e alterações endoscópicas discretas, como úlceras aftoides. A doença avançada manifesta-se com vômitos e perda de peso, podendo evoluir com fístulas para o cólon com queixas de diarreia, vômitos fecaloides e emagrecimento.[30]

Quando o comprometimento é duodenal, o achado mais frequente é também o aparecimento de úlceras aftoides e o espessamento das pregas na mucosa. As fístulas geralmente são duodenocólicas.[30]

Exame físico

O exame físico geral dos pacientes com DC varia desde a normalidade até múltiplas alterações. Os sinais clínicos encontrados são mais reveladores na DC do que na RCU, refletindo o comprometimento localizado e transmural do processo inflamatório.

Os pacientes podem apresentar-se com anemia, desnutrição, emagrecimento e febre. Quando a doença incide na infância, pode existir retardo de crescimento e desenvolvimento. O exame da cavidade oral pode apresentar lesões aftoides, gengivites e glossites. O exame do abdome pode apresentar dor à palpação profunda, principalmente no quadrante inferior direito (QID), massas palpáveis, plastrão ou trajetos fistulosos. Fístulas enterocutâneas são mais frequentes em jovens ou após procedimentos cirúrgicos com envolvimento intestinal.

O processo inflamatório pode se estender às estruturas adjacentes ao intestino, sendo possível palpar uma massa inflamatória, geralmente constituída por intestino inflamado aderente, mesentério espessado e nódulos linfáticos abdominais aumentados.

Pode-se encontrar distensão abdominal com ou sem tumoração em quadrante inferior direito.

O comprometimento perianal na DC apresenta-se, muitas vezes, com abscessos crônicos, que podem ser únicos, múltiplos, simples ou complicados, celulite perianal e fístulas – geralmente múltiplas, complexas e recorrentes. Pode-se apresentar, também, com plicomas inflamatórios, que são frequentes e geralmente não causam sintomas importantes, fissuras que costumam ser profundas e indolores, úlcera anal, incontinência fecal e estenose anal, que é uma complicação comum da doença anal crônica. Raramente, essas patologias estão associadas ao câncer.

O diagnóstico da fístula perianal na DC é bastante óbvio quando aparece durante a evolução da doença intestinal. Entretanto, em pacientes sem história de DC, as lesões devem ser suspeitadas quando apresentarem múltiplas e complexas fístulas e abscessos, fístulas retovaginais não traumáticas, fissura de difícil tratamento e ferimentos na região perineal.

O toque retal pode mostrar paredes do canal anal espessadas, estenose variável do canal anal e, com frequência, quando a doença é extensa localmente, até percepção da irregularidade da superfície do canal anal e do reto distal. Fístula retovaginal pode ocorrer em 3 a 10% dos casos na paciente com DC, mais frequentemente na metade do septo retovaginal.[4,28]

As manifestações extraintestinais com acometimento de articulações, pele e olhos ocorrem em cerca de 30% dos casos, tanto na DC como na RCU.[23,31]

REFERÊNCIAS BIBLIOGRÁFICAS

1. Hanauer SB. Inflammatory bowel disease: epidemiology, pathogenesis, and therapeutic opportunities. Inflamm Bowel Dis 2006; 12(Suppl.1):S3-9.

2. Kozuch PL, Hanauer SB. Treatment of inflammatory bowel disease: a review of medical therapy. World J Gastroenterol 2008; 14:354-77.

3. Mowat C, Cole A, Windsor A, Ahmad T, Arnott I, Driscoll R et al. Guidelines for the management of inflammatory bowel disease in adults. Gut 2011; 60:571-607.

4. Carter MJ, Lobo AJ, Travis SP. IBD Section, British Society of Gastroenterology. Guidelines for the management of inflammatory bowel disease in adults. Gut 2004; 53(Suppl.5):V1-16.

5. Sipahi AM, Santos FM. Doença inflamatória intestinal. In: Martins MA, Carrilho FJ, Alves VAF, Castilho EA, Cerri GG, Wen CL (eds.). Clínica médica. Barueri: Manole, 2009.

6. Kornbluth A, Sachar DB. Ulcerative colitis practice guidelines in adults: American College of Gastroenterology, Practice Parameters Committee. Am J Gastroenterol 2010; 105:501-24.

7. Van Assche G, Dignass A, Panes J, Beaugerie L, Karagiannis J, Allez M et al. The second European evidence-based Consensus on the diagnosis and management of Crohn's disease: Definitions and diagnosis. J Crohns Colitis 2010; 4:7-27.

8. Brasil. Ministério da Saúde. Secretaria de Atenção à Saúde. Portaria SAS/MS nº 711, de 17 de dezembro de 2010, Protocolo Clínico e Diretrizes Terapêuticas da Doença de Cronh. Brasília, 2010. Disponível em: portal.saude.gov.br/portal/arquivos/pdf/pcdt_doenca_de_crohn.pdf.

9. Cassinotti A, Ardizzone S, Porro GB. Adalimumab for the treatment of Crohn's disease. Biologics 2008; 2:763-77.

10. Sipahi AM, Damião AOM. Doença inflamatória intestinal: retocolite ulcerativa inespecífica e doença de Crohn. In: Federação Brasileira de Gastroenterologia. Condutas em gastroenterologia. São Paulo: Revinter, 2004.

11. Sipahi AM. Quadro clínico e diagnóstico da doença inflamatória intestinal. In: Quilici FA, Damião AOMC, Sipahi AM, Zaltman C, Flavio S, Magaly GT (eds.). Guia prático – Doença inflamatória intestinal. Rio de Janeiro: Elsevier, 2007.

12. Freitas JA, Tacla M. Retocolite ulcerativa. In: Dani R (ed.). Gastroenterologia essencial. 2.ed. Rio de Janeiro: Guanabara Koogan, 2001.

13. Baumgart DC, Sandborn WJ. Inflammatory bowel disease: clinical aspects and established and evolving therapies. Lancet 2007; 369:1641-57.

14. Rampton DS, Shanahan F. Fast facts: inflammatory bowel disease. 3.ed. Oxford: Health Press, 2008. Disponível em: www.fastfacts.com/_files/samplefiles/FF_IBD3e_sample.pdf.

15. Kiss DR, Teixeira MG, Gama AH. Retocolite ulcerativa. In: Rodrigues JJ, Machado MCC, Rasslan S (eds.). Clínica cirúrgica. Barueri: Manole, 2008.

16. Houli J, Medeiros Netto G. Retocolite ulcerative inespecífica. Rev Bras Colo-proctol 1984; 4:191-205.

17. Schroeder KW, Tremaine WJ, Ilstrup DM. Coated oral 5-aminosalicylic acid therapy for mildly to moderately active ulcerative colitis. A randomized study. N Engl J Med 1987; 317(26):1625-9.

18. Santos Jr. JCM. Retocolite ulcerativa – aspectos clínicos, diagnóstico e tratamento clínico. Parte 1. Rev Bras Colo-proctol 1999; 19:29-34.

19. Pereira AS, Filho RAP. Doença de Crohn. In: Mincis M (ed.). Gastroenterologia e hepatologia. 3.ed. São Paulo: Lemos Editorial, 2002.

20. Dassopoulos T, Hanauer S. Presentation and diagnoses of inflammatory bowel disease. In: Cohen RD (ed.). Inflammatory bowel disease: diagnosis and therapeutics. Nova Jersey: Humana Press, 2003.

21. Keighley MRB, Willians NS. Cirurgia do ânus, reto e colo. Barueri: Manole, 1998.

22. Damião AOMC, Habr-Gama A. Retocolite ulcerativa idiopática. In: Dani R, Paula-Castro L (eds.). Gastroenterologia clínica. Rio de Janeiro: Guanabara Koogan, 1993.

23. Brazilian Study Group of Inflammatory Bowel Diseases. Consensus guidelines for the management of inflammatory bowel disease. Arq Gastroenterol 2010; 7:313-25.

24. Marzinotto MAN, Leite AZA. Doença inflamatória intestinal: quadro clínico e diagnóstico. In: Zaterka S, Eisig JN (eds.). Tratado de gastroenterologia: da graduação à pós-graduação. São Paulo: Atheneu, 2011.

25. Dignass A, Van Assche G, Lindsay JO, Lémann M, Söderholm J, Colombel JF et al. The second European evidence-based Consensus on the diagnosis and management of Crohn's disease: Current management. J Crohns Colitis 2010; 4:28-62.

26. Podolsky DK. Inflammatory bowel disease. N Engl J Med 2002; 347:417-29.

27. Best WR, Becktel JM, Singleton JW, Kern F. Development of a Crohn's disease activity index. National Cooperative Crohn's Disease Study. Gastroenterology 1976; 70:439-44.

28. Teixeira MG, Gama AH. Doença de Crohn ileocolorretal. In: Cruz GMG (ed.). Coloproctologia: propedêutica nosológica. Rio de Janeiro: Revinter, 2000.

29. Magalhães AFN. Doença de Crohn. In: Dani R, Paula-Castro L (eds.). Gastroenterologia clínica. Rio de Janeiro: Guanabara Koogan, 1993.

30. Teixeira MG, Gama AH, Pinotti HV. Doença de Crohn. In: Pinotti HW. Tratado de clínica cirúrgica do aparelho digestivo. Rio de Janeiro: Guanabara Koogan, 1993.

31. Bernstein CN, Fried M, Krabshuis JH, Cohen H, Eliakim R, Fedail S et al. World Gastroenterology Organization Practice Guidelines for the diagnosis and management of IBD in 2010. Inflamm Bowel Dis 2010; 16(1):112-24.

BIBLIOGRAFIA

1. Gama AH, Teixeira MG, Neto CB. Retocolite ulcerativa In: Pinotti HW. Tratado de clínica cirúrgica do aparelho digestivo. São Paulo: Atheneu, 1994.

2. Koltum WA. Inflammatory bowel disease: diagnosis and evaluation In: Wolff BG, Fleshman JW, Beck DE, Pemberton JH, Wexner SD (eds.). The ASCRS texbook of colon and rectal surgery. Nova York: Springer, 2007.

MANIFESTAÇÕES ORAIS NA DOENÇA INFLAMATÓRIA INTESTINAL

MARCELLO MENTA SIMONSEN NICO

SHEYLA BATISTA BOLOGNA

SILVIA VANESSA LOURENÇO

INTRODUÇÃO

O envolvimento da cavidade oral pode ocorrer em qualquer momento durante o curso da doença inflamatória intestinal (DII), tanto na retocolite ulcerativa (RCU) quanto na doença de Crohn (DC), podendo inclusive preceder os sintomas intestinais por vários anos.[1] Essas lesões orais costumam ser classificadas como específicas (granulomatosas à histopatologia, refletindo a presença da doença diretamente na mucosa oral) ou não específicas (não granulomatosas, em razão das modificações sistêmicas inflamatórias que decorrem da atividade da doença).[2]

Em estudo recente de 10 pacientes com manifestações orais e DII na Divisão de Dermatologia do Hospital das Clínicas da Faculdade de Medicina da Universidade de São Paulo, a presença e a adequada diagnose das manifestações orais levaram à suspeita clínica, com posterior confirmação da doença, em 5 deles,[3,4] demonstrando a importância do adequado reconhecimento dessas lesões. Nos outros 5 pacientes, as lesões orais apareceram na vigência de surtos de DII, já anteriormente diagnosticada.

LESÕES GRANULOMATOSAS

Lesões granulamatosas são observadas na DC (Figura 7.1) e podem acometer as distintas porções do trato gastrointestinal. Entre essas manifestações, as úlceras lineares e as lesões polipoides hiperplásicas são as mais características.[5-7]

As úlceras de configuração linear de bordas hipertróficas são observadas na mucosa vestibular. Essas lesões encontram correspondente clínico com as lesões de DC metastática da pele, que também se apresentam como úlceras de formato oblongo que acometem as grandes pregas cutâneas. Apresentam aspecto histológico de granulomas não caseosos na lâmina própria.

Múltiplas lesões papulosas ou polipoides envolvendo a mucosa oral e os vestíbulos também são características. Quando agrupadas, conferem à mucosa um aspecto "em paralelepípedos".[7] Constituem manifestação rara, porém bastante sugestiva da DC (Figura 7.2).

A queilite granulomatosa caracteriza-se clinicamente por edema firme, não doloroso e persistente dos lábios, da mucosa bucal ou mesmo da face. Faz parte da chamada granulomatose orofacial, termo que engloba manifestações

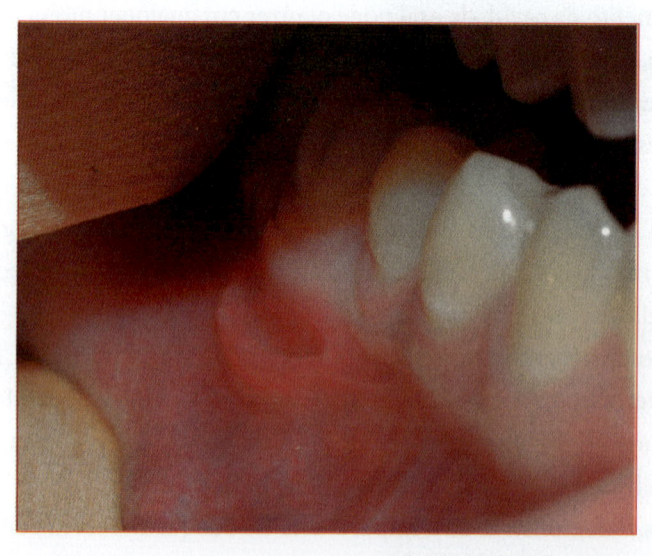

Figura 7.1 Aderência mucosa de aspecto cicatricial. À histopatologia, observam-se granulomas.

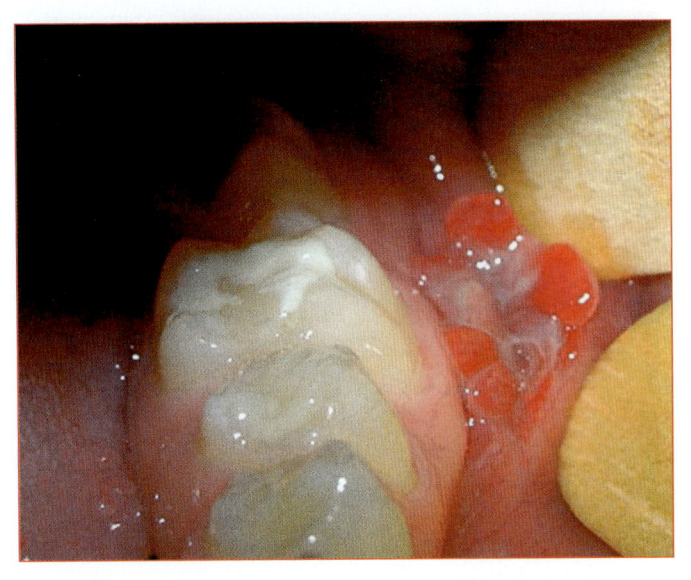

Figura 7.2 Aspecto da mucosa "em paralelepípedo" e aftas em caso de DC.

mucocutâneas que podem ser observadas na DII, na sarcoidose e na síndrome de Melkersson-Rosenthal.[7]

LESÕES NÃO GRANULOMATOSAS

Podem ocorrer também na vigência de outras doenças além da DII, sendo, portanto, não diagnósticas. Sua presença, em geral, indica um distúrbio da reatividade mucosa que ocorre paralelamente à atividade sistêmica da doença subjacente.

Cinco a 10% dos doentes apresentam aftas durante a fase ativa da doença intestinal.[8] As aftas associadas à DII são clinicamente idênticas às aftas comuns, caracterizando-se por úlceras arredondadas com halo eritematoso e pseudomembrana central de fibrina (Figura 7.3), sendo sempre bastante dolorosas, e podem se apresentar clinicamente como afta menor, afta maior ou afta herpetiforme.

As aftas menores caracterizam-se por ocorrerem em pequeno número e tamanho. As maiores são profundas, incapacitantes e de demorada cicatrização. Já as herpetiformes são diminutas, múltiplas e agrupadas, sendo de caráter recorrente e subentrante. Além de poderem ocorrer associadas à DC e à RCU,

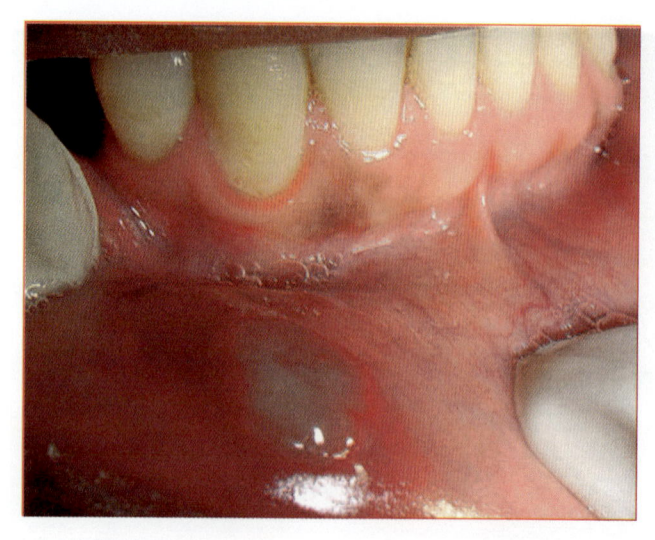

Figura 7.3 Afta em portador de DC.

as aftas podem ser observadas isoladamente ou em doenças como a Aids, a doença de Behçet e outras imunodeficiências.[1] Costumam apresentar boa resposta terapêutica com o tratamento adequado da doença intestinal, mas devem ser corretamente diagnosticadas e diferenciadas de outras doenças ulcerosas da mucosa.

A pioestomatite vegetante é um quadro raro, caracterizado por lesões mucosas vegetantes e pustulosas. Uma forte associação à DII é bem documentada, principalmente com a RCU. As lesões consistem em múltiplas pústulas miliares estéreis que se agrupam sobre uma mucosa eritematoedematosa, resultando em um padrão de pústulas e ulcerações superficiais de aspecto alongado, que é comparado, na literatura, a um "caminho de caracol" (Figura 7.4). Essas lesões podem afetar qualquer área da mucosa oral.[9] À histopatologia, observa-se hiperplasia epitelial com formação de abscessos de neutrófilos e eosinófilos, podendo também ocorrer o fenômeno de acantólise. Este último fenômeno, aliado à ocasional detecção de autoanticorpos antiepiteliais à imunofluorescência direta e indireta, confere a alguns casos clinicamente típicos de pioestomatite vegetante, inclusive associados à DII, características laboratoriais indistinguíveis das do pênfigo vulgar.[10]

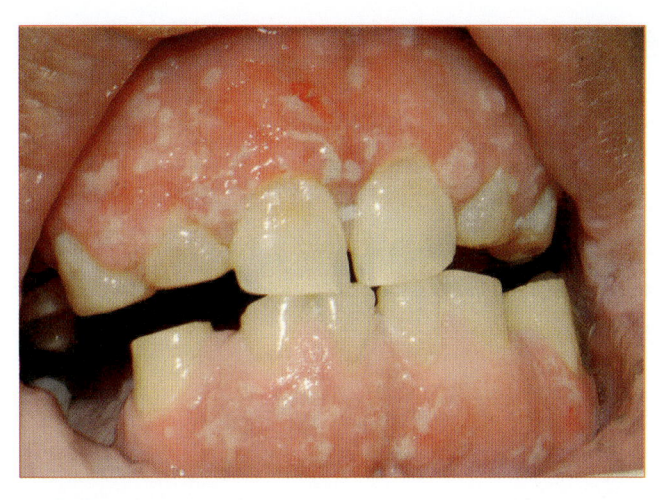

Figura 7.4 Pioestomatite vegetante: múltiplas pústulas confluentes em caso de RCU.

TRATAMENTO DAS MANIFESTAÇÕES ORAIS DA DII

Na maioria dos casos, é norteado pelo tratamento geral da enfermidade. O tratamento da doença intestinal associada costuma ser suficiente para o controle das lesões orais.[9,11] Na ausência de DII ativa, corticosteroides e imunomoduladores tópicos podem ser empregados, mas a maioria dos autores considera tratamento de escolha os corticosteroides sistêmicos em doses médias a elevadas, com rápida remissão.[1,12]

Casos em que haja dificuldade diagnóstica ou terapêutica das manifestações orais ou aqueles em que estas persistem, a despeito do tratamento geral, devem ser encaminhados ao especialista em doenças da mucosa oral – na maioria das vezes, o dermatologista –, que avaliará a necessidade de medidas terapêuticas adicionais.

REFERÊNCIAS BIBLIOGRÁFICAS

1. Trost LB, McDonnell JK. Important cutaneous manifestations of inflammatory bowel disease. Postgrad Med J 2005; 81:5.
2. Harty S, Fleming P, Rowland M, Crushell E, McDermott M, Drumm B et al. A prospective study of the oral manifestations of Crohn's disease. Clin Gastroenterol Hepatol 2005; 3:886-91.

3. Lourenço SV, Hussein TP, Bologna SB, Sipahi AM, Nico MMS. Oral manifestations of inflammatory bowel disease: a review based on the observation of six cases. J Eur Acad Dermatol Venereol 2010; 27(2):204-7.

4. Pincelli TPH. Manifestações orais da doença inflamatória intestinal: estudo clínico--patológico retrospectivo. [Dissertação de Mestrado]. São Paulo: Faculdade de Medicina da Universidade de São Paulo, 2010.

5. Dupuy A, Cosnes J, Revuz J, Delchier JC, Gendre JP, Cosnes A. Oral Crohn disease: clinical characteristics and long-term follow-up of 9 cases. Arch Dermatol 1999; 135:439-42.

6. Pittock S, Drumm B, Fleming P, McDermott M, Imrie C, Flint S et al. The oral cavity in Crohn's disease. J Pediatr 2001; 138:767-71.

7. Alawi F. Granulomatous diseases of the oral tissues: differential diagnosis and update. Dent Clin N Am 2005; 49:203-21.

8. Ruocco E, Cuomo A, Salerno R, Ruocco V, Romano M, Baroni A. Crohn's disease and its mucocutaneous involvement. Skinmed 2007; 6:179-85.

9. Ruiz-Roca JA, Berini-Aytés L, Gay-Escoda C. Pyostomatitis vegetans. Report of two cases and review of the literature. Oral Surg Oral Med Oral Pathol Oral Radiol Endod 2005; 99:447-54.

10. Nico MMS, Hussein TP, Aoki V, Lourenço SV. Pyostomatitis vegetans and its relation to inflammatory bowel disease, pyoderma gangrenosum, pyodermatitis vegetans, and pemphigus. J Oral Pathol Med 2012; 41:584-8.

11. Mehravaran M, Kémeny L, Husz S, Korom I, Kiss M, Dobozy A. Pyodermatitis-pyostomatitis vegetans. Br J Dermatol 1997; 137:266-9.

12. Danese S, Semeraro S, Papa A, Roberto I, Scaldaferri F, Fedeli G et al. Extraintestinal manifestation in inflammatory bowel disease. World J Gastroenterol 2005; 11:7227-36.

MANIFESTAÇÕES DERMATOLÓGICAS NA DOENÇA INFLAMATÓRIA INTESTINAL

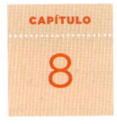

RICARDO ROMITI
SABRINA SISTO ALESSI CÉSAR

INTRODUÇÃO

Diversas manifestações extraintestinais relacionadas à doença inflamatória intestinal (DII) são descritas. Entre elas, destacam-se as manifestações cutâneas, por sua alta frequência e por poderem preceder o quadro intestinal, servindo de alerta para o médico. Apesar de sabidamente comum, a incidência das manifestações cutâneas relacionadas à DII pode variar de 2 a 34%.[1-5] No momento do diagnóstico da DII, a incidência média de manifestações cutâneas fica em torno de 10%;[1] no decorrer da doença, porém, uma grande variedade de alterações dermatológicas pode ocorrer.

Estima-se que cerca de 1/3 dos pacientes com DII desenvolve lesões cutâneas.[3] As manifestações dermatológicas podem ser classificadas em lesões granulomatosas específicas da doença de Crohn (DC), doenças associadas e manifestações secundárias à deficiência nutricional.[1]

MANIFESTAÇÕES GRANULOMATOSAS ESPECÍFICAS DA DC
Úlceras e fístulas perianais/periestomais

A doença perianal geralmente é a primeira manifestação da DC. Em um estudo com pacientes com doença colônica e ileocolônica, ela foi observada em 7%

dos casos no momento do diagnóstico e em 45% no curso da doença.[1] O espectro das lesões é variável, mas a lesão inicial mais comum é o eritema perianal, seguido de úlceras aftoides no canal anal e fissuras perianais (Figura 8.1). Úlceras lineares e lesões vegetantes também são comuns. Formas agressivas incluem úlceras que destroem o esfíncter, abscessos que evoluem para fístulas perianais ou retovaginais e cicatrizes que levam a deformidades.

As fístulas podem aparecer na parede abdominal após cirurgia ou, mais raramente, no umbigo. Em pacientes com estomias, podem ocorrer complicações como dermatite de contato alérgica e úlceras.

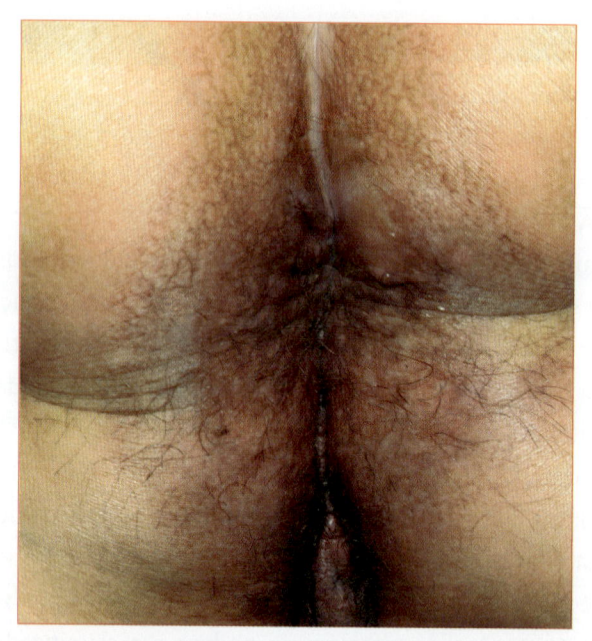

Figura 8.1 Presença de eritemas e fístulas na região perianal.

DC metastática

Esse termo é aplicado quando lesões granulomatosas ocorrem em locais distantes do trato gastrointestinal. Podem ocorrer em diversos locais, mas geralmente aparecem no abdome, nos membros inferiores e nas áreas de dobras.[1] Ocorrem também no pênis e na vulva, caracterizando-se por um edema doloroso.[6] Esse quadro é mais comum em pacientes com doença colônica e habitualmente não está relacionado à atividade da doença. Clinicamente, as lesões manifestam-se como nódulos subcutâneos ou placas eritematosas que podem ulcerar.

As lesões granulomatosas orais são abordadas no Capítulo 7 – Manifestações Orais na Doença Inflamatória Intestinal.

DOENÇAS ASSOCIADAS

Eritema nodoso

É a lesão de pele que mais aparece juntamente a sintomas de doença intestinal ativa. Caracteriza-se por nódulos dolorosos na face extensora das pernas, mais palpáveis que visíveis, que evoluem com aspecto contusiforme residual (Figura 8.2). Sua prevalência em pacientes com DII varia entre 3 e 8%,[1-5] e é mais comum em mulheres e pacientes com acometimento de intestino grosso e artrite.[1-5]

Essa manifestação tende a ocorrer pela primeira vez durante os 2 primeiros anos de doença e pode recorrer em aproximadamente metade dos casos.[1] O exame anatomopatológico é necessário para a confirmação diagnóstica e as lesões geralmente respondem à corticoterapia sistêmica.

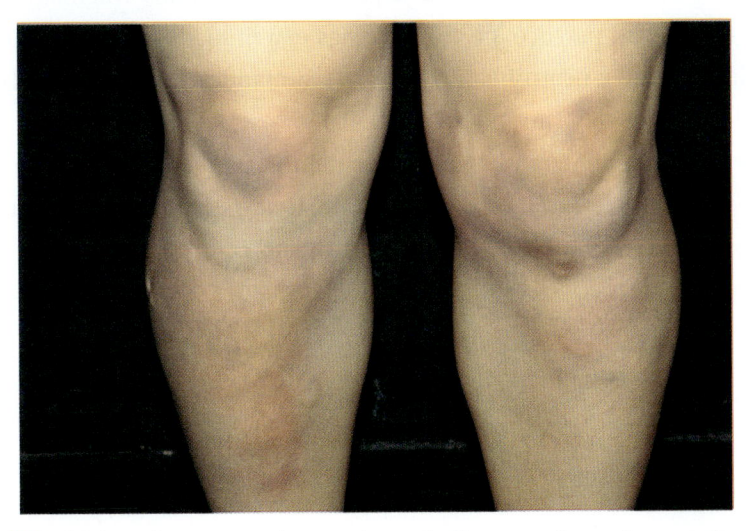

Figura 8.2 Nódulos eritematosos de aspecto contusiforme na face extensora das pernas.

Pioderma gangrenoso

Consiste em uma doença cutânea crônica e debilitante que, às vezes, pode ter um curso mais incapacitante que a própria DII. Essa grave dermatose surge em 1 a 2% dos doentes e sua correlação com a atividade da doença ainda é controversa, embora pareça coincidir com a exacerbação da doença intestinal, especialmente no cólon.[1-5]

O pioderma gangrenoso parece ser mais comum na retocolite que na DC.[2] As lesões habitualmente são múltiplas e ocorrem na face extensora dos membros inferiores, mas podem ser encontradas em qualquer localização. Inicialmente, são pústulas e nódulos eritematosos que evoluem para úlceras irregulares, dolorosas, de bordas violáceas e solapadas e fundo granuloso (Figura 8.3), e podem surgir como estomias em locais de trauma (fenômeno conhecido como patergia).[7,8] O exame anatomopatológico evidencia dermatose neutrofílica e deve ser realizado para confirmação. Na maioria dos casos, o uso de corticosteroide sistêmico e outros imunomoduladores, como ciclosporina e azatioprina, é efetivo.[8]

Síndrome de Sweet

Dermatose neutrofílica caracteriza-se por placas e nódulos eritematosos infiltrados na face, no pescoço, no tronco e nas extremidades, acompanhados de febre, leucocitose e neutrofilia (Figura 8.4). É manifestação rara da DII, com cerca de 40 casos descritos na literatura. Todos os casos relatados eram de pacientes com envolvimento colônico e a maioria pertence ao sexo feminino. Pode ocorrer antes, durante ou depois do diagnóstico de DII, mas seu aparecimento é mais comum com a doença ativa.[9-11] Geralmente, responde à corticoterapia.

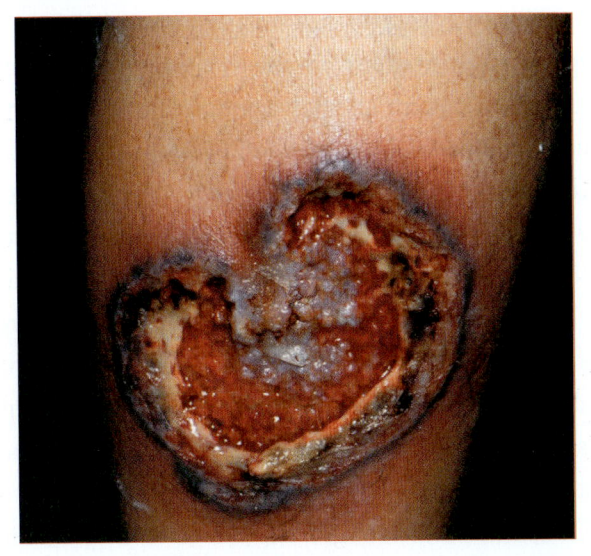

Figura 8.3 Úlcera de bordas eritematovioláceas e solapadas, e fundo granuloso na perna.

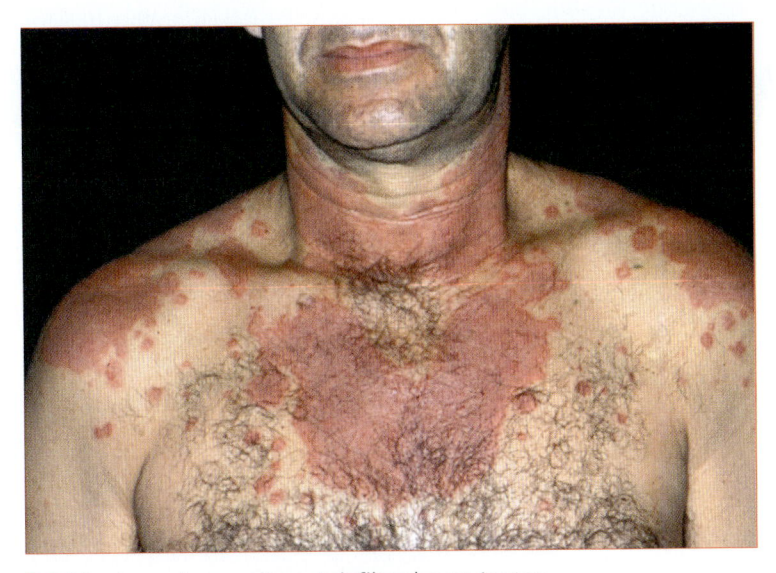

Figura 8.4 Pápulas e placas eritematoinfiltradas no tronco.

Hidradenite supurativa

Hidradenite supurativa é uma doença inflamatória crônica da pele caracterizada pelo surgimento de nódulos, abscessos e trajetos fistulosos dolorosos e recorrentes em áreas ricas em glândulas apócrinas, principalmente virilha e axilas, levando a cicatrizes e comprometendo bastante a qualidade de vida dos indivíduos acometidos (Figura 8.5). Essa dermatose acomete especialmente adultos jovens e mulheres, e sua patogênese ainda permanece desconhecida.[12-14] A ocorrência de hidradenite supurativa e DC foi relatada em mais de 37 casos na literatura.[12] A maior série de casos publicada demonstrou a presença de DC em 38% dos doentes de hidradenite supurativa.[14] Mais recentemente, também foi evidenciada sua relação com a retocolite ulcerativa, ainda que em menor proporção. As opções terapêuticas atuais incluem antibióticos tópicos e orais, além de agentes imunossupressores, como azatioprina, corticoterapia e, mais recentemente, anti-TNFa em casos graves.[12-14] Estudos indicam que hidradenite associada a doenças inflamatórias responde pior ao tratamento imunossupressor.[13] Exérese cirúrgica dos nódulos recorrentes ou até de extensas áreas de acometimento também é possível.[12]

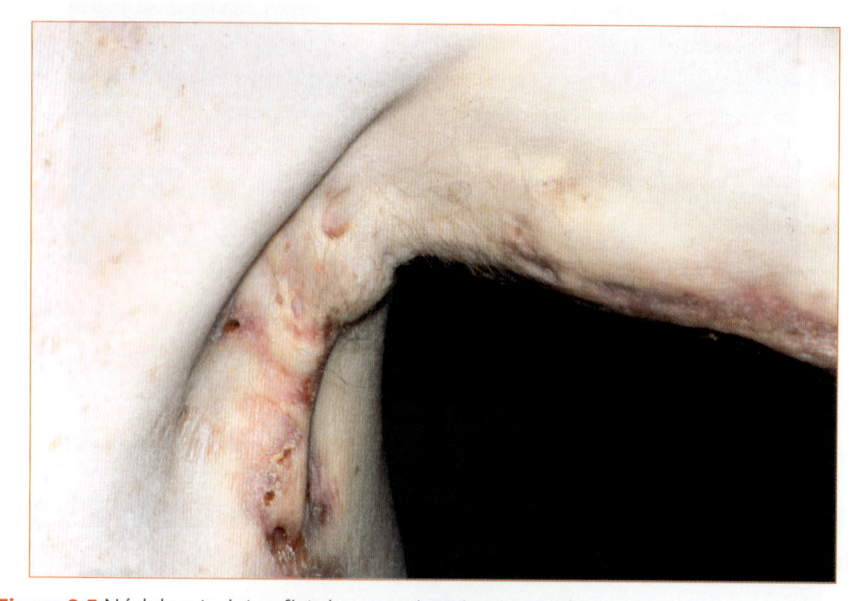

Figura 8.5 Nódulos, trajetos fistulosos e cicatrizes na axila.

Algumas outras associações já foram observadas, como a de DII e psoríase. A última ocorre em 1 a 2% da população mundial e em 7 a 11% dos pacientes com DII, o que sugere uma ligação genética entre as duas. Entretanto, não parece haver relação entre o curso da psoríase e a atividade da doença intestinal.[1-4]

O vitiligo também é mais comum em pacientes com DII que na população geral, tendo sido uma hipótese autoimunológica para explicar tal associação.[1]

Colagenoses, como polimiosite, lúpus e esclerodermia, também foram relatadas em associação à DII.[1]

A própria terapêutica instituída para o tratamento da DII pode levar a diferentes e, por vezes, graves quadros de farmacodermias. A sulfassalazina pode causar uma variante potencialmente fatal de farmacodermia, conhecida pela sigla DRESS (*drug rash with eosinophlia and systemic symptons* – erupção a fármaco com eosinofilia e sintomas sistêmicos), que se caracteriza por febre, exantema, edema de face, linfadenomegalia e acometimento sistêmico (Figura 8.6). Os anti-TNF, por sua vez, podem ser responsáveis por manifestações como psoríase, alopecia *areata*, líquen plano e, eventualmente, quadros de necrólise epidérmica tóxica (NET).

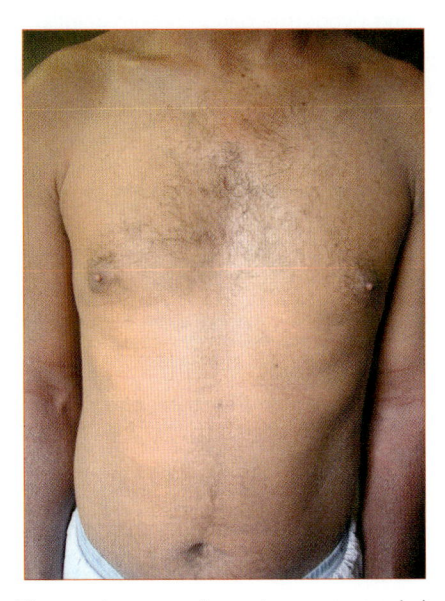

Figura 8.6 Exantema difuso e descamação no tronco e no abdome.

MANIFESTAÇÕES SECUNDÁRIAS À DEFICIÊNCIA NUTRICIONAL

Acrodermatite enteropática

Doença rara associada à dieta deficiente em zinco, nutrição parenteral ou má absorção. Clinicamente, manifesta-se por placas psoriasiformes com vesículas, pústulas e crostas periorificiais (perioral, perianal, perigenital) ou em faces extensoras.[1]

REFERÊNCIAS BIBLIOGRÁFICAS

1. Veloso RV. Review article: skin complications associated with inflammatory bowel disease. Aliment Pharmacol Ther 2004; 20(Suppl.4):50-3.

2. Tromm A, May D, Almus E, Voigt E, Greving I, Schwegler U et al. Cutaneous manifestations in inflammatory bowel disease. Gastrointerol 2001; 39(2):137-44.

3. Yüksel I, Basar O, Ataseven H, Ertuğrul I, Arhan SS et al. N. Mucocutaneous manifestations in inflammatory bowel disease. Inflamm Bowel Dis 2009; 15(4):546-50.

4. Repiso A, Alcántara M, Muñoz-Rosas C, Rodríguez-Merlo R, Pérez-Grueso MJ, Carrobles JM et al. Extraintestinal manifestations of Crohn's disease: prevalence and related factors. Rev Esp Enferm Dig 2006; 98(7):510-7.

5. Farhi D, Cosnes J, Zizi N, Chosidow O, Seksik P, Beaugerie L et al. Significance of erythema nodosum and pyoderma gangrenosum in inflammatory bowel diseases: a cohort study of 2402 patients. 281 Medicine 2008; 87(5):280-93.

6. Ulrike L, Horn LC, Witzigmann H, Pohl K, Mossner J, Keim V. Crohn's disease of the vulva. Med Clin 1998; 93:492-6.

7. Mendoza JL, Garcia-Paredes J, Peña AS, Cruz-Santamaria DM, Iglesias C, Diaz-Rubio M. El espectro de las dermatitis neutrofilicas en la enfermedad de Crohn. Rev Esp Enferm Dig 2003; 95(3):229-32.

8. Menachem Y, Gotsman I. Clinical manifestation of pyoderma gangrenosum associated with inflammatory bowel disease. Imag 2004; (6):88-90.

9. Ahmadi S, Powell F. Pyoderma gangrenosum: uncommon presentations. Clin Dermatol 2005; 23:612-20.

10. Massud A, Duerksen D. Ulcerative colitis and Sweet's syndrome: a case report and review of the literature. Can J Gastroenterol 2008; 22(3):296-8.

11. Lear JT, Atherton MT, Byrne JPH. Neutrophilic dermatoses: pyoderma gangrenosum and Sweet's syndrome. Post Grad Med 1997; 73:65-8.

12. van der Zee HH, van der Woude CJ, Florencia EF, Prens EP. Hidradenitis suppurativa and inflammatory bowel disease: are they associated? Results of a pilot study. Br J Dermatol 2010; 162:195-7.

13. Machet L, Samimi M, Delage M, Paintaud G, Maruani A. Systematic review of the efficacy and adverse events associated with infliximab treatment of hidradenitis suppurativa in patients with coexistent inflammatory diseases. J Am Acad Dermatol 2013; 69(4):649-50.

14. Scheinfeld N. Diseases associated with hidranitis suppurativa: part 2 of a series on hidradenitis. Dermatol Online J 2013; 19(6):2.

MANIFESTAÇÕES OFTALMOLÓGICAS NA DOENÇA INFLAMATÓRIA INTESTINAL

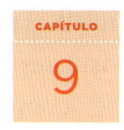

MILTON RUIZ ALVES
JAIME ROIZENBLATT
MARINA ROIZENBLATT

INTRODUÇÃO

As doenças inflamatórias intestinais (DII) são um grupo de doenças crônicas, recidivantes e de caráter inflamatório, que resulta da junção de fatores genéticos, imunológicos e ambientais, associados ao estilo de vida do paciente. Segundo teorias mais recentes, as DII resultam de uma resposta pró-inflamatória excessiva das populações bacterianas do trato gastrointestinal (TGI).[1] As manifestações extraintestinais das DII ocorrem em 25 a 36% dos pacientes[2] e podem envolver, mais comumente, articulações, pele, bulbo ocular e anexos, trato biliar, tecido neural (entre outros) e medula óssea.[2,3] Estudos atuais, focados na parte oftalmológica, relataram que 43 a 60% dos pacientes com DII apresentaram manifestações oculares.[4,5] O estudo de Felekis mostrou que, com certa frequência, ocorrem manifestações oftalmológicas silenciosas, que demandam tratamento precoce, a fim de evitar problemas mais graves posteriormente.[4]

As manifestações oculares nas DII ocorrem em cerca de 10% dos pacientes com doença de Crohn (DC) e, em porcentagem menor, naqueles com retocolite ulcerativa (RCU).[6] O envolvimento ocular, via de regra, ocorre de forma paralela às manifestações inflamatórias intestinais;[7,8] raramente as manifestações oculares precedem o quadro da DII.[9,10]

O envolvimento ocular nas DII acontece de forma mais frequente quando está presente pelo menos outra manifestação extraintestinal.[11] Nos pacientes com DC e artrite, a incidência de envolvimento ocular aumenta para 33%.[11] Nesse grupo, ocorre também aumento de prevalência do antígeno de histocompatibilidade HLA-B27.[12]

Outro fator de risco para aparecimento de inflamação ocular nos pacientes com DC inclui a manifestação de colite ou ileocolite.[13]

MANIFESTAÇÕES OCULARES

As manifestações oculares na DII são divididas em três grupos: primárias, secundárias e coincidentes. As manifestações primárias estão associadas ao aumento de atividade da DII e respondem ao tratamento dirigido à condição intestinal (p.ex., corticosteroide sistêmico ou excisão cirúrgica do tecido intestinal afetado). Podem afetar ambos os segmentos, anterior e posterior, do bulbo ocular, assim como o conteúdo orbitário, porém o mais frequentemente descrito é o comprometimento do segmento anterior.[4] O envolvimento do segmento anterior manifesta-se por episclerite (Figura 9.1), esclerite, uveíte (irite aguda, iridociclite crônica ou panuveíte) e ceratopatia.[2,4,6,14,15] A episclerite aguda relaciona-se à DC ativa e pode ser usada como marcador da atividade da DII, o que não ocorre com esclerite e uveíte.[11,14]

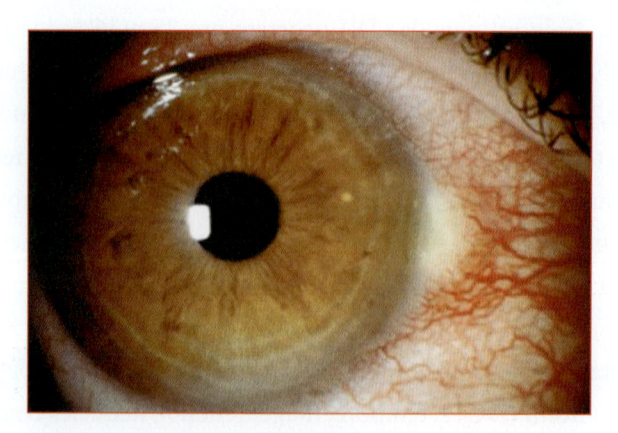

Figura 9.1 Episclerite em paciente com DC.

Outras manifestações são o edema palpebral, a blefarite e a catarata. A episclerite chega a ocorrer em até 29% dos casos de DII e a esclerite, em até 18%. Repetidos surtos de esclerite podem levar à perfuração da esclera (*esclero-malacia perfurans*). As uveítes podem estar presentes em até 18% dos casos de DII.[9,16]

A ceratopatia manifesta-se de duas formas: pela presença de infiltrados epiteliais ou subepiteliais, observados como pequenos pontos elevados de cor branco-acizentada, e por infiltrados subepiteliais que conferem à córnea o aspecto de nébulas ou de cicatrizes (Figura 9.2). É mais proeminente inferiormente, tende a ser bilateral e simétrica, não cora com fluoresceína e manifesta-se na periferia interna da córnea, de 2 a 3 mm do limbo corneoescleral. Há relato de caso de ceratopatia unilateral caracterizada por infiltrados subepiteliais periféricos brancos (dois com RCU e outro com DC).[17]

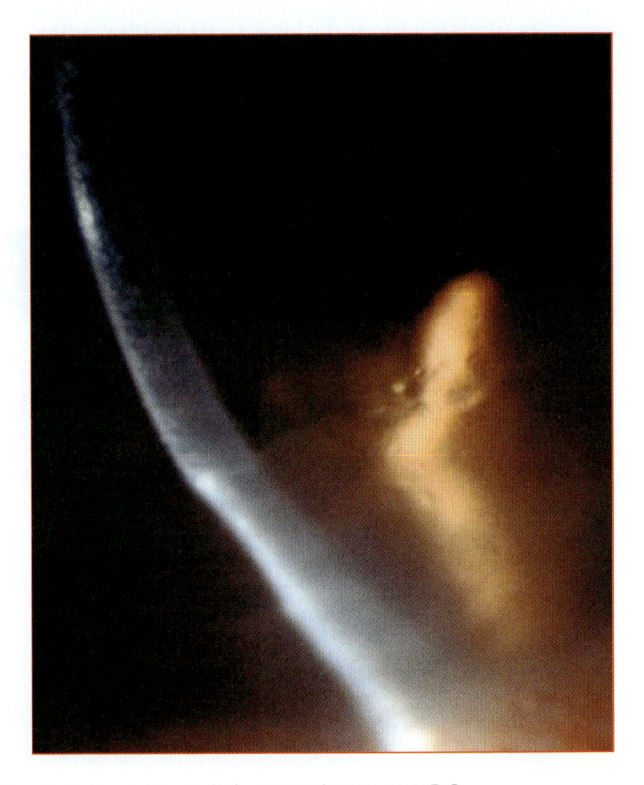

Figura 9.2 Ceratopatia subepitelial em paciente com DC.

A ceratopatia não afeta a visão, porque as lesões poupam a área central da córnea. Especula-se que algum tipo de inflamação autoimunológica ou de hipersensibilidade na periferia da córnea seja responsável pelo aspecto biomicroscópico revelado no exame dos infiltrados. Entretanto, exames histopatológicos e de microscopia eletrônica do material obtido por biópsia da córnea envolvida não trouxeram esclarecimentos para o entendimento de sua patogênese.[18] As complicações primárias associadas ao segmento posterior e à órbita incluem edema macular, retinopatia serosa central, proptose do bulbo ocular pela miosite orbitária,[14,19] neuropatia óptica isquêmica, neurite óptica, embainhamento dos vasos retinianos (Figura 9.3), oclusões vasculares, alterações do epitélio pigmentário e perfazem menos de 1% na maioria dos estudos.[9,20] No entanto, trabalhos recentes em que foram feitos exames oftalmológicos mais minuciosos, inclusive com angiofluoresceinografia de forma sistemática, mostram alta incidência (30,8%) de manifestações do segmento posterior.[4]

As manifestações oculares secundárias na DII resultam das complicações gastrointestinais primárias ou do medicamento, ou terapia, usado no tratamento

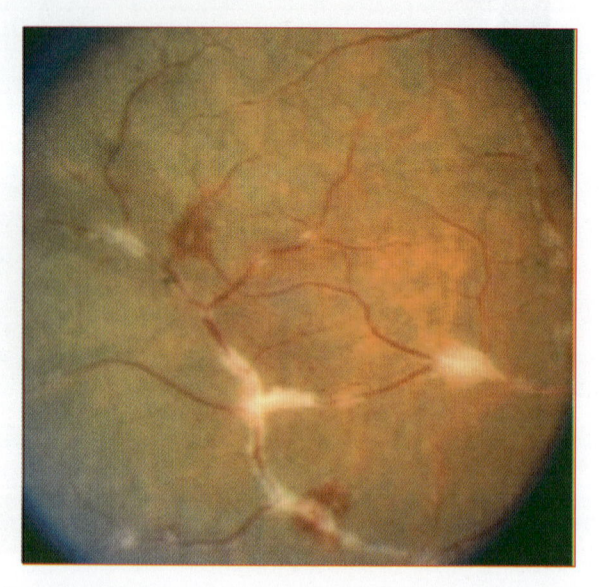

Figura 9.3 Vasculite de retina.

dessas complicações intestinais, como dieta inadequada ou ressecção do tecido intestinal afetado, levando a síndrome de má absorção ou desnutrição.[21] Nesse caso, a hipovitaminose A pode resultar de ingestão reduzida ou de falta de absorção de vitamina A, o que pode levar à diminuição de produção do filme lacrimal (xeroftalmia) e à cegueira noturna.[21] Outras complicações incluem cataratas, presumivelmente decorrentes de uveítes e do uso de corticosteroides; escleromalacia, como resultado de crises repetidas de esclerite; edema de disco óptico, causado por esclerite peripapilar; e ceratite seca, encontrada em 43% dos pacientes em uso da mesalazina.[21,22]

As complicações oculares não dependem da extensão do envolvimento intestinal e tendem a ocorrer nos primeiros anos da DII.[11,23]

As manifestações oculares coincidentes não são consideradas complicações ou consequências verdadeiras, mas alterações oculares que ocorrem comumente na população geral, sendo difícil, portanto, estabelecer relação causal delas com a DII. No rol das manifestações coincidentes, enquadram-se conjuntivites, dacrioadenite, erosão recorrente de córnea, úlcera corneana, glaucoma e hemorragia subconjuntival. É interessante ressaltar que, da mesma forma em que são variáveis a incidência e a gravidade das DII conforme a região do planeta, são variáveis a incidência, o espectro e a gravidade das manifestações oculares.[24,25]

Uma publicação descreveu, em um rapaz de 13 anos de idade com DC, hiperemia conjuntival bilateral e nódulos conjuntivais de aparência gelatinosa, arranjados circunferencialmente. A biópsia dos nódulos revelou tratar-se de manifestação de inflamação granulomatosa com caseificação e hiperemia conjuntival, e os nódulos responderam ao tratamento sistêmico da DII.[26] Esse fato pode sugerir que alguns casos de conjuntivite podem estar associados à DC e, portanto, ser classificados como complicações primárias, e não como coincidentes.

Podem também ocorrer alterações decorrentes do tratamento da DII, tendo sido descritos depósitos endoteliais corneanos persistentes associados ao uso de rifabutina, um antibiótico de amplo espectro utilizado para tratar infecção micobacteriana em pacientes positivos para o vírus da imunodeficiência humana (HIV) e, mais recentemente, como tratamento de DC.[27] Os depósitos corneanos foram descritos no tratamento de pacientes HIV positivos, mas ainda não foram reportados em pacientes tratados para DC.[27]

TRATAMENTO

O planejamento terapêutico das manifestações oculares na DII começa com a avaliação do gastroenterologista e prossegue, no caso das manifestações oculares, com a classificação destas em alterações primárias, secundárias ou coincidentes.

O tratamento local de uveíte anterior e esclerite é feito com a instilação de esteroide tópico e, em situações especiais, com injeção subtenoniana de corticosteroide. O tratamento de sequela de esclerite necrotizante pode ser feito com enxerto de esclera, perióstio, pericárdio e membrana amniótica, com a combinação de membrana amniótica e pericárdio.[28,29] O tratamento sistêmico com corticosteroide pode ser feito se aprovado pelo gastroenterologista.

O uso de corticosteroides sistêmicos é indicado na presença de inflamação grave não responsiva à terapia local, neuropatia óptica ou doença orbitária. Quando não se obtém o controle adequado da inflamação, medicações como azatioprina e metotrexato, ou outros agentes imunossupressivos, devem ser considerados, especialmente nos pacientes HLA-B27 positivos. Novas drogas, como o micofenolato de mofetil – um imunossupressor que atua na síntese das purinas, com ação preferencial nos linfócitos T e B, inibindo sua estimulação antigênica e o recrutamento nos sítios de inflamação –, e agentes imunomoduladores – os quais têm como alvo as citocinas inflamatórias, particularmente o infliximabe, um anticorpo monoclonal antifator de necrose tumoral alfa (anti--TNF-alfa), e o adalimumabe – têm sido usados com êxito em pacientes não responsivos à terapêutica convencional.[30,31]

Não deve ficar sem comentário a possibilidade de ocorrência de complicações oculares decorrentes do uso dos chamados agentes anti-TNF-alfa no tratamento das DII. Foram descritos vários casos de neuropatia óptica por uso do infliximabe e do adalimumabe em pacientes com artrite reumatoide.[32,33] No entanto, não se sabe se os agentes anti-TNF-alfa são de fato indutores da neuropatia óptica desmielinizante e da esclerose múltipla que a acompanha, ou se os quadros de desmielinização são eventos isolados.[34]

REFERÊNCIAS BIBLIOGRÁFICAS

1. Whelan RA, Hartmann S, Rausch S. Nematode modulation of inflammatory bowel disease. Protoplasma 2012; 249(4):871-86.

2. Danzi JT. Extraintestinal manifestations of idiopathic inflammatory bowel disease. Arch Intern Med 1988; 148(2):297-302.

3. Present DH. Extraintestinal manifestations. Mt Sinai J Med 1983; 50(2):126-32.

4. Felekis T, Katsanos K, Kitsanou M, Trakos N, Theopistos V, Christodoulou D et al. Spectrum and frequency of ophthalmologic manifestations in patients with inflammatory bowel disease: a prospective single-center study. Inflamm Bowel Dis 2009; 15(1):29-34.

5. Yilmaz S, Aydemir E, Maden A, Unsal B. The prevalence of ocular involvement in patients with inflammatory bowel disease. Int J Colorectal Dis 2007; 22(9):1027-30.

6. Petrelli EA, McKinley M, Troncale FJ. Ocular manifestations of inflammatory bowel disease. Ann Ophthalmol 1982; 14(4):356-60.

7. Palli D, Trallori G, Saieva C, Tarantino O, Edili E, D'Albasio G et al. General and cancer specific mortality of a population based cohort of patients with inflammatory bowel disease: the Florence Study. Gut 1998; 42(2):175-9.

8. Stenson WF. Inflammatory bowel disease. In: Yamada T, Alpers DH, Laine L et al. (eds.). Textbook of gastroenterology. 3.ed. Philadelphia: Lippincott Williams & Wilkins, 1999. p.1775-839.

9. Ghanchi FD, Rembacken BJ. Inflammatory bowel disease and the eye. Surv Ophthalmol 2003; 48(6):663-76.

10. Lyons JL, Rosenbaum JT. Uveitis associated with inflammatory bowel disease compared with uveitis associated with spondyloarthropathy. Arch Ophthalmol 1997; 115(1):61-4.

11. Hopkins DJ, Horan E, Burton IL, Clamp SE, de Dombal FT, Goligher JC. Ocular disorders in a series of 332 patients with Crohn's disease. Br J Ophthalmol 1974; 58(8):732-7.

12. Mallas EG, Mackintosh P, Asquith P, Cooke WT. Histocompatibility antigens in inflammatory bowel disease. Their clinical significance and their association with arthropathy with special reference to HLA-B27 (W27). Gut 1976; 17(11):906-10.

13. Salmon JF, Wright JP, Murray AD. Ocular inflammation in Crohn's disease. Ophthalmology 1991; 98(4):480-4.

14. Knox DL, Schachat AP, Mustonen E. Primary, secondary and coincidental ocular complications of Crohn's disease. Ophthalmology 1984; 91(2):163-73.

15. Razumova I, Ambartsumian AR. Acute uveitis in nonspecific ulcerative colitis. Vestn Oftalmol 2009; 125(6):29-31.

16. Banares A, Jover JA, Fernandez-Gutierrez B et al. Patterns of uveitis as a guide in making rheumatologic and immunologic diagnoses. Arthritis Rheum 1997; 40(2):358-70.

17. Schulman MF, Sugar A. Peripheral corneal infiltrates in inflammatory bowel disease. Ann Ophthalmol 1981; 13(1):109-11.

18. van Vliet AA, van Balen AT. Corneal pathology in Crohn's disease: electron microscopic study of a case. Ophthalmologica 1985; 190(2):72-6.

19. Caramoy A, Lappas A, Fauser S, Kirchhof B. Central scotoma and blurred vision in a patient with Crohn's disease. Ophthalmologe 2009; 106(9):836-8.

20. Ernst BB, Lowder CY, Meisler DM, Gutman FA. Posterior segment manifestations of inflammatory bowel disease. Ophthalmology 1991; 98(8):1272-80.

21. Stoller GL, Kaiura TL, Florakis GJ. Inflammatory bowel disease and other systemic inflammatory diseases. In: Krachmer JH, Mannis MJ, Holland EJ (eds.). Cornea: fundamentals, diagnosis and management. 2.ed. Philadelphia: Elsevier Mosby, 2005.

22. Cury DB, Moss AC. Ocular manifestations in a community-based cohort of patients with inflammatory bowel disease. Inflamm Bowel Dis 2010; 16(8):1393-6.

23. Wright R, Lumsden K, Luntz MH, Sevel D, Truelove SC. Abnormalities of the sacro-iliac joints and uveitis in ulcerative colitis. Q J Med 1965; 34:229-36.

24. Katsanos KH, Christodoulou DK, Michael M et al. Inflammatory bowel disease-related dysplasia and cancer: a referral center study in northwestern Greece. Eur J Intern Med 2005; 16(3):170-5.

25. Shivananda S, Lennard-Jones J, Logan R, Fear N, Price A, Carpenter L et al. Incidence of inflammatory bowel disease across Europe: is there a difference between north and south? Results of the European Collaborative Study on Inflammatory Bowel Disease (EC-IBD). Gut 1996; 39(5):690-7.

26. Blase WP, Knox DL, Green WR. Granulomatous conjunctivitis in a patient with Crohn's disease. Br J Ophthalmol 1984; 68(12):901-3.

27. Williams K, Ilari L. Persistent corneal endothelial deposits associated with rifabutin therapy for Crohn's disease. Cornea 2010; 29(6):706-7.

28. Alves MR, Matayoshi S. Transplante escleral. In: Hofling-Lima AL, Nishiwaki-Dantas MC, Alves MR (eds.). Doenças externas oculares e córnea. Rio de Janeiro: Guanabara Koogan, 2008.

29. Lazzaro DR. Repair of necrotizing scleritis in ulcerative colitis with processed pericardium and a Prokera amniotic membrane graft. Eye Contact Lens 2010; 36(1):60-1.

30. D'Haens G, Daperno M. Advances in medical therapy for Crohn's disease. Curr Gastroenterol Rep 2002; 4(6):506-12.

31. Sfikakis PP. The first decade of biologic TNF antagonists in clinical practice: lessons learned, unresolved issues and future directions. Curr Dir Autoimmun 2010; 11:180-210.

32. Faillace C, de Almeida JR, de Carvalho JF. Optic neuritis after infliximab therapy. Rheumatol Int 2013; 33(4):1101-3.

33. Foroozan R, Buono LM, Sergott RC, Savino PJ. Retrobulbar optic neuritis associated with infliximab. Arch Ophthalmol 2002; 120(7):985-7.

34. Bensouda-Grimaldi L, Mulleman D, Valat JP, Autret-Leca E. Adalimumab-associated multiple sclerosis. J Rheumatol 2007; 34(1):239-240; discussion 240.

MANIFESTAÇÕES REUMATOLÓGICAS NA DOENÇA INFLAMATÓRIA INTESTINAL

CLÁUDIA GOLDENSTEIN SCHAINBERG

INTRODUÇÃO

A artrite foi inicialmente associada à doença inflamatória intestinal (DII) por Bargen em 1929, sendo diferenciada da artrite reumatoide na década de 1950. Na atualidade, a DII é considerada dentro do espectro das espondiloartrites (EpA) por apresentar sinovite, entesite e associação genética com o HLA-B27. O envolvimento inflamatório preferencial ocorre nas inserções ligamentares, tendíneas e nas ênteses, associado a acometimento articular axial da coluna vertebral ou periférico assimétrico. Até 70% dos pacientes com EpA têm lesões intestinais inflamatórias, sendo compatíveis com doença de Crohn (DC) em cerca de 26% dos que se submetem a ileocolonoscopia. De fato, 6 a 10% dos pacientes com EpA desenvolvem DII, havendo forte correlação entre a presença de inflamação intestinal e articular.[1,2]

Alguns autores acreditam que o envolvimento articular é a manifestação inicial da DII e que alterações intestinais com múltiplos sintomas podem surgir anos depois. Cerca de 36 a 46% dos pacientes com DII têm manifestações extraintestinais, sendo as reumatológicas as mais frequentes (22 a 33%)[3,4] e significativamente mais comuns em pacientes com doença limitada ao cólon. Na retocolite ulcerativa (RCU), a prevalência de envolvimento articular é de até 62%.[5] Menos comumente, a artrite pode ocorrer na doença de Whipple, doença celíaca e após *bypass* intestinal. Já a prevalência da EpA em pacientes com DII é variável: 18 a 45% preenchem critérios para EpA, 3 a 9,9% para espondilite anquilosante (EA); cerca de 14% desenvolvem uma ou mais manifestações clínicas de EpA sem preencher critérios diagnósticos, e alguns desses (até 24%) têm sacroileíte assintomática.[6,7]

Suscetibilidade genética, alterações de apresentação antigênica e reconhecimento do *self*, presença de autoanticorpos contra antígenos específicos comuns ao cólon e tecidos extracolônicos e permeabilidade intestinal aumentada, além da resposta contra microrganismos possivelmente via mimetismo molecular, são mecanismos patogênicos autoimunológicos comuns a DII e EpA.

QUADRO CLÍNICO

Em geral, os sintomas intestinais precedem ou coincidem com as manifestações reumatológicas, embora piora articular esteja mais associada com atividade inflamatória intestinal na RCU do que na DC. O envolvimento pode ser periférico e/ou axial, incluindo sacroileíte com ou sem espondilite, semelhante à EA. Outras manifestações periarticulares, como entesopatia, tendinites, periostites, dactilite, baqueteamento e lesões granulomatosas nas articulações e ossos, são menos comuns, além da osteoporose e osteomalácia secundárias.[8]

Artrite periférica

A artrite periférica ocorre em 17 a 20% dos casos, sendo mais comum na DC (10 a 20%)[9] do que na RCU (2 a 7%). Em 1998, um estudo retrospectivo de 1.459 doentes mostrou artrite periférica em 10% dos pacientes com DC e em 6% dos pacientes com RCU.[10] Em seguida, outro estudo revelou artrite em 10%, entesite em 7% e história de artrite em 29% dos indivíduos com DII.[11]

O grupo de Oxford[10] classificou a artrite periférica da DII (também chamada de artropatia enteropática periférica) sem envolvimento axial como artropatia pauciarticular ou poliarticular. Na forma oligo ou pauciarticular, os sintomas geralmente são agudos e autolimitados, o envolvimento é assimétrico e migratório, de pequenas e grandes articulações, e os membros inferiores são mais afetados. Os episódios duram de 6 a 10 semanas, mas recidivas são frequentes e tendem a coexistir com recidivas da DII; eritema nodoso e uveíte são frequentes. Em 31% dos casos, a artropatia pode aparecer até 3 anos antes do diagnóstico de DII. Já a forma poliarticular tende a ser mais crônica e não erosiva, embora possa ser destrutiva; seu curso independe das exacerbações da DII, e a coexistência de outras manifestações extraintestinais é rara, exceto uveíte.[8] Entesopatia, especialmente do tendão do calcâneo, ou inserção de fáscia plantar são comuns. Em geral, os sintomas intestinais precedem por vários anos ou coexistem com as manifestações articulares. Em um estudo prospectivo de 123 pacientes com EpA, 6% desenvolveram DC 2 a 9 anos após o primeiro sintoma articular. Na RCU, parece haver relação temporal entre artrite e recaídas da inflamação intestinal.[8]

Envolvimento axial

Ao contrário da artrite periférica, o envolvimento axial (espondilite e/ou sacroileíte) tende a preceder as manifestações intestinais e ter curso crônico, e o HLA-B27 é encontrado em até 50% dos pacientes. O quadro é praticamente igual ao da EA, sem manifestações extra-articulares, com lombalgia de caráter inflamatório e noturno, melhora com a deambulação, sendo acompanhado de limitação progressiva da movimentação em todos os eixos da coluna.[12] O curso clínico independe da atividade inflamatória intestinal, e a cirurgia intestinal não altera o curso da EpA.

A prevalência da doença axial é 10 a 20% para sacroileíte e 7 a 12% para EA,[9,13,14] sendo mais comum na DC (5 a 22%) do que na RCU (2 a 6%). Estudos de centros de referência mostraram que 30% dos pacientes com DII tinham lombalgia inflamatória, 33% apresentavam teste de Schober alterado e 30% tinham sacroileíte grau I ou II, unilateral ou bilateral, sendo que 35% preenchiam os critérios do European Spondyloarthropathy Study Group para EpA[11] e 10%, os critérios para EA, revelando maior prevalência do que os estudos populacionais, provavelmente refletindo vieses de centros de referência.[7,11,14,15] Diferentemente do que ocorre com a EA idiopática, que comumente começa antes dos 40 anos de idade e afeta mais homens que mulheres (2,5H:1M), a espondilite associada à DII pode ocorrer em qualquer idade e em igual proporção entre homens e mulheres.[16]

Entesite

A entesopatia é uma manifestação importante das espondiloartrites em geral. Na DC e na RCU, pode ocorrer em uma frequência de 5,4 a 50% dos casos, afetando mais comumente os membros inferiores, nas inserções do tendão do calcâneo ou fáscia plantar, além do tendão patelar do joelho.

Outras manifestações extraintestinais

Uveíte anterior e episclerite podem estar presentes em 3,5 a 11,8% dos pacientes com RCU ou DC, podendo se manifestar antes, durante ou após o diagnóstico da DII. Entretanto, uveíte posterior aguda ou crônica também são relatadas.

Lesões mucocutâneas, como aftas orais, eritema nodoso e pioderma gangrenoso, podem estar presentes. O eritema nodoso é relatado em 3 a 15% dos pacientes e, em geral, está associado a artrite periférica e uveíte. Já o pioderma gangrenoso é raro, ocorre em 0,5 a 4% dos casos, sobretudo nos membros inferiores das mulheres, e costuma deixar cicatrizes após a resolução da ulceração.

AVALIAÇÃO DIAGNÓSTICA

Anemia microcítica hipocrômica (decorrente de inflamação crônica e sangramento intestinal), leucocitose, trombocitose e aumento das provas de atividade inflamatória (proteína C reativa e velocidade de hemossedimentação – VHS) são comuns. Não há marcador sorológico específico; FAN e fator reumatoide geralmente estão ausentes, enquanto anticorpos ANCA de padrão perinuclear são positivos em até 60% dos pacientes com RCU e em alguns com DC, e parecem ser dirigidos contra autoantígenos lactoferrina.[17] Coproculturas permitem afastar quadros agudos de artrite reumatoide secundária a patógenos como *Salmonella* ou *Yersinia*. O líquido sinovial é inflamatório, mas estéril. Os anticorpos marcadores da DC anti-*Saccharomyces cerevisiae* (ASCA) de classe IgA, mas não IgG, foram demonstrados em estudo de 87 pacientes com EpA positivos para HLA-B27 e sem sintomas gastrointestinais, especialmente nos com EA, embora sua associação com o desenvolvimento de DII em pacientes com EpA permaneça indefinida. Sacroileíte e espondilite estão associadas com a presença de HLA-B27, embora em frequências mais baixas do que na EA (33% *versus* 71%). Além disso, pacientes com EA e HLA-B27 negativos têm maior risco de desenvolver DII do que os HLA-B27 positivos.[11]

O estudo de Oxford[10] mostrou associação de artrite pauciarticular com HLA-B27 (27% *versus* 7% nos controles), HLA-B35 (32% *versus* 15%) e HLA-DRB1 0103 (33% *versus* 3%), e associação da forma poliarticular com o HLA-B44 (62% *versus* 30%). A presença de epítopo compartilhado associado com sinovite em pacientes com DII sem sacroileíte também foi demonstrada.[8] A avaliação radiológica revela edema dos tecidos moles nas fases de atividade inflamatória e erosões pouco frequentes em pacientes com artrite periférica autolimitada, enquanto na artrite persistente pode haver erosão e perda de espaço articular se os quadris estiverem afetados. Alterações típicas de EA podem ser observadas, com quadratura do corpo vertebral, osteopenia e formação de sindesmófitos marginais e bilaterais, além de ossificação da articulação apofisária, embora a frequência de sacroileíte assimétrica possa ser mais elevada. A tomografia computadorizada e a ressonância nuclear magnética podem mostrar lesões precoces na coluna e nas sacroilíacas, sobretudo de caráter inflamatório, e a entesite pode ser documentada por meio da ultrassonografia.

OUTRAS MANIFESTAÇÕES REUMATOLÓGICAS

A associação de DII com síndrome de Sjögren, artrite reumatoide, miopatia inflamatória, arterite de Takayasu e fibromialgia é menos comum. Osteoporose secundária pode ocorrer nos pacientes que receberam altas doses de glicocorticosteroides e por longos períodos, de modo que medidas profiláticas, como suplementos de cálcio e vitamina D, devem ser prescritas.

TRATAMENTO

O tratamento deve ser individualizado conforme a gravidade do quadro clínico. Quando necessária, a resolução cirúrgica parece controlar melhor a artrite na RCU do que na DC. Repouso relativo, fisioterapia e injeções intra-articulares de glicocorticosteroides podem ser suficientes para o controle da oligoartrite leve. Anti-inflamatórios não hormonais (AINH) podem ser utilizados de forma cautelosa e limitados ao menor tempo e à menor dose eficaz possíveis, por permitirem o controle sintomático e inflamatório, mas não evitam a destruição articular, podendo até exacerbar a DII e provocar úlceras no intestino delgado e cólon, tornando necessária a eventual utilização de corticosteroides.

A sulfassalazina e o ácido 5-aminossalicílico são úteis no controle da DII e da artrite, particularmente na RCU, enquanto, na artrite da DC, os resultados são controversos. Essas drogas não têm efeito na progressão da artrite agressiva e sua utilidade no envolvimento axial é marginal. Além disso, elas não impedem o desenvolvimento de DII em pacientes com EpA. Metotrexato, azatioprina, 6-mercaptopurina, ciclosporina e leflunomida podem ter efeito benéfico na artrite periférica e em outras manifestações extraintestinais, embora não existam estudos controlados que demonstrem sua eficácia.[18] Agentes imunobiológicos, como bloqueadores do TNF-alfa, melhoram as manifestações intestinais de pacientes com EpA e DII, especialmente infliximabe e adalimumabe na DC.[19] Atualmente, o infliximabe é o medicamento de primeira escolha para o tratamento de pacientes com EA ativa associada à DII, sendo aprovado para uso em crianças e adultos com DII. Outros bloqueadores de TNF-alfa, como o etanercepte, que é dirigido contra o receptor do TNF, não funcionam na DII, enquanto o golimumabe e o certolizumabe têm mostrado bons resultados.[20] Diante da relação de patogenicidade entre inflamação intestinal e articular nas EpA, outros agentes biológicos parecem ser promissores, como bloqueadores de interleucinas (IL-10, IL-11, IL-6), moléculas de adesão, quinases e integrinas (alfa-4 e alfa-4-beta-7), bem como a modulação de TLR.[21] O uso de probióticos na modulação da flora intestinal por bactérias e seus produtos tem sido proposto para pacientes com artralgia persistente nas fases iniciais da doença, antes que dano crônico seja estabelecido, via resposta mediada por IFN induzida por TLR9.[22]

REFERÊNCIAS BIBLIOGRÁFICAS

1. De Vos M, Mielants H, Cuvelier C, Elewaut A, Veys E. Long-term evolution of gut inflammation in patients with spondyloarthropathy. Gastroenterology 1996; 110:1696--703.

2. Leirisalo-Repo M, Turunen U, Stenman S, Helenius P, Seppälä K. High frequency of silent inflammatory bowel disease in spondylarthropathy. Arthritis Rheum 1994; 37:23-31.

3. Repiso A, Alcántara M, Muñoz-Rosas C, Rodríguez-Merlo R, Pérez-Grueso MJ, Carrobles JM et al. Extraintestinal manifestations of Crohn's disease: prevalence and related factors. Rev Esp Enferm Dig 2006; 98:510-7.

4. Paredes JM, Barrachina MM, Román J, Moreno-Osset E. Joint disease in inflammatory bowel disease. Gastroenterol Hepatol 2005; 28:240-9.

5. Scarpa R, del Puente A, DíArienzo A, di Girolamo C, della Valle G, Panarese A et al. The arthritis of ulcerative colitis: clinical and genetic aspects. J Rheumatol 1992; 19:373-7.

6. Turkcapar N, Toruner M, Soykan I, Aydintug OT, Cetinkaya H, Duzgun N et al. The prevalence of extraintestinal manifestations and HLA association in patients with inflammatory bowel disease. Rheumatol Int 2006; 26:663-8.

7. Salvarani C, Vlachonikolis IG, van der Heijde DM, Fornaciari G, Macchioni P, Beltrami M et al. Musculoskeletal manifestations in a population-based cohort of inflammatory bowel disease patients. Scand J Gastroenterol 2001; 36:1307-13.

8. Holden W, Orchard T, Wordsworth P. Enteropathic arthritis. Rheum Dis Clin North Am 2003; 29:513-30.

9. Gravallese EM, Kantrowitz FG. Arthritic manifestations of inflammatory bowel disease. Am J Gastroenterol 1988; 83:703-9.

10. Orchard TR, Wordsworth BP, Jewell DP. Peripheral arthropathies in inflammatory bowel disease: their articular distribution and natural history. Gut 1998; 42:387-91.

11. de Vlam K, Mielants H, Cuvelier C, De Keyser F, Veys EM, De Vos M. Spondyloarthropathy is underestimated in inflammatory bowel disease: prevalence and HLA association. J Rheumatol 2000; 27:2860-5.

12. Weiner SR, Clarke J, Taggart N, Utsinger PD. Rheumatic manifestations of inflammatory bowel disease. Semin Arthritis Rheum 1991; 20:353.

13. Dekker-Saeys BJ, Meuwissen SG, Van Den Berg-Loonen EM, De Haas WH, Agenant D, Tytgat GN. Ankylosing spondylitis and inflammatory bowel disease. II. Prevalence of peripheral arthritis, sacroiliíte, and ankylosing spondylitis in patients suffering from inflammatory bowel disease. Ann Rheum Dis 1978; 37:33-5.

14. Palm O, Moum B, Ongre A, Gran JT. Prevalence of ankylosing spondylitis and other spondyloarthropathies among patiénts with inflammatory bowel disease: a population study (the IBSEN study). J Rheumatol 2002; 29:511-5.

15. Wordsworth P. Arthritis and inflammatory bowel disease. Curr Rheumatol Rep 2000; 2:87-8.

16. De Keyser F, Elewaut D, De Vos M, De Vlam K, Cuvelier C, Mielants H et al. Bowel inflammation and the spondyloarthropathies. Rheum Dis Clin North Am 1998; 24:785-813, ix-x.

17. Török HP, Glas J, Gruber R, Brumberger V, Strasser C, Kellner H et al. Inflammatory bowel disease-specific autoantibodies in HLA-B27-associated spondyloarthropathies: increased prevalence of ASCA and pANCA. Digestion 2004; 70:49-54.

18. Padovan M, Castellino G, Govoni M, Trotta F. The treatment of the rheumatological manifestations of the inflammatory bowel diseases. Rheumatol Int 2006; 26:953-8.

19. Van den Bosch F, Kruithof E, De Vos M, De Keyser F, Mielants H. Crohn's disease associated with spondyloarthropathy: effect of TNF-alpha blockade with infliximab on articular symptoms. Lancet 2000; 356:1821-2.

20. Behm BW, Bickston SJ. Tumor necrosis factor-alpha antibody for maintenance of remission in Crohn's disease. Cochrane Database Syst Rev 2008; CD006893.

21. Van Assche G, Vermeire S, Rutgeerts P. Focus on mechanisms of inflammation in inflammatory bowel disease sites of inhibition: current and future therapies. Gastroenterol Clin North Am 2006; 35:743-56.

22. Karimi O, Peña AS. Indications and challenges of probiotics, prebiotics, and synbiotics in the management of arthralgias and spondyloarthropathies in inflammatory bowel disease. J Clin Gastroenterol 2008; 42(Suppl.3):S136-41.

RODOLFO DELFINI CANÇADO

MANIFESTAÇÕES HEMATOLÓGICAS NA DOENÇA INFLAMATÓRIA INTESTINAL

CAPÍTULO 11

HISTÓRICO DA DOENÇA INTESTINAL INFLAMATÓRIA (DII)

A doença inflamatória intestinal (DII) constitui um grupo de distúrbios intestinais que têm em comum uma série de sintomas, como diarreia crônica ou recorrente, dor abdominal, febre e anemia. Distinguem-se duas formas principais de DII: a doença de Crohn (DC) e a retocolite ulcerativa (RCU). A DC pode afetar qualquer parte do trato gastrointestinal (TGI), enquanto a RCU é restrita a cólon e reto.[1,2]

Embora o TGI seja a principal área afetada na maioria dos casos de DII, tanto a RCU como a DC constituem distúrbios sistêmicos frequentemente associados a manifestações extraintestinais, como na pele (pioderma gangrenoso, eritema nodoso), nas articulações (artralgia, artrite periférica ou espondiloartrite) ou nos olhos (uveíte ou conjuntivite). Além disso, a DII pode se manifestar juntamente com doenças crônicas inflamatórias de outros tecidos, como a psoríase, a colangite esclerosante primária e a espondilite anquilosante.[1,2]

PREVALÊNCIA DA ANEMIA NA DII

A anemia é uma das complicações sistêmicas mais comuns da DII. Índices de prevalência de 6 a 73% foram descritos na DC e 3 a 74% na RCU, respectivamente. Essa grande amplitude pode decorrer de diferenças em critérios (níveis de corte de hemoglobina) e em populações estudadas (p.ex., pacientes hospitalizados *versus* ambulatoriais). Embora a incidência da anemia pareça estar diminuindo nos últimos anos, principalmente em função de terapias mais eficientes com menos eventos adversos, ela ainda é a complicação sistêmica mais comum da DII.[1-6]

ORIGEM MULTIFATORIAL DA ANEMIA NA DII

A causa mais comum de anemia na DII é a deficiência de ferro (DF), observada em até 90% desses pacientes. Considera-se que a causa subjacente da DF seja primariamente a perda intestinal crônica de sangue através de ulcerações, que leva a um equilíbrio negativo de ferro e, assim, ao desenvolvimento de anemia ferropriva (AFP), geralmente associada a restrições alimentares e má-absorção (em parte, como resultado da inflamação).[1-6]

Além disso, mediadores de inflamação intestinal, como o fator de necrose tumoral alfa (TNF-alfa) ou o interferon delta (INF-delta) também podem afetar a eritropoiese e o metabolismo do ferro, o que reflete a presença de anemia de doença crônica (ADC). O índice de prevalência da ADC em pacientes com DII pode variar de 11 a 42%. A AFP e a ADC são frequentemente combinadas nesse tipo de paciente.[3,7-9]

Pode haver muitas outras causas de anemia na DII, normalmente menos frequentes, como a deficiência de vitamina B_{12}, em especial associada à ressecção ileal extensiva em pacientes com DC; a deficiência de ácido fólico e muitos agentes farmacológicos usados no tratamento da DII (como a azatioprina e a mesalazina), que podem interferir na eritropoiese; e a anemia hemolítica causada por possível mecanismo autoimune compartilhado da anemia. Todas as doenças com potencial de contribuição para a anemia frequentemente se sobrepõem (Tabela 11.1).[1,4,6]

Tabela 11.1 Causas de anemia em pacientes com DII

Etiologia da anemia	
Comum	Anemia ferropriva (AFP)
	Anemia de doença crônica (ADC)
Ocasional	Deficiência de vitamina B_{12}
	Deficiência de folato
	Medicamentosa (sulfassalazina, tiopurinas)
	Insuficiência renal
	Alcoolismo
	Hipotireoidismo
Excepcional	Anemia hemolítica
	Hemoglobinopatias
	Doenças de medula óssea (leucemias, linfomas, síndrome mielodisplásica)
	Infiltrações da medula óssea por câncer (próstata, mama, etc.)
	Anemia aplásica (frequentemente medicamentosa)

CONSEQUÊNCIAS CLÍNICAS E IMPACTO DA ANEMIA SOBRE A QUALIDADE DE VIDA DOS PACIENTES COM DII

Os sinais e os sintomas induzidos pela anemia dependem de seu grau e velocidade de evolução, bem como das necessidades de oxigênio do paciente (Quadro 11.1). É muito menos provável que haja sintomas quando a anemia evolui lentamente, pois há tempo para que as diversas forças homeostáticas se ajustem à capacidade reduzida de transporte de oxigênio do sangue.[1-6]

Quadro 11.1 Sinais e sintomas comuns da anemia

Fadiga, letargia, cãibras musculares
Fraqueza muscular
Palidez, unhas quebradiças, pica
Falta de ar, dispneia de esforço, dispneia em repouso
Palpitações, taquicardia, vertigem postural
Cefaleia, vertigem, tinido

(continua)

Quadro 11.1 Sinais e sintomas comuns da anemia (*continuação*)
Hipomenorreia/amenorreia
Redução da libido
Transtornos de sono, depressão, letargia, confusão mental, síncope
Hipotensão persistente e complicações potencialmente fatais, como insuficiência cardíaca congestiva, angina, arritmia e/ou infarto do miocárdio e morte

A anemia também reduz a capacidade de realizar as tarefas normais do dia a dia. A fadiga crônica é um sintoma comum da DII com anemia e está associada a consequências físicas, emocionais, psicológicas e sociais significativas, sendo virtualmente todos os aspectos da rotina diária afetados.

A repercussão da anemia sobre a qualidade de vida, tanto em pacientes em geral como, especificamente, em pacientes portadores de DII, é substancial. Além disso, a anemia pode prejudicar a qualidade de vida, a função cognitiva e a capacidade de trabalhar, mesmo na ausência de sintomas específicos.[4-6]

Diversos estudos em pacientes anêmicos com malignidades e insuficiência renal proporcionam evidências de que a correção da anemia é acompanhada por melhora nos níveis de energia e atividade, bem como da qualidade geral de vida. É interessante notar que melhora importante da qualidade de vida parece ocorrer quando os níveis de Hb passam de 11 para 12 g/dL.[1-6]

Assim, a anemia na DII não é somente um marcador laboratorial, mas um estado patológico que requer diagnóstico específico e abordagem terapêutica.

DIAGNÓSTICO DE ANEMIA EM PACIENTES COM DII

Os exames para diagnóstico de anemia devem ser iniciados se o nível de hemoglobina (Hb) estiver abaixo do normal. Os limites mínimos de Hb, abaixo dos quais a anemia é definida como presente, são os propostos pela Organização Mundial da Saúde (mulheres não gestantes < 12 g/dL; homens < 13 g/dL).[10] Os exames básicos incluem ferritina sérica, saturação de transferrina e proteína C reativa (PCR). Exames mais aprofundados (incluindo vitamina B_{12}, ácido fólico, haptoglobina, lactato desidrogenase, creatinina, reticulócitos e a contagem diferencial de leucócitos) devem ser feitos quando essas investigações não identificam a causa da anemia, ou quando a intervenção terapêutica não é bem-sucedida.

A maioria dos pacientes com DII apresenta anemia leve a moderada (Hb acima de 10 g/dL), mas, na presença de episódios de sangramento, a concentração de Hb pode cair ainda mais. Para proporcionar o tratamento adequado, é essencial a distinção entre AFP predominantemente, ou AFP com ADC.[4-6]

Enquanto a ADC costuma ser normocrômica e normocítica, a AFP ou AFP/ADC se apresenta mais frequentemente na forma de anemia microcítica e hipocrômica. Outras formas de ajudar a diferenciar os dois quadros incluem a quantificação de Hb com contagem de reticulócitos e a porcentagem de hemácias hipocrômicas, o que indica a disponibilidade de ferro para progenitores eritroides, bem como a determinação de hepcidina sérica. [4-6]

A ADC sem DF é incomum e somente observada após terapia de suplementação intravenosa de ferro excessiva. Ela se caracteriza por alterações típicas na homeostase do ferro. Enquanto os níveis de ferritina sérica (proteína de armazenamento de ferro) são baixos (< 30 μg/L) nos pacientes com AFP, eles são normais ou elevados nos pacientes com ADC. Isso se deve a dois fatores. Um é que os níveis mais altos de ferritina refletem a retenção de ferro dentro de monócitos e macrófagos; o outro é que a expressão de ferritina é induzida por inflamação e, portanto, os níveis de ferritina não espelham exatamente a quantidade de ferro armazenado em pacientes com DII, ao contrário do que se observa em indivíduos sem inflamação. Essa é a razão pela qual as diretrizes internacionais recomendam o uso de 100 μg/L como nível de corte inferior da ferritina na DII ativa (Tabela 11.2 e Figura 11.1). [4-6]

Tabela 11.2 Diagnóstico de anemia na DII	
Tipo de anemia	**Definição**
Anemia ferropriva	Em pacientes sem evidências de inflamação[#]:
	anemia* e ferritina sérica < 30 μg/L ou TSAT < 20%
	Em pacientes com inflamação:
	anemia* e ferritina sérica < 100 μg/L ou TSAT < 20%
Anemia de doença crônica	Em pacientes com inflamação:
	anemia* e ferritina sérica ≥ 100 μg/L ou TSAT < 20%

[#]Ausência de evidências bioquímicas (PCR, contagem de leucócitos) ou clínicas (diarreia, hematoquezia, achados endoscópicos) de inflamação.

*Definição de anemia da OMS: homens Hb < 13 g/dL, mulheres não gestantes Hb < 12 g/dL; TSAT: saturação de transferrina.

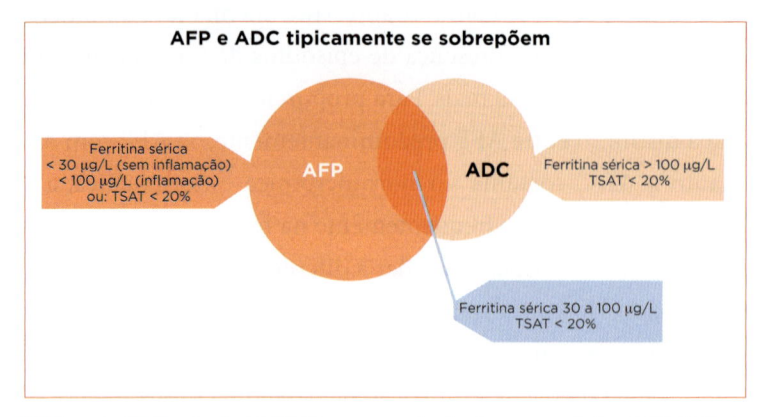

Figura 11.1 A anemia ferropriva (AFP) e a anemia de doença crônica (ADC) tipicamente se sobrepõem.

TSAT: saturação de transferrina.

Hemoglobina, ferritina sérica e PCR devem ser usadas para triagem laboratorial. Para pacientes em remissão ou portadores de doença leve, as avaliações devem ser feitas a cada 6 a 12 meses. Em pacientes ambulatoriais com doença ativa, esses exames devem ser repetidos pelo menos a cada três meses. Pacientes com risco de deficiência de vitamina B_{12} ou ácido fólico (p.ex., doença ou ressecção do intestino delgado) requerem o devido acompanhamento. Os níveis séricos de vitamina B_{12} e ácido fólico devem ser medidos pelo menos anualmente ou em caso de macrocitose.[4]

PAPEL DO TRATAMENTO DA DII NA CORREÇÃO DA ANEMIA

Existe uma correlação geral entre atividade da doença e intensidade da anemia.[9] A doença ativa pode causar anemia em razão dos diversos fatores mencionados acima. Assim, a medida mais importante para o tratamento da anemia na DII é o tratamento da causa subjacente. Embora aparentemente óbvio, esse passo às vezes é esquecido na prática clínica real. Além disso, o efeito a longo prazo de alívio da anemia depende do tratamento adequado da própria inflamação intestinal. Todo esforço para alcançar esse fim deve ser tomado para evitar a anemia recorrente.[4-6,9]

METAS DO TRATAMENTO DA ANEMIA EM PACIENTES COM DII

As metas do tratamento da anemia em pacientes com DII são: corrigir a anemia e restaurar as reservas do organismo (aumento dos níveis de Hb e ferritina sérica acima do limite normal mais baixo, respectivamente), prevenir de novas quedas em Hb, evitar o uso de transfusões de sangue, aliar os sintomas relacionados à anemia e melhorar a qualidade de vida.[1-6]

QUANDO INICIAR A SUPLEMENTAÇÃO DE FERRO EM PACIENTES ANÊMICOS COM DII?

Não se deve supor que certo grau de anemia é um achado normal em pacientes com DII e que, consequentemente, eles não precisam ser tratados. A suplementação de ferro deve ser iniciada em todos os pacientes quando a anemia é detectada (Hb < 13 g/dL nos homens, e < 12 g/dL nas mulheres).[1-6] A decisão de iniciar a terapia depende de sintomas, etiologia e gravidade, taxa de alteração, comorbidades e efeitos adversos em potencial da terapia.[4]

POR QUANTO TEMPO MANTER E QUANDO CESSAR A SUPLEMENTAÇÃO DE FERRO EM PACIENTES ANÊMICOS COM DII?

Todo paciente deve receber suplementação de ferro suficiente para corrigir a anemia (Hb >13 g/dL nos homens, e > 12 g/dL nas mulheres) e refazer as reservas do organismo (ferritina sérica > 30 ou > 100 µg/L sem ou com inflamação, respectivamente; e TSAT > 20%).[1-6]

Define-se a resposta adequada à suplementação de ferro como o aumento mínimo da concentração de Hb de 2 g/dL no intervalo de 2 a 4 semanas ou quando o valor normal é alcançado após 4 semanas de tratamento. Se a resposta terapêutica for inadequada, o tratamento deve ser verificado (em termos de dosagem tomada e adesão à terapia), intensificado (p.ex., troca da suplementação oral de ferro pelo tratamento IV), trocado (adição de agentes eritropoiéticos) ou a causa da anemia deve ser reavaliada (possivelmente com a ajuda de um hematologista).[4-6]

Portanto, a resposta ao tratamento deve ser avaliada regularmente pela medida de Hb em intervalos de 4 semanas nos pacientes assintomáticos e mais cedo em pacientes sintomáticos, para o devido ajuste do tratamento. Ao monitorar a suplementação oral de ferro, um nível de ferritina sérica > 100 µg/L indica reservas de ferro adequadas. Por outro lado, a ferritina sérica não é útil para monitorar o efeito da suplementação intravenosa (IV) de ferro, pois os valores estarão "falsamente" altos. Nessas situações, deve-se usar a TSAT (> 50% indica sobrecarga de ferro), lembrando que o risco de sobrecarga de ferro é considerado muito baixo em populações com perda de sangue contínua.[4-6]

COMO TRATAR PACIENTES ANÊMICOS COM DII: SUPLEMENTAÇÃO DE FERRO ORAL OU PARENTERAL?

A suplementação oral de ferro costuma ser a primeira escolha para o tratamento da AFP, em razão de sua eficácia, do perfil relativamente seguro e do baixo custo. No entanto, infelizmente, em muitos quadros com DF, o ferro oral está longe de ser o tratamento ideal principalmente por causa de seus eventos adversos gastrointestinais (EA), bem como do longo intervalo necessário para resolução da anemia e restauração das reservas do organismo. A falta de adesão ao curso prescrito de ferro oral é comum e, mesmo entre os pacientes que aderem ao tratamento, a absorção duodenal de ferro insuficiente não consegue compensar a necessidade do elemento, principalmente na presença de perda sanguínea persistente ou doença inflamatória.

A absorção intestinal do ferro oral em pacientes com DII é comprometida por muitas causas, como: a atividade da doença (níveis elevados de hepcidina podem inibir a absorção de ferro no TGI); o agravamento da inflamação intestinal pelo ferro não absorvido (que tem o potencial de exacerbar a atividade da DII); a resposta lenta (em comparação com o ferro IV), principalmente em pacientes com sangramento persistente, quando a perda excede a capacidade de absorção intestinal do ferro; e a alta prevalência de eventos adversos gastrointestinais, levando a baixos índices de tolerância e adesão à terapia oral com ferro.[1,4,5]

Pacientes com DII anêmicos raramente apresentam deficiência de ferro inferior a 1.000 mg, demonstrando uma limitação clara do uso de ferro oral, pois somente é possível absorver 10 a 20 mg de ferro oral por dia. [1,4,5,11-13]

Dessa forma, uma vez que a absorção e a eficácia do ferro oral estão comprometidas nos pacientes com DII, o ferro oral, se usado, deve ser recomendado em baixas doses (p.ex., 50 a 100 mg de ferro elementar diariamente), sendo monitoradas tanto a resposta como a tolerância. O tratamento deve ser trocado para IV, se necessário.

A eficácia e a segurança do ferro IV, principalmente a ferro-sacarose, para tratamento da AFP na população geral, têm sido demonstradas em diversos estudos.[14-18] Embora a experiência com IV na DII seja mais limitada, ela é, da mesma forma, animadora.

Em 2000, a ferro-sacarose (FS) (Venofer) foi aprovada nos Estados Unidos, embora já fosse usada há muito tempo na Europa. De longe, a mais larga experiência na literatura publicada é com essa formulação. A FS pode ser administrada com segurança como infusão de 30 a 45 minutos em doses de 100 ou 200 mg (diluídas em 100 ou 250 mL de NaCl a 0,9%, respectivamente) e a dosagem máxima semanal não deve exceder 600 mg. Quando doses acima do recomendado não são infundidas, eventos adversos raramente acontecem. A dosagem cumulativa de ferro IV necessária para restaurar as reservas pode ser calculada usando a fórmula de Ganzoni: déficit de ferro (mg) = peso (kg) × [meta de Hb − Hb real (g/dL)] × 0,24 + reserva de ferro (500 mg).

Foi demonstrado que a ferro-sacarose IV é mais eficaz (em termos de resposta mais rápida e prolongada) do que os suplementos orais; ela tem um perfil de segurança melhor, que pode influenciar positivamente a adesão dos pacientes com DII, e constitui uma opção alternativa importante à transfusão sanguínea em uma série de cenários clínicos e cirúrgicos, o que leva à redução significativa da necessidade de transfusões de sangue. A incidência de anafilaxia grave potencialmente fatal com FS é de 0,002%, *versus* 0,6 a 2,3% e 0,04% com ferro dextran de alto peso molecular e gluconato férrico, respectivamente. Além disso, reações fatais de hipersensibilidade não foram reportadas com FS.[14]

A estratégia terapêutica inicial da AFP em pacientes com DII deve ser baseada no nível de Hb. Pacientes com hemoglobina > 10 g/dL devem começar o tratamento com ferro oral, enquanto nos casos com níveis ≤ 10 g/dL, a via IV seria a de escolha. Ferro IV também deve ser prescrito para pacientes com hemoglobina > 10 g/dL na presença de intolerância à formulação oral. Em resumo, as indicações estabelecidas para uso de ferro IV são: anemia moderada a grave (Hb < 10 g/dL), necessidade de recuperação rápida na anemia leve, intolerância ou resposta inadequada à terapia oral, grau de atividade da doença intestinal grave, terapia concomitante com agente eritropoiético e preferência do paciente.[14-18]

Embora na DII a ferro-sacarose seja a formulação IV mais usada, existem novas preparações IV com ferro que teoricamente podem ser usadas, com incidência extremamente baixa de EA, principalmente EA graves; porém, dados sobre populações específicas com DII ainda não estão disponíveis.[14] A experiência com ferro dextran de baixo peso molecular é, contudo, mais ampla e animadora, além de uma nova molécula, a carboximaltose férrica, que merece ser mencionada, pois suas características farmacocinéticas e a experiência clínica preliminar parecem muito promissoras, tendo sido obtidas diretamente de uma população com DII.[14-16]

PAPEL DA ERITROPOIETINA PARA TRATAMENTO DA ANEMIA NA DII

Como previamente mencionado, a anemia em pacientes com DII resulta principalmente da DF causada por perda intestinal crônica de sangue. No entanto, a inflamação intestinal é mediada pela superprodução de citocinas, que pode contribuir para a geração de anemia na doença crônica, acompanhada pela produção inadequada de eritropoietina (EPO). Assim, a anemia associada à DII é um exemplo singular da associação entre AFP e ADC. Tendo sido usada primeiramente na insuficiência renal crônica, a EPO recombinante humana mostra-se eficaz para tratamento da anemia que acompanha diversas doenças crônicas. Nos últimos anos, vários estudos avaliaram a eficácia da EPO em pacientes com DII, com relato de resultados promissores. Ainda assim, como o custo da EPO é muito superior ao do ferro IV, este último deve ser considerado a terapia de primeira linha nos casos de anemia grave, enquanto a EPO deve ser usada em pessoas com níveis baixos de EPO ou que não respondem ao ferro IV. É preciso lembrar-se sempre de excluir ou corrigir outras causas de anemia em pacientes com DII antes de administrar a EPO. Por fim, a EPO deve ser reservada para casos em que o tratamento agressivo da DII (incluindo terapia imunossupressiva) não controlou a inflamação, o que enfatiza a ideia de que a EPO é um adjunto, e não uma alternativa, para terapia adequada da DII.[19-21]

Para intensificar o efeito da EPO, a droga deve ser sempre associada à suplementação de ferro IV, pois pode haver uma DF funcional, definida como a disponibilidade insuficiente de ferro para eritropoiese a despeito de reservas normais no organismo. No caso específico da DC, o estado nutricional de ácido fólico e vitamina B_{12} também deve ser monitorado com frequência, e toda falta devidamente corrigida.[19-21]

ADMINISTRAÇÃO DE SUPLEMENTOS VITAMÍNICOS

A medição dos níveis séricos de folato e vitamina B_{12} tem muitas limitações e nem sempre é confiável. Na presença de macrocitose ou anemia não explicada, principalmente em pacientes com ressecção do íleo, devem ser medidos os níveis séricos de homocisteína e ácido metilmalônico.[4]

PAPEL DA TRANSFUSÃO SANGUÍNEA PARA TRATAMENTO DA ANEMIA NA DII

As transfusões de sangue são amplamente usadas como intervenção imediata para a correção rápida da anemia grave ou potencialmente fatal. A decisão de administrar sangue não deve, portanto, ser baseada somente no nível de Hb, mas também levar em conta a situação clínica (incluindo taxa de sangramento, condição hemodinâmica, idade e comorbidades), sendo que a decisão cabe sempre ao médico responsável.[4,22]

A conduta deve ser direcionada para diagnóstico e cessação do sangramento intestinal. A transfusão de sangue não substitui o tratamento da AFP com ferro IV, possivelmente associado à EPO.[4]

NOVAS ESTRATÉGIAS TERAPÊUTICAS PARA TRATAMENTO DA ANEMIA NA DII

Bergamaschi et al.[23] apresentaram dados sobre os efeitos terapêuticos do tratamento com anti-TNF-alfa mais infliximabe na resolução da anemia em um subgrupo de pacientes com DC. Eles descobriram que os pacientes que responderam ao tratamento começaram a apresentar melhora da anemia no intervalo de 2 semanas após a primeira infusão de infliximabe. Esse resultado ocorreu em paralelo com uma melhora significativa do índice de atividade da DC. Observou-se que os pacientes responsivos à terapia apresentaram aumento dos níveis de EPO endógena ao longo do tempo, enquanto os níveis de ferritina caíram, o que pode indicar a mobilização do ferro também refletida por um leve aumento da saturação de transferrina. Os dados sugerem que o infliximabe neutraliza os efeitos inibitórios da TNF-alfa sobre a produção de EPO, e aumenta a disponibilidade de ferro para eritropoiese. Em termos mecânicos, isso pode ser explicado pela formação reduzida de ferritina e hepcidina induzida por citocinas e subsequente melhora da absorção intestinal de ferro, além da liberação de ferro de macrófagos por meio da exportação do elemento mediada por ferroportina.

Certamente, são necessárias informações mais detalhadas sobre os mecanismos subjacentes pelos quais o infliximabe melhora a anemia em muitos, mas não em todos os pacientes com DII. Deve-se ainda considerar se outras terapias podem ser eficazes. Por exemplo, uma vez que a interleucina-6 é o principal indutor já identificado de hepcidina gerado por inflamação, a terapia com anti-interleucina-6 pode ser uma abordagem ainda mais promissora para a resolução da anemia em pacientes com DII. Novas estratégias terapêuticas também podem surgir do conhecimento que se expande sobre a fisiopatologia da ADC e circuitos regulatórios subjacentes da homeostase do ferro. Essas novas terapias podem incluir a neutralização da hepcidina para vencer a retenção de ferro em monócitos/macrófagos, modificadores da eritropoietina e/ou da sensibilidade dos receptores de eritropoietina, bem como novos hormônios e citocinas/anticitocinas que podem estimular efetivamente a eritropoiese e/ou contrabalançar a limitação de ferro nas doenças com inflamação.[1-6]

CONCLUSÃO

A anemia é muito comum na DII e não se deve supor que certo grau de anemia constitua um achado normal nos pacientes com DII, sem que seja necessário tratá-la. Pelo contrário, a anemia deve ser diagnosticada, investigada e tratada agressivamente.

A anemia na DII é frequentemente complexa e provavelmente de origem multifatorial, sendo, muitas vezes, o resultado de uma combinação entre AFP e ADC.

Embora, em muitos casos, a anemia ocorra paralelamente à atividade clínica da doença, muitos pacientes em remissão têm anemia, assim como deficiência de ferro, vitamina B_{12} e/ou ácido fólico.

A anemia e a deficiência de ferro sem anemia têm consequências importantes para o estado clínico e a qualidade de vida do paciente.

A suplementação oral de ferro é pouco absorvida em razão do estado inflamatório associado à DII e pode provocar intolerância gastrointestinal e insucesso do tratamento. O uso de formulações orais com ferro limita-se a pacientes com anemia leve e que toleram o tratamento por via oral.

A rota intravenosa para administração de ferro é a de preferência para tratar a AFP em pacientes portadores de DII e deve ser considerada, pois com ela não há risco de potencialização dos sintomas da DII, e a correção da anemia e a repleção de ferro são rápidas.

REFERÊNCIAS BIBLIOGRÁFICAS

1. Weiss G, Gasche C. Pathogenesis and treatment of anemia in inflammatory bowel disease. Haematologica 2010; 95(2):175-1.

2. Kulnigg S, Gasche C. Systematic review: managing anaemia in Crohn's disease. Aliment PharmacolTher 2006; 24:1507–23.

3. Gasche C, Lomer MC, Cavill I, Weiss G. Iron, anaemia, and inflammatory bowel diseases. Gut 2004;53(8):1190–7.

4. Gasche C, Berstad A, Befrits R, Beglinger C, Dignass A, Erichsen K, Gomollon F, Hjortswang H, Koutroubakis I, Kulnigg S et al. Guidelines on the diagnosis and management of iron deficiency and anemia in inflammatory bowel diseases. Inflamm Bowel Dis 2007;13:1545–53.

5. Gisbert JP, Gomollón F. Common misconceptions in the diagnosis and management of anemia in inflammatory bowel disease. Am J Gastroenterol 2008;103:1299–1307.

6. Gomollon F, Gisbert JP. Anemia and inflammatory bowel diseases. World J Gastroenterol 2009;15(37):4659–65.

7. Weiss G, Goodnough LT. Anemia of Chronic Disease. N Engl J Med 2005; 352:1011–23.

8. Nemeth E, Tuttle MS, Powelson J, Vaughn MB, Donovan A, Ward DM et al. Hepcidin regulates cellular iron efflux by binding to ferroportin and inducing its internalization. Science. 2004;306(5704):2090–3.

9. Semrin G, Fishman DS, Bousvaros A, Zholudev A, Saunders AC, Correia CE, Nemeth E, Grand RJ, Weinstein DA. Impaired intestinal iron absorption in Crohn's disease correlates with disease activity and markers of inflammation. Inflamm Bowel Dis 2006;12:1101–6.

10. WHO, UNICEF, UNU. Iron deficiency anaemia: assessment, prevention, and control. A guide for programme managers. Geneva: World Health Organization, 2001. WHO/NHD/01.3.

11. De Silva AD, Mylonaki M, Rampton DS. Oral iron therapy in inflammatory bowel disease: usage, tolerance, and efficacy. Inflammatory Bowel Diseases 2003; 9:316-20.

12. Erichsen K, Ulvik RJ, Nysaeter G, Johansen J, Ostborg J, Berstad A, Berge RK, Hausken T. Oral ferrous fumarate or intravenous iron sucrose for patients with inflammatory bowel disease. Scand J Gastroenterol 2005;40:1058-65.

13. Schröder O, Mickisch O, Seidler U, de Weerth A, Dignass AU, Herfarth H, Reinshagen M, Schreiber S, Junge U, Schrott M et al. Intravenous iron sucrose versus oral iron supplementation for the treatment of iron deficiency anemia in patients with inflammatory bowel disease – a randomized, controlled, open-label, multicenter study. Am J Gastroenterol 2005;100:2503-9.

14. Auerbach M, Ballard H, Glaspy J. Clinical update: intravenous iron for anaemia. Lancet 2007;369:1502-4.

15. Bodemar G, Kechagias S, Almer S, Danielson BG. Treatment of anaemia in inflammatory bowel disease with iron sucrose. Scand J Gastroenterol 2004;39:454-8.

16. Kulnigg S, Stoinov S, Simanenkov V, Dudar LV, Karnafel W, Garcia LC, Sambuelli AM, D'Haens G, Gasche C. A novel intravenous iron formulation for treatment of anemia in inflammatory bowel disease: the ferric carboxymaltose (FERINJECT) randomized controlled trial. Am J Gastroenterol 2008;103:1182-92.

17. Lindgren S, Wikman O, Befrits R, Blom H, Eriksson A, Grännö C et al. Intravenous iron sucrose is superior to oral iron sulphate for correcting anaemia and restoring iron stores in DII patients: a randomized, controlled, evaluator-blind, multicentre study. Scand J Gastroenterol 2009;44(7):838-45.

18. Kulnigg S, Teischinger L, Dejaco C, Waldhör T, Gasche C. Rapid recurrence of DII--associated anemia and iron deficiency after intravenous iron sucrose and erythropoietin treatment. Am J Gastroenterol 2009;104(6):1460-7.

19. Gasché C, Dejaco C, Waldhoer T, Tillinger W, Reinisch W, Fueger GF et al. Intravenous iron and erythropoietin for anemia associated with Crohn disease. A randomized, controlled trial. Ann Intern Med 1997;126(10):782-7.

20. Tsiolakidou G, Koutroubakis IE. Stimulating erythropoiesis in inflammatory bowel disease associated anemia. World J Gastroenterol 2007;13:4798-806.

21. Kulnigg S, Teischinger L, Dejaco C, Waldhör T, Gasche C. Rapid recurrence of DII-
-associated anemia and iron deficiency after intravenous iron sucrose and erythropoietin treatment. Am J Gastroenterol 2009;104:1460-7.

22. Marik PE, Corwin HL. Efficacy of red blood cell transfusion in the critically ill: a systematic review of the literature. Crit Care Med 2008;36(9):2667-74.

23. Bergamaschi G, Di Sabatino A, Albertini R, Ardizzone S, Biancheri P, Bonetti E et al.
Prevalence and pathogenesis of anemia in inflammatory bowel disease. Influence
of anti-tumor necrosis factor-alpha treatment. Haematologica 2010;95(1):199-205.

MANIFESTAÇÕES TROMBOEMBÓLICAS NA DOENÇA INFLAMATÓRIA INTESTINAL

ELBIO ANTONIO D'AMICO
AUDREY KRÜSE ZEINAD VALIM
PATRÍCIA LIMA JUNQUEIRA

INTRODUÇÃO

Os eventos trombóticos venosos e arteriais representam importantes causas de morbidade e mortalidade nos pacientes com retocolite ulcerativa (RCU) e doença de Crohn (DC).[1] A associação entre doenças inflamatórias intestinais (DII) e trombose venosa e arterial é conhecida desde 1936, quando Bargen e Barken, estudando 1.500 pacientes com doença crônica ulcerativa, descreveram a ocorrência de episódios de tromboflebite e trombose arterial, que foram suficientemente extensos e graves em 1,2% deles.[2]

Até hoje, ainda não estão precisamente esclarecidos os mecanismos que interligam a DII aos eventos trombóticos, bem como as melhores medidas tromboprofiláticas para esses pacientes. Especula-se que os eventos trombóticos possam ter implicação na patogênese da DII.[3]

EPIDEMIOLOGIA

Embora seja relatado risco de tromboembolismo 3 a 4 vezes maior nos pacientes com RCU ou DC, em comparação com a população em geral,[1,3,4] ainda não está bem estabelecida a real incidência desses eventos nos portadores dessas doenças.

As taxas variam de acordo com o tipo de estudo realizado, sendo relatadas de 1 a 10% em estudos clínicos e de 39 a 41% em trabalhos de necropsia.[4,5] O fato de muitos desses trabalhos terem sido realizados em uma época em que o tratamento era mais invasivo, com maior frequência de procedimentos cirúrgicos, além de não serem empregadas medidas tromboprofiláticas mecânicas e/ou farmacológicas, explica a ampla variação de incidência de tromboembolismo nesses estudos.[3]

Descreve-se que o risco de recorrência de tromboembolismo venoso (TEV) (trombose venosa profunda e embolia pulmonar) oscila entre 10 e 13%, independentemente do tratamento clínico instituído, com taxas de mortalidade de 8 a 25%.[1,6] A associação de DII com período puerperal implica maior risco de TEV, provavelmente em decorrência do estado de hipercoagulabilidade sanguínea que se desenvolve durante a gestação e se mantém durante a gravidez e o puerpério. Contudo, enquanto nas puérperas com DC o valor preditivo calculado foi de 6,1, naquelas com RCU foi de 8,4.[1]

Quanto aos eventos trombóticos arteriais, um trabalho realizado com 17.487 pacientes com DII e 69.948 controles pareados mostrou que esses pacientes apresentaram risco aumentado para isquemia mesentérica aguda (RR = 11,2), sem maior risco para infarto agudo do miocárdio (IAM) e ataque isquêmico transitório. Contudo, mulheres com idade inferior a 40 anos mostraram maior risco para acidente vascular cerebral isquêmico (AVCi) (RR = 2,1), enquanto aquelas na faixa etária entre 40 e 59 anos apresentaram maior risco para IAM (RR = 1,6). O risco de ocorrência para qualquer evento oclusivo arterial foi igual para DC e RCU.[6]

Embora seja relatado que o risco do desenvolvimento de complicações tromboembólicas seja igual tanto na DC quanto na RCU,[4] outros autores relatam maior frequência na RCU. Dessa maneira, um trabalho populacional de coorte resultou na incidência de TEV de 40:10.000 pessoas por ano para DC e de 50:10.000 pessoas por ano para a RCU.[3]

Demonstra-se relação inversamente proporcional entre a idade de diagnóstico da DII e o risco de TEV. Dessa maneira, em pacientes com idade igual ou inferior a 40 anos, internados com DII, o valor preditivo para TEV foi de 4,3 para a RCU e 3,3 para a DC, quando comparados com pacientes hospitalizados sem DII; com idade superior a 40 anos, a presença de RCU associou-se a risco pouco maior (valor preditivo – VP = 1,5), ao passo que isso não foi observado para a DC.[1]

A fase e a extensão da DII também parecem ter influência sobre a ocorrência de episódios tromboembólicos. Assim, na fase ativa da doença, os eventos vaso-oclusivos são mais observados, embora 1/3 dessas complicações possa ocorrer no período quiescente.[1,3] Um trabalho que analisou 98 pacientes com DII e tromboembolismo mostrou que a maioria dos pacientes com DC tinha doença colônica, enquanto aqueles com RCU apresentavam doença extensa.[3]

PATOGÊNESE

A etiologia dos eventos trombóticos na DII é multifatorial. Os eventos vaso-oclusivos são considerados resultantes de um ou mais defeitos que ocorrem nos mecanismos de defesa do organismo contra a trombose. As anormalidades da coagulação têm sido classificadas sob a rubrica conhecida por tríade de Virchow, descrita por Rudolf Virchow em 1866. Essa tríade pode ser estabelecida e resumida em:

- defeitos no fluxo sanguíneo, resultando em estase;
- anormalidades no equilíbrio normal entre proteínas pró-coagulantes e anticoagulantes, levando à ativação das proteínas coagulantes;
- alterações endoteliais que finalizam na mudança das características anticoagulantes endoteliais para um padrão pró-coagulante.[7]

Já foram descritas alterações funcionais na vasculatura intestinal durante as fases inflamatórias aguda e crônica da DC e RCU, as quais poderiam contribuir para o maior risco de tromboembolismo. Estudos em lesões cronicamente inflamadas de DC e RCU mostram alterações significativas na fisiologia e na função microvascular, quando comparadas com vasos saudáveis e de áreas intestinais não acometidas pela DII, além de aumento de estenoses microvasculares e significativa redução da perfusão, sugerindo isquemia intestinal crônica.[8] Essas alterações microvasculares e perfusionais poderiam contribuir para reparação anormal da mucosa intestinal na DC e na RCU.[9]

Tem sido investigada a presença de fatores ativadores, adquiridos e hereditários, que resulta em um estado de hipercoagulabilidade e protrombótico na DII. Vários fatores adquiridos são descritos, como processo inflamatório, cirurgia, imobilização prolongada, cateter venoso central, desidratação, uso de corticosteroides, uso de contraceptivos orais, tabagismo, presença de anticorpos antifosfólipides e hiper-homocisteinemia.[1] Entre eles, o mais importante provavelmente é o processo inflamatório, uma vez que está bem estabelecida sua interação com a coagulação, com a inflamação ativando a coagulação e esta modulando a atividade inflamatória.[10] Com essa finalidade, foi realizado estudo para investigar a incidência de eventos trombóticos nos pacientes com doenças inflamatórias, em que se incluíram RCU, DC, doença celíaca e artrite reumatoide. Pode-se confirmar que os pacientes com DII apresentaram maior risco para o desenvolvimento de eventos de tromboembolismo, porém isso não foi observado nos pacientes com outras doenças inflamatórias crônicas, sendo, então, admitido que os eventos de tromboembolismo correspondem a uma manifestação extraintestinal específica da DII.[11]

São poucos os trabalhos que avaliaram a presença dos anticorpos antifosfólipides nos pacientes com DII. Chiarantini et al. mostraram que aproximadamente 1/3 desses pacientes teve exames positivos para a presença do anticoagulante lúpico e/ou anticorpos antifosfólipides, porém aparentemente sem correlação com tendência trombótica.[12] Concentrações elevadas de homocisteína são mais frequentemente encontradas em pacientes com DII do que na população geral.[13] Contudo, isso pode ser decorrente dos baixos níveis plasmáticos de ácido fólico, vitamina B6 e vitamina B12, o que é um achado comum nesses pacientes. Tem sido demonstrado que a suplementação vitamínica normaliza as altas concentrações de homocisteína do plasma.[13]

Também existem poucos trabalhos sobre os marcadores laboratoriais de trombofilia hereditária (mutação G20210A do gene da protrombina, fator V de Leiden, deficiência de antitrombina, deficiência de proteína C e deficiência de proteína S), os quais não mostraram maior prevalência dessas anormalidades hereditárias nos portadores de DII em relação à população em geral.[1,14,15] Portanto, a grande maioria dos dados aponta para uma participação mais importante dos fatores protrombóticos adquiridos, em relação aos congênitos, no desenvolvimento de eventos vaso-oclusivos, particularmente na fase ativa da DII.[1]

Outros mecanismos poderiam estar implicados como responsáveis pelo estado de hipercoagulabilidade da DII. Alguns autores relatam a presença de hiperagregabilidade plaquetária na fase ativa da doença,[12] e outros, o aumento de micropartículas também durante a fase aguda.[13]

MANIFESTAÇÕES CLÍNICAS

A grande maioria dos eventos trombóticos que ocorrem em pacientes com DC ou RCU corresponde aos episódios vaso-oclusivos em território venoso. A trombose venosa profunda dos membros inferiores e a embolia pulmonar representam 75% dos eventos trombóticos nesses pacientes, sendo a incidência da trombose venosa profunda aproximadamente 3 vezes superior à da embolia pulmonar.[1] Como é desafiador o diagnóstico de TEV no paciente com DII, uma vez que ele pode ser assintomático ou apresentar poucos sinais e sintomas específicos, deve-se reduzir o limiar de suspeita, com procedimentos diagnósticos ágeis e tratamento precoce, em decorrência da elevada mortalidade desses eventos nessa população de pacientes.

São descritos outros locais de trombose venosa, como seios venosos cerebrais, veia retiniana, sistema venoso portal, veia cava e veias hepáticas.[1] Tem importância também, por conta da possibilidade de diagnóstico diferencial etiológico, a associação entre RCU e tromboflebite migratória.[3] A trombose venosa portal tem sido diagnosticada mais frequentemente após o início do emprego da ultrassonografia e tomografia computadorizada. Esses processos vaso-oclusivos afetam mais comumente a veia porta e a veia mesentérica superior, sendo mais observadas após retocolectomia total com bolsa ileal, o que enfatiza a importância da cirurgia como fator de risco trombótico.[4] Esses eventos também são comuns em pacientes dependentes de corticosteroides e naqueles que não fazem profilaxia antitrombótica com heparina. Estima-se que a trombose portal ocorra em 6% dos pacientes após retocolectomia total com bolsa ileal para DII, e em 4,8% dos submetidos à colectomia total da veia mesentérica superior.[4] Após ressecções ileocólicas limitadas, os eventos trombóticos venosos do sistema portal são pouco comuns.[4]

Os episódios de trombose arterial são menos comuns, mas podem acometer artérias cerebrais, retiniana, carótida, coronárias, esplâncnica, renal, aorta e

de extremidades.[1,6] Os eventos mais comuns acometem intestino delgado, cólon e membros inferiores.[1,6] Os eventos arteriais esplâncnicos muitas vezes são
inicialmente interpretados como exacerbação clínica da DC ou RCU. Contudo,
como são associados à elevada taxa de mortalidade, episódios de dor abdominal importante, associada à ausência de sinais abdominais e à hipovolemia,
devem ser investigados rapidamente com (angio)tomografia de abdome, com
a finalidade de confirmar o diagnóstico, avaliar sua extensão e propor medidas
terapêuticas.[1]

TRATAMENTO E EVOLUÇÃO CLÍNICA

O tratamento do TEV nos pacientes com DII não difere do tratamento utilizado na população geral. Contudo, a decisão quanto ao tratamento é desafiadora
por algumas razões, como a ausência de normatização estabelecida, o risco de
sangramento intestinal e a possibilidade de recorrência trombótica e mesmo
de mortalidade, caso o tratamento seja inadequado.[1,4]

O principal questionamento é quanto à duração do tratamento anticoagulante com medicações antivitamina K (varfarina). Teoricamente, nos casos com
fatores de risco potencialmente reversíveis, o tratamento deve ser mantido até a
remoção desse fator agravante ou desencadeante.[1] Por isso, é importante reduzir
a gravidade do processo inflamatório com tratamento farmacológico adequado,
diminuir o tratamento com corticosteroides, evitar imobilizações e hospitalizações, minimizar o emprego de cateteres venosos centrais, interromper o uso de
contraceptivos orais e o tabagismo, além de fazer reposição vitamínica adequada (B6, B12 e folato).[1] No caso de hospitalizações, preconiza-se o emprego pro-
filático de heparina de baixo peso molecular, heparina clássica, fondaparinux ou
medidas mecânicas (compressão pneumática intermitente de membros inferiores e meias elásticas), quando a profilaxia medicamentosa é contraindicada.[16]
Os pacientes com evento tromboembólico venoso com fator de risco reversível
ou temporário deveriam ser tratados por, no mínimo, 3 meses.[17] Nas tromboses
do sistema venoso portal, admite-se que 6 meses de tratamento é um período
adequado.[1] Nos casos de tromboses arteriais, pode ser cogitado o tratamento
com agentes trombolíticos, fibrinolíticos ou procedimentos cirúrgicos (trom-
boembolectomia ou derivação arterial).[1]

REFERÊNCIAS BIBLIOGRÁFICAS

1. Fabio FD, Lykoudis P, Gordon PH. Thromboembolism in inflammatory bowel disease: an insidious association requiring a high degree of vigilance. Sem Thromb Hemost 2011; 37(3):220-5.

2. Bargen JA, Barker NW. Extensive arterial and venous thrombosis complicating chronic ulcerative colitis. Arch Int Med 1936; 58(1):17-31.

3. Irving PM, Pasi KJ, Rampton DS. Thrombosis and inflammatory bowel disease. Clin Gastroenterol Hepatol 2005; 3:617-28.

4. Fabio FD, Obrand D, Satin R, Gordon PH. Intra-abdominal venous and arterial thromboembolism in inflammatory bowel disease. Dis Colon Rectum 2009; 52(2):336-42.

5. Zitomersky NL, Verhave M, Trenor CC. Thrombosis and inflamatory bowel disease: a call for improved awareness and prevention. Inflamm Bowel Dis 2011; 17:458-70.

6. Ha C, Magowan S, Accortt NA, Chen J, Stone CD. Risk of arterial thrombotic events in inflammatory bowel disease. Am J Gastroenterol 2009; 104:1445-51.

7. Dvorak HF, Rickles FR. Malignancy and hemostasis. In: Colman RW, Marder VJ, Clowes AW, George JN, Goldhaber SZ (eds.). Hemostasis and thrombosis basic principles and clinical practice. 5.ed. Philadelphia: Lippincott Williams & Wilkins, 2006.

8. Hatoum OA, Binion DG. The vasculature and inflammatory bowel disease. Contribution to pathogenesis and clinical pathology. Inflamm Bowel Dis 2005; 11(3):304-13.

9. Hatoum OA, Miura H, Binion DG. The vascular contribution in the pathogenesis of inflammatory bowel disease. Am J Physiol Heart Circul Physiol 2003; 285(5):H1791-6.

10. Petäjä J. Inflammation and coagulation. An overview. Thrombosis Research 2011; 127(Suppl.2):S34-7.

11. Miehsler W, Reinisch W, Vahc E, Osterode W, Tilinger W, Feichtenschlager T et al. Is inflammatory bowel disease an independent and specific risk factor for thromboembolism? Gut 2004; 53(4):542-8.

12. Chiarantini E, Valanzano R, Liotta AA, Cellai AP, Fedi S, Ilari I et al. Hemostatic abnormalities in inflammatory bowel disease. Thrombosis Research 1996; 82(2):137-46.

13. Danese S, Papa A, Saibeni S, Repici A, Malesci A, Vecchi M. Inflammation and coagulation in inflammatory bowel disease: the clot thickens. Am J Gastroenterol 2007; 102:174-86.

14. Spina L, Saibeni S, Battaglioli T, Peyvandi F, Franchis RD, Vecchi M. Thrombosis in inflammatory bowel diseases: role of inherited thrombophilia. Am J Gastroenterol 2005; 100:2036-41.

15. Tsiolakidou G, Koutroubakis IE. Thrombosis and inflammatory bowel disease – The role of genetic risk factors. World J Gastroenterol 2008; 14(28):4440-4.

16. Gurts WH, Bergqvist D, Pineo GF, Heit JA, Samama CM, Lassen MR et al. Prevention of venous thromboembolism. American College of Chest Physicians evidence-based clinical practice guidelines. 8.ed. Chest 2008; 133:381S-453S.

17. Kearon C, Kahn SR, Agnelli G, Goldhaber S, Raskob GE, Comerota AJ. Antithrombotic therapy for venous thromboembolic disease: American College of Chest Physicians evidence-based clinical practice guidelines. 8.ed. Chest 2008; 133:454-545.

MANIFESTAÇÕES HEPÁTICAS NA DOENÇA INFLAMATÓRIA INTESTINAL

CLÁUDIA PINTO MARQUES SOUZA DE OLIVEIRA
PAULO LISBOA BITTENCOURT

INTRODUÇÃO

Várias manifestações hepatobiliares são observadas em portadores de doença inflamatória intestinal (DII) (Quadro 13.1), particularmente a colangite esclerosante primária (CEP), a hepatite medicamentosa, a doença hepática gordurosa não alcoólica (DHGNA) e a litíase biliar. Alterações de enzimas hepáticas também são observadas em até 1/3 dos portadores de DII, porém a doença hepática crônica é diagnosticada somente em 6% dos pacientes, na maioria das vezes como CEP.[1,2]

Quadro 13.1 Manifestações hepatobiliares na DII
Amiloidose hepática
Abscesso hepático
Cirrose biliar primária
Colangiocarcinoma em associação à CEP
Colangite esclerosante
CEP
Pequenos ductos (pericolangite)

(continua)

Quadro 13.1 Manifestações hepatobiliares na DII (*continuação*)
Colelitíase
Colestase extra-hepática
Coledocolitíase
Pancreatite aguda
DHGNA
Desnutrição
Uso de corticosteroides
Atividade inflamatória da DII
HAI/síndrome de *overlap* de HAI/CEP
Hepatite B (reativação) associada ao uso de imunossupressores
Hepatite granulomatosa
Hepatotoxicidade por drogas: sulfassalazina, azatioprina, 6-mercaptopurina, metotrexato, infliximabe
Trombose de veia porta

CEP: colangite esclerosante primária; DHGNA: doença hepática gordurosa não alcoólica; DII: doença inflamatória intestinal; HAI: hepatite autoimune.

Litíase biliar, hepatite granulomatosa, abscesso hepático, trombose de veia porta e amiloidose hepática são mais frequentemente observados na doença de Crohn (DC), enquanto CEP, hepatite autoimune (HAI) e síndrome de *overlap* HAI/CEP são mais prevalentes na retocolite ulcerativa (RCU).[1]

COLANGITE ESCLEROSANTE PRIMÁRIA

A CEP é uma hepatopatia colestática crônica de etiologia autoimune, caracterizada por inflamação e fibrose de ductos biliares intra e extra-hepáticos, apresentando curso clínico variável e progressão lenta para cirrose hepática. A prevalência estimada da CEP na Europa é de 2 a 7 casos para cada 100 mil habitantes, sendo relativamente rara no Brasil. Sua frequência é aumentada em portadores de DII, sendo observada em 2 a 7,5% dos pacientes com RCU e em 3,4% dos portadores de DC. Por outro lado, em pacientes com CEP, observa-se presença de RCU e DC, respectivamente, em 60 a 80% e em 13% dos casos.

Nesses pacientes, o fenótipo da DII é diferente daquele observado em pacientes com DII sem CEP, sendo notadas, mais frequentemente, as seguintes características em portadores de RCU e CEP:

- curso clínico oligossintomático;
- pancolite com atividade inflamatória mais acentuada nos segmentos colônicos proximais;
- ileíte de refluxo;
- reto paradoxalmente poupado;
- risco aumentado de neoplasia colorretal;
- risco aumentado de inflamação do reservatório ileal e de varizes periestomais nos indivíduos submetidos à cirurgia.[3]

A manifestação inicial da doença varia desde sintomas inespecíficos de fadiga, astenia e perda de peso até quadro mais característico de colestase com icterícia, colúria, acolia fecal e/ou prurido ou colangite de repetição. Atualmente, cerca de 2/3 dos casos são diagnosticados por elevação de enzimas hepáticas detectada em exames de rotina. A doença acomete preferencialmente homens na idade adulta, mas o achado em crianças não é infrequente.[4]

Os pacientes com CEP geralmente apresentam elevação preponderante de fosfatase alcalina (FA) e gamaglutamiltranspeptidase (GGT). O nível de aminotransferases pode estar aumentado, geralmente em 2 a 3 vezes o valor normal. A hipergamaglobulinemia é observada em metade dos pacientes, em razão do aumento de IgG. Autoanticorpos, particularmente os anticorpos antinúcleo e antimúsculo liso, e p-ANCA atípico podem ser observados, mas não são considerados marcadores sorológicos da doença.

A presença de CEP deve ser aventada em todo portador de DII com colestase inexplicada na ausência de anticorpo antimitocôndria (AAM). O padrão-ouro para o diagnóstico da doença é o achado de irregularidades murais e/ou múltiplas estenoses difusas na árvore biliar intra e/ou extra-hepática, alternadas por segmentos normais ou dilatados (Figura 13.1), na ausência de causas secundárias de colangite esclerosante (Quadro 13.2).

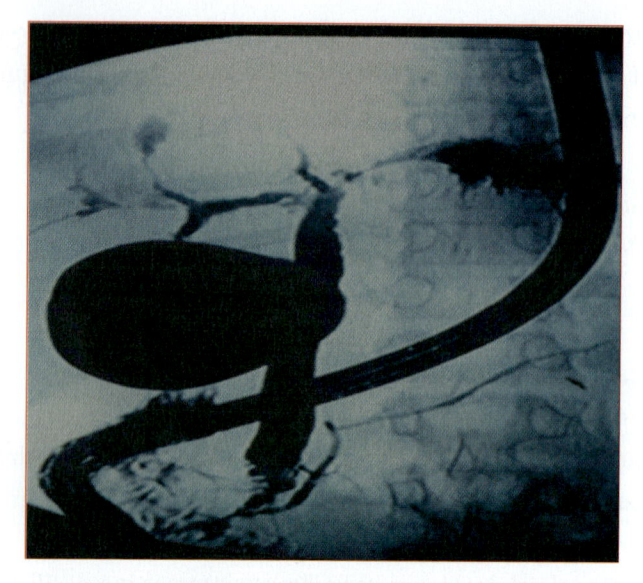

Figura 13.1 Aspecto colangiográfico da CEP à CPRE: irregularidades murais associadas a estenoses e saculações da árvore biliar intra e/ou extra-hepática.

CEP: colangite esclerosante primária; CPRE: colangiopancreatografia retrógrada endoscópica.

Quadro 13.2 Causas secundárias de colangite esclerosante
Imunodeficiência familial
Imunodeficiência não definida
Colangiopatia associada ao HIV: CMV, *Criptosporidium*, idiopática
Fibrose cística
Histiocitose de células de Langerhans
Doença de Hodgkin
Cirurgia ou trauma biliar
Coledocolitíase
Injeção intra-arterial de fluxoridina
Lesão isquêmica de vias biliares (pós-transplante/vasculite)
Colangite/pancreatite associada à IgG4

HIV: vírus da imunodeficiência humana; CMV: citomegalovírus.

O diagnóstico de CEP pode ser feito por colangiopancreatografia retrógrada endoscópica (CPRE) ou colangiorressonância magnética (CPRM), sendo este último método considerado o de eleição, por não ser invasivo. A biópsia hepática pode auxiliar o diagnóstico em pacientes com vias biliares normais à bioimagem. Nesse contexto, o achado de pericolangite caracteriza a presença de CEP de pequenos ductos, entidade de curso clínico mais benigno e com menor risco de evolução para cirrose e colangiocarcinoma.[3] O algoritmo para diagnóstico de CEP e outras doenças colestáticas está resumido na Figura 13.2.[5]

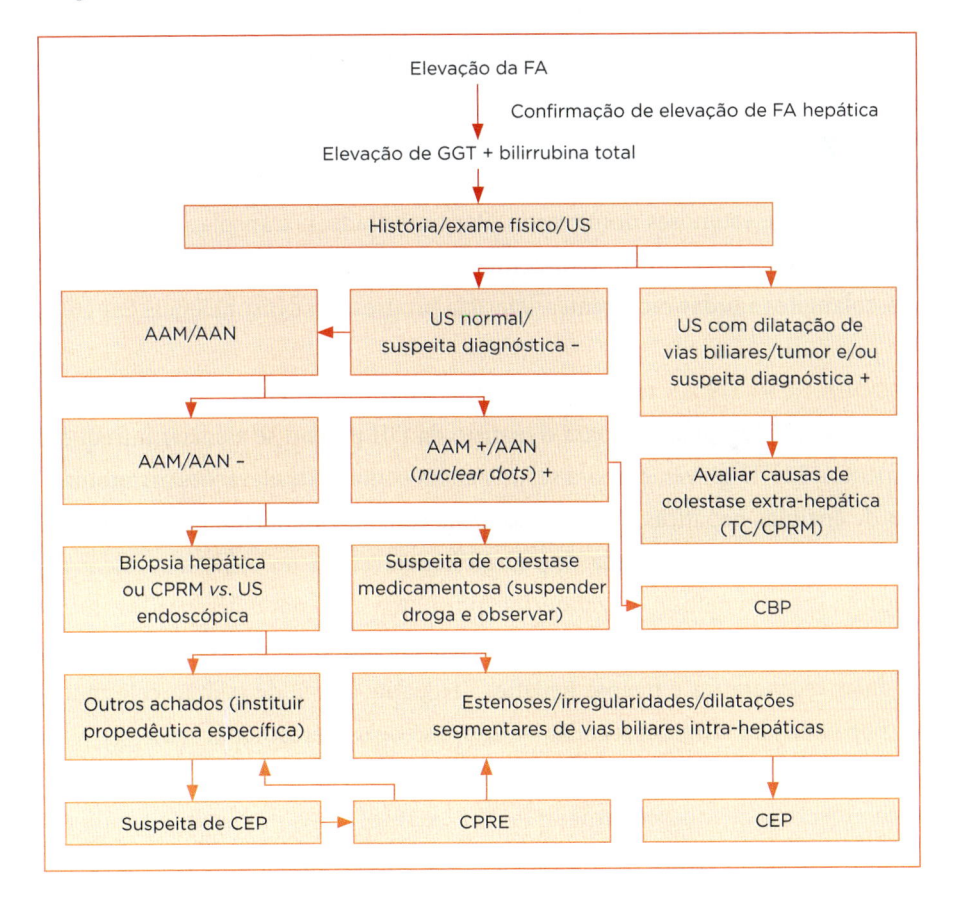

Figura 13.2 Algoritmo para o diagnóstico de CEP e outras doenças colestáticas.

FA: fosfatase alcalina; GGT: gamaglutamiltranspeptidase; US: ultrassonografia; AAN: anticorpo antinúcleo; CBP: cirrose biliar primária; AAM: anticorpo antimitocôndria; CEP: colangite esclerosante primária; CPRE: colangiopancreatografia retrógrada endoscópica; TC: tomografia computadorizada; CPRM: colangiorressonância magnética.

Fonte: adaptada de EASL, 2009.[5]

O curso evolutivo da doença é variável e a sobrevida média após o diagnóstico é de 12 anos. O quadro clínico pode ser complicado pela ocorrência de surtos intermitentes de colangite e de colangiocarcinoma, em 10 a 30% e 10 a 15% dos casos, respectivamente. O tratamento da CEP é voltado para o controle dos sintomas e das complicações da colestase, como prurido, fadiga, osteoporose e deficiência das vitaminas hidrossolúveis. Deve-se ter alto índice de suspeição clínica para ocorrência de colangiocarcinoma em pacientes com CEP e DII, bem como de neoplasia colorretal, devendo-se recomendar rastreamento de displasia e/ou câncer em intervalos menores, por meio de colonoscopia com biópsias a cada 1 a 2 anos.[3] Não existe tratamento específico satisfatório para a CEP. O uso de ácido ursodeoxicólico (AUDC) foi associado à melhora bioquímica, mas não teve impacto na sobrevida da doença.

Tratamento endoscópico pode ser aventado para pacientes com colangites de repetição e estenoses dominantes. Por outro lado, o transplante hepático é reconhecido como o único tratamento efetivo na presença de prurido refratário, colangites agudas recorrentes, icterícia progressiva e insuficiência hepática.

LESÕES HEPÁTICAS INDUZIDAS POR DROGAS (LHID)

As medicações empregadas para o manejo da DII podem se associar infrequentemente a LHID graves, embora sejam causas comuns de elevações assintomáticas de enzimas hepáticas.[1,2] A sulfassalazina e, menos frequentemente, o 5-ASA podem causar hepatite aguda de padrão hepatocelular ou colestático, além de hepatite granulomatosa. A azatioprina, por outro lado, pode desencadear hepatite aguda de padrão geralmente colestático, doença veno-oclusiva, hiperplasia nodular regenerativa e peliose hepática.[6] Hepatite aguda de padrão colestático ou hepatocelular também foi relatada com uso de 6-mercaptopurina.

O uso do infliximabe ou adalimumabe também pode se associar à elevação discreta de aminotransferases. No entanto, casos de hepatite aguda de evolução grave já foram relatados.[1] Já o uso do metotrexato pode se associar ao desenvolvimento de esteatose macrovesicular e fibrose hepática. O risco de evolução para cirrose é dose-dependente, sendo maior após 2 anos de tratamento em esquemas posológicos diários. A hepatotoxicidade está relacionada à dose total administrada superior a 2 g. O risco é maior quando a dose cumulativa total é superior a 4 g em paciente alcoolista, diabético ou obeso.

Recomenda-se biópsia hepática de controle no tratamento prolongado com metotrexato, com dose cumulativa total superior a 1,5 a 2 g, além de abstinência alcoólica.[1,2,6] A ciclosporina, por outro lado, já foi associada à ocorrência de hepatite aguda de padrão colestático.[1]

DOENÇA HEPÁTICA GORDUROSA NÃO ALCOÓLICA

A esteatose e a esteato-hepatite não alcoólica podem ser observadas em até 35% das biópsias realizadas em portadores de DII.[1] Estão habitualmente associadas a atividade da DII, presença de desnutrição, uso de corticosteroides e proctocolectomia com reservatório ileal.

LITÍASE BILIAR

Cálculos biliares podem ser observados em 11% dos pacientes com DC e em cerca de 13 a 34% dos portadores de ileíte ou ressecção ileal. Complicações como pancreatite aguda biliar e coledocolitíase também podem ocorrer.

O diagnóstico diferencial de pancreatite aguda em portador de DII deve incluir causas medicamentosas, particularmente no emprego de azatioprina, 6-mercaptopurina e 5-ASA.

MISCELÂNEA

Outras causas de doenças hepáticas em portadores de DII incluem a HAI e a cirrose biliar primária (CBP). Cerca de 50% dos portadores de DII com HAI apresentam síndrome de *overlap* HAI/CEP, que requer abordagem diagnóstica e terapêutica individualizada. O diagnóstico de CBP é facilmente estabelecido na presença do AAM (ver Figura 13.2).

A hepatite granulomatosa raramente decorre de acometimento hepático da DC ou se associa ao emprego de 5-ASA. A amiloidose hepática também é infrequente, tendo sido observada em 0,9 e 0,07% dos casos de DC e RCU, respectivamente.

Manifestações hepatobiliares, particularmente CEP, devem ser rastreadas em intervalos regulares em todo portador de DII. Na suspeita da doença, pode-se empregar o algoritmo de investigação proposto na Figura 13.2. Em razão do risco de hepatotoxicidade, pacientes em uso de azatioprina, 6-mercaptopurina e metotrexato devem ser submetidos à dosagem de enzimas hepáticas a cada 1 a 3 meses. Intervalos de 3 a 6 meses são recomendados no uso de agentes biológicos. Previamente ao uso desses agentes ou de corticosteroides, deve-se rastrear hepatite pelo vírus B (VHB). Na presença de infecção ativa ou estado de portador assintomático de VHB, recomenda-se consulta formal com hepatologista para tratamento ou prevenção de reativação da doença, preferencialmente com análogos nucleosídeos. Na suspeita de hepatotoxicidade por drogas, devem-se afastar outras possíveis causas subjacentes de agressão hepática, particularmente por rastreamento do uso de álcool, ultrassonografia de abdome e dosagem de autoanticorpos, e o uso da droga potencialmente hepatotóxica deve ser interrompido. Na ausência de melhora bioquímica, sugere-se avaliação de biópsia hepática.

A biópsia hepática também deve ser aventada no uso crônico de metotrexato com dose cumulativa superior a 1,5 g, independentemente do padrão bioquímico das aminotransferases.

REFERÊNCIAS BIBLIOGRÁFICAS

1. Navaneethan U, Shen B. Hepatopancreatobiliary manifestations and complications associated with inflammatory bowel disease. Review Inflamm Bowel Dis 2010; 16:1598-619.

2. Mendes FD, Levy C, Enders FB, Loftus Jr. EV, Angulo P, Lindor KD. Abnormal hepatic biochemistries in patients with inflammatory bowel disease. Am J Gastroenterol 2007; 102:344.

3. Chapman R, Fevery J, Kalloo A, Nagorney DM, Boberg KM, Shneider B et al. American Association for the Study of Liver Diseases. Diagnosis and management of primary sclerosing cholangitis. Hepatology 2010; 51:660-78.

4. Bittencourt PL, Palacios SA, Cançado EL, Carrilho FJ, Porta G, Kalil J et al. Susceptibility to primary sclerosing cholangitis in Brazil is associated with HLA-DRB1*13 but not with tumour necrosis factor alpha-308 promoter polymorphism. Gut 2002; 51:609-10.

5. European Association for the Study EASL Clinical Practice guidelines: management of cholestatic liver diseases. J Hepatol 2009; 51:237-67.

6. Bittencourt PL, Farias AQ, Silva LC. Fígado e drogas. In: Mattos AA, Dantas W (orgs.). Compêndio de hepatologia. 2.ed. São Paulo: Fundação Byk, 2001.

COMPLICAÇÕES NA DOENÇA INFLAMATÓRIA INTESTINAL

IDBLAN CARVALHO DE ALBUQUERQUE
PAULO GUSTAVO KOTZE

RETOCOLITE ULCERATIVA

A retocolite ulcerativa (RCU) é uma doença crônica caracterizada pela inflamação difusa da mucosa do cólon, sendo o reto acometido em mais de 95% dos casos.[1] A abordagem terapêutica considera a localização da doença, o comportamento, a resposta terapêutica prévia e as manifestações extraintestinais, mas principalmente a atividade inflamatória.[1-3] A atividade da doença é o principal indicador para o uso de medicamentos por via oral ou endovenosa e, ainda, para o tratamento cirúrgico.[4] O Quadro 14.1 apresenta as principais complicações da RCU.

Quadro 14.1 Distribuição das principais complicações na RCU
Colite grave refratária a corticosteroide endovenoso
Perfuração
Megacólon tóxico
Enterorragia grave
Suspeita diagnóstica de câncer

Quadros de RCU aguda grave devem ser tratados clinicamente de forma rápida e efetiva. Caso não ocorra resposta à terapêutica instituída em até 24 a 48 horas, deve ser indicada cirurgia imediata.[4,5] Nos casos com resposta parcial ao tratamento clínico, a indicação cirúrgica deve ocorrer no prazo máximo de 5 dias. Com a adoção da abordagem cirúrgica precoce, a taxa de mortalidade é inferior a 3%.[5,6]

Colite grave refratária a corticosteroide endovenoso

A colite grave refratária a corticosteroide endovenoso (CGRCE) é a situação na qual o paciente está hospitalizado e em uso de corticosteroide endovenoso há no mínimo 1 dia, com pouca melhora (Figura 14.1). O quadro clínico é caracterizado por dor abdominal e mais de 10 evacuações ao dia, associadas a grave comprometimento do estado geral.[7] Nesse momento, é prudente avaliar o uso de imunossupressores (ciclosporina e tacrolimo), de anti-TNF-alfa (infliximabe e adalimumabe) ou, ainda, realizar a ressecção total do cólon.[5,7] A decisão de se realizar uma colectomia diante de um quadro de CGRCE é difícil, devendo ser discutida com a equipe multidisciplinar, o paciente e a família.

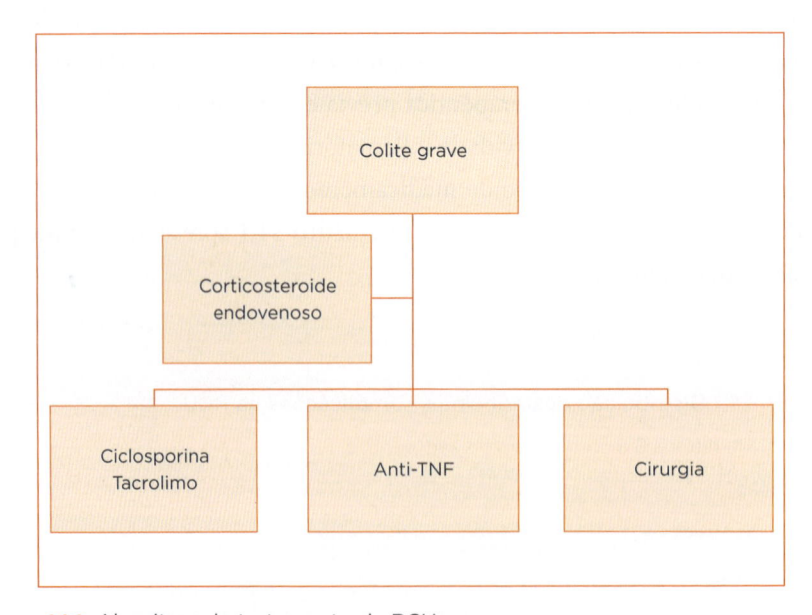

Figura 14.1 Algoritmo do tratamento da RCU grave.

Perfuração

A perfuração do intestino grosso como complicação da RCU deve ser prontamente diagnosticada e tratada, porém, mesmo com o pronto tratamento, a taxa de mortalidade é superior a 50%.[4] Essa situação clínica está associada à realização de colonoscopia na fase ativa da doença ou como complicação da colite tóxica.[4,6] O tratamento consiste na ressecção da área acometida sem a realização da anastomose primária em função da gravidade do paciente.

Megacólon tóxico

O megacólon tóxico é uma emergência médica com elevada mortalidade, que surge como complicação da colite ulcerosa, colite de Crohn, colite por salmonelose, colite isquêmica ou colite por *C. difficile*. Pode ocorrer como uma agudização da doença, mas, em mais de 60% dos pacientes, é a primeira manifestação da RCU.[1]

Por definição, o megacólon tóxico é uma colite aguda caracterizada por dor e aumento do volume abdominal, febre, taquicardia e leucocitose. A radiografia simples de abdome evidencia dilatação total ou segmentar do cólon.[5] Existem alguns fatores desencadeantes, como o uso de antidiarreicos e opiáceos e a realização de enema opaco.

O tratamento clínico consiste na correção dos distúrbios hidreletrolíticos, no uso de antimicrobianos de amplo espectro e corticosteroide endovenoso, e deve ser considerado uma preparação para uma cirurgia iminente.[5,7] Após 24 horas, na ausência de resposta terapêutica, deve ser indicada a laparotomia exploradora (LE). Essa abordagem agressiva diminui a incidência de perfuração (associada com uma taxa de mortalidade de 20%, comparada com 4%, quando ausente). Existem controvérsias quanto a realização de proctocolectomia total (PCT) ou de colectomia total com fechamento do reto distal.[8]

A PCT tem por finalidade retirar toda a mucosa do intestino grosso e, nas mãos de um profissional capacitado, pode ser realizada com baixa morbidade.[2] Por outro lado, uma colectomia total é um procedimento de menor porte, mas deixa o colo retal doente; além disso, no período de 2 anos, mais de 30% evoluem com intratabilidade clínica.[1,8]

Sangramento retal grave

O sangramento retal grave na RCU é raro; no entanto, responde por cerca de 10% de todas as colectomias de urgência realizadas em indivíduos com diagnóstico de RCU.[4]

Suspeita diagnóstica de câncer

Existe uma relação positiva entre a inflamação crônica da mucosa do intestino grosso na RCU e o adenocarcinoma colorretal, sendo a extensão da doença no momento do diagnóstico e o tempo de doença (acima de 8 anos) os principais fatores de risco.[1]

O câncer colorretal na RCU não segue o modelo do adenoma-adenocarcinoma, pois sua origem ocorre a partir da mucosa intestinal plana. Ele apresenta, portanto, comportamento infiltrativo ou de localização na submucosa, o que dificulta o diagnóstico por colonoscopia e biópsia. Por esse motivo, 20% dos pacientes apresentam doença avançada no momento do diagnóstico.[4,8]

DOENÇA DE CROHN

A doença de Crohn (DC) é uma enfermidade inflamatória crônica de comportamento transmural,[9] que acomete a parede dos mais variados segmentos do tubo digestivo, decorrente da disfunção imunológica determinada por fatores genéticos e ambientais.[10]

A história natural da DC mostra que, no início da doença, os pacientes apresentam comportamento inflamatório e, com o tempo, evoluem para as formas fibroestenótica e penetrante, as quais frequentemente necessitam de intervenção cirúrgica.[1,10,11]

O tratamento é feito tradicionalmente com o uso de salicilatos, corticosteroides, antibióticos e imunossupressores.[1,10] No entanto, essa abordagem terapêutica sofreu importantes inovações em razão do desenvolvimento de novos fármacos (imunobiológicos), do melhor entendimento do comportamento e do estabelecimento dos fatores preditores de gravidade.

Apesar dos avanços na terapêutica, o número de pacientes operados por intratabilidade clínica ou por complicações da doença (Figura 14.2) manteve-

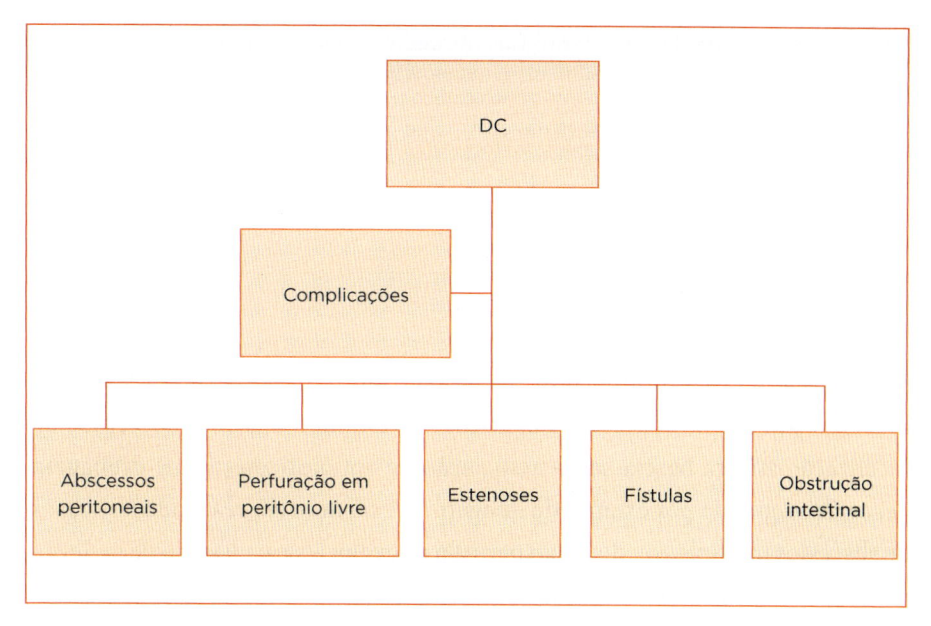

Figura 14.2 Principais complicações na DC.

-se quase inalterado e, ao longo da vida, até 80% desses pacientes serão operados.[12] Mesmo sendo a laparotomia a abordagem preferencial, a via laparoscópica apresenta bons resultados em casos selecionados.[13,14] Após o acesso da cavidade abdominal, áreas doentes devem ser ressecadas, e a decisão de realizar anastomoses primárias ou estomas derivativos é avaliada considerando as condições locais, o estado nutricional e o uso de corticosteroides, entre outros fatores.[10,12,13]

Abscessos peritoneais

Os abscessos intracavitários são complicações que ocorrem em 10 a 30% dos portadores de DC. Há algumas décadas, a presença dessa complicação em portadores de DC era sinônimo de LE para drenagem das coleções e ressecção do(s) segmento(s) acometido(s).[13] Por meio da ultrassonografia e da tomografia computadorizada (TC), é possível estabelecer a localização, o volume e até mesmo tratar essa complicação (Quadro 14.2).[10]

Quadro 14.2 Forma de tratamento dos abscessos abdominais na DC
Drenagem percutânea
Abscessos únicos ou em pequeno número
Localização favorável a punções
Pacientes estáveis
Pacientes pediátricos

Além dos abscessos intraperitoneais na DC, são frequentes os abscessos do músculo psoas e os abscessos hepáticos. O tratamento desses abscessos de localização atípica baseia-se na associação de antibioticoterapia e drenagem percutânea, guiada por exames de imagem.[15] A LE deve ser realizada nos casos de abscessos múltiplos ou de longo período de evolução, na ausência de melhora clínica após drenagem percutânea e em casos em que haja indicação cirúrgica por complicações intestinais da DC, como perfurações e oclusão intestinal.[12,13]

Perfuração em peritônio livre

A perfuração livre com desenvolvimento de peritonite purulenta ou fecal é uma complicação rara em portadores da DC e geralmente ocorre próximo da área de estenose. Nessas situações, recomenda-se intervenção cirúrgica imediata, com ressecção do segmento acometido.[13]

A decisão de realizar ou não uma anastomose depende das condições locais (grau de contaminação da cavidade, aspecto das bocas a serem anastomosadas e presença ou não de obstrução distal) e das condições gerais do paciente. A ressecção intestinal acompanhada de estoma terminal a montante ou de estoma em alça é uma conduta segura e com reduzido grau de mortalidade.[16]

Estenoses

O indivíduo com estenose de Crohn apresenta dor, aumento de volume abdominal e vômito pós-alimentar associado a emagrecimento. A estenose é a reparação cicatricial da inflamação crônica e transmural e pode ocorrer em segmentos não operados previamente (alças virgens de cirurgia) ou em anastomoses intestinais prévias (Tabela 14.1).[1,10] A estenose com dilatação a mon-

Tabela 14.1	Classificação das estenoses na DC
Estenoses	Características
Quanto ao número	Únicas
	Múltiplas
Quanto ao comprimento	Curtas
	Longas (> 10 cm)

tante é de fácil diagnóstico pelos exames de trânsito intestinal ou tomografia de abdome e pelve.[17]

O tratamento compreende os procedimentos de ressecção com ou sem anastomose, por conta das condições locais e das condições clínicas do doente, as enteroplastias[18] e a dilatação endoscópica por balão hidrostático.[17,19] A abordagem terapêutica para a estenose de DC do intestino delgado deve levar em consideração a experiência do cirurgião e a disponibilidade dos instrumentos endoscópicos. A estenose no cólon deve ser sempre ressecada, em função do risco aumentado de câncer colorretal (Figura 14.3).

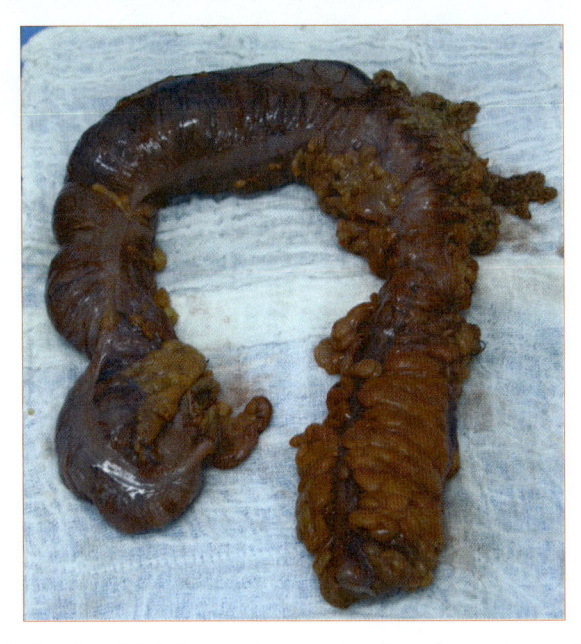

Figura 14.3 Colectomia subtotal por estenose de cólon esquerdo por DC.

Fístulas

A DC de comportamento penetrante pode acometer qualquer órgão adjacente ao local de inflamação. A sensibilidade e a especificidade da TC de abdome (Figura 14.4) e pelve e da ressonância magnética (RM) favorecem a escolha desses métodos na avaliação da doença penetrante.[1,2,10]

O tratamento consiste na ressecção do segmento acometido e sutura do órgão secundariamente inflamado. Nos casos de fístula do intestino delgado para o cólon, a ressecção de um segmento curto é aconselhada, pois a simples sutura do intestino grosso apresenta elevados índices de deiscência.[10,12] O tratamento cirúrgico das fístulas externas compreende a ressecção do segmento acometido e a curetagem do trajeto fistuloso na parede abdominal.

Existem dados na literatura que apresentam o tratamento clínico das fístulas enterocutâneas com o emprego de terapia biológica (inibidores do TNF-alfa); no entanto, se assintomáticas, as fístulas internas não devem ser tratadas.

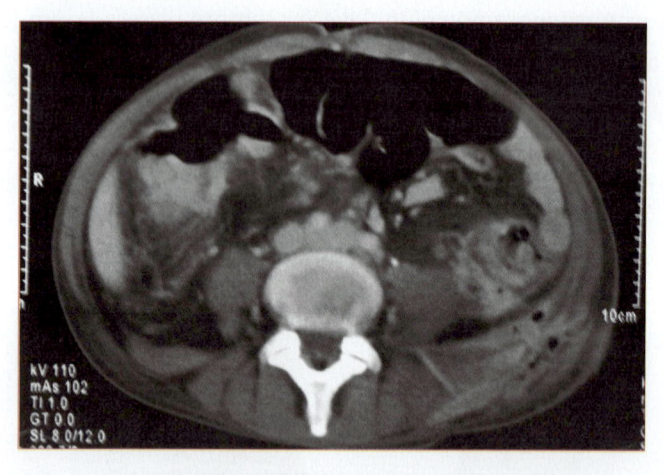

Figura 14.4 TC de abdome com diagnóstico de fístula colocutânea por DC penetrante.

Obstrução intestinal

A obstrução no trato gastrointestinal (TGI) na DC ocorre principalmente no intestino delgado, podendo ser causada pela inflamação aguda da parede intestinal com subsequente estreitamento da luz, por fibrose crônica de estenoses inflamatórias preexistentes ou pela compressão extrínseca causada por processo inflamatório adjacente ou por abscesso abdominal.[1,15] O diagnóstico da obstrução intestinal por DC é realizado pela história clínica associada com exame radiológico contrastado.

Em razão do componente inflamatório nas estenoses por DC, o tratamento inicial é clínico, com jejum oral e hidratação endovenosa associada com corticosteroide endovenoso. O emprego de antimicrobianos é justificado pela evidência de infecção ou para a prevenção de translocação bacteriana. A pouca resposta clínica no período de 48 horas indica a necessidade de abordagem cirúrgica (Figura 14.5).[13] Deve-se dar atenção especial aos pacientes previamente operados, por conta da possibilidade de aderências e de neoplasia maligna associada.

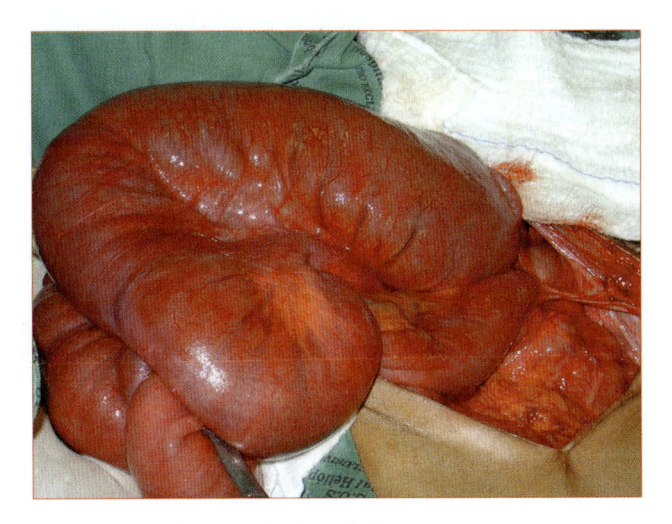

Figura 14.5 Obstrução de íleo terminal por DC.

REFERÊNCIAS BIBLIOGRÁFICAS

1. Baumgart DC, Sandborn WJ. Inflammatory bowel disease: clinical aspects and established and evolving therapies. Lancet 2007; 369:1641-57.

2. Koltum WA. The future of surgical management of inflammatory bowel disease. Dis Colon Rectum 2008; 51(6):813-7.

3. Solberg IC, Lygren I, Jahnsen J, Aadland E, Høie O et al. Clinical course during the first 10 years of ulcerative colitis: results from a population-based inception cohort (IBSEN Study). Scandinavian J Gastroenterology 2009; 44:431-40.

4. Hanauer SB, Lim WC, Sparrow M. Medical management of inflammatory bowel disease. In: Wolff BG, Fleshman JA, Beck DE, Pemberton JH, Wexner SD (eds.). The ASCRS textbook of colon and rectal surgery. New York: Springer Science, 2007. p. 555-66.

5. Travis SPL, Stange EF, Lémann M, Oresland T, Bemelman WA, Chowers Y et al. European evidence-based consensus on the management of ulcerative colitis: current management. J Crohns Colitis 2008; 24-62.

6. Fleshner PR, Schoetz Jr. DJ. Surgical management of ulcerative colitis. In: Wolff BG, Fleshman JA, Beck DE, Pemberton JH, Wexner SD (eds.). The ASCRS Textbook of Colon and Rectal Surgery. New York: Springer Science, 2007. p. 567-83.

7. Kornbluth A, Sachar DB. Ulcerative colitis practice guidelines in adults: American College of Gastroenterology, Practice Parameters Committee. Am J Gastroenterol 2010; 501-23.

8. Nivatvongs S. Ulcerative colitis. In: Gordon PH, Nivatvongs S. Principles and practice of surgery of the colon, rectum and anus. 3.ed. New York: Taylor & Francis, 2007. p. 755-818.

9. Crohn BB, Ginzburg L, Oppenheimer MD. Regional ileitis: a pathologic and clinical entity. JAMA 1932; 99(6):1323-9.

10. Dignass A, Van Assche G, Lindsay JO, Lémann M, Söderholm J, Colombel JF. The second European evidence-based consensus on the diagnosis and management of Crohnís disease: Current management. J Crohns and Colitis 2010; 28-62.

11. Schoepfer AM, Dehlavi MA, Fournier N, Safroneeva E, Straumann A, Pittet V et al. Diagnostic delay in Crohn's disease is associate with a complicated disease course and increased operation rate. Am J Gastroenterol 2013; 108:1744–53.

12. Strong SA. Surgery for Crohnís disease. In: Wolff BG, Fleshman JA, Beck DE, Pemberton JH, Wexner SD (eds.). The ASCRS textbook of colon and rectal surgery. New York: Springer Science, 2007. p. 584-600.

13. Nivatvongs S, Gordon PH. Crohn's disease. In: Gordon PH, Nivatvongs S. Principles and practice of surgery of the colon, rectum and anus. 3.ed. New York: Taylor & Francis, 2007. p. 819-908.

14. Stewart DB, Messaris E. Early experience with single-site laparoscopic surgery for complicated ileocolic Crohn's disease at a tertiary-referral center. Surg Endosc 2012; 26:777–82.

15. Beaugerie L, Seksik P, Nion-Larmurier I, Gendre JP, Consnes J. Predictors of Crohn's disease. Gastroenterology 2006; 130:650-6.

16. Gordon PH, MacDonald J, Cataldo PA. Intestinal stomas. In: Gordon PH, Nivatvongs S. Principles and practice of surgery of the colon, rectum and anus. 3.ed. New York: Taylor & Francis, 2007. p. 1031-79.

17. Ferlitsch A, Reinisch W, Püspök A, Dejaco C, Schillinger M, Schöfl R et al. Safety and efficacy of endoscopic balloon dilatation for treatment of Crohn's disease strictures. Endoscopy 2006; 38:483-7.

18. Hotokezaka M, Ikeda T, Uchiyama S, Hayakawa S, Tsuchiya, Chijiwa K. Side-to-side-to-end stricturoplasty for Crohn's disease. Dis Colon Rectum 2009; 52:1882-6.

19. Atreja A, Aggarwal A, Dwivedi S, Rieder F, Lopez R et al. Safety and efficacy of endoscopic dilation for primary and anastomotic Crohn's disease strictures. JCC 2014; 8:392–400.

BIBLIOGRAFIA

1. Lichtenstein GR, Olson A, Travers S, Diamond RH, Chen DM, Pritchard ML et al. Factors associated with the development of intestinal strictures or obstructions in patients with Crohn's disease. Am J Gastroenterol 2006; 101:1030-8.

DIAGNÓSTICO LABORATORIAL NA DOENÇA INFLAMATÓRIA INTESTINAL

RAQUEL FRANCO LEAL

INTRODUÇÃO

A doença inflamatória intestinal (DII) é considerada multifatorial e poligênica e apresenta diversos fenótipos, como a doença de Crohn (DC) e a retocolite ulcerativa (RCU) inespecífica. Às vezes, o diagnóstico diferencial diante das manifestações iniciais pode constituir um verdadeiro desafio. Em alguns casos, mesmo após longo tempo de evolução da doença, não é possível distinguir entre DC e RCU, em razão da presença de características das duas doenças, principalmente quando se trata de acometimento colorretal exclusivo.

Na maioria das vezes, o quadro clínico, o exame colonoscópico com avaliação da região distal do íleo e os achados histopatológicos característicos são suficientes para estabelecer o diagnóstico diferencial das DII. Vinte por cento dos pacientes, incluindo aqueles com colite indeterminada, que apresentam doença colorretal com achados de DC e RCU são exemplos nos quais os marcadores sorológicos e exames laboratoriais específicos podem ser empregados.

Até recentemente, os marcadores sorológicos eram utilizados apenas nos casos de colite indeterminada e em protocolos de pesquisa. Entretanto, eles têm sido vistos como ferramentas importantes para determinar prognóstico e resposta à terapêutica.[1] Os marcadores sorológicos mais conhecidos são o anticorpo citoplasma de neutrófilos (ANCA) e o anticorpo contra *Saccharomyces cerevisiae* (ASCA), mas vários outros têm sido estudados e utilizados.[2]

Uma vez estabelecido o diagnóstico, marcadores como velocidade de hemossedimentação (VHS), proteína C reativa (PCR), calprotectina e lactoferrina fecais podem ser empregados para avaliação da atividade da doença. Neste capítulo, serão abordados de forma distinta os marcadores sorológicos e os exames laboratoriais utilizados para o auxílio no diagnóstico diferencial e para o seguimento de pacientes com DC e RCU.

MARCADORES SOROLÓGICOS PARA O DIAGNÓSTICO DIFERENCIAL DA DII

O advento dos marcadores sorológicos possibilitou maior entendimento sobre a complexa fisiopatologia da doença e a conexão dos sistemas imunológicos inato e adaptativo na DII. De maneira prática, o que ocorre na DII é a diminuição do efeito de barreira intestinal. Isso acontece de várias formas, por exemplo, pela diminuição da produção de defensinas – importantes peptídios que agem contra vários microrganismos e fazem parte do sistema imunológico inato, pelo epitélio intestinal. Dessa forma, os antígenos de microrganismos, mais frequentemente bacterianos, adentram com maior facilidade na lâmina própria, levando à ativação de células do sistema imunológico inato e adaptativo de uma forma bastante amplificada. Os antígenos bacterianos são responsáveis por ativar os chamados *toll-like receptors* (TLR), mais expressos na DII. Assim, a célula fica mais sensível à ação desses antígenos, ativando da mesma maneira as vias pró-inflamatórias.

Nesse ínterim, são produzidos anticorpos que podem auxiliar como marcadores sorológicos.[3] Os mais conhecidos, como mencionado anteriormente, são o ANCA e o ASCA. A produção do autoanticorpo ANCA é desencadeada por antígenos bacterianos. Ele está presente em 65 a 70% dos pacientes com RCU e constitui um dos poucos marcadores para essa doença, pois os demais sinalizam principalmente DC. Já o anticorpo ASCA é direcionado contra a levedura *Saccharomyces cerevisiae*, e 55 a 70% dos pacientes com DC o expressam. Outros anticorpos são OmpC, o I2, CBir1-flagelina, A4-Fla2 flagelina e Fla-X. O OmpC tem sua origem no antígeno constituído por proteínas da superfície da membrana da bactéria *E. coli*; o marcador I2 reage contra *P. aeruginosa*, e o anticorpo CBir1-flagelina é direcionado contra flagelos de bactérias comensais e sua detecção é realizada por meio do estudo da expressão de TLR5, receptor que interage com esse antígeno.[4,5] As flagelinas A4-Fla2 e Fla-X foram recentemente descobertas e alguns pacientes com DC são soropositivos. Em um estudo prospectivo que avaliou 252 pacientes com DC, observou-se que 59% eram positivos para A4-Fla2 e 57% para Fla-X, sendo que 76% da casuística geral apresentava doença localizada no intestino delgado.[6] Outro estudo[7] mostrou que a cirurgia de anastomose reservatório-anal por RCU com positividade para ASCA IgG e CBir-1 esteve relacionada ao desenvolvimento de fístulas e DC no reservatório ileal. A identificação desse grupo de pacientes de alto risco de complicações permitiria a instituição de medidas precoces e mais agressivas para evitar a perda do reservatório ileal.[7]

Mais recentemente, têm sido pesquisados os anticorpos antiglicanos ou antissacarídeos, isto é, anticorpos contra componentes sacarídeos, como a manose, da membrana celular de microrganismos (bactérias, fungos e vírus), que estão presentes em porcentagem variável em pacientes com DC (10 a 28%, com exceção do gASCA, cuja sensibilidade é de 46 a 60%), como: gASCA, ALCA, ACCA, AMCA, anti-L e anti-C. Além de auxiliarem no diagnóstico de DC, esses marcadores podem predizer a evolução da doença (p.ex., gASCA e AMCA sinalizam doença de curta duração; gASCA e ALCA, doença na idade jovem; ACCA, doença de longa duração; anti-L e anti-C, acometimento cólico). Apesar de a sensibilidade não ser alta para todos esses marcadores, a especificidade é um pouco maior (cerca de 40%).[1] O encontro dos anticorpos contra esses sacarídeos sugere a conexão entre os sistemas imunológicos inato e adaptativo, refletindo a perda da tolerância à flora comensal, o que é considerado o marco do processo imunopatogênico na DII.

Isoladamente, os marcadores sorológicos apresentam baixa sensibilidade para distinção entre DC e RCU; no entanto, tem sido demonstrado que a utilização de painéis de marcadores aumenta essa sensibilidade.[8] A adição de anti-L e anti-C ao gASCA e pANCA aumenta a sensibilidade para a diferenciação entre DC e RCU (p < 0,001)[9] e, além disso, 33 a 56% dos soronegativos para gASCA podem ser identificados por meio dos anticorpos antissacarídeos (ALCA, ACCA e AMCA).[10]

Mais recentemente, o painel que compõe autoanticorpos, em conjunto com anticorpos que reagem contra antígenos bacterianos, variantes genéticas e moléculas relacionadas à inflamação e angiogênese, tem sido estudado.[11] Mais especificamente, esse painel avalia a positividade para autoanticorpos ASCA, ANCA, pANCA; marcadores de antígenos bacterianos, OmpC, CBir1, A4-Fla2, FlaX; marcadores genéticos, ATG16L1, NKX2-3, ECM1, STAT3 e marcadores inflamatórios, como VEGF, PCR, SAA, ICAM-1 e VCAM-1. Houve grande acurácia para distinguir DII de outras doenças, bem como diferenciar DC de RCU, com 88,9% de sensibilidade e 81% de especificidade para DC, e 97,7% de sensibilidade e 83,5% de especificidade para RCU.[11]

A utilização desses anticorpos também para predizer resposta terapêutica é um objetivo almejado futuramente na prática clínica. Em estudo de associação farmacogenética e genoma, foi apresentado um modelo preditivo de não resposta ao anti-TNF-alfa, principalmente em crianças, sendo encontrado risco 15 vezes maior de não resposta ao anti-TNF-alfa quando as crianças apresentavam o diagnóstico clínico de RCU. Havia também positividade para pANCA e outro marcador BRWD1.[12]

EXAMES LABORATORIAIS E MARCADORES DE ATIVIDADE INFLAMATÓRIA PARA O SEGUIMENTO DA DII

Atualmente, está cada vez mais clara a importância da monitoração da atividade inflamatória nas DII, sendo os aspectos endoscópicos os mais estabelecidos para averiguar cicatrização da mucosa.[13] No entanto, o desenvolvimento e a utilização de marcadores sorológicos e fecais que possam predizer a atividade da doença e que estejam correlacionados com os achados endoscópicos são muito úteis e menos invasivos.

Os exames de VHS, contagens de leucócitos séricos e PCR são conhecidos por predizerem a atividade da doença, além de serem exames laboratoriais acessíveis e de menor custo no seguimento da DII, embora sejam muito inespecíficos. Já os marcadores fecais compreendem um grupo heterogêneo de proteínas produzidas pela mucosa intestinal acometida pelo processo inflamatório. A lactoferrina, a calprotectina e a elastase polimorfonuclear neutrofílica são proteínas derivadas de neutrófilos capazes de diferenciar a doença em atividade daquela inativa ou quiescente. Nenhuma delas supera os achados endoscópicos de atividade da doença, mas apresentam melhor acurácia quando comparadas à PCR. A alfa-1-antitripsina fecal é uma proteína inibidora de protease produzida no fígado, em macrófagos e no epitélio intestinal. Determina a atividade da doença e, quando utilizada como *clearance* de 72 horas, constitui método útil para quantificação da perda proteica. Outra antiprotease é a alfa-2-macroglobulina, que possui relação com a atividade da DC, mas não é comprovada para RCU.[14,15]

A associação do emprego dos marcadores sorológicos e fecais, além do índice clínico de atividade da doença, possibilita o aumento da acurácia em determinar e prever fases de exacerbação da doença e a monitoração de resposta ao tratamento. A aplicação dos marcadores fecais na prática clínica tem sido cada vez mais frequente em diversos países, constituindo importante ferramenta no seguimento desses pacientes.

CONCLUSÃO

Os exames laboratoriais e os marcadores sorológicos e fecais não devem ser utilizados isoladamente no diagnóstico e no seguimento dos pacientes com DII, apresentando-se como coadjuvantes aos achados endoscópicos, histológicos e radiológicos. Além disso, estudos adicionais são necessários para melhor elucidar o papel dos marcadores sorológicos e fecais no contexto da DII, e, assim, tornar mais rotineira sua utilização.

REFERÊNCIAS BIBLIOGRÁFICAS

1. Dotan I. New serologic markers for inflammatory bowel disease diagnosis. Dig Dis 2010; 418-23.

2. Vermeire S, Van Assche G, Rutgeerts P. Laboratory markers in IBD: useful, magic or unnecessary toys? Gut 2006; 426-31.

3. Tsianos EV, Katsanos K. Do we really understand what the immunological disturbances in inflammatory bowel disease mean? World J Gastroenterol 2009; 521-25.

4. Papp M, Norman GL, Altorjay I, Lakatos PL. Utility of serological markers in inflammatory bowel diseases: gadget or magic? World J Gastroenterol 2007; 2028-36.

5. Turkay C, Kasapoglu B. Noninvasive methods in evaluation of inflammatory bowel disease: where do we stand now? An update. Clinics 2010; 221-31.

6. Iskandar HN, Ciorba MA. Biomarkers in inflammatory bowel disease: current practices and recent advances. Transl Res 2012; 313-25.

7. Coukos JA, Howard LA, Weinberg JM, Becker JM, Stucchi AF, Farraye FA. ASCA IgG and CBir antibodies are associated with the development of Crohn's disease and fistulae following ileal pouch-anal anastomosis. Dig Dis Sci 2012; 57(6):1544-53.

8. Peyrin-Biroulet L, Standaert-Vitse A, Branche J, Chamaillard M. IBD serological panels: facts and perspectives. Inflamm Bowel Dis 2007; 1561-66.

9. Seow CH, Stempak JM, Xu W, Lan H, Griffiths AM, Greenberg GR et al. Novel anti--glycan antibodies related to inflammatory bowel disease diagnosis and phenotype. Am J Gastroenterol 2009; 1426-34.

10. Malickova K, Lakatos PL, Bortlik M, Komarek V, Janatkova I, Lukas M. Anticarbohydrate antibodies as markers of inflammatory bowel disease in a Central European cohort. Eur J Gastroenterol Hepatol 2010; 144-50.

11. Plevy SE, Stockfisch TP, Lockton S, Lisa J. Combined serologic, genetic, and inflammatory markers can accurately differentiate non-IBD, Crohn's disease, and ulcerative colitis patients. Gastroenterology 2012; 142(5):S41.

12. Dubinsky M. Can serologic markers help determine prognosis and guide therapy? Dig Dis 2010; 424-28.

13. Panaccione R, Colombel JF, Louis E, Peyrin-Biroulet L, Sandborn WJ. Evolving definitions of remission in Crohn's disease. Inflamm Bowel Dis 2013; 19:1645-53.

14. Langhorst J, Elsenbruch S, Koelzer J, Rueffer A, Michalsen A, Dobos GJ. Noninvasive markers in the assessment of intestinal inflammation in inflammatory bowel diseases: performance of fecal lactoferrin, calprotectin, and PMN-elastase, CRP, and clinical indices. Am J Gastroenterol 2008; 162-9.

15. Gisbert JP, Bermejo F, Pérez-Calle JL, Taxonera C, Vera I, McNicholl AG et al. Fecal calprotectin and lactoferrin for the prediction of inflammatory bowel disease relapse. Inflamm Bowel Dis 2009; 1190-98.

DIAGNÓSTICO ENDOSCÓPICO NA DOENÇA INFLAMATÓRIA INTESTINAL

PAULO ALBERTO FALCO PIRES CORRÊA

JARBAS FARACO MALDONADO LOUREIRO

INTRODUÇÃO

Em relação às doenças inflamatórias inespecíficas do cólon (DIC), é muito importante ressaltar que nem sempre é possível firmar um diagnóstico definitivo baseado exclusivamente nos aspectos endoscópicos, pois, além da semelhança das apresentações endoscópicas da retocolite ulcerativa (RCU) inespecífica e da doença de Crohn (DC), ainda há a dificuldade no diagnóstico diferencial com outras afecções que causam inflamação no cólon, como as colites parasitárias, infecciosas, isquêmica e actínica.

Sabe-se que, mesmo em centros especializados, de 10 a 20% dos espécimes cirúrgicos avaliados pelo serviço de patologia não têm seu diagnóstico confirmado de DIC, havendo, ainda, uma terceira manifestação, conhecida como colite indeterminada.[1]

A colonoscopia mostra-se extremamente importante no diagnóstico das DIC, pois, além do aspecto endoscópico, é possível coletar material (biópsias) para análise microscópica e cultura, se necessário. No entanto, o diagnóstico final dessas afecções deve ser feito sempre por meio da associação da história clínica, do exame físico, dos exames laboratoriais, dos achados radiológicos e endoscópicos, além do exame histopatológico.[2-5]

INDICAÇÕES E CONTRAINDICAÇÕES

As indicações da colonoscopia nas DIC estão descritas no Quadro 16.1 e as contraindicações, no Quadro 16.2.

Quadro 16.1 Principais indicações da colonoscopia na suspeita de DIC	
Avaliação da extensão da doença	
Diagnóstico diferencial	Entre RCU e DC
	Com outras afecções inflamatórias específicas
Acompanhamento evolutivo	
Avaliação de reservatório ileal	

Quadro 16.2 Principais contraindicações (absolutas e relativas) da colonoscopia na suspeita de DIC
Megacólon tóxico
Confirmação ou suspeita de perfuração espontânea

DIAGNÓSTICO ENDOSCÓPICO

Retocolite ulcerativa (RCU)

A RCU em atividade apresenta-se de forma contínua e difusa com edema, congestão, friabilidade e granularidade da mucosa, além de microulcerações, as quais podem ou não estar recobertas por fibrina (Figura 16.1). Tais microulcerações podem unir-se e formar úlceras maiores, mas que geralmente não ultrapassam 1 cm em seu maior eixo (Figura 16.2).

A área de transição entre a mucosa acometida pela doença e a mucosa normal é habitualmente muito bem identificada durante a colonoscopia. Em 95% das vezes, o reto encontra-se acometido pela doença (Figura 16.1), todavia o íleo terminal raramente se mostra comprometido (5%).

As alterações endoscópicas encontradas no íleo são conhecidas como ileíte de refluxo, sendo decorrentes, nos casos de pancolite, do refluxo do conteúdo cólico para o interior do íleo terminal através da válvula ileocecal, causando um processo inflamatório superficial da mucosa.

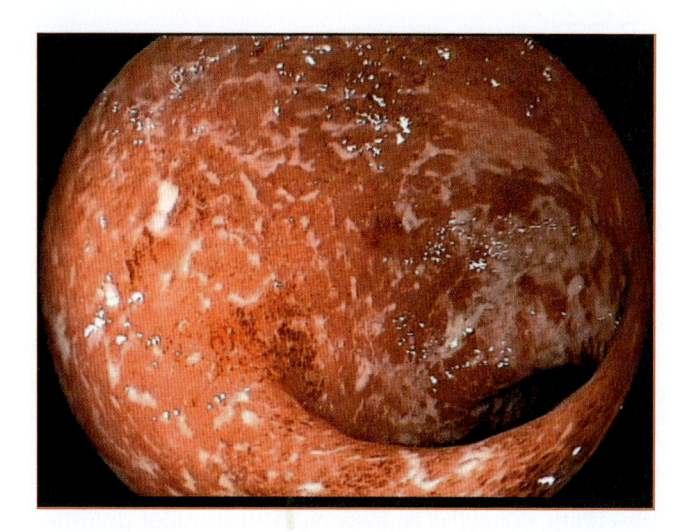

Figura 16.1 Proctite (RCU). Observa-se processo inflamatório difuso e contínuo da mucosa retal, com microulcerações recobertas por fibrina.

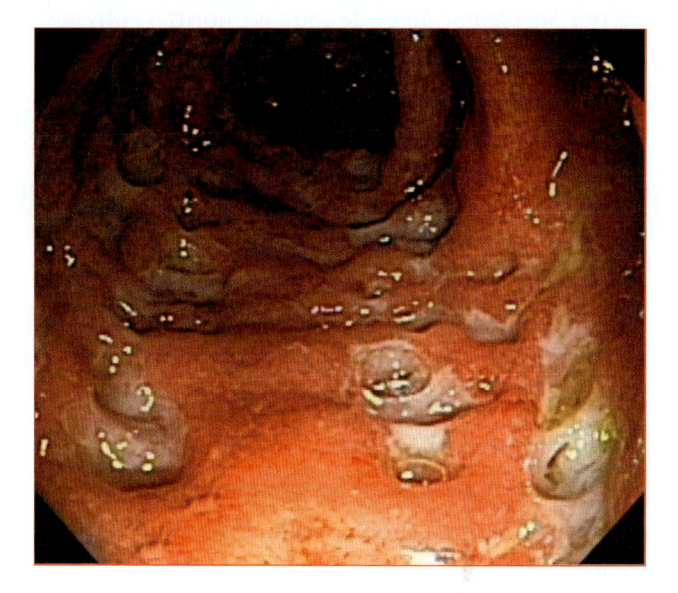

Figura 16.2 Retossigmoidite (RCU). Nesta imagem, identificam-se múltiplas úlceras em mucosa com processo inflamatório intenso.

A retossigmoidite é a forma mais frequente de apresentação dessa doença (em 45% das vezes), seguida pelo comprometimento do cólon descendente até o ângulo esplênico ou colite esquerda (em 40% das vezes) e pelo comprometimento proximal ao ângulo esplênico, denominado "pancolite" (em 15 a 20% das vezes).[6]

Outro achado endoscópico importante é o gradiente de intensidade da RCU, o qual geralmente é mais intenso nos segmentos distais do órgão, tornando-se mais suave nos segmentos proximais.

O padrão vascular submucoso habitual do cólon sofre uma distorção na RCU, consequentemente ao processo de cicatrização da mucosa. Esse achado endoscópico é mais comumente observado em pacientes submetidos à colonoscopia fora do período de atividade da doença. Em alguns casos da doença distal, também se observam alterações endoscópicas só ao redor do óstio apendicular, estando o restante desse segmento (ceco) com aspecto endoscópico normal.[7-9]

Doença de Crohn (DC)

Caracteriza-se por apresentar áreas de mucosa normal entremeadas por mucosa comprometida, acarretando um padrão dito salteado (*skip lesions*), sendo de forma contínua ou segmentar.[10] Habitualmente, as lesões mais características da DC são representadas por úlceras aftoides e/ou úlceras maiores, que podem se confluir e/ou se apresentar no sentido longitudinal da luz do órgão, denominadas úlceras lineares (Figura 16.3).

Em alguns casos, pode-se evidenciar infiltração e elevação da submucosa, assumindo o denominado aspecto calcetado. Ao contrário da RCU, o reto raramente está comprometido na DC (em só 10% dos casos) e, quando isso ocorre, pode haver a concomitância de fístula(s) perianal(is). Biópsias realizadas no reto, que apresenta aspecto endoscópico normal em pacientes portadores da DC, podem revelar até 14% de agregados linfoides (achados que esboçam e antecedem o granuloma) e 6% de achados positivos para o granuloma de células gigantes.

Em 40% dos pacientes portadores de DC, o acometimento é ileocólico (Figura 16.4) e, em outros 25% dos casos, o acometimento é exclusivamente do cólon. Assim, 65% dos casos podem ser diagnosticados pela colonoscopia.

Os aspectos endoscópicos estão descritos na Tabela 16.1.

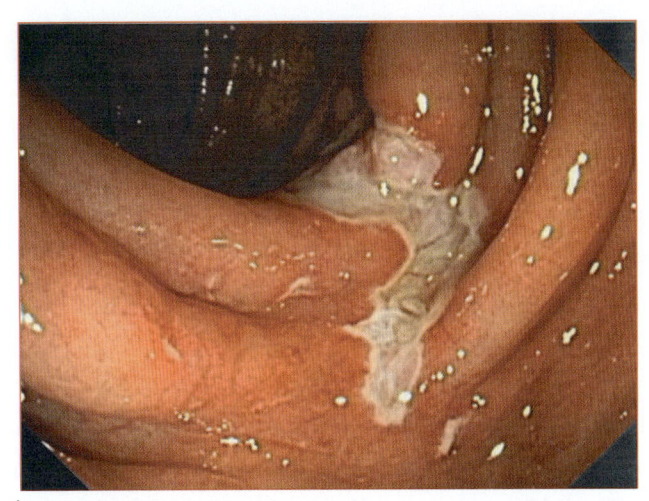

Figura 16.3 Úlcera linear (DC). Visualiza-se uma lesão ulcerada longitudinal cercada de mucosa normal.

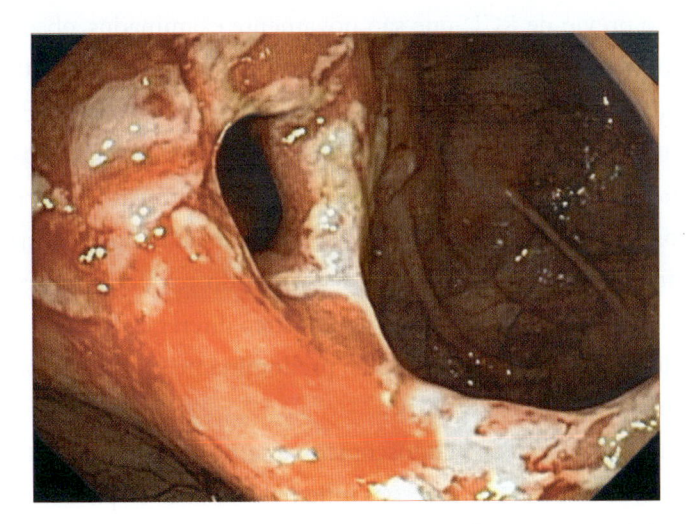

Figura 16.4 Deformidade da válvula ileocecal (DC). Observam-se a deformidade da válvula ileocecal e a presença de úlceras e processo inflamatório concomitantes em áreas de mucosa endoscopicamente normal no ceco.

Tabela 16.1 Aspectos endoscópicos da RCU e da DC	
RCU	**DC**
Comprometimento contínuo da mucosa	Lesões em salto
	Aspecto calcetado
Reto comprometido (95%)	Reto livre (90%)
Distorção do padrão vascular da submucosa	Úlceras lineares

RCU e DC: dificuldades no diagnóstico

Quanto mais aguda e intensa a manifestação clínica da doença, mais difícil o diagnóstico diferencial entre elas, em razão do processo inflamatório acentuado e inespecífico.[11] Vinte por cento dos pacientes com diagnóstico endoscópico prévio de DC examinados na fase aguda têm o diagnóstico mudado quando são reexaminados. Na mesma situação, dentre pacientes com diagnóstico endoscópico prévio de RCU que são novamente examinados, observa-se que 18% são portadores de DC e 10% portadores de outras doenças inflamatórias, confirmadas por exames anatomopatológicos e/ou laboratoriais.[12,13]

Em pacientes portadores de RCU sob tratamento medicamentoso com corticosteroides, as alterações endoscópicas podem simular DC. O uso de medicamentos tópicos retais, como supositórios ou enemas, pode contribuir para um aspecto endoscópico praticamente normal do reto, em pacientes com a doença em atividade, dificultando o diagnóstico diferencial. Portanto, deve-se sempre valorizar o padrão endoscópico predominante, e não as lesões isoladas, para se firmar a suspeita diagnóstica.

Existem alguns achados endoscópicos que podem surgir tanto na RCU como na DC, além de outras afecções inflamatórias. São os pseudopólipos (ou pólipos inflamatórios) e as pontes mucosas.

Os pseudopólipos correspondem a "ilhas" de mucosa normal que restaram do surto inflamatório prévio e, durante o processo regenerativo, adquirem um aspecto polipoide. Quando filamentosos, sugerem mais um diagnóstico de RCU.

Recomenda-se sempre a remoção de qualquer lesão que tenha tamanho ou formato diferente das demais (principalmente se maior que 1 cm), por conta do risco de abrigarem uma neoplasia maligna.

As pontes mucosas são perfurações de um processo ulcerativo da mucosa para a própria mucosa e submucosa adjacente, formando um cólon de duplo lúmen. Esse achado também pode ser encontrado na colite por citomegalovírus.[14]

Biópsias

É de extrema importância a integração entre o endoscopista e o patologista, fornecendo-se amostras representativas (tamanho e quantidade) e que favoreçam o patologista na interpretação final. As úlceras aftoides devem ser biopsiadas com o cuidado de se retirar tecido também da camada submucosa em sua profundidade (biópsias profundas), pois o achado de granulomas é mais frequente nessas lesões (em até 25% dos casos). No caso de úlceras maiores, as bordas devem ser biopsiadas com o intuito de se localizar algum agente etiológico (diagnóstico diferencial de colites parasitárias ou infecciosas), uma vez que o fundo dessas lesões é geralmente formado por material necrótico ou fibrinoleucocitário. Realizar biópsias de áreas endoscopicamente normais também pode ser importante, com a intenção de se comparar as possíveis alterações histopatológicas (Quadro 16.3).

Quadro 16.3 Quando e como realizar as biópsias na suspeita de DIC
Coletar sempre um número satisfatório de espécimes
Biopsiar sempre as úlceras aftoides (biópsias profundas)
Biopsiar as bordas das úlceras maiores
Sempre biopsiar qualquer lesão suspeita
Mesmo que endoscopicamente normal, sempre biopsiar o íleo terminal

DIAGNÓSTICO DIFERENCIAL COM OUTRAS AFECÇÕES

Doenças infectoparasitárias

Várias doenças infectoparasitárias podem mimetizar o quadro endoscópico de uma DIC. Normalmente, o diagnóstico conseguido por meio de coprocultura ou exame de fezes: protoparasitológico ou pesquisa de toxinas (no caso da colite pseudomembranosa). As que podem se cronificar lembram mais a DC, enquanto as mais agudas e agressivas lembram a RCU (Tabela 16.2).

Tabela 16.2 Semelhança endoscópica entre a DII e outras afecções infectoparasitárias[15]

Afecção	RCU	DC
Amebíase	-	+
Esquistossomose	+ (A)	-
C. jejuni	+ (A)	-
Y. enterocolitica	+ (A)	-
Shigella sp	+ (A)	-
Salmonella sp	+ (A)	+ (C)
Colite pseudomembranosa	+ (A)	-
Tuberculose	-	+
Colites virais	+ (A)	+ (C)
Histoplasmose	-	+

(A): forma aguda; (C): forma crônica.

Colite isquêmica

Essa enfermidade acomete geralmente pacientes portadores de outras afecções que comprometem a microcirculação, como diabete, hipertensão arterial sistêmica, doenças do tecido conjuntivo, arritmias cardíacas e arterioesclerose. Deve-se lembrar também de mulheres em reposição hormonal e usuários de drogas ilícitas (p.ex., cocaína).

Ela é segmentar, acometendo principalmente a flexura esplênica ou a transição retossigmoide (circulação terminal). Pode apresentar diferentes manifestações endoscópicas, como áreas de hiperemia, úlceras lineares (isquêmicas) ou até mesmo necrose e descamação da camada mucosa.

Colopatia actínica

Advém da lesão causada na pelve por conta da irradiação externa ou interna dessa parte do corpo. Portanto, quase sempre é secundária ao tratamento de algumas neoplasias que se utilizam dessa modalidade terapêutica, como as do reto, do colo uterino ou da próstata. Geralmente, manifesta-se como proctopatia, mas pode comprometer outros segmentos cólicos móveis que ocupam a pelve.

ACOMPANHAMENTO EVOLUTIVO

Em razão do processo inflamatório recorrente ou crônico e persistente, essas afecções têm maior chance de desenvolver câncer e, por isso, necessitam de acompanhamento colonoscópico de vigilância (Tabela 16.3).

Tabela 16.3 Acompanhamento evolutivo das DIC

	Início da doença	Periodicidade
RCU distal ou DC	> 15 anos	A cada 3 anos
RCU (pancolite)	> 8 anos	A cada 1 ou 2 anos

Obs.: biópsias do cólon seriadas (3 a 4 a cada 10 cm nos casos de pancolite).

AVALIAÇÃO DE RESERVATÓRIO ILEAL

A bolsa ileal pélvica com preservação do aparelho esfinctérico, realizada no tratamento cirúrgico da RCU (e raramente na DC), pode apresentar ao longo do tempo, em até 50% dos casos, complicações inflamatórias denominadas bolsites.[16] Ocorre um processo inflamatório de intensidade variável, podendo haver microulcerações recobertas de fibrina ou úlceras maiores, habitualmente decorrentes do aumento ou da alteração da flora bacteriana. A endoscopia do reservatório, com biópsias, é mandatória para orientar o tratamento adequado.

Por fim, nos pacientes em que foram mantidos os 2 a 3 cm distais da mucosa do canal anal, com o intuito de preservar a melhor sensibilidade e consequente continência, anuscopia deve ser realizada de rotina, por conta do risco de surgimento de neoplasia nessa mucosa remanescente.[17]

REFERÊNCIAS BIBLIOGRÁFICAS

1. Farmer M, Petras RE, Hunt LE, Janosky JE, Galandiuk S. The importance of diagnostic accuracy in colonic inflammatory bowel disease. Am J Gastroenterol 2000; 95(11):3184-8.

2. Averbach M, Corrêa PAFP. Doenças inflamatórias intestinais. In: Ferrari Jr. AP (ed.). Atlas de endoscopia digestiva. Rio de Janeiro: Rúbio, 2009.

3. Cutait R, Corrêa PAFP, Averbach M. Colonoscopia nas doenças inflamatórias. In: SOBED. Endoscopia digestiva. Rio de Janeiro: Medsi – Médica Científica, 2000.

4. Loftus Jr. EV. Clinical epidemiology of inflammatory bowel disease: Incidence, prevalence, and environmental influences. Gastroenterology 2004; 126:1504-17.

5. Sartor MC, D'Assunção MA. Doenças inflamatórias intestinais. In: Averbach M, Corrêa P (eds.). Colonoscopia. São Paulo: Santos, 2010.

6. Su S, Lichtenstein GR. Ulcerative colitis. In: Feldman M et al. Sleisenger & Fordtran's gastrointestinal and liver disease. 8.ed. Filadélfia: Saunders, 2006.

7. D'Haens G, Geboes K, Peeters M, Baert F, Ectors N, Rutgeerts P. Patchy cecal inflammation associated with distal ulcerative colitis: a prospective endoscopic study. Am J Gastroenterol 1997; 92:1275-9.

8. Matsumoto T, Nakamura S, Shimizu M, Iida M. Significance of appendiceal involvement in patients with ulcerative colitis. Gastrointest Endosc 2002; 55:180-5.

9. Yang SK, Jung HY, Kang GH, Kim YM, Myung SJ, Shim KN et al. Appendiceal orifice inflammation as a skip lesion in ulcerative colitis: an analysis in relation to medical therapy and disease extent. Gastrointest Endosc 1999; 49(6):743-7.

10. Lee SD, Cohen RD. Endoscopy in inflammatory bowel disease. Gastroenterol Clin North Am 2002; 31(1):119-32.

11. Bouhnik Y, Lémann M, Maunoury V et al. Doenças inflamatórias intestinais. In: Classen M, Tytgat GNJ, Lightdale CJ. Endoscopia gastrointestinal. Rio de Janeiro: Revinter, 2006.

12. Moum B, Ekbom A, Vatn MH, Aadland E, Sauar J, Lygren I et al. Inflammatory bowel disease: re-evaluation of the diagnosis in a prospective population-based study in southeastern Norway. Gut 1997; 40(3):328-32.

13. Munkholm P. Crohn's disease-occurrence, course and prognosis: an epidemiologic cohort-study. Dan Med Bull 1997; 44:287-93.

14. Marques Jr. O, Averbach M, Zanoni EC, Corrêa PA, Paccos JL, Cutait R. Cytomegaloviral colits in HIV positive patients: endoscopic findings. Arq Gastroenterol 2007; 44:315-9.

15. Corrêa PAFP, Cutait R. Colites específicas. In: Quilici FA. Endoscopia digestiva diagnóstica e terapêutica. Rio de Janeiro: Revinter, 2005.

16. Lohmuller L. Pouchitis and extraintestinal manifestations of IBD after IPAA. Ann Surg 1990; 209:620-8.

17. Corrêa P, Averbach M. Doenças inflamatórias do cólon. In: Averbach M et al. (eds.). Atlas de endoscopia digestiva da SOBED. Rio de Janeiro: Revinter, 2011.

DIAGNÓSTICO POR CÁPSULA ENDOSCÓPICA DA DOENÇA INFLAMATÓRIA INTESTINAL

ARTUR A. PARADA
PAULA B. POLETTI
THIAGO FESTA SECCHI

INTRODUÇÃO

As doenças inflamatórias intestinais (DII) caracterizam-se por serem doenças crônicas, de uma vida inteira, provavelmente resultantes da interação entre fatores genéticos e ambientais, cuja incidência e prevalência vêm aumentando nos últimos anos. Por sua grande variação de apresentações clínicas, tanto de sintomas e sinais clínicos quanto da intensidade destes, e também pela extensão e local de acometimento da doença, o diagnóstico é realizado com base na combinação de dados clínicos, biológicos, radiológicos, endoscópicos e histológicos.[1-3] Como as apresentações clínicas são marcadas por vários episódios de recorrência, são necessárias frequentes repetições dos exames laboratoriais, radiológicos, endoscópicos e histológicos, não só para seu diagnóstico definitivo, mas também para acompanhamento.[1,4]

Apesar das diferenças de apresentação e acometimento do trato digestório, a mudança de diagnóstico entre doença de Crohn (DC) e retocolite ulcerativa (RCU) durante o primeiro ano de evolução pode ocorrer em cerca de 10 a 15% dos casos; em outros 10%, o acometimento é restrito ao cólon. Nesses casos, mesmo com toda a investigação, não é possível caracterizar como DC ou RCU, recebendo a denominação de DII não classificada, resultando em retardo da instituição de terapêutica adequada a esse grupo de pacientes.[1]

Apesar do extenso número de exames diagnósticos disponíveis, o diagnóstico precoce da DII permanece um desafio, refletindo na continuidade e na progressão da atividade inflamatória, a qual pode resultar em danos irreversíveis já estabelecidos no momento do diagnóstico.[5]

Até recentemente, a avaliação do acometimento do intestino delgado em pacientes com DC e nos portadores da forma de DII não classificada era realizada por meio de exames radiológicos ou, de forma parcial, por exames endoscópicos que permitiam a visualização apenas do duodeno, jejuno proximal e do íleo distal.[1,6] Com a introdução de novas tecnologias, como a cápsula endoscópica e os enteroscópios assistidos por acessórios (guiados por balão ou espiral), a avaliação endoscópica de toda a superfície do intestino delgado tornou-se uma realidade na prática clínica, permitindo maior acurácia diagnóstica, diagnósticos de formas mais precoces e classificações mais adequadas, sobretudo em relação à extensão da doença, permitindo assim um melhor manejo clínico.[1,4-7]

CÁPSULA ENDOSCÓPICA

A introdução da cápsula entérica possibilitou o rompimento da última fronteira endoscópica do trato digestivo, permitindo o acesso endoscópico a toda a extensão do intestino delgado, que permanecia acessível somente à enteroscopia intraoperatória, reservada apenas a casos extremos, por conta de suas características e morbidade inerentes ao método.

O desenvolvimento da cápsula endoscópica teve início na década de 1980. Após a superação dos inúmeros desafios tecnológicos, em maio de 2000, Swain apresentou, na *Digestive Disease Week* (DDW), os resultados de estudos iniciais do protótipo do sistema da cápsula endoscópica. Em 2001, demonstrados os resultados satisfatórios de estudos clínicos, o sistema obteve aprovação da Food and Drug Administration (FDA) e do CE Mark Certification para utilização em seres humanos na pesquisa do sangramento de origem obscura.[8,9]

Em 2 de julho de 2003, a FDA analisou 32 estudos, totalizando 691 pacientes, que compararam a acurácia diagnóstica da cápsula endoscópica para patologias do intestino delgado (71%) com a acurácia dos demais exames em uso corrente para avaliação do intestino delgado (trânsito intestinal, *push*, enteroscopia, tomografia computadorizada [TC] abdominal, cintilografia e enteroscopia intraoperatória) (41%). Com base na análise desses estudos, a FDA estabeleceu que a cápsula endoscópica passava a ser método diagnóstico de primeira linha para a avaliação e a detecção de patologias do intestino delgado (Figura 17.1).[9]

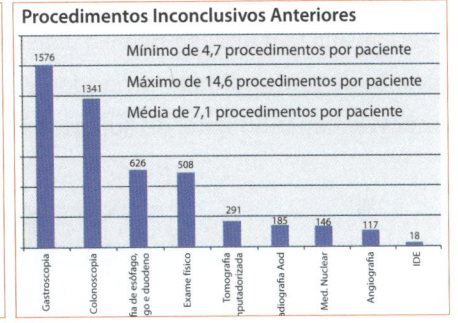

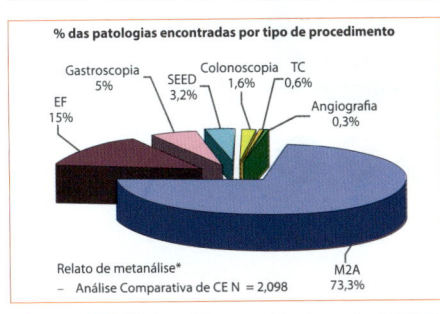

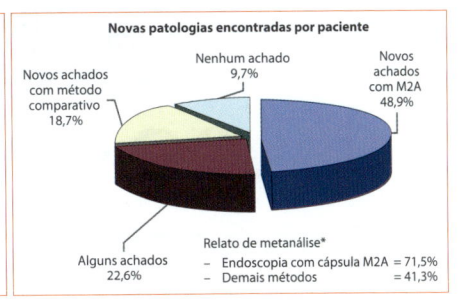

Figura 17.1 Metanálise avaliada pela FDA.[9]

SISTEMA DA CÁPSULA ENDOSCÓPICA

Os componentes do sistema da cápsula endoscópica são descritos a seguir.

Cápsula

A cápsula tem formato cilíndrico, com 11 × 27 a 11 × 31 mm, pesa cerca de 3,7 g e, dependendo da marca e do modelo, é recoberta por material biocompatível, resistente à ação da secreção digestiva e não absorvível.

É composta por um sistema óptico de formato convexo, que previne a reflexão da luz, e por uma ou duas lentes esféricas, que captam as imagens; um sistema de iluminação LED que fornece luz branca para a obtenção das imagens; um sistema composto por 2 baterias de óxido de prata, as quais fornecem energia para todo o sistema durante cerca de 9 a 10 horas; um sistema de captação de imagens CMOS (*complementary metal oxide silicon*) ou CCD (*charged coupled device*); e um sistema de transmissão ASIC (radiotransmissor telemétrico VHF de frequência ultra-alta) composto por uma antena que emite os sinais e os transmite por radiofrequência para os sensores ou HBC (*human body comunication*), que transmite as imagens através dos tecidos do corpo humano. As imagens obtidas pela cápsula têm um campo visual de 140 a 160 graus, com magnificação de 1:8, alcance de profundidade variando de 1 a 30 mm e capacidade de detecção de lesões de tamanho igual ou superior a 1 mm de diâmetro (Figura 17.2).

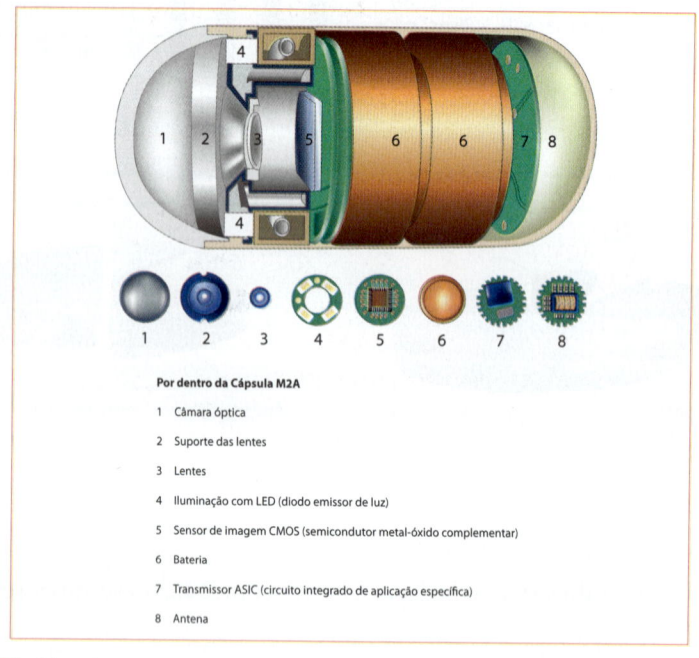

Por dentro da Cápsula M2A

1 Câmara óptica

2 Suporte das lentes

3 Lentes

4 Iluminação com LED (diodo emissor de luz)

5 Sensor de imagem CMOS (semicondutor metal-óxido complementar)

6 Bateria

7 Transmissor ASIC (circuito integrado de aplicação específica)

8 Antena

Figura 17.2 Cápsula.

Cápsula entérica

Tamanho: 11 × 26,5 mm; peso: 3,7 g; sistema óptico com campo de visão: 140 a 156°; magnificação de imagem: 1:8; tempo de duração da bateria: 8 a 11 horas. Capta cerca de duas imagens por segundo e cerca de 50.000 a 70.000 imagens durante o exame (Tabela 17.1 e Figura 17.3).

Tabela 17.1 Características das diferentes cápsulas entéricas[10]

	Pill cam SB2	EndoCapsule	MiroCam	OMOM capsule
Comprimento (mm)	26	26	24	27,9
Diâmetro (mm)	11	11	11	13
Peso (g)	3,4	3,8	3,4	6
Taxa de quadros (quadros/ segundos)	2	2	3	0,5-2
Sensor de imagem	CMOS	CCD	CCD	CCD
Campo de visão	156°	145°	150°	140°
Iluminação	6 LEDs brancas	6 LEDs brancas	6 LEDs brancas	NA
Antenas (body leads) (n)	8	8	9	14
Visualização em tempo real (TR)	Visualizador TR	Visualizador VE-1	Visualizador Miro-Viewer	Monitoramento em TR
Tempo de gravação (horas)	8	9	11	7-9

CMOS: semicondutor metal-óxido complementar; CCD: dispositivo de carga acoplada; LED: diodo emissor de luz; NA: não se aplica..

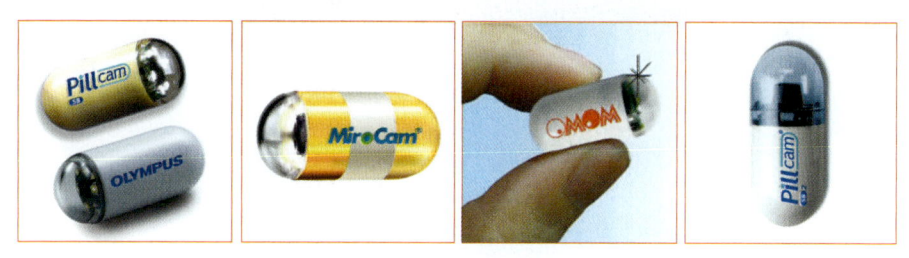

Figura 17.3 Cápsulas entéricas.

Sensores

Ajustados ao abdome do paciente, os sensores captam os sinais de radiofrequência, ou eles são transmitidos pelo sistema HBC pela cápsula, e os transferem para o *recorder*.

Recorder

O *recorder* é um microcomputador com *hardware*, anexado ao cinturão, que recebe os sinais das imagens captadas pela cápsula e os armazena. Alguns modelos de *recorder* contam com sistema para permitir a visualização da imagem que está sendo capturada pela cápsula em tempo real, assegurando, dessa forma, que a cápsula atingiu o intestino delgado.

Work station

Computador e programa que processam as imagens obtidas pela cápsula e transmitidas ao *recorder* e as transformam em um filme, o qual será analisado. Esses programas contam com vários recursos que auxiliam na análise das imagens obtidas pela cápsula (Figuras 17.4 e 17.5).

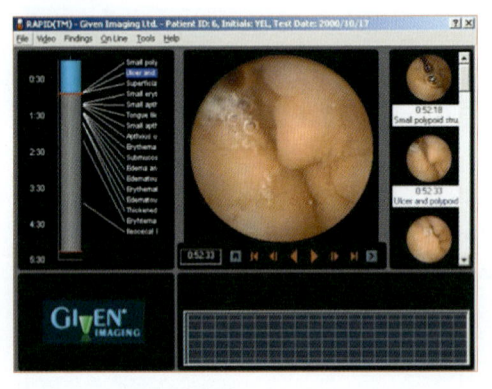

Figura 17.4 *Work station.*

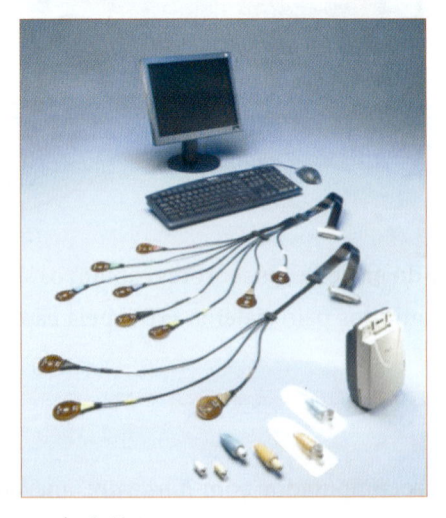

Figura 17.5 Recorder e *work station.*

PREPARO DO EXAME

Até o momento, não há consenso quanto ao preparo ideal para a realização dos exames de cápsula entérica. Como recomendação para o exame do intestino delgado, permanece apenas o jejum de 8 horas. Alguns estudos avaliaram a utilização de preparo com soluções purgativas, como o polietilenoglicol e o fosfato de sódio, mas estes não demonstraram resultados conclusivos quando comparados à dieta com líquidos claros, ao avaliar a taxa de exames completos, assim como em relação ao tempo de esvaziamento gástrico e ao tempo de trânsito intestinal, apesar de parecerem melhorar a visualização da mucosa. O emprego de procinéticos e simeticona também não se mostrou significativamente superior.[10,11]

TÉCNICA DO EXAME

Após a instalação dos sensores na superfície abdominal ou torácica do paciente e a conexão deles ao *recorder*, a cápsula endoscópica é deglutida com auxílio de um copo de água. Recomenda-se que, alguns minutos antes do início do exame (ingestão da cápsula), o paciente tome algumas gotas de um surfactante para a eliminação de bolhas nas secreções gastrointestinais, embora vários estudos randomizados não tenham demonstrado que essa prática é efetiva na melhora da visualização da mucosa do intestino delgado.[11]

Logo que a cápsula é retirada de seu invólucro protetor, inicia-se a captação de 2 a 6 imagens por segundo, até o final da capacidade de suas baterias, ou seja, de 8 até 12 horas, conforme o modelo de cápsula em questão, fornecendo cerca de 50.000 a 260.000 imagens adquiridas em sua passagem pelo tubo digestivo.

Para a avaliação do intestino delgado, após a ingestão da cápsula, o paciente é orientado a manter suas atividades habituais, podendo ingerir líquidos claros após 2 horas e, após 4 horas, fazer uma dieta leve. Decorridas 8 a 12 horas, o paciente retorna para retirar o *recorder*. Como o tempo médio de esvaziamento gástrico varia de 10 a 319 minutos (média de 63 minutos) e o tempo de trânsito do intestino delgado varia de 70 a 322 minutos (média de 194 minutos), a cápsula atinge o cólon antes do término das baterias em mais de 90% dos casos, fornecendo visualização completa do intestino delgado.[8,11]

A análise das imagens é realizada após a transmissão dos dados do *recorder* para a *work station*, que as processa e transforma em um filme de cerca de 2 horas, o qual é analisado pelo médico.

A cápsula é eliminada nas evacuações, na grande maioria das vezes, sem que o paciente perceba, não havendo necessidade de recuperá-la.[1,8,10,11]

ROTINA DO EXAME

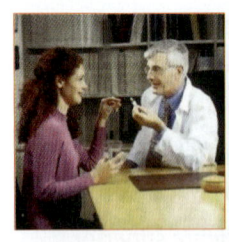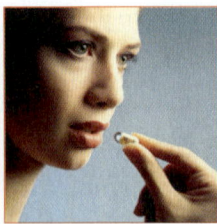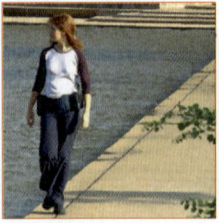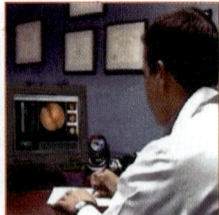

Para a realização do exame de cápsula entérica, após a instalação dos sensores, o paciente apenas ingere a cápsula com um copo de água e retorna após 8 a 12 horas para retirar o *recorder*. Após 2 horas do início do exame, ele pode ingerir líquidos claros e, após 4 horas, iniciar dieta leve.

CONTRAINDICAÇÕES AOS EXAMES DE CÁPSULA ENDOSCÓPICA

- Absolutas: quadros obstrutivos ou suboclusões gastrointestinais e gestação.
- Relativas: alterações de motilidade intestinal (gastroparesia), suspeita de aderências ou fístulas, presença de marca-passo ou desfibriladores implantados, grandes ou numerosos divertículos de intestino delgado, divertículo de Zenker, distúrbios da deglutição e DC de intestino delgado extensa com sintomas sugestivos de quadro subestenosante e gravidez.[10,11]

INDICAÇÕES DA CÁPSULA ENDOSCÓPICA NA DII

A avaliação da superfície mucosa do intestino delgado é necessária em vários e diferentes momentos da DII:

- estabelecer o diagnóstico definitivo de DC;
- avaliar a extensão e a gravidade das lesões no intestino delgado;
- monitorar a resposta terapêutica e a cicatrização da mucosa;
- monitorar a recorrência no pós-operatório;
- investigar sintomas inexplicáveis;
- auxiliar no diagnóstico diferencial das formas de DII não classificada e RCU de difícil controle.[1,2,4,6,10,12-14]

Suspeita diagnóstica de DC

Até o momento, não há um exame que seja considerado como padrão-ouro para o diagnóstico da DC. Este é feito por meio dos dados de história clínica, exame físico, exames laboratoriais, radiológicos, endoscópicos e histopatológicos.[1,2,4,12-14]

O acometimento do intestino delgado na DC está presente em cerca de 75 a 80% dos casos, ocorrendo de forma isolada em aproximadamente 30%, sendo necessários, em média, 36 meses entre o início dos sintomas e a presença de anormalidades identificáveis aos exames radiológicos do intestino delgado, pois as lesões precoces, limitadas à mucosa, não são detectáveis aos exames radiológicos, retardando o diagnóstico e o tratamento desses pacientes.[1,6,13,15-17] Sabe-se que, na história natural da DC, há acometimento do jejuno em mais de 50% dos pacientes com doença do intestino delgado e que a presença de lesões jejunais está relacionada ao maior risco de recorrência da doença e ao pior prognóstico, sendo estas também de mais difícil detecção aos exames radiológicos.[18]

Muitos estudos têm sido publicados nos últimos anos na tentativa de estabelecer o real papel da cápsula endoscópica no diagnóstico da DC do intestino delgado, uma vez que, apesar de ser o método de maior acurácia na detecção de lesões da mucosa desse órgão, 13% da população normal e assintomática apresenta pequenas erosões na mucosa do intestino delgado sem nenhum significado patológico.[1,2,16] Soma-se a esse dado o fato de que grande parte das lesões da mucosa encontradas na DC não é específica, podendo ocorrer em enteropatias de outras etiologias, como linfoma de intestino delgado, enteropatia actínica, enteropatia por anti-inflamatórios não hormonais (AINH), enteropatias isquêmicas, enteropatias oportunistas do vírus da imunodeficiência humana (HIV), tuberculose intestinal e doença de Behçet.[1,2,4,6,12-14,16] Dentre eles, o diagnóstico diferencial que mais frequentemente se impõe é o das lesões induzidas por AINH, pois úlceras e erosões podem estar presentes no intestino delgado após curto período de utilização de AINH e a incidência dessas lesões em usuários crônicos pode chegar a 70%.[6]

O espectro de lesões observadas pela cápsula endoscópica em pacientes com DC é similar às lesões dos demais exames endoscópicos convencionais, variando de acordo com o grau de atividade e com a extensão do acometimento da doença. As alterações da mucosa evidenciadas na DC são: eritema, edema, áreas desnudas com perda de vilosidades, erosões aftoides, fissuras, úlceras lineares, úlceras irregulares e confluentes em toda a circunferência do órgão, subestenoses e mucosa com aspecto de calçamento em paralelepípedo.[13]

Os critérios endoscópicos para o diagnóstico de DC do intestino delgado com a cápsula endoscópica têm sido discutidos. O critério mais utilizado foi proposto por Mow e consiste no achado de no mínimo três úlceras na ausência da ingestão de AINH por 2 semanas, conferindo sensibilidade de 77%, especificidade de 89%, valor preditivo positivo de 55% e valor preditivo negativo de 96%.[1,12] Apesar de ter menor sensibilidade, outros autores defendem que a presença de 10 ou mais erosões aftoides dispostas em um mesmo segmento ou com distribuição em diferentes segmentos seria suficiente para sugerir o diagnóstico endoscópico da DC do intestino delgado.[12]

De acordo com achados endoscópicos, dois escores de gravidade foram propostos: o escore de Lewis (Tabela 17.2), que considera a porção acometida do intestino delgado e os achados endoscópicos sugestivos de processo inflamatório, pontuando de acordo com estes. Dessa forma, um escore inferior a 135 corresponde a alterações inflamatórias insignificantes da mucosa; entre 135 e 790 indica atividade inflamatória leve; e maior que 790 indica inflamação moderada a intensa. O escore de Lewis foi avaliado no estudo de Rosa et al., que evidenciou valor preditivo positivo de 82,6%, valor preditivo negativo de 87,9%, sensibilidade de 82,6% e especificidade de 87,9% no diagnóstico e na atividade da DC do intestino delgado.[19]

O outro escore proposto é o CECDAI (*Capsule Endoscopy Crohn's Disease Activity Index*) (Tabela 17.3) ou escore de Niv, o qual considera o acometimento do intestino delgado em dois segmentos, o proximal e o distal, pontuando, em cada um deles, a presença de inflamação da mucosa (A), a extensão da doença (B) e a presença de subestenoses (C). Dessa forma, pacientes com escore zero correspondem à ausência de atividade inflamatória e escore com 26 pontos, à inflamação intensa.[1,6,17,20] O escore de Niv ou CECDAI foi validado por estudo multicêntrico prospectivo para seguimento de pacientes portadores de DC do intestino delgado.[20]

Tabela 17.2 Escore de Lewis

Parâmetros	Número	Extensão longitudinal	Descritores
Aparência vilosa	Normal – 0	Segmento curto – 8	Isolada – 1
(tercil mais afetado)	Edematosa – 1	Segmento longo – 12	Irregular – 14
		Tercil total – 20	Difusa – 17
Úlcera (tercil mais	Nenhuma – 0	Segmento curto – 5	< 1/4 a 9
afetado)	Isolada – 3	Segmento longo – 10	1/4 a 1/2 a 12
	Poucas – 5	Tercil total – 15	> 1/2 a 18
	Múltiplas – 10		
Estenose (estudo	Nenhuma – 0	Ulcerada – 24	Transversa – 7
total)	Isolada – 14	Não ulcerada – 2	Não transversa – 10
	Múltiplas – 20		

Escore de Lewis = escore do tercil mais afetado [(parâmetro viloso x extensão x descritor) + (número de úlceras x extensão x tamanho)] + escore de estenose (número x ulceradas x transversas).

Número de úlceras: isolada: 1; poucas: 2 a 7; múltiplas: ≥ 8.

O descritor da úlcera (tamanho) é determinado pela extensão do quadro da cápsula preenchida pela úlcera maior.

Tabela 17.3 Escore CECDAI*

A. Escore de inflamação
0 = Ausente
1 = Edema leve a moderado/hiperemia/desnudação
2 = Edema grave/hiperemia/desnudação
3 = Sangramento, exsudato, aftas, erosão, pequena úlcera (< 0,5 cm)
4 = Úlcera moderada (0,5 a 2 cm), pseudopólipo
5 = Úlcera grande (> 2 cm)
B. Escore de extensão da doença
0 = Sem doença
1 = Doença focal (segmento isolado)
2 = Doença irregular (2 a 3 segmentos)
3 = Doença difusa (mais de 3 segmentos)
C. Escore de estenose
0 = Ausente
1 = Passagem isolada
2 = Passagens múltiplas
3 = Obstrução (sem passagem)

* CECDAI = proximal ([A1 x B1] + C1) + distal ([A2 x B2] + C2).

Um dado interessante demonstrado em alguns estudos é que, apesar de não existir consenso sobre quais os critérios endoscópicos para o diagnóstico de DC, a ausência de lesões ou alterações da mucosa durante a avaliação do intestino delgado, por meio do exame de cápsula endoscópica em pacientes com sintomatologia sugestiva, praticamente exclui o diagnóstico de DC.[1,21,22]

Vários estudos e metanálises têm sido publicados comparando sensibilidade, especificidade e acurácia diagnóstica da cápsula endoscópica com os demais métodos endoscópicos e radiológicos, na tentativa de estabelecer um algoritmo que oriente a investigação diagnóstica desses pacientes. Uma metanálise de 12 estudos comparando a acurácia da cápsula endoscópica para o diagnóstico da DC do intestino delgado, assim como da avaliação de comprometimento do intestino delgado em pacientes com diagnóstico de DC, evidenciou que a cápsula foi superior ao trânsito intestinal, à tomografia computadorizada com enterografia, à colonoscopia com ileoscopia retrógrada e à ressonância magnética na avaliação da suspeita de DC de intestino delgado, e mais efetiva na avaliação do acometimento do intestino delgado em pacientes portadores de DC quando comparada ao trânsito intestinal, à tomografia computadorizada com enterografia e à *push*-enteroscopia, mas com resultados inferiores à ressonância magnética nessa população.[16]

Em um estudo prospectivo comparando a sensibilidade e a especificidade entre a cápsula endoscópica, a tomografia computadorizada e a ressonância magnética na avaliação da DC do íleo terminal, a cápsula apresentou sensibilidade de 100% e especificidade de 91%, enquanto a tomografia computadorizada, 81 e 86%, e a ressonância magnética, 76 e 85%, evidenciando, portanto, diferença estatisticamente significativa na sensibilidade da cápsula em relação à tomografia, enquanto a diferença com a ressonância magnética não atingiu significância. A especificidade não diferiu entre os três métodos.[23]

Tabela 17.4 Cápsula endoscópica x outros métodos diagnósticos

Modalidade	Ref.	Número de pacientes	Rendimento diagnóstico da ECV	Rendimento diagnóstico da modalidade comparada	RI	Valor de *p*
ETC	Eliakim et al.	35	77%	20%	47%	< 0,05
	Hara et al.	17	71%	53%	18%	ND
	Voderholzer et al.	41	61%	49% (enterócli-se por TC)	12%	< 0,04
	Solem et al.	40	83%	83%	0	NS
ERM	Albert et al.	27	93%	78%	15%	NS
	Crook et al.	19	93%	71%	18%	NS
	Jensen et al.	93	100%	86%	14%	NS
Ileocolo-noscopia	Hara et al.	17	71%	65%	6%	NS
	Solem et al.	40	83%	74%	9%	NS
	Leighton et al.	80	55%	25%	30%	NA

ECV: endoscopia com cápsula de vídeo; ETC: enterografia por tomografia computadorizada; ERM: enterografia por ressonância magnética; RI: rendimento incremental; ND: não disponível; NS: não significativo.

Com o intuito de orientar a solicitação da avaliação do intestino delgado por meio dos novos métodos endoscópicos atualmente disponíveis, recomendações das Sociedades de Endoscopia e Gastroenterologia, assim como alguns consensos, têm sido divulgadas. Dentre eles, destaca-se o consenso realizado pela Organização Mundial de Endoscopia Digestiva (OMED) e pela Organização Europeia de Colite e Crohn (ECCO), que estabelece orientações quanto ao emprego da cápsula endoscópica na avaliação diagnóstica da DC do intestino delgado, como será visto a seguir.[1,22]

Recomendações OMED e ECCO: cápsula na investigação da DC

1. A ileocolonoscopia deve ser realizada antes da cápsula endoscópica na investigação da DC.
2. Um exame radiológico deve, geralmente, preceder o exame de cápsula na investigação da DC; a escolha do exame dependerá da disponibilidade e do conhecimento disponível.

3. Não há evidências que suportem a realização de preparo para o exame de cápsula em pacientes em investigação para DC.

4. A cápsula endoscópica é capaz de identificar lesões da mucosa compatíveis com DC não identificáveis aos demais exames endoscópicos e radiológicos.

5. Como os demais exames de imagem, o diagnóstico da DC não deve ser instituído apenas com os dados obtidos pelo exame da cápsula.

6. Um exame de cápsula endoscópica normal tem alto valor preditivo negativo na exclusão diagnóstica de DC ativa no intestino delgado.

7. Não há, até o momento, critérios endoscópicos validados para o diagnóstico de DC por meio da cápsula endoscópica.

8. No diagnóstico de lesões da mucosa do intestino delgado compatíveis com DC, a cápsula endoscópica parece ser superior a radiografia contrastada do intestino delgado, ressonância magnética, tomografia computadorizada e tomografia computadorizada com enteróclise.

9. A enteroscopia guiada pode ser empregada para a avaliação do intestino delgado na investigação da DC e apresenta a vantagem de permitir realizar biópsias. Contudo, não há dados que sugiram que os achados histológicos obtidos resultem em alteração na conduta e no manejo do paciente.

10. A decisão quanto à realização da avaliação do intestino delgado por meio da cápsula endoscópica ou da enteroscopia guiada dependerá do segmento intestinal que se suspeita estar acometido, assim como da disponibilidade e do conhecimento local.

11. Preferencialmente, a cápsula deve preceder a enteroscopia na investigação da DC do intestino delgado por ser menos invasiva e por orientar, em caso de necessidade, a rota da enteroscopia.

Recentemente, o Consenso Europeu de Doença Inflamatória Intestinal estabeleceu que pacientes com suspeita diagnóstica de DC sem alterações na ileocolonoscopia devem ser submetidos à avaliação endoscópica do intestino delgado por meio da cápsula endoscópica na ausência de sinais ou sintomas obstrutivos. Nos pacientes com suspeita de subestenoses, deve-se preferir os exames de imagem, como TC, enterografia e RM.[22]

Apesar de não propiciar a realização de biópsias para obtenção de material para estudo histológico, a suspeita diagnóstica da DC do intestino delgado é, atualmente, a segunda indicação mais importante para o emprego da cápsula endoscópica em adultos e a principal indicação na faixa etária de 10 a 18 anos, sendo mais custo-efetiva quando, além da sintomatologia clínica, há dados laboratoriais sugestivos de atividade inflamatória, como anemia, trombocitose, marcadores sorológicos e/ou fecais positivos de inflamação.[10,12,24,25]

Avaliação de pacientes com diagnóstico estabelecido de DC

Os exames endoscópicos têm importante papel na avaliação e na monitoração da DC, avaliando o grau de atividade da doença e permitindo intervenções terapêuticas, as quais eram, até recentemente, limitadas até ao alcance dos endoscópios tradicionais, ou seja, incapazes de avaliar o jejuno médio e distal, assim como a porção proximal, média e parte da distal do íleo. A introdução da cápsula endoscópica e dos enteroscópios guiados permitiu abordar endoscopicamente esses segmentos; no entanto, o papel deles na avaliação e na monitoração da DC ainda está sendo estabelecido.[1,4,10,12,14,22]

A cápsula endoscópica demonstrou, em pacientes com diagnóstico de DC, uma acurácia diagnóstica na detecção de lesões e alterações sugestivas de atividade da doença variando de 78 a 93%, enquanto o trânsito intestinal obteve acurácia de 32%, a TC com enterografia/enteróclise, 38%, e a RM com enterografia, 79%. A cápsula endoscópica e a RM apresentaram boa correlação na detecção de atividade inflamatória, assim como na localização desta; no entanto, a avaliação da RM permite também avaliação transmural e detecção de atividade de doença extraintestinal, tornando-a o exame de imagem de primeira linha para a monitoração de atividade da doença.[1,4,10,22]

Um interessante aspecto a ser considerado é que, quando comparada com a TC e a RM, a cápsula endoscópica apresentou maior capacidade de detecção de lesões no intestino delgado proximal, diagnosticando lesões no jejuno em mais de 50% de pacientes com diagnóstico de DC ileal; porém, o significado clínico desse achado ainda precisa ser elucidado.[22] Diante desse cenário, atualmente, a cápsula deve ser reservada aos pacientes com diagnóstico estabelecido de DC, para a investigação de sintomas inexplicados, como dor abdominal, diarreia, flatulência, anemia ferropriva e sangramentos, e na investigação de recidiva pós-operatória quando a ileocolonoscopia está contraindicada ou não é possível por dificuldades técnicas.[1,4,6,12,22]

O potencial papel da cápsula na monitoração da cicatrização da mucosa e, dessa forma, na resposta à terapêutica medicamentosa ainda precisa ser estabelecido.[1,22] A cicatrização da mucosa é definida pela ausência de alterações macroscopicamente visíveis de atividade inflamatória, sendo um importante marcador de eficiência do tratamento, e associada à redução de risco de complicações a longo termo.[6] Alguns importantes estudos demonstraram que a melhora dos sintomas clínicos não está correlacionada, em todos os casos, à cicatrização ou à melhora das lesões da mucosa. Sabe-se, hoje, que os sintomas da doença não ocorrem na ausência de alterações da mucosa, mas nem toda lesão da mucosa está associada a sintomas e, portanto, a monitoração da cicatrização da mucosa parece ser importante para orientar o tratamento medicamentoso.[1,4,6,22]

Recomendações OMED e ECCO: cápsula endoscópica na DC com diagnóstico

1. Pacientes que apresentem sintomas inexplicáveis à investigação por meio de outros métodos.[1,4,6,12,22]
2. Pacientes com recorrência pós-operatória na impossibilidade da realização da ileocolonoscopia.[1,4,6,12,22]
3. Para avaliação da cicatrização quando necessário.[1,4,6,12,22]
4. A realização da cápsula endoscópica deve ser precedida pela RM com enterografia ou TC com enterografia, pois elas permitem identificar lesões obstrutivas e avaliar a distribuição e o acometimento transmural e extraintestinal da doença.[1,4,6,12,22]

Diagnóstico diferencial da doença inflamatória intestinal não classificada

Estudos populacionais têm demonstrado que cerca de 4 a 10% dos pacientes adultos apresentam DII colônica cuja apresentação não permite o diagnóstico diferencial entre DC e RCU inespecífica, recebendo o diagnóstico de DII não classificada. A incapacidade do estabelecimento de um diagnóstico definitivo tem implicações no tratamento medicamentoso e na evolução clínica desses pacientes.[1,6,22] Sabe-se que cerca de 30% deles terão o diagnóstico de DC durante o curso de sua doença, geralmente por meio da identificação de lesões no intestino delgado.[1,6,22]

Alguns pequenos estudos avaliaram o papel da cápsula endoscópica na investigação diagnóstica desse grupo de pacientes com diagnóstico de DC, por meio da detecção de lesões da mucosa do intestino delgado, variando de 17 a 70% nas diferentes casuísticas. No entanto, os critérios utilizados para o estabelecimento do diagnóstico foram arbitrários.[1,6,22]

É importante destacar que a ausência de lesões na mucosa do intestino delgado no momento do exame da cápsula nesse grupo de pacientes não permite excluir um futuro diagnóstico de DC.[1,4,6,14,22]

Recomendações OMED e ECCO: cápsula na investigação da DC

1. Nos pacientes com diagnóstico de DII não classificada, a avaliação do intestino delgado por meio da cápsula endoscópica pode ajudar a definir o diagnóstico no caso de identificação de lesões sugestivas de DC.[1,4,22]

2. A ausência de lesões detectáveis no exame da cápsula endoscópica no intestino delgado de pacientes portadores de DII não classificada não exclui a possibilidade de um diagnóstico de DC no futuro.[1,4,22]

3. Nos pacientes portadores de DII não classificada, a cápsula endoscópica tem maior acurácia diagnóstica para lesões do intestino delgado que para o trânsito intestinal. Não há dados comparativos com outros métodos radiológicos.[1,22]

Diagnóstico diferencial da RCU de difícil controle

O diagnóstico da RCU inespecífica é realizado com base nos dados clínicos, laboratoriais, endoscópicos e histológicos típicos, não existindo a necessidade de estudo do intestino delgado. No entanto, cerca de 10% desses pacientes serão reclassificados como portadores de DC durante sua evolução. A cápsula endoscópica é capaz de detectar lesões na mucosa do intestino delgado compatíveis com a DC, permitindo, assim, orientar a terapêutica a ser instituída ao paciente.[1,22] Em um estudo retrospectivo, cerca de 10% dos pacientes portadores de sintomas atípicos, 9% dos refratários à terapia medicamentosa e 33% daqueles com recidiva dos sintomas após colectomia foram reclassificados como portadores de DC com a evidência de três ou mais úlceras no intestino delgado pela cápsula endoscópica.[1]

Recomendações OMED e ECCO: cápsula na investigação da RCU inespecífica

1. O diagnóstico de RCU inespecífica não requer o estudo do intestino delgado.[1,22]

2. A avaliação do intestino delgado por meio da cápsula endoscópica pode ser indicada em pacientes com sintomas inexplicáveis à investigação convencional.[1,22]

3. A cápsula é capaz de identificar lesões no intestino delgado de pacientes portadores de RCU, principalmente naqueles com sintomas atípicos e refratários à terapia medicamentosa. No entanto, o real significado dessas lesões ainda necessita de esclarecimentos.[1,22]

COMPLICAÇÕES DA CÁPSULA ENDOSCÓPICA

A retenção da cápsula é a principal complicação desse novo método endoscópico, sendo definida como a presença comprovada da cápsula por meio de radiografia simples do abdome após 2 semanas da sua ingestão.[26] Esse período de 2 semanas foi estabelecido porque, em até 20% dos casos, podem ocorrer exames incompletos em virtude do trânsito intestinal lento.[26] As taxas de retenção da cápsula variam de acordo com a indicação do exame: em voluntários saudáveis, não ocorreram (0%); em pacientes com suspeita de DC do intestino delgado, ocorreram em 1%; nos portadores de DC, em 4 a 5%; naqueles em investigação para sangramento de origem obscura, em até 1,5%; e em quadros suspeitos de suboclusão, em até 21%.[27] Também são pacientes mais suscetíveis a essa complicação os usuários crônicos de AINH, aqueles submetidos à radioterapia abdominal, indivíduos com antecedentes de cirurgias abdominais e anastomoses entéricas.

Até o momento, não há método diagnóstico que possa assegurar, em 100% dos casos, que não ocorrerá retenção ou impactação da cápsula.[28,29] Sugere-se a realização de exames radiológicos com contraste por via oral na tentativa de exclusão de pacientes com subestenoses subclínicas.[27]

Riccioni et al. demonstraram bons resultados na prevenção da impactação ou retenção da cápsula com a utilização do Sistema Agile de Patência (*Agile Patency System*);[28,29] no entanto, estudos preliminares têm apresentado valores preditivos positivos de 100%, mas os preditivos negativos ainda merecem mais estudos.

O Sistema Agile de Patência consiste em uma cápsula com dimensões iguais às da cápsula entérica (11 × 26 mm), constituída por material biodegradável, o qual se desintegra após 30 horas de contato com os fluidos digestivos. A cápsula de teste Agile possui um marcador que emite radiofrequência, permitindo, assim, verificar se a cápsula teste foi ou não expelida do tubo digestivo. Ela também é radiopaca, o que permite a sua localização via radiografia simples de abdome. Quando a cápsula é eliminada dentro dessas 30 horas e, portanto, sem evidências de desintegração, há segurança na realização do exame.[28,29]

Pacientes que apresentem dor e/ou distensão abdominal durante a avaliação com a cápsula de permeabilidade não devem ser submetidos a exames com cápsulas endoscópicas.[10,11,28,29]

Carey et al. e Hollerbach et al. foram os primeiros a relatar o sucesso da introdução guiada da cápsula por endoscopia com diferentes técnicas (utilização de *overtube* e pinças de corpo estranho) em pacientes com antecedentes de cirurgias gástricas, subestenoses esofágicas, gástricas ou pilóricas, disfagia e gastroparesia. Atualmente, já existem acessórios especialmente desenhados para essa finalidade, denominados introdutores de cápsulas, que tornam essa prática de fácil execução, devendo ser reservada a portadores de alterações anatômicas que possam dificultar a deglutição da cápsula ou passagem desta para o intestino delgado (p.ex., portadores de gastrectomias ou gastroplastias).[10,11,30]

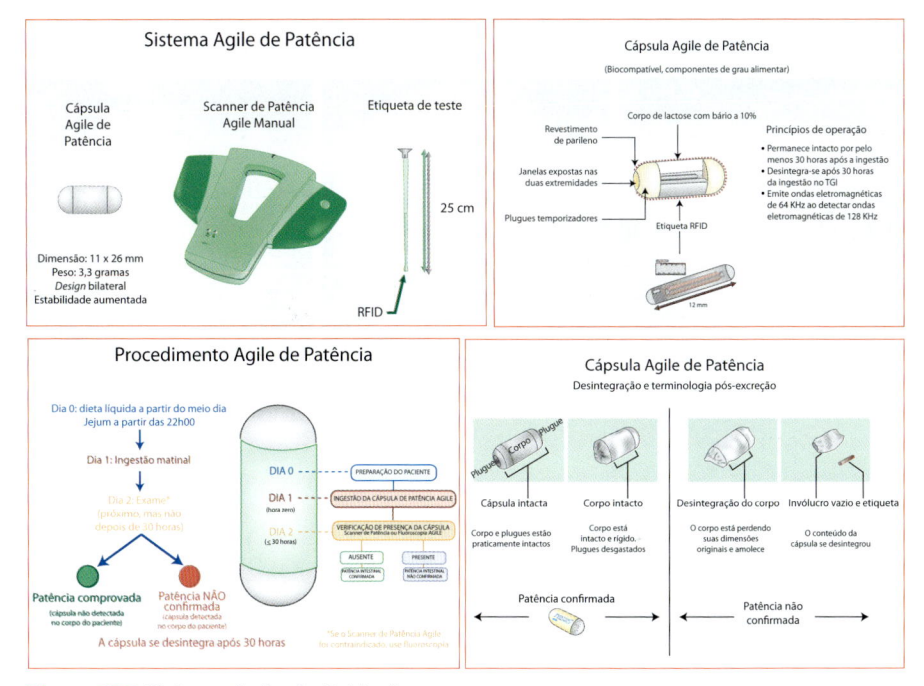

Figura 17.6 Sistema Agile de Patência.
Fonte: adaptada de Cave DR, 2006.

A aspiração da cápsula para a árvore brônquica é uma complicação descrita, mas, felizmente, muito rara, sendo mais frequente em pacientes idosos do gênero masculino. Em pacientes portadores de disfunções da deglutição, aconselha-se que a cápsula tenha sua passagem realizada com orientação endoscópica.[10,11,30]

Recomendações OMED e ECCO: complicações da cápsula endoscópica na investigação e na monitoração da DII

1. Nos pacientes em investigação para DC, o risco de retenção da cápsula é baixo e comparável ao risco da indicação de pesquisa de sangramento de origem obscura.[1,22]
2. Nos pacientes com DC estabelecida, o risco de retenção é maior, podendo chegar a 13%. O estudo radiológico normal não exclui o risco de retenção da cápsula.[1,22]
3. A cápsula de permeabilidade reduz o risco de retenção e deve ser considerada sempre que houver suspeita ou indícios de subestenoses.[1,22]
4. Não há evidências de que a cápsula cause complicações ou interferências em marca-passos ou desfibriladores implantáveis e vice-versa.[1]

IMAGENS DE CÁPSULA ENDOSCÓPICA: DC

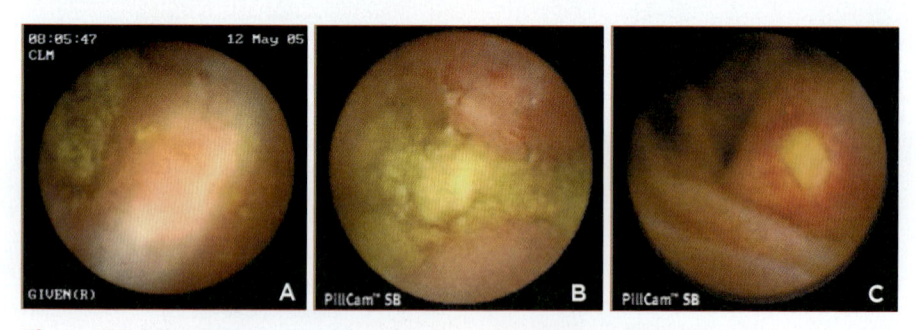

Figura 17.7 Subestenose cicatricial (A); úlcera longitudinal (B); úlcera (C).

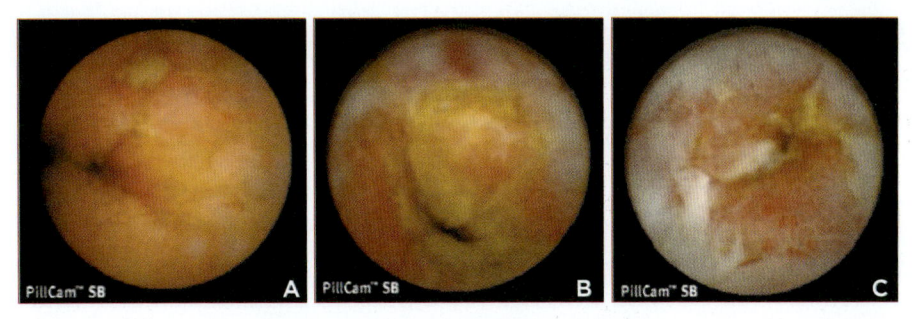

Figura 17.8 Úlcera (A); úlceras confluentes (B e C).

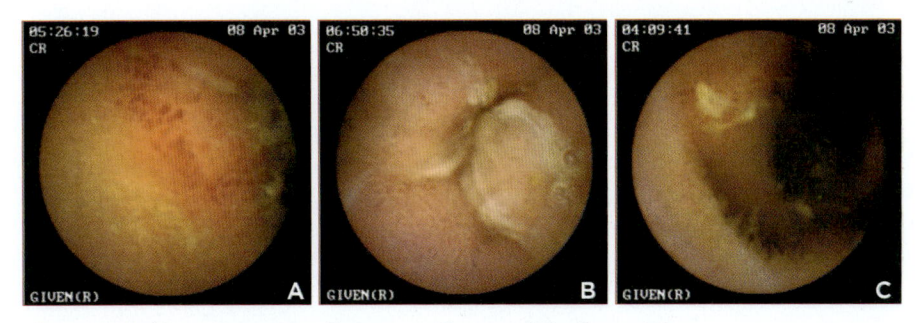

Figura 17.9 Úlcera linear (A); úlceras confluentes (B); úlcera (C).

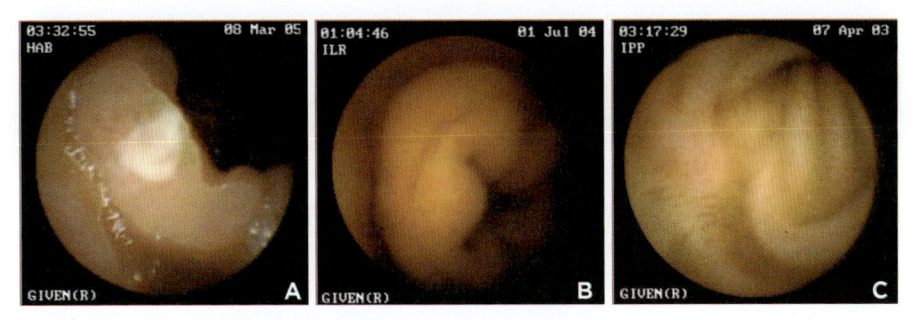

Figura 17.10 Úlcera (A); fissura (B); erosão aftoide (C).

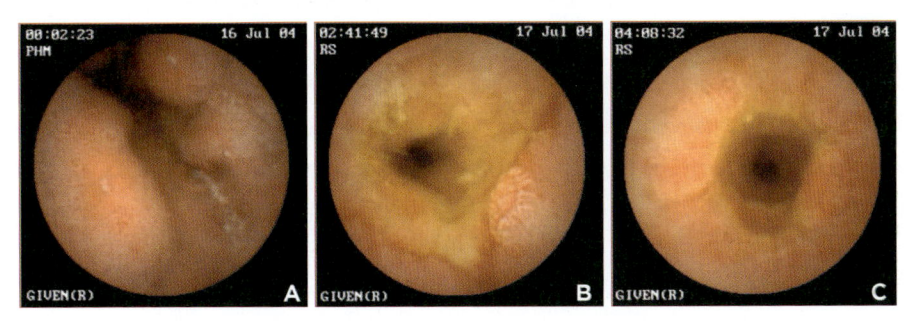

Figura 17.11 Erosões aftoides (A); úlceras circunferenciais (B e C).

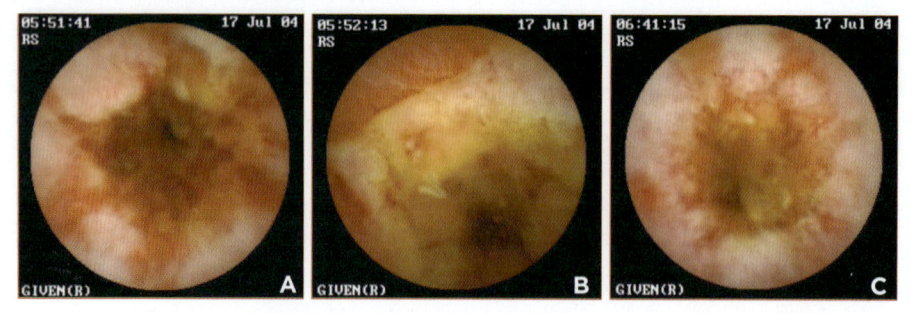

Figura 17.12 Úlceras circunferenciais (A, B e C).

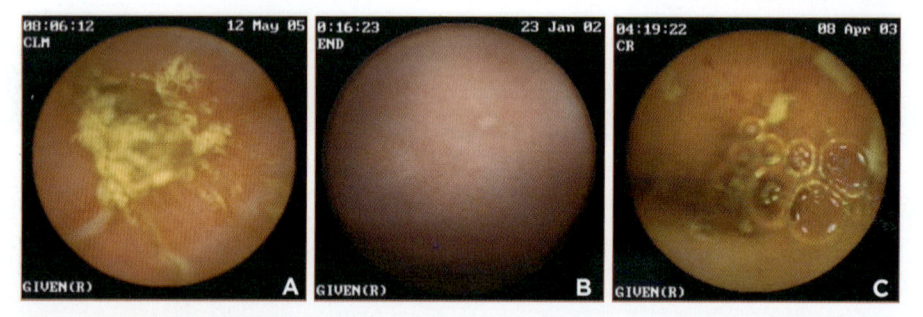

Figura 17.13 Úlcera linear (A); erosão aftoide (B); erosões e pequenas úlceras (C).

REFERÊNCIAS BIBLIOGRÁFICAS

1. Bourreille A, Ignjatovic A, Aabakken L, Loftus EV Jr, Eliakim R, Pennazio M et al. Role of small-bowel endoscopy in IBD: international OMED–ECCO consensus. Endoscopy 2009; 41:618-37.

2. Gert Van A et al. for the European Crohn's and Colitis Organisation (ECCO). The second European evidence-based consensus on the diagnosis and management of Crohn's disease: definitions and diagnosis. J Crohns Colitis 2010; 4:7-27.

3. Dignass A, Eliakim R, Magro F, Maaser C, Chowers Y, Geboes K et al. Second european evidence-based consensus on the diagnosis and management of ulcerative colitis part 1: definitions and diagnosis. J Crohns Colitis 2012; 6(10):965-90.

4. Peyrin-Biroulet L, Bonnaud G, Bourreille A, Chevaux JB, Faure P, Filippi J et al. Endoscopy in inflammatory bowel disease: recommendations from the IBD Committee of the French Society of Digestive Endoscopy (SFED) Endoscopy 2013; 45:936--43.

5. Panaccione R, Hibi T, Peyrin-Biroulet L, Schreiber S. Implementing changes in clinical practice to improve the management of Crohn's disease. J Crohns Colitis 2012; 6:S235-42.

6. Kopylov U et al. Capsule endoscopy in inflammatory bowel disease. World J Gastroenterol 2014; 20(5):1155-64.

7. Tharian B et al. Enteroscopy in Crohn's disease. World J Gastrointest Endosc 2013; 5(10):476-86.

8. ASGE Technology Evaluation Report. Gastrointestinal Endoscopy 2002; 56:621-4.

9. Internal data at Given Imaging Ltd. Reviewed by the FDA (2001).

10. Ladas SD, Triantafyllou K, Spada C, Riccioni ME, Rey JF, Niv Y et al. ESGE recommendations on VCE in investigation of small-bowel, esophageal, and colonic diseases. Endoscopy 2010; 42:220

11. ASGE Technology Status Evaluation Report: wireless capsule endoscopy. Gastrointestinal endoscopy 2006; 63(4):539-45.

12. Luján-Sanchis M, Sanchis-Artero L, Suárez-Callol P, Medina-Chuliá E. Indications of capsule endoscopy in Crohn's disease. Rev Esp Enferm Dig 2014; 106(1):37-45.

13. Arguelles-Arias F, Rodríguez-Oballe J, Duarte-Chang C, Castro-Laria L, García-Montes JM, Caunedo-Álvarez A et al. Capsule endoscopy in the small bowel Crohn's disease. Gastroenterology Research and Practice Volume 2014, Article ID 529136.

14. Yamagami H, Watanabe K, Kamata N, Sogawa M, Arakawa T. Small bowel endoscopy in Inflammatory Bowel Disease. Clin Endosc 2013; 46:321-26.

15. Leighton JA, Gralnek IM, Cohen SA, Toth E, Cave DR, Wolf DC et al. Capsule endoscopy is superior to small-bowel follow-through and equivalent to ileocolonoscopy in suspected Crohn's disease. Clinical Gastroenterology and Hepatology 2014; 12:609-15.

16. Dionisio PM, Gurudu SR, Leighton JA, Leontiadis GI, Fleischer DE, Hara AK et al. Capsule endoscopy has a significantly higher diagnostic yield in patients with suspected and established small bowel Crohn's disease: A meta-analysis. Am J Gastroenterol 2010; 105:1240-8.

17. Niv Y. Capsule endoscopy in the diagnosis of Crohn's disease. Medical Devices Evidence and Research 2013; 6:85-9.

18. Lazarev M, Huang C, Bitton A, Cho JH, Duerr RH, McGovern DP et al. Relationship between proximal Crohn's disease location and disease behavior and surgery: a

cross-sectional study of the IBD genetics consortium. Am J Gastroenterol 2013; 108(1):106-12.

19. Rosa B, Moreira MJ, Rebelo A, Cotter J. Lewis Score: a useful clinical tool for patients with suspected Crohn's disease submitted to capsule endoscopy. Journal of Crohn's and Colitis 2012; 6(6):692-7.

20. Niv Y, Ilani S, Levi Z, Hershkowitz M, Niv E, Fireman Z et al. Validation of the Capsule Endoscopy Crohn's Disease Activity Index (CECDAI or Niv score): a multicenter prospective study. Endoscopy 2012; 44(1):21-6.

21. Hall B, Holleran G, Costigan D, McNamara D. Capsule endoscopy: high negative predictive value in the long term despite a low diagnostic yield in patients with suspected Crohn's disease. United European Gastroenterology Journal 2013; 1(6):461-6.

22. Vito Annese et al. on behalf for ECCO European evidence based consensus for endoscopy in inflammatory bowel disease. Journal of Crohn's and Colitis 2013; 7:982-1018.

23. Jensen MD, Nathan T, Rafaelsen SR, Kjeldsen J. Diagnostic accuracy of capsule endoscopy for small bowel Crohn's disease is superior to that of MR enterography or CT enterography. Clin Gastroenterol Hepatol 2011; 9:124-9.

24. ASGE guideline: endoscopy in the diagnosis and treatment of inflammatory bowel disease. Gastrointestinal Endoscopy 2006; 63(4):558-66.

25. ASGE Technology Status Evaluation Report. Wireless capsule endoscopy. Gastrointestinal Endoscopy 2013; 78(6):805-16.

26. Cave D, Legnani P, de Francis R, Lewis BS. ICCE Consensus for Capsule retention. Endoscopy 2005; 37:1065-7.

27. Barkim JS, O'Loughlin C. Capsule endoscopy contraindications and how to avoid their occurrence. Gastrointest Endosc Clin N Am 2004; 14:61-5.

28. Herrerias JM, Leighton JA, Costamagna G, Infantolino A, Eliakim R, Fischer D et al. Agile patency system eliminates risk of capsule retention in patients with known intestinal strictures who undergo capsule endoscopy. Gastrointest Endosc 2008; 67:902-9.

29. Riccioni ME, Hasaj O, Spada C, Tringali A, Petruzziello L, Mutignani M et al. "M2A patency capsule" to detect intestinal stictures: preliminary results. Program and abstracts of the Second Conference on Capsule Endoscopy. Berlin, March 2003; 169:23-5.

30. Koulaouzidis A, Rondonotti E, Karargyris A. Small-bowel capsule endoscopy: a ten-point contemporary review. World J Gastroenterol 2013; 19(24):3726-46.

DIAGNÓSTICO DIFERENCIAL DAS ILEÍTES

ELOÁ MARUSSI MORSOLETTO

INTRODUÇÃO

O íleo, vocábulo derivado do grego *eileos*, que significa torcido, compreende cerca de 3/5 distais do intestino delgado e está localizado nas regiões pélvicas e fossa ilíaca direita, mantendo-se fixo à parede abdominal posterior pelo mesentério. É responsável pela digestão e absorção de alimentos, sendo também órgão endócrino (produção de peptídeos) e imunológico (placas de Peyer e produção de imunoglobulinas).[1]

No íleo terminal, podem existir substâncias tóxicas de origem bacteriana ou viral, resultantes da digestão de alimentos, sendo fundamental a relação com o tecido linfoide na proteção desse segmento. A presença de linfócitos, macrófagos e mastócitos como uma reação a antígenos luminares pode ser considerada fisiológica. Sua mucosa consiste de vilos que medem entre 0,5 e 1,5 mm, apresentam-se como projeções digitiformes perpendiculares à muscular da mucosa; abaixo destes, encontram-se criptas que são estruturas tubulares. O revestimento dos vilos e das criptas é formado por uma camada de células epiteliais, com células maduras (enterócitos e células caliciformes) e imaturas.[1]

Em razão das características imunológicas do íleo terminal, o limite entre ileíte normal e ileíte leve (inflamação controlada) é impreciso e indica critérios subjetivos, o que aponta para a necessidade de se estabelecerem critérios objetivos na avaliação microscópica do íleo. O diagnóstico das enfermidades que acometem esse segmento deve ser realizado a partir da associação entre dados clínicos, laboratoriais, endoscópicos e histológicos.

O exame do íleo terminal ganhou rapidamente o interesse da literatura internacional, sendo o primeiro relatório publicado em 1972 por Nagasako. Ao longo das últimas décadas, as melhoras técnicas dos aparelhos endoscópicos e o refinamento dos conhecimentos têm simplificado a intubação e o exame dos últimos centímetros do íleo terminal. Esses avanços têm sido confirmados em vários artigos, nos quais a intubação do íleo terminal durante colonoscopia tem uma taxa de sucesso de 74 a 100%.[2] Em mãos experientes, isso adiciona 3 minutos no tempo do procedimento e contribui de modo significativo na garantia da qualidade e do rendimento diagnóstico.[3] Além da possibilidade de análise macroscópica, a maior vantagem da ileoscopia é permitir biópsias para exame histopatológico (Tabela 18.1).

Tabela 18.1 Indicações para ileoscopia	
Indicações absolutas para a ileoscopia	**Indicações absolutas para ileoscopia e biópsias**
Diarreia crônica	Suspeita de doença de Crohn
Dor abdominal em QID	Diarreia crônica
Achados radiológicos anormais	Pacientes com síndrome da imunodeficiência adquirida (Aids)
Suspeita de doença inflamatória intestinal	Suspeita de tuberculose
História familiar de doença de Crohn	Lesões de mucosa ileal à ileoscopia

Ileíte, ou inflamação do íleo, é frequentemente causada por doença de Crohn (DC) (Figura 18.1). Contudo, uma grande variedade de doenças pode estar associada com ileíte, incluindo doenças infecciosas, espondiloartropatias, vasculites, neoplasias, algumas drogas, doenças infiltrativas e outras condições (Tabela 18.2). O diagnóstico correto da causa específica da ileíte é de suma importância, pois um diagnóstico incorreto pode resultar em demora ou erros no manejo do paciente.[4]

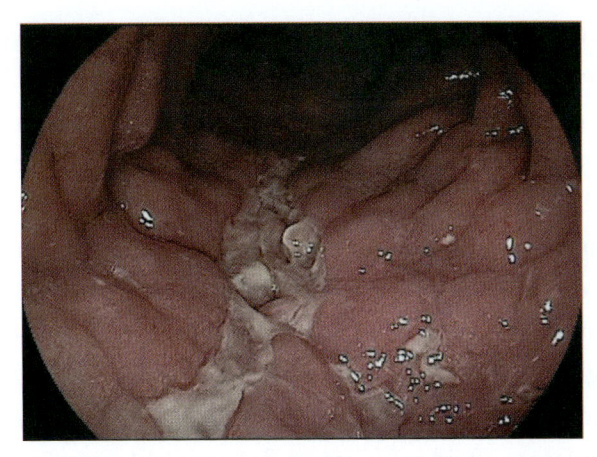

Figura 18.1 Crohn de íleo terminal, com ulceração característica, profunda e longitudinal.

Tabela 18.2 Diagnóstico diferencial das ileítes, na prática clínica
Ileíte infecciosa
Actinomyces israelli
Anisakis simplex
Clostridium difficile
Citomegalovírus
Histoplasma capsulatum
Mycobacterium avium-intracellulare complex
Mycobacterium tuberculosis
Salmonella spp
Tiflite
Yersinia enterocolitica e *Yersinia pseudotuberculosis*
Ileíte associada com espondiloartropatia
Hiperplasia nodular linfoide
Vasculites
Neoplasias
Linfoma; tumor carcinoide; adenocarcinoma de íleo ou ceco; leiomiossarcoma
Ileíte relacionada a drogas
Anti-inflamatório não hormonal; cloreto de potássio
Ileíte de causa infiltrativa
Gastroenterite eosinofílica; sarcoidose; amiloidose; endometriose
Ulcerações ou erosões isoladas do íleo terminal
Outras causas
Ileíte de refluxo

ILEÍTE INFECCIOSA

Yersinia enterocolitica (ou *Yersinia pseudotuberculosis*) é adquirida por ingestão de alimentos ou água contaminados. Menos frequente, a contaminação pode ocorrer por contato direto com animais domésticos ou selvagens infectados. Enterocolite é a manifestação clínica mais comum, caracterizada por diarreia, febrícula e dor abdominal com duração de 1 a 3 semanas. Vômitos ocorrem em 15 a 40% dos casos. A doença clínica resulta da penetração do organismo na mucosa, invadindo o tecido linfoide intestinal, particularmente as placas de Peyer.[4] O diagnóstico é feito pela coprocultura. Radiologicamente, é observado um padrão de mucosa espessa e nodular no íleo terminal. Achados endoscópicos incluem lesões aftoides no ceco e íleo terminal, com áreas elevadas arredondadas ou ovais e ulcerações (Figura 18.2). As ulcerações geralmente são mais uniformes em tamanho e forma do que na DC.[4,5]

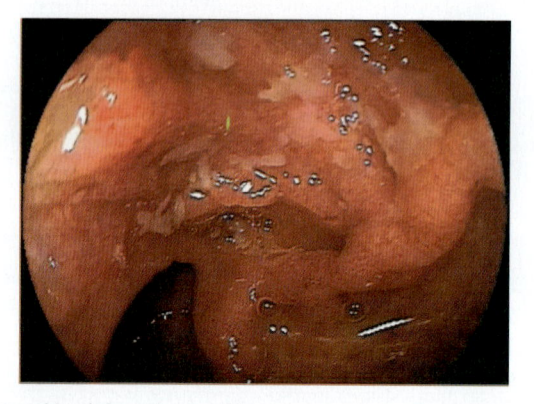

Figura 18.2 Ileíte por *Yersinia enterocolitica*.

A infecção por *Yersinia* também pode produzir uma adenite mesentérica com ileíte terminal, mimetizando uma apendicite aguda, ocorrendo mais comumente em crianças e adultos jovens. Ultrassonografia (ou tomografia computadorizada) pode definir o diagnóstico, mostrando espessamento da mucosa intestinal, com aumento dos linfonodos mesentéricos. Na DC, em geral, há inflamação transmural e gordura não compressiva ao redor do íleo.[4]

A infecção por *Salmonella* não tifoide ocorre após ingestão de produto alimentício de origem animal contaminado. Diferentemente da *Salmonella* não tifoide, a febre entérica (*Salmonella typhi* e *Salmonella paratyphi*) é transmitida de pessoa para pessoa. A infecção por *Salmonella* geralmente causa uma gastroenterite aguda, autolimitada, mas pode causar bacteremia, infecção vascular e um estado de portador crônico. Por afetar linfonodos mesentéricos regionais, adenite e ileíte terminal podem ocorrer, confundindo-se com um quadro de apendicite aguda. As alterações na tomografia e na ileoscopia podem ser difíceis de distinguir de outras causas, inclusive de DC. Biópsias são úteis, mostrando ileíte aguda.[4] Cheung et al. relataram caso de paciente com ulcerações em ceco e íleo terminal, com histologia mostrando alterações granulomatosas rica em histiócitos, com áreas centrais necróticas, como uma apresentação não usual de febre tifoide.[6] O diagnóstico definitivo é feito por coprocultura.

Clostridium difficile tipicamente causa uma colite associada ao uso de antibiótico. Infecção de intestino delgado é rara, mas existem alguns relatos. Infecção do íleo terminal pelo *Clostridium* é causada pela cepa hipervirulenta BI/NAP1/027. O diagnóstico é feito pela presença de pseudomembranas na mucosa ileal e/ou presença de toxinas nas fezes.[4,5]

Tiflite, do grego *typhlon*, ou ceco, é uma condição inflamatória potencialmente fatal do ceco e cólon ascendente, podendo também afetar o íleo terminal. Ocorre mais frequentemente em pacientes imunocomprometidos. A etiopatogenia exata não é conhecida, mas provavelmente envolve dano de mucosa por quimioterapia, radioterapia e/ou infiltração leucêmica, neutropenia importante, defesas do hospedeiro diminuídas e possível isquemia. Clinicamente, apresenta-se com dor em quadrante inferior direito, febre, náuseas, vômitos, diarreia sanguinolenta e/ou evidências de inflamação peritoneal. O diagnóstico é sugerido por envolvimento ileocecal, com parede intestinal espessada em paciente imunossuprimido ou neutropênico. Endoscopia durante pancitopenia habitualmente é contraindicada.[4]

Mycobacterium tuberculosis é o agente causador da tuberculose extrapulmonar, que é responsável por 20% dos casos em pacientes imunocompetentes e por 50% dos casos em indivíduos HIV positivo. Tuberculose intestinal é a 6ª forma mais prevalente de tuberculose extraintestinal. A área mais comumente afetada é o íleo, isoladamente ou com envolvimento de áreas adjacentes, especialmente o ceco. As razões para essa área de predileção são alta densidade do tecido linfoide, ambiente com pH neutro, estase fisiológica e mecanismos de transporte absortivos que permitem que o *Mycobacterium* ingerido seja absorvido. Estudos demonstram que a região ileocecal tem sido envolvida em cerca de 90% dos casos de tuberculose extraintestinal.[4,5] As lesões intestinais podem ser ulcerativas (mais comum), hipertróficas ou fibrosas. Com a inflamação crônica, a parede ileal pode se tornar estenótica ou fibrótica com formação de estenose, ou pode formar massas (tuberculomas), conduzindo à obstrução intestinal ou perfuração.

Os sintomas incluem febre, sudorese noturna, dor abdominal, massa palpável e alteração do hábito intestinal com ou sem sangramento. Os sintomas são inespecíficos e cerca de 70% dos casos apresentam radiografia de tórax normal, então, muitas vezes, o diagnóstico diferencial torna-se difícil, em especial o de DC. Além disso, essas duas doenças podem coexistir. Achados que favoreçam o diagnóstico de tuberculose intestinal são febre alta na ausência de abscesso intra-abdominal, falta de doença perianal e curta duração de sintomas. Espessamento da parede intestinal, lesões formando massas e adenopatia regional são bem identificados na tomografia computadorizada. Na ileoscopia, úlceras longitudinais, úlceras aftoides e aparência de calçada em paralelepípedo são mais comuns na DC, enquanto úlceras transversais e pseudopólipos são mais comuns na tuberculose intestinal, mas nem sempre estão presentes[4,5] (Figura 18.3).

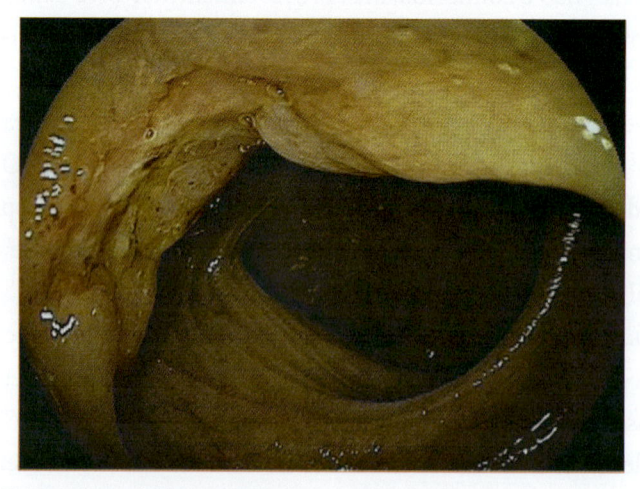

Figura 18.3 Tuberculose de íleo terminal.

Cappel et al. descreveram caso de paciente com dados clínicos, endoscópicos e histológicos sugestivos de DC. Apresentou pouca resposta à prednisona e à azatioprina, com várias internações durante o ano seguinte. A radiografia de tórax foi normal e a cultura de escarro foi negativa. Iniciou-se terapia com anti-TNF, sem realizar PPD (*purified-protein-derivative*) e/ou IGRA (*interferon-gamma-release assay*). Após 6 semanas, laparotomia de emergência revelou numerosos depósitos miliares na serosa intestinal e mesentérica, assim como linfadenopatia endurecida intraperitoneal. Exame anatomopatológico mostrou granulomas necrotizantes com bacilos álcool-ácido resistentes e nenhuma evidência de DC.[7] Esse caso demonstra a importância de excluir tuberculose latente ou tuberculose intestinal mimetizando DC antes de iniciar terapia biológica.

Mycobacterium avium-intracellulare complex (MAC) ocorre sobretudo em pessoas com síndrome de imunodeficiência adquirida (Aids) ou outra condição de imunossupressão. Pode comprometer o íleo terminal e mimetizar DC. O diagnóstico é estabelecido por isolamento de MAC no sangue ou outra região estéril (linfonodo, medula óssea, fígado, baço). MAC isolado nas fezes não faz diagnóstico, pois pode ser um colonizador.

Citomegalovírus (CMV) envolve o intestino delgado em apenas 4% dos casos de doenças gastrointestinais. O diagnóstico é demonstrado por inclusão típica de CMV na histologia de rotina, cultura, coloração para antígeno de CMV ou DNA. Em um grande estudo de 31 casos de CMV comprovados por imuno-histoquímica, o envolvimento gastrointestinal foi visto em 22 pacientes, e em apenas 2 com envolvimento isolado do intestino delgado, com perfuração intestinal, provavelmente por vasculite pelo CMV, sugerido pela presença de inclusões do CMV nas células endoteliais.[8]

Histoplasma capsulatum disseminado no trato gastrointestinal ocorre pelo sistema reticuloendotelial por macrófagos acumulados nos agregados linfoides das placas de Peyer. Isso provavelmente explica porque o íleo terminal é comumente afetado. Hepatomegalia e esplenomegalia ocorrem em 30 a 100% dos casos. Endoscopicamente, as lesões variam de edema e eritema de mucosa com ulcerações superficiais até ulcerações profundas com ou sem perfuração. O diagnóstico é feito pela cultura de fungo positiva ou histologia das biópsias mostrando linfo-histiocitose infiltrativa difusa na mucosa e submucosa.

Anisakis simplex (verme do arenque) e *Pseudoterranova decipiens* (verme do bacalhau) são bastante comuns no Japão, pelo hábito de ingerir peixes crus. Existem relatos de casos de amostras de bacalhau contaminadas no Brasil.[9] A infecção crônica pode provocar uma ileíte granulomatosa eosinofílica, causando massa e/ou obstrução, com um quadro clínico de dor abdominal inespecífica. Na endoscopia, pode-se eventualmente visualizar o verme filamentar penetrando na parede gastrointestinal.

Actinomyces israelii é uma bactéria presente na microflora normal do trato gastrointestinal. Uma injúria (trauma, cirurgia, ingestão de corpo estranho) da mucosa pode causar doença. A região ileocecal é a mais comumente envolvida, provavelmente pela estase fisiológica. Os sintomas clínicos têm um curso indolente com dor no quadrante inferior direito, massa abdominal e/ou febre. Pelo fato de os sintomas serem inespecíficos, o diagnóstico geralmente é tardio, sendo que apenas 10% é feito no pré-operatório.

ILEÍTE ASSOCIADA COM ESPONDILOARTROPATIAS

As espondiloartropatias incluem espondilite anquilosante, artrite reativa, artrite associada à DC e à psoríase e espondiloartropatia indiferenciada.

Distinguir ileíte da espondiloartropatia da DC pode ser bem difícil. Teste de HLA-B27 pode ser útil e está positivo em mais de 80% dos casos de espondilite anquilosante e em 10 a 35% na DC. Na espondilite anquilosante, as lesões gastrointestinais são associadas com sacroileíte, espondilite e artrite periférica mais graves. Remissão da inflamação articular correlaciona-se com desaparecimento da inflamação intestinal.

HIPERPLASIA NODULAR LINFOIDE (HNL)

Hiperplasia focal linfoide (ou hiperplasia folicular linfoide ou hiperplasia linfonodular) no trato gastrointestinal é uma causa rara de ileíte terminal. Em 1996, foi descrito um caso de paciente com 13 anos de idade com uma estenose de trato gastrointestinal diagnosticada como DC. Não houve resposta à terapia com corticosteroides, mas, sim, necessidade de ressecção cirúrgica. A histologia da peça mostrou hiperplasia focal linfoide, e não DC.[5]

Não existem critérios definidos que estabeleçam limites entre tecido linfoide normal e hiperplásico, e entre este e o patológico. É caracterizado pela hiperplasia dos folículos linfoides com centros germinativos em atividade mitótica.[1] A patogênese da hiperplasia focal linfoide ainda não foi totalmente esclarecida. Para compensar o funcionamento inadequado do tecido linfoide, possivelmente resultante de infestações recorrentes por *Giardia lamblia*, ocorre defeito na maturação dos linfócitos.[1] Em crianças, hiperplasia linfoide pode estar associada à infecção viral.[5] Aproximadamente 20% dos adultos com imunodeficiência comum variável (IDCV) apresentam hiperplasia nodular linfoide. Criado e Aguado relataram caso de paciente com 32 anos de idade, com diagnóstico de IDCV feito 6 anos antes e com queixa de diarreia há 2 semanas. O exame do trânsito intestinal mostrou trânsito acelerado e várias nodulações no íleo terminal. A ileoscopia confirmou hiperplasia folicular linfoide. Entre as enteropatias associadas à IDCV, ocorre aumento moderado dos linfócitos intraepiteliais intestinais, que pode ser a causa de diarreia crônica nesses pacientes. Diagnóstico diferencial inclui doença linfoproliferativa e doença inflamatória intestinal (DII).[10] À endoscopia, observam-se nódulos regulares, lisos, branco-amarelados, com cerca de 2 mm de diâmetro, podendo apresentar pequenas erosões apicais (Figuras 18.4 e 18.5). São vistos mais frequentemente em crianças e não estão associados com sintomas clínicos; nesta forma, a HNL é considerada fisiológica, mas também pode estar associada à infecção viral, bacteriana ou parasitária e a estado de imunodeficiência. Então, existe como lesão fisiológica, assim como lesão patológica.[11]

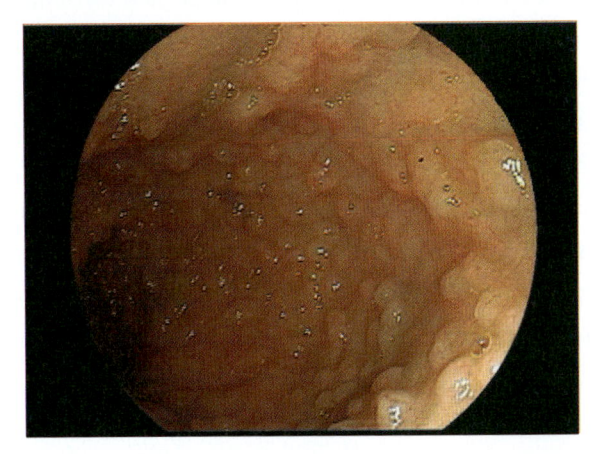

Figura 18.4 Hiperplasia nodular linfoide: aspecto endoscópico típico, com pequenas nodulações lisas e coloração habitual de mucosa.

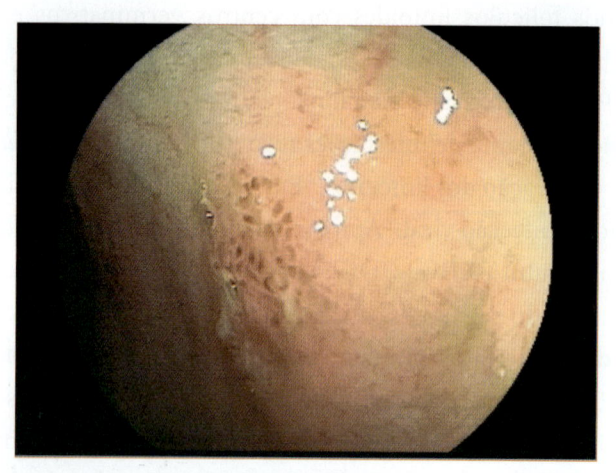

Figura 18.5 Hiperplasia nodular linfoide, com erosões.

NEOPLASIAS

A mucosa do intestino delgado engloba cerca de 90% da área de superfície luminal do sistema digestivo, mas é a causa de apenas 2% das neoplasias malignas gastrointestinais. Os processos neoplásicos com predileção pelo íleo são linfoma, tumor carcinoide e adenocarcinoma.[4]

O linfoma do intestino delgado origina-se de folículos linfoides da submucosa. Pode ser solitário ou difuso. A forma solitária tende a envolver o intestino, estreitar a luz e mimetizar DC à radiografia e à endoscopia.

Dos tumores carcinoides, 90% originam-se do íleo terminal ou apêndice[5] (Figura 18.6). O diagnóstico geralmente é tardio, por causa da ocorrência incomum e de sintomas inespecíficos.

Uma revisão da literatura de 1956 a 1999 demonstrou 131 casos publicados de adenocarcinoma de intestino delgado em pacientes com DC. Esses pacientes eram predominantemente homens, com uma idade média de 49 anos no diagnóstico de câncer e com uma duração média de DC de 18 anos.[12] Apesar do adenocarcinoma de intestino delgado ser raro, é uma temida complicação da DC, e o diagnóstico precoce (pré-operatório) ainda é um desafio.

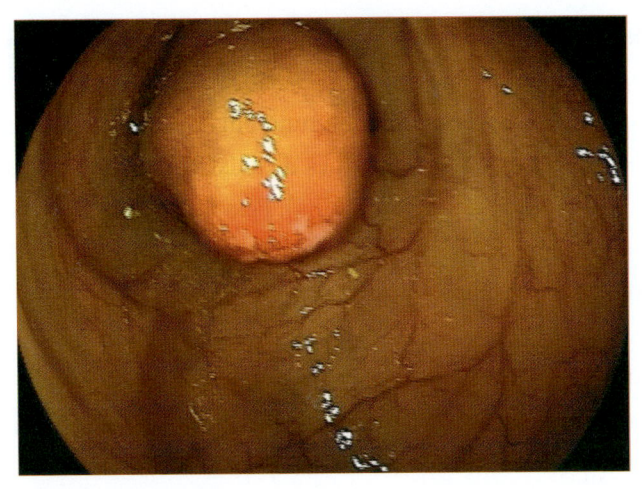

Figura 18.6 Tumor carcinoide de íleo terminal.

VASCULITES

Podem ser primárias do intestino, ou secundárias a uma vasculite sistêmica, representando uma causa rara de ileíte. As vasculites mais comuns incluem lúpus eritematoso sistêmico (LES) e poliarterite nodosa (comprometimento de vasos de médio tamanho), púrpura de Henoch-Schönlein e doença de Behçet (comprometimento de vasos pequenos).[4]

Yavuz et al. descreveram caso de paciente masculino com 18 anos de idade com achados de abdome agudo e submetido à cirurgia de urgência. Durante a exploração operatória, a camada serosa do íleo estava hiperemiada por 15 cm. A parede intestinal estava espessada, com obstrução na luz. Com esses achados morfológicos, foi feito um pré-diagnóstico de DC, com uma limitada ressecção intestinal. No 7º dia de pós-operatório, o paciente apresentou erupções maculopapulares em ambas as mãos e membros inferiores. Histologia cutânea e ileal mostraram vasculite leucocitoclástica, com diagnóstico definitivo de púrpura de Henoch-Schönlein.

Essa doença não tem etiologia conhecida e geralmente é vista 2 a 3 semanas após uma infecção do trato respiratório alto. Embora manifestações gastrointestinais sejam comuns, elas costumam ocorrer após o aparecimento das lesões cutâneas, que facilitam o diagnóstico.[13]

Além das vasculites, a ileíte isquêmica pode ter outras causas. Uma importante etiologia é a isquemia mesentérica não oclusiva, resultante de hipoperfusão e vasoespasmo observados sobretudo em pacientes idosos com doença vascular aterosclerótica ou em situações de baixo fluxo (choque, insuficiência cardíaca ou uso de drogas, como cocaína). Pelo fato de as ramificações ileocólicas serem as maiores da artéria mesentérica superior, a região ileocecal é a mais suscetível à isquemia por baixa perfusão.[4]

ILEÍTE CAUSADA POR DROGAS

Embora os efeitos dos anti-inflamatórios não hormonais (AINH) no estômago e no duodeno estejam bem estabelecidos, apenas recentemente os AINH mostraram causar injúria no intestino delgado, o qual é hoje amplamente reconhecido como a área mais atingida pelos efeitos adversos dos AINH (enteropatias por AINH). A patogênese e as implicações clínicas dos efeitos colaterais nessas áreas apresentam muitas similaridades, mas diferem em alguns aspectos importantes. Em particular, um problema clínico comum é distinguir entre ileíte em associação com espondiloartropatia, enteropatias por AINH e DC.[14]

Embora as enteropatias por AINH raramente causem consequências clínicas, em alguns pacientes podem ocorrer erosões ou ulcerações, enteropatia perdedora de proteína e, ocasionalmente, sangramento, perfuração, estenose ou obstrução. Um tipo de estenose conhecida como doença diafragmática é bastante característica. Esses diafragmas são numerosos, de paredes finas, concêntricos, como projeções de mucosa que estreitam a luz intestinal. A histologia é caracterizada por uma fibrose submucosa proeminente, sem evidência de envolvimento vascular. A mucosa adjacente aos diafragmas costuma estar normal.

Diferenciar enteropatias por AINH de DC pode ser complicado, pois as duas entidades podem coexistir e o uso de AINH pode deflagrar a atividade inflamatória na DC. Fatores úteis de distinção consideram que, na DC, classicamente são observadas estenoses longas e espessas, e as úlceras em geral são profundas, longitudinais e mais irregulares, diferentemente da enteropatia por AINH, que apresenta diafragmas fibróticos de paredes finas e úlceras mais bem demarcadas[4] (Figura 18.7).

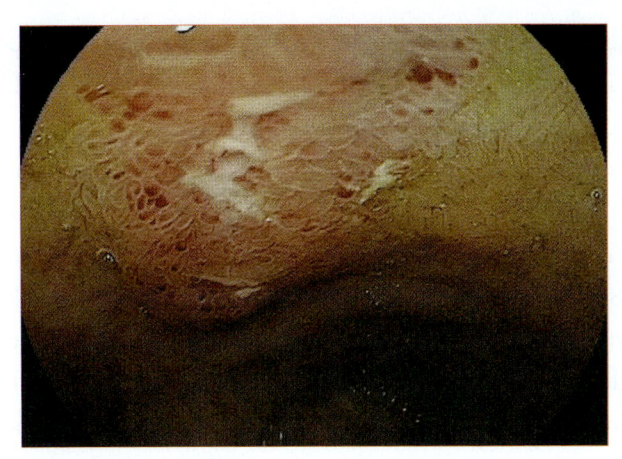

Figura 18.7 Ileíte por AINH.

Existem poucos relatos de outras drogas causando ileítes, como o cloreto de potássio com revestimento entérico.[15] Após estudos publicados de ulcerações intestinais relacionadas com essa droga, ela foi retirada do mercado em 1965. Com o desenvolvimento de formulações de liberação lenta, a incidência dessas lesões diminuiu bastante, mas não foi eliminada.

Outra droga associada com enterocolites é a terapia parenteral com ouro, havendo relatos de edema de mucosa e ulcerações limitados ao íleo. Carvalho et al. relataram caso de paciente masculino de 50 anos de idade com dor abdominal e diarreia sanguinolenta que tinha recebido transplante renal há 7 anos, usando tacrolimo, micofenolato mofetil e prednisona como terapia imunossupressora. Os exames complementares mostraram tratar-se de ileíte fistulizante, provavelmente secundária à toxicidade gastrointestinal do micofenolato mofetil em paciente com transplante renal. Com a retirada dessa medicação, as lesões entéricas desapareceram e o paciente ficou assintomático.[16]

Contraceptivos orais, ergotamina, digoxina e hidroclorotiazida com potássio de revestimento entérico também podem causar ileíte.[4]

ILEÍTE DE CAUSAS INFILTRATIVAS

As causas infiltrativas da ileíte incluem gastroenterite eosinofílica, mastocitose sistêmica, sarcoidose, amiloidose e endometriose. A gastroenterite eosinofílica habitualmente envolve o estômago e o intestino delgado, mas pode ter envolvimento colônico difuso. As manifestações clínicas dependem da camada e da extensão do intestino envolvidas pela infiltração eosinofílica (mucosa, muscular e/ou subserosa).[4] Os achados endoscópicos variam de mucosa normal a eritema leve, modularidade e ulceração. Enterite difusa, com perda completa dos vilos, edema de submucosa e fibrose podem estar presentes. Biópsias múltiplas são necessárias por causa da natureza irregular da doença.[5] Ileocolite eosinofílica pode ser mais comum do que se pensa, e considerar os campos microscópicos com grande número de eosinófilos pode ser uma forma útil de distinguir ileocolite eosinofílica de ileocolite por DC. Raramente, a DC está associada com eosinofilia periférica e/ou infiltração eosinofílica tecidual intensa.[5]

Em pacientes com sarcoidose e suspeita de ileíte, a ileocolonoscopia com biópsias revela granulomas não caseosos, com células gigantes multinucleares, praticamente fechando o diagnóstico. Contudo, é importante uma interpretação histológica adequada, pois infecções micobacterianas, histoplasmose, DC e linfoma são condições granulomatosas que podem confundir com sarcoidose.

Amiloidose é caracterizada por depósito extracelular de proteína, em uma forma fibrilar anormal. Depósito amiloide no trato gastrointestinal é mais notável no intestino delgado e resulta de infiltração da mucosa ou neuromuscular. Achados endoscópicos incluem aspecto granular, protrusões polipoides, erosões, ulcerações, friabilidade mucosa e espessamento de parede. Biópsias do órgão afetado revelam depósitos amiloides que, com coloração vermelho-Congo, produzem uma patognomônica birrefringência vermelho-verde sob microscopia de luz polarizada cruzada.[4]

Endometriose é definida pela presença de endométrio fora do útero. Embora não seja muito frequente, a endometriose é um importante diagnóstico diferencial de DC em mulheres jovens. Apesar de o reto e o sigmoide serem a área mais comumente afetada (85% dos casos), o íleo está envolvido em 1 a 7% das pacientes. Nas biópsias teciduais, com apenas amostras de mucosa, as lesões podem ser perdidas, pois a típica lesão é da muscular da mucosa. Nesse sentido, imagens radiográficas podem ser úteis. Em casos não definidos, o diagnóstico cirúrgico é recomendado.[17]

OUTRAS CAUSAS

Ileíte de refluxo

Inflamação com dano do íleo distal na retocolite ulcerativa (RCU) foi reconhecida e ganhou o nome de ileíte de refluxo, durante a última metade do século XIX. A ileíte é acusada por refluxo do conteúdo colônico. A maioria dos autores concorda que a ileíte de refluxo tem um padrão morfológico de inflamação e injúria da mucosa semelhante a RCU e não apresenta os aspectos típicos de DC.[18]

Em geral, a gravidade da inflamação ileal é paralela à gravidade da atividade colônica, sendo muito mais comum quando existe pancolite e envolvimento cecal. Associações com curso de doença agressiva, colangite esclerosante primária e colectomia subtotal por RCU têm sido relatadas. Os critérios diagnósticos definitivos para ileíte de refluxo ainda não estão determinados, mas devem ser restritos a uma enterite ativa que envolve o íleo em poucos centímetros, em um padrão contínuo do ceco e com um grau de inflamação similar ou maior.[4] O aspecto endoscópico deve ser semelhante ao da RCU, ou seja, edema e eritema de mucosa, erosões superficiais e friabilidade (Figura 18.8). Quando as alterações apresentam-se em segmento longo, com úlceras profundas, entremeadas por áreas de mucosa normal, é mandatória a investigação de todo o intestino delgado, para estabelecer ou afastar possibilidade de DC.

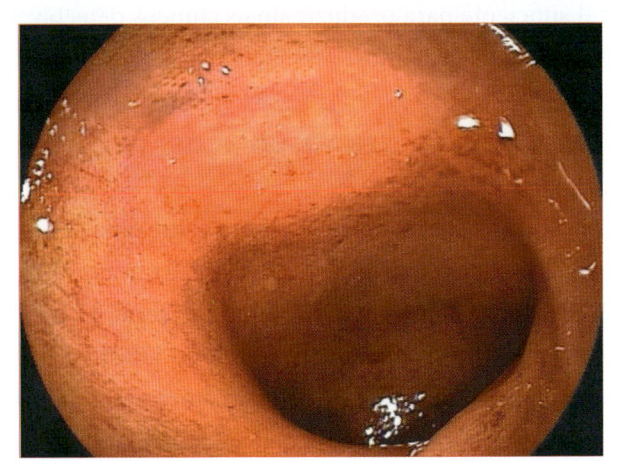

Figura 18.8 Ileíte de refluxo.

Erosões ou ulcerações isoladas no íleo terminal

Alguns indivíduos assintomáticos podem apresentar lesões aftosas ou pequenas ulcerações no íleo terminal, sem lesões no cólon e/ou na válvula ileocecal. A maioria dessas ulcerações é circundada por mucosa normal, epitélio regenerativo ou edema de mucosa com áreas recobertas por exsudato. Esses pacientes com ulcerações de íleo terminal isoladas mostram achados histológicos não específicos e apresentam a tendência de resolução sem tratamento. Na maioria dos casos, não há DC e pode ser necessário um seguimento para determinar se era um caso de doença inflamatória inicial.[5,19]

Goldstein relata estudo de 28 pacientes com queixas clínicas leves, similares, com ileocolonoscopia demonstrando mucosa colônica normal e pequenas erosões aftoides isoladas em íleo terminal. Todas as lesões eram morfologicamente similares, com edema de lâmina própria, inflamação ativa leve e desarranjo de criptas. A maioria apresentava agregado linfoide na região edemaciada. Erosão foi identificada histologicamente em 21 casos. A duração média de seguimento foi de 5,8 anos. Os sintomas clínicos foram resolvidos nos 28 pacientes. DC característica desenvolveu-se em 8 pacientes (29%) depois de um intervalo médio de 3,6 anos.[20]

Uma minoria de pacientes com DC precoce, com atividade inflamatória mínima, pode ser assintomática, e a progressão da doença para um estágio de dano estrutural suficiente para produzir sinais clínicos detectáveis e sintomas de DC complicada pode levar anos.

MÉTODOS DIAGNÓSTICOS ENDOSCÓPICOS PARA O INTESTINO DELGADO

Embora a DC tenha sido originalmente descrita como uma ileíte regional, uma doença inflamatória crônica restrita ao íleo terminal, novas avaliações estimam que 40 a 55% dos pacientes têm envolvimento ileocecal, 15 a 25% têm envolvimento colônico e 25 a 40% têm envolvimento do intestino delgado. Alguns pacientes com DC apresentam alterações inflamatórias da mucosa do intestino delgado proximal, e a ileocolonoscopia convencional não pode detectar esse envolvimento.[21] Trânsito do intestino delgado tem sido útil em detectar lesões tardias e complicações como estenoses e fístulas, mas apresenta pouca sensibilidade em reconhecer alterações precoces da mucosa; similarmente, os métodos de imagens atuais, com múltiplos cortes (enterotomografia computadorizada e enterorressonância magnética), são úteis para demonstrar inflamação transmural e fístulas, mas também apresentam pouca sensibilidade para demonstrar lesões sutis e precoces da doença (Tabela 18.3).

Tabela 18.3 Vantagens e desvantagens relativas nos métodos usados para avaliar intestino delgado[21]

	Vantagens	Desvantagens
Cápsula endoscópica	Menos invasivo Não requer sedação	Risco de retenção
Enteroscopia assistida por balão	Pode tomar amostras de biópsias Capacidade terapêutica, como dilatação por balão	Invasivo Requer sedação
Enterotomografia computadorizada	Não invasivo Capacidade de mostrar radiografias contrastadas seletivas Detecção de patologia intramural e extraluminal	Incapacidade de detectar lesões sutis Exposição à radiação
Enterorressonância magnética	Não invasivo Detecção de patologia intramural e extraluminal Mais sensível em detectar fibrose do que enterotomografia	Incapacidade de detectar lesões sutis

Novos métodos endoscópicos têm sido usados para melhorar a análise da mucosa, os quais são descritos a seguir.

Cápsula endoscópica (CE)
A cápsula endoscópica (CE) foi introduzida em 2001 como um novo método diagnóstico para a exploração da mucosa do intestino delgado. A característica

mais importante da CE é a possibilidade de captar e transmitir de 50 a 80.000 imagens do intestino delgado sem nenhum cabo de conexão. Além disso, a cápsula é facilmente deglutida com um simples gole de água por pessoas de qualquer idade (acima de 8 anos).[2] As vantagens da cápsula endoscópica são: método não invasivo, não requer sedação e pode ser realizada facilmente, mesmo em pacientes externos. Contudo, a CE não consegue limpar a mucosa ou retirar fragmentos de biópsias e seu movimento no intestino delgado não pode ser controlado. A retenção da CE é a maior complicação do método, isto é, a presença da cápsula no trato digestivo por, no mínimo, 2 semanas. A proporção de retenção da cápsula em pacientes é de aproximadamente 1 a 2,5%. Uma vez retida, será necessária a remoção endoscópica ou cirúrgica.[21] As indicações mais comuns para uso da CE são: sangramento gastrointestinal obscuro, suspeita de DC, tumores do intestino delgado e doença celíaca.

Enteroscopia assistida por balão

O enteroscópio de duplo balão possui dois balões, um ligado à ponta do endoscópio e outro na ponta distal de um *overtube* que facilita a progressão do aparelho pelo intestino delgado. As alças podem ser facilmente reduzidas pela retirada lenta do enteroscópio enquanto os balões são insuflados. Com essa técnica, o enteroscópio pode avançar, empurrando-o através do *overtube*, permitindo a visão da mucosa de todo o intestino delgado. Esse método permite entubação profunda do intestino delgado, com insuflação de ar e lavagem, melhorando o exame da mucosa[22] (Figura 18.9), assim como o enteroscópio de balão único, com base em princípios similares aos do duplo balão. Esses dois tipos de enteroscópios constituem a enteroscopia assistida por balão (EAB) e foram desenvolvidos como novas técnicas de visualização e intervenção do intestino delgado.

Diferentemente da CE, a EAB tem a vantagem de poder retirar fragmentos de biópsias para exame histológico (Tabela 18.4). Enteroscopia diagnóstica assistida por balão apresenta complicação em menos de 1% dos casos.

Tabela 18.4 Indicações para enteroscopia assistida por balão[2]
Após alterações demonstradas por CE ou imagens radiológicas: a indicação mais comum é por sangramento gastrointestinal obscuro em pacientes que precisam de mais testes diagnósticos, e quando a terapêutica endoscópica está indicada
Sangramento gastrointestinal médio: pacientes com conhecido sangramento gastrointestinal médio e que necessitam hemostasia endoscópica
Diagnóstico e tratamento de estenoses suspeitas ou definifdas (p.ex., doença de Crohn)
Lesões em massa: diagnóstico endoscópico e confirmação histológica de tumores ou massas detectadas por outros métodos de imagens
Tatuagem pré-cirúrgica (p.ex., ressecção de área de intestino delgado)
Remoção de corpo estranho do intestino delgado (p.ex., CE retida)
Acesso endoscópico em pacientes com anatomia alterada por cirurgia, incluindo colangiopancreatografia após Billroth II ou Y de Roux
Em colonoscopias difíceis

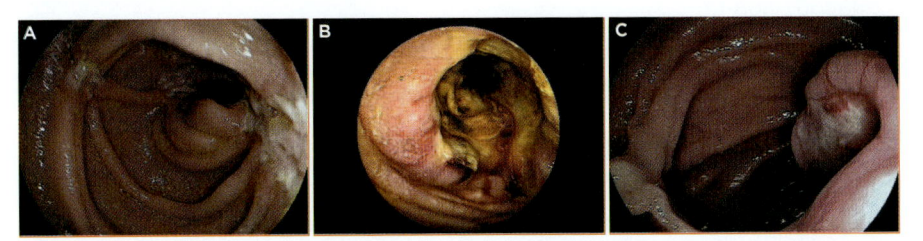

Figura 18.9 Imagens por enteroscopia de duplo balão. A: DC de jejuno; B: linfoma de grandes células, padrão centroblástico de jejuno; C: GIST de jejuno.

Endoscopia em espiral

Endoscopia em espiral é um novo procedimento per-oral para visualizar o intestino delgado. Nesse procedimento, um *overtube* com uma ponta helicoidal elevada é usado para plissar o intestino delgado. O endoscópio acoplado ao *overtube* avança pelo intestino delgado, por rotações horárias suaves no *overtube*. Muitos estudos já demonstraram que esse método é seguro e efetivo no diagnóstico e no tratamento no intestino delgado; porém, não há ensaios comparando a utilidade da endoscopia em espiral com outros métodos em pacientes com DC, ou que tenham esclarecido a razão de a endoscopia em espiral ser relativamente traumática para a mucosa de pacientes com DC.[21]

REFERÊNCIAS BIBLIOGRÁFICAS

1. De Melo MM, Gomes Netinho J. Endoscopic aspects in the diagnosis of terminal ileum diseases. Rev Col Bras Cir 2010; 37(3):234-9.

2. Trecca A, Gaj F, Serafini S, Marinozzi G, Silano M. What are the correct indications for ileoscopy? In: Trecca A (ed.). Ileoscopy: technique, diagnosis, and clinical applications. Rome: Springer, 2012.

3. Cherian S, Singh P. Is routine ileoscopy useful? An observational study of procedure times, diagnostic yield, and learning curve. Am J Gastroenterol 2004; 99(12):2324-9.

4. DiLauro S, Crum-Cianflone NF. Ileitis: when it is not Crohn's disease. Curr Gastroenterol Rep 2010; 12(4):249-58.

5. Bojic D, Markovic S. Terminal ileitis is not always Crohn's disease. Ann Gastroenterol 2011; 24(4):271-5.

6. Cheung C, Merkeley H, Srigley JA, Salh B, Webber D, Voyer S. Ileocecal ulceration and granulomatous ileitis as an unusual presentation of typhoid fever. CMAJ 2012; 184(16):1808-10.

7. Cappell MS, Saad A, Bortman JS. Ileocolonic tuberculosis clinically, endoscopically, and radiologically mimicking Crohn's disease: disseminated infection after treatment with infliximab. J Crohns Colitis 2014; 8:560-2.

8. Navaneethan U, Venkatesh PG, Wang J. Cytomegalovirus ileitis in a patient after liver transplantation-differentiating from de novo IBD. J Crohns Colitis 2011; 5(4):354-9.

9. Prado SPT, Capuano DM. Report of nematodes of the Anisakidae family in codfish commercialized in Ribeirão Preto, SP. Rev Soc Bras Med Trop 2006; 39(6):580-1.

10. Said-Criado I, Gil-Aguado A. Nodular lymphoid hyperplasia in common variable immunodeficiency. The Lancet 2014; 383(9911):E2.

11. Mansueto P, Iacono G, Seidita A, D'Alcamo A, Sprini D, Carroccio A. Review article: intestinal lymphoid nodular hyperplasia in children – the relationship to food hypersensitivity. Aliment Pharmacol Ther 2012; 35(9):1000-9.

12. Baars JE, Thijs JC, Bac DJ, Ter Borg PC, Kuipers EJ, van der Woude CJ. Small bowel carcinoma mimicking a relapse of Crohn's disease: a case series. J Crohns Colitis 2011; 5:152-6.

13. Yavuz A, Yildiz M, Aydin A, Yıldırım AC, Bulus H, Köklü S. Henoch Schönlein purpura mimicking Crohn's ileitis. J Crohns Colitis 2011; 5(3):271-2.

14. Smale S, Tibble J, Sigthorsson G, Bjarnason I. Epidemiology and differential diagnosis of NSAID-induced injury to the mucosa of the small intestine. Best Pract Res Clin Gastroenterol 2001; 15(5):723-38.

15. Levin MS, Gyavali CP. Miscellaneous diseases of small intestine. In: Yamada T, Alpers DH, Kallo AN, Kaplowitz N et al. (eds.). Textbook of gastroenterology. 5.ed. Oxford: Wiley-Blackwell, 2011.

16. Carvalho R, Almeida N, Portela F, Gomes D, Gregório C, Gouveia H et al. Terminal ileitis in a renal transplanted patient: could it be infectious ileitis, Crohn's disease, or pharmacological toxicity? Inflamm Bowel Dis 2011; 17(6):E52.

17. Capell MS, Friedman D, Mikhail N. Endometriosis of the terminal ileum simulating the clinical, roentgenographic, and surgical findings in Crohn's disease. Am Gastroenterol 1991; 86:1057-62.

18. Goldstein N, Dulai M. Contemporary morphologic definition of backwash ileitis in ulcerative colitis and features that distinguish it from Crohn disease. Am J Clin Pathol 2006; 126(3):365-76.

19. Kwon SO, Kim YS, Oh MK, Kim SY, Cha IH, Jeong SY et al. Clinical significance of erosive or ulcerative lesions isolated in terminal ileum. Intest Res 2012; 10(4):350-6.

20. Goldstein NS. Isolated ileal erosions in patients with mildly altered bowel habits. Am J Clin Pathol 2006; 125(6):838-46.

21. Yamagami H, Watanabe K, Kamata N, Sogawa M, Arakawa T. Small bowel endoscopy in inflammatory bowel disease. Clin Endosc 2013; 46(4):321-6.

22. Safatle-Ribeiro AV, Kuga R, Ishida R, Furuya C, Ribeiro U Jr, Cecconello I et al. Is double-balloon enteroscopy an accurate method to diagnose small-bowel disorders? Surg Endosc 2007; 21(12):2231-6.

DIAGNÓSTICO RADIOLÓGICO NA DOENÇA INFLAMATÓRIA INTESTINAL

DARIO ARIEL TIFERES

ANGELA HISSAE MOTOYAMA CAIADO

MARCOS CARDOSO RESENDE

RENATA EMY OGAWA

INTRODUÇÃO

As técnicas de imagem seccionais, tomografia computadorizada (TC) e ressonância magnética (RM) vêm substituindo progressivamente os estudos radiológicos convencionais na avaliação do paciente com doenças inflamatórias intestinais (DII), pois permitem uma avaliação global do abdome. Apesar disso, os exames radiológicos convencionais ainda têm sua importância por estarem disponíveis na grande maioria dos serviços de radiologia, em razão de seu menor custo. Cada método apresenta vantagens e desvantagens, e sua indicação depende do quadro clínico do paciente, de sua disponibilidade e da *expertise* dos radiologistas que interpretarão as imagens.

RADIOGRAFIA SIMPLES DE ABDOME

A radiografia simples de abdome continua sendo um método muito útil na avaliação de pacientes com abdome agudo, particularmente quando se suspeita de perfuração e obstrução.

As incidências básicas incluem uma radiografia do abdome em decúbito dorsal, outra em posição ortostática e uma posteroanterior do tórax em posição ortostática. Na maioria dos quadros de abdome agudo, o diagnóstico radiológico depende do padrão de distribuição dos gases (p.ex., na distribuição do gás em alças dilatadas e não dilatadas e da presença de gás no peritônio).

A radiografia simples de abdome é importante na avaliação de dilatação colônica associada ao megacólon tóxico e na pesquisa de pneumoperitônio. O megacólon tóxico pode ocorrer durante um quadro de exacerbação aguda da retocolite ulcerativa (RCU), sendo uma forma fulminante de colite com inflamação transmural, ulceração extensa e profunda e degeneração neuromuscular.[1] O megacólon tóxico pode resultar em perfuração, sendo esta mais comum no cólon sigmoide.[1] As perfurações livres resultam em pneumoperitônio e podem ser diagnosticadas nas radiografias simples de abdome, ao contrário das perfurações bloqueadas.

O sinal radiológico mais importante do megacólon tóxico é a dilatação (Figura 19.1), considerando-se os seguintes valores durante evento de uma exacerbação aguda de colite: diâmetro do cólon transverso maior que 6 cm ou diâmetro cecal maior que 9 cm.[2]

Na RCU crônica, a radiografia simples do abdome pode mostrar um segmento do cólon de formato tubular, sem haustrações.[2]

A radiografia simples de abdome normalmente é o exame inicial na avaliação das obstruções intestinais na doença de Crohn (DC). Habitualmente, a causa da obstrução não é identificada neste exame. Assim, a principal função da radiografia simples de abdome é diagnosticar e quantificar o grau de severidade da obstrução.

A obstrução do intestino delgado normalmente leva à dilatação de alças delgadas com acúmulo de gás e líquido e redução do conteúdo e calibre do cólon (Figura 19.2). A quantidade de gás no cólon depende da duração e do grau da obstrução (se completa ou não).[1] As alterações só serão perceptíveis na radiografia de abdome após 3 a 5 horas do início do quadro, ficando bastante evidentes após 12 horas.[3]

TRÂNSITO INTESTINAL
Anatomia radiológica do intestino delgado

O intestino delgado, dito mesentérico (jejuno e íleo), não apresenta uma posição fixa no espaço peritoneal, podendo haver variações consideráveis na posição de

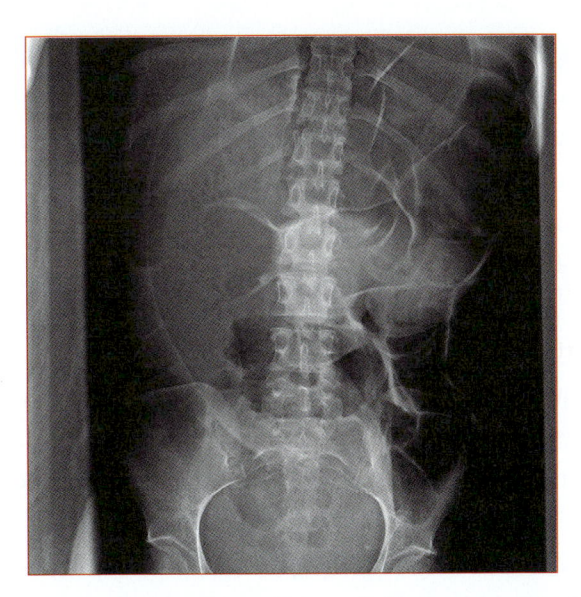

Figura 19.1 Paciente do sexo feminino, 47 anos de idade, com diagnóstico prévio de RCU, evoluindo com quadro de diarreia intensa, dor e distensão abdominal progressiva. A radiografia simples do abdome demonstra grande distensão do cólon sugestiva de megacólon tóxico.

Fonte: Caiado et al., 2011.[4]

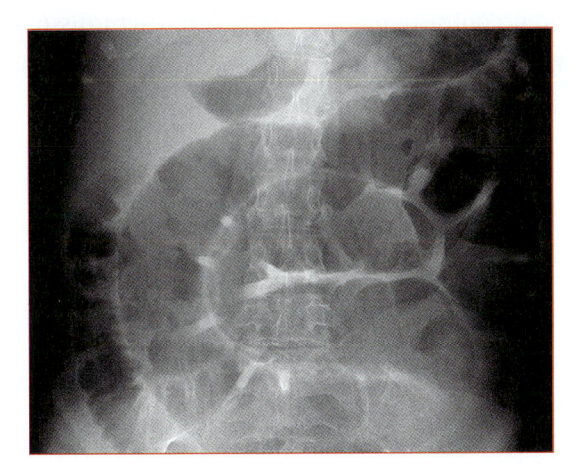

Figura 19.2 Radiografia simples de abdome demonstrando grande distensão difusa de alças de intestino delgado decorrente de estenose no íleo terminal em paciente portador de DC.

Fonte: Caiado et al., 2011.[4]

cada segmento.[5] As válvulas coniventes, pregas da mucosa no intestino delgado, normalmente apresentam 1 a 2 mm de largura,[6,7] sendo que, no íleo, o intervalo é menos regular e seu número diminui, ficando 4 a 7 pregas/cm no jejuno e 3 a 5 pregas/cm no íleo.

Em média, no exame de trânsito intestinal, o jejuno tem calibre máximo de 4 cm e o íleo de até 3 cm.[1]

Preparo intestinal

Nas 48 horas que antecedem o estudo, aconselha-se o consumo de uma dieta pobre em fibras e a ingestão de pelo menos 1 a 2 L de líquidos.[1] O jejum deve ser de pelo menos 6 horas para adultos e de 3 horas para crianças, incluindo a restrição a líquidos.

Alguns medicamentos, como tranquilizantes, antiespasmódicos e codeína, devem ser suspensos 24 a 48 horas antes do exame.[1]

Métodos de exame

Estudo baritado

Normalmente, o paciente ingere entre 480 e 600 mL de bário de densidade média (50 a 60% peso/volume) e são adquiridas radiografias panorâmicas a cada 15 a 30 min, até o contraste preencher o cólon. Além disso, é realizada uma avaliação fluoroscópica com compressões nas áreas suspeitas, observando-se a mobilidade das alças e a presença de possíveis hérnias, aderências ou massas.

Enteróclise

Utiliza-se um tubo nasointestinal cuja extremidade deve ser posicionada cerca de 2 a 4 cm após o ligamento de Treitz, com o intuito de prevenir o refluxo de bário no duodeno e no estômago.[6] Normalmente, são infundidos 300 mL de bário a uma velocidade aproximada de 100 mL/min.[3] Em seguida, é introduzida a metilcelulose (1.500 mL a 0,5% de concentração)[8] para se obter um efeito de duplo contraste. Se houver refluxo da metilcelulose, o paciente pode apresentar náuseas e vômitos. Cada segmento intestinal preenchido com o contraste é avaliado por fluoroscopia. Alternativamente, a enteróclise pode ser realizada com gás carbônico e equipamento de insuflação automático em vez da metilcelulose.

Embora essa técnica permita melhor avaliação da mucosa, apresenta como desvantagens o maior desconforto do paciente e a maior exposição à radiação.[1,3]

Contrastes hidrossolúveis

Quando há suspeita de perfuração intestinal aguda para a cavidade peritoneal, é indicado o uso de contrastes hidrossolúveis (iodados). Nas fístulas crônicas, bloqueadas e naquelas que não apresentam suspeita de comunicação com a cavidade abdominal (p.ex., fístulas enteroenterais, enterocólicas, enterovaginais, colocólicas, perianais), o bário pode ser utilizado. Por outro lado, nas fístulas para o trato urinário, utiliza-se preferencialmente o iodo para evitar a formação de "cálculos" de bário.

O contraste iodado normalmente promove uma pior opacificação do intestino, agravada por seu efeito osmótico que pode ocasionar maior diluição. Além disso, apresenta menor aderência à mucosa, limitando o estudo do pregueado mucoso.

O meio de contraste iodado pode ser absorvido e provocar reação alérgica em pacientes propensos, devendo, portanto, ser evitado em pacientes alérgicos ao iodo.

Achados do trânsito de intestino delgado em pacientes com DII

A DC caracteriza-se por inflamação transmural e segmentar das paredes intestinais. A avaliação radiológica desses pacientes normalmente inclui o exame de trânsito intestinal, pois mais de 70% dos pacientes apresentam envolvimento do delgado.[9] O íleo terminal é o segmento mais frequentemente envolvido (30 a 40% dos casos) (Figura 19.3).[1]

As manifestações radiológicas mais frequentes são:

- ulcerações aftosas;
- nódulos pela presença de edema ou hiperplasia linfoide;
- granularidade decorrente de edema da mucosa e da submucosa;
- espessamento e irregularidades da mucosa, quando o edema se torna mais pronunciado;

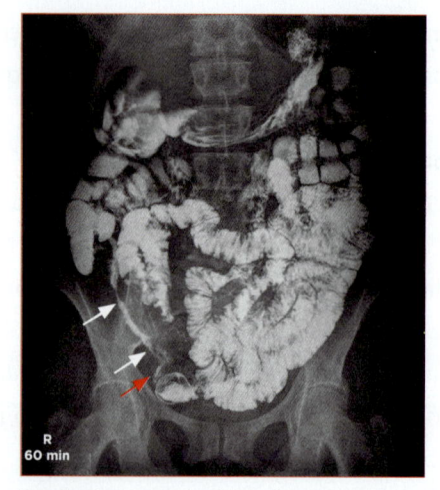

Figura 19.3 O exame de trânsito intestinal revela extenso acometimento do íleo terminal, com redução do calibre luminal e aspecto ulceronodular da mucosa (setas) em paciente portador de DC. Observa-se também imagem de fístula entre alças ileais (seta vermelha) e outras áreas doentes salteadas no delgado.
Fonte: Caiado et al., 2011.[4]

- padrão ulceronodular, do tipo longitudinal e transverso (quando os dois tipos estão presentes, entremeando áreas de mucosa normal, pode ser encontrado o padrão de "pedra de calçamento", chamado *cobblestone*);
- estenoses segmentares (Figura 19.4) e formação de fístulas.[1]

Os achados da DC podem ser classificados como doença inflamatória ativa (sem fístulas ou estenoses), penetrante e fibroestenótica, lembrando que os pacientes podem apresentar características de mais de um subtipo de acometimento da doença.

A doença inflamatória ativa é caracterizada por alterações das paredes das alças e mesentéricas, porém sem fístulas ou estenoses. Na doença penetrante, a formação de úlceras profundas pode ocasionar acometimento transmural, desde o plano mucoso até as camadas mais profundas, progredindo para a formação de fístulas e abscessos (Figura 19.5). Já na doença fibroestenosante, a inflamação crônica e a formação de fibrose mural podem reduzir o calibre luminal e evoluir com suboclusões/oclusões intestinais (Figuras 19.6 e 19.7).[10]

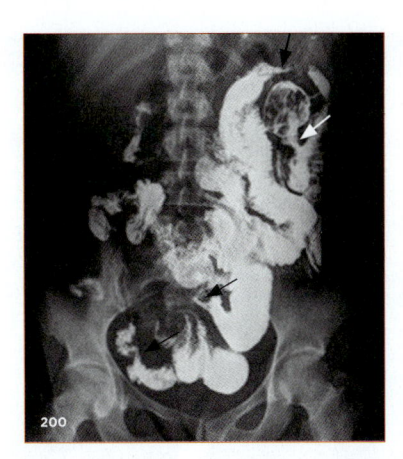

Figura 19.4 Radiografia de 200 min mostrando doença fibrocicatricial do intestino delgado no hipogástrio com componente retrátil do mesentério determinando quadro suboclusivo. Notam-se diversos segmentos acometidos (setas), determinando dilatação a montante. As alças cólicas só começaram a ser opacificadas depois de 6 horas da ingestão do meio de contraste.

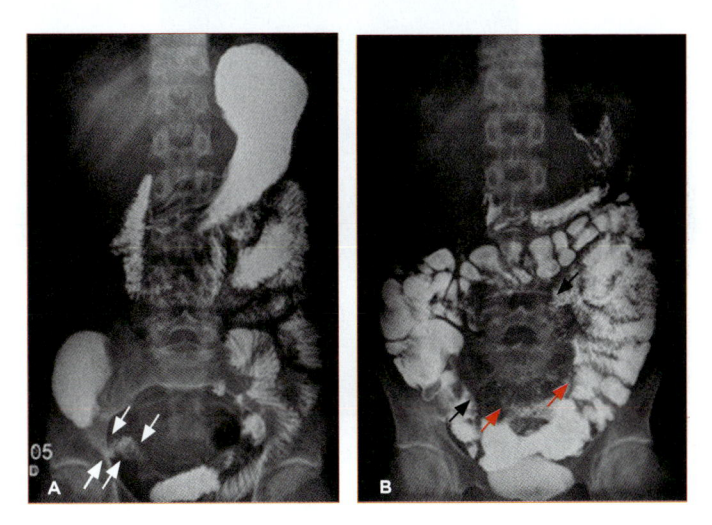

Figura 19.5 Exame de trânsito intestinal em paciente com DC e antecedente de ileocolectomia direita. A: Radiografia de 5 min em decúbito dorsal mostrando opacificação de alças de jejuno e uma alça delgada com paredes espessadas e mucosa de padrão nodular na fossa ilíaca direita (setas). B: Radiografia de 30 min em decúbito dorsal mostrando efeito de massa no hipogástrio (setas), afastando as alças delgadas, com opacificação de finos trajetos fistulosos de permeio (setas vermelhas), sem coleções. Os achados indicam atividade em alças e massa inflamatória no mesentério, bloqueando as fístulas.

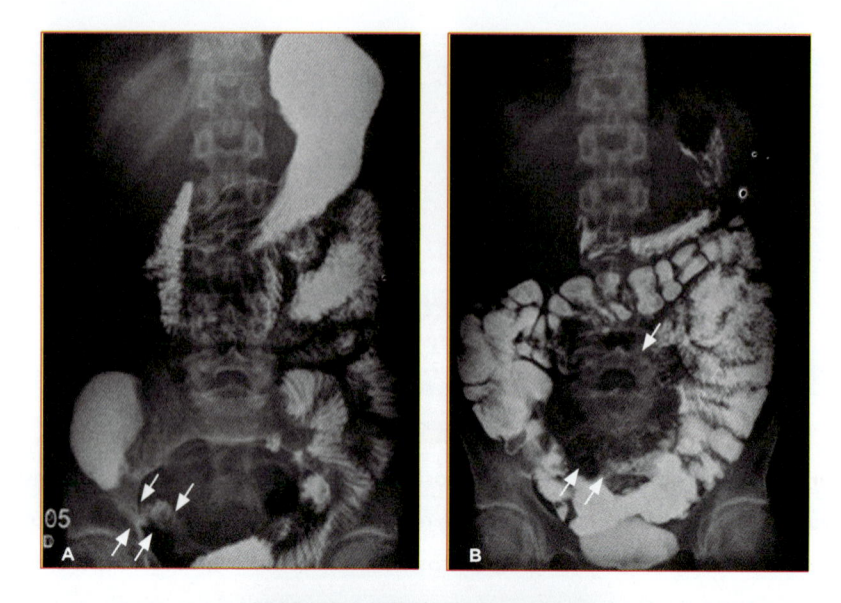

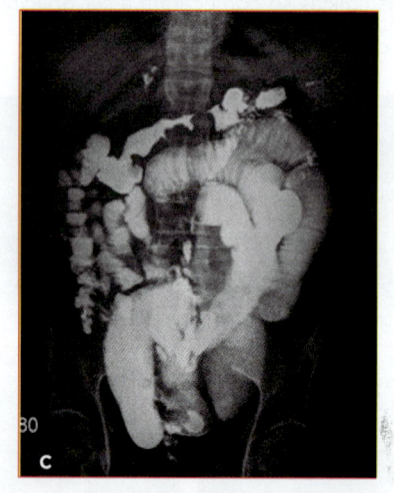

Figura 19.6 Exame de trânsito intestinal em paciente com DC. A: Radiografia de 30 min mostrando alças delgadas subestenóticas no flanco direito e epigástrio, que mantiveram posições e calibres fixos nas imagens de (B) 90 e (C) 180 min. Também já eram evidentes a retração e a fixação de alça delgada no hipogástrio, sem lesão de mucosa, secundárias a processo retrátil do mesentério. Esse processo retrátil também envolvia o íleo terminal, opacificado somente na imagem de 180 min (C), que apresentava calibre reduzido, com irregularidade do pregueado mucoso, parcialmente obscurecido por alça distendida. Há grande distensão líquida do íleo distal a montante do íleo terminal (doença em fase fibroestenosante). Houve diluição do meio de contraste nas alças distendidas pela presença do líquido de estase.

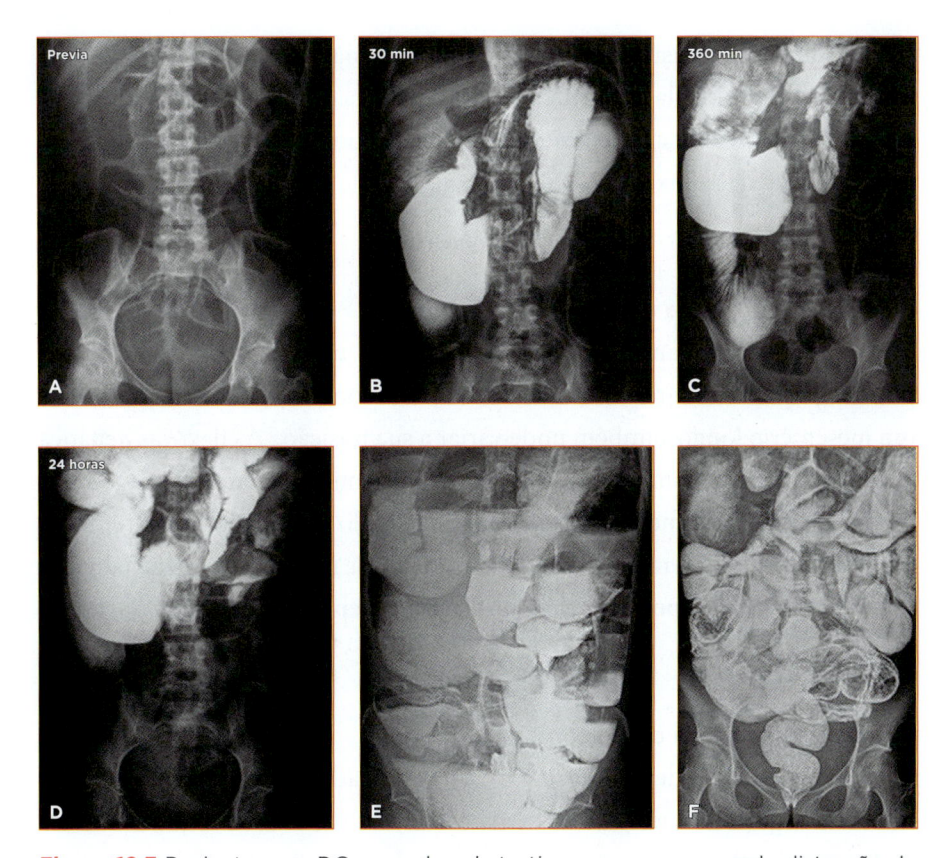

Figura 19.7 Paciente com DC e quadro obstrutivo grave, com grande distensão de alças intestinais por todo o abdome, já evidenciado na imagem sem contraste (A). Também se verifica que é um paciente muito magro, com pouca massa muscular e quase sem gordura no subcutâneo. Nas imagens de 30 (B) e 360 min (C), observa-se a grande compressão da raiz do mesentério sobre a terceira porção duodenal, que pode ser uma alteração congênita ou "adquirida" pelo acentuado emagrecimento, que reduziu a gordura do mesentério e o espaço entre a artéria mesentérica superior e a aorta (D). O trânsito intestinal nessas situações somente é capaz de determinar o local aproximado da estenose e o tempo para chegada do contraste no cólon. Nesse caso, a estenose é no íleo terminal, evidenciada em radiografia realizada em ortosta-se 3 dias após a ingestão do contraste (E). A imagem mostrando o reto opacificado foi realizada após 1 semana (F).

O exame de trânsito de delgado, em geral, não apresenta alterações na RCU. Alguma dificuldade de interpretação pode ocorrer em situações em que o íleo terminal exibe alterações por hiperplasia linfonodal em jovens ou em casos de ileíte de refluxo.[10]

ENEMA OPACO

Anatomia radiológica do cólon

Tanto o sigmoide quanto o cólon transverso são móveis, podendo variar de posição por apresentarem um mesentério mais longo. Caso o ceco apresente um mesentério longo, também pode variar a sua posição.[5] As flexuras hepática e esplênica apresentam uma posição relativamente constante, sendo que os deslocamentos geralmente são determinados pelo aumento das vísceras parenquimatosas adjacentes. A alteração anatômica mais comum é a falha na descida do ceco, que pode ficar em posição sub-hepática.

Métodos de exame

Estudo baritado com duplo contraste

A solução de sulfato de bário a 100% é administrada por meio de uma sonda retal. Em seguida, é introduzido ar para se obter o efeito de duplo contraste. Pode ser utilizado glucagon ou butilbrometo de escopolamina (Buscopan®) IV ou IM para induzir hipotonia do tubo digestivo. As estruturas são analisadas por fluoroscopia e registradas em filme radiográfico.

A técnica de duplo contraste foi introduzida na década de 1950,[1] sendo muito superior na avaliação do cólon, principalmente das alterações da mucosa, em relação às técnicas que utilizam contraste simples.

Aconselha-se um intervalo de 7 a 10 dias após a realização de biópsias profundas e polipectomias.[3] Além disso, esse exame deve ser evitado na vigência de atividade intensa da RCU e da DC e na suspeita de megacólon tóxico ou de perfurações.

Estudos com contrastes hidrossolúveis

São realizados para checar a patência e a integridade de anastomoses cirúrgicas recentes.

Achados do enema opaco em pacientes com DII

O exame contrastado dos cólons e do reto (enema opaco) está indicado na avaliação da extensão e complicações da DII. Além disso, pode auxiliar no diagnóstico diferencial entre a RCU e a DC. Todavia, os achados radiológicos nas duas doenças podem ser superponíveis, adquirindo um aspecto idêntico em alguns casos.[11] Assim, o diagnóstico final deve levar em consideração aspectos clínicos, radiológicos, endoscópicos e histológicos.

O acometimento na RCU pode se restringir ao reto ou acometer os cólons em extensão variável, caracteristicamente de forma contínua.[11,12] Os achados radiológicos no enema opaco mais comuns estão listados na Tabela 19.1 (Figura 19.8).

Tabela 19.1 Alterações radiológicas no enema opaco[10]	
Agudas	Granularidade da mucosa
	Úlceras atingindo a submucosa
	Perda ou espessamento das haustrações
	Pólipos inflamatórios
Crônicas	Perda das haustrações
	Redução luminal
	Perda das valvas retais
	Alargamento do espaço pré-sacral
	Ileíte de refluxo
	Pseudopólipos pós-inflamatórios

Na DC, o exame de enema opaco deve ser evitado na fase de inflamação intensa, pelo elevado risco de perfuração. Na fase crônica, o exame pode ser normal ou mostrar caracteristicamente regiões afetadas separadas por áreas de mucosa aparentemente normal (aspecto salteado, Figura 19.9). Os achados se encontram listados na Tabela 19.2.

Após proctocolectomia total com reconstrução do trânsito intestinal, o exame de enema opaco pode ser realizado para avaliação da bolsa ileal (Figura 19.10).

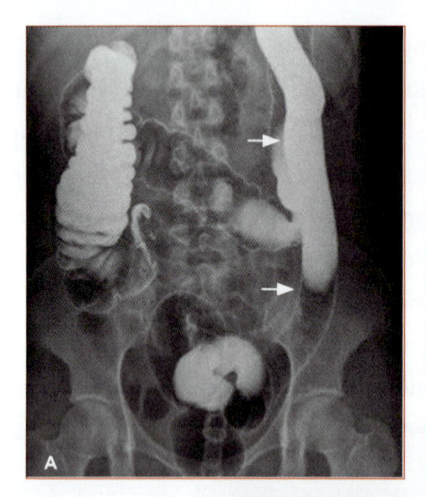
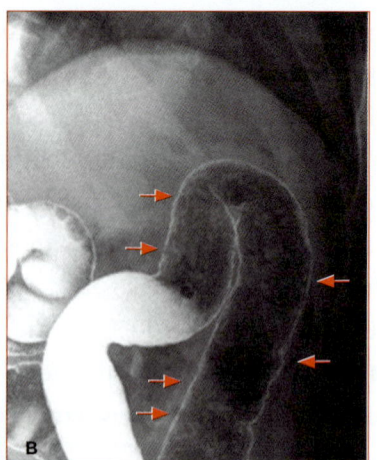
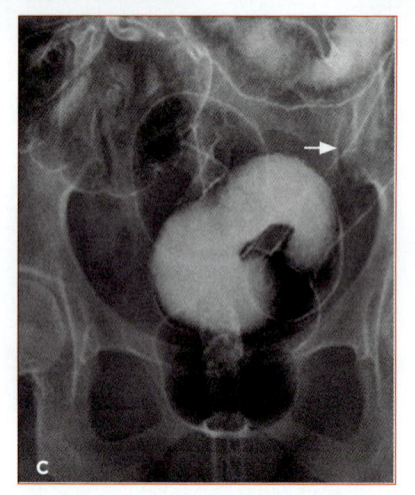

Figura 19.8 Exame de enema opaco com duplo contraste de paciente com RCU. Imagens (A) panorâmica anteroposterior (AP) em decúbito dorsal, (B) localizada oblíqua ao ângulo esplênico e (C) localizada no reto e sigmoide AP, mostrando perda das haustrações nos cólons transverso e esquerdo (setas) e granularidade da superfície mucosa observada nos segmentos com duplo contraste (setas vermelhas em B). Há menor aderência do meio de contraste à superfície mucosa, possivelmente por hipersecreção.

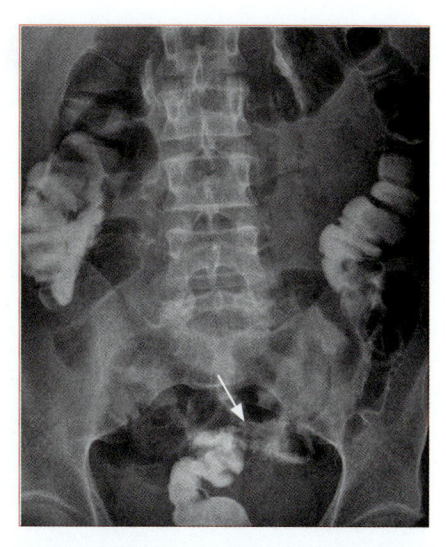

Figura 19.9 Enema opaco com duplo contraste revelando estreitamento luminal do cólon sigmoide e irregularidade da mucosa (seta) em paciente portador de DC.

Fonte: Caiado et al., 2011.[4]

Tabela 19.2 Alterações radiológicas no enema opaco[10]	
Precoces	Hiperplasia nodular linfoide
	Úlceras aftoides
	Úlceras profundas
	Úlceras confluentes
	Aspecto de "pedra de calçamento" (*cobblestone*)
	Envolvimento assimétrico
	Pseudopólipos inflamatórios
	Distribuição segmentar
	Lesões salteadas
Tardias	Fissuras
	Fístulas
	Perda das haustrações
	Saculações
	Pseudopólipos pós-inflamatórios
	Estenoses

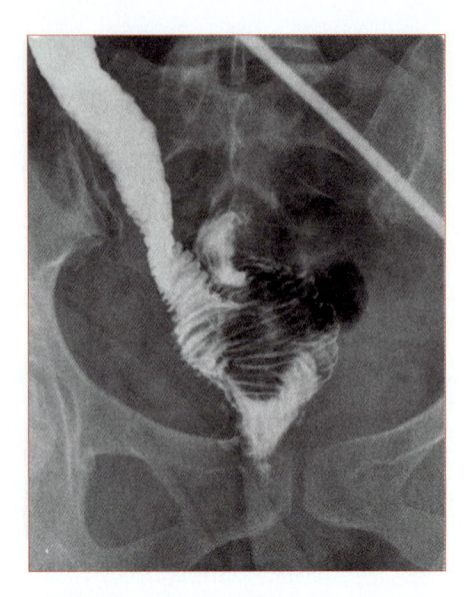

Figura 19.10 Enema opaco com duplo contraste em paciente portador de RCU após cirurgia de proctocolectomia total e reconstrução do trânsito por meio de bolsa ileal.
Fonte: Caiado et al., 2011.[4]

ENTEROGRAFIA POR TOMOGRAFIA COMPUTADORIZADA E POR RESSONÂNCIA MAGNÉTICA

A DC é uma condição essencialmente crônica, podendo acometer qualquer segmento do trato gastrointestinal, porém com predileção pela porção distal do intestino delgado e pela proximal do cólon.

Os métodos endoscópicos normalmente são utilizados para avaliar o estômago, o esôfago, o cólon e a parte final do delgado. Contudo, para a avaliação do restante do intestino delgado, bem como de complicações da DC, os métodos de imagem são a principal ferramenta.

Na última década, avanços técnicos na TC e na RM determinaram um aumento substancial na utilização desses métodos para a avaliação do intestino delgado. Com relação à TC, por exemplo, a tecnologia *multislice* (ou *multidetector*) permite a aquisição de imagens milimétricas de todo o abdome, possibilitando uma avaliação multiplanar das alças intestinais. A introdução de contrastes orais neutros, com atenuação próxima à da água, [11] e suas técnicas de administração, que incrementam a distensão das alças intestinais, também são fatores importantes que potencializam a avaliação do intestino delgado.[13]

A enterografia por TC difere da TC convencional de abdome pela utilização de grandes volumes de contraste oral e cortes finos, com reconstruções multiplanares, adquiridas pela TC *multislice*.[13-15] Atualmente, sua principal indicação é a avaliação de pacientes com suspeita ou acompanhamento daqueles já com diagnóstico de DC. Outras indicações incluem a avaliação de sangramento gastrointestinal obscuro e a pesquisa de neoplasias intestinais.[13]

Os objetivos da enterografia por TC são discriminar a alça, distender o lúmen, visualizar a parede intestinal, identificar os vasos nutridores e avaliar o mesentério (Figura 19.11). O contraste oral gastrointestinal torna-se, portanto, essencial. Atualmente, na maioria dos casos, preconiza-se a utilização de meios de contrastes orais neutros (isto é, com atenuação próxima à da água). Esses meios de contrastes orais, associados ao uso intravenoso de meio de contraste iodado, permitem a melhor delimitação da parede intestinal e avaliação de segmentos com realce mural aumentado, de massas hipervasculares e de outros processos inflamatórios e vasculares.[14,15]

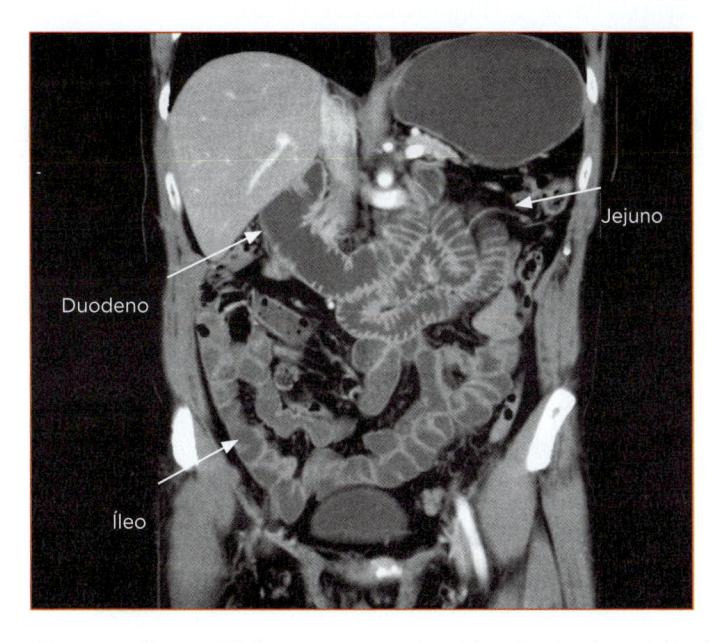

Figura 19.11 Enterografia por TC, imagem coronal, evidenciando alças delgadas bem distendidas, com padrão morfológico normal.

Diferentes meios de contraste de baixa atenuação podem ser utilizados,[11,13,15,16] sendo os mais comuns a própria água, água com metilcelulose, solução de bário 0,1% com sorbitol (Volumen®), ainda indisponível no Brasil, e solução de polietilenoglicol (PEG).[11,13,16-18] Normalmente, tais soluções são administradas em grandes volumes (entre 1,5 e 2 L), em um intervalo que varia entre 40 e 60 minutos, a fim de maximizar a distensão das alças.

A utilização de contraste intravenoso tem importância capital na enterografia por TC,[13] uma vez que, na ausência dele, o realce mural não pode ser avaliado e massas intraluminares e hemorragias gastrointestinais podem passar despercebidas. Quando não é possível a utilização de meio de contraste iodado intravenoso, meios de contraste orais positivos, como soluções à base de bário e iodo, devem ser utilizados. Eles também podem ser utilizados em casos de suspeita de abscessos ou fístulas, favorecendo a delimitação de coleções extraluminais.

A enterografia por TC tem sido cada vez mais utilizada como primeiro exame de imagem no paciente com suspeita de DC. Os principais achados na fase aguda da doença incluem realce mucoso aumentado, estratificação e espessamento parietais, densificação da gordura mesentérica e ingurgitamento da *vasa recta* (*comb sign*) (Figuras 19.12 e 19.13).[19-21]

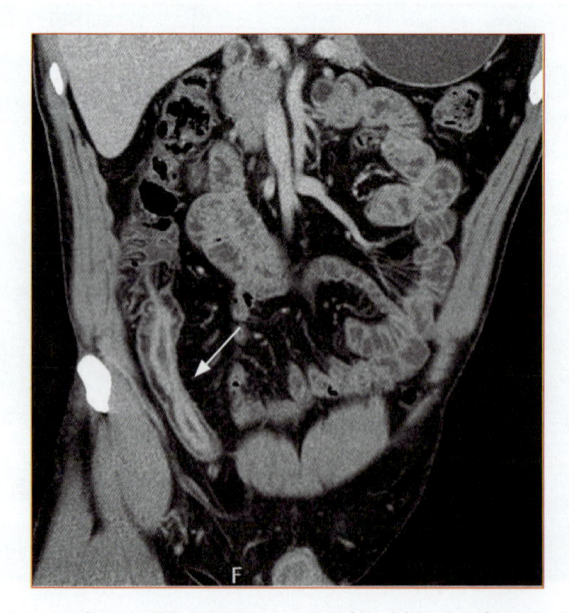

Figura 19.12 Enterografia por TC, imagem coronal, evidenciando enterite no íleo terminal (seta) que apresenta espessamento parietal com estratificação das suas camadas e aumento de grau de realce da mucosa.

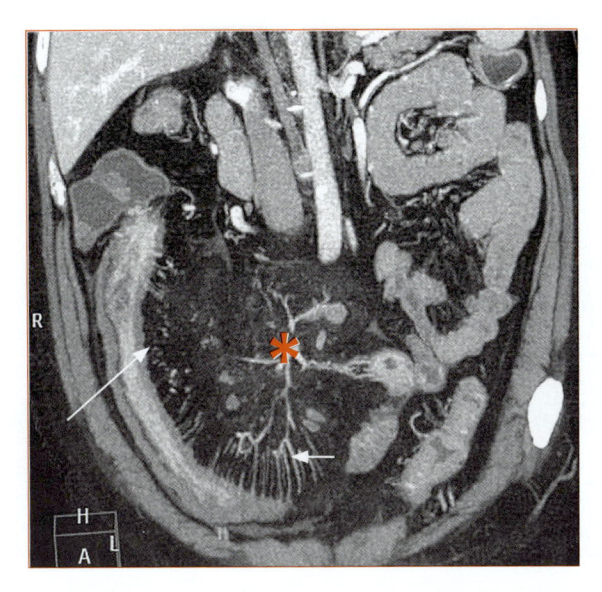

Figura 19.13 Enterografia por TC, imagem coronal, evidenciando enterite em longo segmento de íleo distal e terminal (seta grande), que apresenta espessamento parietal com estratifição das suas camadas e aumento do grau de realce da mucosa. Associam-se ingurgitamento da arcada vascular (seta pequena), lipoproliferação e densificação do mesentério (asterisco).

O realce mucoso é o achado mais sensível para DC em atividade, correlacionando-se significativamente com achados histológicos[20,22] e clínicos[23] de atividade da doença (Figuras 19.14 e 19.15).

A estratificação mural é a visualização das camadas da parede após a administração de contraste intravenoso. Geralmente, observa-se uma camada interna de realce mucoso, uma externa de realce seroso e muscular[24] e uma camada intramural que pode ter diferentes graus de atenuação. A presença de edema intramural (atenuação de água) indica inflamação ativa, enquanto a presença de gordura representa processo inflamatório prévio ou crônico. Pode-se observar, ainda, atenuação intramural de partes moles, representando infiltrado inflamatório e resultando em aparência bilaminar da alça intestinal.[14]

O achado extraentérico mais comum na DC ativa é a proliferação fibroadiposa do mesentério, decorrente do edema e do ingurgitamento da *vasa recta*. A

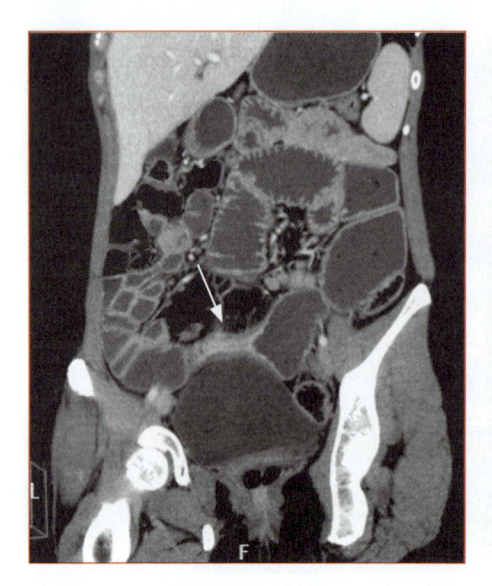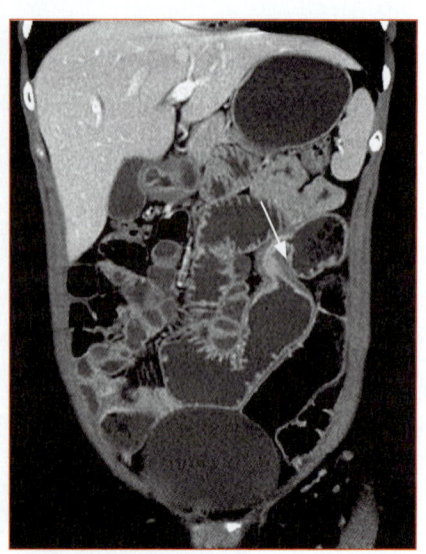

Figura 19.14 Enterografia por TC, imagens coronais, evidenciando dois segmentos ileais com comprometimento inflamatório crônico (setas), com estenose luminal determinando dilatação dos segmentos delgados a montante. Há sinais de atividade inflamatória caracterizada por aumento do grau de realce da mucosa.

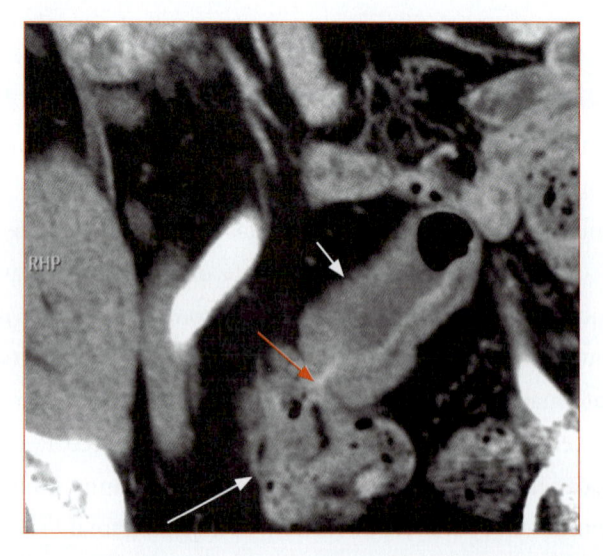

Figura 19.15 Enterografia por TC, imagem coronal localizada na fossa ilíaca direita, evidenciando fístula enterocólica (seta vermelha) entre segmento íleo distal (seta pequena) e ceco (seta grande).

proeminência e o ingurgitamento dessa *vasa recta*, que penetra a alça intestinal perpendicularmente ao lúmen, criando o *comb sign* (ou sinal do "pente"), é um achado bastante específico para DC em atividade (Figura 19.13).[6,21,25] Os principais achados da enterografia por TC na fase crônica da DC são: espessamento parietal difuso, deposição adiposa submucosa, saculações, proliferação fibroadiposa e estenoses.[19]

Na DC, o acometimento se dá preferencialmente na borda mesentérica da alça intestinal, o que pode resultar em fibrose e retração da parede. A presença de fibrose assimétrica da alça, combinada ao constante aumento da pressão intraluminar durante os movimentos peristálticos, resulta em saculações da borda antimesentérica.[26]

A proliferação fibroadiposa ocorre ao longo da borda mesentérica dos segmentos afetados, recobrindo parcialmente a alça inflamada.[24] Apesar de frequentemente encontrada na doença em atividade, a proliferação fibroadiposa pode permanecer presente na doença em estado latente.[14]

Estenoses podem ocorrer na doença ativa por conta de processo inflamatório e espasmos. Entretanto, elas estão mais frequentemente relacionadas à fase crônica da doença, com processo fibrótico, quando se observa espessamento parietal difuso com pouco realce, ausência de estratificação das camadas[27] e redução do lúmen da alça, podendo evoluir com obstrução intestinal e necessidade de ressecção cirúrgica (ver Figura 19.14).[24]

Outras complicações comuns da DC incluem fístulas e abscessos.[24] O risco cumulativo de desenvolvimento de fístulas para pacientes com DC é de 33% após 10 anos e 50% após 20 anos,[27] sendo as perianais o tipo mais comum e, nesse caso, podendo ser mais bem avaliadas por RM.

As fístulas enteroentéricas e enterocólicas geralmente são trajetos com realce pelo meio de contraste intravenoso (ver Figura 19.15), porém podem ser de difícil caracterização em alguns casos. Nesse cenário, o uso de meio de contraste oral positivo pode ser de grande valia para a melhor caracterização do trajeto fistuloso.[24] Os abscessos frequentemente se comunicam com as alças intestinais, sendo mais vistos no retroperitônio ou no mesentério.[14]

Assim como na TC, a enterografia também pode ser realizada pela RM, com técnicas semelhantes em relação à distensão intestinal, com meios de contraste orais, e ao uso de meio de contraste intravenoso (Figura 19.16). Os achados vistos à RM são basicamente os mesmos encontrados pela TC, nas diferentes fases da doença (Figura 19.17).[3, 28-30]

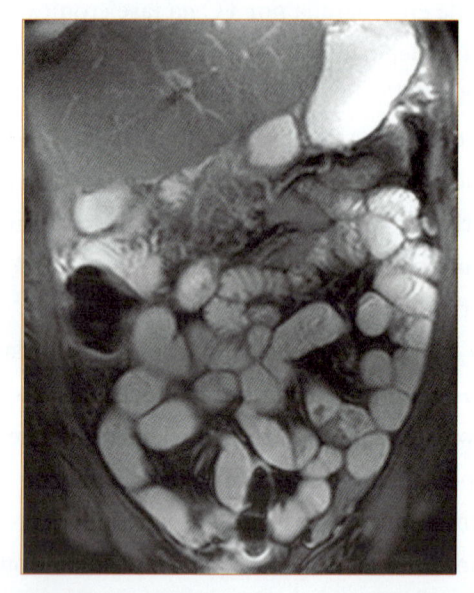

Figura 19.16 Enterografia por RM, imagem coronal em sequência ponderada por T2, evidenciando alças delgadas bem distendidas, com padrão morfológico normal.

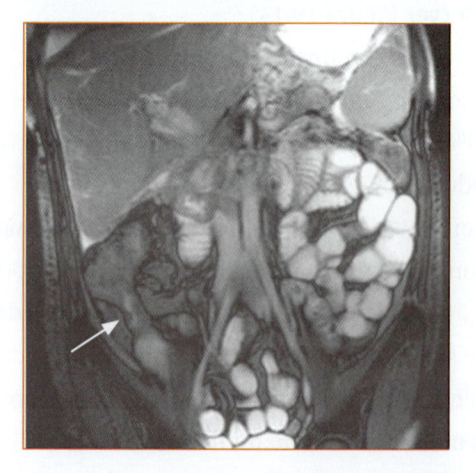

Figura 19.17 Enterografia por RM, imagem coronal em sequência ponderada em T2, evidenciando espessamento parietal do íleo terminal, com estenose discreta (seta). Os demais segmentos delgados apresentam padrão morfológico habitual.

A maior vantagem da RM é a não utilização de radiação ionizante. Dado o caráter crônico e recidivante da DC, frequentemente são necessários vários exames ao longo do tempo, sobretudo em pacientes jovens. Nesse contexto, o uso de métodos que não utilizam radiação ionizante torna-se atrativo.

No entanto, comparada à TC, a RM ainda apresenta menor resolução espacial para avaliação das alças e maior incidência de artefatos, o que determina menor sensibilidade para detecção de alterações inflamatórias incipientes. Outras desvantagens da RM incluem menor disponibilidade, maior custo, maior tempo de exame[3,28-30] e maior variabilidade na qualidade dos exames. A escolha entre os dois métodos também depende, além da disponibilidade local, da experiência do radiologista em cada técnica. Uma estratégia que tem se mostrado interessante é a de iniciar a pesquisa por imagem do paciente com suspeita de DC pela enterografia por TC e fazer os controles necessários das alterações encontradas pela enterografia por RM.

RM NA AVALIAÇÃO DE FÍSTULAS PERIANAIS

Complicações perianais são frequentes nos pacientes com DC e incluem fístulas e fissuras anais, fístulas perianais, abscessos, estenoses anorretais e carcinoma.[31] Na avaliação da região perianal, a RM mostra-se superior à TC e à fistulografia, por sua grande resolução de contraste, permitindo a visualização precisa da anatomia da área.[32]

A RM é muito útil no planejamento cirúrgico dessas complicações, uma vez que define a localização e a extensão de trajetos fistulosos (Figura 19.18), detectando ainda abscessos que poderiam passar despercebidos ao exame clínico. Como a presença de realce pós-contraste indica inflamação ativa, o método pode ainda colaborar na determinação do grau de atividade da doença perianal. Além do protocolo habitual de avaliação da pelve, o exame inclui sequências de alta resolução, direcionadas para a análise do canal anal.

No relatório, devem constar o trajeto, as aberturas e a localização da fístula – com a utilização dos ponteiros do relógio, referindo-se ao paciente na posição de litotomia –, bem como informações detalhadas das estruturas anatômicas envolvidas, a exemplo da relação com o músculo elevador do ânus e o aparelho esfinctérico. Se os trajetos forem múltiplos, o laudo especifica as eventuais comunicações. Além disso, destaca tanto a presença de trajetos em fundo cego quanto a localização e o volume de abscessos.

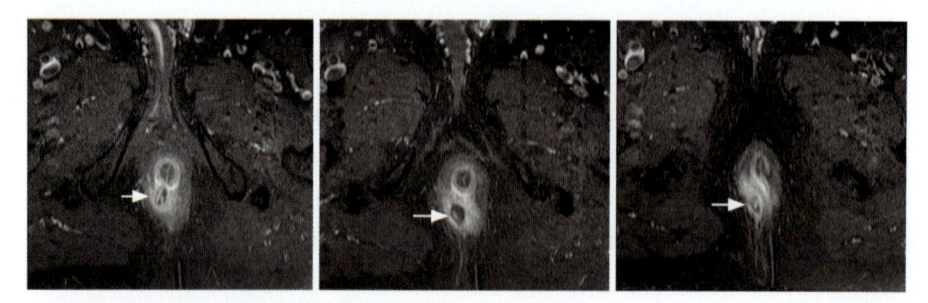

Figura 19.18 RM direcionada para a avaliação da região perianal. A sequência T1 pós--contraste demonstra fístula perianal transesfinctérica originando-se a cerca de 2,5 cm da borda anal, às 7 horas, com trajeto descendente e exteriorização cutânea no sulco interglúteo direito (setas). Observa-se o realce pós-contraste das paredes da fístula e da musculatura esfinctérica adjacente denotando atividade inflamatória.

CONCLUSÕES

Os protocolos de enterografia por TC e por RM permitem a avaliação da parede intestinal e do mesentério, possibilitando detectar a extensão extraluminar da doença. Por essas razões, tais métodos vêm progressivamente substituindo o trânsito intestinal na avaliação por imagem do intestino delgado. Além disso, permitem avaliar segmentos não alcançados pelos métodos endoscópicos, sendo opções rápidas, com baixas taxas de complicações e boa tolerabilidade por parte dos pacientes. Entretanto, é indiscutível que a atuação conjunta das diversas modalidades diagnósticas, com indicações específicas para cada situação clínica, é um passo muito importante para oferecer o melhor atendimento possível ao paciente.

REFERÊNCIAS BIBLIOGRÁFICAS

1. Sutton D. Textbook of radiology and imaging. 7.ed. Philadelphia: Churchill Livingstone, 2003.
2. Engstrom PF. Diagnóstico e tratamento das doenças do intestino: doença inflamatória do intestino. Rio de Janeiro: Editora de Publicações Científicas Ltda., 2002.

3. Lin MF, Narra V. Developing role of magnetic resonance imaging in Crohn's disease. Curr Opin Gastroenterol 2008; 24(2):135-40.

4. Caiado AHM, Savino ASS, Hashimoto CL. Doenças inflamatórias intestinais – Reto-colite ulcerativa e doença de Crohn. Rio de Janeiro: Rubio, 2011.

5. Juhl JH, Crummy AB, Kuhlman JE. Paul and Juhl's essentials of radiologic imaging. 7.ed. Philadelphia: Lippincot-Raven Publishers, 1998.

6. Lee SS, Ha HK, Yang SK, Kim AY, Kim TK, Kim PN et al. CT of prominent pericolic or perienteric vasculature in patients with Crohn's disease: correlation with clinical disease activity and findings on barium studies. AJR Am J Roentgenol 2002; 179(4):1029-36.

7. Vogel J, da Luz Moreira A, Baker M, Hammel J, Einstein D, Stocchi L et al. CT en-terography for Crohn's disease: accurate preoperative diagnostic imaging. Dis Colon Rectum 2007; 50(11):1761-9.

8. Sailer J, Peloschek P, Schober E, Schima W, Reinisch W, Vogelsang H et al. Diagnostic value of CT enteroclysis compared with conventional enteroclysis in patients with Crohn's disease. AJR Am J Roentgenol 2005; 185:1575-81.

9. Travis SP, Stange EF, Lemann M, Oresland T, Chowers Y, Forbes A et al. European evidence based consensus on the diagnosis and management of Crohn's disease: current management. Gut 2006; 55(Suppl.1):i16-35.

10. Haddad MT. Doença inflamatória intestinal. Rio de Janeiro: Lemos, 2005.

11. Megibow AJ, Babb IS, Hecht EM, Cho JJ, Houston C, Boruch MM et al. Evaluation of bowel distention and bowel wall appearance by using neutral oral contrast agent for multi-detector row CT. Radiology 2006; 238(1):87-95.

12. Koo CW, Shah-Patel LR, Baer JW, Frager DH. Cost-effectiveness and patient toler-ance of low-attenuation oral contrast material: milk versus VoLumen. AJR Am J Roentgenol 2008; 190(5):1307-13.

13. Macari M, Megibow AJ, Balthazar EJ. A pattern approach to the abnormal small bowel: Observations at MDCT and CT enterography. Am J Roentgenol 2007; 188(5):1344-55.

14. Paulsen SR, Huprich JE, Fletcher JG, Booya F, Young BM, Fidler JL et al. CT enterog-raphy as a diagnostic tool in evaluating small bowel disorders: review of clinical ex-perience with over 700 cases. Radiographics 2006; 26(3):641-57; discussion 657-62.

15. Young BM, Fletcher JG, Booya F, Paulsen S, Fidler J, Johnson CD et al. Head-to-head comparison of oral contrast agents for cross-sectional enterography: small bowel distention, timing, and side effects. J Comput Assist Tomogr 2008; 32(1):32-8.

16. Sood RR, Joubert I, Franklin H, Doyle T, Lomas DF. Small bowel MRI: comparison of a polyethylene glycol preparation and water as oral contrast media. J Magn Reson Imaging 2002; 15(4):401-8.

17. Hebert JJ, Taylor AJ, Winter TC, Reichelderfer M, Weichert JP. Low-attenuation oral GI contrast agents in abdominal-pelvic computed tomography. Abdom Imaging 2006; 31(1):48-53.

18. Maglinte DD, Sandrasegaran K, Lappas JC. CT enteroclysis: techniques and applications. Radiol Clin North Am 2007; 45(2):289-301.

19. Tochetto S, Yaghmai V. CT enterography: concept, technique, and interpretation. Radiol Clin North Am 2009; 47(1):117-32.

20. Booya F, Fletcher JG, Huprich JE, Barlow JM, Johnson CD, Fidler JL et al. Active Crohn's disease: CT findings and interobserver agreement for enteric phase CT enterography. Radiology 2006; 241(3):787-95.

21. Meyers MA, McGuire PV. Spiral CT demonstration of hypervascularity in Crohn's disease: "vascular jejunization of the ileum" or the "comb sign". Abdom Imaging 1995; 20(4):327-32.

22. Bodily KD, Fletcher JG, Solem CA, Johnson CD, Fidler JL, Barlow JM et al. Crohn's disease: mural attenuation and thickness at contrast-enhanced CT enterography – correlation with endoscopic and histologic findings of inflammation. Radiology 2006; 238(2):505-16.

23. Del Campo L, Arribas I, Valbuena M, Maté J, Moreno-Otero R. Spiral CT findings in active and remission phases in patients with Crohn's disease. J Comput Assist Tomogr 2001; 25(5):792-7.

24. Zamboni GA, Raptopoulos V. CT enterography. Gastrointest Endosc Clin N Am 2010; 20(2):347-66.

25. Colombel JF, Solem CA, Sandborn WJ, Booya F, Loftus Jr EV, Harmsen WS et al. Quantitative measurement and visual assessment of ileal Crohn's disease activity by computed tomography enterography: correlation with endoscopic severity and C reactive protein. Gut 2006; 55(11):1561-7.

26. Paulsen SR, Huprich JE, Hara AK. CT enterography: noninvasive evaluation of Crohn's disease and obscure gastrointestinal bleed. Radiol Clin North Am 2007; 45(2):303-15.

27. Schwartz DA, Loftus Jr EV, Tremaine WJ, Panaccione R, Harmsen WS, Zinsmeister AR et al. The natural history of fistulizing Crohn's disease in Olmsted County, Minnesota. Gastroenterology 2002; 122(4):875-80.

28. Fidler JL, Guimaraes L, Einstein DM. MR imaging of the small bowel. Radiographics 2009; 29(6):1811-25.

29. Siddiki H, Fidler J. MR imaging of the small bowel in Crohn's disease. Eur J Radiol 2009; 69(3):409-17.

30. Laghi A, Paolantonio P, Passariello R. Small bowel. Magn Reson Imaging Clin N Am 2005; 13(2):331-48.

31. Ruffolo C, Citton M, Scarpa M et al. Perianal Crohn's disease: is there something new? World J Gastroenterol 2011; 17:1939-46.

32. de Miguel Criado J, del Salto LG, Rivas PF et al. MR imaging evaluation of perianal fistulas: spectrum of imaging features. Radiographics 2012; 32:175-94.

BIBLIOGRAFIA

1. Gore RM, Levine MS. Textbook of gastrointestinal radiology. 3.ed. Philadelphia: Saunders, 2008.

2. Thompson SE, Raptopoulos V, Sheiman RL, McNicholas MM, Prassopoulos P. Abdominal helical CT: milk as a low-attenuation oral contrast agent. Radiology 1999; 211(3):870-5.

3. Wold PB, Fletcher JG, Johnson CD, Sandborn WJ. Assessment of small bowel Crohn's disease: noninvasive peroral CT enterography compared with other imaging methods and endoscopy feasibility study. Radiology 2003; 229(1):275-81.

DIAGNÓSTICO HISTOPATOLÓGICO NA DOENÇA INFLAMATÓRIA INTESTINAL

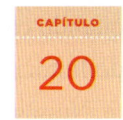

HUMBERTO SETSUO KISHI
ROBERTO EL IBRAHIM

INTRODUÇÃO

A doença inflamatória intestinal (DII) abrange dois grupos de doenças principais: retocolite ulcerativa (RCU) e doença de Crohn (DC). A patogênese dessas doenças ainda é obscura, mas as vias propostas atualmente apontam para a importância da desregulação da resposta imunológica inata e adaptativa direcionada contra bactérias luminais e seus produtos encontrados na luz intestinal, além de fatores genéticos e moleculares específicos.[1,2] O diagnóstico de cada uma dessas entidades é baseado na correlação entre os dados clínicos, endoscópicos e anatomopatológicos. Não há achados patognomônicos que, isoladamente, permitam diagnóstico específico para RCU ou DC.

A interpretação de biópsias de intestino grosso requer conhecimento da histologia do cólon normal e sadio, de acordo com a topografia em que as biópsias são colhidas. Apesar de a presença de plasmócitos ser constante na mucosa colorretal, a celularidade da lâmina própria é variável, de modo que o ceco e o cólon direito são mais celulares do que outras porções, com diminuição progressiva em direção ao cólon esquerdo. Outra característica regional relevante é a irregularidade do formato de criptas encontradas no reto distal, quando comparadas ao restante da mucosa colônica. Além disso, a quantidade de linfócitos intraepiteliais é habitualmente maior no ceco e no cólon direito. Nessas condições, os espécimes obtidos durante a colonoscopia devem ser identificados separadamente para que uma mucosa normal não seja inadequadamente interpretada como doente.

Os principais marcadores microscópicos de cronicidade de colite são linfoplasmocitose basal e distorção arquitetural de criptas (Figura 20.1). Mesmo nas fases iniciais da DII, o infiltrado de linfócitos e plasmócitos entre as criptas e na porção mais superficial da muscular da mucosa já se faz presente, quando comparadas às outras colites não específicas. As células de Paneth, presentes no cólon direito, quando encontradas além da flexura hepática, também caracterizam cronicidade de lesões na mucosa colônica.[3,4]

RETOCOLITE ULCERATIVA

Aspectos clínicos

A RCU é uma DII crônica confinada ao cólon. Brancos e jovens são os que mais frequentemente sofrem dessa doença, mas outras faixas etárias e grupos raciais podem ser acometidos. Sua incidência apresenta correlação inversa com o tabagismo. Manifesta-se por diarreia, urgência para evacuar, diarreia sanguinolenta, dor abdominal e perianal. O sintoma mais característico é a presença de sangue e muco nas fezes.

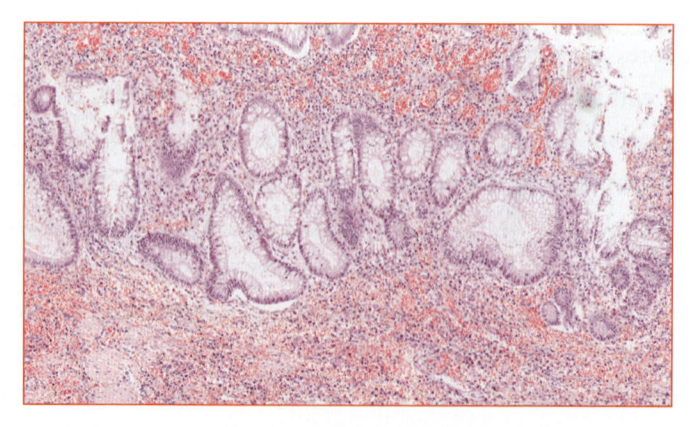

Figura 20.1 Hematoxilina eosina: aumento de 200 vezes. Exemplos de alteração arquitetural de criptas.

A dor abdominal correlaciona-se com a topografia das lesões, de modo que afecções do cólon esquerdo causam dores hipogástricas, enquanto a pancolite acarreta dor abdominal difusa. O sangramento origina-se da ulceração difusa da mucosa sobre vasos telangiectásicos da lâmina própria. Fatores associados à progressão da doença incluem: extensão das lesões no momento do diagnóstico, sintomas articulares, idade jovem ao diagnóstico e sangramento severo. Infecções por citomegalovírus, *Salmonella*, *Clostridium*, medicações e isquemia podem complicar ou piorar os sintomas.

Aspectos patológicos

Macroscopia

Na RCU, o acometimento dos segmentos distais do intestino grosso é o mais comumente observado. Como o processo inflamatório é limitado à mucosa, o exame externo dos espécimes ressecados é normal, a não ser nos casos em que há megacólon tóxico ou carcinoma associados.

Nas colites ativas, há extravasamento de sangue da mucosa à abertura do intestino. Tipicamente, as lesões estão presentes no reto com extensão proximal contínua, em dimensões variáveis. A transição entre as úlceras e a mucosa normal é abrupta. O uso de enemas com corticosteroides pode levar ao aspecto normal do reto.

Nas colites inativas, a aparência da mucosa é difusamente hemorrágica, uniformemente granular e eritematosa. Úlceras, pólipos e pseudopólipos são comuns (Figura 20.2). Frequentemente, pólipos pós-inflamatórios podem persistir e indicam episódios prévios de colite; são mais comuns no cólon do que no reto e podem fundir-se, criando aspecto de pontes mucosas. Amplas áreas de ulceração com exsudato mucopurulento com perda parcial ou total da mucosa podem ser observadas. As úlceras têm padrão linear de distribuição, acompanhando o trajeto das tênias, e podem atingir até a muscular própria em formas fulminantes de RCU e megacólon tóxico. Nas fases quiescentes, a mucosa apresenta-se granular, sem componente hemorrágico, com ou sem pólipos pós-inflamatórios. Quando em remissão, a mucosa exibe aspecto normal ou atrófico com perda do preageamento mucoso. O intestino pode apresentar-se mais curto do que o habitual, com perda de haustrações.

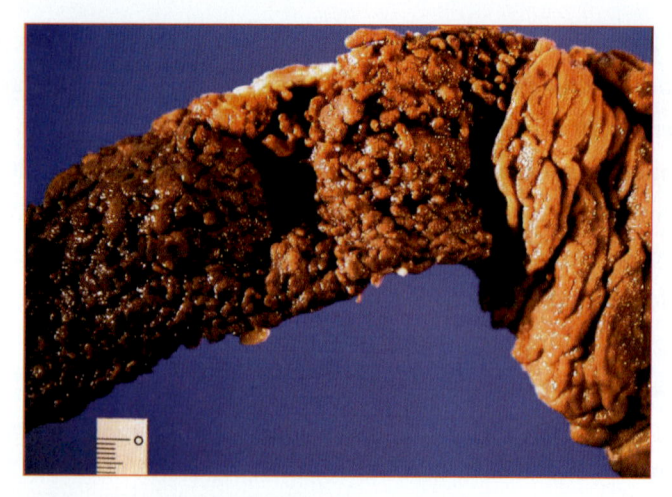

Figura 20.2 RCU: ulcerações e pseudopólipos com padrão contínuo de comprometimento.

Microscopia

A RCU é uma doença que exibe inflamação primariamente restrita à mucosa, com ocasional extensão à submucosa. Os sinais de cronicidade são semelhantes aos da DC, com graus variáveis de inflamação ativa. A atividade é determinada pela presença de neutrófilos e seu nível é proporcional ao infiltrado linfoplasmocitário da lâmina própria. O termo colite crônica ativa denota infiltrado inflamatório agudo em um contexto de lesões crônicas. Nessas situações, o epitélio glandular é agredido por neutrófilos, ocorre depleção de mucina e ulceração da superfície. A atividade pode ser graduada em leve, moderada e intensa. As etapas da formação das úlceras podem ser assim resumidas:

- criptite: agressão de criptas por neutrófilos;
- abscessos de criptas: exsudato neutrofílico com debris celulares na luz das glândulas (Figura 20.3);
- úlceras: o infiltrado inflamatório espalha-se lateralmente pela lâmina própria, por baixo do epitélio de revestimento, descolando-o, causando a úlcera. Elas tendem a ser pequenas e superficiais, com ou sem formação de granulomas de mucina adjacentes à base das criptas.

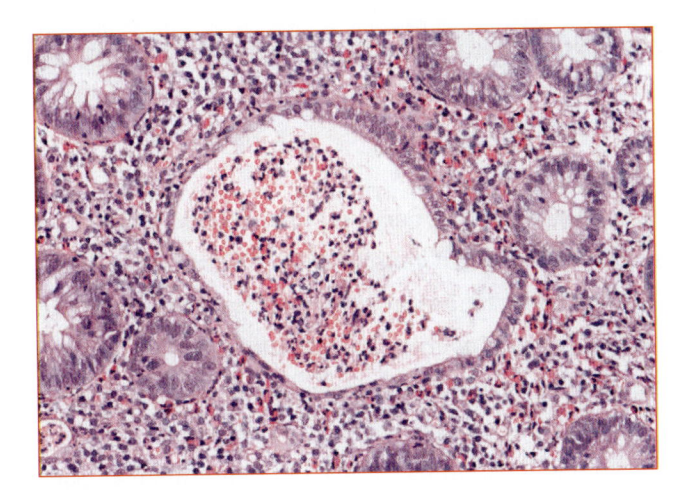

Figura 20.3 Hematoxilina eosina: aumento de 400 vezes. Microabscesso de cripta.

Outros achados microscópicos incluem agregados linfoides, sobretudo no reto, infiltrado linfoplasmocitário e eosinófilos ocasionais.

Na fase de resolução da colite, observa-se redução da atividade e das lesões às criptas, regeneração e remodelamento de criptas, e, por último, o desaparecimento do infiltrado linfoplasmocitário basal.

Quando a moléstia está quiescente, a mucosa pode apresentar-se com aspecto normal ou difusamente atrófica, com perda do paralelismo entre criptas, dano, ramificações e encurtamento de criptas.

Pacientes com pancolite podem apresentar lesões ileais pelo refluxo de conteúdo cecal, conhecidas como ileíte de refluxo.[5] As alterações morfológicas incluem atrofia de vilos, regeneração de criptas sem inflamação evidente, infiltrado inflamatório neutrofílico e mononuclear na lâmina própria, focos de criptite e abscessos de criptas, além de erosões superficiais e focais. De modo geral, o grau de lesões ileais reflete a severidade da doença nos cólons.[5]

DOENÇA DE CROHN

A DC é uma moléstia idiopática que acomete principalmente o íleo e o ceco, embora qualquer região do trato gastrointestinal possa ser lesada. É caracterizada por apresentar segmentos doentes intercalados por áreas endoscopicamente normais. Seu maior pico de incidência ocorre entre a 2ª e a 3ª décadas de vida, com um pico secundário menor entre a 4ª e a 5ª décadas.

Aspectos clínicos

Os primeiros sintomas da DC podem ser inicialmente brandos, levando a um diagnóstico tardio, em meses a anos. Qualquer segmento do trato gastrointestinal pode ser acometido, sendo que aproximadamente 30 a 40% dos pacientes apresentam lesões restritas ao intestino delgado, 30 a 40% sofrem envolvimento ileocolônico, e apenas 10 a 20% exibem acometimento exclusivo do intestino grosso.[4]

A localização e a extensão das lesões são determinantes para as manifestações clínicas. A inflamação transmural progressiva com úlceras e cicatrizes profundas pode levar a sintomas associados a obstrução intestinal, perfurações, sangramentos e fístulas. A hemorragia digestiva baixa, por exemplo, é resultado de fístulas ou úlceras, enquanto sintomas obstrutivos geralmente são complicações de estenoses no íleo distal.

Aspectos patológicos

Macroscopia

Os pacientes com maior severidade da doença são os principais candidatos à ressecção intestinal. Nesses casos, o patologista examina espécimes cirúrgicos em estádios avançados, com lesões mucosas segmentares, com áreas de acometimento parcial ou transmural dos intestinos. Embora não sejam específicas, úlceras aftosas são o primeiro sinal de doença. A seguir, forma-se um contorno hemorrágico, facilitando sua visualização. As úlceras aftosas eventualmente progridem para úlceras descontínuas, serpiginosas ou lineares. Nessa fase, a mucosa adjacente encontra-se hiperemiada e edemaciada. Ilhas de mucosa não ulcerada entremeadas por úlceras produzem o típico aspecto de pedra de calçamento (Figura 20.4). À medida que ocorre a progressão da doença, toda a espessura do intestino altera-se com fibrose de todas as camadas e atrofia da mucosa.

Outros achados incluem pseudopólipos e pólipos inflamatórios de tamanhos e formas variáveis, incluindo filiformes. Fístulas, aderências e estenoses são mais comuns no íleo distal e podem ocorrer espontaneamente ou em es-

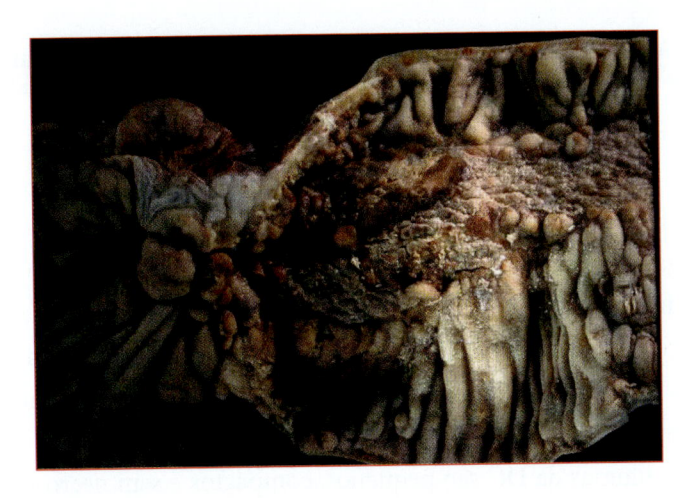

Figura 20.4 Doença de Crohn: úlceras serpiginosas longitudinais delimitando áreas de mucosa preservada com foco de estenose.

tados pós-cirúrgicos com doença residual. Perfurações são poucos comuns, já que o processo inflamatório é lento, de modo que as aderências entre alças com formações de plastrões são protetoras. Externamente, pode haver hiperemia, serosite, adesões fibrosas densas entre alças, outros órgãos abdominais e pélvicos ou parede abdominal, além de retração do tecido gorduroso pericólico nas áreas comprometidas.

Microscopia

Em biópsias, os aspectos histológicos clássicos da DC não são específicos, especialmente quando apenas a mucosa e a submucosa são representadas nas amostras. Mesmo assim, o padrão e a distribuição das lesões podem contribuir para o diagnóstico, se correlacionados com achados clínicos e endoscópicos. Em peças cirúrgicas, por outro lado, todas as lesões podem ser contempladas.

A DC apresenta áreas de colite segmentar alternadas com áreas de mucosa não acometida. Como as lesões são multifocais, em uma mesma lâmina, podem ser encontradas mucosas normais, com lesões agudas, crônicas ou regenerativas. As alterações arquiteturais presentes na atividade da doença são glândulas de formatos irregulares, ramificadas, encurtadas ou com diâmetros variáveis. Metaplasia pilórica e hiperplasia de células de Paneth também são evidentes.

A heterogeneidade na densidade e a distribuição do infiltrado linfoplasmocítico são características marcantes dessa moléstia. Agrupamentos linfoplasmocitários são frequentemente separados por áreas paucicelulares e edemaciadas. Agregados linfoides na DC contêm criptas em seus centros, enquanto em folículos linfoides comuns as criptas são deslocadas para a periferia. Folículos linfoides com centros germinativos em junção mucosa-submucosa são muito sugestivos de DC quando associados a fibrose ou edema de submucosa, sem lesões significativas na mucosa (Figura 20.5).

Os granulomas da DC são pequenos, compactos e sem necrose associada. Habitualmente, são acompanhados por halo de linfócitos no entorno, podem apresentar ou não células gigantes (Figura 20.6), mas não são indicadores de atividade. Se houver necrose ou supuração ou se eles estiverem associados a fissuras, não são considerados específicos da doença. Granulomas pericrípticos de mucina, com macrófagos espumosos, podem ocorrer também na RCU. A pesquisa de agentes infecciosos específicos deve ser realizada.

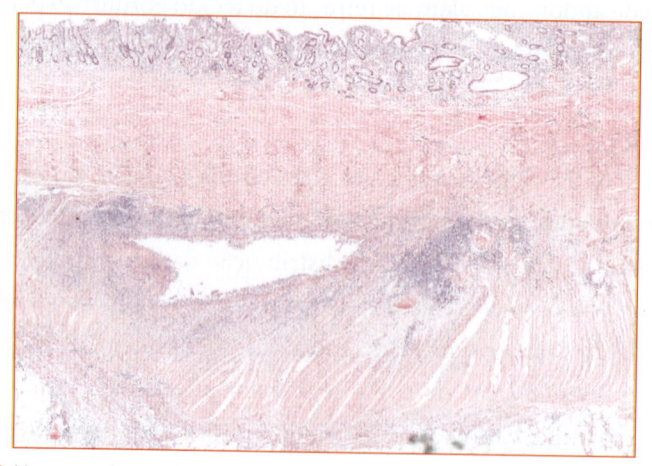

Figura 20.5 Hematoxilina eosina: aumento de 2,5 vezes. Doença de Crohn. Observa-se inflamação transmural com fístula e agregados linfoides no limite submucosa-muscular própria. A mucosa apresenta alterações inflamatórias crônicas.

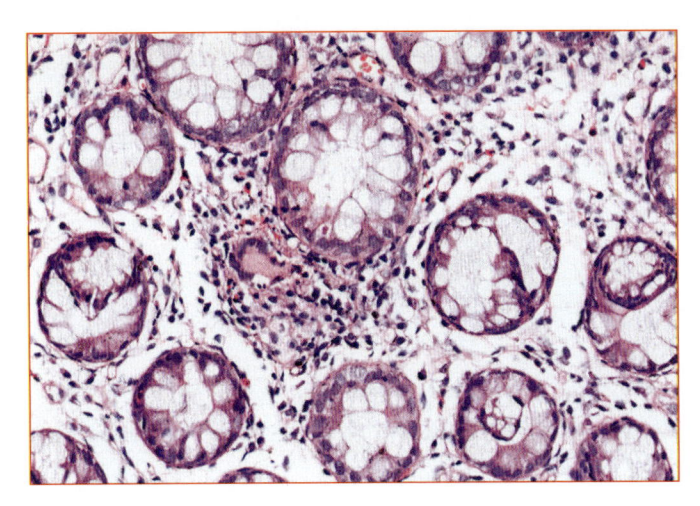

Figura 20.6 Hematoxilina eosina: aumento de 400 vezes. Granuloma em lâmina própria com célula gigante multinucleada.

Úlceras surgem com o aumento da atividade e do dano epitelial superficial e das criptas. Úlceras aftosas surgem associadas a agregados linfoides e são pequenas. As úlceras associadas a fissuras são profundas, estreitas e perpendiculares à mucosa. Podem acometer toda a parede e são acompanhadas por infiltrado inflamatório agudo com tecido de granulação e histiócitos proeminentes.

Outros aspectos histopatológicos frequentes incluem lesões vasculares obliterantes, hipertrofia de nervos e enterite/colite cística profunda. Os diagnósticos diferenciais levam em conta RCU (Tabela 20.1), formas de enterocolites infecciosas e gastroenterocolites granulomatosas, principalmente infecciosas. Podem ser observadas as mesmas alterações do cólon em íleo terminal e, em particular, a metaplasia pilórica, marcadora de cronicidade.

DISPLASIA EM DOENÇAS INFLAMATÓRIAS INTESTINAIS

A neoplasia intraepitelial (displasia) é uma proliferação glandular neoplásica que pode ocorrer em um paciente com DII, mas com aspectos macro e microscópicos que a distinguem de um adenoma.[6] O risco de desenvolvimento de adenocarcinoma aumenta após 8 a 10 anos e é maior em pacientes com início precoce e extenso (pancolite) da doença. Considerando que a invasão de ade-

Tabela 20.1 Diferenças histopatológicas entre DC e RCU

Aspecto	DC	RCU
Distribuição da inflamação	Multifocal, transmural	Difusa, mucosa e submucosa, transmural no megacólon tóxico
Distorção de criptas	Mínima	Acentuada
Metaplasia de células de Paneth	Pode ocorrer	Comum
Mucina citoplasmática	Discretamente reduzida	Depletada
Telangiectasia vascular	Ocasional	Proeminente
Edema	Acentuado	Mínimo
Hiperplasia linfoide	Comum, separada da muscular da mucosa, transmural e tecidos pericólicos, associada a edema submucoso e fibrose	Rara, mucosa e submucosa, não associada a edema e fibrose
Abscesso de criptas	Presente, em pequeno número	Comum
Granulomas (sarcoides)	Comuns	Ausentes
Úlceras aftoides	Comuns	Raras
Fissuras	Comuns	Ausentes
Submucosa	Normal, inflamada ou com espessura reduzida	Normal ou com espessura reduzida
Agregados linfoides na submucosa	Quando presentes, sugerem DC, especialmente quando profundos	Geralmente ausentes
Hipertrofia de nervos	Comum	Rara
Pseudopólipos inflamatórios	Menos comuns	Comuns
Polipose filiforme, pólipos gigantes, pólipos pós-inflamatórios	Ocorrem	Ocorrem
Inflamação ileal	Comum	Mínima, em geral menos de 10 cm acometidos
Acometimento anal	Granulomas	Não específico
Linfonodos	Granulomas	Hiperplasia reacional

nocarcinoma pode ocorrer associada à neoplasia intraepitelial com alterações morfológicas relativamente discretas, a neoplasia intraepitelial de alto grau é diagnosticada em colites com base em anormalidades menos severas do que os critérios para neoplasia intraepitelial em adenomas.[7] As displasias podem ser planas ou elevadas (displasia associada a lesão ou massa – DALM). DALM e displasia de alto grau plana geralmente acarretam colectomia total.

COLITE INDETERMINADA E DOENÇA INFLAMATÓRIA INTESTINAL NÃO CLASSIFICÁVEL

As lesões descritas nas seções anteriores nem sempre estão claramente presentes em biópsias e peças cirúrgicas. As principais condições clínicas em que as lesões não são específicas incluem as fases iniciais da doença, diarreia inflamatória em crianças, pacientes com doença hepática concomitante, pacientes sob tratamento e aqueles que apresentam doença fulminante. Nessas situações, o diagnóstico diferencial entre DC e RCU em biópsias pode não ser estabelecido. Por isso, sugere-se utilizar o termo DII não classificável, principalmente quando há leve e focal infiltrado linfoplasmocitário basal, com ou sem alterações arquiteturais relevantes.[8] Biópsias de seguimento e revisões de biópsias prévias podem ajudar no estabelecimento de um diagnóstico mais preciso.

Em cerca de 10 a 15% das peças cirúrgicas de colectomias, o diagnóstico de DC e de RCU não pode ser estabelecido claramente. Nessas situações, o termo colite indeterminada deve ser empregado.[9]

REFERÊNCIAS BIBLIOGRÁFICAS

1. Xavier RJ, Podolsky DK. Unravelling the pathogenesis of inflammatory bowel disease. Nature 2007; 448:427.

2. Cho JH. The genetics and immunopathogenesis of inflammatory bowel disease. Nat Rev Immunol 2008; 8:458.

3. Noffsinger A, Fenoglio-Preiser C, Maru D, Gilinksy N. Inflammatory bowel disease in gastrointestinal diseases: Atlas of nontumor pathology. Washington: American Registry of Pathology in collaboration with the Armed Forces Institute of Pathology, 2007.

4. Greenson JK, Odze RD. Inflammatory disorders of the large intestine. In: Surgical pathology of the GI tract, liver, biliary tract and pancreas. 2.ed. Philadelphia: Saunders Elsevier, 2009.

5. Haskell H, Andrews Jr. CW, Reddy SI, Dendrinos K, Farraye FA, Stucchi AF et al. Pathological features and clinical significance of "backwash" ileitis in ulcerative colitis. Am J Surg Pathol 2005; 29:1472-81.

6. Hamilton SR, Vogelstein B, Kudo S. Carcinoma of the colon and rectum. In: Pathology and genetics of tumors of the digestive system. World Health Organization Classification of Tumors. Lyon: IARC Press, 2000.

7. Svrcek M, Cosnes J, Beaugerie L, Parc R, Bennis M, Tiret E et al. Colorectal neoplasia in Crohn's colitis: a retrospective comparative study with ulcerative colitis. Histopathology 2007; 50:574-83.

8. Guindi M, Riddell RH. Indeterminate colitis. J Clin Pathol 2004; 57:1233-44.

9. Geboes K, van Eyken P. Inflammatory bowel disease unclassified and indeterminate colitis: the role of the pathologist. J Clin Pathol 2009; 62:201-5.

DIAGNÓSTICO DIFERENCIAL NA DOENÇA INFLAMATÓRIA INTESTINAL

SENDER JANKIEL MISZPUTEN

INTRODUÇÃO

A abordagem do diagnóstico diferencial das chamadas doenças inflamatórias intestinais (DII), doença de Crohn (DC) e retocolite ulcerativa (RCU) inespecífica, deve considerar, de um lado, os aspectos que permitam distingui-las entre si, e, de outro, sua diferenciação com processos inflamatórios de evolução aguda ou crônica recorrente, mas de etiologia estabelecida,[1] e que podem comprometer as mesmas regiões anatômicas ou se apresentem com sintomas e sinais clínicos semelhantes.

Não há qualquer procedimento complementar, padrão-ouro, capaz de diagnosticar de forma direta, com segurança, as DII. Assim, seria desejável, de início, buscar diferenciar as queixas entre um processo de origem definida, específico, como doença celíaca, síndrome do intestino irritável, colites infecciosas,[2] das inflamações inespecíficas – nem sempre uma tarefa fácil – para, em seguida, analisar qual a melhor hipótese, DC ou RCU, caso a doença se localize em segmentos comuns a ambas. Esse fato torna o diagnóstico um verdadeiro desafio para o médico, mesmo se experiente, que deve se apoiar nos dados da história clínica, a mais detalhada possível, no exame físico minucioso, em alguns testes laboratoriais, infelizmente de importância relativa, e, principalmente, na análise de procedimentos de imagem, radiológicos, endoscópicos e histológicos, sugerindo-se, assim, para sua confirmação, a participação de uma equipe multidisciplinar – gastroenterologista, radiologista, endoscopista e patologista.[3] Apesar da disponibilidade de métodos cada vez mais sofisticados para sua diferenciação, não raramente, a DII que afeta o cólon somente é caracterizada após algum tempo de evolução, quando mudanças das manifestações clínicas ou dos resultados dos exames complementares permitirão sua definição. Nessa fase, é denominada colite indeterminada ou não classificada.

O diagnóstico dessas doenças muitas das vezes é retardado, de um lado por sua baixa frequência, o que faz dela uma condição pouco lembrada, inclusive por especialistas, e, de outro, pela variabilidade clínica dos sintomas, ou ainda pelos recursos técnicos complementares, nem sempre acessíveis. Esses aspectos resultam na aceitação inicial das queixas como decorrentes de processos infecciosos gastroentéricos corriqueiros, até mesmo pelo próprio paciente, ainda que já tenham se repetido em vários episódios.

Diante da hipótese, na maioria dos casos, o diagnóstico da DC ou da RCU pode ser feito sem dificuldade, com alta probabilidade de acerto, após investigação convencional. Embora guardem algumas semelhanças, são doenças distintas em muitos aspectos morfológicos e clínicos, requerendo enfoques diferentes para sua confirmação. Com menor frequência, mas ainda envolvendo 10 a 15% dos casos,[4,5] os pacientes devem ser submetidos a procedimentos de imagem e de laboratório não rotineiros, visando a definir a natureza da sua inflamação, o que pode demandar maior tempo e custo.

DIAGNÓSTICO DIFERENCIAL DAS ENTEROCOLITES INFLAMATÓRIAS
Aspectos clínicos

A distribuição anatômica habitualmente distinta entre RCU e DC pode vir a ser um dos aspectos importantes para as diferenças observadas nas manifestações clínicas desses dois processos inflamatórios e, consequentemente, do seu diagnóstico.

Retocolite ulcerativa

A RCU compromete exclusivamente o cólon; nos adultos, mais o seu lado esquerdo[6] e, em quase todos os casos, o reto; às vezes, essa inflamação pode extravasar o processo inflamatório para o íleo terminal, nos casos de pancolite. Por todos esses fatos, as queixas clínicas mais frequentemente relatadas referem-se à alteração do ritmo intestinal quanto à presença de diarreia, caracterizada por múltiplas evacuações com caráter de urgência, em razão de estímulos repetidos (tenesmos), com eliminação de fezes de consistência variável, mucossanguinolentas, por vezes eliminando só muco e sangue, que ocorrem durante o dia e à noite, precedidas, geralmente, de dor abdominal difusa ou no quadrante inferior esquerdo, e de cólica, que alivia temporariamente a cada exoneração do conteúdo colorretal. Sintomas sistêmicos, como febre de pequena magnitude e perda de peso, associam-se ao quadro intestinal, acompanhando o período da atividade inflamatória, desaparecendo todos os sinais e sintomas na fase de sua remissão. A recorrência é esperada. Manifestações extraintestinais, articulares, oftálmicas ou dermatológicas, observadas em aproximadamente 25% dos doentes,[7] até antecedendo as queixas intestinais, podem ser um ponto de referência para a hipótese desse processo inflamatório.

O exame físico revela alterações dependendo do tempo de existência, da gravidade dos sintomas e da frequência com que se apresentam. Sinais de desnutrição eventualmente estão presentes, com base em várias justificativas: anorexia; dieta restritiva que tenha sido adotada pelo paciente ao pressupor que isso poderia aliviar seus incômodos ou por sugestão médica, nem sempre bem indicada; dores abdominais motivadas pela alimentação e que resultam da perda proteica, produzida pelas lesões inflamatórias. Perda sanguínea nas fezes, ferro consumido pela inflamação, dietas com baixo teor deste elemento ou sua má absorção intestinal respondem pelo descoramento cutaneomucoso observado nas fases ativas da doença, na maioria dos casos.[8] Febre e taquicardia, em geral, acompanham a resposta sistêmica ao processo inflamatório e, à palpação abdominal, constata-se sensibilidade aumentada no trajeto dos segmentos cólicos, associada a maior número de ruídos hidroaéreos. A complementação do exame físico com inspeção anal e toque retal é indispensável, pela possibilidade do encontro de lesões orificiais e perianais, o que remeteria o diagnóstico para outra doença inflamatória, e não à RCU.

Doença de Crohn

Inflamações que comprometem íleo terminal e cólon têm na DC o principal diagnóstico, requerendo, obviamente, diferenciação com outras doenças inflamatórias desses segmentos. Dos processos crônicos do íleo terminal, o diagnóstico diferencial mais importante deve ser feito com a tuberculose intestinal, especialmente nos países em que sua prevalência é significativa, como o Brasil.[9] Antecedentes pessoais e familiares para essa infecção devem ser rigorosamente investigados durante a anamnese.

Quando o cólon também representa a sede da inflamação, suas manifestações intestinais e gerais não apresentam diferenças com as da RCU, especialmente se o processo atingir suas porções distais. Isso significa que, apenas pelos dados clínicos nessa localização, não haveria, a princípio, possibilidade de distinguir as duas doenças. Entretanto, complicações como lesões perianais ou perineais, fissuras, grandes plicomas e fístulas são observadas mais frequentemente nesse modelo de inflamação, mesmo quando ela compromete só o intestino delgado, podendo até anteceder as queixas intestinais.

Uma segunda complicação da enterocolite de Crohn faz parte da sua tendência para estenoses, por retração cicatricial das áreas doentes, que se manifestariam com queixas que lembram suboclusão (dor mais persistente, distensão e calibre do bolo fecal diminuído, no caso de estenoses anorretais).

Diarreia associada à dor abdominal, tendendo a persistir por períodos mais longos, que mantém sua intensidade mesmo com a exoneração intestinal, e emagrecimento são as queixas mais referidas para qualquer localização anatômica dessa inflamação.[2,10] A perda de peso atinge cerca 60% dos doentes, índice maior que o encontrado na RCU,[3] e, à sua semelhança, também tem origem em alterações do apetite, mudanças dietéticas espontâneas ou sugeridas, na expectativa de alívio dos sintomas, na má absorção por redução de área absortiva em decorrência da inflamação e fístulas, no sobrecrescimento bacteriano com as suboclusões e por ressecções intestinais.[11] Sangramento pelas fezes ocorre em 40 a 50% dos casos, número menor que na RCU, mais comum nas apresentações distais da colite de Crohn. Na fase ativa da doença, febre de baixa intensidade e sinais de anemia ao exame físico costumam estar presentes. Por ter caráter invasivo, a DC tende a se associar com trajetos fistulosos, na maioria das vezes dirigidos para a região perianal.

Ao exame físico, além dos sinais de anemia, emagrecimento e febre, presentes nos períodos de atividade inflamatória, a característica transmural da DC permite identificar massa palpável no quadrante inferior direito do abdome, fato que a diferencia da RCU, resultante da expansão da inflamação para as estruturas vizinhas ao segmento ileocecal, que é a área anatômica predominante dessa afecção. Essa condição propedêutica, embora seja fortemente indicativa da DC, não exclui outras doenças inflamatórias da região. Entretanto, o encontro de orifícios fistulosos, perianais ou enterocutâneos, fissuras anais e plicomas recomenda a DC como primeira hipótese diagnóstica.

Manifestações extraintestinais são mais comuns na apresentação da DC do cólon.

Colite microscópica

Engloba a colite colagenosa e a colite linfocítica. Clinicamente, ambas se caracterizam por uma diarreia crônica, sem muco ou sangue. Sua maior incidência ocorre a partir dos 60 anos de idade, com a alteração do ritmo intestinal acompanhada de perda de peso, dores abdominais, evacuações diurnas e noturnas e urgência fecal.[12,13] O diagnóstico baseia-se no estudo histológico das biópsias, uma vez que o aspecto macroscópico da colonoscopia é normal.

Infecções gastroentéricas

As infecções gastroentéricas por bactérias, vírus, parasitas e fungos lembram os quadros de agudização das DII, por provocarem diarreia mucossanguinolenta, dores abdominais e febre. As causas mais frequentes decorrem das contaminações por *Salmonella*, *Shiguella*, *Campylobacter jejuni*, *Escherichia coli* êntero-hemorrágica, *Yersinia enterocolitica*, *Clostridium difficile* e *Entamoeba histolytica*. Proctites infecciosas mimetizam a proctite ulcerativa inespecífica, tendo origem em doenças sexualmente transmissíveis causadas por *Neisseria gonorrhoeae*, *Chlamydia trachomatis*, herpes simples ou *Treponema pallidum*.[14] Evidentemente, as informações de história clínica, dados epidemiológicos e quadro semelhante em outros indivíduos reforçam a hipótese infecciosa, assim como o comportamento sexual do paciente. A utilização vigente ou recente de antimicrobianos ou quimioterápicos permite forte suspeita para a diarreia causada por *Clostridium difficile*, que produz uma forma ulcerativa de colite aguda, denominada pseudomembranosa, exteriorizada por diarreia, com eliminação fecal de muco, sangue e pseudomembranas.

Nos pacientes com DII em tratamento com corticosteroides ou imunomoduladores, o reaparecimento de sintomas intestinais pode ser a expressão da sua associação com algum processo infeccioso agudo por microrganismos oportunistas,[15] que têm no *Clostridium difficile* sua principal suspeita etiológica. Mesmo na ausência de terapia imunossupressora, a recorrência das manifestações clínicas da RCU ou DC deve colocar essa infecção como diagnóstico diferencial com a descompensação da atividade inflamatória, em virtude da sua maior incidência nesse grupo de indivíduos, que apresenta risco aumentado de adquiri-la na própria comunidade e independentemente da medicação em uso.[16,17]

A infecção por citomegalovírus (CMV) é comum no ser humano e pode comportar-se como agente da agudização da DII, promovendo lesões no cólon, como erosões e ulcerações, que se superpõem àquelas reconhecidas na RCU. Sua ativação como agente infeccioso oportunista ocorre, especialmente, nos períodos de diminuição das defesas imunológicas. Parece haver diferenças na significância clínica dessa infecção, de acordo com a DII: mais frequente nas formas graves e corticorrefratárias da RCU, não interferindo na evolução da DC. Não se sabe se o vírus é um simples coadjuvante ou fator de exacerbação da doença,[18] pois publicação recente reconheceu a persistência do vírus no cólon após a remissão do episódio de recidiva, sugerindo, portanto, não ser ele o responsável por sua recorrência.[19] Essa virose deve ser lembrada como diagnóstico diferencial quando houver descompensação da colite, mais ainda nos casos em tratamento com imunossupressores. Ela já foi descrita em doentes virgens de corticoterapia.[20]

É preciso dar importância também para a possibilidade dos sintomas intestinais e gerais expressarem a imunodeficiência adquirida (Aids), diagnóstico diferencial obrigatório para as diarreias crônicas consumptivas.

Manifestações extraintestinais, artrite, eritema nodoso e úlceras aftoides orais são descritos com algumas cepas da *Chlamydia trachomatis*, que também induzem a formação de fístulas perianais, lembrando as lesões da DC.

Infecções isquêmicas

São quadros predominantes em faixas etárias elevadas, mas podem ocorrer em jovens. O baixo fluxo sanguíneo que promove a formação de úlceras cólicas ou entéricas é causado, na maioria das vezes, por eventos de hipotensão (sepse, perdas de volume nos sangramentos, desidratação e insuficiência cardíaca esquerda). Medicamentos como anti-inflamatórios não hormonais (AINH), anti-hipertensivos e contraceptivos, e estados de hipercoagulação, vasculites e ateromatose são também justificativa para o desenvolvimento de isquemia da microcirculação do território mesentérico. Diarreia com sangue e muco em pacientes geriátricos deve incluir, portanto, entre outras hipóteses, o diagnóstico de colite isquêmica.[21,22]

Infecções actínicas

Igual comportamento vascular é observado nas colites por irradiação (actínicas), particularmente nas primeiras semanas pós-tratamento com substâncias ionizantes. Trata-se de uma vasculite progressiva, dose-dependente, que ocasiona trombose dos pequenos vasos da região atingida pela irradiação. Diarreia com muco e sangue e dor abdominal, especialmente dos segmentos distais do cólon e do reto, compõem os principais sintomas da colite actínica, cuja diferenciação com as DII é facilmente obtida com as informações da anamnese sobre o passado de radioterapia pélvica.[23]

Infecções neoplásicas

Os tumores do cólon têm, em muitos doentes, evolução prolongada. Seus sintomas repetem aqueles referidos nas DII, como diarreia, perda de peso e anemia. Por comprometerem também jovens, a investigação desse quadro deve ser realizada no menor tempo possível, para a correta diferenciação dessas entidades. História familiar para uma ou outra doença, caso presente, é uma boa base para a primeira hipótese diagnóstica.

ASPECTOS LABORATORIAIS E DE IMAGEM

Laboratório

Os procedimentos laboratoriais gerais são de valor relativo na investigação das inflamações do canal alimentar. Na fase ativa da RCU e da DC, eles permitem avaliar situações de anemia (com as dosagens da hemoglobina, ferro e ferritina), de hipoalbuminemia e da intensidade do processo, indiretamente, por meio da medida dos parâmetros inflamatórios da fase aguda, hemossedimentação e níveis da proteína C reativa (PCR), se geneticamente não houver defeitos para sua produção,[24] assim como a contagem de plaquetas. A PCR é uma proteína produzida em pequena quantidade pelos hepatócitos que rapidamente se eleva no sangue após o início de algum processo inflamatório, por estímulo da interleucina-6, do fator de necrose tumoral alfa (TNF-alfa) e da interleucina 1-beta. Tem meia-vida curta, quando comparada com outras proteínas de fase aguda.[25] Sua dosagem, em tempo real, acaba sendo o melhor indicador sorológico para a análise da existência e intensidade do processo inflamatório, tanto no período de agudização quanto no de recuperação.

Esses parâmetros, contudo, nem sempre definem totalmente a presença da inflamação intestinal e menos ainda a caracterização do tipo da doença. A diferenciação laboratorial entre RCU e DC por exames sanguíneos pode resumir-se na medida sorológica dos anticorpos anticitoplasma de neutrófilo perinuclear (pANCA) e anti-*Saccharomyces cerevisiae* (ASCA), detectados em parte dos doentes de RCU e DC, respectivamente,[5,26] com possibilidade de nenhum deles se mostrar positivo em razão de sua baixa especificidade.

Outros marcadores são descritos para tentar confirmar a DC e o prognóstico de sua evolução, particularmente os da família dos antiglicanos, na qual se encaixa o ASCA, açúcares ligados a proteínas, encontrados em várias células humanas,[27] porém não utilizados em laboratório de rotina.

O exame das fezes deve ser amplificado com várias pesquisas: parasitológico, cultura, leucócitos e sangue oculto, caso este já não tenha sua perda afirmada na história clínica. A coprocultura acaba sendo fundamental na determinação de processos infecciosos, seja no início dos sintomas, seja durante sua evolução. A dosagem dos marcadores fecais leucocitários calprotectina e lactoferrina,[28-30] que substituem, com vantagem, os sorológicos por serem mais específicos, permite diferenciar os quadros diarreicos de natureza inflamatória daqueles resultantes de distúrbios funcionais; nos pacientes com DII, é possível avaliar a intensidade do processo e predizer, com razoável antecedência, a recorrência da inflamação.[7,31] São proteínas presentes em neutrófilos que se apresentam com taxas elevadas, na vigência de processos infecciosos ou inflamatórios. Alguns centros brasileiros já colocam à disposição a dosagem fecal da calprotectina, o que permite avaliar a DII desde o diagnóstico até durante sua evolução, sem a necessidade da utilização repetitiva de métodos invasivos para seu seguimento. A pesquisa de leucócitos nas fezes, um procedimento facilmente acessível, embora menos sensível, é a forma mais simplificada para a sugestão de doença inflamatória. No entanto, ressalta-se que nenhum desses métodos fecais é específico o suficiente para identificar o modelo da doença.

Atenção especial deve ser dada aos quadros de infecções intestinais associadas às DII. A maior incidência da infecção por *Clostridium difficile* nesses pacientes deve ser lembrada nos casos de descompensação clínica, particularmente se não houver resposta adequada ao tratamento dessa fase da evolução. A pesquisa, nas fezes, das toxinas daquele microrganismo se impõe, o que pode orientar a terapêutica indicada para esta intercorrência, se confirmada sua positividade.

Imagem

Os métodos de imagem são a melhor alternativa para o diagnóstico diferencial das duas DII, por permitir identificar sua natureza, sua localização, sua extensão, seu formato de apresentação e suas possíveis complicações.

A radiografia simples de abdome pode ser de grande utilidade apenas na hipótese de complicações da DII, em particular nas suspeitas de suboclusão, tanto orgânica, como nas estenoses da DC, quanto funcional, no megacólon tóxico, evento grave que pode até abrir o quadro de uma ou outra inflamação. Também é indicada na suspeita de perfuração.

Na fase do diagnóstico, o enema baritado com técnica do duplo contraste é recomendado para a avaliação da doença ulcerativa do cólon, permitindo reconhecer sua extensão e características, desde as úlceras superficiais da RCU até aquelas profundas da DC, assim como suas complicações, fístulas e estenoses. Nos casos de impedimento da progressão do colonoscópio por áreas estreitadas do cólon, sugere-se esse método radiológico para análise dos segmentos não estudados da víscera pelo procedimento endoscópico, ampliando, assim, a segurança da orientação da conduta médica.

Na DC, classicamente o diagnóstico por imagem envolve a realização do trânsito intestinal convencional, utilizando técnica de compressão para melhor avaliação da área inflamada, o que facilita o reconhecimento de lesões estenóticas ou fístulas com elevada sensibilidade e especificidade, sobretudo nos casos de doença ileal. É preciso considerar que esse processo inflamatório pode afetar vários segmentos do canal alimentar concomitantemente, de tal forma que se recomenda o estudo detalhado de todo o trajeto intestinal. O método se mostra falho para pequenas lesões ou úlceras superficiais isoladas, deixando, portanto, alguns casos sem o devido diagnóstico, e também não fornece informações sobre os sinais de atividade da doença.

A ultrassonografia transabdominal é um método utilizado em vários centros para diagnosticar o processo inflamatório e as alterações que acompanham a atividade da inflamação, por ser um método não invasivo e não ionizante. Quando utilizada com técnica de alta frequência, é capaz de identificar o espessamento da parede da alça doente, sua estratificação e as condições da gordura mesentérica. Complementada com o Doppler colorido para estudo do fluxo sanguíneo dos vasos do segmento espessado, permite diferenciar estado de atividade inflamatória ou remissão.[32,33] Se, na DC, esse método mostra boa correlação com os índices de atividade clínica e endoscópica, tanto em adultos quanto em crianças,[34] sua importância clínica na RCU não está bem estabelecida.

A ultrassonografia realçada por contraste, utilizada nos pacientes com DC, também vem atraindo a atenção dos especialistas por sua elevada sensibilidade e especificidade na detecção da atividade inflamatória e sua forte correlação com o índice de atividade da DC (*Crohn's Disease Activity Index* – CDAI),[35] um dado importante para a decisão do planejamento terapêutico e o seguimento do seu resultado. Prevendo a necessidade de futuros controles, não é demais lembrar que este é um método de estudo não invasivo e sem exposição a irradiações.

Já na avaliação das lesões da região perianal, localização frequente de fístulas da DC, a ultrassonografia endoanal ou transperineal[36,37] e a ressonância magnética (RM) pélvica são os métodos com melhores índices de acurácia.[38,39]

O estudo das alças intestinais migrou, nos últimos anos, dos convencionais métodos baritados – trânsito e enema – para a enterografia por tomografia computadorizada (TC) e RM, utilizadas para o diagnóstico na suspeita da DC e de suas complicações, estenoses, abscessos e fístulas. Enquanto a colonoscopia esclarece as condições da mucosa, a enterografia por TC tem seu foco além da mucosa, ou seja, uma visão transmural da parede intestinal,[40] sendo possível analisar as imagens de realce, espessamento e estratificação de suas túnicas, da microcirculação, pelo ingurgitamento dos *vasa reta*, a inflamação mesentérica perientérica e pericolônica, o aumento do número e do tamanho de linfonodos, todos os sinais de atividade da doença, além de reconhecer as complicações extraintestinais. É capaz de diferenciar as lesões da DC e da tuberculose intestinal.[41] Nos casos de estenoses, pode esclarecer sua natureza, inflamatória ou fibrótica. A grande limitação da TC é a exposição do paciente à radiação.

A enterografia por RM tem a seu favor a não utilização de raios X, presentes na TC. Essa vantagem é relevante para uma população, em geral, jovem, que tem a expectativa da necessidade de repetir exames de imagem com alguma frequência, ao longo do tempo de evolução da sua doença. Por outro lado, as imagens não são tão detalhadas quanto as obtidas pela TC, sua aquisição é mais demorada (responsável pelo maior tempo de duração do procedimento), acrescidos da dificuldade da aceitação por pacientes claustrofóbicos. De toda forma, sua capacidade de reconhecer as lesões parietais, vasculares e extraintestinais é idêntica à da enterografia por TC.

Colonografias por TC ou RM têm os mesmos objetivos das enterografias: avaliar o hiper-realce, o edema e o espessamento da parede do cólon, a presença de úlceras, linfadenopatia e alterações inflamatórias mesentéricas.[42] Sua utilização inicial limita-se aos casos em que a colonoscopia não tenha sido completada e na intolerância do paciente ao procedimento endoscópico, mas seu caráter não invasivo permite indicá-la no controle das DII do cólon. Um possível benefício da colonografia por RM é distinguir RCU da colite de Crohn, nos pacientes com formas indeterminadas do processo inflamatório, caso não se identifiquem sinais de inflamação transmural nem de complicações extra-luminais, como fístulas e abscessos.[39]

De toda forma, novas técnicas vêm sendo propostas para minimizar a radiação produzida na enterografia por TC e torná-la de menor risco e, na enterografia por RM, para tornar mais rápida aquisição das imagens e encurtar o tempo de execução do procedimento.

A cápsula endoscópica, outro método minimamente invasivo, deve ser indicada nos pacientes com forte suspeita de DC do intestino delgado e cujos exames convencionais, radiológicos e endoscópicos não tenham esclarecido o diagnóstico, assim como no controle de sua evolução.[43,44] A importante colaboração oferecida pela cápsula é estudar todo o trajeto do intestino delgado, com informações fotográficas das possíveis lesões endoluminais dos seus diferentes segmentos, sendo a única restrição para sua execução a suspeita ou a confirmação de doença estenótica. Sua especificidade é discutível, pois cerca de 10% de indivíduos sadios apresentam erosões da mucosa entérica, o que demonstra ser esse achado ainda insuficiente para estabelecer o diagnóstico da DC.[3] Como limitação do método, cita-se a impossibilidade de execução de biópsias e a avaliação extraluminal de eventuais complicações. Ainda é um procedimento de alto custo e somente encontrado em grandes centros.

Mais recentemente, a cápsula endoscópica para o cólon tornou-se disponível em alguns centros, representando mais uma alternativa para os casos não diagnosticados pela colonoscopia clássica: não realização por contraindicação, procedimento incompleto ou recusa do paciente em se submeter à exploração endoscópica.[45] Ainda poucos trabalhos controlados foram publicados, mas, em um estudo comparativo com a colonoscopia, concluiu-se por alta concordância com os resultados da endoscopia.[46]

A enteroscopia, nas suas diferentes técnicas, não é um método de primeira linha para diagnóstico das doenças do intestino delgado, mas tem a seu favor a oportunidade não só de identificar as pequenas lesões de qualquer segmento do intestino delgado, como também de obter biópsias de todas as áreas doentes. Outra possibilidade é seu potencial terapêutico no manuseio de estenoses, por meio de manobras para sua dilatação.[47] Deve-se relevar, por outro lado, a indicação dessa endoscopia, uma vez que requer tempo prolongado de sedação e tem maior risco para perfurações (aderências e acotovelamento das alças, lesões das mucosas que serão submetidas à distensão, etc.).

Sem dúvida, o melhor método a ser empregado na diferenciação das colites é a ileocolonoscopia (padrão-ouro), pois permite analisar as características da inflamação (contínua na retocolite e salteada na DC), sua extensão e grau de intensidade (leve, moderada ou grave). A normalidade macroscópica não invalida a existência de processo inflamatório (colite linfocítica ou colagenosa). Biópsias seriadas, em todos os segmentos, utilizadas para melhor discriminação do modelo da inflamação e da presença de displasias, vêm sendo executadas mais dirigidamente para áreas suspeitas, reconhecidas por uso de cromoscopia e magnificação da imagem. A histologia, habitualmente, não diferencia as duas mais frequentes doenças inflamatórias, a não ser que as amostras obtidas consigam ter profundidade suficiente para reconhecer os limites do processo inflamatório: até a *muscularis mucosa* na RCU e abaixo dela na DC. Granulomas com células epitelioides, que poderiam facilitar a interpretação da origem da doença, costumam ser identificados em pequena parcela dos pacientes, mesmo na análise de peças cirúrgicas.

A cicatrização da mucosa é um objetivo importante a ser alcançado com a terapêutica das DII. Sua avaliação em tempo real é obtida por meio da endomicroscopia confocal a *laser*, que permite analisar a inflamação residual e a distorção da arquitetura vascular e das criptas, definindo o nível de cura histológica.[48]

Já na colite colagenosa, além do infiltrado linfoplasmocitário da lâmina própria e da presença de linfócitos intraepiteliais, há uma expansão do colágeno subepitelial. Na linfocítica, as alterações histológicas são semelhantes, à exceção do espessamento da túnica colágena, ausente nessa doença.[49,50]

Embora a diferença entre as colites microscópica e as das DII seja bem clara, é possível, em pequeno número de casos, que elas apresentem quadros anatomopatológicos semelhantes, com erosões ou úlceras, distorção da arquitetura das criptas, bem como abscessos crípticos, o que não impede que o padrão morfológico habitualmente rotulado como próprio da retocolite ocasionalmente decorra da colite microscópica. Discute-se se ainda há possibilidade de serem parte do espectro das DII clássicas.[51]

Acompanhamento da evolução das inflamações cólicas por colonoscopias e biópsias é recomendado, em razão do risco aumentado que essas doenças apresentam para o desenvolvimento de neoplasias.[52]

Displasias são menos encontradas nas inflamações do intestino delgado em comparação ao cólon e, consequentemente, têm menor risco para neoplasias.

REFERÊNCIAS BIBLIOGRÁFICAS

1. Sands BE. From symptom to diagnosis: clinical distinctions among various forms of intestinal inflammation. Gastroenterology 2004; 126(6):1518-32.

2. Quintana C, Galleguillos L, Benavides E, Quintana JC, Zúñiga A, Duarte I et al. Clinical diagnostic clues in Crohn's disease: a 41-year experience. ISRN Gastroenterol 2012; Article ID 285475:1-6.

3. van Assche G, Dignass A, Panes J, Beaugerie L, Karagiannis J, Allez M et al. The second evidence-based Consensus on the diagnosis and management of Crohn's disease: definitions and diagnosis. J Crohns Colitis 2010; 4:7-27.

4. Jung SA. Differential diagnosis of inflammatory bowel disease: what is the role of colonoscopy? Clin Endosc 2012; 45(3):254-62.

5. Zisman TL, Rubin DT. Novel diagnostic and prognostic modalities in inflammatory bowel disease. Gastroenterol Clin N Am 2009; 38:729-52.

6. Magro F, Langner C, Driessen A, Ensari A, Geboes K, Mantzaris GJ et al. European consensus on the histopathology of inflammatory bowel disease. J Crohns Colitis 2013; 7(10):827-51.

7. Iskandar HN, Ciorba MA. Biomarkers in inflammatory bowel disease: current practices and recent advances. Transl Res 2012; 159(4):313-25.

8. Goldberg ND. Iron deficiency anemia in patients with inflammatory bowel disease. Clin Exp Gastroenterol 2013; 6:6:1-70.

9. Pulimood AB, Amarapurkar DN, Ghoshal U, Phillip M, Pai CG, Reddy DN et al. Differentiation of Crohn's disease from intestinal tuberculosis in India in 2010. World J Gastroenterol 2011; 17(4):433-43.

10. Wilkins T, Jarvis K, Patel J. Diagnosis and management of Crohn's disease. Am Fam Physician 2011; 84(12):1365-75.

11. Hartman C, Eliakim R, Shamir R. Nutritional status and nutritional therapy in inflammatory bowel diseases. World J Gastroenterol 2009; 15(21):2570-8.

12. Nyhlin N, Bohr J, Eriksson S, Tysk C. Microscopic colitis: a common and an easily overlooked cause of chronic diarrhoea. Eur J Intern Med 2008; 19(3):181-6.

13. Storr MA. Microscopic colitis: epidemiology, pathophysiology, diagnosis and current management-an update 2013. ISRN Gastroenterol 2013; 352718.

14. Gallegos M, Bradly D, Jakate S, Keshavarzian A. Lymphogranuloma venereum proctosigmoiditis is a mimicker of inflammatory bowel disease. World J Gastroenterol 2012; 18(25):3317-21.

15. Dave M, Purohit T, Razonable R, Loftus Jr EV. Opportunistic infections due to inflammatory bowel disease therapy. Inflamm Bowel Dis 2014; 20(1):196-212.

16. Nitzan O, Elias M, Chazan B, Raz R, Saliba W. Clostridium difficile and inflammatory bowel disease: Role in pathogenesis and implications in treatment. World J Gastroenterol 2013; 19(43): 7577-85.

17. Reddy SS, Brandt LJ. Clostridium difficile infection and inflammatory bowel disease. J Clin Gastroenterol 2013; 47(8):666-71.

18. Garrido E, Carrera E, Manzano R, Lopez-Sanroman A. Clinical significance of cytomegalovirus infection in patients with inflammatory bowel disease. World J Gastroenterol 2013; 19(1):17-25.

19. Criscuoli V, Rizzuto MR, Montalbano L, Gallo E, Cottone M. Natural history of cytomegalovirus infection in a series of patients diagnosed with moderate-severe ulcerative colitis. World J Gastroenterol 2011; 17(5):633-8.

20. Inoue K, Wakabayashi N, Fukumoto K, Yamada S, Bito N, Yoshida N et al. Toxic megacolon associated with cytomegalovirus infection in a patient with steroid-naïve ulcerative colitis. Intern Med 2012; 51(19):2739-43.

21. Theodoropoulou A, Koutroubakis IE. Ischemic colitis: clinical practice in diagnosis and treatment. World J Gastroenterol 2008; 14:7302-8.

22. Tortora A, Purchiaroni F, Scarpellini E, Ojetti V, Gabrielli M, Vitale G et al. Colitides. Eur Rev Med Pharmacol Sci 2012; 16(13):1795-805.

23. Kennedy GD, Heise CP. Radiation colitis and proctitis. Clin Colon Rectal Surg 2007; 20(1):64-72.

24. Carlson CS, Aldred SF, Lee PK, Tracy RP, Schwartz SM, Rieder M et al. Polymorphisms within the C-reactive protein (CRP) promoter region are associated with plasma CRP levels. Am J Hum Genet 2005; 77(1):64-77.

25. Dubinsky MD. Serologic and laboratory markers in prediction of the disease course in inflammatory bowel disease. World J Gastroenterol 2010; 16(21):2064-8.

26. Nisihara RM, de Carvalho WB, Utiyama SR, Amarante H, Baptista ML. Diagnostic role and clinical association of ASCA and ANCA in Brazilian patients with inflammatory bowel disease. Dig Dis Sci 2010; 55(8):2309-15.

27. Dotan I. New serologic markers for inflammatory bowel disease diagnosis. Dig Dis 2010; 28(3):418-23.

28. D'Incà R, Dal Pont E, Di Leo V, Ferronato A, Fries W, Vettorato MG et al. Calprotectin and lactoferrin in the assessment of intestinal inflammation and organic disease. Int J Colorectal Dis 2007; 22(4):429-37.

29. Langhorst J, Elsenbruch S, Koelzer J, Rueffer A, Michalsen A, Dobos GJ. Noninvasive markers in the assessment of intestinal inflammation in inflammatory bowel diseases: performance of fecal lactoferrin, calprotectin, and PMN-elastase, CRP, and clinical indices. Am J Gastroenterol 2008; 103(1):162-9.

30. Sutherland AD, Gearry RB, Frizelle FA. Review of fecal biomarkers in inflammatory bowel disease. Dis Colon Rectum 2008; 51:1283-91.

31. Gisbert JP, Bermejo F, Pérez-Calle JL, Taxonera C, Vera I, McNicholl AG et al. Fecal calprotectin and lactoferrin for the prediction of inflammatory bowel disease relapse. Inflamm Bowel Dis 2009; 15(8):1190-8.

32. Strobel D, Goertz RS, Bernatik T. Diagnostics in inflammatory bowel disease: Ultrasound. World J Gastroenterol 2011; 17(27):3192-7.

33. Kralik R, Trnovsky P, Kopáčová M. Transabdominal ultrasonography of the small bowel. Gastroenterol Res Pract 2013; 2013 Article ID:896704.

34. Drews BH, Barth TF, Hänle MM, Akinli AS, Mason RA, Muche R et al. Comparison of sonographically measured bowel wall vascularity, histology, and disease activity in Crohn's disease. Eur Radiol 2009; 19:1379-86.

35. Migaleddu V, Scanu AM, Quaia E, Rocca PC, Dore MP, Scanu D et al. Contrast-enhanced ultrasonographic evaluation of inflammatory activity in Crohn's disease. Gastroenterology 2009; 137(1):43-52.

36. de la Portilla F, León-Jiménez E, Cisneros N, Rada R, Flikier B, Vega J et al. Use of anorectal ultrasounds in perianal Crohn's disease: consistency with clinical data. Rev Esp Enferm Dig 2006; 98(10):747-54.

37. Kim Y, Park YJ. Three-dimensional endoanal ultrasonographic assessment of an anal fistula with and without H(2)O(2) enhancement. World J Gastroenterol 2009; 15(38):4810-5.

38. Hvas CL, Dahlerup JF, Jacobsen BA, Ljungmann K, Qvist N, Staun M et al. Diagnosis and treatment of fistulising Crohn's disease. Dan Med Bull 2011; 58(10):C4338. Review.

39. Gee MS, Harisinghani MG. MRI in patients with inflammatory bowel disease. J Magn Reson Imaging 2011; 33(3):527-34.

40. Loftus EV. Using CT and MR enterography to diagnose and monitor IBD. Gastroenterol Hepatol (NY) 2010; 6(12):754-6.

41. Park MJ, Lim JS. Computed tomography enterography for evaluation of inflammatory bowel disease. Clin Endosc 2013; 46(4):327-36.

42. Rimola J, Rodríguez S, García-Bosch O, Ricart E, Pagès M, Pellisé M et al. Role of 3.0-T MR colonography in the evaluation of inflammatory bowel disease. Radiographics 2009; 29(3):701-19.

43. Kopylov U, Seidman EG. Clinical applications of small bowel capsule endoscopy. Clin Exp Gastroenterol 2013; 6:129-37.

44. Niv Y. Capsule endoscopy in the diagnosis of Crohn's disease. Med Devices (Auckl) 2013; 6:85-9.

45. Riccioni ME, Urgesi R, Cianci R, Bizzotto A, Spada C, Costamagna G. Colon capsule endoscopy: advantages, limitations and expectations. Which novelties? World J Gastrointest Endosc 2012; 4(4):99-107.

46. Herrerías-Gutiérrez JM, Argüelles-Arias F, Caunedo-Álvarez A, San-Juan-Acosta M, Romero-Vázquez J, García-Montes JM et al. PillCamColon Capsule for the study of colonic pathology in clinical practice. Study of agreement with colonoscopy. Rev Esp Enferm Dig 2011; 103(2):69-75.

47. Jeon SR, Kim JO. Deep Enteroscopy: which technique will survive? Clin Endosc 2013; 46(5):480-5.

48. Gheorghe C, Cotruta B, Iacob R, Becheanu G, Dumbrava M, Gheorghe L. Endomicroscopy for assessing mucosal healing in patients with ulcerative colitis. J Gastrointestin Liver Dis 2011; 20(4): 423-6.

49. Ianiro G, Cammarota G, Valerio L, Annicchiarico BE, Milani A, Siciliano M et al. Microscopic colitis. World J Gastroenterol 2012; 18(43):6206-15.

50. Freeman HJ. Long-term natural history and complications of collagenous colitis. Can J Gastroenterol 2012: 627-30.

51. Jegadeesan R, Liu X, Pagadala MR, Gutierrez N, Butt M, Navaneethan U. Microscopic colitis: is it a spectrum of inflammatory bowel disease? World J Gastroenterol 2013; 19(26):4252-6.

52. Kim YG, Jang BI. The role of colonoscopy in inflammatory bowel disease. Clin Endosc 2013; 46(4):317-20.

TRATAMENTO CLÍNICO CONVENCIONAL NA RETOCOLITE ULCERATIVA

WILSON ROBERTO CATAPANI

INTRODUÇÃO

Neste capítulo, destinado a médicos, enfermeiros, nutricionistas e outros profissionais da saúde, será abordado o tratamento convencional da retocolite ulcerativa inespecífica (RCU), sem considerar a terapia biológica, os probióticos e a terapia nutricional, que serão descritos nos Capítulos 25 e 31, respectivamente.

Segundo os preceitos da medicina baseada em evidências, os melhores modelos para a tomada de decisões são estudos clínicos controlados e randomizados e metanálises apropriadamente conduzidas; o pior nível de evidência provém de opiniões baseadas na experiência pessoal de especialistas. O leitor deste capítulo terá sua atenção despertada para o fato de que são citadas algumas referências bibliográficas por vezes antigas, porém ainda válidas como as melhores evidências disponíveis até o momento. Contudo, muitas vezes estudos clínicos sofrem deficiências importantes, como reduzido tamanho da amostra e desfechos mal definidos. Por sua vez, consensos dirigidos por especialistas, cujas diretrizes são formadas por meio de rigorosa e criteriosa avaliação da literatura, e não pela experiência dos peritos, têm sido de muita utilidade em diversas situações clínicas. O consenso da European Crohn's and

Colitis Association (ECCO)[1] é definido dessa maneira e servirá de base para o que será apresentado neste capítulo.

O tratamento da RCU, ou simplesmente colite ulcerativa, de modo geral, busca induzir a remissão da doença ativa, manter a remissão, evitar as complicações e proporcionar qualidade de vida ao paciente.

Para atingir esses objetivos, são utilizados critérios clínicos, bioquímicos e endoscópicos para guiar a terapêutica, buscando uma acurada avaliação da gravidade e extensão da doença, características que direcionam a via de administração e a dose dos medicamentos utilizados, a indicação de cirurgia ou de internação e outros comemorativos relacionados ao tratamento. Dessa forma, a primeira medida a ser tomada diante de um paciente com RCU é a avaliação da gravidade e da extensão do processo inflamatório, antes de introduzir qualquer terapêutica.

A extensão da doença é mais precisamente avaliada por meio da colonoscopia, muito útil também para estimar a gravidade do processo inflamatório. Para a avaliação da gravidade da doença, lançou-se mão também de parâmetros clínicos e laboratoriais, cujo detalhamento foge ao escopo deste capítulo e serão abordados em outros capítulos. Entretanto, apresenta-se aqui o referencial mais comumente utilizado para esse fim, que é o índice de Truelove-Witts adaptado, encontrado na Tabela 22.1. Segundo o consenso ECCO,[1] a RCU grave é bem definida por esse critério. Pacientes com mais de 6 evacuações sanguinolentas ao dia e sinais de toxicidade (taquicardia acima de 90 bpm, febre acima de 37,8°C, hemoglobina abaixo de 10,5 g/dL ou velocidade de hemossedimentação [VHS] acima de 30 mm/h) devem ser internados.

De acordo com as diretrizes de 2010 para o tratamento da RCU, ditadas pela Organização Mundial de Gastroenterologia,[2] as drogas eficazes na terapêutica são aminossalicilatos, corticosteroides, imunossupressores e antibióticos.

Os aminossalicilatos disponíveis no Brasil são a mesalazina e sulfassalazina. São úteis no tratamento de ataque da doença aguda, bem como para manutenção. Estão disponíveis na forma de comprimidos (sulfassalazina 500 mg e mesalazina 400, 500 e 800 mg), enemas de 3 g e supositórios de mesalazina 250 mg e 1 g. Recentemente, foram introduzidas no mercado as apresentações de mesalazina em sachês de 1 e 2 g, e a mesalazina MMX, que libera a droga em pH 7 no íleo terminal, propiciando o tratamento em dose única.

Tabela 22.1 Classificação da retocolite ulcerativa quanto à gravidade do surto agudo (Truelove e Witts)	Leve	Moderada	Grave
1. Número de evacuações/dia	≤ 4	4 a 6	> 6
2. Sangue vivo nas fezes	±	+	++
3. Temperatura	Normal	Valores intermediários	Temperatura média noturna > 37,5°C ou > 37,8°C em 2 dias dentro de 4 dias
4. Pulso	Normal	Intermediário	> 90 bpm
5. Hemoglobina (g/dL)	> 10,5	Intermediária	< 10,5
6. VHS (mm/1ª hora)	< 30	Intermediária	> 30 mm, 1ª hora

VHS: velocidade de hemossedimentação.

Os corticosteroides são úteis na fase aguda da doença, devendo ser evitados como tratamento de manutenção, em razão de seus efeitos colaterais. São disponíveis no Brasil na forma endovenosa (hidrocortisona e metilprednisolona) e oral (prednisona, prednisolona). A budesonida também está disponível no Brasil na forma de enemas e comprimidos, porém tem seu uso limitado em razão do alto custo.

Os imunossupressores mais utilizados são as tiopurinas (azatioprina e 6-mercaptopurina) e o metotrexato. Eles têm ação lenta, não sendo indicados para o tratamento da fase aguda da doença, porém são muito úteis na manutenção, em pacientes que respondem mal aos aminossalicilatos ou nos corticodependentes.

Os antibióticos mais utilizados são o metronidazol e o ciprofloxacino. Eles são mais usados na colite fulminante, de forma um tanto empírica, já que não há dados consistentes sobre sua eficácia. Não são úteis para tratamento de manutenção da RCU.

Como já discutido, os princípios gerais de tratamento levam em consideração a gravidade e a extensão do processo inflamatório. Além disso, avalia-se também o comportamento da doença, frequência de recaídas, resposta a tratamentos anteriores e efeitos colaterais de drogas já utilizadas.

INDUÇÃO DE REMISSÃO NA DOENÇA ATIVA

Na prática clínica, o mais importante é distinguir pacientes com surto de atividade grave, que devem ser internados, daqueles em atividade leve ou moderada, que podem ser tratados ambulatorialmente. Para tanto, entre vários índices de atividade da doença, o de Truelove-Witts ainda é o mais validado e utilizado.[1] Obviamente, diante de um paciente com um primeiro surto agudo da doença na vida, impõe-se o diagnóstico diferencial principalmente com doenças infecciosas (*Entamoeba histolytica* ou bactérias invasivas da parede intestinal) ou citomegalovírus em pacientes imunossuprimidos ou HIV positivos, e a própria doença de Crohn (DC) dos cólons.

Para os pacientes com atividade leve a moderada, o tratamento da proctite deve ser inicialmente tópico, com supositórios de mesalazina.[1] Em uma metanálise de 778 pacientes, a mesalazina tópica induziu remissão em 31 a 80%, comparada com placebo (7 a 11%).[3] Supositórios de 1 g são muito eficazes, com remissão clínica e endoscópica em torno de 64% em 2 semanas.[4] A mesalazina tópica é mais eficaz do que a oral para o tratamento da proctite, e também é mais eficaz do que o corticosteroide tópico. Nos casos com má resposta, pode-se utilizar a terapia combinada mesalazina 2 g + dipropionato de beclometasona 3 mL,[5] porém, no Brasil, esse corticosteroide não está disponível na forma solúvel. Se não houver resposta satisfatória com o tratamento tópico, pode-se adicionar mesalazina oral, prednisona ou prednisolona oral, de acordo com a atividade da doença, como será abordado adiante.

No tratamento da colite esquerda ou da pancolite, a terapia combinada (mesalazina oral + tópica) é mais eficaz do que a oral ou a tópica isoladamente.[1,6] Pacientes em atividade leve ou moderada podem ser tratados inicialmente com sulfassalazina ou mesalazina; em geral, as doses indicadas para indução de remissão equivalem a 4 g/dia para ambas as drogas. A resposta ao tratamento pode ser relativamente lenta e progressiva, chegando a atingir até 8 semanas para máxima eficácia; entretanto, se nenhuma resposta é observada até a 4ª semana, não se costuma observar qualquer melhora após esse período. Pacientes que não respondem a esse esquema devem ser tratados com corticosteroides na fase aguda, tipicamente iniciando com a dose de 40 a 60 mg/dia de prednisona.[1] A duração ideal da terapia com dose de ataque e posterior desmame não é conhecida, havendo vários esquemas distintos, porém é razoável admitir que ela deva ser de 8 a 16 semanas, desde o início da terapia até o desmame total. O uso concomitante de corticosteroide e aminossalicilatos não é necessário enquanto o paciente estiver recebendo doses altas ou moderadas de corticosteroides.

No tratamento da colite em atividade grave ou fulminante com a terapia convencional, devem-se considerar também os efeitos sistêmicos do processo inflamatório. Dosagens de hemoglobina, hematócrito, albumina e eletrólitos são necessárias para estimar a necessidade de reposição sanguínea e hidreletrolítica. A hipocalemia é particularmente comum nesses pacientes, sobretudo naqueles que recebem corticosteroides. A colite fulminante pode ser complicada por megacólon tóxico quando o cólon transverso apresenta um calibre igual ou maior do que 7 cm, associado a sinais de toxicidade como febre, hipotensão e taquicardia. As medidas de suporte devem ser instituídas precocemente com o paciente internado, iniciando-se por hidratação e correção da anemia e evitando-se o uso de analgésicos opioides e antidiarreicos como loperamida e difenoxilato, pelo risco de indução de megacólon tóxico.

O uso de aminossalicilatos orais não é recomendado na colite grave,[7] e essas drogas devem ser suspensas caso o paciente as esteja utilizando. Metilprednisolona na dose de 0,75 a 1 mg/kg/dia ou hidrocortisona 400 mg/dia é o esquema de tratamento mais comum.[1] Nessa situação, o cuidado ideal ao paciente requer a atuação conjunta do gastroenterologista clínico e do cirurgião. A opção cirúrgica deve ser discutida já nesse estágio, em comparação ao tratamento alternativo com ciclosporina ou terapia biológica.[1]

O uso de ciclosporina endovenosa em infusão contínua a 4 mg/kg na colite grave é eficaz,[8] porém há relutância quanto à sua aplicação em decorrência de seus efeitos colaterais, como insuficiência renal, hipertensão, hipomagnesemia, hipercalemia, convulsões, entre outros. A toxicidade parece ser maior com o uso concomitante de corticosteroides, sendo indicada sua retirada diante da decisão de uso da ciclosporina. Maior toxicidade também está vinculada a doses mais elevadas, na faixa de 4 mg/kg. A decisão de se utilizar ciclosporina deve ser comparada com a decisão de indicar colectomia ao paciente, visto que várias séries sugerem que a taxa de colectomia dentro de 6 meses a 1 ano, em pacientes que inicialmente responderam à ciclosporina oral, é de 45 a 70%.[9]

Como terapia adjuvante, a alteração da flora microbiana intestinal pelo uso de antibióticos pode ser útil, embora não haja dados consistentes provenientes de estudos em seres humanos. Não é necessário o uso de antibióticos sistêmicos se não houver sepse, mas podem ser úteis agentes não absorvíveis por via oral, como a vancomicina. Antibióticos sistêmicos como metronidazol e ciprofloxacino, acrescentados como terapêutica a pacientes que recebem corticosteroides endovenosos, não adicionaram eficácia ao tratamento.[10,11]

A terapia nutricional será abordada separadamente no Capítulo 31, porém, a não ser que haja um íleo secundário à inflamação colônica grave, em geral, os pacientes toleram dietas leves ou enterais, e a nutrição parenteral, a princípio, não deve ser instituída. Todavia, deve-se ter em mente que, quando indicada, a nutrição parenteral não tem a finalidade de induzir remissão, já que ela não apresenta esse efeito; ela visa a manter o estado nutricional do doente.

TRATAMENTO DE MANUTENÇÃO

A história natural da RCU mostra que, quando mantidos sem tratamento após a fase aguda, 75 a 80% dos pacientes recidivam em 1 ano após o diagnóstico. Essa é a base racional para o tratamento de manutenção, além da melhora na qualidade de vida e prevenção do surgimento de displasia e câncer, que, segundo o Consenso ECCO, objetiva manter a remissão sem corticosteroides, definida tanto clínica quanto endoscopicamente. O tratamento de manutenção é recomendado a todos os pacientes, sendo a terapia intermitente aceitável apenas em um pequeno número de pacientes com doença limitada em extensão. A escolha da droga para manutenção é determinada pela extensão da doença, frequência de recidivas, ineficácia de tratamentos anteriores, gravidade da agudização mais recente, segurança da droga e prevenção do câncer.[1]

Nos pacientes que responderam à indução de remissão com aminossalicilatos ou corticosteroides, a mesalazina é droga de primeira linha para manter a remissão.[12] Na proctite e na colite esquerda, pode ser usado o esquema combinado (tópico e oral). A dose mínima eficaz é em torno de 1 g/dia. Se o tratamento tópico retal for escolhido, a dose total de 3 g/semana em doses divididas costuma ser suficiente. Embora a sulfassalazina seja igualmente eficaz, sua toxicidade é maior. A opção pelo uso de supositórios deve ser discutida com o paciente, já que a tolerância pelo uso da via retal em longo prazo é bastante variável de um para outro. No momento, não há evidências suficientes para recomendar o uso preferencial de um tipo de apresentação de mesalazina sobre outro para o tratamento de manutenção.[1] Contudo, o uso de formulações que diminuem o número de tomadas diárias do medicamento melhora sensivelmente a adesão ao tratamento.[13,14]

As tiopurinas, azatioprina e 6-mercaptopurina, são recomendadas para pacientes que apresentam recidiva precoce ou frequente com o uso de mesalazina ou sulfassalazina em doses apropriadas, são intolerantes a essas drogas ou, ainda, são dependentes de corticosteroides para manter a remissão.[1] Em uma metanálise da Cochrane Collaboration, não houve evidência clara de um efeito dose-resposta para azatioprina; eventos adversos ocorreram em 11 entre 127 pacientes, incluindo pancreatite e aplasia medular.[15] Em um estudo randomizado e controlado que comparou mesalazina 3,2 g/dia e azatioprina 2 mg/kg/dia em pacientes corticodependentes, remissão clínica e endoscópica ocorreu em 53% dos pacientes com azatioprina e 21% dos pacientes com mesalazina (valor preditivo de 4,78, intervalo de confiança de 95%, 1,57-14,5).[16]

Quanto ao uso de ciprofloxacino, metronidazol e metotrexato para manutenção da remissão na RCU, o Consenso ECCO considera os estudos existentes insatisfatórios, não havendo evidência, até o momento, para suportar essa indicação.[1]

REFERÊNCIAS BIBLIOGRÁFICAS

1. Travis SPL, Stange EF, Lémann M, Øresland T, Bemelman WA, Chowers Y et al. European evidence-based consensus on the management of ulcerative colitis: current management. J Crohns Colitis 2008; 2:24-62.

2. Bernstein CN, Fried M, Krabshuis JH, Cohen H, Eliakim R, Fedail S et al. World Gastroenterology Organization Practice Guidelines for the diagnosis and management of IBD in 2010. Inflamm Bowel Dis 2010; 16(1):112-24.

3. Marshall JK, Irvine EJ. Rectal aminosalicylate therapy for distal ulcerative colitis: a meta-analysis. Aliment Pharmacol Ther 1995; 9:293-300.

4. Gionchetti P, Rissole F, Ventura A, Brignola C, Ferretti M, Peruzzo S et al. Comparison of mesalazine suppositories in proctitis and distal proctosigmoiditis. Aliment Pharmacol Ther 1997; 11:1053-7.

5. Mulder CJ, Fockens P, Meijer JWR, van der Heide H, Wiltinik EH, Tytgat GN. Beclo-methasone dipropionate (3mg) vs. 5-aminosalicylic acid (2g) vs. the combination of both (3 mg/2 g) as retention enemas in active ulcerative proctitis. Eur J Gastroenterol Hepatol 1996; 8:549-53.

6. Safdi M, DeMicco M, Sninsky C, Banks P, Wruble L, Deren J et al. A double-blind comparison of oral vs. rectal mesalamine vs. combination therapy in the treatment of distal ulcerative colitis. Am J Gastroenterol 1997; 92:1867-71.

7. Shanahan F, Targan S. Sulfasalazine and salicylate-induced exacerbation of ulcerative colitis. N Engl J Med 1987; 317(7):455.

8. Lichtiger S, Present DH, Kornbluth A, Gelernt I, Bauer J, Galler G et al. Cyclosporine in severe ulcerative colitis refractory to steroid therapy. N Engl J Med 1994; 330(26):1841-5.

9. Haslam N, Hearing SD, Probert CS. Audit of cyclosporin use in inflammatory bowel disease: limited benefits, numerous side-effects. Eur J Gastroenterol Hepatol 2000; 12(6):657-60.

10. Chapman RW, Selby WS, Jewell DP. Controlled trial of intravenous metronidazole as an adjunct to corticosteroids in severe ulcerative colitis. Gut 1986; 27(10):1210-2.

11. Mantzaris GJ, Hatzis A, Kontogiannis P, Triadaphyllou G. Intravenous tobramycin and metronidazole as an adjunct to corticosteroids in severe ulcerative colitis. Am J Gastroenterol 1994; 89(1):43-6.

12. Sutherland L, Macdonald JK. Oral 5-aminosalicylic acid for maintenance of remission in ulcerative colitis. Cochrane Database Syst Rev 2006; 19:CD000544.

13. Kane S, Huo D, Magnanti K. A pilot feasibility study of once daily vs. conventional dosing mesalamine for maintenance of ulcerative colitis. Clin Gastroenterol Hepatol 2003; 1:170-3.

14. Kruis W, Gorelov A, Kiudelis G et al. Once daily dosing of 3 g mesalamine (Salofalk® granules) is therapeutic equivalent to a three-times daily dosing of 1 g mesalamine for the treatment of active ulcerative colitis. Gastroenterology 2007; 132(Suppl.4):A-130.

15. Timmer A, McDonald JW, Macdonald JK. Azathioprine and 6-mercaptopurine for maintenance of remission in ulcerative colitis. Cochrane Database Syst Rev 2007; 24:CD000478.

16. Ardizzone S, Maconi G, Russo A, Imbesi V, Colombo E, Bianchi Pono G. Randomised controlled trial of azathioprine and 5-aminosalicylic acid for treatment of steroid dependent ulcerative colitis. Gut 2006; 55:47-53.

TRATAMENTO CLÍNICO CONVENCIONAL NA DOENÇA DE CROHN

ADÉRSON OMAR MOURÃO CINTRA DAMIÃO

FLÁVIO FEITOSA

LUCIANE REIS MILANI

INTRODUÇÃO

De modo geral, quando se fala em doença inflamatória intestinal (DII), inclui-se a retocolite ulcerativa (RCU) e a doença de Crohn (DC).[1-3] O tratamento da DII requer medidas pré-tratamento que são fundamentais para o sucesso terapêutico. O diagnóstico deve ser o mais preciso possível, embora nem sempre seja factível afirmar em qual das doenças o paciente se enquadra. Ademais, a determinação do grau de atividade inflamatória da RCU e da DC, a extensão e o comportamento da doença (DC, formas inflamatória, estenosante e penetrante ou fistulizante) assumem igual relevância.[1-3]

ABORDAGEM GERAL NA DOENÇA INFLAMATÓRIA INTESTINAL

A maioria dos pacientes com DII pode ser tratada em regime ambulatorial. Apenas os pacientes com critérios de gravidade ou infectados, com risco de desenvolvimento de sepse, devem ser internados. Nesses critérios, estão incluídos os pacientes desidratados, taquicárdicos ou taquipneicos, infectados, subocluídos, desnutridos e os que desenvolvem complicações sérias da doença (p.ex., megacólon tóxico). Na grande maioria das vezes, o bom senso ajuda o médico na tomada de decisão.

Ao internar um paciente, o médico deve ter um cuidado especial com a hidratação e a reposição eletrolítica do paciente, bem como com seu suporte nutricional, especialmente nos que estão sendo preparados para procedimento cirúrgico. A profilaxia de fenômenos tromboembólicos é recomendada.[3,4]

Antes de indicar as opções terapêuticas e orientar as condutas na DII, será apresentado o arsenal terapêutico convencional disponível para o tratamento da DC e da RCU. Os biológicos serão abordados nos Capítulos 24 (Terapia biológica na doença de Crohn) e 25 (Terapia biológica na retocolite ulcerativa). O tratamento clínico da DII visa à rápida e sustentada remissão dos sintomas, com a normalização dos escores de atividade da doença, dos exames laboratoriais e remissão endoscópica.[1-4]

DERIVADOS SALICÍLICOS

Nesse grupo de medicamentos, são incluídas a tradicional sulfassalazina (SSZ) e a mesalazina. Quando ingerida, a SSZ é desdobrada, no cólon, por ação bacteriana, em sulfapiridina (grandemente absorvida) e ácido 5-aminossalicílico (5-ASA ou mesalazina ou mesalamina), que é pouco absorvido. A mesalazina é o princípio ativo do medicamento, agindo de forma tópica. Entre os vários mecanismos de ação do 5-ASA estão a inibição da produção de leucotrienos e a capacidade de assimilação de radicais livres.[5] Ácido fólico (2 a 5 mg/dia) deve ser dado concomitantemente à SSZ em razão do risco de desenvolvimento de anemia macrocítica, um dos efeitos colaterais da SSZ.[1,2]

Embora o uso de derivados salicílicos pareça conferir efeito protetor contra o desenvolvimento de displasia e/ou neoplasia em pacientes com RCU,[6] um estudo retrospectivo demonstrou que o uso de tiopurinas apresentou efeito mais pronunciado e impactante do que o dos 5-aminossalicilatos, constituindo também uma medida protetora contra o surgimento de displasia e/ou neoplasia colorretal em pacientes com DII.[7] Aparentemente, o mais importante a ser considerado nesse contexto é manter a mucosa livre de inflamação.

Efeitos colaterais com a SSZ têm sido relatados em até 45% dos pacientes.[1-3,5] Geralmente são dose-dependentes, relacionados com altos níveis séricos de sulfapiridina, ocorrendo sobretudo nos indivíduos com baixa capacidade genética de acetilação hepática da droga (acetiladores lentos) e incluem: dor abdominal, náusea, vômitos, anorexia, cefaleia, hemólise, infertilidade masculina, entre outros. Menos frequentemente, os efeitos colaterais do tratamento com a SSZ podem ser por hipersensibilidade (alergia ou idiossincrasia), como febre, *rash* cutâneo, linfadenopatia, Stevens-Johnson, agranulocitose, hepatite, pancreatite e exacerbação da diarreia. Assim, em razão dos efeitos colaterais da SSZ, foram desenvolvidas estratégias de liberação do 5-ASA (mesalamina nos Estados Unidos ou mesalazina na Europa) no trato digestivo.[1-3,5]

A maioria dos pacientes intolerantes ou alérgicos (80 a 90%) à SSZ tolera bem o 5-ASA. Contudo, alguns (10 a 20%) reproduzem os efeitos colaterais com a SSZ ao utilizarem o 5-ASA, corroborando o fato de que alguns efeitos colaterais da SSZ são ocasionados pelo 5-ASA, e não pela sulfapiridina.[5]

A mesalazina também pode ser empregada na forma de enema ou supositórios, 1 a 4 g/dia. Está indicada na RCU ativa distal (proctite e proctossigmoidite), com índices de melhora clínica, endoscópica e histológica em 60 a 90% dos casos nas primeiras semanas de tratamento.[1,2,4,5]

Embora o uso de derivados salicílicos seja eficaz no tratamento da RCU (fase ativa e em remissão),[8] seu emprego na DC é questionável, por causa da pouca melhora em relação ao placebo.[9,10] No entanto, a SSZ pode ser utilizada em casos leves de DC ativa com envolvimento colônico.[3,5,11]

CORTICOSTEROIDES

Os corticosteroides tradicionais (p.ex., prednisona, prednisolona e hidrocortisona) são medicamentos eficazes nos casos moderados e graves de DII, na fase ativa.[12] Na DC ativa, o tratamento com prednisona oral, na dose de 1 mg/kg/dia, levou à remissão clínica 92% dos pacientes ao final de 7 semanas. Contudo, desses pacientes em remissão clínica, somente 29% também apresentavam remissão endoscópica.[13] Além disso, ao final de 1 ano, os índices de dependência e refratariedade ao corticosteroide podem atingir até 70%.[14]

De maneira geral, na RCU e na DC ativas, de intensidade moderada a grave, a prednisona oral (0,75 a 1 mg/kg/dia, sem ultrapassar 60 mg/dia) pode ser empregada até a remissão clínica, quando então se passa a diminuir o corticosteroide (10 mg/semana, até 0,5 mg/kg/dia e, a seguir, 5 mg/semana, até a retirada completa).[15] Se, durante o "desmame", houver recaída da doença, pode--se aumentar o corticosteroide para a penúltima dose que precedeu aquela em que ocorreu a recaída e proceder a uma nova tentativa de desmame. Contudo, atualmente, não são admitidas "idas e vindas" com corticosteroides e, por isso, tão logo o paciente esboce dependência ou refratariedade a esse medicamento, o melhor é introduzir medicação imunossupressora (p.ex., azatioprina, 6-mer-captopurina) para permitir o desmame.[11,15,16]

Em casos graves de pacientes internados, pode-se administrar 100 mg de hidrocortisona intravenosa a cada 6 ou 8 horas, com sua substituição por pred-nisona oral tão logo o estado do paciente assim o permita.[11,15-17]

Os efeitos colaterais dos corticosteroides tradicionais são bem conhecidos, particularmente quando utilizados por tempo prolongado, ainda que em baixas doses: aumento do apetite e do peso, edema, insônia, labilidade emocional, psicose, acne, Cushing, osteoporose, osteonecrose, retardo de crescimento, supressão do eixo hipotálamo-hipófise-suprarrenal, infecções, miopatia, catarata, atrofia de pele, estrias, equimose, fígado gorduroso, diabetes, hipertensão, glaucoma e pancreatite aguda.[11,15-17]

Por causa dos efeitos colaterais dos corticosteroides tradicionais, foram desenvolvidos novos corticosteroides na tentativa de reduzir tais efeitos. O mais estudado tem sido a budesonida, que é rapidamente metabolizada (cerca de 90%) em produtos inativos logo após sua primeira passagem pelo fígado. Na dose oral de 9 mg/dia, foi melhor que o placebo na indução da remissão em pacientes com DC moderada de localização ileal, ileocecal e cólon ascendente (51% *versus* 20%, p < 0,001), sem aumento dos efeitos colaterais no grupo tratado com a budesonida. Ela é comercializada sob a forma de enema (2 mg/100 mL) e comprimidos (3 mg). Portanto, a budesonida é recomendada na indução da remissão em pacientes com DC leve/moderada do íleo terminal e/ou cólon direito, como alternativa à terapia com corticosteroides convencionais.[11,15-17]

ANTIBIÓTICOS

Pacientes com DC apresentam alterações quantitativas e qualitativas na microbiota intestinal (disbiose).[18,19] Essa alteração está envolvida na patogênese da doença, induzindo uma resposta imune anormal em pacientes geneticamente suscetíveis.[20] A composição da microbiota intestinal dos pacientes com DC apresenta um aumento na concentração de bactérias invasivas, especialmente a *Escherichia coli*, e uma diminuição no número de agentes protetores como *Bifidobacterium*, *Lactobacillus* e *Faecalibacterium prausnitzii*, os quais apresentam propriedades anti-inflamatórias.[21]

Embora não haja dúvida de que antibióticos sejam úteis em certas situações capazes de complicar a DII, como fístulas, abscessos, sepse, infecções em geral e megacólon tóxico, seu uso como tratamento primário ou adjunto na DC ou na RCU não complicada é controverso.[22] Os estudos com antibióticos geralmente são não controlados e com pequeno número de pacientes, o que impede conclusões mais definitivas. Além disso, convém lembrar a preocupação com a infecção pelo *Clostridium difficile*, que pode ocorrer com o uso de antibióticos, em especial ciprofloxacino – por sinal, um dos antibióticos mais empregados na DII.[23,24]

Os mecanismos de ação dos antibióticos na DII são: redução na concentração de bactérias luminais e aderidas à mucosa; eliminação seletiva de espécies bacterianas mais agressivas; e diminuição da translocação bacteriana e da invasão tecidual. Alguns antibióticos também apresentam um potencial de ação imunossupressora.[22]

Metronidazol, um composto nitroimidazólico ativo contra bactérias anaeróbicas e alguns parasitas, e ciprofloxacino, particularmente ativo contra *E. coli* e *Enterobacteriaceae*, são os antibióticos mais estudados e utilizados na DII. Diversos estudos clínicos randomizados já foram realizados com o intuito de avaliar a eficácia dessas medicações na indução de remissão da DC. Os estudos indicam que o uso do metronidazol é mais eficaz nos pacientes com DC ativa de cólon e ileocólica do que naqueles com doença restrita ao intestino delgado, provavelmente em virtude da maior concentração de bactérias no cólon.[25] Prantera et al.[26] compararam a associação de ciprofloxacino oral (500 mg, a cada 12 horas) e metronidazol oral (250 mg, a cada 6 horas) com corticosteroide oral (metilprednisolona, 0,7 a 1 mg/kg/dia) em pacientes com DC ativa, por 12 semanas. Ao final do estudo, a remissão clínica (índice de atividade da DC [IADC] ≤ 150) foi alcançada por 45,5% dos pacientes do grupo "antibióticos" *versus* 63% no grupo "corticosteroide" (P = não significativo). A suspensão da medicação por efeitos colaterais ocorreu em 27,3% dos pacientes que fizeram uso de antibióticos e em 10,6% no grupo que fez uso de metilprednisolona.[26] Os autores concluíram que a associação de metronidazol e ciprofloxacino poderia ser uma alternativa ao tratamento com corticosteroide em pacientes com DC ativa. Arnold et al.,[27] por sua vez, avaliaram o efeito do acréscimo de ciprofloxacino oral, por 6 meses, 500 mg, a cada 12 horas, ao esquema terapêutico em pacientes com DC ativa, moderada e considerados resistentes. Ao final do estudo, o IADC médio foi de 112 no grupo que recebeu adicionalmente ciprofloxacino *versus* 205 no grupo placebo (p < 0,001).[27]

Os efeitos colaterais do metronidazol, especialmente quando utilizado por mais de 4 meses e em doses elevadas (20 mg/kg/dia), são náusea, gosto metálico, intolerância gastrointestinal e neuropatia periférica – por vezes irreversível –, caracterizada por parestesia/hipoestesia, sensação de queimação em membros superiores e/ou inferiores. Cefaleia, náusea, diarreia (incluindo a causada por *Clostridium difficile*) e *rash* cutâneo são efeitos colaterais descritos com o uso de ciprofloxacino. Ruptura espontânea do tendão do calcâneo também já foi relatada com o uso de ciprofloxacino.[28]

Estudos com rifaximina, antibiótico ativo contra bactérias Gram-positivas e negativas, apresentaram resultados promissores no tratamento da DC ativa. Na dose de 800 mg, 2 vezes/dia, foi significativamente superior ao placebo em induzir remissão (definida no estudo como IADC < 150) após 12 semanas de terapia (62% *versus* 43%). Esse efeito foi mantido por mais 12 semanas de seguimento clínico em 65% dos pacientes tratados. Também foi observado que pacientes com DC colônica apresentaram melhor resposta ao tratamento.[29]

Tratamentos com agentes antimicrobianos ativos contra micobactérias atípicas (*Mycobacterium avium* subespécie *paratuberculosis*), com o objetivo de induzir remissão, apresentaram resultados controversos.[22,30]

O metronidazol também foi testado no pós-operatório de pacientes com ressecção ileal/ileocolônica por DC. A dose de 20 mg/kg/dia foi dada aos pacientes por 3 meses *versus* o placebo. A recorrência endoscópica em 1 ano foi menor no grupo metronidazol (p = 0,02). A recorrência clínica também foi estatisticamente menor após 1 ano, porém o efeito não se manteve após 2 a 3 anos.[31] Os efeitos colaterais foram mais comuns no grupo metronidazol, o que levou os autores a realizarem estudo semelhante com ornidazol (1 g/dia, via oral), por 1 ano.[23] Novamente, os resultados mostraram benefício do ornidazol na redução da frequência de recorrências clínica e endoscópica, mas os efeitos colaterais foram também mais prevalentes no grupo ornidazol. D'Haens et al. avaliaram a associação do metronidazol com azatioprina *versus* metronidazol e placebo no pós-operatório. Após 12 meses, os pacientes em uso de terapia associada (metronidazol e azatioprina) apresentaram menor recorrência endoscópica (43,7% *versus* 69%, p = 0,048).[32]

Na DC anal/perianal, estudos não controlados com metronidazol (20 mg/kg/dia) mostraram melhora e/ou fechamento de fístulas em 50 a 60% dos casos tratados. Os resultados costumam surgir após 2 meses de tratamento. A interrupção da medicação gera níveis elevados de recorrência sintomática, podendo alcançar até 78% de recorrência após 4 meses de suspensão da droga.[23,28] Resultados semelhantes foram obtidos com ciprofloxacino (1 a 1,5 g/dia) por 3 a 12 meses. A associação de ciprofloxacino (1 a 1,5 g/dia) com metronidazol (500 a 1.500 mg/dia) também mostrou benefício no tratamento de fístulas perianais em estudos não controlados (até 80% de redução de drenagem ou fechamento das fístulas em 3 meses de tratamento). No entanto, os pacientes recorreram após a suspensão da medicação.[23,28] O uso de antibióticos também tem sido avaliado na doença perianal como um elemento adjunto à terapia com imunossupressores ou infliximabe. De fato, em estudos preliminares, a combinação de ciprofloxacino (1 g/dia) com infliximabe pareceu mais eficaz que infliximabe isolado, e o uso de ciprofloxacino (500 a 1.000 mg/dia) e/ou metronidazol (1 a 1,5 g/dia) incrementou a ação da azatioprina em pacientes com fístulas perianais.[23,28]

Na RCU, há menos estudos sobre os efeitos de antibióticos. Trabalhos preliminares revelaram algum benefício em curto prazo (em conjunto com a terapia com corticosteroide) em pacientes com RCU moderada/grave com a tobramicina (120 mg, via oral, a cada 8 horas, por 7 dias). Ciprofloxacino (500 a 750 mg, 2 vezes/dia, por 6 meses) também gerou resultados positivos, particularmente em curto prazo.[23] Ohkusa et al.[33] observaram que a associação de amoxicilina (1,5 g/dia), tetraciclina (1,5 g/dia) e metronidazol (750 mg/dia), por 2 semanas, com o intuito de agir contra o *Fusobacterium varium*, foi melhor que placebo no sentido de induzir e manter melhora clínica e endoscópica em pacientes com RCU ativa.

Recente metanálise avaliou a eficácia do tratamento com antibióticos na DII.[34] De maneira geral, os antibióticos foram benéficos quando comparados com placebo (para DC ativa, intervalo de confiança [IC] 0,73-0,99; para DC perianal, redução da drenagem das fístulas, IC 0,66-0,98; para DC quiescente [somente agentes antimicobactéria], IC 0,46-0,84; para RCU ativa, IC 0,43-0,96). Os autores salientam, no entanto, que vários tipos e associações de antibióticos foram usados, o que dificulta a emissão de conclusões definitivas.

Em relação à bolsite (*pouchitis*), estudos, na maioria não controlados, têm demonstrado os efeitos benéficos dos antibióticos: ciprofloxacino (1 g/dia), metronidazol (800 mg a 1,2 g/dia), rifaximina (2 g/dia), associação de rifaximina + ciprofloxacino, metronidazol + ciprofloxacino, rifaximina + ciprofloxacino, e ciprofloxacino + tinidazol.[23]

IMUNOMODULADORES (OU IMUNOSSUPRESSORES)

Nesse grupo de medicamentos, comumente são incluídos a azatioprina (AZA), a 6-mercaptopurina (6-MP), a cloroquina, a ciclosporina e o metotrexato. Mais recentemente, tacrolimo (FK 506) e micofenolato mofetil têm sido testados. A seguir, serão considerados os mais estudados e utilizados: AZA e 6-MP, ciclosporina e metotrexato.

Sem dúvida, os imunomoduladores mais estudados na DII e com os quais há considerável experiência acumulada são a AZA e a 6-MP. Após absorção, a AZA é rapidamente convertida em 6-MP nos eritrócitos, havendo geração de metabólitos ativos do grupo dos 6-tioguanina nucleotídeos (6-TGN). AZA e 6-MP são potentes imunossupressores, inibindo a atividade de linfócitos T e B, além de células *natural killer* (NK). Também induzem apoptose celular, o que é benéfico para os pacientes com DII – em especial naqueles com DC –, cujos linfócitos e monócitos têm redução de apoptose. Em altas doses, a AZA também inibe a síntese de prostaglandinas.[5]

Na DII, AZA e 6-MP têm sido utilizadas nas doses de 2 a 3 mg/kg/dia (média de 2,5 mg/kg/dia) e 1 a 1,5 mg/kg/dia, respectivamente. Ambas são drogas de ação retardada, sendo necessário um tempo de uso de pelo menos 3 a 4 meses antes de se qualificar a situação como tratamento malsucedido.[4,11,15-17]

Estudos bem controlados e metanálises recentes, no entanto, têm revelado que as tiopurinas (AZA e 6-MP) não parecem ser tão eficazes na indução da remissão em pacientes com DC com diagnóstico recente e alto risco de progressão para doença incapacitante (presença de pelo menos 2 critérios: idade < 40 anos; lesão perianal ativa e uso de corticosteroide nos últimos 3 meses).[35-37] No estudo AZTEC, Panes et al.[35] compararam o uso precoce da AZA (2,5 mg/kg/dia) *versus* placebo em pacientes com diagnóstico recente (< 8 semanas) de DC durante 76 semanas. A AZA não foi mais eficaz do que o placebo na indução de remissão clínica livre de corticosteroide (44,1% grupo AZA *versus* 36,5% placebo, p = 0,48). Também não foi superior ao placebo na prevenção de recidiva (definida no estudo como IADC > 175). No entanto, a AZA foi superior ao placebo na prevenção de recidiva em um subgrupo de pacientes com doença mais grave (IADC > 220). Outro estudo realizado pelo grupo francês GETAID (estudo RAPID[36]) comparou o uso precoce da AZA (definido como o uso a até 6 meses do diagnóstico) com o tratamento convencional (*step-up*) durante os primeiros 3 anos após o diagnóstico. O estudo falhou em demonstrar que o uso precoce da AZA fosse mais efetivo que o tratamento convencional em aumentar o tempo em remissão livre de corticosteroide nos primeiros 3 anos (67% AZA precoce *versus* 56% grupo tratamento convencional, p = 0,69). Pacientes do grupo AZA precoce apresentaram proporções semelhantes ao grupo de tratamento convencional nas taxas de recidiva, hospitalização, cirurgia intestinal e indicação do uso do anti-TNF. O único benefício aparente do uso da AZA precoce foi reduzir estatisticamente o surgimento de lesão perianal ativa (14% grupo precoce *versus* 27% grupo terapia convencional, p = 0,049) e, consequentemente, menor indicação de cirurgia perianal (3% grupo precoce *versus* 13% grupo convencional, p = 0,04).

Desse modo, as indicações para terapia primária com AZA e 6-MP são: as formas corticosteroide-resistentes (ou refratárias) e corticosteroide-dependentes (facilita a redução/suspensão do corticosteroide [*steroid-sparing effect*], promovendo assim a manutenção da remissão); como parte da terapia combinada

(AZA/6-MP + anti-TNF) nas formas graves e refratárias de DC, na DC penetrante (fistulizante) e no pós-operatório da DC no sentido de evitar recaídas.[11,15-17,38]

Os efeitos colaterais da AZA e 6-MP ocorrem em cerca de 15% dos pacientes e podem ser de natureza alérgica, como febre, *rash* cutâneo, mal-estar, náuseas, vômitos, dor abdominal, diarreia, hepatite e pancreatite, e não alérgica, como depressão medular (leucopenia, neutropenia, trombocitopenia, anemia), infecções, alterações de enzimas hepáticas e neoplasia.[11,15-17]

A frequência de infecções (7%) e de neoplasias (3%) (p.ex., câncer de cólon, de mama, testicular, melanoma e leucemia) é semelhante à esperada na população com DII sem uso de AZA ou 6-MP. Contudo, alguns autores têm mostrado um risco 4 a 5 vezes maior de desenvolvimento de linfoma não Hodgkin em pacientes que fazem uso de AZA ou 6-MP, particularmente nos pacientes com mais de 65 anos de idade.[39,40] No entanto, o risco de neoplasia com AZA ou 6-MP, nas doses habitualmente usadas na DII, deve ser contraposto às complicações, limitações, incapacitações e efeitos deletérios da DII em atividade.[11,15-17] Recentemente, foi descrito maior risco de câncer de pele (não melanoma) em pacientes que fazem uso de tiopurinas, o que justifica o uso de protetor solar.[41] AZA e 6-MP podem ser mantidas durante a gravidez caso o médico julgue a indicação necessária.[11,15-17]

A ciclosporina é um peptídio extraído do fungo *Tolypocladium inflatum* que, sem dúvida, revolucionou os transplantes de órgãos e o tratamento de doenças autoimunes. Seu principal mecanismo de ação é a redução na produção de interleucina 2 (IL-2) pelas células T auxiliadoras (*T-helper*). Na DII, mostrou-se eficaz na RCU grave, não responsiva após 7 a 10 dias de corticoterapia e na DC refratária e fistulizante.[11,15-17] As doses normalmente usadas são 2 a 4 mg/kg/dia, via intravenosa, em infusão contínua, por 1 a 2 semanas, seguidas da administração oral da droga na dose de 6 a 8 mg/kg/dia. Os resultados, em curto prazo, são favoráveis e oscilam entre 60 e 85%, principalmente na RCU. No entanto, em médio e longo prazos, a droga não produz bons resultados, a menos que seja acrescentado um imunossupressor do tipo AZA ou 6-MP. Durante o desmame da ciclosporina oral, há um período em que o paciente utiliza corticosteroide, ciclosporina e AZA ou 6-MP. Para esse momento, está indicada a profilaxia da pneumonia por *Pneumocystis jiroveci* (antigo *carinii*) com sulfametoxazol/trimetropim. Os grandes óbices à terapêutica com ciclosporina são o alto custo, a necessidade de monitoração rígida de seus níveis séricos (idealmente mantidos entre 150 e 350 ng/mL), a interação com outras drogas e a toxicidade.[4,11,15-17]

Os efeitos colaterais são relativamente frequentes, podendo chegar a 50%. Em geral, são relacionados à dose e, na maioria das vezes, regridem com a redução ou suspensão da droga. São eles, em ordem de frequência: parestesia, hipertensão arterial, hipertricose, insuficiência renal, cefaleia, infecções oportunistas, hiperplasia gengival, tonturas e anafilaxia. Convulsões do tipo "grande mal" podem ocorrer em pacientes com níveis séricos baixos de colesterol (< 120 mg/dL) ou com hipomagnesemia. Finalmente, existe a rara possibilidade de a ciclosporina provocar colite ou jejunite e até mesmo o linfoma. Assim, o emprego da ciclosporina deve ser reservado aos centros com experiência no manejo da droga e com infraestrutura para acompanhar o paciente e tratar as complicações.[4,11,15-17] Em estudo controlado e prospectivo recente, a ciclosporina foi comparada ao infliximabe na RCU grave refratária ao corticosteroide. Os resultados mostraram que ambas as drogas foram eficazes em curto prazo, com perfil semelhante de efeitos adversos.[42] Semelhantemente, metanálise comparando ciclosporina *versus* infliximabe na RCU grave refratária ao corticosteroide não constatou diferenças entre as duas drogas em relação à taxa de colectomia em 3 e 12 meses, aos efeitos adversos e às complicações pós-operatórias.[43] Entretanto, um estudo retrospectivo australiano revelou superioridade do infliximabe em relação à ciclosporina.[44] Diferenças metodológicas e de características da população recrutada podem explicar essas diferenças.

O metotrexato é um antagonista do folato e interfere na síntese de DNA. Age sobre a atividade de citocinas e mediadores inflamatórios, bloqueando a ligação da IL-1 ao seu receptor e reduzindo a síntese de IL-2, IL-6, IL-8, interferon-gama e leucotrieno B4.[11,15-17]

É o principal substituto da AZA ou 6-MP, em casos de intolerância e efeito adverso. Na dose semanal de 15 a 25 mg, por via intramuscular ou subcutânea (em geral, 25 mg/semana), o metotrexato promoveu remissão em cerca de 60% dos pacientes com DC refratária, após 12 a 16 semanas de tratamento.[24] Também pode ser usado como droga de manutenção (15 mg/semana).[24] As reações adversas ocorrem em 10 a 25% dos pacientes e incluem: náusea, diarreia, estomatite, leucopenia, queda de cabelo, elevação de transaminases, pneumonia por hipersensibilidade, fibrose ou cirrose hepática. A administração concomitante de ácido fólico (1 a 2 mg/dia, via oral) auxilia na prevenção de estomatite, diarreia e toxicidade medular. Quando o metotrexato é dado em conjunto com sulfametoxazol/trimetropim, AZA ou 6-MP o risco de leucopenia grave torna-se ainda mais elevado. Ele é teratogênico e pode causar aborto, sendo, portanto, contraindicado em mulheres grávidas ou que desejam engravidar. O risco de linfoma associado à terapia com metotrexato parece ser muito baixo.[45] Na RCU, estudos não controlados sugerem algum benefício do metotrexato na dose oral em torno de 20 mg/semana.[46]

ABORDAGEM TERAPÊUTICA DA RETOCOLITE ULCERATIVA

Diante de um paciente com diagnóstico de RCU, deve-se estabelecer o grau de atividade (leve, moderada ou grave) e a extensão da doença (RCU distal, de hemicólon esquerdo ou pancolite). No caso da avaliação da extensão da doença, a colonoscopia é o método recomendado, evitando-se o procedimento em surtos muito graves.[4,15,16]

Inicialmente, são recomendadas medidas gerais, como esclarecimento a respeito da doença, incluindo informações sobre seu caráter crônico, necessidade de retornos e cultivo de uma boa relação médico-paciente. Antidiarreicos e antiespasmódicos devem ser usados com parcimônia, por causa do risco de desenvolvimento de megacólon tóxico. Tranquilizantes e antidepressivos, se necessários, podem ser prescritos. Deve-se atentar à condição nutricional do paciente, e o uso de nutrição enteral e/ou parenteral está recomendado para correção da desnutrição e preparo para cirurgia. A diarreia sanguinolenta pode desencadear desidratação, anemia e distúrbios hidreletrolíticos, desequilíbrios estes que devem ser devidamente corrigidos. Antibióticos (p.ex., ciprofloxacino, 500 mg, a cada 12 horas, associado ao metronidazol, 250 a 500 mg, a cada 8 horas, ambos por via oral ou intravenosa) estão indicados, a critério médico, em casos graves ou de infecção comprovada. Profilaxia do tromboembolismo com heparina subcutânea é recomendada nos casos graves.[3,4]

O tratamento medicamentoso da RCU obedece ao esquema tradicional denominado *step-up* (de baixo para cima), uma designação que corresponde ao uso inicial de medicamentos com baixo potencial para efeitos colaterais e, à medida que a doença exigir, progride-se para alternativas mais potentes do ponto de vista terapêutico, porém com maior possibilidade de ocorrerem efeitos colaterais (Figura 23.1).[15,16]

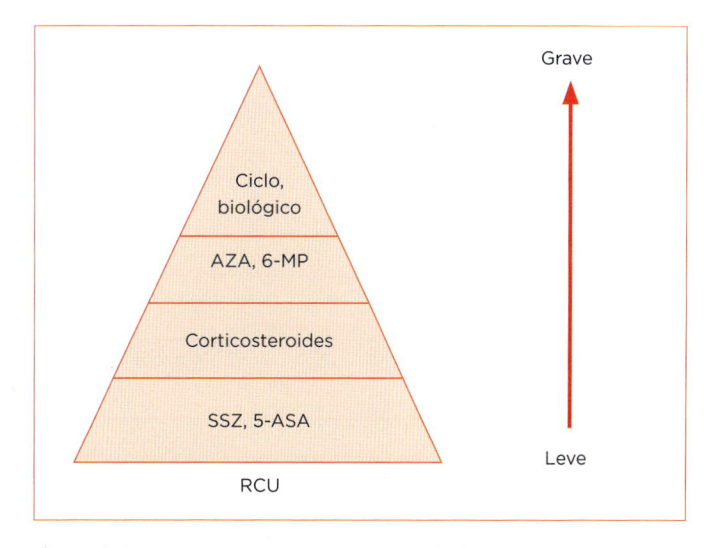

Figura 23.1 Estratégia *step-up* para o tratamento da RCU.

SSZ: sulfassalazina; 5-ASA: mesalazina; AZA: azatioprina; 6-MP: 6-mercaptopurina; Ciclo: ciclosporina.

Dessa forma, em pacientes com RCU leve/moderada, recomenda-se inicialmente o uso de derivados salicílicos (SSZ, 3 a 4 g/dia ou mesalazina, 2 a 4 g/dia, sem ultrapassar 4,8 g/dia), por via oral. A associação com tratamento tópico (enema de mesalazina) favorece a resposta terapêutica, independentemente da extensão da RCU.[15,16,47] Caso o paciente não responda a esse tratamento, os corticosteroides podem ser acrescentados (p.ex., prednisona, 0,75 a 1 mg/kg/dia, via oral, sem ultrapassar 60 mg/dia) e retirados paulatinamente (cerca de 5 a 10 mg/semana), tão logo o paciente entre em remissão clínica. Os derivados salicílicos devem ser mantidos indefinidamente para reduzir a chance de recaídas (Tabela 23.1).[4,15,16]

Tabela 23.1 Derivados salicílicos no tratamento da RCU			
Droga	**Nome comercial**	**Doses**	
		RCU ativa	RCU – remissão
Mesalazina tópica	Asalit (supositório 250 mg; enema 3 g)*	1 a 4 g/dia	1 g/dia ou 1 a 4 g a cada 2 ou 3 dias
	Rowasa, Salofalk, Mesasal (enema 4 g)		
	Pentasa (supositório e enema 1 g)*		
	DC-ASA 5 (enema 2 e 3 g)*		
	Mesacol (supositório 250 e 500 mg)*		
Mesalazina oral	Mesacol (400 e 800 mg)*	3 a 4,8 g/dia	2 a 3 g/dia
	Asalit (400 mg)*		
	Pentasa (500 mg)*		
	Mesacol MMX (1,2 g)*		
	Pentasa sachê (1 e 2 g)*		
Sulfassalazina (oral)	Azulfin (500 mg)*	2 a 4 g/dia	2 a 4 g/dia
Olsalazina (oral)	Dipentum (500 mg)	2 a 3 g/dia	1 a 3 g/dia
Balsalazida (oral)	Colazal, Colazide (750 mg)	2,25 a 6,75 g/dia	2,25 a 6,75 g/dia

*Produtos comercializados no Brasil.

Os pacientes dependentes de corticosteroide, que requerem doses, ainda que baixas, de corticosteroide para se manterem oligo ou assintomáticos, e os refratários ao corticosteroide, que não respondem após 4 a 6 semanas de tratamento com corticosteroide em dose adequada, devem iniciar o uso de imunossupressor oral – AZA, 2 a 3 mg/kg/dia, ou 6-MP, 1 a 1,5 mg/kg/dia. Os cursos prolongados de corticosteroide oral e sua reintrodução frequente não são mais aceitos atualmente, devendo-se também evitar seu uso na terapia de manutenção. Sugere-se iniciar com 50 mg/dia de AZA ou 6-MP e, a seguir, dependendo dos exames de sangue periódicos (hemograma para avaliação de leucopenia, transaminases, amilase, etc.), evoluir para a dose ideal. Pacientes não responsivos são candidatos à terapia com biológicos (p.ex., antifator de necrose tumoral [anti-TNF]), como é o caso do infliximabe e do adalimumabe. A ciclosporina também é uma opção.[4,15,16]

Em pacientes com RCU moderada/grave, recomenda-se a utilização de corticosteroide já no início, inclusive por via intravenosa se for necessário (p.ex., hidrocortisona, 100 mg, a cada 6 ou 8 horas). Se o paciente não responder, ciclosporina ou biológico está indicado. Em todas essas situações mais graves ou não responsivas, o tratamento cirúrgico deve ser avaliado como uma possível opção. Caso o paciente responda clinicamente, é recomendável manter os derivados salicílicos ou um imunossupressor. A maior dosagem de mesalazina por comprimido ou por sachê é uma interessante alternativa para os pacientes com DII em uso de salicilatos, pois permite a posologia de uma única tomada diária, o que pode aumentar a adesão do paciente ao tratamento (ver Tabela 23.1).[48-51]

ABORDAGEM TERAPÊUTICA NA DOENÇA DE CROHN

Da mesma forma que na RCU, as medidas gerais devem ser seguidas. De modo semelhante, é importante reconhecer o grau de atividade da DC, sua extensão e seu comportamento (inflamatório, estenosante e penetrante/fistulizante). A extensão da doença é avaliada por meio de exames endoscópicos e de imagem, como tomografia e ressonância magnética.[3,11,15,17]

A terapia nutricional na DC é recomendada em pacientes com DC desnutridos e naqueles que serão submetidos a tratamento cirúrgico. A suplementação nutricional, vitamínica e de sais minerais frequentemente é requerida. Em crianças e adolescentes, a terapia nutricional (via enteral com sonda ou por via oral, se tolerada) pode ser utilizada como medida exclusiva e primária, em substituição aos corticosteroides, com nítidas vantagens no ritmo de crescimento.[15,52]

Além da estratégia tradicional (*step-up*), também se sugere, na DC, uma estratégia mais potente e precoce, denominada *top-down* (Figura 23.2).[53] Na abordagem *step-up*, inicia-se o tratamento com derivados salicílicos (p.ex., sulfassalazina) em casos leves de DC, comprometendo o cólon, e budesonida, nos casos leves/moderados de DC ileocecal e/ou de cólon ascendente.[11,15,17] Em pacientes com doença moderada/grave ou naqueles não responsivos ao tratamento clínico inicial, a prednisona pode ser empregada. Caso o pacien-

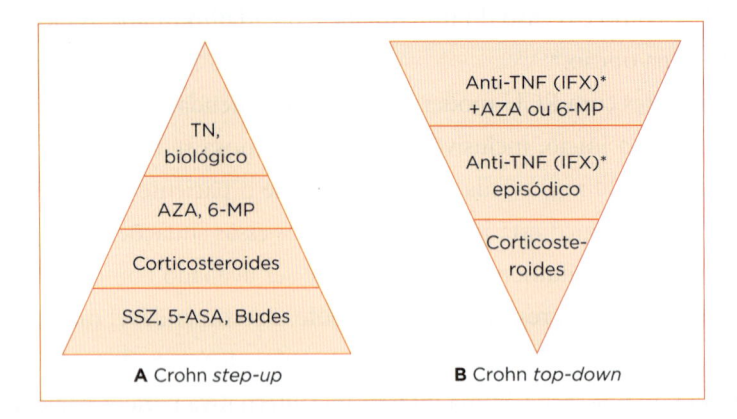

Figura 23.2 (A) Abordagem tradicional (*step-up*) da doença de Crohn. (B) Estratégia *top-down*.

SSZ: sulfassalazina; 5-ASA: mesalazina; AZA: azatioprina; 6-MP: 6-mercaptopurina; TN: terapia nutricional; Budes: budesonida.
*Anti-TNF (no caso, o infliximabe [IFX] foi o biológico testado; foi usado depois da indução de forma episódica).

te seja refratário ou se torne dependente de corticosteroide, AZA ou 6-MP está indicada.[11,15,17] Metotrexato também é uma opção (25 mg/semana, via intramuscular ou subcutânea, por 12 semanas, seguida de manutenção com 15 mg/semana).[15,17,24] A não resposta a essas medidas coloca em foco a terapia biológica (p.ex., infliximabe, adalimumabe, certolizumabe).[11,15,17,24] Terapia nutricional exclusiva, geralmente por via enteral (dietas poliméricas ou oligoméricas), também pode ser tentada nessa fase. Em crianças e adolescentes, a terapia nutricional exclusiva, por 6 a 8 semanas, constitui medida primária eficaz na maioria dos casos (resposta clínica de 70 a 80%). A manutenção com AZA ou 6-MP é eficaz, inclusive no pós-operatório.[15] O mesmo se aplica à terapia de manutenção com os biológicos.[54,55] Os corticosteroides e os derivados salicílicos não são drogas úteis na manutenção da remissão na DC. A estratégia *step-up*, apesar de amplamente difundida, não parece afetar a história natural da doença; contudo, melhora os índices de qualidade de vida.[3]

Na estratégia *top-down*, inicia-se o tratamento com biológicos e imunossupressores (p.ex., AZA, 6-MP ou metotrexato), evitando-se o uso de corticosteroides (Figura 23.2B). Essa estratégia mostrou-se mais eficaz que a *step-up* em pacientes com DC moderada/grave. De fato, a remissão endoscópica em 2 anos com a estratégia *top-down* foi bastante superior à obtida com a aborda-gem *step-up* (73,1% *top-down versus* 30,4% *step-up*, p < 0,002) (Figura 23.3).[53] Também houve, pelo menos em curto e médio prazos (até 5 anos), redução nos índices de hospitalização e cirurgia com o uso de biológicos.[56] Em pacien-tes com DC moderada/grave, dependentes de corticosteroide ou refratários ao tratamento habitual, virgens de imunossupressores, a associação de biológico (infliximabe) com imunossupressor oral (AZA) foi mais eficaz que AZA ou in-fliximabe isoladamente (estudo Sonic).[57] Assim, em casos selecionados, como em pacientes jovens, com DC perianal ou com DC suficientemente grave para receber já no início corticosteroide em altas doses, a estratégia *top-down* pare-ce ser útil, com índices de remissão endoscópica apreciáveis e potencial para impactar a história natural da doença.[3]

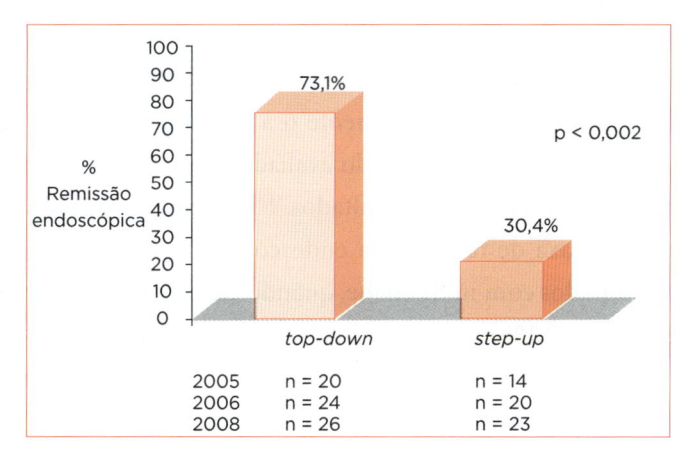

Figura 23.3 Remissão endoscópica com as estratégias *top-down* e *step-up*.

Mais recentemente, atenção especial tem sido dada à recorrência pós-operató-ria na DC e à possibilidade de se prevenir a recorrência clínica e/ou endoscópi-ca com tratamento clínico.[32,54,55,58] D'Haens et al.[32] avaliaram pacientes com DC submetidos à ressecção ileal ou ileocecal, com anastomose ileocolônica. Todos os pacientes considerados de alto risco para recaída (com pelo menos um dos dados seguintes: paciente jovem – menos de 30 anos de idade –, tabagista, uso de corticosteroide nos últimos 3 meses, ressecção intestinal anterior, doença penetrante) receberam no pós-operatório (dentro de 15 dias), metronidazol

(750 mg/dia) por 3 meses. Um grupo também recebeu AZA (100 mg/dia se peso < 60 kg e 150 mg/dia se peso > 60 kg) concomitantemente por 12 meses, e outro recebeu placebo. Ao final de 1 ano, a recorrência endoscópica foi menor no grupo metronidazol + AZA. Os efeitos colaterais foram igualmente distribuídos nos dois grupos. Os autores concluíram que o uso da estratégia metronidazol + AZA previne a recorrência pós-operatória em pacientes com alto risco para recorrência. Reinisch et al.[58] compararam mesalazina (4 g/dia) com AZA (2 a 2,5 mg/kg/dia) em pacientes com recorrência endoscópica pós-operatória (avaliada 6 a 24 meses após a cirurgia). Depois de 1 ano, houve maior recorrência clínica no grupo tratado com mesalazina quando comparado ao tratado com AZA, e a melhora endoscópica foi mais evidente no grupo AZA. Entretanto, ao contrário do trabalho de D'Haens et al.,[32] houve mais efeitos colaterais no grupo AZA, talvez pela forma diferente de oferta do medicamento. Apesar disso, os autores concluíram pelo uso de AZA nos pacientes com recorrência endoscópica importante (índices i2a, i3 e i4 na classificação modificada de Rutgeerts), avaliada preferencialmente 6 a 12 meses após o evento cirúrgico.[58] O infliximabe também tem sido avaliado na prevenção de recorrência pós-operatória na DC com bons resultados.[54,55,59-62] Regueiro et al.,[59] em 2009, observaram uma taxa de recorrência endoscópica significativamente menor em pacientes tratados com infliximabe, quando comparado ao placebo após 1 ano de seguimento (9,1% grupo infliximabe *versus* 84,6% placebo, p = 0,0006). A recorrência clínica também foi menor no grupo tratado com infliximabe, porém sem diferença estatisticamente significativa (20% infliximabe *versus* 46,2%, p = 0,38). Outro estudo realizado em 2013 comparou o uso de infliximabe (indução seguida de manutenção) *versus* AZA (2,5 mg/kg/dia) em pacientes em pós-operatório de cirurgia ileocólica. Após 1 ano de seguimento, 40% dos pacientes tratados com AZA apresentaram recorrência endoscópica, em comparação com 9% do grupo infliximabe (p = 0,14); 80% dos pacientes que receberam AZA apresentaram atividade histológica grave *versus* 18% do grupo infliximabe (p = 0,008). Com relação à sintomatologia clínica, não houve diferença estatisticamente significativa entre os grupos.[60] Mais recentemente, foi publicado um artigo comparando o uso de adalimumabe (ADA), AZA e mesalazina na recorrência endoscópica após 2 anos de tratamento. A taxa de

recorrência endoscópica foi significativamente menor no grupo ADA (6,3%), comparado aos grupos AZA (64,7%) e mesalazina (83,3%), assim como a taxa de recorrência clínica: ADA (12,5%), AZA (64,7%) e mesalazina (50%).[62] Mais estudos são necessários para confirmar essa vantagem terapêutica e avaliar as implicações econômicas da terapia biológica nesse grupo de pacientes.

REFERÊNCIAS BIBLIOGRÁFICAS

1. Danese S, Fiocchi C. Ulcerative colitis. N Engl J Med 2011; 365:1713-25.

2. Ordás I, Eckmann L, Talamini M, Baumgart DC, Sandborn WJ. Ulcerative colitis. Lancet 2012; 380:1606-19.

3. Baumgart DC, Asndborn WJ. Crohn's disease. Lancet 2012; 380:1590-605.

4. Dignass A, Lindsay JO, Sturm A, Windsor A, Colombel JF, Allez M et al. Second European evidence-based consensus on the diagnosis and management of ulcerative colitis part 2: current management. J Crohns Colitis 2012; 6:991-1030.

5. Damião AOMC. Doença inflamatória intestinal. In: Silva P (ed.). Farmacologia. 8.ed. Rio de Janeiro: Guanabara Koogan, 2010; p.991-1030.

6. Munkholm P, Loftus Jr. EV, Reinacher-Schick A, Kornbluth A, Mittmann U, Esendal B et al. Prevention of colorectal cancer in inflammatory bowel disease: value of screening and 5-aminosalicylates. Digestion 2006; 73:11-9.

7. van Schaik FD, van Oijen MG, Smeets HM, van der Heijden GJ, Siersema PD, Oldenburg B et al. Thiopurines prevent advanced colorectal neoplasia in patients with inflammatory bowel disease. Gut 2012; 61:235-40.

8. Ford AC, Achkar JP, Khan KJ, Kane SV, Talley NJ, Marshall JK et al. Efficacy of 5-aminosalicylates in ulcerative colitis: systematic review and meta-analysis. Am J Gastroenterol 2011; 106:601-16.

9. Ford FC, Khan KJ, Talley NJ, Moayyedi P. 5-aminosalicylates prevent relapse of Crohn's disease after surgically induced remission: systematic review and meta-analysis. Am J Gastroenterol 2011; 106:413-20.

10. Ford FC, Kane SV, Khan KJ, Achkar JP, Talley NJ, Marshall JK et al. Efficacy of 5-aminosalicylates in Crohn's disease: systematic review and meta-analysis. Am J Gastroenterol 2011; 106:617-29.

11. Dignass A, Van Assche G, Lindsay JO, Lémann M, Söderholm J, Colombel JF et al. The second European evidence-based Consensus on the diagnosis and management of Crohn's disease: current management. J Crohns Colitis 2010; 4:28-62.

12. Ford AC, Bernstein CN, Khan KJ, Abreu MT, Marshall JK, Talley NJ et al. Glucocorticosteroid therapy in inflammatory bowel disease: systematic review and meta-analysis. Am J Gastroenterol 2011; 106:590-9.

13. Modigliani R, Mary J, Simon J. Clinical, biological and endoscopic picture of attacks of Crohn's disease. Evolution on prednisolone. Gastroenterology 1990; 98:811-8.

14. Munkholm P, Langholz E, Davidsen M, Binder V. Frequency of glucocorticoid resistance and dependency in Crohn's disease. Gut 1994; 35:360-2.

15. Brazilian Study Group of Inflammatory Bowel Diseases. Consensus Guidelines for the management of inflammatory bowel disease. Arq Gastroenterol 2010; 47:313-25.

16. Kornbluth A, Sachar DB. Ulcerative colitis practice guidelines in adults: American College of Gastroenterology, Practice Parameters Committee. Am J Gastroenterol 2010; 105:501-23.

17. Lichtenstein GR, Hanauer SB, Sandborn WJ, The Practice Parameters Committee of the American College of Gastroenterology. Management of Crohn's disease in adults. Am J Gastroenterol 2009; 104:465-83.

18. Chassaing B, Darfeuille-Michaud A. The commensal microbiota and enteropathogens in the pathogenesis of inflammatory bowel diseases. Gastroenterology 2011; 140:1720-28.

19. Damião AOMC, Milani LR, Feitosa FC. Probióticos na doença inflamatória intestinal: qual a sua importância? In: Quilici FA, Miszputen SJ (eds.). Doença inflamatória intestinal. Grupo de Estudos da Doença Inflamatória Intestinal do Brasil (GEDIIB). São Paulo: Elsevier, 2010. p.97-108.

20. Podolsky DK. Inflammatory bowel disease. N Engl J Med 2002; 347:417-29.

21. Swidsinski A, Loening-Baucke V, Herber A. Mucosal flora in Crohn's disease and ulcerative colitis – an overview. J Physiol Pharmacol 2009; 60 (Suppl 6):61-71.

22. Scribano ML, Prantera C. Use of antibiotics in the treatment of Crohn's disease. World J Gastroenterol 2013; 19:648-53.

23. Keohane J, Shanahan F. Therapeutic manipulation of the microbiota in inflammatory bowel disease: antibiotics and probiotics. In: Targan SR, Shanahan F, Karp LC (eds.). Inflammatory bowel disease: translating basic science into clinical practice. London: Wiley-Blackwell, 2010.

24. Feagan B, McDonald JWD. Crohn's disease. In: McDonald JWD, Burroughs AK, Feagan BG, Fennerty MB (eds.). Evidence-based gastroenterology & hepatology. 3.ed. Oxford: Wiley-Blackwell, 2010.

25. Sutherland L, Singleton J, Sessions J, Hanauer S, Krawitt E, Rankin G et al. Double blind, placebo controlled trial of metronidazole in Crohn's disease. Gut 1991; 32:1071-5.

26. Prantera C, Zannoni F, Scribano ML, Berto E, Andreoli A, Kohn A et al. An antibiotic regimen for the treatment of active Crohn's disease: a randomized, controlled clinical trial of metronidazole plus ciprofloxacin. Am J Gastroenterol 1996; 91:328-32.

27. Arnold GL, Beaves MR, Pryjdun VO, Mook WJ. Preliminary study of ciprofloxacin in active Crohn's disease. Inflamm Bowel Dis 2002; 8:10-5.

28. Bressler B, Sands BE. Review article: medical therapy for fistulizing Crohn's disease. Aliment Pharmacol Ther 2006; 24:1283-93.

29. Prantera C, Lochs H, Grimaldi M, Danese S, Scribano ML, Gionchetti P et al. Rifaximin-extended intestinal release induces remission in patients with moderately active Crohn's disease. Gastroenterology 2012; 142:473-81.

30. Peyrin-Biroulet L, Neut C, Colombel JF. Antimycobacterial therapy in Crohn's disease: game over? Gastroenterology 2007; 132:2594-98.

31. Rutgeerts P, Hiele M, Geboes K, Peeters M, Penninckx F, Aerts R et al. Controlled trial of metronidazole treatment for prevention of Crohn's recurrence after ileal resection. Gastroenterology 1995; 108:1617-21.

32. D'Haens GR, Vermeire S, Van Assche G, Noman M, Aerden I, Van Olmen G et al. Therapy of metronidazole with azathioprine to prevent postoperative recurrence of Crohn's disease: a controlled randomized trial. Gastroenterology 2008; 135:1123-9.

33. Ohkusa T, Kato K, Terao S, Chiba T, Mabe K, Murakami K et al. Newly developed antibiotic combination therapy for ulcerative colitis: a double-blind placebo-controlled multicenter trial. Am J Gastroenterol 2010; 105:1820-9.

34. Khan KJ, Ullman TA, Ford AC, Abreu MT, Abadir A, Marshall JK et al. Antibiotic therapy in inflammatory bowel disease: a systematic review and meta-analysis. Am J Gastroenterol 2011; 106:661-73.

35. Panés J, Lópes-SanRomán, Bermejo F, García-Sánchez V, Esteve M, Torres Y et al. Early azathioprine therapy is no more effective than placebo for newly diagnosed Crohn's disease. Gastroenterology 2013; 145:766-74.

36. Cosnes J, Bourrier A, Laharie D, Nahon S, Bouhnik Y, Carbonnel F et al. Early administration of azathioprine vs conventional management of Crohn's disease: a randomized controlled trial. Gastroenterology 2013; 145:758-65.

37. Chande N, Tsoulis DJ, MacDonald JK. Azathioprine or 6-mercaptopurine for induction of remission in Crohn's disease. Cochrane Database Syst Rev 2013; 4:CD000545.

38. Khan KJ, Dubinsky MC, Ford AC, Ullman TA, Talley NJ, Moayyedi P. Efficacy of immunosupressive therapy for inflammatory bowel disease: a systematic review and meta-analysis. Am J Gastroenterol 2011; 106:630-42.

39. Beaugerie L, Brousse N, Bouvier AM, Colombel JF, Lémann M, Cosnes J et al. Lymphoproliferative disorders in patients receiving thiopurines for inflammatory bowel disease: a prospective observational cohort study. Lancet 2009; 374:1617-25.

40. Herrinton LI, Liu L, Weng X, Lewis JD, Hutfless S, Allison JE et al. Role of thiopurine and anti-TNF therapy in lymphoma in inflammatory bowel disease. Am J Gastroenterol 2011; 106:2146-53.

41. Ariyaratnam J, Subramanian V. Association between thiopurine use and nonmelanoma skin cancers in patients with inflammatory bowel disease: a meta-analysis. Am J Gastroenterol 2014; 109:163-9.

42. Laharie D, Bourreille A, Branche J, Allez M, Bouhnik Y, Filippi J et al. Ciclosporin versus infliximab in patients with severe ulcerative colitis refractory to intravenous steroids: a parallel, open-label randomised controlled trial. Lancet 2012; 380:1909-15.

43. Chang KH, Burke JP, Coffey JC. Infliximab versus cyclosporine as rescue therapy in acute severe steroid-refractory ulcerative colitis: a systematic review and meta-analysis. Int J Colorectal Dis 2013; 28:287-93.

44. Croft A, Walsh A, Doecke J, Cooley R, Howlett M, Radford-Smith G. Outcome of salvage therapy for steroid-refractory acute severe ulcerative colitis: ciclosporin vs. infliximab. Aliment Pharmacol Ther 2013; 38:294-302.

45. Mariette X, Cazals-Hatern D, Warszawki J, Liote F, Balandraud N, Sibilia J et al. Lymphomas in rheumatoid arthritis patients treated with methotrexate: a 3-year prospective study in France. Blood 2002; 99:3909-15.

46. Cummings JRF, Herrlinger KR, Travis SPL, Gorard DA, McIntyre AS, Jewell DP. Oral methotrexate in ulcerative colitis. Aliment Pharmacol Ther 2005; 21:385-9.

47. Ford AC, Khan KJ, Achkar JP, Moayyedi P. Efficacy of oral vs. topical, or combined oral and topical 5-aminosalicylates, in ulcerative colitis: systematic review and meta-analysis. Am J Gastroenterol 2012; 107:167-76.

48. Ford AC, Khan KJ, Sandborn WJ, Kane SV, Moayyedi P. Once-daily dosing vs. conventional dosing schedule of mesalamine and relapse of quiescent ulcerative colitis: systematic review and meta-analysis. Am J Gastroenterol 2011; 106:2070-7.

49. Kane SV, Robinson A. Review article: understanding adherence to medication in ulcerative colitis – innovative thinking and evolving concepts. Aliment Pharmacol Ther 2010; 32:1051-8.

50. Kruis W, Kiudelis G, Rácz I, Gorelov IA, Pokrotnieks J, Horynski M et al. Once daily versus three times daily mesalazine granules in active ulcerative colitis: a double--blind, double-dummy, randomised, non-inferiority trial. Gut 2009; 58:233-40.

51. Ng SC, Kamm MA. Review article: new drug formulations, chemical entities and the-rapeutic approaches for the management of ulcerative colitis. Aliment Pharmacol Ther 2008; 28:815-29.

52. Damião AOMC, Amarante D, Pinheiro-César M. Terapêutica nutricional nas doenças inflamatórias intestinais. In: Cury DB, Moss AC (eds.). Doenças inflamatórias intes-tinais: retocolite ulcerativa e doença de Crohn. Rio de Janeiro: Rubio, 2011. p.151-70.

53. D'Haens G, Baert F, Van Assche G, Caenepeel P, Vergauwe P, Tuynman H et al. Early combined immunosupression or conventional management in patients with newly diagnosed Crohn's disease: an open randomised trial. Lancet 2008; 371:660-7.

54. Regueiro M. Management and prevention of postoperative Crohn's disease. In-flamm Bowel Dis 2009; 15:1583-90.

55. Sorrentino D, Paviotti A, Terrosu G, Avellini C, Geraci M, Zarifi D. Low-dose mainte-nance therapy with infliximab prevents postsurgical recurrence of Crohn's disease. Clin Gastroenterol Hepatol 2010; 8:591-9.

56. Schnitzler F, Fidder H, Ferrante M, Noman M, Arijs I, Van Assche G et al. Muco-sal healing predicts long-term outcome of maintenance therapy with infliximab in Crohn's disease. Inflamm Bowel Dis 2009; 15:1295-301.

57. Colombel JF, Sandborn WJ, Reinisch W, Mantzaris GJ, Kornbluth A, Rachmilewitz D et al. Infliximab, azathioprine, or combination therapy for Crohn's disease. N Engl J Med 2010; 362:1383-95.

58. Reinisch W, Angelberger S, Petritsch W, Shonova O, Lukas M, Bar-Meir S et al. Aza-thioprine versus mesalazine for prevention of postoperative clinical recurrence in patients with Crohn's disease with endoscopic recurrence: efficacy and safety re-sults of a randomised, double-blind, double-dummy, multicentre trial. Gut 2010; 59:752-9.

59. Regueiro M, Schraut W, Baidoo L, Kip KE, Sepulveda AR, Pesci M et al. Infliximab prevents Crohn's disease recurrence after ileal resection. Gastroenterology 2009; 136:441-50.

60. Armuzzi A, Felice C, Papa A, Marzo M, Pugliese D, Andrisani G et al. Prevention of posoperative recurrence with azathioprine or infliximab in patients with Crohn's disease: an open-label pilot study. J Crohns Colitis 2013; 15:623-9.

61. Yamamoto T, Watanabe T. Strategies for the prevention of posoperative recurrence of Crohn's disease. Colorectal Dis 2013; 15:1471-80.

62. Savarino E, Bodini G, Dulbecco P, Assandri L, Bruzzone L, Mazza F et al. Adalimumab is more effective than azathioprine and mesalamine at preventing postoperative recurrence of Crohn's disease: a randomized controlled trial. Am J Gastroenterol 2013; 108:1731-42.

TERAPIA BIOLÓGICA NA DOENÇA DE CROHN

RUSSELL D. COHEN

INTRODUÇÃO

As terapias biológicas revolucionaram o tratamento da doença de Crohn (DC) desde a sua introdução em 1998. As terapias direcionadas para o fator de necrose tumoral alfa (TNF-alfa) dominaram o uso dos agentes biológicos nesses pacientes, sendo diversos deles eficazes no tratamento da DC. A classe de anticorpos anti-integrina se expandiu recentemente com a inclusão de duas dessas drogas; o uso ainda é limitado em razão das considerações de segurança envolvendo o primeiro agente (natalizumabe), mas espera-se aumentar grandemente sua utilização com a introdução do vedolizumabe. Os agentes biológicos não só alcançam com êxito os resultados "tradicionais" de indução e manutenção de resposta clínica e remissão, melhorando a qualidade de vida do paciente, como também permitiu uma melhor eficácia na cicatrização da mucosa e a prevenção de recidivas após a cirurgia da DC. O uso difundido dos agentes biológicos na DC é limitado em virtude da preocupação com a segurança (largamente infundada), bem como do alto custo do medicamento. No entanto, análises econômicas dão respaldo a seu uso nos portadores de DC.

Dada a baixa prevalência da DC em todo o mundo, muitos dos primeiros estudos clínicos para agentes biológicos foram menores do que o observado em outras doenças; assim, informações importantes que não foram reconhecidas durante as investigações clínicas iniciais têm sido descobertas desde o lançamento das drogas no mercado. Reações causadas pela infusão ou injeção, o desenvolvimento e as implicações de formação de anticorpos contra os medicamentos, o papel dos imunomoduladores usados conjuntamente, a incidência de reações semelhantes ao lúpus induzidas pela medicação e questões relacionadas ao risco de neoplasia têm sido objeto de muitas pesquisas em todo o mundo. Em função da epidemiologia da DC, o uso de agentes biológicos em crianças e mulheres gestantes e lactantes também constitui tópico importante que precisa ser tratado fora do âmbito dos estudos clínicos tradicionais. As lições aprendidas com os medicamentos biológicos que "conseguiram" ser lançados para a DC, bem como os que não conseguiram, também podem proporcionar um entendimento mais aprofundado de características específicas da doença, que podem afetar abordagens terapêuticas futuras.

AGENTES BIOLÓGICOS USADOS PARA TRATAR A DOENÇA DE CROHN

Existem duas "famílias" de agentes biológicos usadas atualmente para tratar pacientes com DC: os agentes direcionados ao bloqueio do TNF-alfa (Tabela 24.1) e os agentes direcionados ao bloqueio de integrinas específicas (Tabela 24.2). Cada uma dessas famílias serão discutidas separadamente, pois elas são bastante diferentes e, tipicamente, não são consideradas agentes intercambiáveis.

Tabela 24.1 Terapias anti-TNF usadas na doença de Crohn

Agente	Via de administração	Protoloco de indução	Protocolo de manutenção
Infliximabe	Intravenosa	5 mg/kg nas semanas 0, 2, 6	5 mg/kg a cada 8 semanas
Adalimumabe	Subcutânea	160 mg na semana 0 80 mg na semana 2 40 mg na semana 4	40 mg a cada 2 semanas
Certolizumabe	Subcutânea	400 mg nas semanas 0, 2, 4	400 mg a cada 4 semanas

Tabela 24.2 Terapias anti-integrina usadas na doença de Crohn			
Agente	Via de administração	Protoloco de indução	Protocolo de manutenção
Natalizumabe	Intravenosa	300 mg na semana 0	300 mg a cada 4 semanas
Vedolizumabe	Intravenosa	300 mg nas semanas 0, 2, 6	300 mg a cada 8 semanas

AGENTES BIOLÓGICOS DIRIGIDOS CONTRA O FATOR DE NECROSE TUMORAL-ALFA

Infliximabe

Doença de Crohn luminal

O infliximabe é um anticorpo monoclonal quimérico de IgG1 administrado por infusão intravenosa. Essa foi a primeira terapia biológica liberada para tratamento da DC. Sua aprovação, em 1998, foi baseada em estudos clínicos que incluíram somente 203 pacientes. Um estudo de dose-resposta com infusão única incluiu 108 pacientes com DC moderada ou gravemente ativa tratados com infusão isolada de infliximabe a 5 ou 10 mg/kg ou placebo. A resposta após 4 semanas e o índice de remissão clínica foram de 64 e 33% para os pacientes tratados com infliximabe, e somente 17% (p < 0,001) e 4% (p = 0,005) entre os que receberam placebo, respectivamente.[1] Os 73 pacientes inicialmente responsivos à terapia foram incluídos em um estudo clínico subsequente e tratados com mais quatro infusões de infliximabe a 10 mg/kg ou placebo em intervalos de 8 semanas.[2] O índice de remissão após 44 semanas foi de 53% entre os indivíduos tratados com a droga ativa, *versus* 20% somente naqueles que receberam placebo. Na análise de segurança, um paciente em retratamento de manutenção com placebo após infusão única de infliximabe 9,5 meses antes desenvolveu linfoma de células B duodenal.

O benefício de manutenção do infliximabe foi confirmado posteriormente por um estudo muito mais amplo, o ACCENT-I, que incluiu 573 pacientes com DC luminal ativa moderada a grave.[3] Nesse estudo, pacientes responsivos a uma dose inicial de 5 mg/kg de infliximabe foram distribuídos aleatoriamente em grupos para receber tratamento adicional com infusões cegas da droga ativa (na dosagem de 5 ou 10 mg/kg) ou placebo após 2 e 6 semanas, e, depois disso, a cada 8 semanas até a 46ª semana. O índice de remissão após

30 semanas alcançou 39% no grupo de 5 mg/kg e 45% no grupo de 10 mg/kg, *versus* 21% entre as pessoas tratadas com placebo. Após 54 semanas, esse índice passou para 28, 38 e 14%, respectivamente. Foram encontrados tumores em dois pacientes tratados com placebo (um tumor de pele de células epiteliais; um linfoma de células NK) e em quatro pacientes que receberam terapia de manutenção com infliximabe (um carcinoma basocelular da pele, um câncer de mama, um hipernefroma e um câncer vesical). Houve dois pacientes com sepse (um óbito), um infarto do miocárdio e um caso de tuberculose; todos eram pacientes alocados para o braço de tratamento com infliximabe.

Doença de Crohn fistulizante

Infliximabe é a única terapia biológica já submetida a estudos clínicos amplos especificamente criados para observar a progressão de fístulas relacionadas à DC. No estudo inicial com 94 portadores de DC que apresentavam fístulas enterocutâneas abdominais ou perianais, a administração de três infusões de infliximabe, 5 ou 10 mg/kg, nas semanas 0, 2 e 6 mostrou êxito em fechar pelo menos 50% das fístulas supuradas em 68 e 56% dos pacientes, respectivamente, comparada a somente 26% no grupo tratado com placebo.[4] O fechamento total de todas as fístulas foi observado em 55, 38 e 13% dos pacientes, respectivamente. A duração média de fechamento da fístula foi de 3 meses.

O estudo ACCENT II, muito mais amplo, deu a todos os pacientes três doses iniciais de ataque (infliximabe 5 mg/kg nas semanas 0, 2 e 6) e, em seguida, apenas os pacientes responsivos (resposta definida como redução mínima de 50% no número de fístulas supuradas) foram distribuídos aleatoriamente em grupos de tratamento com cinco doses adicionais da droga ativa de 5 mg/kg ou um placebo a cada 8 semanas.[5] A resposta foi mantida até a 54ª semana em 46% dos indivíduos que continuaram a receber infliximabe, *versus* 23% entre os que foram retirados da terapia ativa e passaram a receber placebo. A resposta completa (ausência de fístulas supuradas) foi mantida em 36% dos pacientes, *versus* 19%, respectivamente. Houve um caso de nocardiose cutânea e uma infecção por citomegalovírus, ambas durante a indução com infliximabe. Novos abscessos relacionados a fístulas ocorreram durante a fase de manutenção em 12% dos pacientes tratados com infliximabe e 17% dos que receberam placebo.

Uso de terapias combinadas

Embora o uso de terapia combinada com os imunossupressores azatioprina (AZA), 6-mercaptopurina (6-MP) ou metotrexato (MTX) não tenha parecido afetar os resultados clínicos relatados pelos estudos mencionados, logo ficou evidente que a associação do imunossupressor com infliximabe é importante para obter resultados clínicos ideais e minimizar a formação de anticorpos anti-infliximabe, responsáveis por alguns eventos adversos ligados às infusões e à neutralização do agente biológico. A taxa de anticorpos antidrogas terapêuticas no estudo ACCENT I foi de 8,2% entre as pessoas tratadas com terapia combinada, comparada a 17,5% nos pacientes que receberam infliximabe isoladamente (a chamada "monoterapia").[3] A taxa de reações provocadas pela infusão foi de 16,5% nos pacientes com anticorpos anti-infliximabe, comparada a somente 8,4% nos pacientes que não formaram esses anticorpos. Da mesma forma, a taxa de anticorpos anti-infliximabe no estudo ACCENT II foi de 9% na terapia combinada *versus* 24,4% na monoterapia com infliximabe, sendo observadas reações à infusão em 29,5% dos pacientes com anticorpos anti-infliximabe, e somente em 16,3% daqueles sem esses anticorpos.[5]

Em uma das primeiras análises feitas na Bélgica, 125 portadores de DC receberam doses de indução de infliximabe (infusão isolada na doença luminal, três infusões nas semanas 0, 2 e 6 para a doença fistulosa), seguidas por infusões repetidas somente em caso de recidiva.[6] Foi demonstrado que os pacientes tratados com terapia combinada apresentavam incidência menor de anticorpos anti-infliximabe (40% *versus* 75%, p < 0,01), títulos mais baixos de anticorpos anti-infliximabe (p < 0,001) e concentrações mais altas do agente biológico (p < 0,001). Em outro trabalho, pesquisadores de Boston conduziram um estudo prospectivo cego e controlado com placebo que utilizou pré-medicação com 200 mg de hidrocortisona (ou placebo) antes das infusões de infliximabe em 80 pacientes com DC.[7] Foram observadas taxas menores de anticorpos anti-infliximabe (26% *versus* 42%, p = 0,06) e títulos mais baixos de anticorpos (1,6 *versus* 3,4 mcg/mL; p = 0,02) nos pacientes pré-medicados com hidrocortisona, sem qualquer diferença nos índices de infecção ou neoplasia.

O benefício da terapia combinada foi posteriormente comprovado pelo estudo SONIC, que comparou a monoterapia com AZA (2,5 mg/kg) ou infliximabe, e a associação desses dois agentes.[8] A taxa de remissão sem uso de corticosteroides (26ª semana) foi de 30, 44,4 e 56,8%, respectivamente (p < 0,001). A taxa de cicatrização da mucosa (26ª semana), por sua vez, alcançou respectivos 16,5, 30,1 e 43,9% (p < 0,001). Anticorpos anti-infliximabe foram encontrados em 14,6% dos pacientes sob monoterapia com infliximabe e somente em 0,9% dos pacientes em terapia combinada. Eles avaliaram o nível de infliximabe em concentração mínima, que foi de 1,6 mcg/mL *versus* 3,5 mcg/mL, respectivamente (p < 0,001). A taxa de reação às infusões foi de 5,6% no grupo AZA (tratado com infusões de placebo), 16,6% em pacientes sob monoterapia com infliximabe e 5% do grupo de terapia combinada. Infecções graves ocorreram em 5,6% dos pacientes no grupo de AZA, 4,9% do grupo de infliximabe e 3,9% dos pacientes no grupo de terapia combinada. Foi observado o desenvolvimento de câncer de cólon em dois pacientes tratados apenas com AZA; um paciente tratado com AZA (isolada) morreu de sepse após colectomia.

A despeito da óbvia vantagem no uso da terapia combinada em pacientes com DC, existe certa hesitação provocada por questões de segurança, ainda que não tenham sido observados resultados preocupantes nesse sentido com a terapia combinada em nenhum dos estudos discutidos anteriormente. Estudos de bases de dados sugerem que o risco de infecção aumenta com a inclusão de corticosteroides e/ou imunomoduladores à monoterapia com agente anti--TNF; vale notar que o risco absoluto ainda assim permanece muito baixo. Foi demonstrado que o risco de linfomas é maior em pacientes com DII tratados com tiopurinas (razão de risco [RR] 5,28; (IC 95%: 2,01-13,9),[9] o que não foi observado em pacientes sob monoterapia anti-TNF. Também não está claro se a terapia combinada aumenta o risco de linfoma em comparação com o uso de tiopurina isolada em pacientes com DII (razão de incidência padronizada [RIP] 1,7; IC 95%: 0,5-7,1).[10] A taxa de incidência excessivamente baixa de linfoma hepatoesplênico de células T impede uma avaliação estatística precisa de qualquer aumento de risco com a terapia combinada, quando comparada com o uso de tiopurinas isoladamente.

Níveis de infliximabe e anticorpos

A possibilidade de verificar a existência de anticorpos anti-infliximabe e níveis do medicamento já existe há algum tempo, mas, hoje, o custo do ensaio comercial mais preciso impede o uso generalizado da tecnologia. Quando investigado no período de concentração mínima, níveis elevados de infliximabe são correlacionados com respostas clínicas mais duradouras e menores índices de recidiva, sendo inversamente proporcionais aos níveis de anticorpos anti-infliximabe.[11,12]

O paradigma da verificação de anticorpos antidrogas terapêuticas sugere que os pacientes que desenvolvem esses autoanticorpos devem passar a receber um agente anti-TNF alternativo, e não doses mais altas do mesmo agente anti-TNF.[13]

Resumo do uso de infliximabe

Dado o benefício comprovado de indução e manutenção nesses estudos, é prática padrão introduzir infliximabe na dosagem de 5 mg/kg para indução, administrada nas semanas 0, 2 e 6, seguida por infusões de manutenção a cada 8 semanas (ver Tabela 24.1). Pacientes responsivos a infliximabe, mas que caem em recidiva antes da reinfusão da 8ª semana, costumam receber as reinfusões antecipadamente (a cada 6 ou 7 semanas); isso também pode ser corrigido com o aumento da dose de infliximabe. Aqueles que perdem o efeito podem ser "recapturados" com o aumento da dosagem para 7,5 ou até 10 mg/kg. Os melhores resultados são observados quando o infliximabe é usado em associação com um imunossupressor (AZA, 6-MP ou MTX); o risco para segurança aumenta apenas minimamente. Uma alternativa à terapia combinada é uma dose de hidrocortisona intravenosa (200 mg) antes de cada infusão de infliximabe. A verificação dos níveis de infliximabe em concentração mínima pode ser útil quando se avalia a causa da perda de resposta; pacientes com níveis baixos da droga e sem anticorpos anti-infliximabe podem ser tratados com aumento de dosagem; aqueles que desenvolvem anticorpos devem ter o tratamento alternativo, com troca para outro agente biológico. Investigação para tuberculose, hepatite B e outras infecções oportunistas específicas da região é necessária antes do início da terapia (Tabela 24.3).

Tabela 24.3 Requisitos de triagem infecciosa previamente ao início da terapia*

Agente	Tuberculose	Hepatite B	Vírus JC
Infliximabe	+	+	-
Adalimumabe	+	+	-
Certolizumabe	+	+	-
Natalizumabe	-	-	+
Vedolizumabe	-	-	-

*Recomendações gerais: é possível que pacientes individuais requeiram investigação para infecções, com base em estado clínico, história prévia de infecção, suspeita de infecção e/ou localização geográfica.

Adalimumabe

Doença de Crohn luminal

O adalimumabe é um anticorpo monoclonal de IgG1 humano administrado por injeção subcutânea. O uso de adalimumabe na DC só passou a ser estudado depois do lançamento da droga no mercado para tratar doenças reumatológicas. O sucesso inicial em pacientes que haviam perdido a resposta ou que se mostraram intolerantes a infliximabe[14] levou a estudos clínicos para determinar a estratégia de dosagem ideal para o agente. O estudo CLASSIC I demonstrou que, ao contrário da artrite reumatoide, uma dose de ataque quádrupla de 160 mg, seguida por dose dupla de 80 mg após 2 semanas, era necessária para induzir remissão na DC.[15] No estudo CLASSIC II, 55 pacientes que receberam duas doses cegas no estudo CLASSIC I foram tratados com mais duas doses de adalimumabe, 40 mg, nas semanas 0 e 2, seguindo metodologia aberta; os pacientes responsivos foram distribuídos aleatoriamente em grupos para receber adalimumabe, 40 mg, em doses a cada 1 ou 2 semanas, ou um placebo durante 56 semanas.[16] O índice de remissão foi mantido em 83% (doses semanais) e 79% (aplicação a cada 2 semanas) com adalimumabe, comparado a apenas 44% entre os pacientes tratados com placebo ($p < 0,05$).

No estudo CHARM, 499 pacientes responsivos à indução inicial aberta com adalimumabe (80 mg na semana 0, 40 mg na semana 2) foram distribuídos aleatoriamente em grupos para tratamento com adalimumabe, 40 mg, em doses a cada 1 ou 2 semanas, ou placebo.[17] O índice de manutenção da remissão após 26 semanas foi de 47, 40 e 17%, respectivamente ($p < 0,001$). Após 56 semanas, esse índice alcançou respectivos 41, 36 e 12% ($p < 0,001$).

Os dados de segurança dos pacientes tratados com a droga ativa nesses estudos de um ano revelaram alguns poucos eventos graves. No estudo CLASSIC II, seis pacientes apresentaram abscessos abdominais, um desenvolveu pneumonia e sepse, outro teve parvovirose e nocardiose, e mais um contraiu meningite viral. No estudo CHARM, houve oito abscessos nos pacientes tratados com adalimumabe e cinco nos que receberam placebo. Houve um caso de pneumonia em paciente tratado com adalimumabe, mas nenhum câncer ou outros eventos graves preocupantes. Na fase de estudo aberto pós-randomização que se seguiu, ocorreram dois casos de tuberculose, ambos em pacientes com teste tuberculínico com PPD e radiografias de tórax normais previamente ao início do estudo.

O adalimumabe também se mostrou seguro e eficaz em pacientes com DC inicialmente responsivos a infliximabe, mas que cessaram o tratamento por perda de resposta ou intolerância. No estudo GAIN, 325 pacientes com DC moderada ou gravemente ativa foram distribuídos aleatoriamente em grupos para receber duas injeções de placebo ou adalimumabe, 160 mg, na semana 0, seguidas por 80 mg após 2 semanas.[18] O índice de remissão após 4 semanas foi de 7% *versus* 21%, respectivamente. A taxa de remissão foi semelhante em pacientes que perderam o efeito de resposta com infliximabe (8% *versus* 20%) e naqueles com intolerância prévia ao agente (5% *versus* 22%). Eventos adversos graves foram mais comuns no grupo placebo (três abscessos, uma sepse estafilocócica, duas exacerbações de Crohn, dois casos de dor abdominal grave) do que em pacientes tratados com adalimumabe (dois casos de desidratação).

Doença de Crohn fistulizante

Nenhum estudo específico controlado por placebo foi conduzido para fístulas na DC medicada com adalimumabe. No estudo CLASSIC I, somente 32 dos pacientes tinham fístulas supuradas, sem qualquer benefício aparente com o tratamento.[15] A única grande experiência controlada com placebo foi um subgrupo do estudo CHARM; 117 dos pacientes randomizados tinham fístulas enterocutâneas ou perianais ativas. O fechamento total das fístulas foi alcançado em 30% dos pacientes tratados com adalimumabe *versus* 13% dos que receberam placebo após 26 semanas (p = 0,043); em 56 semanas, o índice passou para 33 e 13%, respectivamente (p = 0,016). Todos os pacientes que alcançaram fechamento fistular até a 26ª semana continuaram a apresentar fechamento completo até a 52ª semana. A análise posterior dos pacientes subsequentemente tratados com adalimumabe, seguindo metodologia aberta, revelou que 24% mantiveram o fechamento da fístula 4 anos depois.[19]

Uso de terapias combinadas – níveis de adalimumabe e anticorpos

A incidência de anticorpos antidrogas terapêuticas foi baixa nos 276 pacientes do estudo CLASSIC II com adalimumabe, e nenhum deles desenvolveu anticorpos contra o agente biológico quando tratados em associação com imunomoduladores, enquanto 3,8% desenvolveram anticorpos sob monoterapia.[16] A discriminação das taxas de reação às injeções conforme a presença ou não de antiadalimumabe não foi informada. A taxa de anticorpos antiadalimumabe é mais alta (em comparação com as observadas no tratamento com infliximabe) em outros estados patológicos e o impacto da imunossupressão combinada (tipicamente com MTX) resulta em taxas mais baixas de anticorpos, níveis mais altos da droga e resultados clínicos melhores.[13,20]

Resumo do uso de adalimumabe

É importante introduzir o regime correto de ataque com adalimumabe ao tratar a DC: 160 mg na semana 0, 80 mg na semana 2 e, depois, 40 mg a cada 2 semanas (ver Tabela 24.1). Pacientes responsivos a adalimumabe, mas que depois entram em recidiva no intervalo de 2 semanas, devem ter a dosagem ajustada para 40 mg por semana;[21] alguns pacientes que apresentam recidiva podem ser beneficiados pelo uso de 80 mg a cada 2 semanas. Há cada vez mais evidências de que os melhores resultados ocorrem com o uso de adalimumabe associado a MTX; possivelmente, isso também se aplica ao uso de adalimumabe com AZA ou 6-MP; o risco de segurança aumenta minimamente. A verificação dos níveis de adalimumabe em concentração mínima pode ser útil quando se avalia a causa da perda de resposta; pacientes com níveis baixos da droga e sem anticorpos antiadalimumabe podem ser tratados com aumento de dosagem; aqueles que desenvolvem anticorpos devem ter o tratamento alternativo, com troca para outro agente biológico. Investigação para tuberculose, hepatite B e outras infecções oportunistas específicas da região é necessária antes do início da terapia (ver Tabela 24.3).

Certolizumabe

Doença de Crohn luminal

O certolizumabe pegol é um fragmento Fab' peguilado do anticorpo monoclonal humanizado administrado por injeção subcutânea. Infelizmente, os estudos de indução não tiveram êxito em alcançar remissão clínica. No estudo PRECiSE 1, 662 adultos com DC moderada a grave foram tratados com 400 mg de certolizumabe pegol ou um placebo por via subcutânea nas semanas 0, 2 e 4 e, posteriormente, a cada 4 semanas.[22] Embora o índice de resposta tenha sido maior com a droga do que com o placebo na 6ª semana (37% *versus* 26%, p = 0,04), bem como na 26ª semana (22% *versus* 12%; p = 0,05), o índice de remissão clínica nos dois grupos não diferiu significativamente (p = 0,17). Em estudo subsequente de indução em pacientes de Crohn nunca antes tratados com terapias anti-TNF, o índice de remissão com certolizumabe pegol, 400 mg, administrado nas semanas 0, 2 e 4 foi de 32%, comparado a 25% no grupo placebo (p = 0,174),[23] embora o benefício da droga em relação ao placebo tenha sido observado em pacientes com níveis altos de PCR.

O certolizumabe mostrou-se eficaz em um amplo estudo de indução com metodologia aberta seguido por um braço de manutenção cega em pacientes inicialmente responsivos. No estudo PRECiSE 2, 23.428 pacientes com DC responsivos a uma indução inicial aberta de certolizumabe pegol (400 mg nas semanas 0, 2 e 4) foram distribuídos aleatoriamente em grupos para tratamento com a droga ativa ou placebo por 26 semanas.[24] A resposta clínica foi observada em 63% *versus* 36% dos indivíduos que receberam placebo na 26ª semana (p < 0,001); e a remissão foi mantida em 48% com certolizumabe *versus* 29% no grupo placebo (p < 0,001).

Depois, o estudo WELCOME, que incluiu 539 portadores de DC (todos com perda da resposta ou desenvolvimento de reações a infliximabe), tratou todos os pacientes com indução aberta de certolizumabe pegol (400 mg nas semanas 0, 2 e 4).[25] Os 62% inicialmente responsivos (39% haviam alcançado remissão) passaram para a fase de manutenção com certolizumabe, 400 mg, administrados a cada 2 ou 4 semanas. O índice de resposta na 26ª semana foi de 40% para o grupo com aplicações a cada 4 semanas e de 37% para os de aplicação a cada 2 semanas (p = 0,55); os índices de remissão foram de 29 e 30%, respectivamente (p = 0,81).

Os dados de segurança dos estudos não foram alarmantes. No PRECiSE 1, foram observadas infecções graves em 2% dos pacientes tratados com certolizumabe e menos de 1% no grupo placebo (principalmente abscessos perianais).[22] No grupo certolizumabe, um paciente desenvolveu câncer metastático de pulmão (previamente tratado com infliximabe, MTX, AZA e prednisona) e um paciente desenvolveu câncer retal; no grupo placebo, uma paciente desenvolveu câncer cervical e houve um caso de doença de Hodgkin. No estudo PRECiSE 2, infecções graves foram observadas em 3% dos pacientes tratados com certolizumabe (incluindo um caso de tuberculose pulmonar) *versus* < 1% no grupo placebo; nenhuma neoplasia foi observada.[24] No estudo WELCOME, o índice de infecções graves foi de 3,2% (sem tuberculose) e não houve nenhuma malignidade.[25]

Doença de Crohn fistulizante
Nenhum estudo específico controlado por placebo foi conduzido para fístulas na DC medicada com certolizumabe. Dos 58 pacientes responsivos na fase de indução aberta com certolizumabe do estudo PRECiSE 2 e que também apresentavam fístulas supuradas, o fechamento das fístulas após 26 semanas não diferiu entre os pacientes mantidos em manutenção com certolizumabe em comparação ao placebo (54% *versus* 43%; p = 0,069), embora mais pacientes tratados com a droga ativa tenham apresentado o fechamento completo de todas as fístulas (36% *versus* 17%, p = 0,038).[26]

Uso de terapias combinadas – níveis de certolizumabe e anticorpos
Até o momento, não há ensaios disponíveis comercialmente para medir os níveis de certolizumabe ou anticorpos contra esse agente. No estudo PRECiSE 1, anticorpos antidrogas terapêuticas foram encontrados em 8% dos pacientes tratados com certolizumabe; a taxa foi de somente 4% entre os pacientes tratados com imunomoduladores associados *versus* 10% nos pacientes sob monoterapia.[22]

Da mesma forma, no estudo PRECiSE 2, anticorpos antidrogas terapêuticas foram encontrados em 8% dos pacientes tratados com certolizumabe; a taxa foi de somente 2% em indivíduos tratados com imunomoduladores associados *versus* 12% daqueles em monoterapia.[24]

Resumo do uso de certolizumabe

O certolizumabe pegol é viscoso; cada dose de 400 mg consiste em duas injeções (200 mg cada). A dose de ataque é de 400 mg nas semanas 0, 2 e 4, seguida por 400 mg a cada 4 semanas (ver Tabela 24.1). No estudo clínico PRECiSE 4, pacientes que perderam a resposta foram tratados com uma dose de "reforço" isolada de 400 mg, 2 semanas depois da última dose;[27] na prática, isso não parece ser suficiente para manter a remissão, podendo ser necessário aplicar 400 mg a cada 2 semanas.[28] Sempre que possível, a terapia combinada com AZA, 6-MP ou MTX é recomendada. Quando ensaios para a verificação do nível de certolizumabe forem disponibilizados, a avaliação do nível de concentração mínima pode ser útil para determinar a causa da perda de resposta; pacientes com níveis baixos da droga e sem anticorpos anticertolizumabe podem ter a dose dobrada para 400 mg a cada 2 semanas; aqueles que desenvolvem anticorpos devem passar a receber um agente biológico alternativo. Investigação para tuberculose, hepatite B e outras infecções oportunistas específicas da região é necessária antes do início da terapia (ver Tabela 24.3).

AGENTES BIOLÓGICOS DIRECIONADOS A INTEGRINAS ESPECÍFICAS
Natalizumabe
Doença de Crohn luminal

O natalizumabe é um anticorpo de IgG_4 humanizado administrado por infusão intravenosa 1 vez por mês. Seu mecanismo de ação envolve a ligação à integrina alfa-4, bloqueando sua adesão e a migração subsequente de leucócitos para o intestino. Sua eficácia em pacientes com DC moderada a grave foi alvo de diversos estudos clínicos amplos. No estudo de indução ENACT-1, 905 pacientes foram tratados com infusões mensais de natalizumabe, 300 mg, ou placebo.[29] A taxa de resposta após 10 semanas foi de 56% *versus* 49% ($p = 0,05$) e a de remissão, de 37% *versus* 30% ($p = 0,12$). Melhores resultados foram observados quando somente os pacientes com nível de PCR elevado na avaliação inicial (*baseline*) foram considerados; o índice de resposta após 10 semanas no subgrupo com PCR alta foi de 58% *versus* 45% no grupo placebo, sendo o índice de remissão de 40% *versus* 28% (p < 0,05 para ambos).

Os pacientes responsivos foram redistribuídos em grupos para infusões de manutenção com natalizumabe ou placebo mensalmente até a 56ª semana (ENACT-2).[29] Aqui, a eficácia foi mais convincente, com uma taxa de resposta sustentada após 36 semanas de 61% *versus* 28% para o placebo (p < 0,001); a taxa de remissão sustentada foi de 44% *versus* 26% para o placebo (p = 0,003). A análise feita na 60ª semana revelou uma taxa de resposta sustentada de 54% *versus* 20% para o placebo, e remissão sustentada de 39% *versus* 15% para o placebo.

Mais tarde, o estudo ENCORE com 509 pacientes foi conduzido somente com casos de DC moderada ou gravemente ativa com nível elevado de PCR.[30] Depois de receber três infusões de natalizumabe nas semanas 0, 4 e 8, a taxa de resposta sustentada na 12ª semana foi de 48% *versus* 32% para o placebo (p < 0,001), com taxa de remissão de 26% *versus* 16% (p = 0,002).

Os dados de segurança dos estudos com natalizumabe revelaram taxas semelhantes (muito baixas) de infecções graves, tanto com a droga ativa como com placebo; 2% cada no estudo de indução ENACT-1; 2% para o placebo e < 1% para a droga ativa no estudo de indução ENCORE; 3% para natalizumabe e 2% para o placebo no estudo clínico de manutenção ENACT-2. Nos estudos ENACT, os únicos cânceres observados foram um carcinoma basocelular da pele em cada braço de tratamento medicamentoso e no braço de tratamento com placebo. No estudo ENCORE, um paciente no braço de tratamento com natalizumabe desenvolveu carcinoma basocelular.

A questão de segurança digna de nota com natalizumabe, reconhecida somente depois do lançamento da droga no mercado para tratamento da esclerose múltipla, foi o risco raro de leucoencefalopatia multifocal progressiva debilitante ou fatal, posteriormente atribuída ao vírus JC.[31] O risco foi mais alto nos pacientes que estiveram em terapia por 2 anos ou mais e que foram tratados previamente ou em conjunto com imunossupressores. Mais tarde, a disponibilidade de exame sanguíneo para anticorpos contra o vírus JC permitiu que essa terapia continuasse a ser usada em pacientes com DC moderada a grave sem evidências de exposição anterior ao vírus. A recomendação atual é a de repetir o teste a cada 6 ou 12 meses e evitar o uso associado com imunossupressores.

Doença de Crohn fistulizante

Nenhum estudo específico controlado por placebo foi conduzido para fístulas na DC medicada com natalizumabe.

Uso de terapias combinadas – níveis de natalizumabe e anticorpos

Em função do risco maior de leucoencefalopatia multifocal progressiva em pacientes tratados em associação com imunossupressores, a terapia combinada com esses agentes não é permitida, salvo pelo uso de corticosteroides, que devem ser gradualmente reduzidos nos primeiros 6 meses. Há, contudo, dados de estudos clínicos sobre o impacto do uso concomitante de imunossupressores.

Até o momento, não há ensaio disponível comercialmente para medir os níveis de natalizumabe, embora existam ensaios para medir anticorpos contra esse agente. No estudo ENACT-1, 8% dos pacientes obtiveram resultado positivo para anticorpos antinatalizumabe; a taxa foi de 14% nos pacientes sob natalizumabe como monoterapia, 6% entre os tratados com natalizumabe mais corticosteroides e 3% entre os tratados com natalizumabe mais imunossupressores.[29] Reações agudas à infusão foram mais comuns em pacientes com anticorpos antinatalizumabe (45%) do que entre os que tiveram resultado negativo (9%; p < 0,001). A taxa de resposta após 12 semanas foi numericamente mais baixa entre os pacientes com (53%) do que sem anticorpos (62%; p = 0,18).

No estudo ENACT-2, 9% dos pacientes tiveram resultados positivos para testes de anticorpos antinatalizumabe; a taxa de anticorpos persistentemente positivos foi de 5% no geral, 10% entre os pacientes sob natalizumabe como monoterapia, 2% entre os tratados com natalizumabe mais corticosteroides e zero entre os que receberam natalizumabe mais imunossupressores.[29] Reações agudas à infusão foram mais comuns em pacientes com anticorpos antinatalizumabe (19%) do que entre os que apresentaram resultado negativo (7%; p = 0,02). A taxa de resposta sustentada após 60 semanas foi de 0% nos pacientes com anticorpos antinatalizumabe persistentes, comparada a 56% nos indivíduos sem anticorpos.

Anticorpos antinatalizumabe foram encontrados em 9,5% dos pacientes no estudo ENCORE; a taxa foi de 14% entre os pacientes sob natalizumabe como monoterapia, 10,4% entre os tratados com natalizumabe mais corticosteroides e 4,5% entre os que receberam natalizumabe mais imunossupressores.[30] Reações agudas à infusão foram mais comuns nos pacientes que apresentaram resultado positivo para anticorpos antinatalizumabe (22%) do que entre os que obtiveram resultado negativo (8%). Os pacientes que desenvolveram anticorpos também apresentaram taxas de resposta e remissão sustentadas numericamente mais baixas após 12 semanas (40,9 e 22,7%), em comparação com aqueles sem anticorpos (49,5 e 26,1%, respectivamente, p = NS).

Resumo do uso de natalizumabe

Natalizumabe, 300 mg, é infundido uma vez a cada 4 semanas; não existe um regime "de ataque"; o aumento da dose não é permitido (ver Tabela 24.2). O uso associado com imunossupressores não é permitido e os corticosteroides devem ser gradualmente retirados no intervalo de 6 meses após o início da terapia. Toda suspeita de desenvolvimento de leucoencefalopatia multifocal progressiva deve ser imediatamente avaliada e excluída. A investigação de anticorpos contra o vírus JC é obrigatória antes do início do tratamento; o exame de sangue deve ser repetido a cada 6 ou 12 meses e a terapia interrompida nos pacientes com resultado positivo. Pacientes (e médicos responsáveis pelo tratamento) nos Estados Unidos são inscritos no programa de monitoramento de segurança medicamentosa "CD-TOUCH", mas cada país tem uma a política de monitoramento específica. A investigação de outras infecções oportunistas não é necessária antes do início do tratamento com natalizumabe, embora cuidado deva ser tomado em circunstâncias individuais (ver Tabela 24.3).

Vedolizumabe

Doença de Crohn luminal

O vedolizumabe é um anticorpo de IgG_4 humanizada administrado por infusão intravenosa 1 vez por mês. Seu mecanismo de ação é o de ligar-se ao complexo integrina alfa-4-beta-7, bloqueando a adressina da mucosa – molécula de adesão celular 1 (MAdCAM-1) – e impedindo seletivamente a adesão e posterior migração de leucócitos para o intestino. Uma vez que esse agente não afeta o trânsito leucocitário no sistema nervoso central, teoricamente (e, até o momento, na prática) também não aumenta o risco de leucoencefalopatia multifocal progressiva.[32]

O estudo GEMINI 2 foi um estudo randomizado, duplo-cego e controlado com placebo que incluiu tanto o protocolo de indução como o de manutenção.[33] Aproximadamente 50% dos pacientes já haviam sido expostos a alguma terapia anti-TNF. Na fase de indução, a coorte 1 consistiu de 368 pacientes com DC moderada ou gravemente ativa distribuídos aleatoriamente em grupos para receber duas infusões (semanas 0 e 2) de vedolizumabe, 300 mg, ou um placebo. A taxa de remissão após 6 semanas foi de 14,5% com a droga ativa *versus* 6,8% para o placebo (p = 0,02); a taxa de resposta foi de 31,4% *versus* 25,7% com placebo (p = 0,23). A coorte 2 consistiu de 747 pacientes tratados com vedolizumabe, 300 mg, seguindo metodologia aberta nas semanas 0 e 2; as taxas de remissão e resposta após 6 semanas foram de 17,7 e 34,4%, respectivamente.

No estudo clínico de manutenção, os pacientes responsivos à indução cega (coorte 1) ou à indução aberta (coorte 2) foram distribuídos aleatoriamente em grupos na proporção 1:1:1, para receberem infusões cegas de vedolizumabe, 300 mg, a cada 4 ou 8 semanas, ou um placebo (embora os pacientes da coorte 1 responsivos às infusões de placebo tenham continuado a receber placebo na fase de manutenção). A taxa de remissão após 52 semanas para vedolizumabe foi de 39% (doses a cada 8 semanas) e 36,4% (doses a cada 4 semanas), comparada a 21,6% com placebo (p < 0,001 e p = 0,004, respectivamente). A taxa de remissão sem o uso de glicocorticoides para vedolizumabe foi de 31,7% (doses a cada 8 semanas) e de 28,8% (doses a cada 4 semanas), comparada a 15,9% com placebo (p = 0,02 e p = 0,04, respectivamente). A taxa de resposta foi de 43,5, 45,5 e 30,1%, respectivamente (p = 0,01, p = 0,005). Foram observados cânceres em 1/301 pacientes tratados com placebo e 4/814 dos pacientes tratados com vedolizumabe (casos de carcinoma basocelular da pele, carcinoma espinocelular da pele, câncer de mama e carcinoide do apêndice).

O estudo clínico GEMINI 3 avaliou a indução em 315 pacientes com Crohn moderado ou gravemente ativo previamente expostos a um ou mais agentes anti-TNF, tendo obtido resposta inadequada, perda de resposta ou intolerância.[34] A taxa de remissão após 6 semanas com infusões de vedolizumabe, 300 mg, nas semanas 0 e 2, foi de 15,2% *versus* 12,1% para o placebo (p = 0,433; a taxa de resposta foi de 39,2% *versus* 22,3%, p = 0,001). Depois de uma infusão adicional cega na 6ª semana, a taxa de remissão após 10 semanas foi de 26,6% *versus* 12,1% (p = 0,001).

Dados de outros 101 pacientes nunca expostos a agentes anti-TNF também foram reportados; a taxa de remissão após 6 semanas foi de 31,4% *versus* 12% com placebo; a taxa de resposta após 6 semanas foi de 39,2% *versus* 24% com placebo. Após 10 semanas, a taxa de remissão foi de 35,3% *versus* 16% com placebo e a taxa de resposta, 51% *versus* 22% com placebo.

As análises de segurança dos estudos foram encorajadoras; no GEMINI 2, os pacientes tratados com vedolizumabe apresentaram uma taxa numericamente mais alta de nasofaringite, mas taxas menores de cefaleia e dor abdominal do que os que receberam placebo.[33] A taxa de infecções graves foi de 5,5% (droga) *versus* 3% (placebo). No estudo GEMINI 3, foram observadas infecções graves em 2/209 pacientes tratados com vedolizumabe (abscesso anal, infecção urinária). A taxa de nasofaringite foi semelhante entre os pacientes no grupo de medicação ativa e placebo (4% cada).

Doença de Crohn fistulizante

Nenhum estudo específico controlado por placebo foi conduzido para fístulas na DC medicada com vedolizumabe. A análise de subgrupo dos 57 pacientes com fístulas supuradas na avaliação inicial (baseline) no estudo GEMINI 2 revelou uma taxa de fechamento fistular após 52 semanas entre os pacientes tratados com vedolizumabe de 41,2% (doses a cada 8 semanas) e 22,7% (doses a cada 4 semanas), comparada a 11,1% com placebo (p = 0,03 e p = 0,32, respectivamente).[33]

Uso de terapias combinadas – níveis de vedolizumabe e anticorpos

Até o momento, não há nenhum ensaio disponível comercialmente para medir os níveis de vedolizumabe ou anticorpos contra esse agente. Não foi permitido o uso concomitante de imunossupressores pelos pacientes incluídos no estudo GEMINI 2 em centros dos Estados Unidos; os autores declararam que o uso de imunossupressão combinada está associado à redução da imunogenicidade.[33] Anticorpos antivedolizumabe foram detectados em 4,1% dos pacientes.

No estudo GEMINI 3, a terapia associada com imunossupressores ou corticosteroides levou a taxas mais altas de remissão clínica após 10 semanas em pacientes sem sucesso para anti-TNF, bem como na população total.[34] Anticorpos antidrogas terapêuticas foram relatados em 1% dos pacientes.

Resumo do uso de vedolizumabe

A dose de indução com vedolizumabe deve ser de 300 mg nas semanas 0, 2 e 6, seguida por infusões de manutenção a cada 8 semanas (ver Tabela 24.2). Ainda não há dados sobre o aumento das infusões em pacientes com recidiva mais rápida; é provável que aqueles que apresentam recidiva antes do prazo de 8 semanas possam ser beneficiados pela administração de infusões em intervalos de 4 semanas. A verificação do nível e anticorpos da droga, quando disponível, pode ser útil para determinar isso. Os melhores resultados são observados quando vedolizumabe é usado em associação com um imunossupressor (AZA, 6-MP ou MTX); isso pode ser particularmente aconselhável quando o paciente já não apresenta êxito com a terapia anti-TNF. A investigação da exposição ao vírus JC ou outras infecções oportunistas não é necessária antes do início do tratamento com vedolizumabe, embora cuidado deva ser tomado em circunstâncias individuais (ver Tabela 24.3).

CONCLUSÃO

O advento das terapias biológicas revolucionou o tratamento da DC luminal e fistulosa. As terapias direcionadas ao TNF-alfa funcionam com rapidez para indução, principalmente no caso de anticorpos totais (infliximabe e adalimumabe). Os anticorpos anti-integrina, natalizumabe e vedolizumabe, podem ter um início mais lento de ação; o estabelecimento de uma ponte com corticosteroides ou outra terapia aguda pode ser necessário nos pacientes doentes. Todas as terapias são eficazes para manter a resposta clínica e a remissão. Os melhores resultados ocorrem quando esses agentes são administrados juntamente com um imunossupressor (o que não é permitido com natalizumabe), em parte em razão da incidência mais baixa de anticorpos antidrogas terapêuticas e outras reações agudas. A preocupação com segurança para infecções oportunistas é maior com agentes anti-TNF; isso deve ser considerado quando se avaliam a localização e os riscos da população de pacientes em tratamento. Natalizumabe só deve ser usado depois de verificada a ausência de exposição (por exame de sangue) ao vírus JC; o teste deve ser repetido a cada 6 a 12 meses e a terapia cessada se o resultado for positivo. O futuro promete terapias biológicas alternativas direcionadas a outras vias (p.ex., anti-IL12, anti-IL23, anti-IL6, inibidores da JAK), algumas já usadas em outras doenças inflamatórias.

REFERÊNCIAS BIBLIOGRÁFICAS

1. Targan SR, Hanauer SB, van Deventer SJ, Mayer L, Present DH, Braakman T et al. A short-term study of chimeric monoclonal antibody cA2 to tumor necrosis factor alpha for Crohn's disease. Crohn's Disease cA2 Study Group. New England Journal of Medicine 1997;337(15):1029-35.

2. Rutgeerts P, D'Haens G, Targan S, Vasiliauskas E, Hanauer SB, Present DH et al. Efficacy and safety of retreatment with anti-tumor necrosis factor antibody (infliximab) to maintain remission in Crohn's disease. Gastroenterology 1999;117(4):761-9.

3. Hanauer SB, Feagan BG, Lichtenstein GR, Mayer LF, Schreiber S, Colombel JF et al. Maintenance infliximab for Crohn's disease: the ACCENT I randomised trial. Lancet 2002;359(9317):1541-9.

4. Present DH, Rutgeerts P, Targan S, Hanauer SB, Mayer L, van Hogezand RA et al. Infliximab for the treatment of fistulas in patients with Crohn's disease. New England Journal of Medicine 1999;340(18):1398-405.

5. Sands BE, Anderson FH, Bernstein CN, Chey WY, Feagan BG, Fedorak RN et al. Infliximab maintenance therapy for fistulizing Crohn's disease. The New England Journal of Medicine 2004; 350(9):876-85.

6. Baert F, Noman M, Vermeire S, Van Assche G, G DH, Carbonez A et al. Influence of immunogenicity on the long-term efficacy of infliximab in Crohn's disease. The New England Journal of Medicine 2003;348(7):601-8.

7. Farrell RJ, Alsahli M, Jeen YT, Falchuk KR, Peppercorn MA, Michetti P. Intravenous hydrocortisone premedication reduces antibodies to infliximab in Crohn's disease: A randomized controlled trial. Gastroenterology 2003;124(4):917-24.

8. Colombel JF, Sandborn WJ, Reinisch W, Mantzaris GJ, Kornbluth A, Rachmilewitz D et al. Infliximab, azathioprine, or combination therapy for Crohn's disease. The New England Journal of Medicine 2010; 362(15):1383-95.

9. Beaugerie L, Brousse N, Bouvier AM, Colombel JF, Lemann M, Cosnes J et al. Lymphoproliferative disorders in patients receiving thiopurines for inflammatory bowel disease: a prospective observational cohort study. Lancet 2009; 374(9701):1617-25.

10. Siegel CA, Marden SM, Persing SM, Larson RJ, Sands BE. Risk of lymphoma associated with combination anti-tumor necrosis factor and immunomodulator therapy for the treatment of Crohn's disease: a meta-analysis. Clin Gastroenterol Hepatol 2009; 7(8):874-81.

11. Lee LY, Sanderson JD, Irving PM. Anti-infliximab antibodies in inflammatory bowel disease: prevalence, infusion reactions, immunosuppression and response, a meta--analysis. Eur J Gastroenterol Hepatol 2012; 24(9):1078-85.

12. Nanda KS, Cheifetz AS, Moss AC. Impact of antibodies to infliximab on clinical outcomes and serum infliximab levels in patients with inflammatory bowel disease (IBD): a meta-analysis. The American Journal of Gastroenterology 2013; 108(1): 40-7; quiz 8.

13. Yanai H, Lichtenstein L, Assa A, Mazor Y, Weiss B, Levine A et al. Levels of Drug and Antidrug Antibodies Are Associated With Outcome of Interventions After Loss of Response to Infliximab or Adalimumab. Clin Gastroenterol Hepatol 2014; S1542--3565(14)01074-X.

14. Sandborn WJ, Hanauer S, Loftus Jr. EV, Tremaine WJ, Kane S, Cohen R et al. An Open-Label Study of the Human Anti-TNF Monoclonal Antibody Adalimumab in Subjects with Prior Loss of Response or Intolerance to Infliximab for Crohn's Disease. The American Journal of Gastroenterology 2004; 99(10):1984-9.

15. Hanauer SB, Sandborn WJ, Rutgeerts P, Fedorak RN, Lukas M, MacIntosh D et al. Human anti-tumor necrosis factor monoclonal antibody (adalimumab) in Crohn's disease: the CLASSIC-I trial. Gastroenterology 2006; 130(2):323-33; quiz 591.

16. Sandborn WJ, Hanauer SB, Rutgeerts P, Fedorak RN, Lukas M, MacIntosh DG et al. Adalimumab for maintenance treatment of Crohn's disease: results of the CLASSIC II trial Gut 2007; 56(9):1232-9.

17. Colombel JF, Sandborn WJ, Rutgeerts P, Enns R, Hanauer SB, Panaccione R et al. Adalimumab for maintenance of clinical response and remission in patients with Crohn's disease: the CHARM trial. Gastroenterology 2007; 132(1):52-65.

18. Sandborn WJ, Rutgeerts P, Enns R, Hanauer SB, Colombel JF, Panaccione R et al. Adalimumab induction therapy for Crohn disease previously treated with infliximab: a randomized trial. Annals of Internal Medicine 2007; 19;146(12):829-38.

19. Panaccione R, Colombel JF, Sandborn WJ, D'Haens G, Zhou Q, Pollack PF et al. Adalimumab maintains remission of Crohn's disease after up to 4 years of treatment: data from CHARM and ADHERE. Alimentary Pharmacology & Therapeutics 2013; 38(10):1236-47.

20. Roblin X, Marotte H, Rinaudo M, Del Tedesco E, Moreau A, Phelip JM et al. Association between pharmacokinetics of adalimumab and mucosal healing in patients with inflammatory bowel diseases. Clin Gastroenterol Hepatol 2014; 12(1):80-4 e2.

21. Rutgeerts P, Van Assche G, Sandborn WJ, Wolf DC, Geboes K, Colombel JF et al. Adalimumab induces and maintains mucosal healing in patients with Crohn's disease: data from the EXTEND trial. Gastroenterology 2012; 142(5):1102-11 e2.

22. Sandborn WJ, Feagan BG, Stoinov S, Honiball PJ, Rutgeerts P, Mason D et al. Certolizumab pegol for the treatment of Crohn's disease. The New England Journal of Medicine 2007; 357(3):228-38.

23. Sandborn WJ, Schreiber S, Feagan BG, Rutgeerts P, Younes ZH, Bloomfield R et al. Certolizumab pegol for active Crohn's disease: a placebo-controlled, randomized trial. Clin Gastroenterol Hepatol 2011; 9(8):670-8 e3.

24. Schreiber S, Khaliq-Kareemi M, Lawrance IC, Thomsen OO, Hanauer SB, McColm J et al. Maintenance therapy with certolizumab pegol for Crohn's disease. The New England Journal of Medicine 2007; 357(3):239-50.

25. Sandborn WJ, Abreu MT, D'Haens G, Colombel JF, Vermeire S, Mitchev K et al. Certolizumab pegol in patients with moderate to severe Crohn's disease and secondary failure to infliximab. Clin Gastroenterol Hepatol 2010; 8(8):688-95 e2.

26. Schreiber S, Lawrance IC, Thomsen OO, Hanauer SB, Bloomfield R, Sandborn WJ. Randomised clinical trial: certolizumab pegol for fistulas in Crohn's disease - subgroup results from a placebo-controlled study. Alimentary Pharmacology & Therapeutics 2011; 33(2):185-93.

27. Sandborn WJ, Schreiber S, Hanauer SB, Colombel JF, Bloomfield R, Lichtenstein GR. Reinduction with certolizumab pegol in patients with relapsed Crohn's disease: results from the PRECiSE 4 Study. Clin Gastroenterol Hepatol 2010; 8(8):696-702 e1.

28. Stein AC, Rubin DT, Hanauer SB, Cohen RD. Incidence and Predictors of Clinical Response, Re-induction Dose, and Maintenance Dose Escalation with Certolizumab Pegol in Crohn's Disease. Inflammatory Bowel Diseases 2014; 20(10):1722-8.

29. Sandborn WJ, Colombel JF, Enns R, Feagan BG, Hanauer SB, Lawrance IC et al. Natalizumab induction and maintenance therapy for Crohn's disease. The New England Journal of Medicine 2005; 353(18):1912-25.

30. Targan SR, Feagan BG, Fedorak RN, Lashner BA, Panaccione R, Present DH et al. Natalizumab for the treatment of active Crohn's disease: results of the ENCORE Trial. Gastroenterology 2007; 132(5):1672-83.

31. Van Assche G, Van Ranst M, Sciot R, Dubois B, Vermeire S, Noman M et al. Progressive multifocal leukoencephalopathy after natalizumab therapy for Crohn's disease. The New England Journal of Medicine 2005; 353(4):362-8.

32. Milch C, Wyant T, Xu J, Parikh A, Kent W, Fox I et al. Vedolizumab, a monoclonal antibody to the gut homing alpha4beta7 integrin, does not affect cerebrospinal fluid T-lymphocyte immunophenotype. Journal of Neuroimmunology 2013; 264(1-2):123-6.

33. Sandborn WJ, Feagan BG, Rutgeerts P, Hanauer S, Colombel JF, Sands BE et al. Vedolizumab as induction and maintenance therapy for Crohn's disease. The New England Journal of Medicine 2013; 369(8):711-21.

34. Sands BE, Feagan BG, Rutgeerts P, Colombel JF, Sandborn WJ, Sy R et al. Effects of vedolizumab induction therapy for patients with Crohn's disease in whom tumor necrosis factor antagonist treatment failed. Gastroenterology 2014; 147(3):618-27 e3.

TERAPIA BIOLÓGICA NA RETOCOLITE ULCERATIVA

FÁBIO VIEIRA TEIXEIRA
ROGÉRIO SAAD HOSSNE

INTRODUÇÃO

O termo doença inflamatória intestinal (DII) é frequentemente utilizado na literatura médica para definir um conjunto de doenças que envolvem o trato alimentar, em especial o intestino delgado e o intestino grosso. As principais DII são a doença de Crohn (DC) e a retocolite ulcerativa (RCU).[1-7]

A RCU é uma DII crônica e de natureza desconhecida, com incidência anual de 0,5 a 24,5 casos novos por 100.000 habitantes e uma prevalência de 7,6 a 246 casos/100.000 habitantes.[1-4] Infelizmente, no Brasil, a prevalência e a incidência dessa doença ainda são pouco conhecidas.[2-5]

Na RCU, a inflamação está restrita à mucosa intestinal e pode se manifestar desde uma forma leve até uma colite grave com comprometimento sistêmico.[1,2]

O tratamento convencional da RCU, sugerido pela maioria dos consensos médicos, deve ser escalonado e progressivo (*step-up*), de acordo com a gravidade da doença.[5-8] Portadores de doença leve devem ser tratados com aminossalicilatos e aqueles com manifestação moderada da doença, corticodependentes ou refratários aos salicilatos devem receber um tratamento mais efetivo com imunomoduladores.[1-3]

O maior objetivo do tratamento da DII é induzir a remissão nos indivíduos com doença aguda. Assim que a remissão clínica é conseguida, a manutenção sem o uso de corticoterapia e com a menor dose de medicamento possível é a meta a ser atingida.[1-5]

Até algum tempo atrás, acreditava-se que o objetivo mais importante do tratamento seria a remissão clínica do paciente, normalmente com base em escores de sinais e sintomas na DC (índice de atividade da DC [*Crohn's disease activity index* – *CDAI*] < 150 pontos) e na RCU (escore de Mayo = 2 pontos). No entanto, depois do advento de uma nova classe de drogas, conhecida como imunobiológicos, que induz a cicatrização da mucosa intestinal inflamada, houve uma mudança nesse objetivo. Além da busca pela remissão clínica sustentada, a cicatrização da mucosa deveria ser a nova meta.[5-18]

A terapia biológica, representada pela sua principal classe de fármacos, os anticorpos antifator de necrose tumoral (anti-TNF), tornou-se em pouco tempo o ápice de uma montanha, cuja base é representada pelos outros fármacos utilizados há várias décadas no tratamento da DII. Essas novas drogas interferem diretamente na resposta imunológica do indivíduo, diminuindo a ativação das células T e induzindo a apoptose das células de defesa, controlando, enfim, esse complexo mecanismo ainda pouco conhecido que origina doenças como a RCU e a DC.[3-30,33-57]

O objetivo deste capítulo é fornecer ao leitor o histórico, as indicações, o mecanismo de ação, os efeitos colaterais, a eficácia e a segurança das drogas biológicas utilizadas atualmente para o tratamento da RCU.

HISTÓRICO DA TERAPIA BIOLÓGICA

O termo terapia biológica refere-se ao tratamento de alguma doença utilizando composto natural ou biologicamente modificado.[5,51-53] Na patogênese da DC e da RCU, existe o envolvimento e a ativação de algumas citoquinas pró-inflamatórias (TNF, interleucinas [IL], integrinas, etc.). Em decorrência disso, alguns agentes biológicos têm eficácia maior em comparação a outros. Na maioria das vezes, esses fármacos usados no tratamento da DII são anticorpos monoclonais. Anticorpos são glicoproteínas produzidas por linfócitos B do sistema imune. Um anticorpo liga-se unicamente ao seu antígeno correspondente. Entretanto, alguns antígenos possuem várias regiões antigênicas que podem se ligar a um anticorpo; são os epitopos. Os anticorpos podem ser produzidos por clones de linfócitos B direcionados a vários epitopos, que são chamados de anticorpos policlonais. Todavia, é possível produzir anticorpos específicos que se ligam somente a um epitopo, conhecidos como anticorpos monoclonais. Essa biotecnologia permite criar anticorpos direcionados contra antígenos específicos e, com isso, inativar enzimas tumorais, estimular ou bloquear receptores, ligar e desligar funções fisiológicas das células e também bloquear a ação de citocinas pró-inflamatórias, entre outras ações. Existem centenas de anticorpos monoclonais utilizados em terapêutica e seus nomes são derivados de regras de nomenclatura estabelecidas pela Organização Mundial da Saúde (OMS). Todos recebem nomes com o sufixo -mab, de *monoclonal antibody* (mabe em português), e infixos que indicam o tipo e a indicação principal. Por exemplo, -o- são murinos, -xi- são quiméricos, -zu- são humanizados e -u- são humanos. Infixos -tu- ou -tum- qualificam os oncológicos e -li- ou -lim-, os imunológicos, etc.[5,51-53]

ANTI-TNF

Há muito tempo, observou-se que alguns pacientes com câncer apresentavam regressão de seus tumores quando sofriam infecções bacterianas graves. O processo infeccioso, especialmente por Gram-negativos, induz a produção de uma substância que foi denominada de fator de necrose tumoral (TNF, do inglês *tumor necrosis fator*). Essa citocina pró-inflamatória é uma proteína não glicosilada produzida por várias células do sistema imune, especialmente linfócitos e macrófagos. O TNF está relacionado a diversas doenças inflamatórias, como artrite reumatoide, psoríase e DII. O bloqueio do TNF neutraliza a produção de outras citocinas pró-inflamatórias, como IL-1 e IL-8.[51-53]

Várias drogas têm sido criadas com o objetivo de bloquear a ação de citocinas ou de mecanismos fisiológicos relacionados à inflamação: anti-TNF, inibidores da protease, inibidores de tráfego de linfócitos T, inibidores da polarização dos linfócitos T, inibidores da ativação de células T, promotores da reparação de epitélio e estimuladores do sistema imunológico.[1,3-5,51-53]

No Brasil, dois agentes anti-TNF foram aprovados pela Anvisa para o tratamento da RCU. Até setembro de 2014, o infliximabe (IFX) era a única droga aprovada. No início de outubro de 2014, o adalimumabe (ADA) foi aprovado pela Anvisa para o tratamento da RCU. Recentemente, as agências de saúde dos Estados Unidos (Food and Drug Administration – FDA) e da comunidade europeia (European Medicines Agency – EMA) aprovaram também o uso do ADA e do golimumabe (GLM) para o tratamento da RCU moderada-grave.[7,13,17,29,49,51-53]

INFLIXIMABE (IFX)

Desde meados da década de 1990, passou-se a conhecer o papel do TNF-alfa como importante mediador da resposta inflamatória no intestino humano. O TNF conduz a resposta imunológica, mas seu bloqueio não interrompe completamente a resposta inflamatória, apenas impede que tal resposta seja efetiva.

Nos Estados Unidos, o IFX (Remicade® – Janssen, Brasil) foi aprovado pela FDA para o uso em portadores de DC em 1998. No Brasil, a droga foi aprovada pela Anvisa para uso em DC somente em 2000, e para uso em portadores de RCU, em 2006.[1,2,21,22] O IFX é um anticorpo monoclonal do tipo IgG1 quimérico (75% de proteína humana e 25% de proteína de camundongo). O anticorpo liga-se a uma subunidade do TNF solúvel e ao precursor do TNF aderido à membrana celular. Acredita-se que a droga bloqueie a interação do TNF com seus receptores. O TNF solúvel, uma vez bloqueado, impede a quimiotaxia de macrófagos e células T, com consequente diminuição do processo inflamatório. Por outro lado, o bloqueio do TNF aderido à membrana celular induz as células T à apoptose.[4,23,51-53] A droga é administrada por via intravenosa. O uso do IFX está indicado nos portadores de DC e RCU moderada a grave, refratários ou intolerantes à terapia convencional com corticosteroides, salicilatos e imunomoduladores. A posologia é baseada no peso corpóreo; para induzir remissão, a dose é de 5 mg/kg de peso corpóreo administrada na semana zero (início do tratamento), semana 2 (2 semanas após a semana inicial) e semana 6 (6 semanas após a semana inicial). Para manter a remissão, o paciente deve receber infusões de 5 mg/kg a cada 8 semanas.[1] Com a dose de 5 mg/kg de peso, a meia-vida média da droga é de 7,7 a 9,5 dias.[4,23]

A eficácia do IFX em induzir e manter a remissão em portadores de DC foi descrita em dois estudos randomizados e duplos-cegos: Accent 1 e Accent 2.[9,10] Entretanto, o papel do TNF na gênese da RCU, em passado recente, foi motivo de muito debate. Apesar de os primeiros estudos pivotais demonstrarem eficácia limitada do IFX em portadores de RCU, após a publicação de dois estudos randomizados, duplos-cegos e placebo-controlados, foi possível comprovar a eficácia da droga em portadores de RCU moderada e grave.[2,6,7,24-28,58] Os estudos ACT (*Active Ulcerative Colitis*) 1 e 2 demonstraram o sucesso terapêutico do IFX em portadores de RCU moderada e grave, refratários ao tratamento convencional. Quase 70% (ACT 1 = 69% e ACT 2 = 64%) dos pacientes que receberam indução com IFX na dose de 5 mg (semanas zero, 2 e 6) responderam ao tratamento na semana 8 (resposta ao tratamento definida como diminuição em 3 pontos no escore de Mayo) e destes, cerca de 35% (ACT 1 = 39% e ACT 2 = 34%) se mantiveram em remissão.[6] Além disso, a maioria dos pacientes apresentou cicatrização da mucosa cólica e redução ou parada completa do uso de corticosteroides.[6,58]

Posteriormente à publicação em 2005 dos estudos ACT 1 e ACT 2, outras subanálises ou *extensions* dessa mesma coorte de pacientes foram reportadas na literatura. Em 2009, Sandborn et al.[54] avaliaram taxas de colectomia, número de hospitalizações e número de cirurgias relacionadas com a RCU de pacientes que receberam terapia com IFX 5 mg e 10 mg, quando comparados ao placebo. O número de colectomia em 54 semanas foi significativamente menor nos pacientes que receberam IFX 10 mg, em comparação àqueles que receberam placebo (p = 0,007).[6,23,28,54,56,58] Além disso, o número de internações e de cirurgias relacionadas à RCU também foi significativamente menor no grupo tratado com IFX. Ademais, quando se realizou uma análise multivariada, foi possível identificar alguns fatores relacionados à colectomia. Os altos índices de PCR no diagnóstico, o diagnóstico tardio da doença (doença > 3 anos), o escore de Mayo entre 10 e 12 pontos e o uso de corticoterapia foram fatores associados a maior chance de colectomia. Além desses fatores, o não uso do IFX também esteve diretamente associado à possibilidade de colectomia.[58]

Colite grave refratária à corticoterapia endovenosa

Järnerot et al. avaliaram o uso do IFX como terapia de resgate em portadores de RCU grave internados e refratários à corticoterapia endovenosa. Os pacientes foram randomizados para receber IFX 5 mg/kg de peso (uma única dose) ou placebo. Os autores concluíram que o IFX pode ser usado como terapia de resgate no tratamento de portadores de colite grave para reduzir o número de colectomia, pelo menos em curto prazo (3 meses).[25] Observou-se a redução significativa do número de cirurgias nos pacientes que receberam IFX (colectomia: IFX = 29% *versus* placebo = 67%, p = 0,017), em um seguimento de 3 meses.[25] O mesmo grupo escandinavo publicou os resultados do seguimento de 3 anos da mesma coorte de pacientes.[25] Cinquenta por cento dos pacientes que receberam IFX não tiveram necessidade de cirurgia, e a maioria deles se manteve em remissão sem uso de corticosteroides. Contudo, 76% dos pacientes do grupo placebo tiveram seus cólons removidos (p = 0,012).[26] Dos pacientes que receberam IFX e apresentaram cicatrização da mucosa intestinal após 3 meses de tratamento, nenhum foi colectomizado. Por outro lado, dos que receberam placebo e que não estavam em remissão endoscópica após 3 meses do início do tratamento, 50% tiveram seus cólons removidos. A diferença foi estatisticamente significativa (p = 0,02).[25,26] Vale ressaltar que os pacientes tratados com IFX receberam uma única dose da droga; a manutenção foi feita com salicilatos ou azatioprina nos dois grupos, placebo e IFX. Sabe-se, entretanto, que a resposta à terapia biológica é mais efetiva quando os pacientes recebem a indução (semana 0, semana 2 e semana 6) associada à manutenção com 5 mg/kg a cada 8 semanas. Talvez os resultados com a terapia com IFX, como preconizado em bula, pudessem ser ainda melhores. No entanto, isso é somente uma especulação.

Os achados desses estudos permitem concluir que o benefício do tratamento de resgate com IFX se mantém em longo prazo e a cicatrização da mucosa intestinal está diretamente relacionada a uma boa evolução clínica com menores taxas de colectomia.[25,26]

Recentemente, um estudo retrospectivo avaliou a resposta em longo prazo do uso do IFX como terapia de resgate em portadores de colite grave, hospitalizados e que foram refratários a corticoterapia endovenosa. Alguns desses pacientes fizeram parte dos estudos randomizados previamente publicados.[25,26] Esse estudo foi conduzido pela Swedish Organization for the Study of Inflammatory Bowel Disease (SOIBD) e essa certamente é a maior coorte de pacientes com RCU que receberam terapia de resgate com IFX publicada na literatura.[55] Assim como nos estudos escandinavos anteriores, o desfecho principal foi o tempo de sobrevida sem colectomia no período de 3 a 12 meses. Foram avaliados 211 pacientes de 12 centros suecos no período de setembro de 1999 a fevereiro de 2010.[55] Como terapia de resgate após falha terapêutica com betametasona administrada por 5 a 10 dias, os pacientes receberam uma, duas ou três infusões de IFX de acordo com a preferência de cada serviço. Posteriormente, eles foram tratados, para manter a remissão, com salicilatos (18%), imunomoduladores (54%) ou IFX (25% – destes, 58% receberam terapia combinada com azatioprina). A taxa de colectomia no período avaliado de 3 a 12 meses foi de 5% (2/37) nos que receberam IFX, 10% (8/81) naqueles tratados com azatioprina como droga de manutenção e 13% (4/31) nos tratados com salicilatos. Todavia, não se observou diferença estatística entre os grupos, uma vez que somente 14 colectomias foram realizadas no período analisado. A falta de diferença significativa entre os tratamentos pode ser decorrente de um erro do tipo II.[55] Os autores concluíram que a terapia de resgate com IFX é efetiva nos portadores de RCU grave refratária à corticoterapia endovenosa.[55] Os resultados são semelhantes aos dos estudos randomizados previamente publicados.[25,26]

Resposta clínica em longo prazo com uso da terapia com IFX

Portadores de RCU tratados com IFX também mantêm a remissão clínica em longo prazo. Ferrante et al., da Universidade de Leuven, Bélgica, publicaram em 2008 o seguimento de portadores de RCU tratados em nível ambulatorial.[27] Foram avaliadas taxas de remissão clínica, cicatrização da mucosa e de colectomia. Cerca de 68% dos pacientes tratados com IFX obtiveram resposta clínica sustentada em um seguimento de 33,4 (17 a 51,1) meses. A análise univariada mostrou alguns fatores preditivos de resposta clínica em longo prazo. Assim como observado nos estudos ACT 1 e ACT 2, a queda dos níveis séricos da proteína C reativa (PCR) após o início do tratamento com IFX esteve associada a melhor resposta clínica, remissão clínica e cicatrização da mucosa. Fica claro, portanto, que quanto mais "inflamado" o paciente estiver, melhor resposta à terapia biológica pode ser esperada. Além disso, nesse mesmo grupo de pacientes belgas, aqueles que receberam associação do IFX com algum agente imunomodulador, como a azatioprina, tiveram tendência à melhor resposta clínica em longo prazo, se comparados àqueles que receberam outro tratamento. Recentemente, o acompanhamento em longo prazo dessa mesma coorte de pacientes por um seguimento médio de 65 meses revelou que um dos principais fatores preditivos de manutenção da remissão em longo prazo foi o uso de terapia combinada: infliximabe + azatioprina (OR: 1,47; IC 95%: 1,04-2,08).[28]

Terapia combinada no tratamento da RCU

Parece realmente que a terapia combinada é mais efetiva no tratamento da RCU do que a monoterapia com imunomodulador ou anti-TNF. O estudo conhecido como SUCCESS, apresentado no congresso do ECCO em Dublin, na Irlanda, em 2011 e recentemente publicado na sua integralidade, foi desenhado com esse objetivo.[49,50] Foram recrutados pacientes portadores de RCU moderada/ grave que nunca haviam sido tratados com imunomoduladores ou agente anti- -TNF. Os pacientes foram tratados por 16 semanas com 2,5 mg/kg de peso de azatioprina, IFX 5 mg/kg (dose de indução) e manutenção a cada 8 semanas; ou com terapia combinada: IFX + azatioprina. Os pacientes que receberam terapia combinada apresentaram melhores taxas de resposta clínica e remissão clínica se comparados ao grupo que recebeu placebo. Cerca de 63% dos pacientes que receberam terapia combinada apresentaram remissão endoscópica da doença *versus* 55% dos que receberam monoterapia com IFX ou 37% daqueles tratados com monoterapia com azatioprina.[49,50] Portanto, o estudo SUCCESS mostrou que a terapia combinada, pelo menos em curto prazo (16 semanas), é superior à monoterapia.[49,50]

ADALIMUMABE (ADA)

O adalimumabe (ADA) (Humira® – Abbvie, Brasil) foi aprovado pela Anvisa para uso em portadores de DC em 2007. Em fevereiro de 2012, o ADA foi aprovado pela EMA para o tratamento da RCU e, em outubro de 2012, a droga também foi aprovada nos Estados Unidos pela FDA. Recentemente, em outubro 2014, a droga foi aprovada pela Anvisa para o uso em doentes com RCU.

O ADA é um anti-TNF, anticorpo totalmente humano, monoclonal e re- combinante do tipo IgG1, que se liga com grande afinidade e especificidade ao TNF solúvel.[3,4,6] Assim como o IFX, o ADA pode induzir a apoptose das células T. A droga é de administração subcutânea e, diferentemente do IFX, sua dose não é peso-dependente. Cada seringa de ADA tem 40 mg. A dose de indução da remissão é baseada nos estudos Classic 1 e 2:[11,12] 160 mg (4 seringas) na semana 0; 80 mg (2 seringas) na semana 2 (2 seringas após a semana 0). Reinish et al.[29] avaliaram o uso do ADA na indução da remissão de portadores de RCU moderada/grave. Foram incluídos portadores de RCU moderada/grave (escore Mayo ≥ 6 e subescore endoscópico > 2), virgens de tratamento com outra droga anti-TNF e refratários ao uso de terapia convencional (mesalazina, corticosteroides e azatioprina). Originalmente, o estudo foi delineado com dois grupos: indução com ADA 160 mg na semana 0; e 80 mg na semana 2; e 40 mg a cada 2 semanas. Por exigências da EMA, foi incluído outro grupo com indução na dose de 80 mg na semana 0, e 40 mg a cada 2 semanas, além do grupo placebo. Em 8 semanas, a taxa de remissão clínica no grupo que recebeu indução com ADA 80/40 mg foi semelhante ao placebo (p = 0,833). Por outro lado, o grupo que recebeu indução com ADA 160/80 mg teve taxas de remissão clínica em 8 semanas superiores ao placebo (18,5% *versus* 9,2%: p = 0,0031). Pode-se concluir com esse estudo que a dose de ADA 160/80 mg foi superior à dose de 80/40 mg na indução da remissão de portadores de RCU moderada/grave.[29]

Recentemente, um estudo multicêntrico (América do Norte, Europa, Austrália, Nova Zelândia e Israel) avaliou o uso do ADA no tratamento da RCU moderada/grave em longo prazo. Nesse estudo, denominado *Ulcerative colitis long-term remission and maintenance with adalimumab*, ou simplesmente ULTRA 2, foram incluídos portadores de RCU moderada/grave (escore Mayo ≥ 6 e subescore endoscópico > 2), refratários ao uso de terapia convencional (mesalazina, corticosteroides e azatioprina) e intolerantes ou com perda de resposta a outro anti-TNF (IFX).[30] O delineamento do ULTRA 2 foi semelhante ao desenho do ACT 1 e ACT 2. Talvez algumas diferenças cruciais tenham sido relacionadas à análise estatística dos pacientes que saíram do estudo (*missing data*), como será abordado a seguir.

Os pacientes receberam a indução com ADA 160 mg/80 mg ou placebo. Na semana 8, 16,5% dos pacientes tratados estavam em remissão *versus* 9,3% do grupo que recebeu placebo (p = 0,019). Na semana 52, 17,3% dos doentes atingiram a remissão clínica *versus* 8,5% do grupo placebo (p = 0,004). Quando avaliada a remissão endoscópica após 8 semanas do início do tratamento, 41,1% dos pacientes que receberam ADA e 31,7% dos que receberam placebo tiveram a mucosa cicatrizada (p = 0,032). Na semana 52, 25% do grupo que recebeu ADA e 15,4% do grupo placebo tiveram cicatrização da mucosa intestinal (p < 0,05). Entre os pacientes virgens de anti-TNF (*naïve*) e que receberam ADA, 21,3% atingiram a remissão clínica em 8 semanas, comparados a 11% do placebo (p = 0,017). Ademais, em 52 semanas de tratamento, 22% do grupo ADA e 12,4% do grupo placebo estavam em remissão (p = 0,029). Assim como observado em doentes com Crohn virgens de tratamento com anti-TNF, parece que a remissão clínica em portadores de RCU nunca expostos a um anti-TNF é superior se comparados àqueles que apresentaram falha em um tratamento anterior.[30]

Portanto, existe evidência quanto a eficácia do ADA no tratamento da RCU refratária ao uso de salicilatos, corticosteroides e imunossupressores, bem como na falha de outros agentes, como o IFX.[30]

A utilização de ADA em portadores de RCU em atividade levou à diminuição no número de colectomias após 1 ano de seguimento, segundo estudo do grupo espanhol.[31]

Estudo multicêntrico realizado por Taxonera et al.[31], com 30 portadores de RCU em atividade e previamente tratados com IFX, revelou que os pacientes que alcançaram a resposta clínica na semana 12 evitaram a colectomia a longo prazo (60 semanas).[31]

Trabalho conduzido por Feagan et al.[32] mostrou que, em pacientes com RCU moderada a grave, a associação de ADA reduziu o número de hospitalizações por qualquer causa (complicações relacionadas à RCU ou a medicamentos) quando comparada com placebo.[32]

GOLIMUMABE (GLM)

O golimumabe (GLM) (Simponi® – Janssen, Brasil) foi aprovado pela Anvisa para uso em portadores de artrite reumatoide em abril de 2013.[21] Para o uso na RCU, em maio de 2013, o GLM foi aprovado nos Estados Unidos pela FDA e, em setembro do mesmo ano, pela EMA para o uso nos países pertencentes à comunidade europeia. No Brasil, ainda não há informações sobre a aprovação do produto para RCU.

O GLM é um anticorpo monoclonal humano IgG, produzido por uma linhagem celular de hibridoma murino com tecnologia de DNA recombinante, com função anti-TNF; é de utilização subcutânea e aplicações mensais. Esse medicamento está liberado por Anvisa, FDA e EMA para uso na artrite reumatoide, espondilite anquilosante e artrite psoriática, com bons resultados.[35-40] Sua aplicação na RCU foi inicialmente testada em um estudo de fases 2 e 3. O objetivo do estudo de fase 2 foi identificar a dose ideal de GLM necessária para induzir a remissão, e o do estudo de fase 3, confirmar a eficácia e segurança da dose.

O estudo PURSUIT-SC (*Program of Ulcerative Colitis Research Study Utilizing an Investigational Treatment Subcutaneus*) para avaliar a resposta à indução com o GLM foi conduzido em 217 localidades distribuídas por Europa Ocidental e Oriental, América do Norte, Ásia e África do Sul.[36,41] A publicação do manuscrito incluiu estudos de fases 2 e 3. Os parâmetros clínicos de resposta e remissão clínica foram semelhantes aos estudos com IFX e ADA descritos no ACT 1 e 2, bem como no ULTRA 2. Com referência à cicatrização da mucosa, todavia, no PURSUIT foi aceito o subescore endoscópico de 0, diferentemente dos estudos com IFX e ADA, em que foram aceitos os subescores endoscópicos de Mayo 0 a 1. Além disso, no PURSUIT, foram incluídos dados de qualidade de vida, utilizando o questionário validado IBDQ, que é estruturado com 32 questões que variam de 1 ponto (um problema grave) a 7 pontos (nenhum problema). Assim, o total do IBDQ pode variar de 32 a 224, sendo os maiores escores relacionados à melhor qualidade de vida.

No estudo de fase 3 do PURSUIT-SC, foram incluídos um total de 761 pacientes com RCU moderada/grave, virgens de tratamento biológico prévio, que foram randomizados em três grupos: indução com GLM 400/200 mg = 257 pacientes; 200/100 mg = 253 pacientes; e placebo = 251 pacientes. Após 6 semanas, uma maior proporção de doentes que receberam a indução com GLM 400/200 mg = 54,9% e GLM 200/100 mg = 51% apresentaram melhor resposta clínica que o grupo placebo = 30,3%, p < 0,001. A eficácia do GLM também foi observada nos desfechos secundários, como cicatrização da mucosa e melhora na qualidade de vida.

O estudo que avaliou a manutenção da remissão com o GLM em portadores de RCU moderada/grave foi o PURSUIT-M.[37,40] Na fase de manutenção, apenas os pacientes respondedores randomizados foram analisados, provenientes dos estudos de indução (n = 464). O desfecho primário foi analisar resposta clínica na semana 54 (1 ano de tratamento) e os desfechos secundários principais foram analisar remissão clínica, além da cicatrização da mucosa, nas semanas 30 e 54, entre outros. As duas fases desse estudo demonstraram um perfil de segurança aceitável para os grupos analisados, sem maiores diferenças entre os grupos de estudo e o placebo. Na semana 54, foi observado que 47 e 49,4% dos indivíduos que receberam a manutenção com GLM apresentaram resposta clínica ao tratamento se comparados a 31,2% daqueles que receberam o placebo, p < 0,01 e p < 0,001, respectivamente.[37,40]

Comparação entre as drogas

Até o momento, existem três drogas anti-TNF aprovadas para uso em portadores de RCU moderada/grave refratária à terapia convencional e a outros anti-TNF. No Brasil, somente o IFX e o ADA são aprovados para o uso em RCU. O GLM ainda espera a aprovação da Anvisa.

Quando se analisam os resultados de eficácia, é preciso avaliar em detalhes as populações estudadas (gravidade da doença, extensão, tempo de doença), o uso de medicamentos antes do recrutamento (salicilatos, imunossupressores, anti-TNF, etc.) e os critérios usados para definir as variáveis (resposta clínica, remissão clínica e cicatrização da mucosa). Os estudos que avaliaram o uso de biológicos em RCU, na sua maioria, foram delineados de forma muito semelhante. No entanto, algumas diferenças na forma de analisar os resultados de eficácia (resposta clínica, remissão clínica, cicatrização da mucosa), que são variáveis dicotômicas, podem fazer uma grande diferença nos números finais. Uma variável dicotômica pode ser definida como uma variável que pode ter dois resultados; por exemplo, remissão clínica: sim ou não. A análise estatística deve levar em conta todos os pacientes randomizados no início do estudo: análise com intenção de tratar (ITT, do inglês *intetion-to-treat*). É muito importante que a análise de uma variável dicotômica seja feita com ITT, pois os participantes recrutados para um ensaio clínico são analisados de acordo com a intervenção para qual foram alocados, tendo recebido a intervenção ou não. Por exemplo, os pacientes que foram excluídos durante o estudo, por opção própria ou por efeitos colaterais ou falha de resposta serão incluídos na análise estatística final. Além disso, alguns dados incompletos ou dados não registrados (*incomplete or missing data*) podem ou não ser considerados. Se os *incomplete* e/ou *missing data* de um estudo forem analisados com LOCF (*last observation carried foward*), aquele paciente que na última avaliação tiver respondido à terapia, mesmo que não tenha completado o estudo, será incluído na análise como respondedor. Por outro lado, se for utilizada uma análise NRI (*nonresponder imputation*), aquele paciente que saiu do estudo, mesmo que tenha respondido à terapia, será considerado como não respondedor. Fica claro que essa última análise, NRI, é muito mais rigorosa que a primeira LOCF. Por exemplo, os resultados de eficácia nos estudos ACT 1 e ACT 2 utilizaram uma análise do tipo LOCF.[7] Por outro lado, no estudo ULTRA com o ADA, foi utilizada uma análise do tipo NRI.[36-40] Portanto, entre outros motivos já descritos, seria temeroso analisar os resultados dos dois estudos. Não é possível comparar a eficácia de uma droga com outra, a menos que seja delineado um estudo randomizado com esse objetivo (comparação *head-to-head*).

NOVAS DROGAS

Novas drogas vêm sendo estudadas no manejo da RCU, sendo que grande parte delas baseia seu respectivo mecanismo de ação no tipo de resposta imune inflamatória dessa doença (mediada por linfócitos T – resposta Th2).[33,34,38,41,42,57]

O foco principal é a redução dos efeitos dessa ativação por meio de diversos mecanismos: indução a apoptose das células T, bloqueio da coestimulação das células T, inibição das citocinas pró-inflamatórias ou aumento da concentração tecidual de citocinas anti-inflamatórias. As principais drogas e seus respectivos mecanismos de ação estão descritos a seguir.

- Tofacitinibe: inibidor da JAK3 (cinase).
- Dersalazina: junção de antagonista de ativação plaquetária com propriedades anti-TNF associado a 5-ASA.
- Vedolizumabe: bloqueio da integrina alfa-4 beta-7.
- Etrolizumabe: bloqueio da integrina alfa-4 beta-7.
- rHuMab-beta7: bloqueio da integrina beta-7.
- Vidofludimo: inibição das interleucinas IL-17A e IL-17F.
- Anrukinzumabe: inibição da interleucina IL-13.
- Enkorten: ação anti-inflamatória e imunomoduladora.

- Sotrastaurina: inibição da proteína C cinase.
- Baziliximabe: inibição da interleucina IL-2R.
- Daclizumabe: inibição da interleucina IL-2R.

Essas drogas encontram-se nos mais variados estágios de pesquisa clínica, entre fases I e III, e nenhuma foi ainda liberada no mundo pelas agências reguladoras.

Vedolizumabe (VDZ)

O VDZ é um medicamento inibidor da integrina alfa-4 beta-7, cujas proprie-dades reduzem a atividade inflamatória, bloqueando o fluxo de leucócitos para o endotélio do intestino. Diferentemente do natalizumabe, o VDZ possui ação mais seletiva no intestino e, por esse motivo, apresenta o menor potencial para efeitos adversos. A apresentação farmacológica é em frascos de 400 mg para a infusão endovenosa. O estudo randomizado, fase 3, denominado GEMINI 1, foi recentemente apresentado com resultados promissores no tratamento da RCU.[34,57] Três grupos de pacientes foram avaliados, de forma randomizada e duplo-cega: placebo (n = 126), VDZ a cada 8 semanas (n = 122) e VDZ a cada 4 semanas (n = 125). O objetivo primário foi avaliar as taxas de remis-são clínica, e os secundários foram remissão e resposta duradoura, remissão sem corticosteroides e cicatrização da mucosa. Os resultados foram avaliados após 52 semanas (1 ano de tratamento) e ambas as dosagens de VDZ foram superiores ao placebo em relação a todas as variáveis analisadas.[34,57] A análise de segurança desse trabalho não demonstrou maiores índices de efeitos ad-versos nos pacientes que utilizaram a droga, assim como descontinuação do tratamento ou infecções. Assim, o medicamento foi considerado seguro, por suas características seletivas no intestino e ausência de efeito sistêmico. Os importantes resultados do estudo GEMINI 1 colocam o VDZ como uma das mais promissoras terapias da RCU.

Tofacitinibe (TOFA)

O TOFA é uma pequena molécula administrada por via oral, cujo mecanismo de ação é a inibição da enzima JAK3 (*just another kinase 3*), exclusivamente presente no tecido hematopoiético.[42,57] Essa inibição resulta no bloqueio em nível mais inferior na cascata inflamatória e consequente inibição das interleucinas 2, 4, 7, 9, 15 e 21.[42,57] Essas citocinas desempenham papel importante na ativação, proliferação e função celular dos linfócitos, e sua inibição resulta em redução na atividade inflamatória.

Um estudo fase 2 para definição de dose foi realizado em portadores de RCU, para verificar a eficácia e o perfil de segurança do medicamento.[42] Nesse estudo prospectivo e duplo-cego controlado com placebo, 194 adultos foram randomizados em cinco grupos, de acordo com a dose do TOFA: 0,5, 3, 10 e 15 mg e placebo. Os comprimidos foram tomados 2 vezes/dia, e o desfecho primário foi a avaliação de resposta clínica na semana 8, sendo a avaliação da remissão clínica um desfecho secundário.

Nos Estados Unidos, esse medicamento está liberado pela FDA para o uso em portadores de artrite reumatoide. A maior atração na utilização dessa molécula, além de sua eficácia significativa, é o fato de ser um medicamento de uso oral, o que definitivamente pode reduzir os custos de tratamento em comparação aos medicamentos injetáveis e com características farmacológicas mais complexas. Certamente, a experiência prévia com o uso em portadores de artrite reumatoide definirá melhor seu perfil de segurança.

EFEITOS COLATERAIS E SEGURANÇA

De modo geral, os efeitos colaterais e os riscos do uso dos anti-TNF equivalem quando comparadas todas as drogas disponíveis no mercado. Vários fatores podem limitar o uso de agentes anti-TNF no tratamento da DII. A maioria dos portadores tem um curso benigno da doença, e o uso de drogas com toxicidade e imunogenicidade comprovadas poderia não se justificar. Em suma, o risco não justificaria o benefício.

Os anti-TNF, por diminuírem a resposta imunológica, poderiam deixar o paciente mais suscetível a infecções oportunistas. Ao que parece, isso realmente é verdade. Vários relatos de reativação de tuberculose latente, reativação de hepatite B latente, citomegalovirose, pneumonia por *Pneumocystis carinii*, abscessos, celulite, histoplasmose, aspergilose, entre outras infecções virais, fúngicas ou bacterianas, foram publicados na literatura após o uso de anti-TNF.[41-46] Diante desse problema, parece existir consenso quanto à necessidade de uma avaliação clínica e sorológica rigorosa do paciente antes de se iniciar um tratamento com drogas anti-TNF.[1-5] Os dados publicados do estudo TREAT™, por sua vez, não mostraram aumento nos casos de infecções graves ou de morte em pacientes que foram tratados com IFX.[43] Lichtenstein et al. analisaram 6.290 pacientes com DC, sendo que 3.179 foram tratados com IFX e 82% receberam pelo menos duas infusões. As taxas de mortalidade foram semelhantes nos pacientes tratados ou não com IFX (53/100 pacientes *versus* 43/100 pacientes; risco relativo 1,24; IC 95%). À análise multivariada, somente o uso de prednisona esteve associado ao aumento de mortalidade (p < 0,016).[43]

Outra preocupação com o uso de agentes biológicos refere-se ao risco de linfoma. Siegel et al.[44] analisaram dados do National Cancer Institute, órgão norte--americano de monitoramento de casos de câncer (*Surveillance Epidemiology & End Results* – SEER), e encontraram um aumento da incidência de linfoma não Hodgkin nos pacientes tratados com IFX: foram registrados 13 casos de linfoma não Hodgkin (6,1/10.000 pacientes por ano), comparados ao número de casos esperados pelo SEER (1,9 casos/10.000 pacientes por ano).[45] Na maioria dos casos, além do uso do IFX, os pacientes também receberam tratamento com drogas imunomoduladoras. No entanto, uma vez que eles receberam terapia combinada, não pôde ser estabelecida a relação do linfoma com o uso do IFX.[45]

Recentemente, um estudo caso-controle e multicêntrico realizado na Itália avaliou o risco de câncer (todos os tipos) em pacientes portadores de DC tratados ou não com IFX. Os autores concluíram que a frequência de neoplasia foi semelhante entre os dois grupos, em um seguimento de 10 anos.[48] Portanto, seria necessário considerar o benefício do tratamento diante de um risco extremamente baixo.[45,48] Quanto ao ADA, em recente trabalho sobre a segurança da droga, foram estudados riscos de eventos adversos sérios (EAS) e a segurança do seu uso em 19.041 pacientes portadores de artrite reumatoide, artrite psoriásica, espondilite anquilosante, psoríase, artrite idiopática e DC (2.228 pacientes). Os resultados neste último grupo de pacientes foram: idade média de 38,3 anos, duração média da doença de 11,7 anos, infecções sérias em 5,18/100 pacientes (tuberculose [0,13], infecções oportunistas [0,08], histoplasmose [0], doenças malignas [0,46], linfoma [0,08], doenças desmielinizantes [0,13] e síndrome de lúpus-símile [0,04]).[48]

Quando comparadas com as infecções sérias, estas ocorreram mais frequentemente em pacientes com artrite reumatoide ou DC, e os índices foram mais baixos nos pacientes com as quatro outras doenças avaliadas. As possíveis razões para essas observações incluem diferenças inerentes às doenças estudadas nos riscos de vários EAS, diferenças na gravidade e na duração da doença, comorbidades e uso de medicações concomitantes (p.ex., corticosteroides ou outros imunossupressores). Os dados associados ao ADA apresentados nesse relato apoiam a segurança para uso em longo prazo, em pacientes com seis diferentes doenças inflamatórias mediadas por resposta imunológica. Diante da eficácia confirmada e dos substanciais benefícios do ADA nessas condições, assim como do IFX, o risco do tratamento deve ser ponderado em relação ao risco da doença inflamatória não controlada e de suas sequelas em longo prazo.[45,48]

REFERÊNCIAS BIBLIOGRÁFICAS

1. Consenso sobre tratamento da doença inflamatória intestinal. Grupo de estudos da doença inflamatória do Brasil (GEDIIB). Arg Gastroenteral 2010; 47(3):313-25.

2. Teixeira FV, Regadas FSP. Afecções benignas do colo e reto. In: Saad Jr. R, Salles RAR, de Carvalho WR, Maia AM (eds.). Tratado de cirurgia do CBC. São Paulo: Atheneu, 2009.

3. Teixeira FV, Saad-Hossne R, Sobrado CW et al. Tratamento clínico da retocolite ulcerativa inespecífica. Projeto Diretrizes, Associação Médica Brasileira, 2014 [no prelo].

4. Ferrante M, D'Haens G, Rutgeerts P, Vermeire S, Van Assche G. Optimizing biologic therapies for inflammatory bowel disease (ulcerative colitis and Crohn's disease). Curr Gastroenterol Rep 2009; 11(6):504-8.

5. Ahmadi A, Valentine JF. Biologic therapies in inflammatory bowel disease. In: Handbook of inflammatory bowel disease. Baltimore: Lippincott Williams & Wilkins, 2010.

6. Rutgeerts P, Vermeire S, Van Assche G. Biological therapies for inflammatory bowel diseases. Gastroenterology 2009; 136(4):1182-97.

7. Rutgeerts P, Sandborn WJ, Feagan BG, Reinisch W, Olson A, Johanns J et al. Infliximab for induction and maintenance therapy for ulcerative colitis. N Engl J Med 2005; 353(23):2462-76. Erratum in: N Engl J Med 2006; 354(20):2200.

8. D'Haens G, Baert F, van Assche G, Caenepeel P, Vergauwe P, Tuynman H et al. Belgian Inflammatory Bowel Disease Research Group; North-Holland Gut Club. Early combined immunosuppression or conventional management in patients

with newly diagnosed Crohn's disease: an open randomised trial. Lancet 2008; 371(9613):660-7.

9. Hanauer SB, Feagan BG, Lichtenstein GR, Mayer LF, Schreiber S, Colombel JF et al.; ACCENT I Study Group. Maintenance infliximab for Crohn's disease: the ACCENT I randomised trial. Lancet 2002; 359(9317):1541-9.

10. Sands BE, Blank MA, Diamond RH, Barrett JP, Van Deventer SJ. Maintenance infliximab does not result in increased abscess development in fistulizing Crohn's disease: results from the ACCENT II study. Aliment Pharmacol Ther 2006; 23(8):1127-36.

11. Hanauer SB, Sandborn WJ, Rutgeerts P, Fedorak RN, Lukas M, MacIntosh D et al. Human anti-tumor necrosis factor monoclonal antibody (adalimumab) in Crohn's disease: the CLASSIC-I trial. Gastroenterology 2006; 130(2):323-33.

12. Sandborn WJ, Hanauer SB, Rutgeerts P, Fedorak RN, Lukas M, MacIntosh DG et al. Adalimumab for maintenance treatment of Crohn's disease: results of the Classic II trial. Gut 2007; 56(9):1232-9.

13. Colombel JF, Sandborn WJ, Rutgeerts P, Enns R, Hanauer SB, Panaccione R et al. Adalimumab for maintenance of clinical response and remission in patients with Crohn's disease: the Charm trial. Gastroenterology 2007; 132(1):52-65.

14. Sandborn WJ, Rutgeerts P, Enns R, Hanauer SB, Colombel JF, Panaccione R et al. Adalimumab induction therapy for Crohn disease previously treated with infliximab: a randomized trial. Ann Intern Med 2007; 146(12):829-38.

15. Colombel JF, Sandborn WJ, Reinisch W, Mantzaris GJ, Kornbluth A, Rachmilewitz D et al. Sonic Study Group. Infliximab, azathioprine, or combination therapy for Crohn's disease. N Engl J Med 2010; 362(15):1383-95.

16. Baert F, Moortgat L, Van Assche G, Caenepeel P, Vergauwe P, De Vos M et al. Belgian Inflammatory Bowel Disease Research Group; North-Holland Gut Club. Mucosal healing predicts sustained clinical remission in patients with early-stage Crohn's disease. Gastroenterology 2010; 138(2):463-8.

17. Peyrin-Biroulet L. Anti-TNF therapy in inflammatory bowel diseases: a huge review. Minerva Gastroenterol Dietol 2010; 56(2):233-43.

18. Lichtenstein GR, Hanauer SB, Sandborn WJ. Practice Parameters Committee of American College of Gastroenterology. Management of Crohn's disease in adults. Am J Gastroenterol 2009; 104(2):465-83.

19. Schnitzler F, Fidder H, Ferrante M, Noman M, Arijs I, Van Assche G et al. Mucosal healing predicts long-term outcome of maintenance therapy with infliximab in Crohn's disease. Inflamm Bowel Dis 2009; 15(9):1295-301.

20. Sandborn WJ, Feagan BG, Stoinov S, Honiball PJ, Rutgeerts P, Mason D et al. Precise 1 Study Investigators. Certolizumab pegol for the treatment of Crohn's disease. N Engl J Med 2007; 357(3):228-38.

21. Ghosh S, Goldin E, Gordon FH, Malchow HA, Rask-Madsen J, Rutgeerts P et al. Natalizumab Pan-European Study Group. Natalizumab for active Crohn's disease. N Engl J Med 2003; 348(1):24-32.

22. Kotze PG, Albuquerque IC, Moraes AC, Vieira A, Souza F. Cost-minimization analysis with infliximab (IFX) and adalimumab (ADA) for the treatment of Crohn's disease (CD). Rev Bras Coloproct 2009; 29(2):158-68.

23. Teixeira FV, Saad-Hossne R, Carpi MR, Teixeira ACA, Teixeira Jr P. Infliximabe no tratamento inicial da retocolite ulcerativa moderada e grave. Terapia *top down*: relato preliminar de dois casos. Rev Bras Coloproct 2008; 28(3):289-93.

24. Present DH, Rutgeerts P, Targan S, Hanauer SB, Mayer L, van Hogezand RA et al. Infliximab for the treatment of fistulas in patients with Crohn's disease. N Engl J Med 1999; 340(18):1398-405.

25. Jarnerot G, Hertervig E, Friis-Liby I, Blomquist L, Karlen P, Granno C et al. Infliximab as rescue therapy in severe to moderately severe ulcerative colitis: a randomized, placebo-controlled study. Gastroenterology 2005; 128(7):1805-11.

26. Gustavsson A, Järnerot G, Hertervig E, Friis-Liby I, Blomquist L, Karlén P et al. Clinical trial: colectomy after rescue therapy in ulcerative colitis – 3-year follow-up of the Swedish-Danish controlled infliximab study. Aliment Pharmacol Ther 2010; 32(8):984-9.

27. Ferrante M, Vermeire S, Fidder H, Schnitzler F, Noman M, Van Assche G et al. Long-term outcome after infliximab for refractory ulcerative colitis. J Crohns Colitis 2008; 2(3):219-25.

28. Ferrante M, Arias MT, Vermeire S, Noman M, Van Assche AG, Wolthuis A et al. Predictors of long-term relapse-free and colectomy-free survival in patients with ulcerative colitis treated with infliximab. J Crohns Colitis 2013; S171-2.

29. Reinisch W, Sandborn WJ, Hommes DW, D'Haens G, Hanauer S, Schreiber S et al. Adalimumab for induction of clinical remission in moderately to severely active ulcerative colitis: results of a randomised controlled trial. Gut 2011; 60(6):780-7.

30. Sandborn WJ, van Assche G, Reinisch W, Colombel JF, D'Haens G, Wolf DC et al. Adalimumab induces and maintains clinical remission in patients with moderate-to--severeulcerative colitis. Gastroenterology 2012; 142(2):257-65.

31. Taxonera C, Estellés J, Fernández-Blanco I et al. Adalimumab induction and maintenance therapy for patients with ulcerative colitis previously treated with infliximab. Aliment Pharmacol Ther 2011; 33:340-8.

32. Feagan BG, Sandborn WJ, Lazar A et al. Adalimumabe therapy is associated with reduced risk of hospitalization in patients with ulcerative colitis. Gastroenterology 2014; 146:110-8.

33. Parikh A, Leach T, Wyant T, Scholz C, Sankoh S, Mould DR et al. Vedolizumab for the treatment of active ulcerative colitis: a randomized controlled phase 2 dose-ranging study. Inflamm Bowel Dis 2012; 18(8):1470-9.

34. Feagan B, Rutgeerts P, Sands BE, Sandborn WJ, Colombel JF, Hanauer S et al. Induction therapy for ulcerative colitis: results of GEMINI I, a randomized, placebo-controlled, doubleblind, multicenter phase 3 trial. Gastroenterology 2012; 142:S160-1.

35. Hutas G. Golimumab, a fully human monoclonal antibody against TNFα. Curr Opin Mol Ther 2008; 10(4):393-406.

36. Rutgeerts P, Feagan B, Marano C, Strauss R, Johanns J, Zhang H et al. A phase 2/3 randomized, placebo-controlled, double-blind study to evaluate the safety and efficacy of subcutaneous golimumab induction therapy in patients with moderately to severely active ulcerative colitis - PURSUIT-SC. Gut 2012; 61(Suppl 3)A78. Presented at UEGW, 2012.

37. Rutgeerts P, Feagan B, Marano C, Strauss R, Johanns J, Zhang H et al. A phase 3 randomized, placebo-controlled, double-blind study to evaluate the safety and efficacy of subcutaneous golimumab maintenance therapy in patients with moderately to severely active ulcerative colitis - PURSUIT-maintenance. Gut 2012; 61(Suppl 3) A79. Presented at UEGW 2012.

38. Danese S. New therapies for inflammatory bowel disease: from bench to the bedside. Gut 2012; 61:918-32.

39. Sandborn WJ, Feagan BG, Marano C, Zhang H, Strauss R, Johanns J et al; PURSUIT-SC Study Group. Subcutaneous golimumab induces clinical response and remission in patients with moderate-to-severe ulcerative colitis. Gastroenterology 2014; 146(1):85-95.

40. Sandborn WJ, Feagan BG, Marano C, Zhang H, Strauss R, Johanns J et al.; PURSUIT--Maintenance Study Group. Subcutaneous golimumab maintains clinical respon-

se in patients with moderate-to-severe ulcerative colitis. Gastroenterology 2014; 146(1):96-109.

41. Perrier C, Rutgeerts P. New drug therapies on the horizon for IBD. Dig Dis 2012; 30 (Suppl 1):100-5.

42. Sandborn WJ, Ghosh S, Panes J, Vranic I, Su C, Rousell S et al. Tofacitinib, an oral Janus kinase inhibitor, in active ulcerative colitis. N Engl J Med 2012; 367(7):616-24.

43. Lichtenstein GR, Feagan BG, Cohen RD, Salzberg BA, Diamond RH, Chen DM et al. Serious infections and mortality in association with therapies for Crohn's disease: Treat registry. Clin Gastroenterol Hepatol 2006; 4(5):621-30.

44. Beaugerie L, Seksik P, Nion-Larmurier I, Gendre JP, Cosnes J. Predictors of Crohn's disease. Gastroenterology 2006; 130(3):650-6.

45. Siegel CA, Marden SM, Persing SM, Larson RJ, Sands BE. Risk of lymphoma associated with combination anti-tumor necrosis factor and immunomodulator therapy for the treatment of Crohn's disease: a meta-analysis. Clin Gastroenterol Hepatol 2009; 7(8):874-81.

46. Lin MV, Blonski W, Lichtenstein GR. What is the optimal therapy for Crohn's disease: step-up or top-down? Expert Rev Gastroenterol Hepatol 2010; 4(2):167-80.

47. Burmester GR, Mease P, Dijkmans BA, Gordon K, Lovell D, Panaccione R et al. Adalimumab safety and mortality rates from global clinical trials of six immune-mediated inflammatory diseases. Ann Rheum Dis 2009; 68(12):1863-9.

48. Biancone L, Petruzziello C, Orlando A, Kohn A, Ardizzone S, Daperno M et al. Cancer in Crohn's Disease patients treated with infliximab: a long-term multicenter matched pair study. Inflamm Bowel Dis 2011; 17(3):758-66.

49. Panaccione R, Ghosh S, Middleton S, Velazquez JRM, Khanlif I, Flint L et al. Infliximab, azathioprine, or infliximab + azathioprine for treatment of moderate to severe ulcerative colitis: The UC Success Trial. Gastroenterology 2011; 140(Suppl. 1): S134.

50. Panaccione R, Ghosh S, Middleton S, Márquez JR, Scott BB, Flint L et al. Combination therapy with infliximab and azathioprine is superior to monotherapy with either agent in ulcerative colitis. Gastroenterology 2014; 146(2):392-400.e3.

51. WHO (World Health Organization). General policies for monoclonal antibodies. 2009. Disponível em: http://www.who.int/medicines/services/inn/Generalpoliciesformonoclonalantibodies2009.pdf. Acessado em: 09/2014.

52. Aggarwal BB, Gupta SC, Kim JH. Historical perspectives on tumor necrosis factor superfamily: 25 years later, a golden journey. Blood 2012; 119(3):651-64.

53. Giambelluca MS, Rollet-Labelle E, Bertheau-Mailhot G, Laflamme C, Pouliot M. Post--transcriptional regulation of tumor necrosis factor alpha biosynthesis: relevance to pathophysiology of rheumatoid arthritis. OA Inflammation 2013; 1(1):1-6.

54. Sandborn WJ, Rutgeerts P, Feagan BG, Reinisch W, Olson A, Johanns J et al. Colectomy rate comparison after treatment of ulcerative colitis with placebo or infliximab. Gastroenterology 2009; 137(4):1250-60.

55. Sjöberg M, Magnuson A, Björk J, Benoni C, Almer S, Friis-Liby I et al.; Swedish Organization for the Study of Inflammatory Bowel Disease (SOIBD). Infliximab as rescue therapy in hospitalised patients with steroid-refractory acute ulcerative colitis: a long-term follow-up of 211 Swedish patients. Aliment Pharmacol Ther 2013; doi: 10.1111/apt.12387. [Epub ahead of print]

56. Teixeira FV, Kotze PG. Novas estratégias no manejo da RCU. Tratamento precoce com biológicos na RCU. In: Teixeira FV, Kotze PG. Retocolite ulcerativa inespecífica: estado atual do tratamento no século XXI. Rio de Janeiro: DOC, 2013. p.199-216.

57. Kotze PG, Teixeira FV. Novas estratégias no manejo da RCU. Novas drogas e tratamentos. In: Teixeira FV, Kotze PG. Retocolite ulcerativa inespecífica: estado atual do tratamento no século XXI. Rio de Janeiro: DOC, 2013. p.217-25.

58. Teixeira FV, Kotze PG. Tratamento medicamentoso. Biológicos. In: Teixeira FV, Kotze PG. Retocolite ulcerativa inespecífica: estado atual do tratamento no século XXI. Rio de Janeiro: DOC, 2013. p.73-91.

CICATRIZAÇÃO DA MUCOSA INTESTINAL NA DOENÇA INFLAMATÓRIA INTESTINAL

ORLANDO AMBROGINI JUNIOR

MARJORIE ARGOLLO

CLÁUDIA UTSCH BRAGA

INTRODUÇÃO

A denominação doença inflamatória intestinal (DII) é empregada na identificação de duas doenças que comprometem o canal alimentar, representadas pela retocolite ulcerativa (RCU) inespecífica ou idiopática e doença de Crohn (DC). De evolução crônica e etiologia indefinida, ambas cursam com processo inflamatório intestinal, com episódios de agudização e recidivas imprevisíveis, gerando sintomas e eventuais complicações, intercaladas por fases de remissão clínica variáveis. Seus índices de mortalidade, em todo o mundo, são considerados baixos, porém sua morbidade permanece significativa.

Aceita-se que as DII ocorram em indivíduos com predisposição genética, como resultado da interação entre fatores ambientais, microbianos e sistema imunológico intestinal.

Até o momento, não há pleno entendimento da etiologia das DII, o que dificulta a conduta para sua prevenção e recidivas, bem como a adoção de meios para modificar a evolução natural da doença, apesar de tratamentos disponíveis permitirem criar expectativas de remissões mais prolongadas e surtos de atividade inflamatória com menor gravidade.

A evolução da DC costuma ser, em geral, mais agressiva que a da RCU, em razão de suas complicações locais e sistêmicas, o que aumenta a indicação do tratamento cirúrgico, embora ele não garanta a cura do processo após ressecção dos segmentos doentes. Altamente recidivante, novas lesões deverão surgir no intestino remanescente, em trechos aparentemente sadios.

Com a cura ainda distante, a cicatrização da mucosa (CM) por tempo prolongado, com tratamento direcionado e em momento adequado, pode trazer como vantagens a prevenção das lesões debilitantes e/ou o impedimento da progressão das lesões já existentes.[1]

OBJETIVOS DO TRATAMENTO: TRATAR ALÉM DOS SINTOMAS

O conceito atual do tratamento das DII é que ele seja precoce e otimizado, com objetivos bem definidos, na tentativa de diminuir a progressão para o dano tecidual irreversível e consequente doença incapacitante. Ainda em discussão, esses objetivos não estão bem estabelecidos na literatura, porém sugerem controle mais rígido na atividade inflamatória da doença.[2]

As DII são caracterizadas por períodos de surtos e remissões acessados principalmente por sinais e sintomas. Entretanto, sabe-se que, apesar de permanecerem assintomáticos por determinado período, os pacientes apresentam inflamação subclínica, representada por evidência de atividade da doença em exames laboratoriais, radiológicos e/ou endoscópicos, ou seja, não há uma correlação clara e estreita entre as atividades clínica e endoscópica nas DII. Isso é ainda mais evidente na DC do que na RCU.[3-5]

No passado, o objetivo da abordagem terapêutica nas DII envolvia a melhora na qualidade de vida, com atuação no controle dos sintomas. Entretanto, com conhecimento mais profundo da fisiopatologia e evolução a longo prazo, concluiu-se que a inflamação não controlada pode evoluir para complicações, como estenoses, fístulas, abscessos, megacólon tóxico, necessidade de cirurgia e desenvolvimento de câncer colorretal, com grande impacto na morbimortalidade dos doentes.[2,6]

Em outras doenças de evolução crônica, como diabetes, hipertensão arterial sistêmica e, especialmente, artrite reumatoide, pode-se aplicar a estratégia do *treat to target*, que significa tratar com o alvo terapêutico bem definido; é possível, então, extrapolar tal estratégia para as DII, na tentativa de interferir na história natural da doença.

Com a finalidade de atuar na evolução da doença e em seu grau de inflamação, critérios para acessá-lo, já bem estabelecidos, são necessários como forma de guiar a condução de cada caso, conforme descritos na Tabela 26.1.[3,7]

Tabela 26.1 Como avaliar a atividade inflamatória nas DII

Dados clínicos	Dados laboratoriais	Dados radiológicos	Dados endoscópicos	Dados histológicos
IADC (DC)	PCR	TC e RMN	RCU: escore	Biópsias
Truelove e	**Biomarcadores**	(incluindo a	de Mayo	
Witts (RCU)	**fecais**	enterografia)	CD: CDEIS	
	Calprotectina	US Doppler	e SES-CD	
	e lactoferrina	e CEUS		

PCR: proteína C reativa; TC: tomografia computadorizada; RMN: ressonância magnética nuclear; CEUS: *contrast enhanced ultrasound*; CDEIS: *Crohn's Disease Endoscopic Index of Severity*; SES-CD: *Simple Endoscopic Score for Crohn's Disease.*

O objetivo terapêutico nas DII visa não apenas ao controle dos sintomas, mas também ao controle e à remissão dos demais marcadores inflamatórios descritos anteriormente. De acordo com Panaccione et al., sugerem-se marcos a serem atingidos na DC, descritos na Tabela 26.2.[2]

Tabela 26.2 Definições de remissão propostas para pacientes com DC

Estágio da doença	Remissão biológica (controle da inflamação)	Remissão clínica (controle de sintomas)	Desfecho
Estágio inicial (até 2 anos)	Cicatrização da mucosa; colonoscopia: sem úlceras (com exceção a certo número de úlceras aftosas < 5 mm) Melhora nos marcadores de atividade inflamatória séricos e fecais: PCR < 5 mg/L, calprotectina fecal < 250 mcg/g	Prática clínica: ausência completa de sintomas; 1 a 2 fezes formadas por dia sem dor abdominal/cólicas CDAI < 150 pontos	Completa ausência de sintomas, sem progressão da doença, sem complicações, sem limitações, qualidade de vida normal

(continua)

Tabela 26.2 Definições de remissão propostas para pacientes com DC (*continuação*)

Estágio da doença	Remissão biológica (controle da inflamação)	Remissão clínica (controle de sintomas)	Desfecho
Doença avançada (> 2 anos)	Cicatrização da mucosa; colonoscopia: sem úlceras (com exceção a certo número de úlceras aftosas < 5 mm) Melhora nos marcadores de atividade inflamatória séricos e fecais: PCR < 5 mg/L, calprotectina fecal < 250 mcg/g	Prática clínica: melhora dos sintomas inflamatórios (pode experimentar sintomas residuais de dor ou diarreia decorrentes de tratamento cirúrgico prévio ou dano intestinal) CDAI 150 a 220 pontos	Estabilização dos sintomas não inflamatórios, sem progressão de danos estruturais e das limitações, melhora da qualidade de vida

REMISSÃO (CLÍNICA, ENDOSCÓPICA, HISTOLÓGICA, PROFUNDA E SUSTENTADA)

Remissão é um termo designado para descrever o estado da doença que possui pouco risco de progressão, implicando, portanto, na ausência de evidência de inflamação. Antes de se discutir sobre os conceitos que envolvem o termo remissão, é preciso destacar a importância de se avaliar a doença de acordo com o tempo de evolução dos sintomas, que, como descrito na literatura, pode ser classificada como inicial (até 2 anos do início dos sintomas) e tardia (após 2 anos). A razão para diferenciar entre as duas formas é que o objetivo terapêutico a ser atingido apresenta variações, já que a doença estabelecida por tempo mais prolongado pode apresentar dano tecidual irreversível e maior dificuldade na regressão da inflamação.[2,3,6]

Por algum tempo, acreditava-se que a remissão da doença estaria relacionada com a ausência de sinais e sintomas; entretanto, atualmente, se sabe que pode haver inflamação vigente mesmo na ausência deles.

A remissão clínica não significa ausência de sintomas, mas pode ser definida na DC como CDAI < 150 na doença inicial, ou entre 150 e 220, nas doenças com diagnóstico tardio. Já na RCU, utiliza-se, na prática clínica, frequência evacuatória ≤ 3 vezes/dia, sem sangramento ou urgência fecal.[2,7]

A remissão endoscópica, também denominada cicatrização da mucosa (CM), ainda é assunto controverso na literatura e escasso em critérios bem definidos.

No contexto das DII, o termo "cicatrização da mucosa" refere-se à avaliação endoscópica de acordo com o grau de inflamação e é definido como resolução de úlceras e erosões visíveis. Divide-se em cicatrização completa, caracterizada por desaparecimento das lesões; quase completa, com apenas úlceras aftoides < 5 mm ou erosões remanescentes após tratamento de úlceras profundas prévias; e parcial, quando há redução > 33% de úlceras profundas. A persistência ou piora das lesões significa ausência de cicatrização.[8]

O CDEIS é o padrão-ouro para a avaliação endoscópica da atividade na DC, porém é complexo, sujeito a variação interobservador e baseia-se na presença de úlceras, com pontuação entre 0 e 44 pontos. São considerados parâmetros de remissão endoscópica: CDEIS < 6, com outro critério de resposta (queda de mais de 5 pontos no CDEIS); remissão endoscópica completa (CDEIS < 3); e cicatrização da mucosa (ausência de úlceras).[9]

A cicatrização da mucosa é, paradoxalmente, mais difícil de ser definida na RCU, uma vez que a inflamação da mucosa nem sempre se associa à presença de úlceras visíveis. Algumas propostas de escores endoscópicos, como Baron e Baron modificado, clínica Mayo, índices de Sutherland, Powell-Tuck e Rachmilewitz, foram descritas, embora não sejam validadas.[10] O subescore da clínica Mayo é o mais utilizado e define como CM valor < 1, caracterizado por mucosa normal ou com perda do padrão vascular e ausência de friabilidade.[11,12]

Níveis de PCR < 5 mg/L, após afastada infecção, podem predizer cicatrização de mucosa com sensibilidade > 70%, porém com baixa especificidade, em torno de 40%. Além disso, níveis inferiores a 5 mg/L estariam relacionados a uma evolução mais branda da doença, com maiores índices de remissão espontânea (*STORI Trial*).[2,10,13]

Valores de calprotectina < 250 mcg/g são mais efetivos em predizer CM com sensibilidade de 80% e especificidade em torno de 50% nas doenças de cólon. Nas doenças de intestino delgado, valores da calprotectina permanecem indefinidos para a avaliação de remissão endoscópica.[2,10,13]

É descrita ainda boa correlação entre exames de imagem, como TC e RMN (incluindo enterografia) e CM, com a vantagem de acessar inflamação transmural e, nos casos de DC, graduar atividade inflamatória e identificar dano tecidual estabelecido, além de serem menos invasivos com menores taxas de complicações quando comparados a exames endoscópicos.[10,13]

Apesar da estratégia de acessar o grau de inflamação tecidual após instituição do tratamento em intervalos regulares, o estudo ACCENT não mostrou diferença significativa quando comparados pacientes que apresentaram remissão endoscópica completa *versus* parcial na evolução para cirurgia.[14]

O termo remissão completa pode ser utilizado para designar pacientes que atingem remissão clínica e endoscópica, sendo tal fato ainda discutível, no que diz respeito à evolução da doença no longo prazo.[15]

A avaliação histológica baseia-se em critérios que combinam alterações produzidas por processo inflamatório agudo, caracterizado por dano epitelial, infiltrado mono e polimorfonuclear, erosões e/ou úlceras e granulomas, e mudanças arquiteturais crônicas, associado a um fator de correção que pontua de acordo com a quantidade de amostras afetadas. Os valores variam entre 0 (normal) e 12 (inflamação intensa em todas as amostras). Além disso, um subescore é proposto e calculado com base em achados de infiltrado celular inflamatório no epitélio e na lâmina própria, variando entre 0 e 7.[16,17]

Quando a remissão se mantém por 2 anos ou mais, é denominada remissão sustentada.[2]

VANTAGENS DA CICATRIZAÇÃO DA MUCOSA E REMISSÃO PROFUNDA SUSTENTADA

Sugere-se que a CM é um importante marcador da eficácia terapêutica e do prognóstico em longo prazo, com consequente impacto no curso da doença, melhora na qualidade de vida, diminuição da necessidade do uso de corticosteroide, menores taxas de hospitalizações e cirurgias, além de menor custo do tratamento.

É descrito o aumento significativo da incidência de câncer colorretal (CCR) nas doenças que acometem o cólon, em especial na RCU, decorrente da sequência inflamação-displasia-neoplasia. Foi comprovado que o controle do processo inflamatório diminui substancialmente tal complicação. O estudo

CESAME mostrou diminuição da incidência de CCR na colite extensa com duração maior que 10 anos, que apresentava remissão endoscópica com azatioprina (AZA).[18]

Na DC, não existe uma relação direta entre remissão clínica e CM; entretanto, pacientes com úlceras profundas e extensas apresentam um curso clínico mais agressivo, com maior evolução para complicações penetrantes e cirurgia, independentemente da pontuação no IADC. A presença de ulcerações profundas prediz uma doença mais agressiva e a CM poderia cursar com evolução favorável, reduzindo, portanto, os riscos de complicações. Pacientes que apresentaram CM (ausência de úlceras, SES-CD = 0) em 2 anos obtiveram maiores taxas de remissão clínica livre de esteroides por 3 a 4 anos.[8]

Na RCU, observou-se que alterações endoscópicas e microscópicas no reto persistiam, apesar da aparente resolução dos sintomas. Em pacientes em remissão clínica e endoscópica que mantiveram alterações inflamatórias agudas na histologia, houve maior incidência de recidiva no ano subsequente. O estudo IBSEN demonstrou que a CM no 1º ano após o diagnóstico estava associada a menor risco de colectomia em 5 anos.[11]

QUAIS TRATAMENTOS CONSEGUEM ATINGIR O OBJETIVO DE REMISSÃO PROFUNDA SUSTENTADA?

A terapia medicamentosa não é uma ferramenta isolada na tentativa de se obter a remissão da doença. Aspectos práticos para atingir a remissão envolvem fatores psicossociais, como educação e conhecimento do paciente em relação a sua doença, tempo de evolução e adesão terapêutica. A relação médico-paciente desempenha papel importante para obtenção desse objetivo.

É ainda atividade do médico avaliar e otimizar a terapia convencional instituída, identificar pacientes de alto risco que se beneficiariam de tratamento agressivo precoce para obter remissão profunda mais rapidamente, assim como realizar monitoração regular das condutas adotadas e da necessidade de progressão do tratamento.[3]

O tratamento medicamentoso envolve o uso de drogas com mecanismos de ação diversos, que podem contribuir para atingir o objetivo de remissão profunda sustentada.

Os corticosteroides têm pouco ou nenhum efeito na indução da CM na DC; já na RCU, ao contrário, parecem ser efetivos. Estudos com budesonida oral e enemas de corticosteroide demonstraram CM na RCU, sugerindo que o seu uso favorece a remissão endoscópica independentemente da administração na forma leve da doença. Tal fato não é observado na presença de ulcerações profundas, e há ausência de resposta mesmo sob a forma endovenosa da droga.[6,8]

Os estudos ASCEND I/II demonstraram taxas de CM, definidas como escores endoscópicos entre 0 e 1, de 80 e 64% nos pacientes com RCU moderada tratados com mesalazina 4,8 e 2,4 g/dia, respectivamente, após 6 semanas. Na DC, não se observou benefício no tratamento com aminossalicilatos, sendo o seu uso restrito.[6,19]

Em contraste com as drogas supracitadas, a AZA parece promover a CM na DC. Estudos em pacientes com RCU e DC mostraram que a remissão endoscópica também é alcançada na maioria dos casos que obtiveram a remissão clínica com o uso de AZA.[6,8,20]

Embora estudos demonstrem que o metotrexato (MTX) pode promover a CM na DC, essa frequência é menor quando comparado à AZA e aos inibidores do fator de necrose tumoral alfa (anti-TNF-alfa).[6,8]

A ciclosporina, um inibidor de calcineurina, utilizada no tratamento da RCU grave que não responde à corticoterapia, é mais efetiva em induzir a CM até a 4ª semana. Pacientes que apresentaram resposta precoce após o seu uso parecem ter menor chance de evoluir para colectomia total após 1 ano.[8]

Os anti-TNF-alfa mostraram um grande avanço em obter a remissão clínica e endoscópica, alcançando entre 30 e 40% na DC e na RCU. Seu benefício é potencializado quando se associam imunossupressores.[8,21]

No estudo EXTEND, primeiro trial que tem a CM como desfecho primário, pode-se constatar que, na semana 12, 27% dos pacientes recebendo ADA apresentaram cicatrização de mucosa *versus* 12% no grupo placebo (p = 0,056). Na semana 52, a CM foi observada em 24% no grupo ADA *versus* 0% no grupo placebo, mostrando clara vantagem para o grupo ADA.[21]

A terapia de manutenção com ADA levou a maiores percentuais de cicatrização da mucosa em portadores de DC precoce (< 5 anos de duração) em comparação com pacientes com mais longa evolução. Essa análise sugere que o maior impacto do ADA ocorre no início do curso da doença, possivelmente refletindo a natureza progressiva da DC. Pode-se observar também que as taxas de remissão CDEIS em ambas as semanas, 12 e 52, foram significativamente maiores para o grupo ADA-uso contínuo em relação ao grupo ADA-somente indução/placebo.[21]

A Tabela 26.3 resume dados relevantes a respeito do tratamento medicamentoso e dos objetivos terapêuticos propostos.[6]

Conclui-se que a CM deve ser reconhecida como meta terapêutica na DII. Sua base estrutural consiste na manutenção de uma barreira mucosa intacta, incluindo as células epiteliais intestinais. Novos escores endoscópicos, endomicroscopia, marcadores séricos e exames de imagem compõem um arsenal de perspectivas para melhor avaliação da CM.[8]

Tabela 26.3 Evidência da terapêutica medicamentosa em relação aos objetivos a curto e longo prazos nas DII

	5-ASA	Corticosteroides	AZA	MTX	Anti-TNF
Desfecho a curto prazo					
Remissão clínica	RCU	RCU, DC	RCU?, DC?	DC	RCU, DC
Livre de corticosteroide	?	?	?	?	?
Remissão profunda	RCU	RCU	RCU	?	RCU, DC
Tratar além dos sintomas	?	?	?	?	?
Desfecho a longo prazo					
Redução do risco cirúrgico	?	?	Conflitante	?	RCU, DC
Redução da "incapacidade"	?	?	?	?	?
Redução do dano permanente	?	?	?	?	?

AZA: azatioprina; MTX: metotrexato.

REFERÊNCIAS BIBLIOGRÁFICAS

1. Odze R. Diagnostic problems and advances in inflammatory bowel disease. J Mod Pathol 2003; 16(4):347-58.

2. Panaccione R, Colombel JF, Louis E, Peyrin-Biroulet L, Sandborn WJ. Evolving definitions of remission in Crohn's disease. Inflamm Bowel Dis 2013; 19(8):1645-53.

3. Panaccione R, Hibi T, Peyrin-Biroulet L, Schreiber S. Implementing changes in clinical practice to improve the management of Crohn's disease. J Crohns Colitis 2012; 6(suppl 2):S235-42.

4. Dignass A, Eliakim R, Magro F, Maaser C, Chowers Y, Geboes K et al. Second European evidence-based consensus on the diagnosis and management of ulcerative colitis Part 1: Definitions and diagnosis. J Crohns Colitis 2012; 6:965-90.

5. Dignass A, Lindsay JO, Sturm A, Windsor A, Colombel JF, Allez M et al. Second European evidence-based consensus on the diagnosis and management of ulcerative colitis Part 2: Current management. J Crohns Colitis 2012; 6:991-1030.

6. Sandborn WJ, Hanauer S, Van Assche G, Panés J, Wilson S, Petersson J et al. Treating beyond symptoms with a view to improving patient outcomes inflammatory bowel diseases. J Crohns Colitis 2014; 8(9):927-35.

7. Reenaers C, Louis E, Belaiche J. Current directions of biologic therapies in inflammatory bowel disease. Therap Adv Gastroenterol 2010; 3(2):99-106.

8. Neurath MF, Travis SPL. Mucosal healing in inflammatory bowel diseases: a systematic review. Gut 2012; 61:1619-35.

9. Carter DL, Lang A, Eliakim R. Endoscopy in inflammatory bowel disease. Minerva Gastroenterol Dietol 2013; 59(3):273-84.

10. Baert F, Moortgat L, Van Assche G. Mucosal healing predicts sustained clinical remission in patients with early-stage Crohn's disease. Gastroenterol 2010; 138:463-8.

11. Froslie KF, Jahsen J, Moum BA, Vatn MH. Mucosal healing in inflammatory bowel disease: results from a Norwegian population-based cohort. Gastroenterol 2007; 133(2):412-22.

12. Samaan MA, Mosli MH, Sandborn WJ, Feagan BG, D'Haens GR, Dubcenco E et al. A systematic review of the measurement of endoscopic healing in ulcerative colitis clinical trials: recommendations and implications for future research. Inflamm Bowel Dis 2014; 20(8):1465-71.

13. Benitez JM, Meuwis MA, Reenaers C, Van Kemseke C, Meunier P, Louis E. Role of endoscopy, cross-sectional imaging and biomarkers in Crohn's disease monitoring. Gut 2013; 62(12):1806-16.

14. Hanauer SB, Feagan BG, Lichtenstein GR, Mayer LF, Schreiber S, Colombel JF et al. Maintenance infliximab for Crohn's disease: the ACCENT I randomised trial. Lancet 2002; 359:1541-9.

15. Rogler G, Vavricka S, Schoepfer A, Lakatos PL. Mucosal healing and deep remission: What does it mean? World J Gastroenterol 2013; 19(43):7552-60.

16. D'Haens G, Geboes K, Peeters M, Baert F, Penninckx F, Rutgeerts P. Early lesions caused by infusion of intestinal content in excluded ileum in Crohn's disease. Gastroenterology 1998; 114:262-7.

17. D'Haens G, Geboes K, Rutgeerts P. Endoscopic and histologic healing of Crohn's (ileo-) colitis with azathioprine. Gastrointestinal Endoscopy 1999; 50(5):667-71.

18. Beaugerie L, Seksik P, Bouvier A. Thiopurine therapy is associated with a three-fold decrease in the incidence of advanced colorectal neoplasia in IBD patients with longstanding extensive colitis: results from the CESAME cohort. Gastroenterology 2009; 136:A54.

19. Hanauer SB, Sandborn WJ, Kornbluth A, Katz S, Safdi M, Woogen S et al. Delayed-release oral mesalamine at 4.8 g/day (800 mg tablet) for the treatment of moderately active ulcerative colitis: the ASCEND II trial. Am J Gastroenterol 2005; 100:2478.

20. Walker-Smith JA. Mucosal healing in Crohn's disease. Gastroenterology 1998; 114:419-2.

21. Rutgeerts P, Van Assche G, Sandborn WJ, Wolf DC, Geboes K, Colombel JF et al. Adalimumab induces and maintains mucosal healing in patients with Crohn's disease: data from the EXTEND trial. Gastroenterology 2012; 142(5):1102-11.

FARMACOTERAPIA NA DOENÇA INFLAMATÓRIA INTESTINAL

LUCIANA DOS SANTOS
RAQUEL GUERRA DA SILVA
MAYDE SEADI TORRIANI
ELVINO BARROS

INTRODUÇÃO

As doenças inflamatórias intestinais (DII) crônicas representam uma ampla variedade de situações inflamatórias do intestino, mas o termo aqui empregado se refere à doença de Crohn (DC) e à retocolite ou colite ulcerativa, que são doenças caracterizadas por inflamação intestinal crônica, recidivante e sem uma etiologia definida. A diferenciação entre as duas doenças é realizada por meio de achados clínicos, alterações radiológicas, endoscópicas e histológicas.[1-3]

A retocolite ulcerativa (RCU) é uma doença crônica e recorrente caracterizada por inflamação difusa da mucosa envolvendo o cólon e, invariavelmente, o reto. A inflamação na RCU é caracteristicamente restrita à mucosa superficial e estende-se do reto a toda extensão do cólon. Já a DC é uma entidade complexa que envolve o intestino delgado e o cólon e, possivelmente, todo o trato gastrointestinal, assim como outros órgãos; caracteriza-se por inflamação transmural em determinados segmentos do trato gastrointestinal.[4,5]

Tanto a RCU como a DC podem estar associadas a inúmeras manifestações extraintestinais, incluindo úlceras orais, artrite, espondilite, sacroileíte, uveíte, eritema nodoso, etc. Apesar de algumas características em comum, essas doenças apresentam diferenças na predisposição genética, nos fatores de risco e nos achados clínicos e endoscópicos. A história familiar é o fator de risco independente mais importante. Já o tabagismo tem um papel diferente nas duas doenças: é considerado um fator protetor na RCU e um fator de risco na DC.

A fisiopatologia do processo inflamatório é complexa, multifatorial, incluindo aspectos genéticos, imunológicos e ambientais, com invasão bacteriana e a presença de peptídeos antimicrobianos. O fator de necrose tumoral alfa (TNF--alfa) está elevado em amostras do sangue, nas fezes e na mucosa dos pacientes com RCU, sendo considerado um fator importante na patogênese dessa doença; também é observada exacerbação das células T, causando lesão da mucosa.

TRATAMENTO FARMACOLÓGICO

O manejo medicamentoso desses pacientes é complexo e envolve o uso de muitas classes de fármacos. Na RCU e na DC, utilizam-se as mesmas classes de medicamentos, embora sejam doenças distintas. Não existe um tratamento específico e curativo para qualquer uma das entidades. Os medicamentos mais utilizados são os derivados do ácido 5-aminossalicílico, os corticosteroides, os agentes imunomoduladores e os medicamentos mais recentes – os agentes biológicos. A seguir, há um breve resumo do tratamento farmacológico na RCU e na DC.

Retocolite ulcerativa (RCU)

O tratamento consiste no uso de mesalazina, corticosteroides, imunossupressores e anticorpos monoclonais anti-TNF-alfa. O sucesso do tratamento depende de muitos fatores, incluindo: escolha correta dos medicamentos para indução ou manutenção, dose correta e adesão do paciente ao tratamento.[6]

A mesalazina por via oral ou local (supositórios) é a droga de escolha. O uso associado de via oral e tópico leva a maior taxa de remissão quando comparado com uso isolado de uma ou outra formulação no tratamento da RCU moderada. Se não houver resposta, o uso de corticosteroides está indicado. Pacientes com dependência de corticosteroides ou aqueles com recorrência da doença com o uso de mesalazina podem ser tratados com azatioprina ou mercaptopurina.

Pacientes com RCU ativa de moderada intensidade que não respondem ao tratamento convencional podem ser tratados com infliximabe ou adalimumabe de forma isolada ou associada com azatioprina. Pacientes com doença na forma severa devem ser hospitalizados e receber tratamento com corticosteroide endovenoso. Se não ocorrer melhora em 3 dias de corticosteroide endovenoso, o uso de infliximabe, ciclosporina ou tacrolimo está indicado. Profilaxia com sulfametoxazol/trimetoprim para *Pneumocystis carinii* é recomendada em pacientes em uso de corticosteroides, ciclosporina ou tacrolimo. Uso de probióticos não é efetivo no tratamento da RCU.

Doença de Crohn (DC)

O tratamento desses pacientes inclui medicamentos, orientação nutricional e cirurgia com o intuito de controlar a atividade da doença e melhorar a qualidade de vida.[5] Pacientes que não respondem ou ficam dependentes de corticosteroides necessitam receber imunomoduladores ou agentes biológicos.

A administração de azatioprina e mercaptopurina está indicada na indução e remissão da doença na fase ativa. Os agentes anti-TNF-alfa são efetivos para induzir remissão e mantidos como tratamento de suporte após remissão. Quando infliximabe não apresenta resposta terapêutica, o uso de adalimumabe pode ser efetivo na indução da remissão clínica.

MANEJO FUTURO

O manejo das DII está mudando nos últimos anos e tem boa expectativa na melhora dos sintomas, qualidade de vida e controle da doença. Um grande número de novos medicamentos está sendo desenvolvido e lançado no mercado. O papel dos medicamentos biológicos revolucionará, em curto e médio prazos, o tratamento desses pacientes. A questão complicada é sempre a mesma: o custo do tratamento.

AVALIAÇÃO DOS PRINCIPAIS MEDICAMENTOS USADOS NAS DOENÇAS INFLAMATÓRIAS INTESTINAIS

Aminossalicilatos

Os aminossalicilatos apresentam como componente ativo o ácido 5-aminossalicílico (5-ASA), que confere propriedades anti-inflamatórias pela presença de um grupo amino na posição 5 (meta) na estrutura do ácido salicílico. Essa classe terapêutica está indicada para tratamento de RCU leve a moderada e na

DC, tanto na fase ativa quanto na de remissão. O mecanismo de ação, principalmente dos produtos que contêm 5-ASA, parece estar relacionado com diferentes mecanismos propostos, incluindo inibição de citocinas, prostaglandinas, síntese de leucotrienos, eliminação de radicais livres e atividade imunossupressora.

Dentro das precauções, recomenda-se utilizar com cuidado em pacientes com hipersensibilidade aos salicilatos e/ou seus derivados, com histórico de úlcera gástrica ou duodenal e com comprometimento grave das funções renal e hepática.[7] Os efeitos adversos são incomuns, mas incluem náuseas, *rash* cutâneo, diarreia, pancreatite e nefrite intersticial aguda. Há diferentes formulações de uso tópico e oral. Destacam-se a mesalazina e sulfassalazina.

Mesalazina

A mesalazina é uma formulação do 5-ASA encontrada em diferentes formas farmacêuticas para uso oral e uso anorretal.

Formulações

Para uso oral, está disponível em comprimidos e na forma granulada (sachê), com microgrânulos revestidos com etilcelulose de liberação prolongada que formam uma membrana semipermeável e os protegem da acidez do trato gastrointestinal; também na forma de comprimidos com revestimento acrílico, que permite que a maior parte do fármaco seja liberada somente no íleo terminal e no cólon; e de liberação prolongada com MMX (*Multi-Matrix System*), tecnologia que encobre o comprimido, permitindo sua liberação quando este alcança a porção terminal do intestino delgado e cólon, fazendo a mesalazina distribuir-se adequadamente ao longo do cólon; assim, esta formulação permite a administração 1 vez/dia.

As formulações revestidas com resina acrílica, sensível ao pH, dissolvem-se em pH $\geq$ 7, liberando de 10 a 15% do 5-ASA no íleo terminal e o restante no cólon proximal. Formulações de liberação prolongada com revestimento de etilcelulose liberam de 30 a 40% do 5-ASA no duodeno e continuam liberando ao longo do cólon, conforme a variação do pH e do tempo de contato do fármaco.[7,8] Essas formulações contendo microgrânulos revestidos com etilcelulose têm a liberação de mesalazina de forma contínua por todo o trato gastrointestinal, em qualquer condição de pH e independentemente da presença de alimentos. Os comprimidos de liberação prolongada com MMX permitem a liberação no pH ≥ 7, proporcionando a liberação lenta de concentrações de mesalazina ao longo de todo o cólon, com limitada absorção sistêmica; o tempo de meia-vida de eliminação da mesalazina e de seu metabólito principal foi de 7 a 9 horas e de 8 a 12 horas, respectivamente. As formas farmacêuticas para uso tópico anorretal são enemas e supositórios de mesalazina.[7,9]

Mecanismo de ação

O exato mecanismo de ação da mesalazina ainda é incerto, mas possivelmente há bloqueio da cicloxigenase e inibição da produção de prostaglandina pela mucosa colônica.

Em relação aos parâmetros farmacocinéticos, sabe-se que é rapidamente absorvida após a ingestão oral, permitindo que somente 20% atinjam o íleo terminal e o cólon; sua excreção se dá rapidamente pelos rins (13 a 30%), principalmente do metabólito ácido-N-acetil-5-aminosalicílico, e pelas fezes (72%). A mesalazina e seus metabólitos não atravessam a barreira hematoencefálica, e mínimas quantidades atravessam a placenta. A mesalazina encontra-se 43% ligada às proteínas plasmáticas, e seu metabólito, o ácido-N-acetil-5-aminossalicílico, 78%. A meia-vida de eliminação da mesalazina é de cerca de 1 hora, e de seu metabólito, 10 horas.[10] O uso da mesalazina é considerado seguro na gestação e na amamentação.[11]

Indicações

As formas farmacêuticas orais são a primeira linha de tratamento para RCU leve a moderada, e as formas de uso tópico, como supositório e enema, são eficazes na proctite ativa e RCU distal com taxa de resposta de 75 a 90%.[12]

Posologia

As doses usuais para tratar a doença ativa podem variar de 800 a 2.400 mg/dia até o máximo de 4.000 a 4.800 mg/dia, divididas ou em dose única diária. A posologia usual para os comprimidos de liberação prolongada (MMX) é de 2.400 a 4.800 mg/dia em dose única, de preferência sempre no mesmo horário.

Administração

Os comprimidos revestidos devem ser ingeridos inteiros, com auxílio de líquido. Já o granulado (sachê) deve ser colocado sob a língua e deglutido com auxílio de líquidos; não se pode misturar os grânulos em líquidos para facilitar a administração.

Dentre as preparações tópicas de uso anorretal, os enemas, na dose usual de 4 g, devem ser utilizados ao se deitar, com tempo de retenção de pelo menos 8 horas; já os supositórios, na dose usual de 500 a 1.000 mg, devem ser utilizados 2 ou 3 vezes/dia, com tempo de retenção de pelo menos 3 horas. A resposta ao tratamento tópico ocorre em 3 a 21 dias e, havendo a remissão dos sintomas, doses menores são estabelecidas para manutenção.

Interações medicamentosas

A mesalazina pode alterar ou potencializar efeitos de vários outros fármacos. A ação de hipoglicemiantes orais, como sulfonilureias, pode ter os efeitos hipoglicemiantes intensificados na presença da mesalazina. Os efeitos dos anticoagulantes orais cumarínicos são alterados quando administrados com mesalazina, aumentando o risco de sangramento. Há diminuição na ação diurética da furosemida e espironolactona e na ação tuberculostática da rifampicina. A administração concomitante com mercaptopurina ou azatioprina pode aumentar o risco de leucopenia e nefrotoxicidade.

Algumas recomendações especiais são feitas quanto ao uso de lactulose, que pode diminuir o pH do cólon e interferir na absorção dos comprimidos, e ao uso de antiácidos, que podem alterar a biodisponibilidade das formulações de liberação prolongada por interferir no pH de dissolução da mesalazina.[10]

Efeitos adversos

São relativamente infrequentes (10%) e pouco importantes. Dentre os efeitos mais comuns estão cefaleia, dispepsia, náusea, dor abdominal e exantema.[8,12]

Sulfassalazina

A sulfassalazina (SSZ) é uma combinação de 5-ASA com a molécula sulfapiridina, por meio de uma ligação AZO. A ligação AZO impede a absorção no estômago e no intestino delgado. A SSZ, quando ingerida, é desdobrada no cólon pela ação bacteriana em sulfapiridina (quase totalmente absorvida) e 5-ASA, que é a porção ativa do fármaco no intestino grosso.[9,12]

Formulações

A SSZ é encontrada na forma de comprimido com revestimento gastrorresistente, com intolerância gastrointestinal ou aos metábolitos da sulfassalazina.

Mecanismo de ação

O mecanismo de ação é incerto; pode reduzir inflamação por remoção de radicais livres, inibindo a produção de prostaglandinas e leucotrienos e/ou por diminuição da quimiotaxia dos neutrófilos e da geração de superóxidos.[9]

Em relação aos parâmetros farmacocinéticos, aproximadamente 20 a 30% do fármaco administrado por via oral é absorvido no intestino delgado. A maior parte é captada pelo fígado e excretada pela urina, e o restante alcança o cólon, onde é clivado pelas bactérias intestinais em sulfapiridina e 5-ASA.[12] A sulfapiridina, altamente lipossolúvel, é rapidamente absorvida a partir do cólon e apresenta biodisponibilidade de 60%, sofrendo extenso metabolismo hepático, por meio de reações de acetilação, hidroxilação e conjugação com ácido glicurônico; depois, é excretada pela urina e, em menor proporção, nas fezes.[12] Já o 5-ASA é pobremente absorvido no cólon e extensamente excretado nas fezes.[7]

Indicações

A SSZ está indicada para tratamento de RCU leve a moderada e DC (colite de Crohn).

Posologia/administração

A dose usual é de 3 a 6 g/dia, em 4 doses fracionadas, com alimentos. Para evitar potenciais efeitos adversos, a dose deve ser aumentada gradualmente a partir de uma dose inicial de 500 mg, 2 vezes/dia.[12]

Interações medicamentosas

A SSZ inibe o transporte e a absorção de folato. Esse efeito pode levar à deficiência de folato e, consequentemente, à anemia megaloblástica. Recomenda-

-se, portanto, suplementação de 1 mg/dia de folato para pacientes em uso de sulfassalazina.[7]

Entre outras interações medicamentosas, a sulfassalazina pode potencializar o efeito dos hipoglicemiantes e anticoagulantes. Os níveis plasmáticos da digoxina podem estar diminuídos na presença de sulfassalazina. A ciclosporina pode ter seu efeito reduzido pela interferência da sulfassalazina no citocromo P450, responsável pelo metabolismo da ciclosporina.[10]

Efeitos adversos

Ocorrem em 10 a 45% dos pacientes com RCU e estão relacionados principalmente à fração sulfa, responsável por 15 a 30% dos efeitos adversos, os quais podem estar relacionados com a posologia, com efeitos de hipersensibilidade ou idiossincrásicos ou efeitos esperados com o uso do fármaco. Em gestantes, deve-se utilizar com cautela, uma vez que interfere no metabolismo do ácido fólico.[11]

Quando estão relacionados à posologia (dose), os efeitos comumente observados são cefaleia, náuseas, vômitos, pancreatite, dispepsia, diarreia, anemia (hemolítica ou megaloblástica) e fadiga, que podem ser minimizados reduzindo-se a dose ou administrando-se junto com alimentos.

Quando os efeitos adversos estiverem relacionados com hipersensibilidade ou idiossincrasia com o uso de sulfassalazina, deve-se descontinuar o uso do fármaco imediatamente; dentre os efeitos relatados, estão *rash* cutâneo severo, hepatite, pancreatite, pneumonite, agranulocitose e anemia aplástica.

Efeitos comumente esperados com o uso do fármaco são dor abdominal, febre, anemia hemolítica, nefrite intersticial, artralgia, eritema/*rash*, alopecia, diarreia e oligoespermia (reversível e rara).[8,12] Cerca de 8% dos pacientes em uso de sulfassalazina são intolerantes a ela, sendo indicado como alternativa terapêutica o uso de olsalazina ou mesalazina.

Antibióticos

Os antibióticos são indicados para o controle da atividade inflamatória na DC moderada a fulminante, como adjuvantes a outros medicamentos ou para tratamento de complicação específica na doença ou para profilaxia das recorrências no pós-operatório. São indicados quando há suspeita de complicação infecciosa, como abscessos ou infecções, e tratamento de fístulas. Relatos de toxicidade com o uso prolongado, como neuropatia periférica com uso de metronidazol, bem como potencial de indução de resistência antimicrobiana, são motivos para que o uso de antimicrobianos isolados para tratamento da DC seja contraindicado. O uso de antibióticos para tratamento de RCU não apresenta um papel definido; há relatos de aumento no risco de desenvolvimento de colite pseudomembranosa associada a antibióticos. Destacam-se metronidazol e ciprofloxacino como os fármacos mais frequentemente utilizados.

Metronidazol

Metronidazol é classificado como antibiótico pertencente à classe dos nitroi-midazóis que apresenta espectro de atividade abrangendo exclusivamente microrganismos anaeróbios.

Formulações

É encontrado na forma de comprimido revestido, suspensão oral e solução injetável.

Mecanismo de ação

A ação do antibiótico ocorre após sua difusão no organismo, onde acaba intera-gindo com o DNA e causando perda da estrutura helicoidal deste, o que resulta na inibição da síntese proteica e em morte celular dos microrganismos suscetíveis.[13]

Parâmetros farmacocinéticos

Após a administração oral, o fármaco é completamente absorvido, com biodis-ponibilidade oral de 100%, atingindo pico de concentração plasmática em 1 a 3 horas, com meia-vida em torno de 7 horas. Metronidazol sofre metabolização hepática, gerando dois metabólitos: um ácido com atividade bactericida de 3% e outro alcoólico com 30% de atividade, quando comparado ao metronidazol. Menos de 20% se liga às proteínas plasmáticas, sendo distribuídos para saliva, bile, fluidos seminais, fígado, pulmão e secreções vaginais, além de atravessar a barreira hematoencefálica. A maior parte é excretada pela urina (60 a 80%) e, em menor proporção, pelas fezes (6 a 15%).[9,10]

Indicações

Metronidazol está indicado para tratamento da DC, particularmente em pacientes com doença perianal e colônica ou fístula não responsiva a outros tratamentos prévios (sulfassalazina, corticosteroides), com o intuito de prolongar o tempo até as recorrências endoscópicas e clínicas. No caso das fístulas perianais, o tratamento pode ser realizado com metronidazol ou ciprofloxacino.

Posologia

Geralmente, o metronidazol é utilizado pelo período de 3 meses, na dose de 10 a 20 mg/kg/dia, ou de 250 a 500 mg por dose, 2 ou 3 vezes/dia, por via oral.

Administração

A via preferencial para administração na DC é a oral, com ou sem a presença de alimentos, com auxílio de líquido.[10]

Interações medicamentosas

Apresenta interação medicamentosa com anticoagulante oral cumarínico, como varfarina, devendo-se monitorar o uso, pois pode ocorrer potencialização do efeito anticoagulante. O uso com lítio pode aumentar os níveis plasmáticos deste, levando a efeitos de toxicidade (fraqueza, sede excessiva, tremores, confusão mental). Ciclosporina e carbamazepina também podem ter seus níveis plasmáticos aumentados, devendo-se monitorar o uso.[9,10]

Precauções

Pacientes em tratamento com o antibiótico não devem consumir bebidas alcoólicas até 3 dias após a interrupção do medicamento. Os pacientes também devem ser monitorados periodicamente quanto aos sinais de neuropatia; caso seja identificada, deve-se suspender imediatamente o uso da medicação.

A neuropatia está relacionada tanto com uso oral como intravenoso com altas doses ($\geq$ 1,5 g/dia), e está associada com uso prolongado do antibiótico (> 30 dias). O provável mecanismo se dá pela inibição da síntese das proteínas neuronais, resultando em degeneração axonal periférica.[10]

O uso é contraindicado no primeiro trimestre de gravidez, uma vez que o fármaco atravessa a barreira placentária e é excretado no leite materno.[10,11]

Efeitos adversos

Metronidazol causa poucos efeitos em doses terapêuticas. Há relatos de sintomas gastrointestinais leves, sabor metálico e amargo na boca, bem como sintomas relacionados ao sistema nervoso central (SNC), como tontura, cefaleia e neuropatias sensitivas.

Ciprofloxacino

Ciprofloxacino pertence a classe das fluoroquinolonas.

Formulações

É encontrado em formulações para uso parenteral e oral. Para uso no tratamento da DC, ciprofloxacino é encontrado na forma de cápsula ou comprimido revestido de liberação imediata para uso oral.

Mecanismo de ação

Baseia-se na inibição da atividade da enzima DNA-girase ou topoisomerase II, enzima essencial à sobrevivência bacteriana. Ao inibi-la, a molécula de DNA passa a ocupar grande espaço no interior da bactéria, e suas extremidades livres determinam síntese descontrolada de RNA mensageiro e de proteínas, ocasionando a morte bacteriana. Tem ação sobre enterobactérias, estafilococos, hemófilos, neissérias e *P. aeruginosa*.

Em relação aos parâmetros farmacocinéticos, sabe-se que a absorção oral é rápida (50 a 85%) e ocorre em 1 a 2 horas, com biodisponibilidade oral de 60 a 80%. Distribui-se amplamente pelos tecidos; as concentrações em próstata, fezes, bile, pulmão, neutrófilos e macrófagos excedem as concentrações séricas, mas, na saliva, nos ossos e no líquido cefalorraquidiano, as concentrações encontradas são menores. O metabolismo hepático forma metabólitos ativos; o tempo de meia-vida de eliminação varia de 3 a 5 horas e cerca de 20 a 40% do fármaco se liga às proteínas plasmáticas. A excreção ocorre tanto pela urina (30 a 50%) como pelas fezes (15 a 45%).[10] Atravessa a barreira hematoencefálica em quantidades variáveis.

Indicações
Está indicado, como o metronidazol, para o tratamento da DC ativa.

Posologia
Dose de 500 mg, a cada 12 horas, por 6 a 12 semanas.[7,8]

Administração
A presença de alimentos não afeta significativamente a absorção; porém, com derivados lácteos, sugere-se intervalo de 1 hora na administração.

Interações medicamentosas
Há interação com varfarina e hipoglicemiantes orais, com alteração nos níveis plasmáticos destes. Antiácidos com cálcio, magnésio e alumínio reduzem sobremaneira a absorção do ciprofloxacino. O uso concomitante com sinvastatina deve ser monitorado, pelo risco de miopatia ou rabdomiólise.[7,10]

Precauções
Deve-se utilizar com precaução em pacientes com doença renal grave, em uso de antidepressivos tricíclicos, antipsicóticos e/ou antiarrítmicos, pelo risco de prolongamento no intervalo QT.

Efeitos adversos
São raros e entre os mais comuns estão *rash* cutâneo, diarreia, náusea, vômito, cefaleia, aumento das transaminases e dor abdominal. É necessário monitorar o desenvolvimento de sinais de neuropatia periférica com uso de fluoroquinolonas, tanto por via oral quanto intravenosa, devendo-se descontinuar o uso imediatamente.[14]

Corticosteroides
Os corticosteroides, hormônios esteroides, são divididos em mineralocorticoides e glicocorticoides, de acordo com a relação de retenção de sódio e efeitos

sobre o metabolismo dos carboidratos e duração de ação. Os glicocorticoides apresentam importantes ações anti-inflamatórias e imunossupressoras; são produzidos e secretados pelo córtex suprarrenal e sua concentração circulante é regulada por meio de ajuste do eixo hipotálamo-hipófise-suprarrenal, onde a liberação é condicionada pelo estresse (*feedback* positivo) e a inibição (*feedback* negativo) se faz em resposta ao hormônio circulante.[15]

São recomendados no tratamento de pacientes com DC ou RCU ativas. O mecanismo de ação, em geral, baseia-se na supressão do processo inflamatório nas suas fases iniciais, inibindo a capacidade de recrutamento de monócitos e neutrófilos ao sítio inflamatório. Também reduzem a dilatação da microvasculatura e a permeabilidade inerente, diminuindo o edema e a migração de leucócitos ao processo inflamatório. Nas manifestações tardias, interferem na ativação de fibroblastos, proliferação vascular e depósito de colágeno, além de influenciar na resposta imunológica dos linfócitos T, reduzindo a liberação de mediadores, inibindo a ativação de citocinas e moléculas de superfície, por meio da redução da atividade do fator nuclear *kappa* B (NF-kβ).[15,16]Apresentam também propriedades de inibição da síntese de prostaglandinas e leucotrienos por inibição da liberação de ácido araquidônico dos fosfolipídios.

Na DC, não são eficazes na manutenção das remissões nem do tratamento de fístulas, mas podem ser utilizados durante a gestação no controle da doença ativa.[11] Não são indicados como terapia de manutenção, em razão dos efeitos secundários severos e irreversíveis associados ao tratamento prolongado. Dentre esses efeitos, estão distúrbios eletrolíticos, osteoporose, necrose asséptica, miopatias, úlceras pépticas, cataratas, disfunções endócrinas, infecções e distúrbios psiquiátricos.[8]

Os efeitos adversos que podem ocorrer com o uso dos corticosteroides por períodos curtos são alterações de humor, insônia, dispepsia, ganho de peso, edema, elevação dos níveis de glicose, acne e inchaço na face (*moon face*).

Os corticosteroides podem ser administrados por via oral (prednisona, prednisolona e budesonida), tópica retal (prednisona, budesonida, hidrocortisona e metilprednisolona) e intravenosa (metilprednisolona e hidrocortisona). Os fármacos de uso tópico retal estão indicados para o tratamento de doença relacionada ao reto e cólon descendente, e os de uso intravenoso estão indicados para tratamento de doença severa ou grave.

A posologia deve ser adequada à situação clínica de cada indivíduo; porém, logo após a resposta terapêutica, deve-se iniciar a redução gradual da dose, sendo 10 mg/semana até 0,5 mg/kg/dia e, a seguir, 5 mg/semana até a retirada total. Pacientes em uso de corticosteroides por longos períodos devem receber suplementação com cálcio e vitamina D, e recomenda-se avaliação oftalmológica.[8] Destacam-se entre os corticosteroides a prednisona e a metilprednisolona.

Prednisona

Formulações
É encontrada na forma de comprimido de liberação imediata.

Parâmetros farmacocinéticos
Apresenta pico plasmático de concentração dentro de 1,3 a 2 horas após administração oral e biodisponibilidade de 92%, sendo que cerca de 70% se liga às proteínas plasmáticas com volume de distribuição de 0,4 a 1 L/kg. Sofre metabolização hepática, onde é completamente metabolizada formando o metabólito ativo prednisolona, que apresenta concentração 4 a 6 vezes maior do que a prednisona; depois, a prednisolona também sofre metabolização hepática, sendo liberados sulfatos e glucoronídios conjugados para que sejam excretados por via urinária. O tempo de meia-vida de eliminação da prednisona é de 2 a 3 horas.[10]

Indicação
Está indicada no tratamento da DC moderada a grave e RCU grave.[11,12]

Posologia
A dose inicial pode variar de 1 a 2 mg/kg/dia ou 40 a 60 mg/dia, 1 ou 2 vezes/dia, por via oral.[8,11,12] Após melhora clínica, deve ser reduzida 5 a 10 mg/semana até a dose de 20 mg/dia e, depois, reduzida a 2,5 a 5 mg/semana, até a retirada completa.[11]

Interações medicamentosas
A maioria está relacionada com interferência no metabolismo do citocromo P450. Alguns fármacos que interagem com a prednisona são os antifúngicos e

antirretrovirais inibidores da protease, que podem aumentar as concentrações da prednisona e, com isso, promover aumento nos efeitos adversos (p.ex., síndrome de Cushing).

O uso de fluoroquinolonas deve ser monitorado quanto aos sinais de ruptura de tendão, especialmente em idosos. A varfarina pode ter seus efeitos anticoagulantes alterados com a administração concomitante com prednisona.

Precauções

Prednisona é o corticosteroide mais recomendado para gestantes.[11] No entanto, deve-se utilizar com precaução em pacientes com histórico de problemas hepáticos, osteoporose, em uso de anticoagulantes orais ou com hipersensibilidade ao fármaco.

Budesonida

A budesonida é um corticosteroide sintético com potente ação glicocorticoide. Em virtude do extenso metabolismo hepático, está associada a menor taxa de efeitos adversos associados aos corticosteroides, incluindo menor diminuição na densidade mineral óssea.[8]

Formulações

É encontrada nas formas de enema para uso tópico retal (comprimido dispersível) e cápsulas de liberação prolongada ileal para uso oral. As cápsulas de liberação prolongada contêm grânulos gastrorresistentes de liberação ileal, sendo praticamente insolúveis no suco gástrico; apresentam a propriedade de liberação prolongada com o intuito de ajustar a liberação da budesonida no íleo e no cólon ascendente.

Parâmetros farmacocinéticos

A budesonida apresenta uma biodisponibilidade de cerca de 10 a 20% após a administração oral, sendo que 85 a 90% se ligam às proteínas plasmáticas e o tempo de meia-vida é de 2 a 3,6 horas. O volume de distribuição é de aproximadamente 2 a 3 L/kg, e a concentração plasmática máxima é alcançada em 1,5 hora (retal) e 3,5 horas (oral). Sofre extenso metabolismo hepático, formando dois metabólitos de baixa ação glicocorticoide: o 6-beta-hidroxibudesonida e o 16-alfa-hidroxiprednisolona, com a maior parte da excreção renal (60%) e o restante pelas fezes (15,1 a 19,6%) e bile.[10]

Indicação

Está indicada como anti-inflamatório para tratamento da DC leve a moderada envolvendo íleo ou cólon, não sendo recomendada na terapia de manutenção da doença e no tratamento da RCU (uso tópico).[15]

Posologia

Preparações de liberação prolongadas induzem a remissão da DC leve a moderada em 50 a 70% dos casos, na dose diária inicial de 9 mg, por 8 a 16 semanas; após o tratamento inicial, as doses são reduzidas na taxa de 3 mg, sendo utilizados 6 mg diários, por 3 meses.[8,10]

Da mesma forma, para indução de remissão dos sintomas da RCU leve a moderada, a posologia é de 9 mg/dia, por 8 semanas.[10] A liberação adequada da quantidade do fármaco ocorre na porção inflamada específica do intestino, minimizando os efeitos colaterais sistêmicos decorrentes do extenso metabolismo de primeira passagem que inativa os derivados.[12]

Para pacientes que desenvolveram dependência aos esteroides, como prednisona, e para prevenção de recorrência após cirurgia de doença ativa, a posologia recomendada é de 6 mg, 1 vez/dia. Já os enemas estão indicados para tratamento tópico de RCU distal, na dose de 2 mg (suspensão de 0,02 mg/mL), 1 vez/dia, à noite, durante 4 semanas.

Administração

As cápsulas de liberação prolongada devem ser administradas inteiras com água, 1 vez/dia, pela manhã; em caso de problemas de deglutição, as cápsulas podem ser abertas e seu conteúdo misturado, sem ser triturado ou esmagado, em papa de maçã para uso imediato.[10] Para os enemas, após o preparo do comprimido dispersível na solução diluente, o uso é imediato. Não se recomenda o uso de enemas durante a gravidez e a lactação.

As precauções no uso da budesonida seguem as mesmas recomendações para o uso de outros corticosteroides, como monitorar pacientes com histórico de diabetes, glaucoma, problemas hepáticos, hipertensão, osteoporose e outros. No caso dos enemas, estes apresentam lactose na formulação, devendo ser evitados em pacientes intolerantes à lactose.

Efeitos adversos

Os efeitos comumente relacionados são cefaleia, náuseas, vômitos, erupções e *rash* cutâneos, dor muscular, agitação e diarreia.

Hidrocortisona

A hidrocortisona pode ser utilizada nos casos de RCU associada aos aminossalicilatos ou utilizada na forma isolada.

Formulações

É encontrada para uso intravenoso e pomada/espuma para uso tópico retal, sendo que a apresentação em espuma não está disponível no Brasil. Também há disponibilidade em preparações na forma de supositório e suspensão retal (enema).

Parâmetros farmacocinéticos

Após a administração, é rapidamente absorvida, sendo que 90% do fármaco se liga às proteínas plasmáticas. Apresenta extenso metabolismo hepático e excreção renal.

Indicação

É indicada no tratamento da RCU leve a moderada.

Posologia/administração

Associa-se aos aminossalicilatos o uso de hidrocortisona enema, na dose de 100 mg, com retenção de 1 hora, ou 80 mg na forma de espuma tópica retal, 1 ou 2 vezes/dia, ambos por 2 ou 3 semanas e, em casos severos, por 2 a 3 meses.[10,12] Na RCU severa, a mesma posologia, 100 mg, 2 vezes/dia, pode ser administrada na forma de enema para tratamentos de urgência ou tenesmo; ou por via parenteral na dose de 300 mg/dia, dividida a cada 8 horas, ou em infusão contínua, com resposta entre 7 e 10 dias.[8,11]

Interações medicamentosas

Devem-se monitorar pacientes em uso de anticoagulantes orais e de diuréticos espoliadores de potássio, que podem potencializar a hipocalemia.

Precauções

Devem-se monitorar glicemia de jejum e sódio sérico. Quando o tratamento com hidrocortisona for prolongado por mais de 72 horas, há risco de hipernatremia. Nesse caso, recomenda-se substituir a hidrocortisona pela metilprednisolona, que produz pequena ou nenhuma retenção de sódio.

Efeitos adversos

São similares aos relacionados aos outros corticosteroides.

Metilprednisolona

Apresenta potente ação anti-inflamatória, com vantagem mesmo em doses menores. Outra vantagem é apresentar diferença significativa nas atividades anti-inflamatória e mineralocorticoide, com menor retenção hídrica e sódica.[11]

Formulações

É encontrada na forma succinato, para o preparo para administração intravenosa, intramuscular ou intrarretal (enema), e acetato para administração intramuscular e intrarretal.

Parâmetros farmacocinéticos

A metilprednisolona é bem absorvida e apresenta pico de concentração dentro de 31 minutos, com tempo de meia-vida de 2 a 3 horas e volume de distribuição de 1,5 L/kg. Apresenta extensos metabolismo hepático e excreção renal. O *clearance* em obesos é reduzido.[10] Atravessa a barreira placentária.

Indicação

Indicada no tratamento da DC moderada a grave e na RCU.

Posologia/administração

Tanto na DC como na RCU, a dose usual varia de 10 a 40 mg/dose, por via intravenosa ou intramuscular, baseando-se na resposta clínica. Se doses mais altas forem requeridas para casos severos, recomenda-se 30 mg/kg, por via intravenosa em infusão a partir de 30 minutos, a cada 4 ou 6 horas, por 48 a 72 horas.[7,10] Na RCU severa, em caso de melhora com o uso parenteral, prednisona oral deve ser iniciada ou, do contrário, se não ocorrer melhora significativa, deve-se considerar cirurgia ou tratamento com ciclosporina ou com fator anti-necrose tumoral (anti-TNF). Para o tratamento via retal da RCU, a metilprednisolona pode ser administrada na forma de enema de retenção, com dose de 40 a 120 mg, por 2 ou mais semanas.

Interações medicamentosas

Da mesma forma que a prednisona, a metilprednisolona pode interagir com antifúngicos e antirretrovirais inibidores da protease, aumentando as concentrações plasmáticas da metilprednisolona, e também alterar os efeitos da varfarina.

Pode, ainda, aumentar os níveis plasmáticos da ciclosporina e do tacrolimo e potencializar os efeitos de hipocalemia com diuréticos espoliadores de potássio. Antiácidos, anticonvulsivantes e rifampicina podem diminuir as concentrações séricas da metilprednisolona.[10]

Efeitos adversos

Dentre os mais comuns relacionados, estão hipertensão, hipernatremia, distúrbios gastrointestinais e fraqueza muscular.

Imunomoduladores (imunossupressores)

Imunomoduladores são fármacos que atenuam os processos inflamatórios subjacentes da DC e da RCU. Estão associados ao desenvolvimento de hipertensão arterial, hiperglicemia, hepatopatia e nefropatia. Outro fator relevante é que fármacos imunossupressores interagem com outros medicamentos, podendo alterar o efeito terapêutico esperado.

Dentre os imunomoduladores indicados para o tratamento de DII, destacam-se azatioprina, mercaptopurina, metotrexato (MTX), ciclosporina e tacrolimo.

Azatioprina, mercaptopurina e metotrexato são exemplos de fármacos antimetabólitos derivados das tiopurinas, que atuam inibindo a atividade de linfócitos T e B e células *natural killer*. Já a ciclosporina e o tacrolimo, inicialmente estudados com intuito terapêutico antimicrobiano, posteriormente foram verificados como tendo propriedades imunossupressoras, por inibirem a síntese de interleucina 2 na fase G0 do ciclo celular.[16]

Dentre as precauções com o uso desses fármacos, está o monitoramento hematológico semanalmente nas primeiras semanas, em seguida a cada 2 semanas, por 8 semanas, e na fase de manutenção a cada 1 a 3 meses. Deve-se realizar monitoramento do nível sérico plasmático do fármaco, principalmente quanto às interações com medicamentos e com alimentos, além do monitoramento da função hepática, renal e de eletrólitos.[8]

Azatioprina

Azatioprina (AZA) é um derivado imidazolil da 6-mercaptopurina (ou mercaptopurina) e tem ação como antimetabólito imunossupressor. É convertida de forma não enzimática a 6-mercaptopurina.

Formulações

É encontrada na forma de comprimidos. Quanto aos parâmetros farmacocinéticos, a azatioprina é bem absorvida por via oral, apresentando biodisponibilidade oral de 47,4% e retal de 1,3 a 5,3%. Cerca de 30% da azatioprina e da mercaptopurina ligam-se às proteínas plasmáticas; o tempo para atingir a concentração máxima ocorre dentro de 1 a 2 horas. Sofre extenso metabolismo hepático com reações de oxidação e metilação, formando metabólitos ativos 6-mercaptopurina e 6-tioguanina nucleosídeos. A excreção tem tempo de meia-vida de eliminação de 5 horas.[10] Atravessa a barreira placentária e é excretada no leite materno, não sendo recomendado o uso por gestantes.

Indicação

É indicada para o tratamento da DC, na manutenção da remissão ou redução no uso de esteroides e no tratamento da RCU.

Posologia/administração

Para a DC, a dose é de 2 a 3 mg/kg/dia por via oral; para RCU, de 1,5 a 2,5 mg/kg/dia, por via oral. Em caso de sintomas gastrointestinais, recomenda-se administrar os comprimidos com ou logo após os alimentos, ou em doses fracionadas.[10,13]

Efeitos adversos

Os mais comuns são náuseas e vômitos. Alguns produtos podem conter lactose na composição, devendo-se ter cautela no uso em pacientes intolerantes à lactose.

Mercaptopurina

Formulação

É encontrada na forma de comprimido.

Mecanismo de ação

Mercaptopurina (6-MP) é um antimetabólito análogo das purinas, cicloespecífico da fase S da divisão celular, que atua inibindo a síntese do DNA e, em menor efeito, sobre o RNA.

Parâmetros farmacocinéticos

Em torno de 50% do fármaco absorvido de forma variável por via oral, com biodisponibilidade variando entre 5 e 37%, em virtude do pré-metabolismo da mercaptopurina no intestino e no fígado pela xantina-oxidase. Atinge pico de concentração plasmática dentro de 1 a 2 horas após administração oral. Em relação ao metabolismo, após a administração oral, a mercaptopurina sofre extenso metabolismo de primeira passagem por duas vias principais: uma envolve metilação do grupo sulfidrila e subsequente oxidação dos derivados metilados, e a outra é a oxidação pela enzima xantina-oxidase formando metabólitos inativos (6-metilmercaptopurina e ácido 6-tioúrico) e, possivelmente, metabólito ativo (6-tioguanina).[4,7] Em torno de 19% se ligam às proteínas plasmáticas com volume de distribuição de 0,9 L/kg. A excreção é renal (46%) nas primeiras 24 horas, com tempo de meia-vida de eliminação de 21 a 90 minutos.[10]

Posologia

O tratamento para DC ativa, na manutenção da remissão ou redução no uso de corticosteroides, é de 1 a 1,5 mg/kg/dia, por via oral, com dosagem ajustada conforme exames de monitoramento. Para o tratamento de RCU, a dose inicial é de 50 mg/dia, podendo ser ajustada para mais ou para menos conforme resposta clínica e tolerância. Para a fase de manutenção da remissão, a dose recomendada é de 1,5 mg/kg/dia.[10,13]

Administração

Deve ser realizada em jejum, 1 hora antes ou 2 horas após os alimentos/leite, uma vez que há redução de 30 a 50% na absorção do fármaco na presença de alimentos e derivados lácteos.

Interações medicamentosas

Há interação com alopurinol, uma vez que este inibe a enzima xantina-oxidase, aumentando os efeitos imunossupressores e tóxicos da mercaptopurina. Pacientes em uso de alopurinol para tratamento de gota ou hiperuricemia devem ser monitorados, e as doses de mercaptopurina reduzidas em 25 a 33% em relação à dose usual.[7,10]

A coadministração com mesalazina, olsalazina ou sulfassalazina pode desencadear supressão da medula óssea pela inibição da enzima tiopurina-metiltrasferase (TPMT), enzima envolvida no processo de metabolismo pelos aminossalicilatos. Portanto, o uso concomitante deve ser monitorado, podendo-se considerar a redução de dose da mercaptopurina.

Uso associado à varfarina pode reduzir a atividade anticoagulante, devendo ser monitorado e a dose do anticoagulante, ajustada. Com MTX, em baixas doses (20 mg/m^2), a área sob a curva (AUC) da mercaptopurina pode aumentar em torno de 31%, mas esse aumento, se o paciente for monitorado, não afeta significativamente o tratamento.

Precauções

Hepatotoxicidade e hiperuricemia são efeitos que devem ser monitorados com o uso do fármaco. A hepatotoxicidade pode ocorrer com qualquer dose, porém, é mais frequente quando se excede a dose diária de 2,5 mg/kg. A formulação pode conter lactose na composição; por isso, deve-se ter cautela no uso em pacientes intolerantes à lactose.

Efeitos adversos

Os mais comuns descritos com o uso de mercaptopurina e que devem ser monitorados são leucopenia, trombocitopenia, hiperuricemia e hepatotoxicidade.[7,10]

Metotrexato

Formulações

É encontrado na forma injetável para administração por via intramuscular e subcutânea.

Mecanismo de ação

O MTX é um antimetabólito que interfere na síntese do DNA, no reparo e na replicação celular pela inibição da enzima di-hidrofolato redutase, que é responsável pela redução do ácido di-hidrofólico a ácido folínico (metabólito ativo intracelular).[10] Em baixas doses, apresenta atividade anti-inflamatória, incluindo inibição da expressão do TNF em monócitos e macrófagos.[8]

O mecanismo de ação na DC é incerto com algumas possibilidades. Uma delas é o aumento da concentração extracelular de adenosina com alta atividade anti-inflamatória. Outro mecanismo provável inclui a inibição das reações de metilação vitais para as atividades celulares e de replicação e apoptose celular ativadas pelas células T.

Parâmetros farmacocinéticos

A biodisponibilidade é de 76 a 100%, quando administrado por via intramuscular; cerca de 50% se liga às proteínas plasmáticas. Sofre metabolismo hepático, formando metabólitos ativos, poliglutamatos e 7-hidroximetotrexato; a maior parte da excreção (48 a 100%) é renal e, em pequena quantidade, pelas fezes e bile.[10]

Indicação

É indicado para o tratamento da DC leve a moderada e tratamento de fístulas.

Posologia/administração

A posologia recomendada para tratamento da remissão da indução ou da redução no uso de esteroides é de 25 mg, 1 vez/semana, por via intramuscular ou subcutânea. Para remissão da manutenção, a dose de 15 mg, 1 vez/semana, por via intramuscular está indicada.[13] Em pacientes intolerantes ou resistentes à azatioprina ou mercaptopurina, orienta-se iniciar MTX na dose de 25 mg/semana, por via intramuscular.[11]

Interações medicamentosas

O MTX pode reduzir a resposta imunológica de vacinas. Também podem ocorrer reações alérgicas graves em caso de uso concomitante com vacinas de vírus vivo. Os efeitos de anticoagulantes orais, como varfarina, podem ser potencializados com o uso concomitante de MTX, aumentando risco de sangramento.

Precauções

O uso está contraindicado durante a gravidez, em razão de seus efeitos teratogênicos. Por ser um antagonista do folato, recomenda-se suplementação com ácido fólico na dose de 1 a 2 mg/dia durante o uso de MTX, com o objetivo de prevenir náusea, vômitos, dor abdominal e outros efeitos.[7] Monitoração hematológica e hepática deve ser realizada a cada 1 a 3 meses.[8]

Efeitos adversos

Os mais comuns em pacientes com DC são *rash* cutâneo, dor abdominal, diarreia, cefaleia, náusea, vômito, aumento nas transaminases e fotossensibilidade.[7,8,10]

Efeitos secundários graves são raros e incluem leucopenia, pneumonite intersticial por hipersensibilidade e fibrose hepática. Em qualquer situação, o uso do fármaco deve ser descontinuado.[7,12]

Ciclosporina

A ciclosporina é um fármaco com propriedades imunossupressoras, isolada inicialmente do fungo *Tolypocladium inflatum*.

Formulações

Encontrada nas formas de cápsula gelatinosa (mole), cápsula gelatinosa em microemulsão, solução oral e solução para uso parenteral (uso intravenoso).

As formulações em microemulsão permitem menor variabilidade farmacocinética do fármaco, com perfil de absorção mais consistente, permitindo menor influência da presença de alimentos.

Mecanismo de ação

A ciclosporina atua inibindo a produção e a liberação da interleucina 2, reversivelmente reduzindo a atividade dos linfócitos T.[15]

Parâmetros farmacocinéticos

A absorção oral da ciclosporina é errática e variável, ocorrendo no duodeno e jejuno. A forma farmacêutica modificada (microemulsão) é menos dependente de alimentos e ácidos biliares, tendo uma absorção 30% superior em relação à forma não modificada. Cerca de 90% da ciclosporina se liga às proteínas plasmáticas, principalmente lipoproteínas. É amplamente distribuída por células sanguíneas, rins, fígado, pâncreas e líquidos sinoviais; apresenta volume de distribuição entre 3,9 e 4,5 L/kg. Sofre extensa metabolização hepática, gerando, pelo menos, 25 metabólitos. A excreção se dá pela urina e fezes (6%), com tempo de meia-vida de 19 horas para as formas não modificadas (cápsulas gelatinosas), e de 8,4 horas para as formas modificadas (cápsula em microemulsão).[10,16]

Indicação/posologia

Ciclosporina está indicada para tratamento de RCU grave ou fulminante, na dose de 2 a 4 mg/kg/dia, em infusão contínua, devendo-se passar para via oral assim que possível, na dose de 2,3 a 3 mg/kg, a cada 12 horas.[13]

Na DC grave a fulminante e fistulizante, a dose recomendada é de 2 a 4 mg/kg/dia, em infusão contínua, por 1 a 2 semanas e, assim que possível, passar para uso oral, 6 a 8 mg/kg/dia (máximo de 10 mg/kg/dia), por 4 a 6 meses.[10,17]

Administração

A ciclosporina deve ser administrada sempre da mesma forma em relação aos horários e quanto à presença de alimentos, a fim de se evitar oscilações plasmáticas do fármaco. As cápsulas gelatinosas devem ser administradas inteiras, com auxílio de água.[10]

Interações medicamentosas

Podem alterar tanto a concentração plasmática da ciclosporina como do fármaco associado. Dentre os exemplos de interações significativas, pode-se citar o uso concomitante com infliximabe, que pode diminuir as concentrações plasmáticas da ciclosporina, necessitando de ajuste de dose.

O MTX pode ter sua exposição sérica aumentada na presença da ciclosporina, podendo levar a níveis de toxicidade.

O uso concomitante com varfarina pode diminuir a atividade anticoagulante. Glicocorticoides, metronidazol e claritromicina são alguns exemplos de fármacos que podem aumentar as concentrações plasmáticas da ciclosporina, levando ao desencadeamento de efeitos adversos e necessitando de ajuste de dosagem.[10]

Precauções

A ciclosporina deve ter a dose ajustada conforme seus níveis séricos, que, em seguida, devem ser monitorados regularmente. Seu uso requer rigorosa monitoração da pressão arterial, do hemograma e da creatinina.[13]

Colesterol, ácido úrico, potássio e magnésio também devem ser acompanhados. A ciclosporina deve ser reduzida de 25 a 50% se houver alteração relevante em algum desses valores em relação aos níveis pré-tratamento; se a redução não for efetiva ou a alteração for grave, a ciclosporina deve ser suspensa.[11]

Efeitos adversos

Um dos problemas do uso da ciclosporina são os sérios efeitos adversos possíveis e que são relativamente frequentes, podendo atingir 50% dos pacientes. Dentre os efeitos adversos mais citados, estão nefrotoxicidade, hipertensão, hepatotoxicidade, diarreia, dor abdominal, tremores, parestesias e edema.[13,15]

Tacrolimo

Tacrolimo apresenta propriedades imunomoduladoras semelhantes à ciclosporina. É 100 vezes mais potente que a ciclosporina e não é dependente da bile ou da integridade da mucosa para a absorção. Essas propriedades permitem boa absorção oral, apesar da baixa absorção do intestino na DC.

Formulações

É encontrado na forma de cápsulas orais de liberação imediata e solução para uso parenteral.

Mecanismo de ação

O tacrolimo inibe a ativação dos linfócitos T, possivelmente por ligar-se à proteína intracelular FKBP-12.[16]

Parâmetros farmacocinéticos

A absorção é incompleta e variável a partir do trato gastrointestinal, sendo influenciada principalmente pela presença de alimentos, ficando entre 5 e 67%, com biodisponibilidade oral entre 17 e 31%. O pico de concentração após administração oral ocorre entre 30 minutos e 6 horas. A ligação às proteínas plasmáticas é de aproximadamente 99%, distribuindo-se amplamente por eritrócitos, leite materno, pulmão, rins, pâncreas, fígado, placenta, coração e baço.

Sofre extenso metabolismo hepático por meio do citocromo P450, originando 8 possíveis metabólitos, sendo os principais o 13-desmetiltacrolimo e o 31-desmetiltacrolimo (ativo). A excreção é 92,6% realizada pelas fezes e menos de 1% pela urina e bile. O tempo de meia-vida de eliminação é variável, ficando entre 17 e 31 horas.[10,16]

Indicação

O tacrolimo está indicado na DC fistulizante, associado a outros imunossupressores.

Posologia

Relata-se dose entre 0,2 e 0,27 mg/kg/dia, a cada 12 horas, para tratamento de fístulas na DC.[17]

Administração

O tacrolimo deve ser administrado em jejum, pois a presença de alimentos interfere diminuindo a velocidade e a extensão da absorção em aproximadamente 27%.[10]

Interações medicamentosas

Como o tacrolimo é metabolizado principalmente pelo sistema enzimático CYP3A, os fármacos que inibem essas enzimas podem reduzir o metabolismo ou aumentar a biodisponibilidade do tacrolimo, resultando em aumento nas concentrações plasmáticas. Dessa forma, citam-se algumas interações clinicamente relevantes, como o uso concomitante de tacrolimo com claritromicina, em que há risco de prolongamento no intervalo QT.

O uso associado com infliximabe ou adalimumabe pode resultar na redução da concentração plasmática do tacrolimo, com possível redução de eficácia terapêutica. Em associação com metronidazol ou metilprednisolona (ou glicocorticoides), pode ocorrer aumento nas concentrações séricas de tacrolimo, desencadeando efeitos adversos importantes (nefrotoxicidade, hipercalemia, hiperglicemia) e reversíveis com ajuste de dose. Tocilizumabe também pode causar alterações na concentração sérica do tacrolimo.[10]

Efeitos adversos

Os efeitos mais comuns observados durante o uso do fármaco são hipertensão, edema, dores localizadas, artralgia, cefaleia, insônia, febre, *rash*/prurido, alterações eletrolíticas, diarreia, náuseas, vômitos, dispepsia, tremores, fraqueza e aumento da creatinina. Esses efeitos são reversíveis, reduzindo-se a dosagem.

Terapia biológica

A terapia biológica é, com frequência, reservada para pacientes mais graves portadores da DC e RCU, ou que não responderam a outras terapias. Os pacientes que respondem a terapias biológicas apresentam melhora significativa dos sintomas clínicos, melhora na qualidade de vida, menor incapacidade, fadiga e depressão, e menor número de cirurgias e internações.

A mucosa intestinal está em equilíbrio com os mecanismos inflamatórios regulados pela produção de citocinas pró-inflamatórias, como o TNF-alfa e outras; porém, na DII, esse mecanismo está em desequilíbrio. Os fármacos biológicos agem sobre citocinas específicas, bloqueando a atividade inflamatória.

Destacam-se no tratamento de DII o infliximabe, o adalimumabe e o certolizumabe pegol.

Infliximabe

O infliximabe é um anticorpo quimérico monoclonal murino cujo alvo é a citocina pró-inflamatória TNF-alfa.

Formulações

O medicamento é encontrado na forma de pó liofilizado para o preparo de solução de uso intravenoso.

Mecanismo de ação

O infliximabe se liga ao TNF-alfa ligado a células T ativas ou outras células imunes, promovendo a apoptose ou a destruição dessas células por toxicidade celular anticorpo-dependente.[18]

Parâmetros farmacocinéticos

Em pacientes com DC, o infliximabe tem início de ação em, aproximadamente, 1 a 2 semanas, e um tempo de meia-vida de eliminação, em adultos, de 7 a 12 dias.[13,17] A distribuição ocorre predominantemente pelo compartimento vascular; não há relatos de vias de excreção.[10,17]

Indicação

É indicado para o tratamento da DC moderada a severa, incluindo doença fistulizante, e RCU moderada a grave em adultos, com ausência de resposta a um tratamento com corticosteroides e/ou imunossupressores, ou com contraindicações/intolerância a esses tratamentos.[10,17] Esses mesmos critérios são aplicáveis ao tratamento de crianças entre 6 e 17 anos de idade com DC.

Posologia

Em combinação com imunossupressores clássicos, a dose de infliximabe para as indicações citadas é de 5 mg/kg, em dose única por infusão intravenosa lenta (ao menos, 2 horas), nas semanas 0, 2 e 6, seguida de manutenção da dose de 5 mg/kg, a cada 8 semanas. A dose pode ser aumentada até 10 mg/kg nos pacientes que responderam ao tratamento e perderam resposta. Se não apresentar resposta até a 14ª semana, considerar suspensão da terapia.[13]

Interações medicamentosas

Sabe-se que, em estados inflamatórios, a formação de enzimas do sistema citocromo P450 é suprimida por níveis elevados de citocinas, como o TNF-alfa. Ao se administrar o infliximabe, antagonista do TNF-alfa, a formação das enzimas do citocromo P450 pode se restabelecer. Dessa forma, devem-se monitorar possíveis interações medicamentosas, principalmente de fármacos metabolizados pelo citocromo P450 e o infliximabe, em razão do risco de perda da eficácia terapêutica pelas variações plasmáticas desses fármacos ou pela necessidade de ajuste de dose durante a terapia com o biológico. Dentre os fármacos, citam-se tacrolimo, varfarina, ciclosporina, sirolimo, fenitoína e pimozida.[10,17]

Precauções

O uso está contraindicado em pacientes com insuficiência cardíaca congestiva (NYHA classe III-IV), infecções graves (tuberculose, sepse e infecções oportunistas), doenças hepáticas e com história de anormalidades hematológicas.[16] Há a recomendação de que os candidatos à terapia com infliximabe sejam testados para a tuberculose, e os pacientes com teste positivo devem ser tratados profilaticamente com isoniazida.[12] É oportuno considerar também o uso empírico de antifúngicos em pacientes de risco para infecções fúngicas oportunistas.[13] Deve-se evitar o uso concomitante de infliximabe com abatacepte, vacina contra tuberculose (BCG), certolizumabe pegol, natalizumabe, vacinas (inativadas ou de organismos vivos) e etanercepte, pelo risco de infecções.[11]

Efeitos adversos

Apesar da eficácia do infliximabe na DII e de ele ser considerado uma terapia segura em longo prazo, alguns efeitos secundários sérios podem ocorrer, como reações agudas à infusão (cefaleia, *rash*, náusea, diarreia, artralgia, tosse, dispneia, rubor, calafrios, tontura), manifestações de infecções graves, lúpus induzido por fármacos, reações tardias de hipersensibilidade, desmielinização, possível risco aumentado da incidência de linfoma não Hodgkin; porém, a causa não foi estabelecida, assim como nos casos de falência cardíaca e óbito.[12] O uso de medicação prévia à infusão, como anti-histamínico, paracetamol e corticosteroide, pode prevenir as reações indesejadas. A infusão deve ser lenta, em pelo menos 2 horas ou mais, nos casos de pacientes com hipersensibilidade.[13]

Adalimumabe

O adalimumabe é um anticorpo monoclonal recombinante da imunoglobulina humana (IgG1) humanizado contra o TNF-alfa.

Formulações

Encontra-se na forma de solução injetável para uso subcutâneo.

Mecanismo de ação

Liga-se ao TNF-alfa, bloqueando a sua interação com os receptores celulares p55 e p75 (receptores de superfície de TNF), presentes na superfície celular. Adicionalmente, induz a lise de células que expressam o TNF-alfa.[18]

Parâmetros farmacocinéticos

Após a administração, o pico de concentração ocorre em 5 dias, com biodisponibilidade de 64%. Pelo volume de distribuição (4,7 a 6 L), o adalimumabe distribui-se de forma similar pelos fluidos vasculares e extravasculares.[17] A excreção se apresenta diminuída em pacientes com mais de 40 anos de idade, e a meia-vida de eliminação é de 14 dias; não há relatos de vias de excreção.[16] A secreção no leite materno é desconhecida e o uso não é recomendado durante a lactação.

Indicação

O adalimumabe é indicado para o tratamento da DC e RCU moderadas a graves, em pacientes com perda de resposta ou intolerantes ao tratamento convencional, incluindo corticosteroides, mercaptopurina ou azatioprina, ou com perda de resposta ou intolerante ao infliximabe.[13,16]

Posologia/administração

É de administração subcutânea, com uma dose indutora de 160 mg (semana 0, podendo-se administrar as 4 injeções no mesmo dia ou 2 injeções em 2 dias consecutivos), seguida de uma dose de 80 mg (semana 2). Posteriormente, o tratamento de manutenção é de 40 mg (semana 4). Para pacientes que não responderam à terapia com adalimumabe até a semana 4, pode-se continuar a dose de 40 mg até a semana 12. Aminossalicilatos, corticosteroides e imunossupressores podem ser continuados, se necessário. Em relação à administração, deve-se fazer rotação do local de aplicação, preferindo-se o abdome e a face anterior da coxa.[16]

Precauções

Usar com cautela em pacientes com infecções crônicas ou de repetição e com disfunção ventricular esquerda. Há relatos de reativação de tuberculose com o uso de adalimumabe, assim como as defesas contra neoplasias malignas e infecções oportunistas também podem ser prejudicadas. Deve-se evitar uso concomitante com vacina com organismos vivos, abciximabe, certolizumabe pegol, natalizumabe, tacrolimo (tópico), pois pode causar trombocitopenia ou diminuição do efeito terapêutico. Usar com cautela em pacientes com infecções crônicas ou de repetição e com disfunção ventricular esquerda.[13]

Interações medicamentosas

Há potencial de interação com diminuição das concentrações plasmáticas de tacrolimo, sirolimo, ciclosporina, pimozida.[10]

Efeitos adversos

Os mais comuns são reações no local de administração e infecções. Também há relatos de cefaleia, *rash*, infecções das vias aéreas superiores, sintomas gripais, hipertensão arterial, náusea, aumento da fosfatase alcalina, hematúria, arritmia, confusão, febre, celulite, pancitopenia, desidratação e asma.

Certolizumabe pegol

Formulações

É encontrado em seringa preenchida com solução para uso somente subcutâneo.

Mecanismo de ação

O certolizumabe pegol é constituído por um fragmento Fab de um anticorpo recombinante humanizado contra o TNF-alfa ligado a polietilenoglicol (PEG), neutralizando seletivamente o TNF-alfa.

Parâmetros farmacocinéticos

Após a administração, o pico de concentração ocorre entre 54 e 171 horas, com biodisponibilidade entre 76 e 88% (média de 80%) e o tempo de meia-vida de eliminação é de 14 dias.[16] A excreção do certolizumabe é renal (17 mL/h).[10] A secreção no leite materno é desconhecida e o seu uso não é recomendado durante a lactação.[3]

Indicação

É indicado para o tratamento da DC moderada a grave, com resposta inadequada à terapia convencional, tanto como tratamento de indução quanto de manutenção, independentemente das terapias anteriores, associado a um bom perfil de segurança.

Posologia/administração

Este fármaco é de administração subcutânea, com uma dose 400 mg por via subcutânea, nas semanas 0, 2 e 4. A manutenção do tratamento é feita com dose de 400 mg, por via subcutânea, a cada 4 semanas. Deve-se fazer rotação do local a cada nova aplicação, preferindo-se o abdome e a face anterior da coxa. Não se deve administrar em locais em que a pele esteja avermelhada ou com tecido endurecido.[13]

Interações medicamentosas

Sem relatos de interações medicamentosas significativas; MTX, corticosteroides, anti-inflamatórios não hormonais (AINH), analgésicos, aminossalicilatos ou anti-infecciosos não alteraram e não tiveram a sua farmacocinética alterada por possível interação com o certolizumabe pegol.

Precauções

Pacientes recebendo certolizumabe têm risco aumentado de apresentar infecções sérias, principalmente se estiverem recebendo outros agentes imunossupressores, como MTX ou corticosteroides. Há relatos de reativação de tuberculose com o uso de certolizumabe pegol. Considerar risco-benefício no uso em pacientes com infecções crônicas. Linfoma e outras doenças malignas também podem se manifestar em pacientes com hepatite B em uso de certolizumabe.[13] Deve-se usar com cuidado em pacientes com insuficiência cardíaca ou doenças hematológicas.

Efeitos adversos

Os mais frequentes são reações de hipersensibilidade, nasofaringite, infecção do trato urinário, artralgia, dispneia, *rash*, cefaleia, náusea, hipertensão, febre, fadiga e eritema no local da injeção.[10,17]

REFERÊNCIAS BIBLIOGRÁFICAS

1. Adams SM, Bornemann PH. Ulcerative colitis. AM Fam Physician 2013; 87(10):699-
   -705.

2. Cheifetz AS. Management of active Crohn disease. JAMA 2013; 309(20):2150-8.

3. Ford AC, Moayyedi P, Kirsner SBHJB. Ulcerative colitis, clinical review. BMJ 2013;
   346:1-9.

4. Katz S. My treatment approach to the management of ulcerative colitis. Mayo Clin
   Proc 2013; 88(8):841-53.

5. Mehta SJ, Silver AR, Lindsay JO. Review article: strategies for the management of
   chronic unremitting ulcerative colitis. Aliment Pharmacol Ther 2013; 38:77-97.

6. Ordás I, Eckmann L, Talamini M, Baumgart D, Sandborn W. Ulcerative colitis. Lancet
   2012; 380:1606-19.

7. Up to Date. Inflammatory bowel disease. Disponível em: www.uptodate.com/contents/
   search. Acessado em: 01/2014.

8. Kenneth R, McQuaid MD. Gastrointestinal disorders. In: Papadakis M, McPhee SJ,
   Rabow MW. Current medical diagnosis & treatment. 53.ed. Maidenhead: McGraw-
   -Hill Medical, 2014.

9. Rang HP, Dale MM, Ritter JM, Flower RJ, Henderson G. Trato gastrointestinal. In:
   Rang HP, Dale MM. Farmacologia. 7.ed. Rio de Janeiro: Elsevier, 2011; p.360-71.

10. DRUGDEX® System. Greenwood Village (USA): Truven Health Analytics. Disponível
    em: www.micromedexsolutions.com.

11. Brasil. Ministério da Saúde. Doença de Crohn/Retocolite ulcerativa. Protocolos clí-
    nicos e diretrizes terapêuticas. 2010; 2:125-46.

12. Hardman JG, Limbird LE. Goodman & Gilman. As bases farmacológicas da terapêutica. 11.ed. Maidenhead: McGraw Hill, 2006.

13. Dana WJ, Fuller MA, Goldman M et al. Drug information handbook – a comprehensive resource for all clinicians and healthcare professionals. 22.ed. Hudson: Lexicomp, 2013-2014.

14. US Food and Drug Administration (FDA). Drug Safety Communication. FDA requires label changes to warn of risk for possibly permanent nerve damage from antibacterial fluoroquinolone drugs taken by mouth or by injection. 2013. Disponível em: www.fda.gov/Drugs/DrugSafety/ucm365050.htm.

15. Fuchs DF, Wannacher L. Farmacologia clínica: fundamentos da terapêutica racional. 4.ed. Rio de Janeiro: Guanabara Koogan, 2010.

16. Silveiro S, Guimarães JF, Soares AA. Corticosteroides sistêmicos. In: Barros E. Medicamentos na prática clínica. Porto Alegre: Artmed, 2010. p.304-19.

17. American Society of Health-System Phamacists. AHFS Drug Information 2013. Bethesda; 2013.

18. Ordás I, Mould DR, Feagan BG, Sandborn WJ. Anti-TNF monoclonal antibodies in inflammatory bowel disease: pharmacokinetics-based dosing paradigms. Clin Pharmacol Ther 2012; 91(4):635-46.

TRATAMENTO CIRÚRGICO NA RETOCOLITE ULCERATIVA

MAGALY GEMIO TEIXEIRA

INTRODUÇÃO

A probabilidade da indicação de operação em pacientes com retocolite ulcerativa (RCU) é diretamente proporcional ao tempo de seguimento e extensão da doença. Aproximadamente 1/3 dos pacientes com RCU será submetido a tratamento cirúrgico ao longo da evolução da doença.

INDICAÇÕES DO TRATAMENTO CIRÚRGICO

O tratamento cirúrgico pode ser eletivo ou de urgência. As principais indicações para procedimento eletivo são apresentadas a seguir.

Intratabilidade clínica

É a indicação mais frequente. Caracteriza-se por:

- falta de resposta ao tratamento clínico bem conduzido;
- resposta adequada, mas à custa de efeitos colaterais significativos;
- dependência de corticosteroides;
- intolerância aos medicamentos;

- necessidade de internações e transfusões de sangue frequentes;
- perda progressiva da qualidade de vida.

A presença de manifestações extraintestinais (p.ex., pioderma gangrenoso) pode corroborar a indicação para tratamento cirúrgico. Outras manifestações extraintestinais, como a colangite esclerosante e a espondilite anquilosante, têm curso independente e não sofrem alteração com o tratamento da doença colônica.

Suspeita ou presença de câncer

A retocolite é considerada condição pré-maligna. A presença de câncer torna-se mais frequente após 8 a 10 anos de doença nos casos de acometimento universal.

A capacidade de predizer a presença e a localização de um câncer na RCU é de fundamental importância na indicação e conduta cirúrgica. O estudo de 348 peças cirúrgicas com displasia pré-operatória demonstrou a presença de câncer em 51 pacientes (15%), e apenas de displasia em 172 (49%). Quando a displasia era de alto grau, encontrou-se câncer em 29% dos casos, comparados com 3% nos casos de displasia de baixo grau (aumento de 3 vezes). A displasia associada a lesão/massa (do inglês DALM) associou-se a câncer em 25% dos pacientes, comparados com 8% nos que apresentavam lesões planas (P < 0,001). Nas displasias de baixo grau, não houve diferença quando associadas a lesões planas ou com massa.

Em conclusão, o risco de câncer para pacientes com displasia de alto grau ou lesão elevada (DALM) é substancial e o tratamento cirúrgico deve ser considerado, uma vez que é a única alternativa que pode eliminar o risco de câncer.[1]

Retardo do crescimento

Essa indicação deve ser feita enquanto o paciente ainda tem condições de recuperar seu crescimento.

A RCU pode manifestar-se inicialmente como quadro agudo e grave, obrigando a internação hospitalar e mesmo a operação de urgência. No entanto, é preciso salientar que, mesmo diante de um paciente com diagnóstico firmado de doença inflamatória intestinal (DII), ocorrem outras situações agudas não necessariamente relacionadas à doença (p.ex., infecções intestinais). É preciso lembrar ainda que esses pacientes apresentam manifestações extraintestinais que podem levar a quadros agudos (p.ex., cólica renal e colelitíase aguda). As drogas utilizadas no tratamento também podem ser responsáveis por complicações, como perfuração de úlcera péptica e pancreatite. O abdome agudo obstrutivo pode ter como causa as bridas decorrentes de procedimentos cirúrgicos realizados no passado ou da presença de tumor. Os pacientes com DII apresentam risco aumentado para o desenvolvimento de isquemia mesentérica aguda.[2]

As indicações para procedimento de urgência são listadas a seguir.

Hemorragia maciça

Essa situação é pouco frequente. Há necessidade de se excluir outras causas de sangramento, como úlcera hemorrágica em pacientes medicados com corticosteroides.

Obstrução

Em geral, é decorrente de neoplasia. No entanto, a obstrução pode ser alta. Essa situação ocorre quando há uma perfuração do cólon bloqueada por alças de intestino delgado.

Megacólon tóxico

Os sinais e os sintomas incluem aumento do número das evacuações, que se tornam líquidas e acompanhadas de sangue, febre superior a 38,6°C, taquicardia acima de 100 bpm, dor abdominal em cólica, tenesmo, palidez, leucocitose, desidratação ou choque. O exame abdominal pode mostrar distensão, dor à palpação (localizada ou difusa), com ruídos presentes ou não, dependendo da fase evolutiva em que o paciente é examinado. Ocorre dilatação do cólon transverso superior a 7 cm, consequente à inflamação e à destruição da musculatura colônica e/ou de plexos nervosos mioentéricos e submucosos.

A ulceração transmural pode determinar perfuração do cólon mesmo na ausência de dilatação colônica, podendo ou não ser bloqueada pelo omento ou outras estruturas próximas, ou extravasar para a cavidade peritoneal, determinando peritonite.

A endotoxemia ou choque é consequência das toxinas liberadas na circulação sistêmica e resulta em hipoperfusão, isquemia tecidual, falência de múltiplos órgãos, hipotensão e estado hiperdinâmico. Os achados laboratoriais mais comuns são anemia, leucocitose > 10.500/mm^3, hipoalbuminemia < 3 g/dL, hipogamaglobulinemia, hiponatremia, hipocalemia, hipocloremia e hipoprotrombinemia.

A radiografia simples do abdome permite caracterizar o espessamento das haustrações, que tendem a desaparecer à medida que se acentua a dilatação do cólon. Essa dilatação normalmente se inicia na flexura esplênica e se estende em direção proximal ao cólon transverso, podendo ou não chegar até o ceco. A perfuração, se já tiver ocorrido, pode ser diagnosticada pelo ar livre ou pelo delineamento dos bordos do cólon, indicando perfuração tamponada.

Diante da suspeita de megacólon tóxico, o enema opaco e a colonoscopia estão contraindicados, porque podem ser causa de perfuração ou, se esta já estiver presente, podem determinar o destamponamento da lesão com consequente extravasamento do bário, ocasionando peritonite de consequências gravíssimas.

A tomografia computadorizada é útil na detecção de complicações abdominais, contribuindo, portanto, para o manejo desses pacientes. A monitoração contínua do paciente é obrigatória e deve incluir exame clínico, laboratorial e radiológico, a cada 12 horas.

Nos últimos anos, tem sido verificada maior incidência de RCU em pacientes acima de 60 anos de idade. O prognóstico de pacientes operados em situação de urgência é ruim, chegando à mortalidade de 26,7% em comparação a 0,88% dos operados em condição eletiva. As causas mais comuns de óbito estavam relacionadas a infecção do trato respiratório e sepse. Por essa razão, clínicos e cirurgiões devem colaborar para otimizar o momento de indicação cirúrgica para esse grupo de pacientes.[3]

PREPARO PRÉ-OPERATÓRIO

Deve-se proceder à correção das alterações metabólicas, hidreletrolíticas, nutricionais e transfusão sanguínea, se necessário.

Na antibioticoterapia de largo espectro, os pacientes com DII são imunossuprimidos pela própria doença ou pelo uso de medicamentos e, portanto, estão mais sujeitos a complicações infecciosas.

Devem ser evitados anti-inflamatórios não hormonais (AINH), pelo risco de exacerbação da DII.

Caso o paciente já faça uso de corticosteroide, a dose deve ser aumentada durante o quadro agudo, tanto com o objetivo de tratar a agudização da doença como pelo risco de o paciente apresentar insuficiência suprarrenal no caso de ele ter usado essa medicação por tempo prolongado.

Medidas profiláticas devem ser administradas para proteção gástrica, como bloqueadores H_2, e para trombose venosa profunda, por meio do uso de botas pneumáticas ou heparina subcutânea em baixa dose.

TRATAMENTO CIRÚRGICO

A operação pode ser realizada por laparotomia ou por videolaparoscopia, videoassistida ou com portal de mão.[4,5] A opção pela via de acesso dependerá do cirurgião e de sua familiaridade com a tecnologia envolvida e com as condições clínicas do paciente.

Colectomia subtotal e anastomose ileorretal (Figura 28.1)

Indicações

- Reto preservado: na RCU, raramente o reto está preservado; mesmo nos poucos casos em que isso ocorre, há possibilidade, com o tempo, de recorrência da doença, com necessidade de ulterior ressecção em até 50% dos doentes em 10 anos;
- não aceitação de ileostomia pelo paciente.

Contraindicações

- Câncer de reto: nessa situação, é necessário proceder à amputação do reto;
- incontinência anal: essa situação pode ser agravada após a realização de colectomia.

Vantagens

- Técnica mais simples, não necessitando de especialistas para sua execução;
- o fato de não dissecar o reto evita lesões nervosas que poderiam levar à disfunção erétil e vesical.

Desvantagens

- Risco de câncer no reto remanescente;
- permanência do reto inflamado, que implica seguimento por longo prazo e manutenção do tratamento clínico.

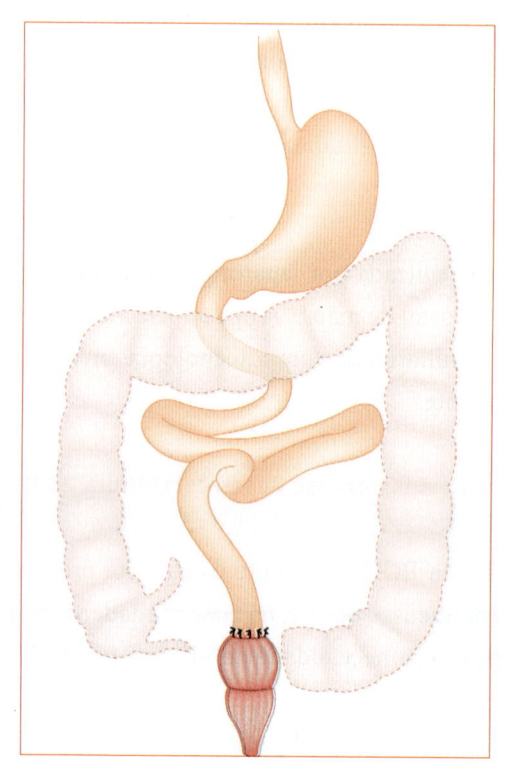

Figura 28.1 Esquema de colectomia total com anastomose ileorretal.

Retocolectomia total e anastomose ileoanal com bolsa ileal (AIA)

É o procedimento de escolha. São várias as possibilidades de construção de reservatório, porém o mais difundido é o reservatório em J (Figura 28.2).

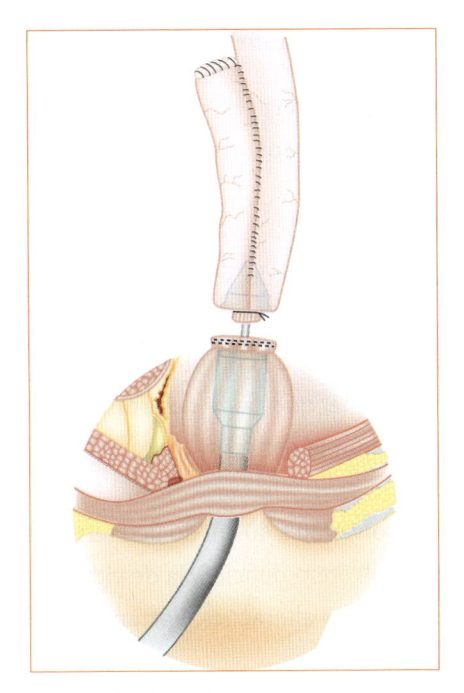

Figura 28.2 Esquema de bolsa ileal em J.

Indicações

- RCU universal não responsiva ao tratamento clínico;
- ausência de incontinência anal;
- ausência de tumor de reto.

Contraindicações

- Incontinência anal;
- câncer de reto;
- doença perianal representada pela presença de fissuras, úlceras, fístulas, com suspeita de doença de Crohn (DC) perianal;
- incapacidade de adaptação do doente à nova situação. Em média, os pacientes submetidos a essa técnica cirúrgica apresentam 5 a 7 evacuações/dia e pelo menos 1 evacuação noturna. A sensação de desejo de evacuar se modifica. Há dificuldade para a eliminação exclusiva de gases.

Vantagens

- Elimina a doença colônica;
- evita o aparecimento de câncer;
- mantém a evacuação por via anal com continência.

Desvantagens

- Técnica mais complexa, devendo ser realizada por especialista afeito ao procedimento;
- o reservatório pode ser sede de complicações ao longo do seguimento. A mais frequente é a bolsite, que pode determinar a perda do reservatório com necessidade de estomia definitiva.

O fato de a bolsa ileal envolver 30 a 40 cm do íleo terminal abre a possibilidade de esses pacientes desenvolverem deficiência de vitamina B12, ferro, má absorção de ácidos biliares e outras alterações. Portanto, eles devem ser monitorados por longo prazo.[6]

Proctocolectomia total e ileostomia terminal

Esse procedimento foi praticamente abandonado depois da introdução da bolsa ileal, mas ainda tem lugar em situações especiais.

Indicações

- Tumor de reto médio ou distal;
- falência de outras técnicas.

Contraindicação

- A única contraindicação é a negativa do paciente em permanecer com ileostomia terminal.

Vantagens

- Elimina completamente o risco de câncer de cólon;
- não há recorrência da doença colônica.

Desvantagem

- A ileostomia definitiva é a principal desvantagem do procedimento, uma vez que não é bem aceita pela maioria dos pacientes, principalmente os jovens.

INFLUÊNCIA DA TERAPIA BIOLÓGICA NO TRATAMENTO CIRÚRGICO DA RETOCOLITE ULCERATIVA

A introdução da medicação biológica no tratamento das DII trouxe alguns questionamentos, comentados a seguir.

O uso pré-operatório aumentaria o risco de complicações pós-operatórias?

A maioria dos autores considera que não ocorre aumento das complicações.[7,8] No entanto, alguns demonstraram que o uso prévio de infliximabe aumenta a incidência de sepse pélvica.[9] Por essa razão, sugerem que a operação seja feita em dois estágios, ou seja, colectomia com sepultamento do reto e ileostomia seguida de proctectomia e feitura de bolsa com ou sem ileostomia.

Alteraria a conduta cirúrgica?

Se o uso de terapia biológica melhorasse as condições do reto, seria possível indicar colectomia seguida de anastomose ileorretal, em vez de retocolectomia com bolsa ileal. Essa técnica beneficiaria principalmente mulheres jovens que querem constituir família, uma vez que pode haver alteração da fecundidade associada à bolsa ileal.

Nos casos de bolsite grave, poderia salvar a bolsa?

Barreiro-de Acosta et al.[10] estudaram 33 pacientes com bolsite tratados com infliximabe e obtiveram resposta completa em 26 e 52 semanas, respectivamente, em 33 e 27% e parcial, em 33 e 18%. Treze pacientes foram retirados do estudo por perda de eficácia ou efeitos adversos, demonstrando a possibilidade de algum resultado em curto e médio prazos.

O adalimumabe também pode ser uma alternativa para pacientes com bolsite crônica refratária ao tratamento com infliximabe.[11]

CONDUTA NA URGÊNCIA

Em situação de urgência, as melhores condutas são a colectomia subtotal, o sepultamento do coto retal e a ileostomia terminal. Após a recuperação do paciente, deve-se planejar a reconstrução do trânsito intestinal por uma das técnicas já citadas. O reto deve ser deixado em sua totalidade para facilitar o segundo tempo. No entanto, diante de hemorragia importante, o reto deve ser retirado, e o sepultamento deve ser feito junto ao canal anal.

Revisão sistemática da literatura de 1975 a 2007, envolvendo 29 estudos em um total de 2.714 pacientes, dos quais 1.257 foram operados em caráter de urgência, revelou mortalidade hospitalar de 8 e 5,2% no período de 30 dias após a operação, e morbidade de 50,8%. A maioria das complicações foi de natureza infecciosa ou tromboembólica. A indicação para tratamento de megacólon entre 1975 e 1984 foi de 71,1% e caiu para 21,6% entre 1995 e 2005. A mortalidade caiu de 10 para 1,8% nos mesmos períodos, respectivamente.[12]

Embora essa publicação tenha mostrado uma queda significativa na incidência dos casos de megacólon tóxico, representando melhora do diagnóstico e do tratamento da DII, ainda assim a morbidade e a mortalidade são altas, mostrando a gravidade dessa complicação. O resultado do tratamento cirúrgico das urgências na DII nas últimas décadas melhorou consideravelmente, mas ainda se associa a níveis elevados de morbidade e mortalidade.

REFERÊNCIAS BIBLIOGRÁFICAS

1. Kiran RP, Ahmed Ali U, Nisar PJ, Khoury W, Gu J, Shen B et al. Risk and location of cancer in patients with preoperative colitis-associated dysplasia undergoing proctocolectomy. Ann Surg 2013 Apr 10. [Epub ahead of print].

2. Ha C, Magowan S, Accort NA, Chen J, Stone CD. Risk of arterial thrombotic events in inflammatory bowel disease. Am J Gastroenterol 2009; 104:1445-51.

3. Ikeuchi H, Uchino M, Matsuoka H, Bando T, Hirata A, Takesue Y et al. Prognosis following emergency surgery for ulcerative colitis in elderly patients. Surg Today 2014; 44(1):39-43.

4. Holubar SD, Larson DW, Dozois EJ, Pattana-Arun J, Pemberton JH, Ana RR. Minimally invasive subtotal colectomy and ileal pouch-anal anastomosis for fulminant ulcerative colitis: a reasonable approach. Dis Colon Rectum 2009; 52:187-92.

5. Watanabe K, Funayama Y, Fukushima K, Shibata C, Takahashi K, Sasaki I. Hand-assisted laparoscopic vs. open subtotal colectomy for severe ulcerative colitis. Dis Colon Rectum 2009; 52:640-5.

6. Buckman SA, Heise CP. Nutrition considerations surrounding restorative procto-colectomy. Nutr Clin Pract 2010; 25:250-6.

7. Uchino M, Ikeuchi H, Matsuoka H, Bando T, Ichiki K, Nakajima K et al. Infliximab administration prior to surgery does not increase surgical site infections in patients with ulcerative colitis. Int J Colorectal Dis 2013; 28(9):1295-306.

8. Billioud V, Ford AC, Tedesco ED, Colombel JF, Roblin X, Peyrin-Biroulet L. Preoperative use of anti-TNF therapy and postoperative complications in inflammatory bowel diseases: a meta-analysis. J Crohns Colitis 2013; 7(11):853-67.

9. Eshuis EJ, Al Saady RL, Stokkers PC, Ponsioen CY, Tanis PJ, Bemelman WA. Previous infliximab therapy and postoperative complications after proctocolectomy with ileum pouch anal anastomosis. J Crohns Colitis 2013; 7:142-9.

10. Barreiro-de Acosta M, García-Bosch O, Souto R, Mañosa M, Miranda J, García-Sanchez V et al. Grupo joven GETECCU. Efficacy of infliximab rescue therapy in patients with chronic refractory pouchitis: a multicenter study. Inflamm Bowel Dis 2012; 18:812-7.

11. Barreiro-de Acosta M, García-Bosch O, Gordillo J, Mañosa M, Menchén L, Souto R et al. Grupo Joven GETECCU. Efficacy of adalimumab rescue therapy in patients with chronic refractory pouchitis previously treated with infliximab: a case series. Eur J Gastroenterol Hepatol 2012; 24:756-8.

12. Teeuwen PH, Stommel MW, Bremers AJ, van der Wilt GJ, de Jong DJ, Bleichrodt RP. Colectomy in patients with acute colitis: a systematic review. J Gastrointest Surg 2009; 13:676-86.

TRATAMENTO CIRÚRGICO NA DOENÇA DE CROHN

29

CARLOS WALTER SOBRADO
WILTON SCHMIDT CARDOZO

INTRODUÇÃO

A doença de Crohn (DC) é uma doença inflamatória intestinal (DII) crônica, que pode comprometer todo o aparelho digestivo, com manifestações sistêmicas associadas e que, apesar de descrita em 1932, não tem, até o momento, sua etiopatogenia totalmente esclarecida, assim como sua cura. Ela tem evolução em surtos, com períodos de acalmia e exacerbação dos sintomas, levando a uma queda significativa da qualidade de vida.[1-3] Apesar da etiopatogenia desconhecida, a distribuição e o comportamento da doença podem ser bem caracterizados. O tratamento instituído, tanto clínico como cirúrgico, assim como a resposta ao tratamento, depende fundamentalmente da distribuição da doença no aparelho digestivo e do seu comportamento: inflamatório, estenosante ou fistulizante.

Sabe-se que os tratamentos clínico e cirúrgico evoluem com recidivas frequentes e que 80% dos pacientes necessitam de algum tipo de operação em algum momento de sua evolução.[4] Portanto, o tratamento cirúrgico na DC visa a tratar as complicações, tanto agudas quanto crônicas, com consequente alívio dos sintomas e melhoria da qualidade de vida. Em virtude do alto índice de recorrência e da necessidade de ressecções intestinais repetidas, podendo levar à síndrome do intestino curto, é importante que o cirurgião esteja ciente de que a cirurgia deve ser a mais econômica possível.

INDICAÇÕES CIRÚRGICAS

As indicações de cirurgia da DC podem ser didaticamente divididas em eletivas e de urgência (Tabela 29.1).

Tabela 29.1 Indicações cirúrgicas	
Eletivas	**Urgência**
Intratabilidade clínica	Obstrução intestinal aguda
Retardo de crescimento	Perfuração intestinal
Doença fistulizante (abdominal e perineal)	Hemorragia maciça
Massa abdominal palpável	Abscesso abdominal
Malignização	Colite aguda/megacólon tóxico
	Ileíte aguda

Eletivas

Intratabilidade clínica

A intratabilidade clínica é a indicação cirúrgica mais frequente em portadores de DC, sendo de difícil definição, pois depende de grande número de fatores, como localização da doença, resposta à medicação correta e com doses adequadas, tempo de tratamento, tomada regular, efeitos adversos, estado nutricional, idade do paciente, retardo do crescimento, corticodependência, manifestações extraintestinais, entre outras.

A persistência dos sintomas ou a sua piora após 3 a 6 meses de tratamento intensivo sob os cuidados de médico especialista é suficiente para se considerar a possibilidade de tratamento cirúrgico.[5]

Outra indicação de cirurgia eletiva, que didaticamente pode ser incluída nesse grupo, é o retardo de crescimento, apesar da terapia adequada. A DC pode ocorrer em pré-púberes e adolescentes (antes dos 18 anos de idade), em aproximadamente 18 a 25% dos casos, sendo frequente o déficit de crescimento nessa faixa etária.[6,7] Apesar da necessidade de terapia mais agressiva na faixa pediátrica (nutrição enteral, corticosteroide, imunomodulador e terapia biológica), é frequente o déficit de crescimento ponderoestatural. Assim, indica-se o tratamento cirúrgico, que deve ser realizado antes do início da puberdade.[8-10] As manifestações extraintestinais (MEI) ocorrem em 30 a 65% dos portadores de DC[11-13] e algumas se correlacionam com a atividade da doença intestinal, como artralgias e artrite periférica migratória, eritema nodoso, pioderma gangrenoso, lesões orais e episclerite/uveíte. Nesses casos, o tratamento intensivo da doença intestinal pode reverter o quadro clínico das MEI e o tratamento cirúrgico com ressecção intestinal pode ser indicado entre as medidas conservadoras. Para as MEI que têm evolução independente da atividade da doença intestinal (colangite esclerosante primária, espondiloartropatia, complicações urológicas), a ressecção intestinal não deve ser indicada para o controle delas.[14]

Doença fistulizante (abdominal e perineal)

Doença abdominal

Consiste em fístulas externas e internas, que serão discutidas a seguir.

Fístulas externas

O aparecimento de fístula na parede abdominal pode ser espontâneo ou, mais frequentemente, secundário à complicação de procedimentos operatórios intraperitoneais. Em geral, o orifício fistuloso interno se localiza em área de anastomose ou próximo dela, e o orifício externo, na ferida ou cicatriz cirúrgica.

Os sintomas são caracterizados pela saída de ar ou material entérico, que podem ser mínimos ou toleráveis pelo paciente ou em grande quantidade, produzindo dermatites graves, que indicam o grau de atividade da doença, necessitando de uma abordagem mais agressiva com ressecção do segmento afetado.

A fístula enterocutânea espontânea geralmente é associada a abscesso e flegmão abdominal e decorrente de doença ileocecal extensa, sendo mais bem tratada com laparotomia e ressecção intestinal. É mais frequentemente localizada na parede abdominal anterior, podendo também ser encontrada na região lombar, inguinal, fossa poplítea e raiz da coxa (Figura 29.1).

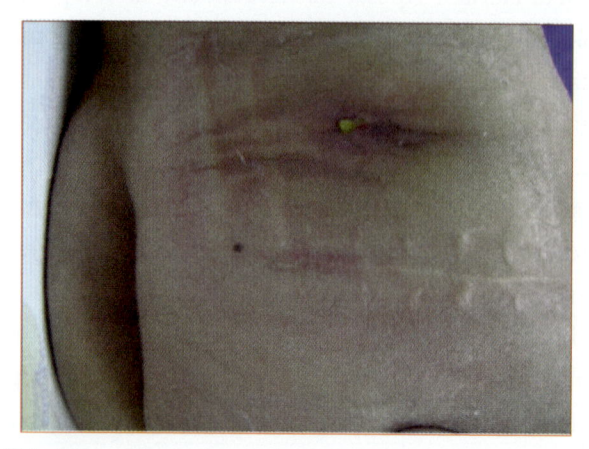

Figura 29.1 Orifício fistuloso junto à articulação coxofemoral direita em portadora de DC.

As fístulas enterocutâneas são muito sintomáticas; quando de alto débito, determinam alterações metabólicas, hidreletrolíticas e de imagem corporal. Até recentemente, deviam ser tratadas cirurgicamente logo que diagnosticadas. Com o advento da terapia biológica, que se mostrou eficiente para o controle e o fechamento de fístulas em 30 a 50% dos pacientes, tem-se optado inicialmente pelo manejo conservador em casos selecionados. Recomenda-se a terapia biológica (infliximabe, adalimumabe ou certalizumabe pegol) e espera-se aproximadamente 6 meses. Se a resposta não for favorável (fechamento da fístula e melhora clínica), indica-se o tratamento operatório.

Fístulas internas

As fístulas internas são as mais comuns, sendo geralmente oligossintomáticas e ocultas, e o diagnóstico é realizado pelo exame radiológico, no intraoperatório, ou pelo exame anatomopatológico. Em uma série de 59 portadores de fístulas internas do Hospital St. Marks, o diagnóstico foi realizado por estudo radiológico em 54% dos casos e, no intraoperatório, em 27%.[15]

A localização mais comum é entre o íleo e o sigmoide (59%) e, na maior parte desses casos, apenas o íleo terminal está doente.[16] As fístulas enteroentéricas e enterocólicas devem ser tratadas com cirurgia, em razão do maior risco de malignização no segmento excluso do trânsito intestinal, especialmente nos casos de segmentos longos e com doença de longa evolução. Greenstein e Sachar encontraram um tempo médio de 18 anos de evolução até o aparecimento do câncer.[17] As fístulas podem ser únicas ou múltiplas e acometer o intestino delgado, o cólon, a bexiga, a vagina, o estômago e o duodeno.

As fístulas enterovesicais são pouco frequentes, tendo incidência de 1,7% na Cleveland Clinic e de 2,4% no Birmingham Hospital.[18,19] Geralmente, acometem o teto vesical, embora também possam acometer a base da bexiga. São mais frequentes no gênero masculino, uma vez que o útero interposto anteriormente à bexiga dificulta a formação do trajeto.

Os principais sintomas são pneumatúria e fecalúria, apresentando também disúria, polaciúria e colúria, sendo frequentes as infecções urinárias de repetição. O diagnóstico é suspeitado clinicamente e confirmado por exames contrastados (trânsito intestinal, cistografia ou tomografia com contraste) ou por estudo endoscópico (cistoscopia). O tratamento é sempre cirúrgico, pelo risco de perda da função renal decorrente de infecções repetidas do trato urinário. Na maioria dos casos, não se identifica o orifício fistular na bexiga, sendo realizado fechamento vesical com pontos separados de fio absorvível e posicionado um retalho pediculado de omento, além da manutenção de cateter vesical de demora por 7 a 10 dias. A ressecção do segmento ileal acometido pela doença é mandatória, sendo realizada anastomose primária, de preferência laterolateral, mecânica ou manual.

A fístula êntero/cólon ou retovaginal é rara e extremamente desconfortável. Pode ser pouco sintomática, produzindo sintomas (saída de gás e fezes pela vagina) apenas quando as fezes estão líquidas, mas, na maioria das vezes, se observa saída diária de fezes pelo introito vaginal. O tratamento da fístula êntero ou colovaginal é sempre cirúrgico, com ressecção do segmento intestinal acometido e fechamento do orifício vaginal. Em casos selecionados, pode-se interpor um segmento de omento pediculado ou transposição do músculo grácil.

Fístula gastro ou duodenoentérica ou cólica são raras, mas muito sintomáticas. Essas fístulas geralmente cursam com diarreia, epigastralgia, náuseas, vômitos fecaloides e emagrecimento associado a distúrbio nutricional. São mais comumente associadas à ileíte/ileocolite de Crohn. Segundo Greenstein et al., essas fístulas foram encontradas em 0,8% dos pacientes com ileocolite, e em 0,6% dos portadores de colite de Crohn (mais comum no cólon transverso).[20]

Elas necessitam de tratamento cirúrgico precoce e, como geralmente a doença está localizada no íleo ou no cólon, o tratamento deve ser focado na ressecção do segmento intestinal acometido e onde se localiza a fístula. Com relação ao estômago e ao duodeno, procede-se apenas o reavivamento das bordas do orifício fistuloso com posterior sutura.

De 661 operações realizadas em portadores de DC no serviço de cirurgia do cólon, reto e ânus do Hospital das Clínicas da Faculdade de Medicina da Universidade de São Paulo (HC-FMUSP), no período de 1984 a 2004, em 107 (17%) a indicação primária (principal) ou secundária foi pela presença de fístula (Tabela 29.2).[21]

Tabela 29.2 Distribuição dos pacientes com fístulas simples submetidos a tratamento cirúrgico

Localização	Intestino delgado	Cólon	Reto
Entérica	9	2	0
Cutânea	52	6	1
Vaginal	1	0	12
Vesical	11	1	0

Obs.: 12 pacientes eram portadores de fístulas complexas e não estão incluídos nesta tabela.

Malignização

Pacientes portadores de DC de longa evolução (> 8 a 10 anos) têm risco aumentado de desenvolver neoplasias no trato digestivo, que geralmente ocorrem em faixa etária mais jovem. Poucos estudos têm abordado esse tema em profundidade, mas parece que a incidência de câncer colorretal (CCR) na DC é similar à observada nos portadores de retocolite ulcerativa (RCU).[22,23] O portador de colite de Crohn com mais de 8 anos de início dos sintomas deve ser submetido a rastreamento de CCR com colonoscopias a cada 1 ou 2 anos, dependendo da extensão e da atividade da doença. A colonoscopia deve ser realizada quando a doença estiver em remissão, para evitar erros diagnósticos, mais precisamente confusões na interpretação de lesões displásicas. Orienta-se realizar biópsias nos 4 quadrantes do cólon e do reto, com intervalos de 10 cm, sendo também importante a coleta de material em áreas de estenoses, trajetos fistulosos crônicos, lesões ou massa – displasia associada a lesões ou massas (DALM). Em contraste com os adenomas esporádicos, nos quais as alterações displásicas geralmente ocorrem em pólipos, nas DALM, as displasias ocorrem em lesões planas ou massas e estão comumente associadas ao carcinoma invasivo, que é infiltrativo e possui componente mucinoso.[24] Yamazaki et al. encontraram 6,8% de neoplasia em 132 casos de colite de Crohn, o que realça a importância de estudo endoscópico com biópsias seriadas nessa população, principalmente em áreas com estenoses.[25] Os pólipos, assim como as lesões planas, devem ser ressecados e/ou biopsiados para excluir displasia e carcinoma. A presença de adenocarcinoma, displasia de alto grau associada à DALM ou de displasia de baixo grau em vários segmentos do cólon (multifocal) é indicação absoluta de colectomia total.[26] Por outro lado, portadores de DC de longa evolução, cuja lesão esteja localizada no trato gastrointestinal superior, íleo e região ileocecal, devem ser submetidos à biópsia das lesões suspeitas por endoscopia ou durante o ato operatório. Relatos de adenocarcinoma em áreas de estenoplastias prévias com longo tempo de evolução têm sido observados. Consequentemente, as áreas com estenoses e de estricturoplastias prévias devem ser sempre cuidadosamente inspecionadas e, se necessário, biopsiadas ou ressecadas.[27-30]

Massa abdominal palpável

A indicação de laparotomia na presença de plastrão abdominal em portadores de DC é controversa, sendo que a cada 25 cirurgiões consultados, apenas 6 a realizavam de maneira sistemática.[31] A presença de massa abdominal persistente, dolorosa e fixa é geralmente mais frequente no hemiabdome direito e pode ser decorrente de extenso processo inflamatório no íleo terminal ou de fístulas internas, gânglios mesentéricos aumentados, paniculite mesentérica, aderências intestinais ou abscessos. A investigação com métodos de imagens, como ultrassonografia (US) e tomografia computadorizada (TC), é de fundamental importância para definir a melhor conduta a ser tomada. Nos casos de abscessos, as coleções podem estar localizadas anteriormente e junto à parede abdominal, entre alças, na pelve ou retroperitoneal (músculo psoas). Em casos selecionados, essas coleções podem ser drenadas com o auxílio de US ou TC, sempre com cobertura de antibióticos, sendo o material enviado para análise (bacterioscopia, cultura e antibiograma), e a cirurgia, quando indicada, pode ser realizada em melhores condições clínicas. Nos casos de plastrão sem a presença de coleções, o tratamento clínico é o de eleição, sendo a laparotomia com ressecção intestinal indicada nos casos sintomáticos de insucesso.

Urgência

As principais indicações cirúrgicas de urgência são: obstrução intestinal, perfuração com peritonite, hemorragia, abscesso abdominal, colite aguda, megacólon tóxico e ileíte aguda.

Obstrução intestinal

A presença de quadros de suboclusão intestinal é frequente em portadores de DC, sendo geralmente associada a úlceras profundas e edema da parede intestinal, reacional ao processo inflamatório, o que geralmente melhora com o tratamento clínico. É muito importante lembrar que, além de edema inflamatório, outras causas podem ser responsáveis pela obstrução intestinal, como fibrose, aderências decorrentes do caráter transmural da doença, fístulas e compressões extrínsecas (abscessos). A obstrução parcial ou total do intestino delgado é a indicação mais comum de cirurgia de urgência em portadores de DC.[32] Em doenças de longa evolução, o espessamento da parede intestinal, associado a fibrose, aderências e envolvimento de tecido adiposo, pode ser responsável pelas estenoses concêntricas, que são mais comuns no segmento jejunoileal que no cólon. Essas estenoses fibróticas provocam grande distensão de alças, quadros obstrutivos crônicos com dilatação a montante, hipercrescimento bacteriano, com alto risco de perfuração e peritonite, sendo mais bem manejadas com laparotomia.

A presença de lesões fibroestenosantes aumenta com o tempo de evolução da doença, sendo mais frequente em lesões do trato gastrointestinal superior, ou seja, proximalmente ao íleo terminal.[33,34] Os ataques agudos de obstrução devem ser avaliados sempre por métodos de imagens (radiografia de abdome, US e TC), objetivando o diagnóstico preciso do local e a causa da estenose, além da exclusão de neoplasias. Vale ressaltar que 7% das causas de estenoses no intestino grosso em portadores de DC de longa duração são decorrentes de neoplasia.[25]

Estenoses longas ou múltiplas tendem a melhorar pouco com o tratamento clínico e geralmente necessitam de abordagem cirúrgica para o alívio dos sintomas. Esses pacientes, por apresentarem sintomas crônicos e intermitentes de suboclusão intestinal (dor, náuseas, distensão, etc.), frequentemente estão desnutridos, pois evitam se alimentar em decorrência dos ataques de cólicas.[35]

É muito importante, nesses casos, o preparo pré-operatório, com correção da anemia, dos distúrbios nutricionais e hidreletrolíticos, e utilização de antibióticos de largo espectro (Gram-negativos e anaeróbios) por 7 a 10 dias. Corticoterapia pode ser necessária no intra e pós-operatório em pacientes que fizeram uso de esteroides nos 4 a 6 meses que antecederam a operação.

Em resumo, pode-se dizer que pacientes com estenoses sintomáticas no intestino delgado ou grosso, que não melhorarem com o tratamento clínico intensivo, devem ser levados à cirurgia. Nos casos de suboclusão intestinal com abscesso associado, deve-se inicialmente introduzir antibióticos, realizar drenagem percutânea, sendo a cirurgia, quando necessária, realizada em um segundo tempo. Portadores de DC de longa evolução (> 8 anos), com estenoses no cólon, mesmo que assintomáticos e que não possam ser adequadamente avaliados com biópsia e/ou citologia, também devem ser operados.

Perfuração

A perfuração livre na DC é uma complicação pouco frequente, sendo indicação de cirurgia em 1 a 6% dos casos, que pode ocorrer tanto na colite de Crohn como nas lesões de intestino delgado, nas quais são mais frequentes.[17,36-38] O local de perfuração na alça intestinal é a região proximal à área de estreitamento e, quando ocorre em peritônio livre, geralmente não provoca dúvidas diagnósticas; porém, em alguns pacientes que tomam corticosteroides em altas doses ou que tenham associado um quadro de imunodepressão, a realização de TC de abdome é útil para o diagnóstico da perfuração, podendo revelar a presença de ar e líquido livre na cavidade peritoneal.

Nas perfurações de intestino delgado, a cirurgia deve ser feita para a ressecção do segmento com perfuração. A simples rafia da lesão deve ser evitada pela alta morbimortalidade, podendo ser realizada em casos selecionados e sempre com derivação de proteção a montante.[17] Greenstein et al. observaram índices de 4% de mortalidade nos casos de ressecção e ileostomia proximal e de 41% quando se realizou a rafia simples da lesão. Nos casos de perfuração colorretal, a conduta deve ser a ressecção intestinal sem anastomose primária, ou seja, com realização do procedimento de Hartmann ou fístula mucosa. Anastomose primária com colostomia derivativa a montante pode ser alternativa para casos muito selecionados.

Hemorragia

A hemorragia maciça, que leva à necessidade de cirurgia de urgência em portadores de DC, é uma complicação rara, reportada em 1 a 2% dos pacientes. É importante afastar outras causas comuns de sangramento do trato gastrointestinal, como gastrite erosiva, úlcera gástrica, ectasias vasculares, doença diverticular, colite ulcerativa, doença hemorroidária e coagulopatias. Cirocco et al. identificaram 4 casos (0,6%) de hemorragia maciça em 631 internações por DC. Esses casos são mais frequentes no gênero masculino (1,5 a 2 vezes), com idade média de 35 anos, tempo de evolução de doença de 4,5 a 5 anos, sendo o intestino delgado, ou mais precisamente o íleo terminal, o sítio mais frequente (66%).[39] Contrariamente, na experiência de Belaiche et al., o cólon foi o local mais frequente, e as úlceras profundas as causas mais comuns (95%), com necessidade de tratamento cirúrgico em 20,5% dos casos.[40]

No sangramento decorrente da DC, geralmente se observa a presença de úlcera profunda na parede intestinal com erosão de vasos da submucosa. Nos pacientes hemodinamicamente estáveis, com sangramento de pequena monta, aconselham-se realização de exames laboratoriais (hemograma, coagulograma, etc.), passagem de sonda nasogástrica com análise do líquido aspirado, estudo endoscópico (endoscopia digestiva alta, enteroscopia e colonoscopia) e cápsula endoscópica, que geralmente são medidas suficientes para esclarecer o local de hemorragia, ajudando a planejar a terapêutica definitiva. Quando se suspeita de lesão colônica, a colonoscopia é quase sempre indicada, pois permite identificar o local de sangramento e também pode ter atuação terapêutica (escleroterapia, clipes). Se o sangramento é volumoso e a colonoscopia não identifica o seu sítio, deve-se realizar angiografia digital ou cintilografia. Remzi et al. descreveram uma técnica em que se realiza angiografia digital com injeção de azul de metileno no pré-operatório, com o objetivo de identificar precisamente o ponto de sangramento. Pacientes com sangramento digestivo profuso que não possam ser tratados com endoscopia e/ou radiologia intervencionista (infusão de vasopressina ou embolização) e que apresentem recorrências frequentes devem ser submetidos à cirurgia.[40,41] Na presença de alterações hemodinâmicas de difícil controle (necessidade de mais de 6 unidades de concentrado de hemácias/24 horas), os pacientes podem ser submetidos à laparotomia com estudo endoscópico intraoperatório, objetivando identificar o local do sangramento, e posterior ressecção do segmento doente.[42,43]

Abscesso abdominal

A presença de abscesso intra-abdominal associado à DC é geralmente decorrente de lesões extensas localizadas na região ileal ou ileocecal, causadas por micro ou macroperfuração do intestino. Essa complicação séptica deve ser suspeitada em pacientes com dor abdominal, parada da eliminação de gases e fezes, febre e presença de massa abdominal dolorosa, geralmente localizada na fossa ilíaca direita ou flanco direito. A TC de abdome e pelve é o exame de eleição, que, além de identificar a coleção (localização, volume, presença de septação ou não), pode ser terapêutico, ajudando na realização de drenagem percutânea com coleta de material para bacterioscopia, cultura e antibiograma, sempre sob cobertura antibiótica. A drenagem percutânea evita a cirurgia de urgência em 90% dos casos.[44]

A presença de abscesso no músculo psoas ou retroperitoneal é exceção para a drenagem e necessita de tratamento cirúrgico. No quadro infeccioso persistente associado à piora clínica, a drenagem cirúrgica com ressecção intestinal deve ser realizada de imediato; caso contrário, choque séptico e óbito podem ocorrer.

Em 382 pacientes portadores de DC, Yamaguchi et al. encontraram abscessos em 9,9% (35 pacientes), após 10 anos de seguimento, e em 25%, após 20 anos de evolução da doença. Desses 35 portadores de abscesso intra-abdominal, 60% tinham operações prévias. A localização das coleções supurativas foi: parede abdominal (40%), intraperitoneal (29%), retroperitoneal ou ileopsoas (26%) e espaço subfrênico (6%). Quase todos os abscessos ocorreram próximos à anastomose, e 65,7% deles estavam localizados no hemiabdome direito. O tratamento conservador (antibióticos e drenagem guiada por TC) foi eficiente em 20% (7/35) dos casos e a drenagem cirúrgica foi necessária em 80% (28/35).[45] Ao analisar 51 portadores de abscessos abdominais pélvicos, Garcia et al. compararam os resultados terapêuticos de dois grupos submetidos à drenagem percutânea *versus* à drenagem cirúrgica. Após período de seguimento médio de 3,8 anos, 12% dos submetidos à drenagem por cirurgia com ressecção intestinal recidivaram, sendo que, no grupo da drenagem percutânea, a recidiva do abscesso ocorreu em 56%. No grupo de tratamento conservador, a recidiva foi mais precoce, ocorrendo nos primeiros 3 meses.[46]

Colite aguda, fulminante ou megacólon tóxico

Portadores de DC com colite aguda grave ou fulminante têm o mesmo risco dos portadores de RCU de desenvolver megacólon tóxico com ou sem perfuração. A colite aguda grave é uma condição clínica caracterizada por mais de 6 evacuações líquidas com sangue por dia, febre (> 37,5°C), taquicardia (> 90 bpm), anemia (Hb < 75% do normal) e VHS (> 30 mm) na primeira hora. A colite fulminante possui maior gravidade e também maior risco de perfuração que a colite grave (severa) e é caracterizada por mais de 10 evacuações líquidas com sangue por dia, febre (> 37,5°C), taquicardia (> 90 bpm) e VHS (> 30 mm) na primeira hora. O megacólon tóxico, além dos critérios mencionados, apresenta dor, distensão abdominal e cólon dilatado, tendo o cólon transverso uma dilatação superior a 6 cm ao exame radiológico de abdome. Portadores de colite aguda grave ou fulminante são tratados inicialmente com corticoterapia endovenosa, ciclosporina ou terapia biológica. Na ausência de resposta, com a piora clínica ou suspeita de perfuração, a realização de cirurgia com colectomia subtotal e com ileostomia terminal está indicada. Drogas anticolinérgicas e antidiarreicas ou narcóticos devem ser evitados nessas situações pelo risco de piora clínica. Colectomia total ou subtotal com ileostomia terminal e fechamento do coto retal (procedimento de Hartmann) ou fístula mucosa é a melhor conduta. Desse modo, remove-se todo o cólon inflamado e evita-se a dissecção da pelve, com a reconstrução do trânsito realizada em um segundo momento, após 10 a 12 semanas.

Ileíte aguda

O quadro clínico de ileíte aguda é muito parecido com o de apendicite aguda, sendo caracterizado por dor na fossa ilíaca direita, febre, náuseas e parada da eliminação de gases e fezes. Métodos de imagens como US e preferencialmente TC são necessários para esclarecer a localização e a extensão do processo inflamatório, assim como a presença de coleções associadas. Em muitas situações, o diagnóstico apenas é confirmado durante a laparotomia ou laparoscopia, quando se visualiza o apêndice cecal normal e o íleo terminal inflamado com paredes espessadas, podendo também ter presença de mesenterite e aderências locais. Se o processo inflamatório ileal for extenso, com subestenose local e dilatação a montante, deve-se optar por ileocolectomia. Em casos selecionados, pode-se preservar o íleo e iniciar o tratamento intensivo para a doença de base.

Nos casos de acometimento exclusivo da DC no apêndice cecal, realiza-se somente a apendicectomia, sem a necessidade de ressecção intestinal, opção que geralmente não é acompanhada de maior morbidade.

Nos casos de apendicite não granulomatosa e sem a presença de DC no íleo terminal, realiza-se apenas apendicectomia.

CONSIDERAÇÕES GERAIS E TÉCNICAS CIRÚRGICAS

Pacientes com DC que necessitam de tratamento cirúrgico devem, sempre que possível, ter um estadiamento da extensão de acometimento do trato digestivo e de sua gravidade (presença de fístulas, abscessos, estenoses), fato quase nunca factível nos quadros de urgência. Entretanto, algumas medidas são essenciais antes de o paciente ser levado para a sala de operação, como correção de anemia, dos distúrbios hidreletrolíticos da hipoalbuminemia, administração de antibióticos e profilaxia dos fenômenos tromboembólicos. O paciente também deve estar ciente da possibilidade de realização de ostomia, e a marcação do local do estoma deve ser feita no pré-operatório. Ele deve ser preparado física e psicologicamente para o ato operatório. Como esses pacientes podem necessitar de múltiplas cirurgias, assim como da realização de outras derivações, deve-se fazer, sempre que possível, a laparotomia com incisão mediana, preservando-se as paredes laterais do abdome.

Técnicas operatórias

Aproximadamente metade dos portadores de DC possui acometimento da região ileocecal. Em 30 a 40%, as lesões estão confinadas no intestino delgado e, em 20 a 25%, limitadas ao cólon, fato que explica a variabilidade do quadro clínico e das opções cirúrgicas (Tabela 29.3).[47]

Tabela 29.3 Padrões de envolvimento na DC[47]	
Padrões de envolvimento	**Local de envolvimento**
Região ileocecal	40 a 50%
Intestino delgado	30 a 40%
Intestino grosso	20 a 25%

A escolha das técnicas operatórias nos portadores de DC depende da região acometida, se intestino delgado ou cólon, e elas podem ser divididas em grupos de procedimentos com ressecção intestinal e de procedimentos sem ressecção intestinal, como estenoplastias, derivações internas e ostomias.

Doença de Crohn de intestino delgado

As técnicas de ressecção na DC de intestino delgado devem se limitar à ressecção do segmento macroscopicamente acometido, uma vez que já foi bem documentado que as ressecções amplas, além de não serem mais eficazes, podem culminar com a síndrome do intestino curto.[48,49] Fazio et al., em estudo prospectivo randomizado, não encontraram diferenças com relação às taxas de recidiva, quando compararam dois grupos de pacientes submetidos à ressecção intestinal: um com margens de 2 cm e outro com 12 cm.[50]

Uma ampla mobilização do cólon ascendente e transverso é muito importante nas lesões localizadas na região ileocecal, para que a anastomose possa ser realizada sem tensão, mantendo boa vascularização. Sempre que possível, deve-se realizar o restabelecimento do trânsito intestinal, por meio de anastomose ampla e em tecido saudável, que pode ser feita de modo terminoterminal ou laterolateral, manual ou mecânica. Dá-se preferência à anastomose laterolateral mecânica, utilizando um grampeador linear de 75 ou 100 mm. Apesar de haver controvérsias sobre a melhor configuração da anastomose, alguns estudos têm mostrado que a laterolateral está associada a menor risco de recorrência.[51]

Em casos selecionados, quando a parede da alça está muito espessa, realiza-se manualmente, uma vez que a maioria dos grampeadores não foi projetada para atuar nessas condições. Apesar de muitos estudos não apresentarem diferenças nos índices de complicações entre as técnicas manual ou mecânica,[52,53] três revelaram que a anastomose com grampeador é mais segura e tem menor morbidade.[51,54,55]

A remoção do mesentério com as cadeias linfonodais de drenagem não é recomendável, pois, além de aumentar a morbidade, não previne recorrências. Um cuidado técnico importante é o fechamento da brecha mesenterial, com o objetivo de evitar hérnia interna e aderências. A ostomia derivativa para proteção de anastomose geralmente não é necessária, sendo realizada apenas nos casos de grande contaminação da cavidade peritoneal, drenagem incompleta de coleções, cirurgias de longa duração associada a sangramento volumoso e necessidade de transfusões, hipoalbuminemia (< 2 a 2,5 g/dL) e em uso prolongado de corticosteroides em altas doses. A ressecção intestinal pode ser feita por laparotomia ou por acesso videolaparoscópico, visto que ambos apresentam resultados semelhantes com relação à taxa de deiscências, abscessos, perda sanguínea e infecção da ferida, quando realizada para tratar doença ileocecal não complicada. Por laparoscopia, o tempo cirúrgico é maior, assim como o custo, mas a dor no pós-operatório é menos pronunciada, o aspecto cosmético é melhor e o retorno às atividades rotineiras é mais precoce.[56]

Para pacientes portadores de múltiplas estenoses no intestino delgado, as estenoplastias estão indicadas, e a técnica utilizada depende do grau e da extensão. A estenoplastia, plástica de estenoses ou estricturoplastia, foi descrita inicialmente na Índia por Katariya et al., em 1977, para ser utilizada em portadores de estreitamentos decorrentes de tuberculose intestinal e, mais tarde, adaptada para portadores de DC.[57]

Com essa técnica, consegue-se ampliar a área com estenose, sem necessidade de ressecção intestinal e com alívio imediato dos sintomas obstrutivos.[58-60] É importante ressaltar que os pacientes submetidos a estenoplastias não apresentam maiores taxas de complicações nem de reoperações que aqueles com ressecção segmentar.[61] Antes de se indicar a plástica de estenose em portadores de DC de longa evolução (maior que 8 a 10 anos), é necessário excluir a presença de neoplasia, realizando biópsias e exame de congelação, especialmente se o paciente estiver em uso de terapia biológica associada a imunossupressor por muitos anos – a mesma conduta deve ser adotada em doença penetrante crônica.

As principais contraindicações para estenoplastias são: presença de contaminação grosseira purulenta ou fecal, abscessos, segmento com vitalidade duvidosa, área com fístula interna ou externa, estenose muito próxima de área com anastomose, múltiplos estreitamentos em segmento curto de intestino, estenoses com mais de 30 cm e com hipoalbuminemia (< 2 g/dL). A estenoplastia deve ser realizada em áreas com inatividade ou pouca atividade de doença e tem sua indicação mais precisa nos casos de estenoses curtas associadas a quadros obstrutivos, principalmente se o paciente tiver ressecções prévias, pois uma nova enterectomia poderá produzir déficit absortivo e nutricional. Mais recentemente, novas técnicas têm sido descritas para casos de estenoses longas e múltiplas, como a técnica de Finney, a de Jaboulay e a de Michelassi.

A técnica de Heineke-Mikulicz é indicada para casos com estenoses curtas, ou seja, com menos de 10 cm de extensão, e sua realização é semelhante à da piloroplastia. Realiza-se uma incisão longitudinal sobre a área estreitada na borda contramesenterial, que se estende por 1 a 2 cm no tecido normal, para posteriormente fazer o fechamento no sentido transversal com fios de absorção lenta, em um ou dois planos de sutura (Figura 29.2).

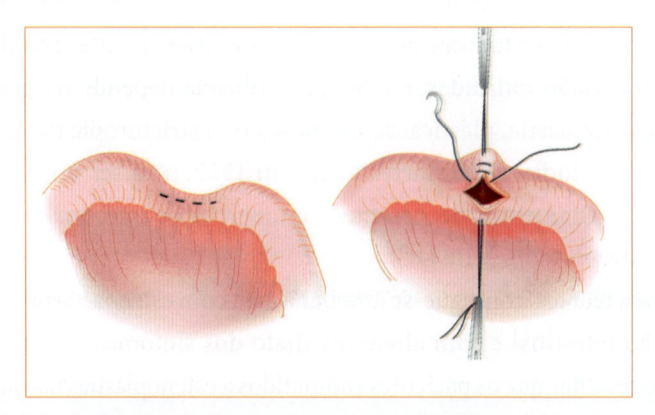

Figura 29.2 Estenoplastia pela técnica de Heineke-Mikulicz.

Um clipe metálico pode ser colocado junto ao mesentério no local da estenoplastia, para facilitar a identificação do local de sangramento, nos casos de enterorragia pós-operatória. Nesses casos, a angiografia mesentérica pode localizar, de modo preciso, o ponto de sangramento e atuar de forma terapêutica por meio da infusão de vasopressina, sem necessidade de abertura das estenoplastias em caso de reoperação.[62]

A técnica de Finney é indicada nas estenoses com 10 a 20 cm de extensão e consiste em uma incisão longitudinal sobre toda a extensão comprometida que se prolonga por 1 a 2 cm no tecido normal, após a alça ser aproximada e dobrada sobre si. Em seguida, realiza-se sutura inicialmente na parede posterior e depois na parede anterior. Esse procedimento pode ser feito por sutura manual ou mecânica (Figura 29.3).

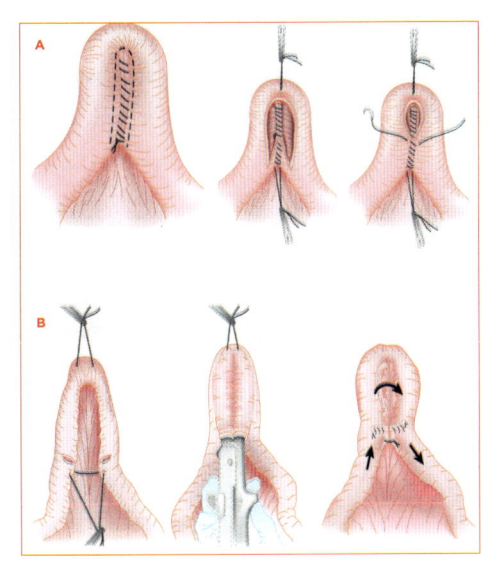

Figura 29.3 Estenoplastia pela técnica de Finney. A: anastomose manual. B: anastomose mecânica.

A técnica de Jaboulay é semelhante à de Finney, porém, nesse caso, um segmento de alça fica excluso do trânsito e, por isso, ela tem sido menos utilizada (Figura 29.4).

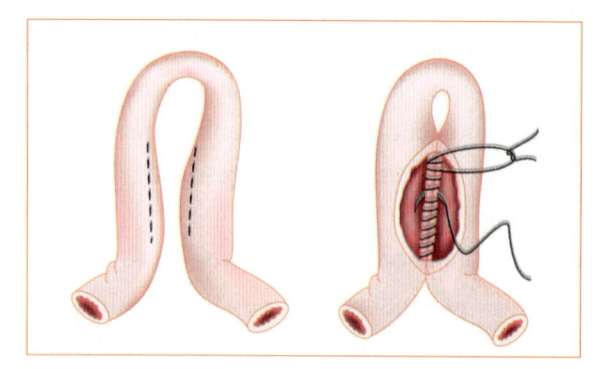

Figura 29.4 Estenoplastia pela técnica de Jaboulay (anastomose manual).

A técnica de Michelassi é indicada nas estenoses muito longas e com paredes muito espessadas, e consiste na secção total do intestino no ponto médio da área estreitada. Posteriormente, colocam-se as alças uma sobre a outra e faz-se uma enterotomia longitudinal por toda extensão da estenose. Em seguida, realiza-se uma êntero-enteroanastomose laterolateral isoperistáltica (Figuras 29.5 e 29.6).

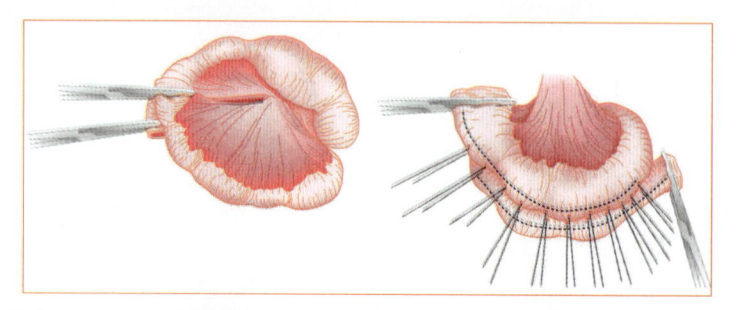

Figura 29.5 Estenoplastia pela técnica de Michelassi.

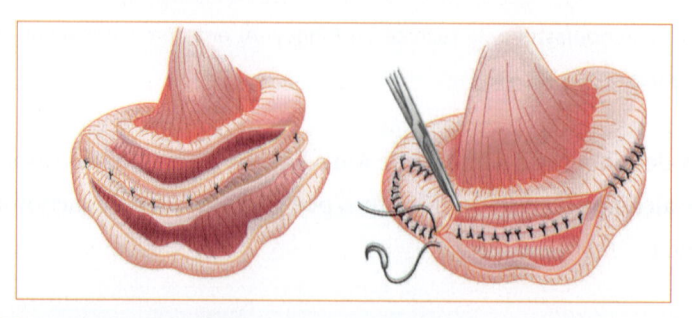

Figura 29.6 Estenoplastia pela técnica de Michelassi.

Em uma metanálise na qual foram revisados 15 estudos, com 506 pacientes submetidos a 1.825 enteroplastias, observou-se que a técnica de Heineke-Mikulicz foi utilizada em 83%, a de Finney em 15% e as outras em 2%. As complicações ocorreram em 66 pacientes (13%), sendo as principais: abscesso, fístulas, sangramentos e infecção da ferida. Observou-se que os pacientes submetidos à técnica de Finney tiveram menor taxa de reoperação que pela técnica de Heineke-Mikulicz, e a perda de peso acentuada, assim como doença ativa, foi fator preditivo negativo.[58] Um estudo de metanálise realizado por Yamamoto et al. descreveu uma taxa de complicações que variou de 1 a 14%. Nele, foram revisadas 3.250 estenoplastias de 1.112 pacientes, cujas técnicas mais utilizadas foram: Heineke-Mikulicz (81%), Finney (10%), Michelassi (5% – ver Figura 29.6) e outras (4%). Mais de 90% das enteroplastias foram feitas em estenoses localizadas no jejuno e íleo. Recidiva de estenose foi observada em 3% e complicações sépticas, em 4% dos pacientes.[63] Experiências com a técnica de enteroplastia laterolateral isoperistáltica em 6 centros, que incluíram 184 pacientes, foram revisadas por Michelassi et al., sendo que mais de 90% dos procedimentos foram feitos no jejuno ou íleo; os índices de complicações variaram de 5,7 a 20,8%. Dos 184 pacientes com seguimento médio de 35 meses, 48 (26%) foram reoperados.[64]

Doença de Crohn no intestino grosso

O envolvimento exclusivo do cólon na DC ocorre em aproximadamente 20 a 25% dos casos e as técnicas mais utilizadas são a colectomia segmentar, a colectomia total com ileorretoanastomose e a proctocolectomia total com ileostomia definitiva. A escolha da técnica a ser empregada depende do grau e da extensão do acometimento, bem como do segmento envolvido.

A colectomia segmentar com anastomose primária é o procedimento indicado para os casos de lesão localizada em apenas um segmento cólico, tendo baixo índice de complicações, porém a taxa de recorrência é alta, chegando a 62%, sobretudo nos casos de colectomia esquerda.[65,66] Nos casos de colite esquerda, a colectomia esquerda ou colectomia total podem ser utilizadas, com taxa de complicações operatórias comparáveis, mas a ressecção segmentar tem recorrência mais precoce.[67] Apesar de controverso, com a utilização da terapia biológica no pré e pós-operatório, mais recentemente tem-se preconizado ressecções mais econômicas também no cólon. Nos casos de comprometimento de dois ou mais segmentos cólicos, a colectomia total deve ser a conduta de eleição.[67] Na proctite intensa refratária às medidas conservadoras, com estenoses ou fístulas e associadas a comprometimento anorretoperineal, a proctocolectomia ou a proctectomia com ostomia estão indicadas. Em situações especiais de envolvimento extenso do cólon e do reto, sem lesão perineal e sem comprometimento do intestino delgado, a retocolectomia total com feitura de bolsa ileal em "J" tem sido preconizada por alguns autores, apesar de maior índice de complicações e de piores resultados funcionais, assim como maior taxa de retirada da bolsa.[68-73] Embora existam alguns relatos favoráveis à realização da bolsa ileal na DC, ainda permanece como uma cirurgia de exceção, sendo indicada em casos selecionados (adolescentes/jovens com pancolite, sem comprometimento do intestino delgado e períneo), naqueles que recusam ostomia e que estejam cientes dos riscos. A terapia biológica, bem como a utilização de imunossupressores, deve fazer parte do tratamento pós-operatório com o intuito de prevenir recorrências.[74] A proctocolectomia total com ileostomia terminal definitiva também pode ser realizada na situação descrita e nos casos de pancolite associada a doença perineal extensa e/ou incontinência fecal grave.

O acesso videolaparoscópico pode ser utilizado nos casos de ressecção intestinal eletiva, porém com tempo cirúrgico e custo maior; a recuperação é mais rápida e há melhor resultado estético.[75-77]

Doença de Crohn gastroduodenal

O acometimento exclusivo da região gastroduodenal é muito raro (menor que 1%), e 96% dos casos estão associados à lesão do trato intestinal.[78] A principal complicação é a subestenose/estenose decorrente de ulcerações profundas, sendo a operação necessária nos casos refratários às medidas conservadoras (inibidor de bomba de prótons, procinéticos, terapia biológica e/ou imunossupressor).

Gastroenteroanastomose ou duodenojejunoanastomose (*bypass*) e estricturoplastia são as opções cirúrgicas mais utilizadas, sendo a estenoplastia pela técnica de Heineke-Mikulicz a de preferência, devendo ser realizada sempre que possível, pois mantém o piloro no trânsito, o que, além de ser mais fisiológico, ajuda a controlar a diarreia, principalmente em pacientes que possuem ressecções intestinais prévias.

A gastroenteroanastomose foi muito utilizada no passado, mas seus resultados funcionais não são bons, sendo frequentemente acompanhada de náuseas e vômitos.

Yamamoto et al. realizaram um estudo com 10 pacientes portadores de DC gastroduodenal e sintomas obstrutivos, submetendo-os à estenoplastia, e, em 4 deles, a operação incluiu o piloro. Bons resultados foram observados em 8 (80%), sendo que 2 foram reoperados, 1 foi submetido a gastrojejunoanastomose e outro a duodenojejunoanastomose.[78]

Fístulas envolvendo duodeno, íleo e cólon devem ser abordadas com cirurgia, sendo as estruturas envolvidas separadas e os orifícios fechados primariamente após reavivamento das bordas, com bons resultados na maioria dos casos.[79]

Doença de Crohn anorretoperineal

Manifestações perineais na DC são frequentes, podendo ocorrer em 20 a 80% dos casos, sendo geralmente associadas a lesões no cólon e com menos frequência às lesões proximais.[80,81] O envolvimento perianal na DC pode preceder, ser simultâneo ou aparecer a *posteriori* do gastrointestinal; quando aparece como primeira manifestação, o diagnóstico da lesão anal pode não levantar suspeitas sobre a presença de DII. O tratamento medicamentoso (antibióticos, terapia biológica, oxigenoterapia hiperbárica, entre outros) deve ser indicado, e a cirurgia, quando necessária, conservadora, evitando manipular os esfíncteres anais pelo alto risco de evolução com incontinência fecal. As principais lesões anais associadas à DC são: plicomas, fissuras, hemorroidas, abscessos, fístulas anais e anovaginais, estenoses e carcinomas.

Avaliação cuidadosa do tipo de lesão, de sua extensão e gravidade deve ser realizada, sempre que possível, antes do ato cirúrgico, sendo feita por US endoanal, ressonância magnética e exame proctológico sob anestesia.[82,83] Os objetivos do tratamento cirúrgico em portadores de doença perianal são: drenagem de coleções com ou sem colocação de sedenho, evitar esfincterotomias na prevenção de incontinência anal, tratamento da doença de base e melhora da qualidade de vida.

Plicomas, fissuras e hemorroidas, se assintomáticos, não devem ser ressecados. Os plicomas inflamatórios, mesmo sintomáticos, devem ser manejados inicialmente com medidas conservadoras, que consistem em higienização com água, calor local e corticosteroide tópico. A cirurgia apenas deve ser indicada nos casos de dor intensa, dificuldade de higiene e infecção.

As fissuras podem ser únicas ou múltiplas. Na maior parte das vezes, são indolores e, em 50% dos casos, cicatrizam espontaneamente com o controle da doença de base e com o tratamento tópico a base de corticosteroides. Os casos refratários devem ser inicialmente tratados com curetagem e infiltração local de corticosteroide na base e nas bordas da ferida. Nos insucessos, nova aplicação de corticosteroide pode ser realizada e, em último caso, a fissurectomia sem secção do esfíncter é indicada.

As ulcerações anais ou anorretais geralmente se manifestam com dor, edema e secreção abundante, e devem ser tratadas como as fissuras. Algumas ulcerações profundas podem evoluir com infecções e sepse dos tecidos perirretais, levando ao endurecimento e à destruição dos esfíncteres com comprometimento da continência, necessitando de abordagens mais agressivas com realização de proctectomia e feitura de ostomia.

A doença hemorroidária geralmente não está associada à atividade da DC, sendo frequentemente uma associação incidental e, por isso, deve ser tratada pelos métodos clínicos convencionais.

A estenose anorretal decorre geralmente da cicatrização de úlceras, fissuras e fístulas anais, e costuma se manifestar por dificuldade de eliminação de gases e fezes. As estenoses curtas (menores que 2 cm) e distais são manejadas por dilatação anal, secção do tecido cicatricial e infiltração de corticosteroide, com boa resposta. Estenoses mais extensas podem necessitar de proctectomia.[84]

Abscessos anorretais são ocorrência comum em portadores de DC, em 23 a 62% dos pacientes. O tratamento indicado é a simples drenagem da coleção purulenta, sem a necessidade de se realizar a fistulotomia na fase aguda. Drenos devem ser evitados e estão indicados apenas nos casos de abscessos profundos localizados na fossa isquiorretal ou supraelevador. Aconselha-se a utilização de antibióticos de amplo espectro (ciprofloxacino e metronidazol) por 7 a 10 dias. A recorrência do abscesso pode ser vista em 13 a 21% dos pacientes no primeiro ano de seguimento.[85] A incidência de fístula perianal é frequente na DC, com taxa que varia de 9 a 56% dos casos (Tabela 29.4).[86]

Tabela 29.4 Incidência de fístula anal em portadores de DC[86]	
Autor	**Incidência (%)**
Kodner e Fry	14 a 38
Markowitz et al.	11
Lockhart-Mumery	10
Wolff et al.	14
Bernard et al.	24
Van Dogen e Lubbers	28
Radcliffe et al.	9
Goebbell	30
Kangas	11
Palder et al.	14
Nordgren et al.	20
Halme e Sainio	31
Sugita et al.	56
Platell et al.	31

As fístulas interesfinctéricas baixas associadas à DC cicatrizam-se espontaneamente com tratamento conservador em 20 a 30% dos casos.[87,88] Quando há persistência da fístula com sintomas exuberantes, pode-se realizar a fistulotomia com curetagem do leito, procedimento que deve ser realizado preferencialmente em períodos de inatividade da doença. Em mulheres com fístula anterior, o cuidado deve ser redobrado, por conta do risco de incontinência anal, especialmente se multíparas.

Nas fístulas complexas em que se pode ter envolvimento em graus variados do esfíncter anal, o tratamento deve ser inicialmente clínico e agressivo, com o intuito de diminuir o processo infeccioso, para que as intervenções mais conservadoras possam, então, ser realizadas, sem risco de evoluir com incontinência fecal. A fistulectomia, assim como a fistulotomia, deve ser evitada em razão do risco de incontinência, sendo o tratamento mais indicado o avanço de retalho mucoso associado à curetagem do leito. As taxas de cicatrização com esse procedimento variam de 50 a 80%.[89,90] Nos casos de múltiplos orifícios fistulosos ou na falta do tecido viável para realizar o avanço de retalho, pode-se utilizar o sedenho não cortante, que tem o objetivo de manter o trajeto fistular aberto para drenagem contínua da secreção, até a completa cicatrização. A colocação do sedenho pode ser realizada em múltiplos trajetos. A utilização de plugue de colágeno de modo isolado tem sido preconizada por alguns com resultados díspares, sendo observados melhores índices de sucesso quando associado a outras técnicas.[91,92]

Fístulas anovaginais ou retovaginais ocorrem em 3,5 a 23% das portadoras de DC e, sempre que possível, devem ser tratadas com cirurgia. Nos casos de ausência de proctite, a técnica recomendada é o avanço de retalho mucoso. Em nossa experiência pessoal, realizamos a técnica de avanço de retalho associada à colocação de plugue de colágeno em 5 pacientes com completo fechamento da fístula em 4 (80%), com seguimento médio de 16 meses (10 a 38) (Figuras 29.7 e 29.8). Todas as pacientes no momento da cirurgia estavam sem atividade inflamatória (PCR < 5), apresentavam ausência de doença ativa na retoscopia e foram mantidas com terapia anti-TNF.

A proctectomia fica reservada para os casos de ulceração profunda associada a retite intensa, lesão grave dos esfíncteres e casos de insucesso com outras técnicas.

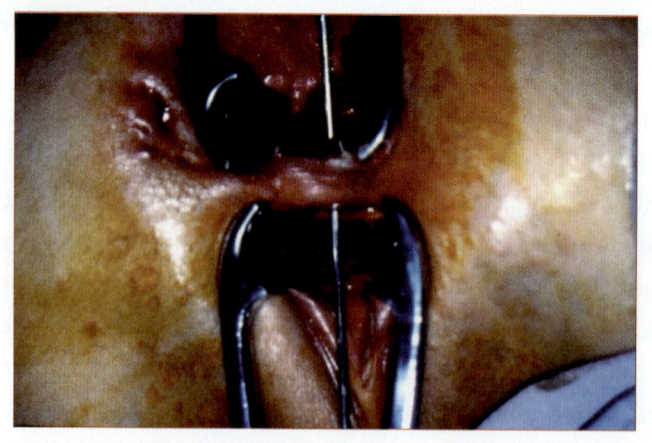

Figura 29.7 Paciente portadora de doença de Crohn com fístula retovaginal.

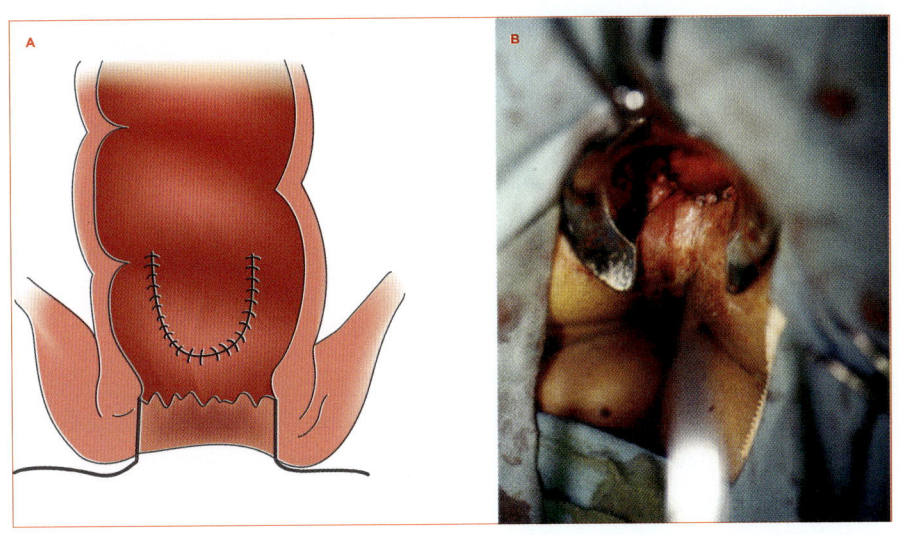

Figura 29.8 Aspecto final da correção da fístula retovaginal pela técnica de avanço de retalho.

Atualmente, preconiza-se terapia medicamentosa agressiva (terapia biológica e/ou imunossupressor) após o tratamento cirúrgico, com o objetivo de prevenir recorrências.[93-95]

A cirurgia para DC sabidamente não é curativa, sendo regra haver recorrência. A recorrência sintomática ocorre em 40 a 80% dos casos, e a endoscópica atinge cifras de 90% após seguimento de 5 anos.[96] Vários estudos têm identificado alguns fatores de risco para recorrência precoce após cirurgia em portadores de DC, como tabagismo, operações prévias (incluindo apendicectomia), doença penetrante abdominal e perineal, ressecções extensas prévias e plexite mioentérica na espécime cirúrgica.[97,98] Nesse grupo de pacientes, a profilaxia de recorrência tem se mostrado efetiva em estudos controlados e em metanálises.[99,100] Com relação a outros fatores, como sexo, idade de aparecimento da doença, duração da doença, margens cirúrgicas, doença no cólon, tipo de operação e presença de granulomas, os dados são conflitantes.[98] A profilaxia deve ser iniciada após 2 semanas da cirurgia e mantida por pelo menos 2 anos. As drogas de escolha para quimioprofilaxia são os imunossupressores (azatioprina/6-mercaptopurina) ou o anti-TNF (infliximabe, adalimumabe ou certolizumabe pegol).[100]

REFERÊNCIAS BIBLIOGRÁFICAS

1. Crohn BB, Ginzburg L, Oppenheimer GD. Regional ileitis: a pathologic and clinical entity. JAMA 1932; 99:1323-9.

2. Greenstein AJ, Janowitz H, Sachar DB. The extra-intestinal complications of Crohn's disease and ulcerative colitis: a study of 700 patients. Medicine 1976; 55:401-12.

3. Shivananda S, Peña AS, Nap M, Weterman IT, Mayberry JF, Ruitenberg EJ et al. Epidemiology of Crohn's disease in region Leiden, the Netherlands. A population Study from 1979 to 1983. Gastroenterology 1987; 93:66-74.

4. Binder V, Both H, Hansen PK, Hendriksen C, Kreiner S, Torp-Pedersen K. Incidence and prevalence of ulcerative colitis and Crohn's disease in the country of Copenhagen 1962 to 1978. Gastroenterology 1982; 83:563-8.

5. Hultén L. Surgical treatment of Crohn's disease of small bowel or ileocecum. World J Surg 1988; 12:180-5.

6. Motil KJ, Grand RJ, Davis-Kraft L, Ferlic LL, Smith EO. Growth failure in children with inflammatory bowel disease: a prospective study. Gastroenterology 1993; 105:681-91.

7. Savage MO, Beattie RM, Camacho-Hubner C, Walker-Smith JA, Sanderson IR. Growth in Crohn's disease. Acta Paediatr Suppl 1999; 88:89-92.

8. Besnard M, Jaby O, Mougenot JF, Ferkdadji L, Debrun A, Faure C et al. Postoperative outcome of Crohn's disease in 30 children. Gut 1998; 43:634-8.

9. Sentongo TA, Stettler N, Christian A, Han PD, Stallings VA, Baldassano RN et al. Growth after intestinal desection for Crohn's disease in children, adolescents, and young adults. Inflamm Bowel Dis 2000; 6:265-9.

10. Dokucu AI, Sarnacki S, Michel JL, Jan D, Goulet O, Ricour C et al. Indications and results of surgery in patients with Crohn's disease with onset under 10 years of age: a series of 18 patients. Eur J Pediatr Surg 2002; 12:180-5.

11. Teixeira MG, Brunetti C, Gonçalves SR et al. Manifestações extra-intestinais da doença de Crohn. Rev Bras Coloproct 1988; 8:7-10.

12. Van Bodegraven AA, Pena AS. Treatment of extraintestinal manifestations in inflammatory bowel disease. Curr Treat Options Gastroenterol 2003; 6:201-12.

13. Juillerat P, Mottet C, Froehlich F, Felley C, Vader J-P, Burnand B et al. Extraintestinal manifestations of Crohn's disease. Digestion 2005; 71:31-6.

14. Caprilli R, Gassull MA, Escher JC, Moser G, Munkholm P, Forbes A et al. European Crohn's and Colitis Organization. European evidence based consensus on the diagnosis and management of Crohn's disease: special situations. Gut 2006; 55(Suppl.1):i36-58.

15. Fazio VW, Wilk P, Turnbull Jr. RB, Jagelman DG. The dilemma of Crohn's disease: Ileosigmoid fistula complicating Crohn's disease. Dis Colon Rectum 1977; 20:381-6.

16. Glass RE, Ritchie JK, Lennard-Jones JE, Hawley PR, Todd IP. Internal fistulas in Crohn's disease. Dis Colon Rectum 1985; 28:557-61.

17. Greenstein AJ, Sachar DB. Cancer in Crohn's disease. In: Allan RN (ed.). Inflammatory bowel disease. New York: Churchill Livingstone, 1983.

18. Heyen F, Ambrose NS, Allan RN et al. Enterovesical fistulas in Crohn's disease. Ann R Coll Surg Engl 1989; 71:101-4.

19. Mcnamara MJ, Fazio VW, Lavery IC, Weakley FL, Farmer RG. Surgical treatment of enterovesical fistulas in Crohn's disease. Dis Colon Rectum 1990; 33:271-6.

20. Greenstein AJ, Sachar DB, Mann D, Lachman P, Heimann T, Aufses Jr AH. Spontaneous free perforation and perforated abscess in 30 patients with Crohn's disease. Ann Surg 1987; 205:72-6.

21. Teixeira MG. Tratamento das fístulas intestinais por doença de Crohn. In: Habr-Gama A, Rodrigues JG, Cecconello I, Zilberstein B, Machado MCC, Saad WA (eds.). Atualização em cirurgia do aparelho digestivo e coloproctologia. São Paulo: Frontis Editorial, 2005. p.485-8.

22. Winawer S, Fletcher R, Rex D et al. For the U.S Multisociety Task Force on colorectal cancer. Colorectal cancer screening and surveillance: clinical guidelines and rationale-update based on new evidence. Gastroenterology 2003; 124:544-60.

23. Maykel JA, Hagerman G, Mellgren AF, Li SY, Alavi K, Baxter NN et al. Crohn's colitis: the incidence of dysplasia and adenocarcinoma in surgical patients. Dis Colon Rectum 2006; 49:950-7.

24. Blackstone MO, Riddell RH, Rogers BHG, Levin B. Dysplasia-associated lesions or mass (DALM) detected by colonoscopy in long-standing ulcerative colitis: an indication for colectomy. Gastroenterology 1981; 80(2):366-74.

25. Yamazaki Y, Ribeiro MB, Sachar DB, Aufses Jr AH, Greenstein AJ. Malignant colorectal strictures in Crohn's disease. Am J Gastroenterol 1991; 86:882-5.

26. Itzkowitz SH, Present DH. Crohn's and Colitis Foundation of America Colon Cancer in IBD Study Group. Consensus conference: colorectal cancer screening and surveillance in inflammatory bowel disease. Inflamm Bowel Dis 2005; 11:314-21.

27. Marchetti F, Fazio VW, Ozuner G. Adenocarcinoma arising from a strictureplasty site in Crohn's disease: report of a case. Dis Colon Rectum 1996; 39:1315-21.

28. Yamamoto T, Bain IM, Allan RN, Keighley MR. An audit of strictureplasty for small-bowel Crohn's disease. Dis Colon Rectum 1999; 42:797-803.

29. Jaskowiak NT, Michelassi F. Adenocarcinoma at a strictureplasty site in Crohn's disease: report of a case. Dis Colon Rectum 2001; 44:284-7.

30. Partridge SK, Hodin RA. Small bowel adenocarcinoma at a strictureplasty site in a patient with Crohn's disease: report of a case. Dis Colon Rectum 2004; 47:778-81.

31. Kisner JB. Current medical and surgical opinions on important therapeutic issues in inflammatory bowel disease. A special 1979 survey. Am J Surg 1980; 140:391-5.

32. Alexander-Williams J. Overview of surgical management and directions of future research. In: Allan RN (ed.). Inflammatory bowel disease. New York: Churchill Livingstone, 1983.

33. Louis E, Collard A, Oger AF, Degroote E, El Yafi FAN, Belaiche J. Behaviour of Crohn's disease according to the Vienna classification: changing pattern over the course of the disease. Gut 2001; 49:777-82.

34. Freeman HJ. Natural history and clinical behavior of Crohn's disease extending beyond two decades. J Clin Gastroenterol 2003; 37:216-9.

35. Alos R, Hinojosa J. Timing of surgery in Crohn's disease: a key issue in the management. World J Gastroenterol 2008; 14:5532-9.

36. Bundred NJ, Dixon JM, Lumsden AB, Gilmour HM, Davies GC. Free perfuration in Crohn's colitis. A ten year review. Dis Colon Rectum 1985; 28:35-7.

37. Freeman HJ. Spontaneous free perforation of the small intestine in Crohn's disease. Can J Gastroenterol 2002; 16:23-7.

38. Greenstein AJ, Mann D, Sachar DB, Aufses Jr AH. Free perforation in Crohn's disease: I. A survey of 99 cases. Am J Gastroenterol 1985; 80:682-9.

39. Cirocco WC, Reilly JC, Rusin LC. Life-threatening hemorrhage and exsanguination from Crohn's disease. Report of four cases. Dis Colon Rectum 1995; 38:85-95.

40. Belaiche J, Louis E, D'Haens G, Cabooter M, Naegels S, De Vos M et al. Acute lower gastrointestinal bleeding in Crohn's disease: Characteristics of a unique series of 34 patients. Belgian IBD Research Group. Am J Gastroenterol 1999; 94:2177-81.

41. Kostka R, Lukas M. Massive, life-threatening in Crohn's disease. Acta Chir Belg 2005; 105:168-74.

42. Robert JR, Sachar DB, Greenstein AJ. Severe gastrointestinal hemorrhage in Crohn's disease. Ann Surg 1991; 213:207-11.

43. Driver CP, Anderson DN, Keenan RA. Massive intestinal bleeding in association with Crohn's disease. J R Coll Surg Edinb 1996; 41:152-4.

44. Doemeny JM, Burke DR, Meranze SG. Percutaneous drainage of abscess in patients with Crohn's disease. Gastrointest Radiol 1988; 13:237-41.

45. Yamaguchi A, Matsui T, Skurai T, Ueki T, Nakabayashi S, Yao T et al. The clinical characteristics and outcome of intra-abdominal abscess in Crohn's disease. J Gastroenterol 2004; 39(5):441-8.

46. Garcia JC, Persky SE, Bonis PA, Topazian M. Abscesses in Crohn's disease: outcome of medical versus surgical treatment. J Clin Gastroenterol 2001; 32:409-12.

47. Judge TA, Lichtenstein GR. Inflammatory bowel disease. In: Friedman SL (ed.). Current diagnosis & treatment in gastroenterology. New York: McGraw Hill, 2003.

48. Bechi P, Tonelli L. Results in the radical surgical treatment of Crohn's disease. Int Surg 1982; 67:325-8.

49. William P, Homan D, Dineen P. Comparision of the results of resection, bypass and bypass with exclusion for ileocecal Crohn's disease. Ann Surg 1978; 187:530-5.

50. Fazio VW, Marchetti F, Church M, Goldblum JR, Lavery C, Hull TL et al. Effect of resection margins on the recurrence of Crohn's disease in the small bowel. A randomized controlled trial. Ann Surg 1996; 224:563-71.

51. Hashemi M, Novell JR, Lewis AA. Side-to-side stapled anastomosis may delay recurrence in Crohn's disease. Dis Colon Rectum 1998; 41:1293-96.

52. Munoz-Juarez M, Yamamoto T, Wolff BG, Keighley MR. Wide-lumen stapled anastomosis vs. conventional end-to-end anastomosis in the treatment of Crohn's disease. Dis Colon Rectum 2001; 44:20-5.

53. Tersigni R, Alessandroni L, Barreca M, Piovanello P, Prantera C. Does stapled functional end-to-end anastomosis affect recurrence of Crohn's disease after ileocolonic resection? Hepatogastroenterology 2003; 50:1422-5.

54. Yamamoto T, Bain IM, Mylonakis E, Allan RN, Keighley MRB. Stapled functional end-to--end anastomosis versus sutured end-to-end anastomosis after ileocolonic resection in Crohn's disease. Scand J Gastroenterol 1999; 34:708-13.

55. Resegoti A, Astegiano M, Farina EC, Ciccone G, Avagnina G, Giustetto A et al. Side--to-side stapled anastomosis strongly reduces anastomotic leak rates in Crohn's disease surgery. Dis Colon Rectum 2005; 48:464-8.

56. Tilney HS, Constantinides VA, Heriot AG, Nicolaou M, Athanasiou T, Ziprin P et al. Comparision of laparoscopic and open ileocecal resection for Crohn's disease: a meta-analysis. Surg Endosc 2006; 20:1036-44.

57. Katariya RN, Sood S, Rao PG, Rao PL. Strictureplasty for tubercular strictures of the gastro-intestinal tract. Br J Surg 1977; 64:496-8.

58. Tichansky D, Cagir B, Yoo E, Marcus SM, Fry RD. Strictureplasty for Crohn's disease: meta-analysis. Dis Colon Rectum 2000; 43:911-9.

59. Dietz DW, Laureti S, Strong AS, Hull TL, Church J, Remzi FH et al. Safety and long--term efficacy of strictureplasty in 314 patients with obstructing small bowel Crohn's disease. J Am Coll Surg 2001; 192:330-7.

60. Roy P, Kumar D. Strictureplasty. Br J Surg 2004; 91:1428-37.

61. Ozuner G, Fazio VW, Lavery I, Milsom JW, Strong SA. Reoperative rates for Crohn's disease following strictureplasty. Dis Colon Rectum 1996; 39:1199-203.

62. Ozuner G, Fazio VW. Management of gastrointestinal hemorrhage after strictureplasty for Crohn's disease. Dis Colon Rectum 1995; 38:297-300.

63. Yamamoto T, Fazio VW, Tekkis PP. Safety and efficacy of strictureplasty for Crohn's disease: a systematic review and meta-analysis. Dis Colon Rectum 2007; 40:1968-86.

64. Michelassi F, Taschieri A, Tonell F, Sasaki I, Poggioli G, Fazio V et al. An international multicenter, prospective, observacional study of the side-to-side isoperistaltic strictureplasty in Crohn's disease. Dis Colon Rectum 2007; 50:277-84.

65. Himal HS, Belliveau P. Prognosis after surgical treatment for granulomatous enteritis and colitis. Am J Surg 1981; 142:347-9.

66. Mayberry JF, Rhodes J. Epidemiological aspects of Crohn's disease: a review of the literature. Gut 1984; 25:886-99.

67. Tekkis PP, Purkayastha S, Lanitis S, Athanasiou T, Heriot AG, Orchard TR et al. A comparison of segmental vs. subtotal/total colectomy for colonic Crohn's disease: a meta-analysis. Colorectal Dis 2006; 8:82-90.

68. Regimbeau JM, Panis Y, Pocard M, Bouhnik Y, Lavergne-Slove A, Rufat P et al. Long--term results of ileal pouch-anal anastomosis for colorectal Crohn's disease. Dis Colon Rectum 2001; 44:769-78.

69. Hartley JE, Fazio VW, Remzi FH, Lavery IC, Church JM, Strong SA et al. Analysis of the outcome of ileal pouch-anal anastomosis in patients with Crohn's disease. Dis Colon Rectum 2004; 47:1808-15.

70. Sagar PM, Dozois RR, Wolff BG. Long-term results of ileal pouch-anal anastomosis in patients with Crohn's disease. Dis Colon Rectum 1996; 39:893-8.

71. Braveman JM, Schoetz DJ, Marcello PW, Roberts PL, Coller JA, Murray JJ et al. The fate of the ileal pouch in patients developing Crohn's disease. Dis Colon Rectum 2004; 47:1613-9.

72. Brown CJ, Maclean AR, Cohen Z, Macrae HM, O'Connor BI, McLeod RS. Crohn's disease and indeterminate colitis and the ileal pouch-anal anastomosis: outcome and patterns of failure. Dis Colon Rectum 2005; 48:1542-9.

73. Tekkis PP, Heriot AG, Smith O, Smith JJ, Windsor AC, Nicholls RJ. Long-term outcomes of restorative proctocolectomy for Crohn's disease and indeterminate colitis. Colorectal Dis 2005; 7:218-23.

74. Reese GE, Lovegrove RE, Tilney HS, Yamamoto T, Heriot AG, Fazio VW et al. The effect of Crohn's disease on outcomes after restorative proctocolectomy. Dis Colon Rectum 2007; 50(2):239-50.

75. Milson JW, Hammerhofer KA, Bohm B, Marcello P, Elson P, Fazio VW. Prospective, randomized trial comparing laparoscopic vs. conventional surgery for refractory ileocolic Crohn's disease. Dis Colon Dis 2001; 44:1-8.

76. Msika S, Ianelli, Deroide G, Jouët P, Soulé JC, Kianmanesh R et al. Can laparoscopic reduce hospital stay in the treatment of Crohn's disease? Dis Colon Rectum 2001; 44:1661-6.

77. Tabet J, Hong D, Kim CW, Wong J, Goodacre R, Anvari M. Laparoscopic versus open bowel resection for Crohn's disease. Can J Gastroenterol 2001; 15:237-42.

78. Yamamoto T, Allan RN, Keighley MRB. An audit of gastroduodenal Crohn's disease: clinic/pathologic features and management. Scand J Gastroenterol 1999; 34:1019-24.

79. Jacobson IM, Schapiro RH, Warshaw AL. Gastric and duodenal fistulas in Crohn's disease. Gastroenterology 1985; 89:1347-52.

80. Rankin GB, Watts HD, Melnyk CS, Kelley Jr ML. National Cooperative Crohn´s Disease Study: extraintestinal manifestations and perianal complications. Gastroenterology 1979; 77:914-20.

81. Singh B, McC Mortensen NJ, Jewell DP et al. Perianal Crohn's disease. Br J Surg 2004; 91:801-14.

82. Schwartz DA, Wiersema MJ, Dudiak KM, Fletcher JG, Clain JE, Tremaine WJ et al. A comparison of endoscopic ultrasound, magnetic resonance imaging, and exam

under anesthesia for evaluation of Crohn's perianal fistulas. Gastroenterology 2001; 121:1064-72.

83. West RL, Dwakasing S, Felt-Bersma RJ, Schouten WR, Hop WC, Hussain SM et al. Hydrogen peroxide-enhanced three-dimensional endoanal ultrasonography and endoanal magnetic resonance imaging in evaluation perianal fistulas: agreement and patient preference. Eur J Gastroenterol Hepatol 2004; 16:1319-24.

84. Harper PH, Fazio VW, Lavery I, Jagelman DG, Weakley FL, Farmer RG et al. The long-term outcome in Crohn's disease. Dis Colon Rectum 1987; 30:174-9.

85. Platell C, Mackay J, Collopy B, Fink R, Ryan P, Woods R. Anal pathology in patients with Crohn's disease. ANZ J Surg 1996; 66(1):5-9.

86. Nivatvongs S, Gordon PH. Crohn's disease. In: Principles and practice of surgery for the colon, rectum and anus. Ed. Informa Healthcare 2007; 27:819-99.

87. Buchmann P, Keighley MRB, Allan RN, Thompson H, Alexander-Williams J. Natural history of perianal Crohn's disease: ten years follow-up. Am J Surg 1980; 140(5):642-4.

88. Allan A, Keighley MRB. Management of perianal Crohn's disease. World J Surg 1988; 198-202.

89. Makowiec F, Jehle EC, Becker HD, Starlinger M. Clinical course after transanal advancement flap repair of perianal fistula in patients with Crohn's disease. Br J Surg 1995; 82:603-6.

90. Joo JS, Weiss EG, Nogueras JJ, Wexner SD. Endorectal advancement flap in perianal Crohn's disease. Am Surg 1998; 64:147-50.

91. Sandborn WJ, Fazio VW, Feagan BG, Hannauer SB. American Gastroenterological Association Clinical Practice Committee. AGA technical review on perianal Crohn's disease. Gastroenterology 2003; 125:1508-30.

92. Schwandner O, Stadler F, Dietl O, Wirsching RP, Fuerst A. Initial experience on efficacy in closure of cryptoglandular and Crohn's transsphincteric fistulas by the use of the anal fistula plug. Int J Colorectal Dis 2008; 23(3):319-24.

93. Regueiro M, Mardini H. Treatment of perianal fistulizing Crohn's disease with infliximab alone or as an adjunct for exam under anesthesia with seton placement. Inflamm Bowel Dis 2003; 9:98-103.

94. van der Hagen SJ, Baeten CG, Soeters PB, Russel MG, Beets-Tan RG, van Gemert WG. Anti-TNF-alpha infliximab used as induction treatment in case of active proctitis in a multistep strategy followed by definitive surgery of complex anal fistulas in Crohn's disease: a preliminary report. Dis Colon Rectum 2005; 48:758-67.

95. Colombel JF, Schawartz DA, Sandborn WJ, Kamm MA, D'Haens G, Rutgeerts P et al. Adalimumab for the treatment of fistulas in patients with Crohn's disease. Gut 2009; 58:940-8.

96. Moss AC. Prevention of postoperative recurrence of Crohn's disease: what does the evidence support? Inflamm Bowel Dis 2013; 19:856-9.

97. Welsch T, Hinz U, Loffler T, Muth G, Herfarth C, Schmidt J et al. Early re-laparotomy for post-operative complications is a significant risk factor for recurrence after ileo-caecal resection for Crohn's disease. Int J Colorectal Dis 2007; 22:1043-9.

98. Vaughn BP, Moss AC. Prevention of post-operative recurrence of Crohn's disease. World J Gastroenterol 2014; 20(5):1147-54.

99. Caprilli R, Taddei G, Viscido A. In favour of prophylatic teratment for post-operative recurrence in Crohn's disease. Ital J Gastroenterol Hepatol 1998; 30:219-25.

100. Van Assche G, Dignass A, Reinisch W, van der Woude CJ, Sturm A, De Vos M et al. The second European evidence-based Consensus on the diagnosis and management of Crohn's disease: special situations. J Crohn's Colitis 2010; 4:63-101.

BIBLIOGRAFIA

1. Bufo AJ, Feldman S, Daniels GA, Lieberman RC. Stapled strictureplasty for Crohn's disease: a new technique. Dis Colon Rectum 1995; 38:664-7.

2. Cristaldi M, Sanpietro GM, Danelli PG, Bollani S, Bianchi Porro G, Taschieri AM. Long--term results and multivariate analysis of prognostic factor in 138 consecutive patients operated for Crohn's disease using bowel-sparing techniques. Am J Surg 2000; 179:266-70.

3. Ikeuchi H, Kusunoki M, Yamamura T. Long-term results of stapled and hand-sewn anastomoses in patients with Crohn's disease. Dig Surg 2000; 17:493-6.

4. Lee ECG, Papioannou N. Minimal surgery for chronic obstruction in patients with extensive or universal Crohn's disease. Ann R Coll Surg Engl 1982; 64:229-33.

5. Michelassi F, Hust RD, Mellis M, Rubin M, Cohen R, Gasparitis A et al. Side-to-side isoperistaltic strictureplasty in extensive Crohn's disease. Ann Surg 2000; 232:401-8.

6. Michelassi F. Side-to-side isoperistaltic strictureplasty fos multiple Crohn's strictures. Dis Colon Rectum 1996; 39:345-9.

7. Scarpa M, Angriman I, Barollo M, Polese L, Ruffolo C, Bertin M et al. Role stapled and hand-sewn anastomoses in recurrence of Crohn's disease. Hepatogastroenterology 2004; 51:1053-7.

8. Stebbing JF, Jewell DP, Kettlewell MG, Mortensen NJ. Recurrence and reoperation after strictureplasty for obstructive Crohn's disease: long-term results. Br J Surg 1995; 82:1471-4.

9. Whelan PJ, Saibil FG, Harrison AW. New options in the surgical management of Crohn's disease. Can J Surg 1987; 30:133-6.

10. Yamamoto T, Allan RN, Keighley MRB. Strategy for surgical management of ileocolonic anastomotic recurrence in Crohn's disease. World Surg 1999; 23:1055-61.

TRATAMENTO DA DOENÇA DE CROHN PERIANAL FISTULIZANTE

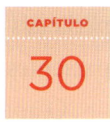

CAPÍTULO 30

CARLOS WALTER SOBRADO
WILTON SCHMIDT CARDOZO

INTRODUÇÃO

A doença de Crohn (DC) é uma afecção inflamatória crônica que pode acometer todo o trato digestivo, caracterizada por períodos de agudização e remissão e que, ainda hoje, não tem sua etiopatogênese totalmente elucidada.

É caracterizada por processo inflamatório crônico focal ou segmentar, transmural, persistente e progressivo, que pode evoluir apesar da ausência de sintomas, culminando com lesões intestinais e complicações como estenoses, abscessos e fístulas.

A inflamação transmural progressiva leva à formação de abscessos e fístulas, que podem acometer apenas segmentos intestinais (fístulas internas), segmentos intestinais e outros órgãos (vagina, bexiga), parede intestinal, pele (fístulas enterocutâneas, colocutâneas e periostomais [fístulas externas]) ou área perianal.

Em 1932, a descrição original feita por Crohn, Ginzburg e Oppenheimer observou 14 pacientes portadores de ileíte terminal submetidos a tratamento cirúrgico e não relatou a presença de manifestação perianal.[1] Seis anos mais tarde, Penner e Crohn reportaram a presença de fístula perianal associada à ileíte regional e, a partir desse momento, ficou claro que a presença de lesões perianais era uma complicação frequente e deveria ser sempre pesquisada nesses pacientes, o que foi confirmado em várias publicações posteriores.[2-4]

O aparecimento de fístula perianal é, sem dúvida, uma das manifestações mais graves da DC, fator agravante dos sintomas em virtude da secreção e do desconforto local, com piora evidente da qualidade de vida, constituindo indicador de pior prognóstico e aumentando os custos do tratamento.[5]

Além das fístulas, outras manifestações perianais, como plicomas, fissuras, hemorroidas, úlceras, estenoses, neoplasias e abscessos, podem surgir durante a evolução da DC, com incidência de 25 a 60%.[6] Com relação à presença de fístulas perianais na DC, o risco cumulativo varia de 20 a 35% em 10 anos; em dois estudos populacionais, a incidência foi de 23% (Stockolm County Study) e 38% (Olmsted County Study).[7,8]

Essas complicações perianais são mais comumente associadas a lesões no cólon e no reto e, com menor frequência, a lesões proximais, podendo preceder, ser simultânea ou aparecer a *posteriori* do quadro gastrointestinal. Em 54 a 68% dos casos, a manifestação perianal ocorre após o diagnóstico da lesão intestinal e, em 20 a 36% dos casos, precede a doença no trato gastrointestinal.[9-11] Hellers et al. encontraram incidência de fístula anal em 12% dos pacientes com lesão ileal, em 42% dos portadores de lesão no cólon e no reto preservado, e em 92% quando o reto estava acometido.[7]

A DC perianal pode ser classificada em fistulizante e não fistulizante; as últimas podem ser subdivididas em 5 grupos: infecciosas (abscessos), ulcerações (fissuras, úlceras), estenosantes, inflamatórias (plicomas, hemorroidas) e neoplásicas.

A presença de câncer invasivo em áreas com inflamação intestinal crônica de longa evolução, em pacientes com DC que utilizam drogas imunossupressoras por tempo prolongado, deve ser sempre lembrada. A associação de neoplasia em portadores de DC perianal é da ordem de 0,7%, com ocorrência de adenocarcinoma e carcinoma de células escamosas em igual frequência.[12-14]

A fístula anal na DC pode ser causada por infecção nas glândulas anais (criptoglandular) ou como consequência do caráter transmural do processo inflamatório, levando à formação de úlceras profundas no canal anal e no reto, com formação do trajeto fistular decorrente do aumento de pressão intraluminal e de trauma fecal.

Fatores infecciosos, mais precisamente bactérias luminais e cutâneas, e alteração de flora intestinal também têm sido incriminados na formação e na manutenção das fístulas na DC.[15]

CLASSIFICAÇÃO

Inúmeras classificações já foram propostas para as fístulas anais, sendo a mais utilizada a proposta por Parks em 1976, que se baseia na relação entre o trajeto e a musculatura esfinctérica anal.[16] A classificação original de Parks subdivide as fístulas em quatro categorias, sendo posteriormente acrescida do subtipo submucoso[17] (Tabela 30.1 e Figura 30.1).

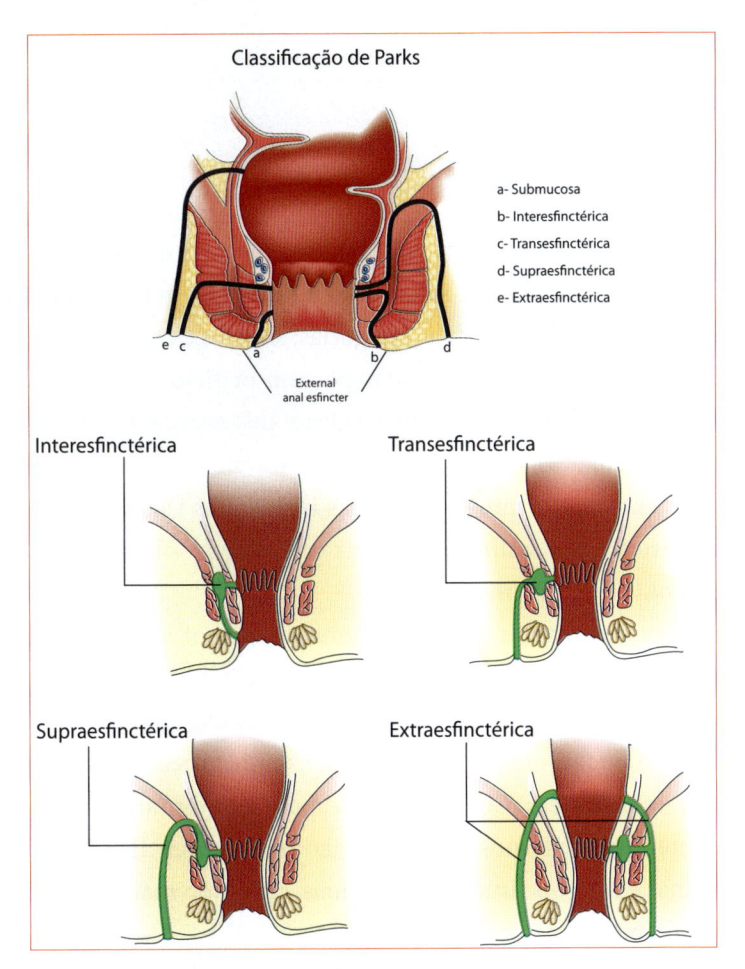

Figura 30.1 Classificação de Parks modificada.

Tabela 30.1 Classificação das fístulas anais proposta por Parks et al. modificada	
Fístula submucosa	Origina-se na linha pectínea (cripta anal), tem trajeto submucoso e não acomete o esfíncter anal
Fístula interesfinctérica	Origina-se na linha pectínea (cripta anal) e o trajeto envolve apenas o EIA
Fístula transesfinctérica	Origina-se na linha pectínea (cripta anal) e o trajeto envolve os EIA e EEA. Podem ser subdivididas em baixas, quando o trajeto envolve menos de 1/3 do EEA, ou altas
Fístula supraesfinctérica	Origina-se na linha pectínea (cripta anal) e o trajeto percorre o espaço interesfinctérico cranialmente, passa acima do anel anorretal e desce através do espaço isquiorretal, drenando na pele perineal
Fístula extraesfinctérica	Origina-se na pelve ou no reto, o trajeto atravessa a fossa isquiorretal e drena na pele perineal

EIA: esfíncter interno do ânus; EEA: esfíncter externo do ânus.

Mais recentemente, a American Gastroenterological Association (AGA) propôs uma classificação que tem sido muito utilizada na prática clínica diária, a qual subdivide as fístulas em duas categorias: simples e complexas.[18]

As fístulas simples são compostas por um orifício externo, um orifício interno e um trajeto, e não estão associadas a abscessos, estenoses, neoplasias e/ou tecidos irradiados. Nas fístulas simples, o trajeto acomete menos de 1/3 do esfíncter externo do ânus (EEA). Elas incluem as variedades submucosa, interesfinctérica e transesfinctéricas baixas (< 1/3 do EEA), e não envolvem outros órgãos (bexiga, próstata, vagina).

Geralmente, as fístulas simples respondem melhor à terapia cirúrgica e à medicamentosa, e não cursam com incontinência fecal.[19-21]

Já as fístulas complexas apresentam trajeto fistular alto e acometem mais de 1/3 do EEA, incluindo as variedades transesfinctéricas altas, supraesfinctéricas e extraesfinctéricas. Com frequência, possuem múltiplos trajetos, vários orifícios internos e externos e podem estar associadas a abscessos, estenoses do canal anal e reto ou fístulas retovaginais, sendo de mais difícil controle e apresentando índice maior de complicações.

Por conta da associação com outras afecções perianais (fissuras, estenoses, úlceras), outras classificações foram propostas, como The Cardiff Classification System, que não ganhou aceitação e não tem sido utilizada na prática clínica diária.[22]

Outra classificação utilizada em alguns estudos para avaliação da DC perianal é o Perianal Disease Activity Index (PDAI), que utiliza 5 critérios: secreção anal, dor, tipo de doença, atividade sexual e grau de induração local. Cada critério é graduado em cinco pontos, de 0 (sem sintomas) a 4 (intenso/grave), mas também necessita de validação.[23] A vantagem do PDAI é que, além de dados clínicos, analisa também aspectos relacionados à qualidade de vida.

DIAGNÓSTICO

Os principais sintomas são dor anal, secreção purulenta ou seropurulenta, prurido anal, ardência e febre. Outra queixa frequente é piora da atividade sexual.

Ao exame proctológico, podem-se visualizar orifício externo da fístula com drenagem de secreção purulenta, dermatite perianal, hiperemia, abscessos, plicomas inflamatórios, fissuras, úlceras, estenoses, entre outros. A presença de fissuras anais com localização atípica (lateral ou anterior), úlceras posicionadas acima da linha pectínea, fístulas complexas em pacientes com lesões intestinais e/ou manifestações extraintestinais facilita a suspeição diagnóstica. Com frequência, o exame proctológico apenas é realizado sob anestesia, em razão do quadro doloroso.

É de extrema importância fazer uma avaliação cuidadosa dos trajetos fistulosos e sua relação com a musculatura esfinctérica anal, o grau de atividade inflamatória e de acometimento do canal anal e reto, assim como o diagnóstico diferencial com outras afecções, como hidroadenite supurativa, sífilis, neoplasias e linfogranuloma venéreo. O exame sob anestesia é o padrão-ouro para confirmar a presença de DC por meio de biópsias, afastar outras lesões associadas (câncer), drenar abscessos/sepse e avaliar adequadamente a anatomia local.

O estudo endoscópico é importante para avaliar a presença e o grau de atividade inflamatória no cólon e no reto, pesquisar áreas com displasia e realizar biópsias.

Fistulografia não tem sido utilizada em virtude da dor e da possibilidade de disseminar infecção localmente.

Os métodos de imagem mais utilizados são a ultrassonografia (US) endoanal, a tomografia computadorizada (TC) e a ressonância magnética nuclear (RMN), com o objetivo de estadiar a DC e avaliar o grau de envolvimento da região anorretoperineal, que facilita o planejamento operatório.

A US endoanal tem sido utilizada para avaliar a presença de abscessos ou coleções profundas, dos trajetos fistulosos e do orifício interno (de difícil diagnóstico ao exame proctológico); sua acurácia varia de 56 a 100% quando realizada com utilização de peróxido de hidrogênio.[24-26] É um método operador-dependente, tem custo menor que a RMN, pode ser utilizado em nível ambulatorial e, quando associado ao exame sob anestesia, a acurácia é 100%.[27] Suas limitações são presença de estenose no canal anal, dor local e dificuldade de avaliar lesões proximais. A US endoanal também tem sido utilizada para monitorar a resposta terapêutica, avaliando a cicatrização perineal e a presença de atividade inflamatória nos trajetos fistulosos. Alguns estudos mostram altas taxas de discordância entre as manifestações clínicas (sintomas) e a atividade inflamatória no interior das fístulas, fator responsável por complicações e recidiva precoce.[28,29] Ardizzone et al., estudando a US endoanal de 30 pacientes com DC e fístula perianal em tratamento com anti-TNF por 10 semanas, constataram que aqueles com persistência de doença em atividade nos trajetos, independentemente da sintomatologia, apresentaram maiores taxas de recidiva e complicações.[30]

Schwartz et al. realizaram um estudo prospectivo triplo-cego comparando US, RMN e exame sob narcose em portadores de DC perianal. Observaram que nenhum método usado isoladamente teve acurácia maior que 91%; entretanto, foram obtidos 100% quando dois métodos foram combinados.[27]

Estudo de metanálise comparando a acurácia da US endoanal e da RMN na avaliação de fístula anal concluiu que ambos têm sensibilidade comparáveis, porém a RMN tem especificidade maior.[31]

Em estudo com 71 pacientes portadores de fístulas recidivantes que utilizaram RMN para orientar o planejamento cirúrgico, ocorreu redução de recorrência em 75%. Nos casos em que houve discordância entre os achados cirúrgicos e os da RMN, o índice de recidiva foi de 52%, e a RMN identificou o local de recorrência em todos.[32]

Outro estudo utilizando a RMN no pré-operatório para auxiliar no tratamento de fístulas inespecíficas e específicas permitiu ao cirurgião modificar o planejamento cirúrgico em 21% das primeiras e, quando associadas à DC, o benefício foi de 40%.[33]

Além de auxiliar na avaliação das estruturas acometidas em portadores de fístulas na DC, a RMN também tem sido utilizada para avaliar e monitorar a resposta da terapia combinada (sedenho e biológicos) nesses pacientes, pois ajuda a detectar atividade de doença em pacientes assintomáticos, minimizando a recorrência e orientando a retirada do sedenho.[34-36] Sabe-se que a persistência do processo inflamatório em atividade, além de aumentar a possibilidade de sepse perineal e a formação de abscessos, é causa de recidiva da doença fistulizante, podendo evoluir com graves complicações, como estenose anal ou incontinência fecal, daí a importância desses métodos de imagem na detecção de doença inaparente, orientando a terapêutica e minimizando a recorrência.

Diretrizes do *The Second European Evidence-based Consensus on the Diagnosis and Management of Crohn's Disease: Special Situations* (ECCO)

O consenso do ECCO recomenda que a RMN deva ser o exame indicado para avaliar DC fistulizante por não ser invasivo e ter alta acurácia, não devendo ser indicado de rotina nas fístulas simples (grau de recomendação [GR] B, nível de evidência [NE] B).

A US endoanal requer experiência, é operador-dependente, mas pode ser equivalente à RMN se for realizada de modo completo, utilizando peróxido de hidrogênio em pacientes sem estenose retal (GR B, NE 2b).

Fistulografia não é recomendada (GR C, NE C). O exame sob anestesia é considerado padrão-ouro somente com coloproctologistas experientes, permitindo ao mesmo tempo o diagnóstico e o tratamento da doença fistulizante (drenagens e sedenho), somente e após ter sido obtido o termo de consentimento informado (TCLE) do paciente (GR D, NE 5).[37]

TRATAMENTO

O tratamento das fístulas perianais na DC tem como princípios o tratamento inicial da sepse perineal em associação com o controle do processo inflamatório; essa terapia combinada é a que tem mostrado maiores índices de sucesso. É preciso ter em mente que o tratamento cirúrgico será empregado em pelo menos 80 a 90% dos pacientes ao longo dos anos, uma vez que se trata de afecção crônica e recidivante, e que não tem cura até os dias de hoje.

Alguns estudos controlados com placebo têm revelado que apenas 10 a 15% dos pacientes melhoram sem um tratamento específico (grupo placebo).[38,39]

Avaliação da cicatrização

Independentemente da terapêutica empregada, alguns pacientes podem apresentar melhora com diminuição da secreção seropurulenta e do desconforto local, que obviamente deve ser diferenciada de "cura", ou seja, fechamento completo das fístulas (remissão completa). A maioria dos ensaios com terapia biológica utiliza a resposta clínica (diminuição de > 50% da drenagem das fístulas, em mais de duas visitas consecutivas com intervalos de pelo menos 4 semanas), e não remissão clínica (cicatrização completa das fístulas), que é definida pela ausência de secreção à compressão digital da região perineal, em duas visitas consecutivas com pelo menos 4 semanas de intervalo entre elas.[38,40-42] Portanto, o instrumento mais utilizado para acessar o resultado do tratamento é a Avaliação da Drenagem das Fístulas (ADF), que classifica as fístulas em abertas (ausência de resposta ou parcial) ou fechadas, não levando em conta a dor local, entre outros fatores.[38] Uma avaliação mais detalhada da cicatrização profunda das fístulas perianais em portadores de DC com dados clínicos e métodos de imagem (RMN), ou seja, remissão profunda, deveria ser o alvo a ser seguido e avaliado. O fechamento e a re-epitelização do orifício externo em estudos clínicos, apesar de proporcionar melhora clínica, não representa cicatrização completa e "cura" das fístulas.

Tratamento farmacológico

Corticosteroides e derivados salicílicos

Os corticosteroides e derivados 5-ASA não são eficientes no controle da doença fistulizante, embora possam ser utilizados no tratamento da doença luminal.[43]

Antibióticos

Os antibióticos (ciprofloxacino e metronidazol associados) são a primeira linha de tratamento para a sepse perianal (abscessos e fístulas), geralmente em associação à drenagem cirúrgica. A doença perineal, em geral, melhora após 2 a 4 semanas, podendo-se, em casos selecionados, prolongar a terapêutica com antimicrobianos por 3 a 4 meses.[44,45] Solomon et al., utilizando ciprofloxacino e metronidazol em 14 pacientes portadores de DC fistulizante, observaram resposta clínica em 62%.[45] Um estudo RCT duplo-cego e placebo-controlado comparando ciprofloxacino, metronidazol e placebo em 25 pacientes portadores de DC fistulizante, tratados por 10 semanas, encontrou como remissão e resposta clínica: grupo ciprofloxacino (30 e 40%); grupo metronidazol (0 e 14%) e placebo (12,5 e 12,5%). Não foram observadas diferenças nos escores CDAI, PDAI e IBDQol durante o período de estudo.[46] Os antibióticos também têm sido indicados como terapia "ponte" em combinação com imunossupressores (azatioprina – AZA), com bons resultados.[47] A combinação de ciprofloxacino com infliximabe (IFX) *versus* IFX foi testada em um ensaio duplo-cego e placebo-controlado, em portadores de fístulas perianais. Não foi observada melhora no índice de cicatrização com a adição de antibiótico ao IFX, avaliado por exame proctológico e US endoanal.[48] Em conclusão, os antibióticos melhoram a sintomatologia decorrente da sepse perineal, porém, quando utilizados de forma isolada, apresentam baixa taxa de cicatrização, recorrência precoce e efeitos adversos. Os efeitos adversos são mais frequentes com o metronidazol e incluem gosto metálico, glossite, náusea, flatulência e neuropatia periférica.

Imunossupressores

Com relação aos imunossupressores (AZA, 2 a 2,5 mg/kg/dia, e 6-mercapto-purina [6-MP], 1 a 1,5 mg/kg/dia), até o momento, não existe um RCT que tenha como desfecho primário a cicatrização de fístulas perianais. A eficácia dos imunossupressores na DC fistulizante perianal tem sido sugerida por metanálise de ensaios controlados, nos quais a cicatrização das fístulas é avaliada como desfecho secundário. Nessa metanálise de 5 estudos controlados, o índice de cicatrização foi de 54% no grupo de imunossupressores e 21% no grupo placebo.[49] Camus et al. relataram que 38% dos portadores de fístulas apresentaram remissão sustentada após 10 anos de seguimento com utilização de AZA e, neste grupo, observaram também diminuição da necessidade de tratamento cirúrgico. Present et al., utilizando 6-MP na DC fistulizante, encontraram 31% de cicatrização.[42] Pode-se concluir que a baixa taxa de cicatrização, o longo tempo para resposta terapêutica (14 a 16 semanas), os efeitos colaterais e a alta recorrência limitam o uso de imunossupressores na DC perianal fistulizante.

Metotrexato

O metotrexato é um antagonista do folato, tem ação imunomoduladora e interfere na síntese do DNA. Tem sido indicado em pacientes intolerantes a AZA/6--MP, na dose de 15 a 25 mg por via intramuscular semanalmente. Os efeitos adversos ocorrem em 10 a 25% dos casos e incluem: diarreia, náuseas, estomatite, queda de cabelos, pneumonia por hipersensibilidade, leucopenia, aumento das transaminases e cirrose hepática. Estudos retrospectivos, não controlados e com pequena série de casos têm mostrado resposta parcial eficiente no controle da DC perianal.[50,51] Schroder et al. estudaram 12 pacientes consecutivos utilizando IFX para indução (5 mg/kg/dose) e como "ponte" para metotrexato intramuscular (20 mg/semana), e relataram 33% de resposta completa com fechamento das fístulas.[51] A falta de estudos controlados na DC fistulizante, a ausência de resposta a longo prazo e os efeitos adversos não sustentam a indicação do metotrexato como primeira linha de tratamento.

Tacrolimo

O tacrolimo é um agente imunomodulador, mais precisamente um antibiótico macrolítico, utilizado em transplantes de fígado para prevenir rejeições. Estudo randômico placebo-controlado em portadores de DC fistulizante tratados com tacrolimo (0,2 mg/kg/dia) por 10 semanas mostrou boa resposta clínica inicial. Entretanto, o completo fechamento da fístula (remissão) com parada de drenagem de secreção ocorreu em apenas 10%.[52] Um estudo realizado em portadores de fístulas e não respondedores ao IFX, utilizando tacrolimo na dose de 0,05 mg/kg a cada 12 horas, encontrou resposta completa em 40%, após seguimento de 6 a 24 meses.[53] Nesse estudo, Gonzales Lama et al. chamaram atenção para a necessidade de terapia por tempo mais prolongado para se alcançar a cicatrização completa. Sandborn et al., em um estudo placebo-controlado, utilizando tacrolimo via oral por 10 semanas, em 42 pacientes portadores de DC e fístulas perianais, encontraram melhora clínica (resposta clínica) mais evidente no grupo tacrolimo (45% *versus* 9%), mas sem melhora nos índices de cicatrização (remissão clínica) das lesões anais.[39] A utilização tópica de tacrolimo foi testada em 19 pacientes portadores de doença perianal, classificada em lesões ulceradas ou fistulizantes. O benefício foi evidente nas úlceras, mas não no grupo fistulizante, e, nessa formulação, efeitos adversos não foram relatados.[54] Em geral, os principais efeitos adversos incluem cefaleia, tremores, parestesias, insônia e insuficiência renal, sendo importante monitorar o nível sérico do fármaco e a função renal. Pode-se concluir que, em virtude dos resultados de ensaios clínicos, o tacrolimo fica reservado para não respondedores da terapia biológica.

Ciclosporina

Até o momento, não existe estudo randômico, duplo-cego, placebo-controlado, que tenha como desfecho primário o fechamento da DC fistulizante. Alguns estudos abertos com séries de casos mostraram uma resposta inicial boa, mas os altos índices de recidiva e os sérios e graves efeitos adversos têm limitado seu uso.[55,56] Muitos pacientes mostram uma resposta inicial boa com medicação endovenosa, mas apresentam recidiva precoce quando o tratamento é alterado para via oral ou com a retirada da droga.

Terapia biológica

A introdução da terapia biológica em 1998 no tratamento da DC foi, sem dúvida, um divisor no manejo dessa afecção e representou um grande avanço no controle da doença fistulizante. O primeiro estudo placebo-controlado foi realizado por Present et al. em 1999, utilizando IFX em 94 pacientes portadores de DC e fístulas perianais. Esses 94 pacientes foram medicados com IFX na dose de 5 mg/kg de peso, nas semanas 0, 2 e 6. Resposta clínica (redução de 50% das fístulas com drenagem por pelo menos duas visitas consecutivas com intervalos de 4 semanas) foi observada em 68%, e remissão com completo fechamento das fístulas em 55% no grupo IFX e 13% no grupo placebo, após seguimento de 14 semanas.[38]

No estudo ACCENT II, 282 pacientes receberam IFX (5 mg/kg) nas semanas 0, 2 e 6, e os respondedores, na semana 14, foram randomizados para receber placebo ou IFX a cada 8 semanas até a semana 54. A taxa de resposta clínica na semana 54 foi de 46% (grupo IFX) e 23% (grupo placebo), e o completo fechamento das fístulas (remissão) foi de 36% (IFX) e 19% (placebo).[57] Com relação às fístulas retovaginais, a taxa de resposta inicial foi de 64%.

Em 2005, Lichtenstein et al. avaliaram o impacto que a terapia de manutenção tinha nesses pacientes (ACCENT II) com relação à necessidade de internação hospitalar e de tratamento cirúrgico e à qualidade de vida. Relataram redução de mais de 50% nas admissões hospitalares e nas cirurgias, sendo que, nas operações de maior porte (abdominais), a redução ultrapassou 80%.[58] Fato semelhante foi observado por Ng et al. que, além de confirmarem a redução nas internações e no número de operações com terapia anti-TNF, evidenciaram melhora na qualidade de vida dos portadores de fístulas perianais.[59] Uma dúvida que ainda necessita de resposta adequada se refere à duração da terapia com anti-TNF em portadores de doença na forma penetrante, pois sabe-se que, com a suspensão do medicamento, o risco de recorrência é maior na doença perianal fistulizante do que na luminal inflamatória. Domenech et al. acompanharam, por 12 meses, pacientes com doença luminal e perianal fistulizante com resposta completa, após utilizarem IFX com doses de indução e manutenção. Relataram que a recorrência foi observada em 66% dos portadores de DC perianal fistulizante e em apenas 17% do grupo de doença luminal.[60]

Estudo observacional realizado na Hungria com 148 portadores de DC com fístulas perianais, tratados com IFX, constatou que, após 12 meses de seguimento, 49% estavam em remissão clínica com fechamento completo dos orifícios fistulosos.[61]

Com relação ao IFX, alguns estudos têm revelado que, quando combinado com imunossupressor, a resposta é mais eficiente na DC perianal; contudo, não se pode esquecer que o balanço risco *versus* benefício deve ser considerado, principalmente em indivíduos jovens.[62,63] A resposta na doença perianal é melhor do que a observada nas fístulas êntero/colocutâneas e/ou fístulas internas.[64] O IFX também tem sido utilizado para aplicações no orifício e trajeto da fístula após curetagem cuidadosa, em casos nos quais a doença está limitada à região anal e naqueles em que há contraindicação para seu uso sistêmico, ou como reforço à terapia endovenosa. Em 2005, Poggioli et al. trataram 15 pacientes com infusões locais de IFX (3 a 12 aplicações), ocorrendo cicatrização completa das fístulas em 10/15 (66,7%).[65] Asteria et al. observaram resposta clínica em 6 (54,5%) de 11 pacientes tratados com IFX local, sendo que 4 (4/11= 36,3%) permaneceram com as fístulas cicatrizadas (remissão) após seguimento médio de 10 meses.[66]

Com relação ao adalimumabe (ADA), sua eficácia foi avaliada em estudo randômico (Crohn's Trial of the Fully Human Antibody Adalimumab for Remission Maintenance – CHARM), com 113 pacientes portadores de DC fistulizante, sendo a resposta clínica e a remissão analisadas como desfecho secundário. A cicatrização das fístulas foi observada em 39% dos pacientes na semana 56 (placebo = 13%).[67] Nesse estudo, a cicatrização precoce (semana 26) ocorreu em 30% e foi fator preditivo positivo de resposta duradoura (semana 56). Após 24 meses de seguimento, 60% (23/37) desses pacientes permaneciam com suas fístulas fechadas.[68] No estudo ADHERE, uma extensão aberta que incluiu todos os pacientes que concluíram com sucesso (respondedores) o estudo CHARM, foram avaliados 117 pacientes com DC moderada a grave (CDAI entre 220 a 450), portadores de doença fistulizante com drenagem no início do estudo. Pode-se observar que 75% das fístulas se mantiveram fechadas por longo prazo (2 anos) e o ADA foi bem tolerado, com bom perfil de segurança.[69] Além da utilização de ADA como droga de primeira escolha, outros estudos foram realizados em pacientes não respondedores ou intolerantes ao IFX. Em um estudo aberto com 22 pacientes não respondedores ou intolerantes ao IFX, a indução com ADA foi realizada (160/80 mg) e a remissão com cicatrização das fístulas foi alcançada em 23% após 4 semanas.[70] Tonelli et al. utilizaram infusões locais com ADA em 12 pacientes portadores de fístulas perianais (anovaginais – 3, transesfinctéricas – 7, e complexas – 2), sendo 9 pacientes do sexo feminino. O número médio de infusões por paciente foi de 7 (4 a 16), e o período de seguimento médio foi de 17 meses (5 a 30). Cicatrização completa da fístula foi observada em 75%, e 3 (25%) apresentaram melhora com diminuição do volume de drenagem. Concluiu-se que a alta concentração de ADA nos orifícios e trajeto fistular favorece a cicatrização.[71]

Estudos com certolizumabe pegol (Pegylated Antibody Fragment Evaluation in Crohn's Disease Safety and Efficacy – PRECISE 2) para avaliar a eficácia no tratamento da DC fistulizante foram realizados, tendo a cicatrização das fístulas como desfecho secundário. No período de indução, no grupo certolizumabe pegol, 73% mantiveram pelo menos 50% das fístulas fechadas na semana 26; no grupo placebo 39%, e na manutenção (semana 26) 67% permaneceram com as fístulas cicatrizadas contra 31% no grupo placebo; apesar da vantagem numérica, não houve diferença estatística.[72] Estudos posteriores de extensão aberta utilizando o certolizumabe pegol subcutâneo relataram resposta clínica (diminuição da secreção, com fechamento de mais de 50% em duas visitas consecutivas com intervalo de mais de 3 semanas entre elas) em 54% dos pacientes na semana 26.[73]

Apesar de ainda não existir estudo comparando a eficácia dos diferentes anti-TNF na cicatrização da doença fistulizante abdominal ou perineal, uma metanálise publicada em 2008 com três diferentes anti-TNF mostrou boa resposta no controle das fístulas, quando comparados com placebo.[74]

Oxigenoterapia hiperbárica

A oxigenoterapia hiperbárica (OHB), com utilização de O_2 a 100% em câmaras com pressão de duas atmosferas (ATA), em sessões de 90 a 120 minutos, tem sido utilizada em portadores de DC perianal grave com resultados animadores. Em média, são necessárias 20 a 40 sessões de oxigenoterapia hiperbárica dependendo do quadro evolutivo. Esses estudos são de pequenas séries de casos não controlados, que não permitem conclusões definitivas sobre sua real eficácia.[75,76] Noyer e Brandt, em estudo retrospectivo, avaliaram a resposta da OHB em 22 pacientes com DC perianal ativa e refratária; observaram resposta clínica em 73% dos pacientes.[77] O seu mecanismo de ação é multifatorial e caracteriza-se pela melhoria na oxigenação dos tecidos inflamados, auxiliando na fagocitose, no efeito bactericida e na diminuição das citocinas pró-inflamatórias (IL-1, IL-6 e TNF), e estimulando a cicatrização. Em decorrência da falta de estudos randomizados e controlados, não tem sido indicada como terapia de rotina.

Tratamento cirúrgico

Apesar dos bons resultados iniciais observados com o emprego da terapia biológica no tratamento da DC fistulizante, os dados mais recentes não evidenciam com muita clareza a diminuição no número de operações nas fístulas perianais. A simples presença de doença penetrante é um fator preditivo de pior resultado, e a grande maioria dos autores recomenda uma abordagem mais agressiva (*top-down*). Por outro lado, alguns estudos têm revelado que a terapia biológica isolada pode cursar com aumento na formação e na recidiva de abscessos, quando não precedida pela cirurgia com drenagem e colocação de sedenho.[20,43,57] Isso provavelmente ocorre por causa do fechamento do orifício externo da fístula sem a devida cicatrização de todo o trajeto fistuloso e consequente acúmulo de secreção e formação do abscesso.[21,35,38,57] Os abscessos de repetição e as fístulas complexas, assim como as inúmeras drenagens realizadas em regime de urgência/emergência, levam à destruição dos esfíncteres anais, com consequente incontinência anal e/ou estenose.

É importante ressaltar que o tratamento cirúrgico da doença perianal em portadores de DC deve ser sempre conservador, evitando ressecções extensas de tecidos e esfincterotomias amplas, limitando-se ao tratamento da sepse perineal com colocação de sedenhos frouxos (não cortantes) (Figuras 30.2 e 30.3).

Na presença de abscesso, a drenagem deve ser realizada de imediato. Nos casos de fístulas anais simples (interesfinctéricas e baixas), se assintomáticas, nada deve ser feito; se sintomáticas, coloca-se um sedenho não cortante. A fistulotomia ou fistulectomia deve ser evitada, pelo risco de incontinência, podendo ser realizada em casos selecionados. Nas fístulas complexas, a opção de eleição é a colocação de sedenho, tratando também a lesão intestinal (intestino delgado, cólon ou reto) quando concomitante.

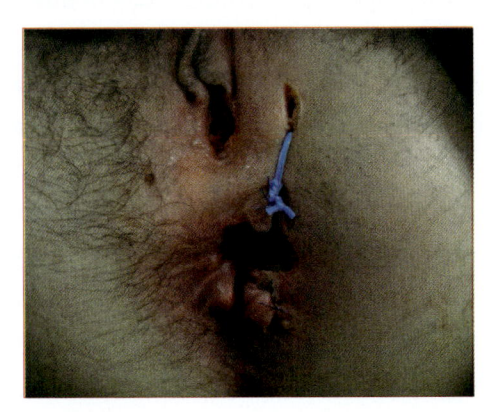

Figura 30.2 Exame sob anestesia com drenagem da sepse perineal e colocação de sedenho não cortante (frouxo).

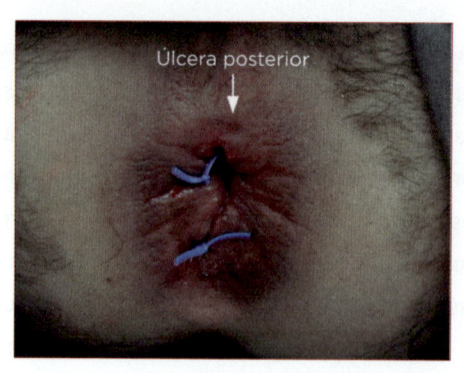

Figura 30.3 Portador de doença perianal complexa, com múltiplas fístulas e úlcera na parede posterior.

Ao cirurgião, cabe uma avaliação minuciosa sob anestesia, procurando identificar as coleções superficiais e profundas, inspecionando as fístulas, realizando drenagem adequada e colocando sedenhos frouxos nos trajetos fistulosos, sempre sob cobertura de antibióticos. Remoção precoce do sedenho deve ser evitada, pelo risco de recorrência precoce da sepse perianal. Após drenagem da sepse e controle da infecção local, deve-se iniciar a terapia da doença de base (imunossupressor ou anti-TNF) precocemente, procurando o controle do processo inflamatório crônico. Segundo consenso do ECCO, a terapia de manutenção deve ser mantida por pelo menos 12 meses.[37]

Os melhores resultados são obtidos com a terapia combinada: cirurgia para controle da infecção e biológicos para controle da inflamação.

Regueiro e Mardini, da Universidade de Pittsburg, em estudo com 32 pacientes com DC fistulizante perianal tratados com cirurgia e IFX *versus* IFX, encontraram melhores resultados com relação à cicatrização (100% *versus* 82,6%), menor recorrência (44% *versus* 79%) e tempo maior para recorrência (13,5 meses *versus* 3,6 meses) no grupo submetido à terapia combinada.[20]

Estudo retrospectivo realizado na Universidade de Calgary (Canadá) avaliou 29 pacientes consecutivos portadores de doença fistulizante perianal (21 perianal, 8 retovaginal e 4 combinadas). O estudo concluiu que a cirurgia com colocação de sedenhos frouxos e confortáveis, combinada com infusão de IFX e manutenção com imunossupressor, resultou na completa cicatrização em

67%, e em cicatrização parcial em 19%. Observou-se também resultado pior nos casos de fístula retovaginal.[21] Schwartz et al., em estudo retrospectivo de séries de casos utilizando terapia combinada (cirurgia + biológico), encontraram resposta precoce (14 semanas) com fechamento da fístula em 86%, que persistiu em 76% após seguimento médio de 68 semanas.[78]

El-Gazzaz et al. subdividiram 218 pacientes portadores de DC e fístulas perianais em dois grupos, de acordo com a terapia empregada: grupo A (tratamento cirúrgico) com 117 (53,7%) pacientes, e grupo B (cirurgia + biológico) com 101 pacientes, com seguimento médio de 3,2 anos. Os autores obtiveram melhor resposta com a terapia combinada em comparação ao tratamento cirúrgico isolado (71,3% *versus* 35,9%).[79] Também observaram a presença de granuloma em 11,5% (25/218) desses pacientes e, quando fizeram uma análise separada desses casos, observaram melhor resposta com a terapia biológica nesse grupo, caracterizada por maior índice de cicatrização dos trajetos e menor necessidade de ostomia ou protectomia.

Embora alguns autores relatem a mesma eficácia da cirurgia isoladamente com relação à terapia combinada, esses estudos são, em sua maioria, retrospectivos, de séries de casos, tendo os pacientes recebido IFX apenas como terapia de indução.[80-82]

Gaertner et al., em um estudo retrospectivo com 226 pacientes consecutivos portadores de DC fistulizante (apenas cirurgia = 147 e cirurgia + IFX = 79), encontraram taxas de cicatrização semelhantes com emprego da terapia biológica associada ou não a cirurgia. Completa cicatrização das fístulas ocorreu em aproximadamente 60% dos pacientes.[81]

Bouguen et al., em estudo bicêntrico com 156 pacientes tratados por longos períodos com sedenho, IFX e imunossupressor, observaram que a probabilidade cumulativa de a doença fistulizante perianal fechar foi de 73% após 5 anos e de 88% em 10 anos. Concluíram que a terapia combinada, a permanência do sedenho por tempo inferior a 34 semanas e a terapia biológica por tempo prolongado foram os fatores associados a melhores resultados.[83] Sciaudone et al. analisaram 35 pacientes consecutivos portadores de fístulas complexas e DC, que foram prospectivamente subdivididos em três grupos: IFX, cirurgia e terapia combinada. Melhores resultados foram obtidos com a terapia combinada: índice de cicatrização (63,6% *versus* 69,9% e 78,5%), e o tempo para recorrência maior (2,6 meses *versus* 3,6 meses *versus* 10,1 meses).[84]

Pode-se concluir que, com relação ao tratamento da DC perianal fistulizante, a terapia combinada é o padrão-ouro. A abordagem inicial com cirurgia é importante para confirmar a DC, afastar a presença de neoplasia nas afecções de longa evolução (> 8 anos), drenar a sepse anorretal, inspecionar as fístulas, avaliar o canal anal e esfíncteres anais, para, em seguida, tratar o processo inflamatório com terapia medicamentosa (imunossupressor, anti-TNF). A presença de proctite em atividade associada à doença fistulizante perianal ou retovaginal é, sem dúvida, fator preditivo negativo de resposta à terapia biológica.[21,35]

Nos casos refratários com persistência do trajeto e ausência de proctite, outras opções cirúrgicas podem ser indicadas, como avanço de retalho retal, agentes de preenchimento (selante de fibrina e plugue de colágeno), entre outras com resultados díspares.[85]

A colostomia ou a protectomia fica reservada para os casos de retite grave associada a estenose, destruição dos esfíncteres com incontinência fecal, fístula retovaginal ampla e recidivante, e nos casos de insucessos com outras terapias.[86]

CONCLUSÕES

As fístulas perianais ocorrem em 20 a 35% dos portadores de DC, principalmente nos casos de acometimento cólico.

A presença de doença penetrante é fator de pior prognóstico, com fenótipo mais agressivo.

O diagnóstico precoce adequado da DC perianal (tipo de fístula, trajetos, coleções) e seu estadiamento (presença de doença intestinal concomitante) são fundamentais para o planejamento terapêutico, minimizando iatrogenias.

O manejo da DC perianal envolve abordagem multidisciplinar, com utilização de métodos de imagem (US endoanal, RMN e TC), tratamento cirúrgico (drenagem e sedenho) e terapia medicamentosa adequada.

A terapia medicamentosa é realizada com antibióticos (ciprofloxacino, metronidazol), imunossupressores (AZA e 6-MP) e terapia anti-TNF.

Nos casos de insucesso, outras opções médicas (tacrolimo oral e tópico, metotrexato ou ciclosporina oral e endovenosa, oxigenoterapia hiperbárica) ou cirúrgicas (avanço de retalho, cola de fibrina, plugue de colágeno, ostomia e protectomia) podem ser utilizadas, visando a melhora na qualidade de vida.

REFERÊNCIAS BIBLIOGRÁFICAS

1. Crohn BB, Ginzburg L, Oppenheimer GD. Regional ileitis: a pathological and clinical entity. JAMA 1932; 99:1323-9.

2. Penner A, Crohn BB. Perianal fistulae as a complication of regional ileitis. Ann Surg 1938; 108:867-73.

3. Fielding JF. Perianal lesions in Crohn's disease. J R Coll Surg Edinb 1972; 17:32-7.

4. Lockhart-Mummery HE. Symposium-Crohn's disease: anal lesions. Dis Colon Rectum 1975; 18:200-3.

5. Jaisson-Hot I, Flourié, Descos L, Colin C. Management for severe Crohn's disease: a lifetime cost-utility analysis. Int J Technol Assess Health Care 2004; 20:274-9.

6. Platell C, Mackay, Collopy B, Fink R, Ryan P, Woods R. Anal pathology in patients with Crohn's disease. Aust N Z J Surg 1996; 66(1):5-9.

7. Hellers G, Bergstrand O, Ewerth S, Hostrom B. Occurrence and outcome after primary treatment of anal fistulae in Crohn's disease. Gut 1980; 21:525-7.

8. Schwartz D, Loftus EV Jr, Tremaine W, Panaccione R, Harmsen WS, Zinsmeister AR et al. The natural history of fistulising Crohn's disease in Olmsted County, Minnesota. Gastroenterology 2002; 122:875-80.

9. Sangwan YP, Schoetz Jr DJ, Murray JJ, Roberts PL, Coller JA. Perianal Crohn's disease. Results of local surgical treatment. Dis Colon Rectum 1996; 39:529-35.

10. Williams DR, Coller JA, Corman ML et al. Anal complications in Crohn's disease. Dis Colon Rectum 1981; 24:22-4.

11. Keighley MR, Allan RN. Current status and influence of operations on perianal Crohn's disease. Int J Colorectal Dis 1986; 1:104-7.

12. Sjodahl RI, Myrelid P, Soderholm JD. Anal and rectal cancer in Crohn's disease. Colorectal Dis 2003; 5:490-5.

13. Laurent S, Barbeaux A, Detroz B, Detry O, Louis E, Belaiche J et al. Development of adenocarcinoma in chronic fistula in Crohn's disease. Acta Gastroenterol Belg 2005; 68:98-100.

14. Singh B, Mc Mortensen NJ, Jewell DP et al. Perianal Crohn's disease. Br J Surg 2004; 91:801-14.

15. West RL, Van der Woude CJ, Endtz HP, Hansen BE, Ouwedijk M, Boelens HA et al. Perianal fistulas in Crohn's disease are predominantly colonized by skin flora: implications for antibiotics treatment? Dig Dis Sci 2005; 50:1260-3.

16. Parks AG, Gordon PH, Hardcastle JD. A classification of fistula-in-ano. Br J Surg 1976; 63:1-12.

17. Rizzo JA, Naig AL, Johnson EK. Anorectal abscess and fistula-in-ano: Evidence--Based management. Surg Clin N Am 2010; 90:45-68.

18. American Gastroenterological Association. American Gastroenterological Association technical review on perianal Crohn's disease. Gastroenterology 2003; 125:1508-30.

19. Bell SJ, Williams AB, Wiesel P, Wilkinson K, Cohen RC, Kamm MA. The clinical course of fistulating Crohn's disease. Aliment Pharmacol Ther 2003; 17:1145-51.

20. Regueiro M, Mardini H. Treatment of perianal fistulizing Crohn's disease with infliximab alone or as an adjunct to exam under anesthesia with seton placement. Inflamm Bowel Dis 2003; 9:98-103.

21. Topstad DR, Panaccione R, Heine JA, Johnson DR, MacLean AR, Buie WD. Combined seton placement, infliximab infusion and maintenance immunessuppresives improve healing rate in fistulizing anorectal Crohn's disease: a single center experience. Dis Colon Rectum 2003; 46:577-83.

22. Hughes LE. Clinical classification of perianal Crohn's disease. Dis Colon Rectum 1992; 35:928-32.

23. Irvine EJ. Usual therapy improves perianal Crohn's disease as measured by a new disease activity index. J Clin Gastroenterol 1995; 20:27-32.

24. Orsoni P, Barthet M, Portier F, Panuel M, Desjeux A, Grimaud JC. Prospective comparison of endosonography, magnetic resonance imaging and surgical findings in anorectal fistula and abscess complicating Crohn's disease. Br J Surg 1999; 86:360-4.

25. Stewart LK, McGee J, Wilson SR. Transperineal and transvaginal sonography of perianal inflammatory disease. Am J Roentgenol 2001; 177:627-32.

26. Sloots CE, Felt-Bersma RJ, Poen AC, Cuesta MA, Meuwissen SG. Assessment and classification of fistula-in-ano in patients with Crohn's disease by hydrogen peroxide enhanced transanal ultrasound. Int J Colorectal Dis 2001; 16:292-7.

27. Schwartz DA, Wiersema MJ, Dudiak KM, Fletcher JG, Clain JE, Tremaine WJ et al. A comparison of endoscopic ultrasound, magnetic resonance imaging and exam under anesthesia for evaluation of Crohn´s perianal fistulas. Gastroenterology 2001; 121:1064-72.

28. Rasul I, Wilson S, Cohen Z et al. Infliximab therapy for Crohn´s disease fistulae: discordance between perianal ultrasound findings and clinical response. Gastroenterology 2001;120:A619-A623.

29. Van Bodegraven AA, Sloots CE, Felt-Bersma RJ, Meuwissen SG. Endosonographic evidence of persistence of Crohn's disease-associated fistulas after infliximab treatment, irrespective of clinical response. Dis Colon Rectum 2002; 45:39-45.

30. Ardizzone S, Maconi G, Colombo E, Manzionna G, Bollani S, Bianchi Porro G. Perianal fistulae following infliximab treatment: clinical and endosonographic outcome. Inflamm Bowel Dis 2004; 10:91-6.

31. Siddiqui MRS, Ashrafian H, Tozer P, Daulatzai N, Burling D, Hart A et al. A diagnostic accuracy meta-analysis of endoanal ultrasound and MRI for perianal fistula assessment. Dis Colon Rectum 2012; 55:576-85.

32. Buchanan G, Halligan S, Williams A, Cohen CR, Tarroni D, Phillips RK et al. Effect of MRI on clinical outcome of recurrent fistula-in-ano. Lancet 2002; 360:1661-2.

33. Beets-Tan RG, Beets GL, van der Hoop AG, Kessels AG, Vliegen RF, Baeten CG et al. Preoperative MRI imaging of anal fistulas: does it really help the surgeon? Radiology 2001; 218:75-84.

34. Van Assche G, Vanbeckevoort D, Bielen D, Coremans G, Aerden I, Noman M et al. Magnetic resonance imaging of the effects of infliximab on perianal fistulizing Crohn's disease. Am J Gastroenterol 2003; 98:332-9.

35. Ng SC, Plamondon S, Gupta A, Burling D, Swatton A, Vaizey CJ et al. Prospective evaluation of anti-tumor necrosis factor therapy guided by magnetic resonance imaging for Crohn's perineal fistulas. Am J Gastroenterol 2009; 104:2973-86.

36. O'Malley RB, Al-Hawary MM, Kaza RK, Wasnik AP, Liu PS, Hussain HK. Rectal imaging: Part 2, perianal fistula evaluation on pelvic MRI-What the radiologist needs to know. AJR 2012; 199:W43-W53.

37. Van Assche G, Dignass A, Reinisch W, van der Woude CJ, Sturm A, De Vos M et al. The second European evidence-based consensus on the diagnosis and management of Crohn's disease: special situations. J Crohn's Colitis 2010; 4:63-1001.

38. Present DH, Rutgeerts P, Targan S, Hanauer SB, Mayer L, van Hogezand RA et al. Infliximab for the treatment of fistulas in patients with Crohn's disease. N Engl J Med 1999; 340(18):1398-405.

39. Sandborn WJ, Present DH, Isaacs KL, Wolf DC, Greenberg E, Hanauer SB et al. Tacrolimus for the treatment of fistulas in patients with Crohn's disease: a randomized placebo-controlled trial. Gastroenterology 2003; 125:380-8.

40. Sandborn WJ, Fazio VW, Feagan BG, Hanauer SB. AGA technical review on perianal Crohn's disease. Gastroenterology 2003; 125:1508-30.

41. Bernstein LH, Frank MS, Brandt LJ, Boley SJ. Healing of perianal Crohn's disease with metronidazole. Gastroenterology 1980; 79:599-605.

42. Present DH, Korelitz BI, Wisch N, Glass JL, Sachar DB, Pasternack BS. Treatment of Crohn's disease with 6-mercaptopurine. A long-term, randomized, double-blind study. N Engl J Med 1980; 302:981-7.

43. Tozer PJ, Burling D, Gupta A, Phillips RK, Hart AL. Review article: medical, surgical and radiological management of perianal Crohn's fistulas. Aliment Pharmacol Ther 2011; 33:5-22.

44. Jacobovits J, Schuster MM. Metronidazole therapy for Crohn's disease and associated fistulae. Am J Gastroenterol 1984; 79:533-40.

45. Solomon MJ, McLeod RS, O'Connor BJ et al. Combination ciprofloxacin and metronidazole in severe perineal Crohn's disease. Can J Gastroenterol 1993; 7:571-3.

46. Thia KT, Mahadevan U, Feagan BG, Wong C, Cockeram A, Bitton A et al. Ciprofloxacin or metronidazole for the treatment of perianal fistulas in patient with Crohn's disease: a randomized, double-blind, placebo-controlled pilot study. Inflamm Bowel Dis 2009; 15:17-24.

47. Dejaco C, Harrer M, Waldhoer T, Miehsler W, Vogelsang H, Reinisch W. Antibiotics and azathioprine for the treatment of perianal fistulas in Crohn's disease. Aliment Phamacol Ther 2003; 18:1113-20.

48. West RL, Van der Woude CJ, Hansen BE, Felt-Bersma RJ, van Tilburg AJ, Drapers JA et al. Clinical and endosonographic effects of ciprofloxacin treatment of perianal fistulae in Crohn's disease with infliximab: a double-blind, placebo-controlled study. Aliment Pharmacol Ther 2004; 20:1329-36.

49. Pearson DC, May GR, Fick GH, Sutherland LR. Azathioprine and 6-mercaptopurine in Crohn's disease. A meta-analysis. Ann Intern Med 1995; 122:132-42.

50. Mahadevan U, Marion JF, Present DH. Fistula response to methotrexate in Crohn's disease: a case series. Aliment Pharmacol Ther 2003; 18(10):1003-8.

51. Schröder O, Blumenstein I, Schulte-Bockholt A, Stein J. Combining infliximab and methotrexate in fistulizing Crohn's disease resistant or intolerante to azathioprine. Aliment Pharmacol Ther 2004; 19(3):295-301.

52. Sandborn WJ, Feagan BG, Hanauer SB, Lochs H, Löfberg R, Modigliani R et al. A review of activity indices and efficacy endpoints for clinical trials of medical therapy in adults with Crohn's disease. Gastroenterology 2002; 122:512-30.

53. Gonzalez Lama Y, Abreu LE, Vera MI, Pastrana M, Tabernero S, Revilla J et al. Long-term oral tacrolimus in refractory to infliximab fistulizing Crohn's disease: a pilot study. Inflamm Bowel Dis 2005; 11:8-15.

54. Hart AL, Plamondon S, Kamm MA. Topical tacrolimus in the treatment of perianal Crohn's disease: exploratory randomized controlled trial. Inflamm Bowel Dis 2007; 13:245-53.

55. Lichtiger S. Cyclosporine therapy in inflammatory bowel disease: open-label experience. Mt Sinai J Med 1990; 57:315-9.

56. Hanauer SB, Smith MB. Rapid closure of Crohn's disease fistulas with continuous intravenous cyclosporine A. Am J Gastroenterol 1993; 88:646-9.

57. Sands BE, Anderson FH, Bernstein CN, Chey WY, Feagan BG, Fedorak RN et al. Infliximab maintenance therapy for fistulizing Crohn's disease. N Engl J Med 2004; 350:876-85.

58. Lichtenstein GR, Yan S, Bala M, Blank M, Sands BE. Infliximab maintenance treatment reduces hospitalizations, surgeries, and procedures in fistulizing Crohn's disease. Gastroenterology 2005; 128:862-9.

59. Ng SC, Plamondon S, Gupta A, Burling D, Kamm MA. Prospective assessment of the effect on quality of life of anti-tumor necrosis factor therapy for perianal Crohn's fistulas. Aliment Pharmacol Ther 2009; 30:757-66.

60. Domenech E, Hinojosa J, Nos P, Garcia-Planella E, Cabré E, Bernal I et al. Clinical evolution of luminal and perianal Crohn's disease after inducing remission with infliximab: how long should be patients be treated? Aliment Pharmacol Ther 2005; 22:1107-13.

61. Miheller P, Lakatos PL, Horvath G, Molnár T, Szamosi T, Czeglédi Z et al. Efficacy and safety of infliximab induction therapy in Crohn's disease in central Europe: a Hungarian nationwide observational study. BMC Gastroenterol 2009; 9:66-72.

62. Lichtenstein GR, Diamond RH, Wagner CL, Fasanmade AA, Olson AD, Marano CW et al. Clinical trial: benefits and risks of immunomodulators and maintenance inflixi-mab for IBD-subgroup analyses across four randomized trials. Aliment Pharmacol Ther 2009; 30:210-26.

63. Sokol H, SeksiK P, Carrat F, Nion-Larmurier I, Vienne A, Beaugerie L et al. Usefulness of co-treatment with immunomodulators in patients with inflammatory bowel di-sease treated with scheduled infliximab maintenance therapy. Gut 2010; 59:1363-8.

64. Parsi MA, Lashner BA, Achkar JP, Connor JT, Brzezinski A. Type of fistula determi-nes response to infliximab in patients with fistulous Crohn's disease. Am J Gastro-enterol 2004; 99:445-9.

65. Poggioli G, Laureti S, Pierangeli F, Bazzi P, Coscia M, Gentilini L et al. Local injection of infliximab for the treatment of perianal Crohn's disease. Dis Colon Rectum 2005; 48:768-74.

66. Asteria CR, Ficari F, Bagnoli S, Milla M, Tonelli F. Treatment of perianal fistulas in Crohn's disease by local injection of antibody to TNF-alpha accounts for a favor-able clinical response in selected cases: a pilot study. Scand J Gastroenterol 2006; 41:1064-72.

67. Colombel JF, Sandborn WJ, Rutgeerts P, Kamm MA, Yu AP, Wu EQ et al. Adalimu-mab for the maintenance of clinical response and remission in patients with Crohn's disease: the CHARM trial. Gastroenterology 2007; 132(1):52-65.

68. Panacione R, Colombel JF, Sandborn WJ, Rutgeerts P, D'Haens GR, Robinson AM et al. Adalimumab sustains clinical remission and overall clinical benefit after 2 years of therapy for Crohn's disease. Aliment Pharmacol Ther 2010; 31(12):1296-309.

69. Colombel JF, Schwartz DA, Sandborn WJ, Kamm MA, D'Haens G, Rutgeerts P et al. Adalimumab for the treatment of fistulas in patients with Crohn's disease. Gut 2009; 58:940-8.

70. Hinojosa J, Gomollon F, Garcia S, Bastida G, Cabriada JL, Saro C et al. Efficacy and safety of short-term adalimumab treatment in patients with active Crohn's disease who lost response or showed intolerance to infliximab: a prospective open-label, multicentre trial. Aliment Pharmacol Ther 2007; 25:409-18.

71. Tonelli F, Giudice F, Asteria CR. Effectiveness and safety of local adalimumab injec-tion in patients with fistulizing perianal Crohn's disease: a pilot study. Dis Colon Rectum 2012; 55:870-5.

72. Schreiber S, Khaliq-Kareemi M, Lawrance IC, Thomsen OØ, Hanauer SB, McColm J et al. Maintenance therapy with certolizumabe pegol for Crohn's disease. N Engl J Med 2007;357:239-50.

73. Schreiber S, Lawrance IC, Thomsen OØ, Hanauer SB, Bloomfield R, Sandborn WJ. Randomised clinical trial: certolizumab pegol for fistulas in Crohn's disease-sugroup results from a placebo-controlled study. Aliment Pharmacol Ther 2011; 33:185-93.

74. Peyrin-Biroulet L, Deltenre P, de Suray N, Branche J, Sandborn WJ, Colombel JF. Efficacy and safety of tumor necrosis factor antagonists in Crohn's disease: meta--analysis of placebo-controlled trials. Clin Gastroenterol Hepatol 2008; 6:644-53.

75. Colombel JF, Mathieu D, Bouault JM, Lesage X, Zavadil P, Quandalle P et al. Hyperbaric oxygenation in severe perineal Crohn's disease. Dis Colon Rectum 1995; 38:609-14.

76. Lavy A, Weisz G, Adir Y, Ramon Y, Melamed Y, Eidelman S. Hyperbaric oxygen for perianal Crohn's disease. J Clin Gastroentrol 1994; 19:202-5.

77. Noyer CM, Brandt LJ. Hyperbaric oxygen therapy for perineal Crohn's disease. Am J Gastroenterol 1999; 94:318-21.

78. Schwartz DA, White CM, Wise PE, Herline AJ. Use of endoscopic ultrasound to guide combination medical and surgical therapy for patients with perianal fistulas. Inflamm Bowel Dis 2005; 11:727-32.

79. El-Gazzaz G, Hull T, Church JM. Biological immunomodulators improve the healing rate in surgically treated perianal Crohn's fistulas. Colorectal Dis 2012; 14:1217-23.

80. Hyder SA, Travis SP, Jewell DP, McC Mortensen NJ, George BD. Fistulating anal Crohn's disease: results of combined surgical and infliximab treatment. Dis Colon Rectum 2006; 49:1837-41.

81. Gaertner WB, Decanini A, Mellgren A, Lowry AC, Goldberg SM, Madoff RD et al. Does infliximab infusion impact results of operative treatment for Crohn's perianal fistulas? Dis Colon Rectum 2007; 50:1754-60.

82. Uchino M, Ikeuchi H, Bando T, Matsuoka H, Takesue Y, Takahashi Y et al. Long-term efficacy of infliximab maintenance therapy for perianal Crohn's disease. World J Gastroenterol 2011; 17:1174-9.

83. Bouguen G, Siproudhis L, Gizard E, Wallenhorst T, Billioud V, Bretagne JF et al. Long-term outcome of perianal fistulizing Crohn's disease treated with infliximab. Clin Gastroenterol Hepatol 2013; 11:975-81.

84. Sciaudone G, Stazio CD, Limongelli P, Guadagni I, Pellino G, Riegler G et al. Treatment of complex perianal fistulas in Crohn disease: infliximab, surgery or combined approach. Can J Surg 2010; 53:299-304.

85. Gaertner WB, Madoff RD, Spencer MP, Mellgren A, Goldberg SM, Lowry AC. Results of combined medical and surgical treatment of rectovaginal fistula in Crohn's disease. Colorectal Dis 2011; 13(6):678-83.

86. Siemanowski B, Regueiro M. Management of perianal fistula in Crohn's disease. Inflamm Bowel Dis 2008; 14:S266-S268.

NUTRIÇÃO NA DOENÇA INFLAMATÓRIA INTESTINAL

MARIA DE LOURDES TEIXEIRA DA SILVA
MARIA IZABEL LAMOUNIER DE VASCONCELOS

INTRODUÇÃO

A desnutrição é frequente na doença inflamatória intestinal (DII) e decorre de resposta inflamatória sistêmica, ingestão oral inadequada, redução da absorção e deficiências de vitaminas e minerais (Quadro 31.1). A prevalência da desnutrição aumenta em pacientes hospitalizados em razão da maior gravidade da doença e de comorbidades, e varia de 44 a 48%.[1] O interesse no estado nutricional dos portadores de doença de Crohn (DC) justifica-se à medida que o prejuízo nutricional, quando acompanha sua evolução, traz consequências desastrosas para o paciente. A desnutrição exerce efeito negativo na evolução clínica e nas taxas de complicação do pós-operatório e da mortalidade.

A terapia nutricional é considerada tratamento de suporte na DII quando visa a corrigir a desnutrição, repor deficiências de macro e micronutrientes e reverter suas consequências metabólicas e patológicas.[2] Esse objetivo pode ser alcançado em todos os portadores de DII.

É considerada tratamento primário quando pode ser substituída pelo tratamento farmacológico convencional, sem perda da eficácia, como se pode ver em estudos de pacientes pediátricos com DC.[3]

Quadro 31.1 Causas multifatoriais de desnutrição proteicocalórica na DC
Resposta inflamatória sistêmica
Aumento das citocinas inflamatórias (TNF-alfa, IL-1, IL-6)
Aumento das adipocinas (leptinas, adipocinas, resistinas)
Diminuição da ingestão oral
Anorexia
Alteração do paladar
Dor abdominal ou desconforto abdominal, diarreia, náusea, vômito
Restrição dietética iatrogênica
Oferta dietética inadequada
Má absorção
Alteração da mucosa
Diminuição da superfície absortiva: ressecções cirúrgicas ou progressão de doença extensa
Aceleração do trânsito intestinal
Hipercrescimento bacteriano
Deficiência de sal biliar
Perdas excessivas pela mucosa intestinal
Enteropatia perdedora de proteína
Sangramento
Perda de suco entérico nos casos de fístula
Aumento das necessidades calóricas
Estado hipercatabólico: crise de agudização, febre, sepse, fístula
Período de crescimento em crianças
Causas iatrogênicas
Complicações cirúrgicas
Drogas: corticosteroide, sulfassalazina, colestiramina, 5-aminossalicilato, metronidazol

TNF-alfa: fator de necrose tumoral alfa; IL-1: interleucina 1; IL-6: interleucina 6.

PREVALÊNCIA DE DESNUTRIÇÃO

Admite-se que a perda de peso no passado recente é um índice significativo de desnutrição quando se iguala ou excede 10% nos últimos 6 meses. Observou-se perda maior que 10% do peso corpóreo usual em 70% dos pacientes com DC. A desnutrição na DII ocorre em 23,7 a 82% dos casos.[4] A resposta inflamatória sistêmica, ao lado da baixa ingestão oral, é a principal causa da elevada taxa de desnutrição.[5]

A anorexia é secundária ao aumento de citocinas pró-inflamatórias (fator de necrose tumoral alfa [TNF-alfa], interleucina 1 [IL-1], interleucina 6 [IL-6]) e adipocinas (leptinas, adiponectinas, resistinas). Associa-se, ainda, à má absorção de nutrientes durante os períodos de atividade ou remissão da doença.[5]

O gasto energético de repouso (GER) pode variar dependendo da atividade inflamatória, da extensão da doença ou do estado nutricional. Mudanças no metabolismo dos substratos, com redução na oxidação de carboidratos e aumento na oxidação de lipídios, são similares às alterações ocorridas durante o jejum e não específicas da doença, sendo reversíveis com a oferta nutricional adequada. O índice de massa corpórea (IMC) baixo e a redução de peso refletem o prejuízo do estado nutricional, como também o controle difícil da doença.[6] A ingestão de 25 a 30 kcal/kg/dia geralmente é adequada para atingir as necessidades de energia e nutrientes.

O impacto da DC no estado nutricional é relevante em todas as idades, especialmente em crianças, uma vez que o crescimento implica maior demanda metabólico-energética. Crianças e adolescentes apresentam redução na velocidade de crescimento em 15 a 50% dos casos, sobretudo na DC.

A redução da ingestão oral de alimentos, principal causa de desnutrição, resulta do medo de desencadear dor abdominal ou diarreia, ou ainda por restrições dietéticas prescritas ou não, na vigência da crise aguda. Em DC, pode haver obstrução intestinal e mesmo comprometimento do trato gastrointestinal superior, que contribuem para menor aporte alimentar. A clássica recomendação de dieta pobre em fibra, pobre em açúcar ou isenta de lactose pode contribuir, iatrogenicamente, para a diminuição da ingestão de alimentos, por ter menores palatabilidade e aceitação social, principalmente em crianças. O conceito de jejum terapêutico para repouso intestinal, uso de corticosteroides e fluidos intravenosos podem reduzir a ingestão alimentar em até 44% do valor teórico esperado.[7] Ao lado do aporte proteicocalórico insuficiente, a desnutrição pode resultar do aumento das perdas ou má absorção por conta da extensão da área inflamada, ressecções cirúrgicas prévias, fístulas, hipercrescimento bacteriano, subestenoses ou ressecção da válvula ileocecal, que determinam redução funcional ou anatômica da superfície intestinal absortiva e/ou aceleração do trânsito intestinal.

Os agentes farmacológicos usados no tratamento da DII também podem contribuir desfavoravelmente para a perda de nutrientes ou alterações nutricionais com o uso crônico (Tabela 31.1). Na DC, o tratamento com corticosteroide aumenta a ingestão alimentar (proteínas e calorias), sem, contudo, resultar em balanço nitrogenado positivo.

Tabela 31.1 Alterações nutricionais causadas pelas drogas usadas no tratamento da DII

Ações	Risco nutricional
Corticosteroide	
Inibe ativação de linfócitos	> Risco de infecção
Inibe liberação de IL-2	< Cicatrização de feridas
Propriedades anti-inflamatórias	Catabolismo
Estabilização da membrana lisossomal	Hiperglicemia
	Hipertensão arterial
	Hiperlipemia
	Retenção de sódio
	Distúrbio hidreletrolítico
	Hiperfagia
	Aumento da calciúria
	Úlcera péptica
Sulfassalazina	
Compete com absorção de ácido fólico	Deficiência de ácido fólico
Propriedades anti-inflamatórias	Desconforto gástrico
Azatioprina	
Inibe síntese de purina	Náusea e vômito
Bloqueio da proliferação de linfócitos	Dor de garganta
Propriedades anti-inflamatórias	Alteração do paladar
	Anemia macrocítica
Colestiramina	
Má absorção de gorduras	Deficiência de vitaminas A, D, E, K
Má absorção de vitamina lipossolúvel	Distúrbio hidreletrolítico
Má absorção de cálcio	

A avaliação de metanálise de 7 estudos observacionais com 1.532 pacientes com DII mostrou risco aumentado de complicações gerais pós-operatórias e infecciosas associadas ao uso de corticosteroides no pré-operatório. As complicações aumentaram ainda mais nos pacientes que receberam mais de 40 mg de corticosteroide oral. Entretanto, o uso de imunomoduladores (azatioprina, ciclosporina e infliximabe) no pré-operatório não aumentou o risco de complicações pós-operatórias, como confirmado em recente metanálise.[8]

A mortalidade da DC está associada à desnutrição proteicocalórica ao lado do desequilíbrio hidreletrolítico e de fatores associados à gravidade da doença. A desnutrição é fator de prognóstico ruim, com contribuição direta e indireta para os resultados de pacientes com DII hospitalizados, incluindo maior mortalidade, maior permanência hospitalar, maior necessidade de nutrição parenteral, maior incidência de fístula digestiva e necessidade de ressecção intestinal por obstrução.[1] A desnutrição no pré-operatório aumenta as complicações cirúrgicas, inclusive deiscência de anastomoses.

DEFICIÊNCIAS NUTRICIONAIS

Deficiências de vitaminas e micronutrientes são comuns, especialmente na fase aguda da DII ou após cirurgias extensas (Tabela 31.2). Deve-se dar atenção especial à deficiência de cálcio e de vitamina D, em razão da alta prevalência de osteopenia.[9]

Tabela 31.2 Deficiências nutricionais na DC comparadas às da RCU

Deficiência	DC	RCU
Perda de peso	65 a 75	18 a 62
Prejuízo de crescimento	50	15
Atraso da puberdade	30	20
Hipoalbuminemia	25 a 80	25 a 50
Perda de proteína intestinal	75	Sim
Balanço nitrogenado negativo	69	Sim
Anemia	60 a 80	66
Ferro	25 a 50	81
Ácido fólico	56 a 62	30 a 41
Vitamina B12	48	5

(continua)

Tabela 31.2 Deficiências nutricionais na DC comparadas às da RCU (*continuação*)

Deficiência	DC	RCU
Cálcio	13	Sim
Magnésio	14 a 33	Sim
Potássio	5 a 29	Sim
Vitamina A	11 a 50	93
Vitamina D	23 a 75	35
Vitamina E	0	40
Vitamina C	12	-
Vitamina K	Sim	-
Zinco	50	Sim
Selênio	35 a 40	Sim
Doença metabólica óssea	30 a 50	-

Fonte: adaptada de Heizer, 1998; e Han et al., 1999.

Na Tabela 31.3, estão assinaladas as principais deficiências que ocorrem na DII juntamente com os mecanismos envolvidos.

Tabela 31.3 Principais déficits nutricionais nos pacientes com DII e seus respectivos mecanismos

Ácido fólico	A deficiência de ácido fólico é mais comum na RCU (até 60%) do que na DC (até 40%), em grande parte pelo uso mais corriqueiro de sulfassalazina na RCU. A sulfassalazina interfere na absorção intestinal de ácido fólico, ocasionando anemia macrocítica. Metotrexato também pode provocar deficiência de ácido fólico e consequente mucosite, principalmente oral. Nessas duas situações, o paciente deve repor ácido fólico na dose de 1 a 5 mg/dia, por via oral
Cálcio	O uso de corticosteroides interfere na absorção do cálcio, o que deve ser lembrado especialmente no tratamento de crianças e adolescentes, pela interferência no desenvolvimento e no crescimento. Também é descrita má absorção de cálcio em pacientes com DC. A deficiência de cálcio tem a ver com o desenvolvimento de osteopenia e osteoporose e com risco de fraturas

(*continua*)

Tabela 31.3 Principais déficits nutricionais nos pacientes com DII e seus respectivos mecanismos (*continuação*)	
Cobre	Pacientes com intensa diarreia, fístulas e estomias têm risco de desenvolver redução de cobre
Ferro	Além da redução da ingestão, a perda crônica ou aguda de ferro por diarreia ou enterorragia justifica a deficiência de ferro nos pacientes com DII (anemia ferropriva, microcítica, hipocrômica). Tende a ser mais comum na RCU (até 70%) que na DC (até 40%). A deficiência de ferro produz forte impacto na qualidade de vida dos pacientes. Para a deficiência de ferro nesses pacientes, contribuem, ainda, a supressão da produção de eritropoietina por citocinas proinflamatórias (p.ex., IL-6) e a alteração no metabolismo do ferro provocada pelo incremento de citocinas proinflamatórias, de metabólitos reativos de oxigênio e do óxido nítrico
Homocisteína	Os níveis de homocisteína costumam estar elevados tanto em crianças quanto em adultos com DII, particularmente na DC, elevando ainda mais o risco trombótico já existente
Lipoproteínas	Transportam gorduras e vitaminas lipossolúveis na circulação, contribuindo para a integridade da membrana celular. O LDL-colesterol e as lipoproteínas A-I e B geralmente estão diminuídos na DC, e os níveis não se correlacionam com atividade da doença
Magnésio e fósforo	Diminuem por redução da ingestão oral, por perdas crônicas (diarreia, fístulas) e por má absorção intestinal. Contribuem para osteopenia e osteoporose. O fósforo desempenha papel importante na manutenção das funções intestinais (p.ex., processos de absorção e reconhecimento de antígenos) e do equilíbrio da microbiota intestinal (equilíbrio entre bactérias não patogênicas e potencialmente patogênicas)
Niacina	A deficiência de niacina gera pelagra. Pode ser verificada em pacientes com DC e importante má absorção. Caracteriza-se por lesões descamativas e hipercrômicas pelo corpo, particularmente em áreas expostas ao sol. Pode acompanhar-se de fadiga e quadro psiquiátrico (p.ex., lentidão, confusão)

(continua)

Tabela 31.3 Principais déficits nutricionais nos pacientes com DII e seus respectivos mecanismos (*continuação*)

Proteínas	Hipoalbuminemia é relativamente comum em pacientes com DII (até 65% dos casos). Contribuem para a hipoproteinemia a redução na ingestão alimentar, as perdas intestinais e o aumento do catabolismo. A dosagem de alfa-1-antitripsina nas fezes é útil na avaliação de perda proteica intestinal. A depleção proteica associa-se à maior mortalidade pós-cirúrgica
Selênio	Geralmente está reduzido nos pacientes com intestino curto e naqueles submetidos à nutrição enteral por longo tempo
Vitamina A	Faz parte do grupo das vitaminas lipossolúveis e está reduzida em pacientes com má absorção intestinal (esteatorreia) e naqueles com baixa ingestão. Seu déficit provoca xerostomia, xeroftalmia, cegueira noturna e aumenta o risco de fraturas
Vitamina B12	Particularmente nos pacientes com DC que comprometa o íleo ou em ressectados. A redução da ingestão também contribui para o déficit de vitamina B12, com consequente anemia megaloblástica. A reposição por via intramuscular, nesses casos, é recomendada
Vitamina K	Além de ser fundamental nos processos de coagulação, a vitamina K também é um cofator na carboxilação da osteocalcina, uma proteína crucial para incorporar o cálcio ao osso. A vitamina K promove a carboxilação dos resíduos do ácido glutâmico nas proteínas que contêm ácido glutâmico, como é o caso da osteocalcina. Relaciona-se, portanto, com o desenvolvimento de osteoporose
Vitaminas antioxidantes	Pacientes com DII estão sujeitos a intenso estresse oxidativo, o que leva ao consumo de elementos antioxidantes, como ácido ascórbico, alfa e betacaroteno e licopenos. A suplementação com vitaminas E e C favorece a redução do estresse oxidativo
Vitaminas lipossolúveis (A, D, E e K)	Principalmente nos pacientes com DC e má absorção e/ou naqueles com comprometimento ileal (ou ressecção). A falta de reabsorção dos sais biliares no íleo terminal provoca redução no *pool* desses sais e prejuízo na absorção dos lipídios, inclusive das vitaminas lipossolúveis. Também o uso de colestiramina (promove a quelação de ácidos biliares) prejudica a absorção dessas vitaminas. A vitamina D é a vitamina lipossolúvel mais frequentemente afetada, o que contribui ainda mais para o desenvolvimento de osteoporose

(*continua*)

Tabela 31.3 Principais déficits nutricionais nos pacientes com DII e seus respectivos mecanismos (*continuação*)	
Zinco	Até 50% dos pacientes com DC podem desenvolver déficit de zinco. A redução de zinco contribui para diminuição do apetite. Paralelamente, há redução na fosfatase alcalina, que é uma metaloenzima do zinco

LDL: lipoproteína de baixa densidade.

Alterações de micronutrientes específicos podem ocorrer na DII com repercussões na peroxidação lipídica, degradação proteica e morte celular, modificando, portanto, os mecanismos inflamatórios e a evolução da doença.[10] De outro lado, o reconhecimento precoce de desnutrição proteicocalórica permite a administração de terapia nutricional em suas modalidades oral, enteral e parenteral, buscando não só recuperar o estado nutricional, mas também exercer ação adjuvante no tratamento da DC.

A deficiência de zinco na DII é frequente, por ingestão oral inadequada, diminuição da absorção, aumento das necessidades e das perdas. O baixo nível sérico de zinco e hipoalbuminemia está associado à atividade da doença inflamatória e ao comprometimento do intestino delgado.[11] Vale notar que, na doença aguda do cólon, não existe essa associação, mas, sim, com a deficiência de vitamina A, uma vez que a deficiência de zinco pode provocar efeito deletério na síntese hepática da proteína carregadora do retinol. Entre as funções do zinco, destacam-se suas atividades antioxidante e na imunidade celular. Admite-se que a geração de radicais livres possa ter importância na fisiopatologia da DII. Nesse sentido, a reposição não só de zinco, como também do cobre, selênio e vitaminas antioxidantes, reconhecidos varredores dos radicais livres de oxigênio, pode prevenir ou melhorar a lesão mucosa na DII.

Quando existe ressecção dos últimos 60 cm do íleo distal ou ocorre inflamação extensa desse segmento, ou ainda hipercrescimento bacteriano, há prejuízo da absorção de vitamina B12 e sal biliar. O sal biliar não absorvido sofre desconjugação no cólon, com consequente aumento da secreção de água, eletrólitos e piora da diarreia. A redução do sal biliar, pela ausência de sua reabsorção no ciclo êntero-hepático, determina má absorção de gorduras e esteatorreia em até 40% dos portadores de DC.

As deficiências de vitamina B12, ácido fólico e ferro são responsáveis pela anemia nutricional, tão frequente nos enfermos com DII.

Anemia

A anemia é complicação frequente na DII, com variação de 10 a 73% dos casos. É considerada, muitas vezes, como inevitável; outras vezes, não é valorizada ou diagnosticada.[12] A dificuldade começa com a falta de consenso na definição de anemia, uma vez que são considerados valores diferentes de hemoglobina. Contudo, nos últimos anos, o tratamento da anemia tem sido valorizado como tratamento específico nesses pacientes, com o objetivo de reduzir a gravidade da doença e melhorar a qualidade de vida.

Os sintomas mais comuns são fadiga fácil, mal-estar, fraqueza, náusea, irritabilidade e dificuldade de concentração. A anemia é causada por fatores diversos, como perda crônica de sangue, ingestão inadequada de nutrientes, falha de absorção de ferro, ácido fólico e vitamina B12, bem como redução da eritropoiese, seja pela ocorrência de doença crônica ou pelo aumento de citocinas ou, ainda, uso de sulfassalazina. O ferro, a vitamina B12 e o ácido fólico são fatores essenciais à produção de eritrócitos.

As principais características das anemias, como fontes, sinais e sintomas de deficiência e tratamento, são descritas na Tabela 31.4.

Tabela 31.4 Principais características das anemias	
Características	**Anemia ferropênica/anemia da doença crônica**
Fontes	Ferro férrico ou não heme = grãos, vegetais, frutas, ovo*.**.***
	Ferro ferroso ou heme = carne vermelha, fígado, peixe, aves – é mais bem absorvido*.**
Sintomas/sinais	Assintomático, palidez cutaneomucosa, fadiga, glossite, unhas frágeis e quebradiças
Tratamento	Oral = 50 a 100 mg de ferro elementar 2 vezes/dia#, 4 a 6 mg/kg/dia – máximo de 200 mg/dia
	Parenteral (EV/IM) = ferro sacarato 200 mg + 250 mL SF, 2 vezes/semana por 2 semanas e, depois, 1 vez/semana

(continua)

Tabela 31.4 Principais características das anemias (*continuação*)	
Anemia refratária	Não responde a 2 meses de ferro: comum na anemia da doença crônica
	Ocorre em 56% dos portadores de DC
	Eritropoietina 150 UI/kg subcutânea, 2 a 3 vezes/semana
	+ Ferro oral ou parenteral por 6 a 12 semanas
Características	**Anemia megaloblástica (deficiência de B12 e folato)**
Fontes	Vitamina B12 = carne, ovo, peixe, leite e derivados
	Folato = espinafre, feijão, fígado e amendoim
Sintomas/sinais	Fadiga, irritabilidade, cefaleia, vertigem, zumbidos, palpitação, anorexia, perda de peso, dificuldade de concentração, atrofia de papilas linguais, hiperpigmentação de extremidades (unhas)
	Deficiência de vitamina B12: alterações neuropsiquiátricas, parestesia de extremidades, alteração da marcha, incontinência urinária e fecal, impotência, irritabilidade, perda de memória, desorientação, alteração do paladar, olfato e visão, depressão, alucinação
Tratamento	Vitamina B12 = 1.000 mcg, IM, 1 vez/dia, por 1 semana
	1.000 mcg, IM, 1 vez/semana, por 8 semanas
	1.000 mcg, IM, 1 vez/mês por toda a vida, se ressecção intestinal
	Folato = 1 a 2 mg, 1 vez/dia

#Ferro elementar (%): sulfato ferroso, 20%, ferro polimaltoso, 30%, citrato de ferro amoniacal, 16,5%; gluconato ferroso, 12%.

*Vitamina C e ácido clorídrico auxiliam a absorção.

**Oxalatos e fitatos prejudicam.

***Carne aumenta a absorção em 4 vezes.

Anemia ferropênica

A deficiência de ferro é a causa mais comum de anemia na DII. Em média, a ingestão diária é de 15 mg de ferro, com absorção de 1 a 2 mg no duodeno proximal. O balanço é obtido por meio da perda diária de 1 a 2 mg de ferro pelo intestino, pele e suor, além da perda mensal nas mulheres de 15 a 20 mg pela menstruação (1 mL de sangue contém 0,5 mg de ferro). Em situação de deficiência de ferro, a absorção pode atingir 3 a 4 mg/dia. Entretanto, a perda de sangue superior a 10 mL/dia deve resultar em deficiência de ferro.[13] A perda crônica de sangue pelo trato gastrointestinal, frequentemente oculta, é a principal causa dessa deficiência. O aumento da descamação do epitélio intestinal inflamado pode favorecer perda de ferro superior a 1 mg/dia. A má absorção de ferro é menos comum.

A deficiência de ferro é tratada com suplementos, como sulfato ferroso, iniciando com doses elevadas (300 mg/dia), mas, com frequência, esses pacientes não toleram ferro oral. Por essa razão, ou quando a resposta ao ferro oral não é adequada, torna-se necessária, muitas vezes, a administração de ferro parenteral.

Anemia da doença crônica

A anemia frequentemente está associada a doenças inflamatórias, infecciosas ou neoplásicas, condições que se manifestam nos primeiros meses de evolução da doença, e é chamada de anemia da doença crônica (ADC), secundária à deficiência de ferro. Existe correlação entre atividade da doença e magnitude da anemia, que pode ser explicada como consequência da ativação de uma cadeia de citocinas, sobretudo TNF, IL-1 e interferons (INF).

Essa anemia está associada à diminuição da concentração do ferro sérico e da capacidade total de ligação do ferro, com ferritina elevada ou normal, mas com ferro medular normal ou aumentado. Os três mecanismos fisiopatológicos importantes na patogênese da ADC são: redução da sobrevida dos eritrócitos, resposta da medula óssea inadequada diante da anemia e defeito no metabolismo do ferro.[14] A redução da sobrevida do eritrócito ocorre por hemólise extraglobular, com remoção precoce dos eritrócitos circulantes, atribuída ao estado de hiperatividade do sistema mononuclear fagocitário. A resposta medular inadequada deve-se à secreção baixa de eritropoietina (EPO) e à diminuição da resposta da medula óssea à EPO. Ocorre também diminuição da eritropoiese em razão da menor oferta de ferro à medula óssea, relacionada à ativação dos macrófagos e à liberação de citocinas inflamatórias (TNF-alfa, INF-gama, IL-1). Cerca de 25% do ferro encontra-se armazenado principalmente no baço e no fígado. Quando necessário, esse ferro retorna ao plasma e dirige-se à medula óssea para a formação de novos eritrócitos. Na ADC, ocorre distúrbio da reutilização desse ferro, que se mantém sob a forma de depósito, graças ao aumento da síntese de lactoferrina, promovido pela IL-1. A lactoferrina tem maior afinidade com o ferro, mas não o transfere às células eritropoiéticas e é retida pelos macrófagos.

Em geral, 56% dos portadores de DC e 25% dos que apresentam RCU que cursam com ADC não respondem à suplementação de ferro oral ou parenteral. Nesse caso, deve-se indicar EPO associada ao ferro, com bons resultados após 6 a 12 semanas de tratamento.[15]

Anemia por deficiência de vitamina B12

A deficiência de vitamina B12 costuma ser consequência da doença ativa no íleo terminal ou ressecção desse segmento intestinal. Pacientes com ressecção ileal maior que 60 cm invariavelmente têm deficiência de vitamina B12; aqueles com ressecção igual ou menor a 60 cm têm 50% de má absorção de B12. A deficiência de vitamina B12 manifesta-se somente após alguns anos de má absorção. Por essa razão, a terapia de reposição de vitamina B12 profilática deve ser feita em casos de doença ileal ou ressecção. Causas menos comuns de deficiência de B12 na DC são inflamação ou ressecção gástrica e hipercrescimento bacteriano.

Anemia por deficiência de ácido fólico

A deficiência de ácido fólico, assim como de vitamina B12, manifesta-se como anemia megaloblástica e ocorre por ingestão inadequada, má absorção ou por interferência do tratamento medicamentoso.

A sulfassalazina ocasiona má absorção de folato por causa da inibição competitiva da enzima folato conjugase no jejuno. Alguns estudos têm mostrado um efeito protetor da suplementação de folato contra angiodisplasia, pólipo e câncer em portadores de DII prolongada. Outro efeito adverso da deficiência de folato é o aumento de homocisteína, que está associado com eventos tromboembólicos na DII. O nível elevado de homocisteína é indutor de um estado de hipercoagulabilidade, presente em 26,5% dos portadores de DII, comparados com 3,3% dos controles.[16] O folato e a vitamina B12 são cofatores no caminho metabólico da homocisteína-metionina.

A azatioprina e o metotrexato inibem enzimas envolvidas na síntese de DNA. Os pacientes com DC devem receber rotineiramente 1 mg/dia de ácido fólico.

GASTO ENERGÉTICO NA DII

Os estudos sobre o comportamento do gasto energético da DII apresentam resultados conflitantes. Rigaud et al.,[17] utilizando calorimetria indireta, verificaram aumento do gasto energético em repouso nos pacientes com índice de atividade da DC acima de 200 e relação entre o gasto energético e as proteínas de fase aguda (proteína C reativa e mucoproteínas séricas). Por outro lado, estudos demonstraram que, na ausência de febre ou sepse, o gasto energético basal em portadores de DII não desnutridos foi igual ao do grupo-controle. Os pacientes com menos de 90% do peso ideal apresentaram aumento discreto do gasto energético.

Stokes e Hill,[18] utilizando-se da combinação de técnicas de *scan* corporal (DEXA) com análise de ativação de nêutrons e diluição em água tritiada, demonstraram que portadores de DC não apresentam necessidades aumentadas (33 kcal/kg/dia), quando comparados com indivíduos normais.

As diferentes observações do gasto energético na DII podem ser atribuídas às distinções metodológicas e à gravidade dos doentes. Portanto, não existe consenso em relação às necessidades proteicocalóricas, mas estudos mostram que elas são variáveis, conforme a condição nutricional e a atividade da doença, podendo alcançar cerca de 45 kcal/kg/dia. A oferta de 25 a 35 kcal/kg de peso ideal/dia[19] pode ser usada como meta na manutenção ou no ganho de peso, respectivamente, mantendo a oferta de 1,2 a 1,5 g de proteína/kg de peso ideal/dia.

Alguns autores recomendam a suplementação diária de multivitaminas e minerais. A vitamina B12 deve ser medida regularmente nos portadores de DC com ou sem ressecção em íleo distal. Pacientes em uso de corticosteroides devem receber 1.500 a 2.000 mg de cálcio elementar. Em casos de intestino curto por ressecções múltiplas e extensas, a vitamina D deve ser medida e suplementada (25.000 a 50.000 U/semana), se abaixo do normal.

A intervenção nutricional deve ser prontamente instituída se a ingestão calórica e proteica for insuficiente para manter o peso em adultos ou o crescimento em crianças.

AVALIAÇÃO NUTRICIONAL

A melhor forma de realizar uma avaliação nutricional em um paciente com doença inflamatória ainda não foi definida, por conta das mudanças nos líquidos intra e extracelulares e no metabolismo em nível celular, em decorrência da resposta ao estresse.[20]

As técnicas antropométricas são utilizadas principalmente para o diagnóstico do estado nutricional. No entanto, fornecem poucas informações sobre transtornos funcionais e metabólicos. Na prática clínica diária, sob o termo antropometria, agrupam-se técnicas de execução simples para a avaliação da composição corpórea, como peso, altura, IMC, pregas cutâneas, circunferência do punho, circunferência do braço, circunferência muscular do braço e área muscular do braço.[21] As alterações nas medidas antropométricas podem decorrer de excesso ou déficit de água corpórea sem, contudo, haver modificações de gordura e/ou massa muscular.[22,23]

Os métodos laboratoriais auxiliares na avaliação nutricional surgem na medida em que se evidenciam alterações bioquímicas precoces, anteriores às lesões celulares ou orgânicas. Os parâmetros séricos bioquímicos são primariamente proteínas utilizadas no planejamento do programa de estabilização do estado nutricional dos pacientes, determinando se há risco de complicações e monitorando a terapia nutricional. Em geral, os resultados de provas bioquímicas estão alterados (p.ex., a albumina sérica, que pode estar baixa em consequência da resposta ao tratamento da hipovolemia, sem que represente obrigatoriamente um estado de desnutrição proteica).[24,25]

Todas as formas graves de desnutrição acarretam diminuição das respostas imunológicas do paciente. À medida que a desnutrição se acentua, ocorrem quedas da contagem linfocitária total que comprometem as respostas linfocitárias à fito-hemaglutinina, depressão da quimiotaxia neutrofílica, deficiências de IgG e C3 e depressão da reatividade cutânea a vários alérgenos usados nos testes. Essas alterações são reversíveis com a reposição nutricional. As provas imunológicas também sofrem as mesmas possíveis influências de outras enfermidades, sem que representem desnutrição. Considerando esses fatores, a avaliação nutricional dos pacientes criticamente enfermos deve ter como base as informações clínicas, principalmente o diagnóstico que causa o estado hipermetabólico e a resposta inflamatória ao estresse.[23,24,26,27]

O estudo da composição corpórea é relevante na avaliação e no controle de pacientes agudos ou cronicamente desnutridos. Pode-se admitir que a composição corpórea representa a distribuição corpórea dos nutrientes ingeridos e que está intimamente relacionada às funções bioquímicas, metabólicas e mecânicas do organismo. Parte da composição corpórea de uma população humana normal e saudável é constituída por tecido adiposo, que equivale a 10 a 25% do peso corpóreo para o gênero masculino e a 18 a 30% para o feminino. Teoricamente, a porção restante da composição corpórea é a massa corpórea magra (MCM), composta de 75 a 85% do peso corpóreo.[20]

A análise da impedância bioelétrica (*bioelectrical impendance analysis* – BIA) é um método não invasivo, rápido, sensível, indolor, relativamente preciso e usado para avaliar a composição corpórea.[28]

MÉTODOS DE AVALIAÇÃO NUTRICIONAL

Avaliação subjetiva global

A avaliação subjetiva global (ASG) do estado nutricional, conforme padronização de Detsky et al.,[29] consta de questões simples, porém relevantes, sobre história clínica e exame físico. Aparece como um instrumento confiável, útil, válido, prático e econômico. Os parâmetros utilizados são:

- perda de peso nos últimos 6 meses antes da avaliação (expressa em quilos e como perda proporcional ao peso habitual) e alteração nas últimas semanas;
- ingestão alimentar em relação ao padrão usual do paciente (em quantidade e qualidade);
- presença de sintomas gastrointestinais significativos (náuseas, vômitos, diarreia) persistentes;
- avaliação da capacidade funcional de o paciente realizar atividades cotidianas;
- perda de massa muscular e/ou gordura subcutânea;
- presença de edemas (região sacral e dos tornozelos).

Antropometria

Conforme já mencionado, a antropometria envolve técnicas simples de avaliação da composição corpórea, como peso, altura, IMC, pregas cutâneas, circunferência do braço, circunferência muscular do braço e área muscular do braço.[20,22]

O método ideal para avaliar a composição corpórea deve ser confiável, de fácil execução, de baixo custo e não invasivo. Infelizmente, esse método ainda não foi desenvolvido e não há consenso sobre o melhor método a ser utilizado. A antropometria deveria ser a escolha mais óbvia, mas, para que as técnicas antropométricas sejam fidedignas, existe ainda um longo caminho a ser percorrido, buscando-se individualizar as necessidades e as peculiaridades dos diversos grupos populacionais.[20,22]

É evidente que não se pode basear o critério de bem nutrido e de desnutrido na aparência do paciente. Dessa forma, se reconhecidos, sem dúvida, casos de desnutrição extrema, porém dificilmente haveria a oportunidade de diagnosticar uma desnutrição proteica (Kwashiorkor).[20,22]

Blackburn et al. são os responsáveis pela popularização de um método de avaliação nutricional do paciente hospitalizado, o qual se baseia na avaliação dos componentes da composição corpórea[30] obtidos por meio de exames e medidas de um perfil nutricional do paciente, que pode alertar o profissional para um estado de desnutrição capaz de influenciar a morbidade e a mortalidade. Trata-se da mensuração do corpo humano ou de suas partes, que inclui medidas como peso, altura, pregas cutâneas e circunferências dos membros. As estimativas da composição do peso corpóreo são necessárias para determinar e monitorar o estado nutricional dos pacientes.[31]

Avaliação bioquímica

Os parâmetros mais utilizados são:[32,33]

- albumina: é a proteína mais abundante que circula no plasma e nos líquidos extracelulares. Tem meia-vida longa (20 dias) e aponta desnutrição crônica. Níveis ≤ 3,5 g/dL são considerados alterados;
- transferrina: proteína transportadora de ferro, tem meia-vida de 4 a 8 dias. Pode ser determinada diretamente por radioimunodifusão ou indiretamente, a partir da capacidade total de ligação com o ferro (CTLF), pela fórmula: transferrina = (0,8 × CTLF) – 43. Valor normal: 200 a 400 mg/dL;

- pré-albumina ou transtirretina e proteína transportadora de retinol: têm meia-vida de 12 horas a 2 dias, aparecem como indicadores sensíveis de desnutrição, respondem agudamente quando a ingestão energética ou proteica é baixa, porém têm custo elevado. Valores de referência: pré-albumina, 17 a 42 mg/dL; e proteína transportadora de retinol, 2,6 a 7,6 mg/dL.

Balanço nitrogenado (BN)

Consiste no cálculo da diferença entre o nitrogênio introduzido no organismo ou ingerido (Ni) e aquele eliminado ou excretado (Ne), conforme se observa na Tabela 31.5.

Tabela 31.5 Cálculo do balanço nitrogenado
Peso molecular da ureia = 60
Peso molecular do nitrogênio na molécula de ureia = 28
NUU = ureia urinária × 28/60 = ureia urinária × 0,46
Ne = NUU + f
BN = Ni – Ne
BN = g de proteínas ingeridas/6,25 – (ureia urinária × 0,46 + f)

NUU: nitrogênio ureico urinário; Ne: nitrogênio endógeno; f: perdas não mensuráveis > 2 a 4 g; BN: balanço nitrogenado; Ni: nitrogênio no alimento ingerido.

Fonte: Waitzberg DL, 2009.

Impedância bioelétrica (BIA)

Baseia-se na passagem de uma corrente elétrica de baixa intensidade (800 mA) e frequência fixa (50 kHz) pelo corpo do indivíduo, determinando-se a resistência (impedância) oferecida pelos diversos tecidos do organismo. Se, por exemplo, 75% da musculatura (MCM) é formada de água, o índice de hidratação da gordura é praticamente nulo, resultando na condução da corrente elétrica mais fácil no músculo do que na gordura. Dessa forma e com apoio em equações apropriadas, estima-se a porcentagem de gordura, massa magra, água corpórea total, água extracelular, água intracelular, terceiro espaço, ângulo de fase e metabolismo energético basal diário da pessoa. A análise da BIA é um método de avaliação da composição corpórea de aceitável precisão em pessoas sadias, em enfermidades crônicas e na obesidade leve ou moderada.[28]

NECESSIDADES NUTRICIONAIS NA DII

O gasto energético não é significativamente elevado em pacientes com DC inativa.[34] O gasto energético em repouso é maior durante a doença ativa, embora o gasto energético total não seja significativamente elevado. Isso pode estar relacionado à diminuição da atividade física durante os períodos de exacerbação da doença.[18]

As necessidades proteicas estão elevadas na DC por causa do aumento das perdas relacionadas com a inflamação intestinal ou, ainda, pela presença de fístulas. Pacientes no pós-operatório podem se beneficiar de um aumento na ingestão de proteínas. As recomendações de proteína para pacientes com DC são de 1 a 1,5 g/kg,[35] embora não existam estudos randomizados que tenham investigado a ingestão de proteína ideal nessa população.[36]

Medidas como peso, altura e dobras cutâneas estão associadas a inúmeros erros de técnica e interpretação. Os equipamentos de medida utilizados, apesar de simples e baratos, necessitam de calibragem e manutenção frequentes. Os examinadores precisam estar adequadamente treinados para executar as medidas. As tabelas de valores-padrão foram desenvolvidas a partir de uma população saudável, desconsiderando idosos, pacientes criticamente enfermos e vítimas de doenças crônicas; por isso, devem ser interpretadas com cuidado.

Embora existam outras maneiras de avaliar a composição corpórea, não se dispõe ainda de um método padrão-ouro para determinar o estado nutricional. Não há um método sem pelo menos uma limitação importante para essa avaliação. Vários estudos mostram que a utilização de um único método isoladamente não é capaz de classificar o paciente de maneira fidedigna. Por ser de fácil realização e não invasiva, a antropometria deve ser sempre considerada quando se faz avaliação do estado nutricional de um paciente.

Trabalhos pioneiros de muitos pesquisadores levam a compreender a importância do papel da desnutrição/nutrição nos pacientes com DII. Sabe-se que prover uma terapia nutricional para pacientes com DII pode alterar os resultados nutricionais. Embora sejam poucos os trabalhos prospectivos e controlados que demonstrem conclusivamente que a terapia nutricional melhora a morbidade e a mortalidade em tal população, a falta de dados não significa que ela seja ineficaz. Da mesma forma, apesar de a avaliação nutricional não ser de fácil realização, sofrer várias influências e não haver um método padrão-ouro, é de suma importância para acompanhamento e monitoração do paciente com DII.

TERAPIA NUTRICIONAL

A terapia nutricional (TN) deve ser indicada para evitar atraso de crescimento em crianças com DII leve a moderada e favorecer a qualidade de vida. Newby et al.,[37] em revisão sistemática, avaliaram intervenções para crianças com DC e atraso no crescimento. Três estudos randomizados foram identificados, visto que 2 deles compararam terapia nutricional enteral (TNE) com corticosteroide para indução da remissão. Em ambos os estudos, o escore de crescimento foi aumentado significativamente no grupo que recebeu TNE. A indicação cirúrgica feita de forma criteriosa também se mostra favorável ao crescimento em crianças em fase pré-púbere com DC refratária.

A influência da TN foi testada na qualidade de vida (QV) de crianças e adolescentes com DC seguida com TNE exclusiva em dois estudos. Gailhoustet et al.[38] compararam adolescentes com TNE exclusiva *versus* adolescentes com corticosteroides por meio de questionários e acompanhamento diário. Os autores enfatizaram as dificuldades associadas com o uso da sonda nasoenteral e a suspensão da dieta oral, assim como efeitos colaterais dos corticosteroides no outro grupo. Entretanto, a melhora relacionada com quadro intestinal e a sensação de bem-estar parecem ultrapassar os aspectos negativos relacionados à sonda nasoenteral. Afzal et al.[39] mostraram melhora nos escores de QV em 24 de 26 crianças com DC ativa tratadas com TNE exclusiva, com 90% de remissão.

As principais indicações para a TN nos pacientes com diagnóstico de DII são descritas no Quadro 31.2.

Quadro 31.2 Principais indicações para TN na DII
Crises graves e repetidas
Prevenção e tratamento da desnutrição
Preparo pré-operatório
Fístulas digestivas
Intestino curto anatômico ou funcional
Melhora do crescimento e do desenvolvimento de crianças e adolescentes

(continuação)

Quadro 31.2 Principais indicações para TN na DII (*continuação*)
Melhora da qualidade de vida
Indicação específica para nutrição enteral em DC
Tratamento da fase aguda
Nutrição perioperatória
Tratamento da remissão

Os principais resultados da conduta nutricional, se terapia nutricional parenteral (TNP) ou TNE, conforme a atividade ou remissão da doença, serão discutidos a seguir.

Terapia nutricional parenteral (TNP)

TNP na fase aguda

A TNP tem sido usada nos surtos de agudização da DII nos últimos 30 anos como tratamento adjuvante, sobretudo em casos resistentes a corticosteroide, com bons resultados quanto à remissão da doença e evitando o tratamento cirúrgico.[40]

A TNP está indicada em casos em que a TNE não é possível: obstrução intestinal, intestino curto com má absorção grave, distúrbios hidreletrolíticos graves, dismotilidade intestinal grave, fístulas de alto débito ou deiscências de anastomose. A TNP também pode ser usada quando ocorre intolerância à TNE ou impossibilidade de manutenção adequada de dieta oral associada à ausência de via de acesso para TNE.

Pacientes com risco nutricional grave, caracterizado por perda de mais de 10% do peso em 3 a 6 meses, IMC menor que 18,5 kg/m^2 e/ou albumina sérica menor que 30 g/L, apresentam aumento das complicações no pós-operatório.[41]

Estudos não controlados em pacientes com DII têm sugerido que o uso de TNP antes de cirurgia reduz complicações e extensão da ressecção intestinal, porém, muitas vezes, com maior tempo de permanência hospitalar. Niu et al.[42] mostraram que a TN combinada (TNE e TNP) foi superior a TNE e TNP isoladas no perioperatório de 165 pacientes com DC. Houve redução da morbidade, da permanência hospitalar e da relação custo-efetividade no grupo que recebeu TN combinada.

Nas décadas de 1970 e 1980, preconizava-se jejum oral associado à TNP para o tratamento da remissão dos surtos agudos na DC como alternativa eficiente para evitar cirurgia ou doses elevadas de corticosteroides. Acreditava-se que essa medida permitia cicatrização da mucosa inflamada. Pelo menos dois estudos prospectivos analisaram o efeito da TNP e a manutenção do repouso intestinal. Entretanto, o único estudo prospectivo, randomizado e controlado que comparou TNP, TNE ou dieta oral não mostrou vantagens em manter o paciente com TNP e jejum oral para garantir repouso intestinal.[43] Os autores demonstraram que a TN facilitou a remissão da doença com ou sem jejum.

Mais tarde, os estudos questionaram os prejuízos do jejum, que promovia hipoplasia intestinal não só nas áreas doentes, mas em todo o intestino. Os regimes clássicos de TNP são isentos de glutamina, substrato energético preferencial dos enterócitos. O interesse voltou-se para a utilização do trato gastrointestinal para recuperação nutricional e manutenção do trofismo, o mais precocemente possível. Frascio et al. compararam o efeito de TNP com dieta enteral polimérica em portadores de DC ativa.[44] Os resultados favoreceram o uso da dieta enteral, mostrando, mais uma vez, que não apenas a manutenção do jejum é desnecessária, como também o é o efeito enterotrópico da dieta polimérica.

Já foi demonstrado que a TNP por curto período não promove ganho de peso nem restaura os estoques de nitrogênio total, mas previne perdas proteicas e melhora certas variáveis fisiológicas, como função das musculaturas esquelética e respiratória. Esses autores demonstraram que houve recuperação nutricional apenas tardiamente. Entretanto, as complicações associadas à TNP não justificam seu uso para induzir a remissão da DC, sempre que a nutrição enteral puder ser utilizada. Dessa forma, pode-se concluir que não é necessário o repouso intestinal para conseguir remissão clínica. A TNP permanece arma útil para os pacientes que não toleram alimentação intestinal e que requerem TN.

TNP na fase de remissão

A TNP não é recomendada para a manutenção da remissão. Em longo prazo, a TNP deve ser reservada para situações de desnutrição crônica associada à falência intestinal, por ressecções intestinais prévias, e, nesse caso, pode melhorar a reabilitação e a reintegração social. Entretanto, a TNP domiciliar apresenta complicações que podem comprometer a qualidade de vida, independentemente da DC, como sepse pelo cateter, trombose venosa e alteração hepática. A DII apresenta fator de risco independente para o desenvolvimento de tromboembolismo venoso.[45]

Doença de Crohn e fístula digestiva

A inflamação transmural na DC pode estar associada à formação de fístulas enterocólicas, enterovesicais, retovaginais e perianais. Esta é a mais comum, podendo acometer 1/3 dos doentes com DC, e requer drenagem cirúrgica sempre que associada a supuração e abscesso.

Em geral, as fístulas de alto débito (> 500 mL/dia) envolvem o intestino proximal e podem causar distúrbio hidroeletrolítico. A DC é um dos principais fatores que influenciam negativamente no fechamento espontâneo das fístulas enterocutâneas, ao lado de desnutrição.

A TNP e o repouso intestinal são medidas preferenciais para se obter a cicatrização da fístula ou o preparo cirúrgico nos casos de fístulas de alto débito, bem como em situações nas quais a TNE não é tolerada ou o acesso enteral distal não pode ser obtido.[46]

A TNE pode ser usada em casos de fístulas de baixo débito localizadas em íleo terminal ou cólon, da mesma forma que fístulas de localização proximal, se o acesso enteral distal puder ser obtido para TNE.

Uma análise retrospectiva de pacientes com fístula no intestino delgado tratados com TNP total revelou taxas de mortalidade mais baixas, taxas de fechamento espontâneo mais elevadas e taxas de fechamento cirúrgico mais altas em comparação com controles históricos, mas os resultados são bem inferiores quando comparados com pacientes sem DC. Entretanto, a taxa de fechamento global de 35% nesse estudo, conseguida com a TNP total, não foi mantida, uma vez que as fístulas de metade dos pacientes se reabriram em 3 meses.

O tratamento farmacológico mais eficiente é feito com infliximabe (5 mg/kg), que determinou fechamento espontâneo de todas as fístulas de 55% dos pacientes com DC, comparados com 13% dos controles.[47]

Papel da TN como medida primária ou adjunta (suplementar) na DII

O objetivo principal de uma abordagem nutricional adequada é evitar que os pacientes com DII evoluam para desnutrição e suas consequências. Além disso, a TN tem implicações imunomoduladoras e anti-inflamatórias, podendo, em determinadas situações, representar uma medida terapêutica primária no tratamento da DII, particularmente da DC. Em pacientes refratários à terapêutica habitual, a TN também pode ser uma atrativa medida adjuvante. Sua importância no preparo de pacientes para a cirurgia é também muito bem reconhecida. Em pacientes desnutridos já de entrada, a TN é fundamental para a recuperação do estado nutricional. Na maioria das vezes, a suplementação oral ou dieta exclusiva com fórmulas poliméricas é possível.[48,49]

Em pacientes ambulatoriais, durante a fase aguda da DII, recomenda-se a realização de uma dieta hipercalórica, hiperproteica, hipogordurosa e normoglicídica. Deve-se dar preferência às maltodextrinas e aos polímeros lineares de glicose (açúcares complexos). Devem-se evitar leite e derivados, bem como excesso de sacarose e de fibras, pelo risco de fermentação abundante e piora da diarreia. É conveniente fracionar a dieta. É aconselhável uma dieta antifermentativa (evitar açúcares simples e muita massa). À medida que o paciente vai melhorando, deve-se proceder ao retorno da dieta normal, bem balanceada, saudável, sem grandes restrições. Exceto no caso de intolerância à lactose, leite e derivados devem retornar à dieta dos pacientes tão logo a doença entre em remissão. É comum a prescrição de suplementos alimentares e vitamínicos aos pacientes durante a manutenção.

Em pacientes internados ou naqueles em atendimento ambulatorial que apresentem importante déficit nutricional, a TNE exclusiva ou suplementar (TNE parcial), por sonda ou por via oral, está indicada, desde que não existam contraindicações ao seu uso.

Terapia nutricional enteral (TNE)

A TNE tem se mostrado eficiente em promover melhora do estado nutricional e com efetividade comparada aos corticosteroides na indução da remissão da DC ativa. Essa alternativa para o tratamento farmacológico convencional, utilizada com sucesso, foi considerada terapia primária.

A TNE como tratamento primário tem impacto favorável no processo inflamatório, induz remissão, trata desnutrição e evita o efeito colateral de agentes que modulam e suprimem a imunidade (5-ASA, corticosteroides, azatioprina, entre outros).

TNE na fase ativa

A TNE ou suplemento nutricional oral (SNO) é efetiva no tratamento da fase aguda da DC. Em adultos, contudo, a taxa de remissão com a TNE exclusiva é alta, independentemente da fórmula; os corticosteroides, por sua vez, são mais efetivos em induzir remissão. Em crianças com DC ativa, a TNE é a melhor escolha para tratamento de primeira linha, sendo considerada nível A de recomendação.

A eficácia da TNE como terapia primária da DC ativa tem sido avaliada desde a década de 1980, quando os autores encontraram o mesmo índice de remissão em crianças tratadas com terapia convencional (corticosteroides) ou dieta elementar por 4 semanas. Desde então, três metanálises e duas revisões sistemáticas já foram realizadas em pacientes adultos com DC ativa, comparando os resultados de diferentes fórmulas e entre essas fórmulas e os corticosteroides.[50-54] A taxa de remissão clínica após 4 a 8 semanas de tratamento é da ordem de 60% (variação de 36 a 80%) no caso da TNE exclusiva, independentemente da fórmula, e 80% (variação de 70 a 90%) para os corticosteroides, diferença estatisticamente significativa em favor dos corticosteroides, porém à custa de mais efeitos colaterais. Em ambos os tratamentos, a eficácia é bem melhor que a remissão espontânea em 3 a 4 meses, observada nos estudos de história natural da DC, que varia de 18 a 42%.[55] Além disso, a taxa média de remissão clínica de 60% com a TNE em adultos com DC ativa é equivalente à taxa obtida com a budesonida e, em alguns trabalhos, com a prednisona.[56]

Em pediatria, os corticosteroides estão associados a efeitos adversos ainda mais importantes, destacando-se atraso do crescimento e desenvolvimento da puberdade, face de lua cheia e acne. A TNE é efetiva em induzir a remissão na DC ativa. Heuschkel et al.[57] analisaram cinco estudos randomizados em 147 crianças e mostraram que a TNE foi tão efetiva quanto os corticosteroides em induzir remissão na DC ativa. A melhora do crescimento e desenvolvimento, sem os efeitos colaterais dos corticosteroides, faz da TNE a melhor escolha para tratamento primário de primeira linha em crianças com DC ativa. Mais tarde, em 2007, uma nova metanálise em pediatria, com 11 estudos randomizados e controlados de 394 casos, comparou a eficácia da TNE com os corticosteroides. Não houve diferença entre os grupos na indução da remissão.[58]

Borrelli et al.,[59] em um estudo pediátrico, compararam o tratamento exclusivo, por 10 semanas, com dieta polimérica (via oral) *versus* corticosteroides. Embora as taxas de remissão clínica tenham sido semelhantes nos grupos com TNE e com corticosteroides (TNE = 79% *versus* corticosteroide = 67%, não significativo), as remissões endoscópica e histológica foram bem maiores com a dieta (74% para a TNE e 33% para os corticosteroides, $p < 0,05$). De modo semelhante, Canani et al.,[60] além de confirmarem esses dados, revelaram que o crescimento das crianças foi significativamente maior com o uso de TNE exclusiva quando comparada com o uso de corticosteroides, durante 8 semanas. Além disso, não houve diferença estatisticamente significativa nos resultados quando se empregaram dieta polimérica (por via oral), dieta oligomérica (à base de oligopeptídios, por sonda) ou dieta monomérica (à base de aminoácidos, por sonda). Em seguida, os pacientes em remissão, com corticosteroides ou com TN exclusiva (polimérica, oligomérica ou monomérica), foram acompanhados em uso de mesalazina de manutenção (50 a 75 mg/kg/dia, por via oral) durante 12 meses. Após esse período, cerca de 80% dos pacientes que alcançaram remissão com a dieta mantinham-se em remissão *versus* apenas 30% dos pacientes que utilizaram corticosteroides para indução de remissão.

Assim, em crianças e adolescentes, o uso de TNE exclusiva, durante 4 a 8 semanas, pode ser considerado uma medida eficaz, primária e superior ao tratamento com corticosteroides na terapia da DC em atividade. Esta, aliás, tem sido uma das principais opções para o tratamento da DC leve a moderada (eventualmente grave) em crianças e adolescentes em países como Inglaterra, Itália, Canadá e Japão.[56,61] Vale ressaltar que, nesses países, há o reembolso da dieta ou do custeio do tratamento por órgãos públicos, o que não costuma ocorrer em outros países.

Em adultos, a TN exclusiva tem sido usada mais nos casos refratários, inclusive à terapia biológica, e no preparo para a cirurgia.[48] Por outro lado, a

TNE suplementar à dieta por via oral e adjunta ao tratamento medicamentoso tem sido amplamente utilizada, com resultados satisfatórios.[61]

Em relação ao uso de TNE (via oral ou por sonda) no tratamento de manutenção da DC, Yamamoto et al.,[61] em recente revisão, avaliaram 10 estudos que abordaram o emprego da TNE na manutenção da DC e que preencheram os critérios de inclusão estabelecidos pelos autores. Nesse trabalho, alguns pontos merecem consideração:

- Divisão dos trabalhos escolhidos em dois grupos:
  - categoria A (sete trabalhos): no caso de estudos que compararam um grupo que recebeu nutrição enteral *versus* um outro que não recebeu TNE;
  - categoria B (três trabalhos): quando os estudos investigaram o impacto da dose ou da quantidade de fórmula enteral dada por dia na evolução dos pacientes.
- Os trabalhos foram ainda divididos entre aqueles em que a remissão foi alcançada com medidas clínicas (p.ex., TNE ou TNP, corticosteroides e, eventualmente, infliximabe ou combinações variadas das três medidas) e aqueles em que a remissão foi obtida por meio de cirurgia (p.ex., ressecções, estenoplastia ou combinação das duas).
- Dos 10 trabalhos, seis foram retrospectivos e quatro foram prospectivos, sendo a maioria (oito trabalhos) proveniente do Japão.
- O número (n) de pacientes estudados variou de 39 a 218.
- Houve muita variação na definição de remissão e de recorrência pós-operatória, bem como no esquema de indução da remissão e de fármacos de manutenção, o que impediu os autores de realizarem uma metanálise formal.
- Todos os pacientes receberam TNE (polimérica, oligomérica ou monomérica) como uma medida suplementar à dieta oral, além de fármacos de manutenção (p.ex., derivados salicílicos, azatioprina ou combinação dos dois); de maneira geral, a TNE foi oferecida por via oral, no caso das dietas poliméricas (melhor palatabilidade), e por sonda, nos casos de dieta oligomérica ou monomérica (elementar). No caso do uso de sonda, geralmente os pacientes eram orientados a colocar a sonda por via nasogástrica, à noite, período em que recebiam a dieta; boa parte dos pacientes foi instruída

a ingerir 40 a 50% de suas necessidades calóricas diárias, calculadas para o peso ideal, em forma de dieta enteral e o restante em forma da dieta normal, em geral hipogordurosa.

• Em alguns trabalhos, os pacientes que aderiram melhor à TNE durante a indução da remissão foram escolhidos para continuar a utilizar a mesma terapia na fase de manutenção; os que não aderiram foram alocados ao grupo sem TNE.[61]

Apesar das limitações descritas, os resultados obtidos com o uso de TNE no tratamento de manutenção da DC, inclusive no pós-operatório, foram bastante promissores. Em todos os trabalhos que avaliaram a TN de manutenção em pacientes com remissão induzida por tratamento clínico, houve taxa mais alta de remissão clínica, após 1 ano de acompanhamento, nos pacientes que fizeram uso de TN (porcentagem de remissão clínica com TN suplementar: média de 70%, variação de 48 a 94% *versus* sem TN suplementar: média de 35%, variação de 21 a 50%). Em um dos estudos,[62] o escore de atividade endoscópica foi maior, após 1 ano, no grupo que não recebeu dieta enteral (p = 0,04). De maneira geral, o efeito da TN suplementar de manutenção foi dependente da dose, com melhor resposta quando o paciente ingeriu quantidade igual ou superior a 30 kcal/kg/dia de peso ideal ou igual ou superior a 1.200 kcal/dia.[50]

No caso de pacientes operados (no pós-operatório), a taxa acumulada de reoperação em 5 anos foi significativamente menor no grupo que recebeu TN suplementar de manutenção *versus* o grupo sem TN de manutenção (com TN, n = 180, taxa acumulada de reoperação = 16% *versus* sem TN de manutenção, n = 38, taxa acumulada de reoperação = 38%, p = 0,016).[63] Em outro estudo[64] que avaliou o uso de TN suplementar no pós-operatório, as taxas de remissão clínica e endoscópica, após 1 ano, foram de 95 e 70% no grupo que recebeu TN suplementar *versus* 65 e 30% no grupo sem terapia nutricional de manutenção, respectivamente (p = 0,048 para remissão clínica e p = 0,027 para remissão endoscópica). Houve também, no caso do pós-operatório, efeito dependente da dose.[61]

Yamamoto et al.[62] quantificaram IL-1-beta, IL-6 e TNF-alfa no tecido (biópsias por ileocolonoscopia) após 6 e 12 meses de uso ou não de TN suplementar como manutenção na DC. Os níveis dessas citocinas aumentaram progressivamente no grupo que não recebeu TNE, o que não ocorreu no grupo que fez uso de TNE suplementar.

Finalmente, Yamamoto et al.[61] constataram que os pacientes com comprometimento do intestino delgado tenderam a responder melhor à TNE, fato observado também por outro grupo.[65]

Vale ressaltar que a TNE de manutenção deve ser preferencialmente oferecida como medida adjunta ao tratamento com fármacos de manutenção, como os imunossupressores azatioprina ou 6-mercaptopurina. A interrupção da dieta enteral associa-se a altas taxas de recaída em 1 ano, quando o paciente não recebe algum tipo de terapia de manutenção (cerca de 30 a 50% de recaída em crianças e adolescentes e 60 a 90% em adultos).[59,60,66] Infelizmente, não há trabalhos bem delineados sobre a associação de TN e terapia biológica, nem se sabe o que acontece se for usada terapia biológica inicialmente e TN mais imunossupressores em seguida.[67]

No caso da RCU, há pouca informação sobre o uso de TNE, seja na fase aguda, seja na remissão. Contudo, na prática, segue-se a orientação que é recomendada para a DC. González-Huix et al.[68] avaliaram o emprego de TNE *versus* TNP em pacientes com surto agudo grave de RCU. Ambos os grupos receberam corticosteroide, 1 mg/kg/dia. A frequência de infecção pós-operatória e de complicações relacionadas com o suporte nutricional foram estatisticamente superiores no grupo que recebeu TNP total. Assim, considera-se a TNE a modalidade de eleição também nos casos de RCU que necessitem de TN, desde que não existam contraindicações (p.ex., megacólon tóxico, perfuração intestinal).

Os resultados não têm sido diferentes quando se oferece dieta monomérica (ou elementar, à base de aminoácidos), oligomérica (à base de oligopeptídios) ou polimérica (à base de proteína íntegra).[60] Tendo em vista que as dietas poliméricas são isosmolares e mais palatáveis, o que favorece o consumo por via oral, a dieta polimérica é a recomendável para TNE na DII.[48,49] Entretanto, vale lembrar que alguns pacientes com DC e importante lesão do intestino delgado certamente se beneficiarão mais com dietas oligoméricas, pela maior absorção de di e tripeptídios em situações de importante lesão intestinal.[69] O mesmo se aplica àqueles que, por algum motivo, não toleram a dieta polimérica.

As dietas enterais habitualmente são isentas de lactose e de sacarose, para diminuir a diarreia. As fontes de hidratos de carbono geralmente são as malto-dextrinas e os polímeros lineares de glicose.

O que chama a atenção nos estudos de população adulta é que, mesmo nas condições em que o corticosteroide foi superior às dietas na indução da remissão, a vantagem nutricional do tratamento dietético deve ser valorizada. Quando os resultados são similares, torna-se evidente a superioridade do tratamento nutricional, uma vez que grande parte desses pacientes é desnutrida. Além disso, os efeitos colaterais dos corticosteroides também se refletem na piora nutricional, pois se trata de droga que aumenta a perda nitrogenada e reduz a absorção de cálcio. A similaridade dos resultados em pediatria também torna evidente a vantagem do uso do tratamento dietético, considerando que, nesse grupo, os efeitos colaterais dos corticosteroides são ainda mais desastrosos. Dessa forma, parece ser alternativa interessante o início do tratamento da DC ativa ser feito com dieta enteral, sobretudo em pacientes desnutridos e pediátricos; se o resultado não for favorável, a associação com o tratamento medicamentoso deve se impor.

Mecanismo de ação da TNE

O mecanismo terapêutico da TNE na DC ativa não está totalmente esclarecido. Uma das clássicas teorias da patogênese da DII aponta a possibilidade de antígenos intraluminares deflagrarem uma crise aguda. Esses antígenos atuam determinando uma resposta imunológica exagerada ou anômala, com liberação de mediadores inflamatórios, responsável pelas manifestações clínicas e histológicas da doença. Por essa razão, por muito tempo prevaleceu a recomendação de repouso intestinal total no manuseio das crises agudas da DC. A TNP foi associada nessas condições para permitir a preservação ou melhora do estado nutricional.

Na década de 1980, os estudos que avaliaram o uso de dieta elementar na indução da remissão da DC explicaram sua ação por vários mecanismos. O fato de essas dietas serem isentas de proteína integral ou peptídios, mas serem baseadas em aminoácidos, ocasionava baixa antigenicidade e menor hiperatividade imunológica. A dieta elementar não requer digestão e permite absorção no segmento superior do intestino delgado, mantendo em repouso apenas a porção distal, geralmente sede do processo inflamatório. Além disso, essas dietas são praticamente estéreis. Dessa forma, acreditava-se que a associação da redução da carga bacteriana e antigênica da dieta determinava menor permeabilidade intestinal. Somava-se, ainda, como vantagem, o baixo conteúdo lipídico dessas dietas (1 a 10%), e, particularmente, a quantidade reduzida de ácido linoleico. Precursor do ácido araquidônico, o ácido linoleico constitui substrato para a síntese dos eicosanoides de grande atividade inflamatória, como leucotrieno B4, tromboxano A2 e prostaglandina E2.[70] Essa via metabólica é a mesma que explica a ação de alguns fármacos usados no tratamento da DII.

Entretanto, o mecanismo exato de ação da dieta enteral permanece especulativo. As dietas oligoméricas também foram testadas, e acreditava-se que seus resultados seriam melhores que os da dieta elementar, considerando algumas vantagens fisiológicas dessas dietas. A absorção de nitrogênio é melhor a partir de di e tripeptídios que da mistura de aminoácidos livres isonitrogenados. A osmolalidade da dieta elementar é mais alta que a da dieta oligomérica, o que pode exacerbar a diarreia em razão da maior carga osmótica. Dessa forma, teoricamente, a dieta baseada em peptídios deveria ser nutricionalmente mais efetiva que a elementar. Entretanto, dois grandes estudos europeus[71,72] mostraram a eficácia da dieta enteral inferior ao tratamento farmacológico.

A dieta polimérica com proteína integral também foi investigada no controle da atividade inflamatória desses doentes. Muitos estudos avaliaram o efeito da dieta polimérica e compararam com dieta elementar na indução da remissão. A análise pode ser complicada em razão do uso de diferentes dietas, da falta de padronização dos índices de atividade inflamatória da DC, bem como da diferença do conteúdo de gordura das dietas, mas os resultados foram semelhantes em muitos estudos. Apenas um estudo prospectivo e controlado comparou a eficácia da dieta polimérica com os corticosteroides e mostrou a mesma capacidade de indução de remissão.[73] Contudo, esses autores consideram que a fonte lipídica foi responsável pelos bons resultados da dieta polimérica empregada nesse estudo e concluíram que a dieta polimérica é segura, bem tolerada e tão efetiva quanto o tratamento farmacológico.

Os resultados favoráveis da dieta polimérica na crise aguda da DC tornam claro que o mecanismo de ação das dietas não tem relação com as proteínas, como se pensou inicialmente; mais recentemente, porém, tem se avaliado a possível influência das diferentes composições de gorduras utilizadas nas formulações de TNE.

Tradicionalmente, as dietas elementares apresentam muito baixo teor lipídico (0,6 a 1,3% das calorias totais), e talvez isso explique seus bons resultados. No estudo de Gonzáles-Huix,[73] a dieta polimérica apresentou, ao contrário, alto teor lipídico (33% das calorias totais) e de ácidos graxos monoinsaturados (ácido oleico). Os ácidos graxos monoinsaturados são considerados gorduras neutras, uma vez que não são precursores de prostaglandinas e leucotrienos.

Giaffer et al.[74] compararam dieta elementar com dieta polimérica com alto teor lipídico (36% das calorias totais), mas rica em ácido linoleico. Os pacientes que receberam dieta polimérica apresentaram os piores resultados. Dessa forma, tornam-se mais claras a compreensão do papel das dietas enterais no tratamento da DC e a importância da determinação lipídica da formulação (saturado, monoinsaturado, poli-insaturado), porque é possível modular a síntese de eicosanoides, e mecanismos imunomodulatórios podem influenciar os resultados.

O ácido graxo da série ômega 3 é metabolizado para prostaglandina E3 (PGE3) e leucotrieno B5, 30 vezes menos potente que o leucotrieno B4. Dessa forma, a ingestão em longo prazo de óleo de peixe, fonte de ácido graxo ômega 3, promove aumento da produção de leucotrieno B5 e redução do leucotrieno B4, sendo, portanto, útil sua utilização, com possibilidade de redução de ômega 6. As dietas ricas em monoinsaturados, por sua vez, não interferem na síntese de eicosanoides, sendo benéficas nesses pacientes.[75]

As dietas com alto conteúdo de lipídio (12 a 30% das calorias totais) estão associadas com resultados menos favoráveis. Em pacientes tratados com quantidade intermediária de gordura, mas com grande proporção de monoinsaturados, os resultados foram positivos.[73,75]

Bamba et al. compararam a eficácia de dietas elementares com diferentes porcentagens de gordura em estudo multicêntrico prospectivo, randomizado e controlado, realizado no Japão.[76] Os três grupos foram divididos em baixo (1,15%), médio (6,21%) ou alto teor de gordura (11,27%). A remissão clínica foi obtida 4 semanas depois, em 80, 40 e 25% nos grupos com baixo, médio ou alto teor de gordura, respectivamente. Os autores concluíram que o alto conteúdo de lipídio, consistindo principalmente em ácido graxo poli-insaturado (PUFA) ômega-6 e triglicerídio de cadeia longa (TCL) na dieta enteral, diminui o efeito terapêutico no tratamento da DC ativa.

Embora o mecanismo exato explique o efeito anti-inflamatório da TNE na mucosa da DC em atividade, é possível que ocorra redução da perda proteica, da permeabilidade intestinal, da excreção fecal de leucócitos e da produção de citocinas inflamatórias. Com relação à localização da lesão, os resultados são melhores na doença ileal que na colônica.[77]

TNE na fase de remissão

A TNE suplementar pode ser efetiva na manutenção da remissão na DC. Akobeng et al.[78] avaliaram, em revisão sistemática, a efetividade da TNE na prevenção das crises de agudização e manutenção da remissão, à semelhança do que ocorre com os imunossupressores. Apenas dois estudos foram incluídos e, por isso, avaliados de forma diferente. No estudo de Takagi et al.,[79] os pacientes que receberam metade das necessidades nutricionais como NE (dieta elementar) e metade como dieta normal apresentaram recidiva das crises de agudização significativamente menor que o grupo que só recebeu dieta normal. No estudo de Verma et al.,[80] os pacientes que receberam de 35 a 50% das necessidades nutricionais com dieta elementar ou polimérica para manutenção da remissão por 12 meses apresentaram a mesma efetividade e possibilidade de retirada dos corticosteroides. Os autores dessa revisão sugerem que a TNE suplementar pode ser efetiva na manutenção da remissão na DC, mas estudos com maior número de pacientes são necessários.

Verma et al.[81] avaliaram o uso de suplemento nutricional oral na manutenção da remissão da DC, comparada com a dieta oral sem restrições. Os autores concluíram que o uso de suplemento nutricional oral em complemento à dieta habitual é seguro, bem tolerado e efetivo na manutenção da remissão na DC.

Harries et al.[82] mostraram que ingestão diária de suplemento oral de 600 kcal é possível em pacientes com DC inativa. A ingestão oral com suplemento nutricional em quantidade superior a esta só é possível por período muito curto na DC ativa.[82]

A indução da remissão também foi avaliada após ressecção cirúrgica ileal ou ileocolônica por Yamamoto et al.[62] Os autores investigaram o impacto da TNE na recorrência clínica e endoscópica de 40 pacientes consecutivos randomizados para receber TNE parcial ou dieta livre. Os autores concluíram que a suplementação em longo prazo pode reduzir significativamente a recorrência clínica e endoscópica.

Ainda não há estudos específicos que avaliem o papel da TNE na manutenção da remissão em pacientes com RCU.

Mecanismos de ação anti-inflamatória e imunomoduladora das TNE

Vários estudos têm revelado que o uso de TNE exclusiva reduz o contingente de citocinas proinflamatórias (IL-1, IL-2, IL-8, interferon-gama [IFN-gama], TNF--alfa, etc.) no sangue e/ou na mucosa intestinal e, ao mesmo tempo, incrementa o conteúdo tecidual de citocinas anti-inflamatórias (p.ex., TGF-beta, fator 1 de crescimento similar à insulina 1 [IGF-1], proteína 3 ligante de IGF [IGFBP-3], aumento da relação antagonista do receptor para IL-1/interleucina 1 beta [IL--1ra/IL-1-beta]).[59,60,66,83] Ademais, a permeabilidade intestinal, que habitualmente está bastante aumentada na DII, permitindo a entrada incoercível de elementos antigênicos, pode ser normalizada com a TNE exclusiva.[48] Um estudo,[84] em que biópsias de mucosa inflamada de pacientes com DC foram incubadas com diferentes tipos de dietas enterais e elementos presentes em algumas dietas enterais (controle, dieta monomérica, dieta polimérica e soro do leite), revelou aumento da relação IL-1ra/IL-1-beta no meio, o que caracteriza efeito protetor, na sequência do maior para o menor valor: relação IL-1ra/IL-1-beta com dieta polimérica = 142,8; relação com incubação com soro do leite = 95,7; relação com dieta monomérica = 89,6; e, no grupo-controle = 45,7. Fica claro, portanto, que existe "algo" nas dietas enterais que propicia um efeito anti-inflamatório e imunomodulador. Além disso, aparentemente, o soro do leite exibe efeitos anti-inflamatórios e protetores.

Pelo menos quatro hipóteses têm sido aventadas para explicar os efeitos anti-inflamatórios e imunomoduladores das dietas enterais na DII. É possível que todos os mecanismos atuem em conjunto, culminando no efeito salutar das dietas enterais na DII. Tais hipóteses são descritas a seguir.

Melhora da condição nutricional

Há muito se sabe que um indivíduo bem nutrido responde melhor do ponto de vista imunológico. Durante um bom tempo, o efeito da dieta sobre o estado nutricional, avaliado por meio de medidas antropométricas, como ganho de peso, medida do IMC, recuperação da prega cutânea e da circunferência do braço, entre outras, foi tido como o principal responsável pela ação anti-inflamatória das dietas enterais. Entretanto, Bannerjee et al.,[83] em 2004, em estudo com dieta enteral exclusiva em pacientes com DC ativa, mostraram que a ação anti-inflamatória da dieta enteral precede a recuperação nutricional avaliada pelos métodos habituais de antropometria. As provas de atividade inflamatória, como a velocidade de hemossedimentação (VHS), a PCR, índice de atividade inflamatória, IL-6 e IGF-1, reduziram-se já na 1ª semana de tratamento. A melhora dos dados antropométricos só passou a acontecer a partir da 2ª à 3ª semana de tratamento. Vale salientar que é possível, do ponto de vista celular, que o ganho energético e a recuperação mitocondrial obtidos com a reposição nutricional tenham participação na resposta anti-inflamatória promovida pela dieta enteral, o que tornaria essa hipótese bastante plausível. Entretanto, tal mecanismo não foi ainda devidamente comprovado.

Redução da carga antigênica luminal ("descanso ou repouso intestinal")

Hoje, a DII é entendida como uma condição com suscetibilidade genética, em que participam vários fatores etiopatogênicos, como aumento da permeabilidade intestinal (defeito de barreira) e desequilíbrio da imunorregulação na mucosa intestinal. Vários são os elementos antigênicos que podem hiperestimular o sistema imunológico. Os antígenos bacterianos (p.ex., lipopolissacarídeos [LPS], peptidoglicano [PGN]) têm sido os mais estudados e servem de base para a tese de que os pacientes com DII reagem violentamente a seus próprios antígenos bacterianos ou, em outras palavras, não toleram sua própria microbiota intestinal. Mais recentemente, tem sido dada atenção especial aos antígenos alimentares que, como no caso dos antígenos bacterianos, também compõem esse contingente agressor. Nesse grupo, incluem-se os chamados xenobióticos, nome genérico que engloba a enorme gama de antígenos alimentares representados pelos aditivos (corantes, antiaglutinantes, etc.) e conservantes presentes nos alimentos industrializados, que podem ser ingeridos em uma dieta normal.

No mundo ocidental em especial, há uma ampla exposição a uma série de micropartículas inorgânicas, usadas como conservantes e aditivos nos alimentos, com poder inflamatório, conhecidas geralmente como nanopartículas de óxidos de titânio, alumínio e silicone, entre outros.[48] Além disso, certos desvios da dieta normal (p.ex., rica em polióis e carboidratos refinados de cadeia curta, excesso de gordura poli-insaturada n-6) podem contribuir para potencializar o processo inflamatório e aumentar a permeabilidade intestinal. Assim, admite-se que o poder anti-inflamatório das dietas enterais decorre do baixo conteúdo de elementos com poder antigênico. Todavia, se esse fosse o motivo principal na comparação entre dieta monomérica, oligomérica e polimérica, a melhor resposta terapêutica deveria ocorrer com a dieta monomérica ou elementar, à base de aminoácidos, que, sabidamente, é a menos antigênica.[56] De fato, crianças com grave alergia à proteína do leite de vaca, quando não respondem à terapia com leite hidrolisado (cerca de 5 a 10% das crianças com esse tipo de alergia não respondem ao tratamento exclusivo com leite amplamente hidrolisado), passam a responder após a introdução de fórmula à base de aminoácidos. No entanto, em pacientes com DC ativa, a remissão foi igualmente alcançada independentemente da fórmula utilizada – monomérica, oligomérica ou polimérica.[60]

Portanto, ainda que as dietas enterais sejam menos antigênicas, esse não parece ser o mecanismo único ou fundamental para se explicar a eficácia anti--inflamatória das fórmulas enterais.

Efeitos da TNE sobre a microbiota intestinal

Como já comentado, a microbiota intestinal parece exercer papel crucial no contexto etiopatogênico da DII. Alterações quantitativas e qualitativas (p.ex., redução de *Lactobacillus* e de *Bifidobacterium* e aumento de bactérias anaeróbicas, potencialmente patogênicas) da microbiota intestinal foram descritas na DII, em especial na DC.[85,86] Essas alterações levaram alguns autores a pesquisar o impacto da TNE na microbiota intestinal. De fato, quando comparada com a TNP, a TNE promoveu redução da relação entre bactérias anaeróbicas/aeróbicas (0,42 *versus* 201, p < 0,05) e promoveu razoável crescimento (log CFU/g) de *Lactobacillus* spp e *Bifidobacterium* spp.[87] No caso da TNP, a colonização com *Lactobacillus* spp foi insignificante e o *Bifidobacterium* spp foi indetectável. O impacto da TNE sobre a microbiota intestinal de pacientes adultos com DII não foi devidamente estudado.[53] Entretanto, em crianças, seu uso causou impacto favorável na microbiota intestinal em pacientes com DC.[56]

Mistura adequada de lipídios

Os ácidos graxos presentes nas dietas enterais podem exercer efeitos anti--inflamatórios e imunomoduladores, além de interferirem na permeabilidade intestinal. Gassull et al.[88] salientam que o resultado positivo das dietas enterais na DII tem a ver, em grande parte, com a mistura adequada de ácidos graxos, com resultado final anti-inflamatório. Sadeghi et al.,[89] em excelente trabalho experimental, mostraram diferentes efeitos de lipídios sobre o processo inflamatório intestinal. Os triglicerídios de cadeia média (TCM) e o óleo de peixe (rico em ácidos graxos ômega 3) exercem efeito anti-inflamatório; o ácido oleico (proveniente do azeite de oliva) tem uma atividade anti-inflamatória intermediária; o ácido linoleico tem ação pró-inflamatória, mas deve fazer parte do perfil lipídico das dietas em baixa quantidade, por ser um ácido graxo essencial. Assim, uma mistura adequada de lipídios (com predomínio de lipídios com ação anti-inflamatória), com resultante final anti-inflamatória, é a que deve estar presente nas dietas enterais utilizadas para o tratamento da DII.[88,89] Fontes ideais de ácidos graxos, nesse contexto anti-inflamatório, incluem a canola (p.ex., ácido oleico, ácido linolênico) e o óleo de oliva (rico em ácido oleico e fenóis, estes com potente ação antioxidante).[88,89]

NUTRIENTES ESPECÍFICOS

Já foi demonstrado que a dieta enteral pode induzir a remissão de doença em adultos e crianças e, nestas, pode promover o crescimento. Contudo, a eficácia das dietas enterais parece depender da aceitação do paciente e de sua capacidade de consumi-las por períodos prolongados. Não foi determinado se o sucesso do TN é a natureza elementar; isso depende do teor de nutrientes ou do efeito farmacológico dos nutrientes. O papel da TN parece claro, mas o emprego de dietas de exclusão, ácidos graxos de cadeia curta, glutamina, óleos de peixe ou probióticos na DC ainda necessita de mais evidências clínicas quanto à sua eficácia, e são ainda mais usados em regime experimental.

O benefício de fórmulas especializadas (modificação do teor lipídico, inclusão de glutamina, ácido graxo ômega 3 e TGF-beta) ainda não foi comprovado.

Ácido graxo ômega 3

O óleo de peixe derivado dos PUFA n-3 inibe os leucotrienos B4, um eicosanoide pró-inflamatório potente sintetizado a partir dos ácidos graxos, implicado na patogênese da DII. A DC ativa apresenta redução da capacidade antioxidante ao lado de um perfil lipídico alterado, situações propícias para o papel dos PUFA n-3. A suplementação com fórmulas líquidas contendo antioxidantes e PUFA n-3 determinou redução da proporção de ácido araquidônico e aumento de docosapentaenoico (DHA) e eicosapentaenoico (EPA) nos fosfolipídios plasmáticos e tecido adiposo, sugerindo favorecer o perfil anti-inflamatório. Os estudos de Lorenz et al.[70] e Lorenz-Meyer et al.[90] não mostraram redução da atividade da doença ou prolongaram a remissão na DC quando suplementados com óleo de peixe.

O estudo de Lorenz-Meyer[90] foi randomizado, controlado com placebo, em 204 pacientes com DC, incluídos após uma recidiva aguda, para receber óleo de peixe, uma dieta pobre em carboidratos ou placebo durante 1 ano.

Em muitos dos estudos, efeitos colaterais, como halitose, eructação e diarreia, foram descritos com interferência na aceitação do tratamento.

Belluzzi et al.[91] mostraram que a suplementação de 9 cápsulas de dissolução entérica de óleo de peixe, equivalente a 2,7 g de PUFA n-3, foi medida eficaz para o tratamento de manutenção da remissão de portadores de DC, quando comparada com placebo. Essa apresentação mostra-se vantajosa em otimizar a absorção do EPA e DHA, sem efeito colateral. Os autores realizaram um estudo controlado com placebo, duplo-cego, por 1 ano, com essas cápsulas de dissolução entérica para avaliar a manutenção da remissão em 78 pacientes de DC com risco elevado de recidiva. Após 1 ano, 23 pacientes (59%) do grupo que recebia ômega três permaneceram em remissão, em comparação com 10 pacientes (26%) no grupo placebo.

Entretanto, esses três estudos controlados são passíveis de críticas por razões diversas, como número reduzido de pacientes, intolerância às cápsulas de óleo de peixe (halitose, paladar ruim) e uso de óleo de milho ou de oliva no grupo controle, o que pode favorecer o resultado. O óleo de milho pode ser metabolizado a ácido gamalinoleico (GLA), precursor de monoenoico eicosanoide e leucotrienos da série 3, e o óleo de peixe pode atuar como varredor de radicais livres. Essas atividades biológicas podem reduzir a inflamação crônica e interferir nos resultados.

A revisão sistemática com metanálise desses estudos concluiu que cápsulas entéricas de ácido graxo ômega 3 podem ser efetivas quando administradas para manutenção da remissão na DC.[91-93] Entretanto, os estudos são inconclusivos e ainda faltam dados para indicar seu uso de rotina. A eficácia de emulsão lipídica enriquecida com ácido graxo ômega 3 ainda não foi comprovada na TNP de pacientes com DC ativa. Estudos avaliaram a eficácia dos ácidos graxos ômega 3 na RCU e não encontraram relevância clínica.[94]

Glutamina

A glutamina é um aminoácido não essencial, mas pode ter suas necessidades aumentadas em estados hipercatabólicos. É um nutriente importante para o enterócito e linfócitos, e, dessa forma, pode melhorar a integridade intestinal, reduzir a translocação bacteriana e preservar o nível da imunoglobulina A intestinal e extraintestinal.

Scheppach et al.[95] mostraram, em estudo clínico, que glutamina ou os dipeptídios com glutamina são tróficos para a mucosa intestinal, com aumento da altura das vilosidades e redução da permeabilidade intestinal. Entretanto, resultados de estudos clínicos com suplementação de glutamina não demonstraram restaurar a permeabilidade intestinal ou induzir a remissão.[95] Dessa forma, o dados disponíveis sugerem que, por ser um nutriente trófico para a mucosa intestinal, a glutamina pode ter um benefício potencial na DC, mas são necessários mais estudos para determinar seus reais efeitos.

Muitos estudos controlados avaliaram e compararam a eficácia de fórmulas à base de aminoácidos livres, peptídios ou proteína integral na DC ativa. Nenhuma diferença em relação às fórmulas foi encontrada.[96] Fórmulas com proteína intacta e acrescidas de glutamina não mostraram superioridade com relação à fórmula-padrão em DC ativa, do ponto de vista clínico e nutricional.[95,97]

Entretanto, nos últimos anos, tem-se avaliado a associação de glutamina com arginina na colite aguda da DC, como nutrientes com capacidade de reduzir inflamação da mucosa. O efeito combinado de glutamina e arginina determinou diminuição na produção de TNF-alfa, e citocinas inflamatórias, possivelmente por regular a expressão do NFkB e p38 MAPK na biópsia colônica dos pacientes com DC ativa.[98] Para isso, são necessárias concentrações adequadas desses aminoácidos no sítio inflamado, a partir de ingestão oral ou enteral de doses elevadas desses nutrientes.

Há somente um estudo prospectivo, controlado, de glutamina parenteral usada em 24 pacientes com DII ativa, dos quais 19 apresentavam DC. No entanto, não houve melhora com a adição de glutamina 0,3 g/kg de L-alanil-L-glutamina na TNP, com relação a permeabilidade intestinal, concentração plasmática, parâmetros nutricionais, atividade da doença e permanência hospitalar.[99]

Probióticos

Probióticos são microrganismos vivos que compõem alguns alimentos que conferem benefício ao intestino, já que podem substituir as bactérias patogênicas por competição, o que pode favorecer a DC ativa, uma vez que a inflamação promove alteração na microflora intestinal.

Os probióticos não são patogênicos e, em geral, são do gênero *Bifidobacterium* ou *Lactobacillus*, mas podem incluir também outras bactérias, como coliformes não invasivos e não bactérias, como o *Saccharomyces boulardii*.

O'Mahony et al.[100] sugerem que, na DC, o probiótico *L. salivarius* tem eficácia equivalente ao 5-ASA, tratamento farmacológico clássico. Estudos com pequeno número de pacientes mostraram resultados promissores com o uso de probióticos na DC. Em estudo preliminar prospectivo, randomizado e controlado, realizado em pequeno número de pacientes com DC ativa, Grupta et al.[101] apontaram a eficácia de cápsulas de *Lactobacillus GG*, administradas 2 vezes/dia, por 6 meses. Após 4 semanas, houve melhora da permeabilidade e da função de barreira intestinal, assim como da atividade da doença. Entretanto, Prantera et al.[102] repetiram esse estudo em maior número de pacientes com DC, e os resultados não favoreceram o uso de probióticos na DC como prevenção de recidiva ou redução da inflamação.

Recentemente, uma metanálise realizada em oito estudos não demonstrou a eficácia de probióticos na manutenção da remissão e prevenção de recorrência clínica e endoscópica na DC.[103] Outra metanálise mostrou que o uso de probióticos associado ao tratamento convencional não melhora o índice de remissão na RCU leve e moderada, mas são mais efetivos na forma grave e extensa da doença. É necessário aumentar a casuística para conclusões mais definitivas.[104] Entretanto, uma metanálise de 13 estudos realizados em pacientes com RCU mostrou que probióticos são mais efetivos que placebos na manutenção da remissão.[105]

Butirato

Os ácidos graxos de cadeia curta (AGCC), incluindo butirato, acetato e propionato, são gerados no cólon como resultado da fermentação bacteriana de fibras dietéticas pelas bactérias na luz intestinal. Os AGCC são rapidamente absorvidos pela mucosa intestinal e são fontes importantes de substratos metabólicos para os colonócitos, como trofismo para a mucosa, estímulo da absorção de água e sódio, além de estimular enzimas reparadoras da mucosa.

Os AGCC, particularmente o butirato, exercem efeito anti-inflamatório, uma vez que diminuem a expressão de citocinas pró-inflamatórias via inibição da ativação do fator nuclear kappa-B em portadores de DC.[106] Contudo, estudos prospectivos, randomizados e com casuística adequada devem ser realizados para determinar o efeito favorável na DC e RCU.

TGF-B2

O fator de crescimento transformador B2 (TGF-B2) é um polipeptídio encontrado normalmente no leite, capaz de enriquecer a dieta enteral, em razão de sua ação em modular a imunidade intestinal, uma vez que antagoniza o TNF-alfa.

Uma fórmula oral polimérica rica em TGF-B2 foi avaliada como única forma de nutrição por 8 semanas em 29 crianças com DC ativa.[66] Delas, 79% obtiveram remissão completa, com melhora dos indicadores laboratoriais de inflamação, cicatrização endoscópica e redução de citocinas pró-inflamatórias (interferon-gama, interleucina-8) no íleo terminal e cólon. Fórmulas enterais suplementadas com o TGF-B2 foram avaliadas em estudos clínicos não controlados. Foram encontrados redução da inflamação da mucosa, redução de citocinas pró-inflamatórias no íleo e cólon e aumento do TGF-B2 m-RNA. Entretanto, as vantagens clínicas dessas formulações modificadas permanecem não comprovadas na ausência de estudos clínicos adequados.[107]

DIETA DE EXCLUSÃO

A exclusão de antígenos dietéticos das dietas pode favorecer o controle da atividade da DC, embora sejam necessários mais estudos controlados e com maior número de pacientes para demonstrar sua real eficácia.

Há muitos anos, Alun et al.[108] demonstraram em 20 pacientes consecutivos com DC ativa que certos alimentos não tolerados por pacientes, quando eliminados das dietas e reintroduzidos individualmente em seguida, determinaram recorrência dos sintomas. Jones[109] avaliou 36 pacientes randomizados para receber TNE com dieta elementar ou TNP e mostrou que ambas foram eficientes na indução de remissão. Depois, foram seguidos de dieta de exclusão de alimentos considerados intoleráveis, e a taxa de recidiva após 1 ano foi de 11%, sendo considerada estratégia importante na manutenção da remissão da DC. Riordan et al.[110] mostraram redução da remissão com a exclusão de nutrientes quando comparados com os corticosteroides (62 *versus* 79%). Dois estudos demonstraram prevalência elevada de intolerância à lactose em pacientes com DC.[110,111]

Mishkin et al.[111] encontraram deficiência de lactase em 40% de pacientes com DC, comparados com 29% dos controles e 13% dos portadores de RCU. Na DC confinada ao íleo terminal, a chance dessa deficiência é maior que na colite de Crohn ou RCU. A prevalência de má absorção de lactose na DC (46,9%) foi semelhante em estudo alemão,[95] com frequência mais elevada na DC ativa (83,3%). Entre as possíveis causas dessa má absorção, destacam-se hipercrescimento bacteriano e aumento do tempo de trânsito. Na RCU, não há evidências de má absorção de lactose.

Dessa forma, em razão da qualidade dos estudos, não há evidências de que modificações dietéticas na dieta oral tenham benefícios relacionados à manutenção da remissão, com ressalvas associadas à lactose, que, em caso de dúvidas, deve ser sempre investigada. Várias mudanças dietéticas foram pesquisadas como tratamento adjuvante, como modificações no conteúdo de fibras alimentares e açúcares simples, mas nenhuma mostrou benefício na manutenção da remissão.

REFERÊNCIAS BIBLIOGRÁFICAS

1. Nguyen GC, Munsell M, Harris ML. Nationwide prevalence and prognostic significance of clinically diagnosable protein-calorie malnutrition in hospitalized inflammatory bowel disease patients. Inflamm Bowel Dis 2008; 14:1105-11.

2. van Heel DA, Fisher SA, Kirby A, Daly MJ, Rioux JD, Lewis CM. Inflammatory bowel disease susceptibility loci defined by genome scan meta-analysis of 1952 affected relative pairs. Hum Mol Genet 2004; 13(7):763-70.

3. Costas Armada P, Garcia-Mayor RV, Larranaga A, Seguin P, Perez Mendez LF. Rate of undernutrition and response to specific nutritional therapy in Crohn's disease. Nutr Hosp 2009; 24(2):161-6.

4. Valentini L, Schaper L, Buning C, Hengstermann S, Koernicke T, Tillinger W et al. Malnutrition and impaired muscle strength in patients with Crohn's disease and ulcerative colitis in remission. Nutrition 2008; 24(7-8):694-702.

5. Reimund JM, Arondel Y, Escalin G, Finck G, Baumann R, Duclos B. Immune activation and nutritional status in adult Crohn's disease patients. Dig Liver Dis 2005; 37(6):424-31.

6. Sousa Guerreiro C, Cravo M, Costa AR, Miranda A, Tavares L, Moura-Santos P et al. A comprehensive approach to evaluate nutritional status in Crohn's patients in the era of biologic therapy: a case-control study. Am J Gastroenterol 2007; 102(11):2551-6.

7. Gassul MA, Cabré E, Vilar LI. Nível de ingesta hospitalar y su papel en el desarollo de malnutricion calórico-proteica en pacientes gastroenterológicos hospitalizados. Med Clin (Barc) 1985; 85:85-90.

8. Subramanian V, Saxena S, Kang JY, Pollok RC. Preoperative steroid use and risk of postoperative complications in patients with inflammatory bowel disease undergoing abdominal surgery. Am J Gastroenterol 2008; 103(9):2373-81.

9. Filippi J, Al-Jaouni R, Wiroth JB, Hebuterne X, Schneider SM. Nutritional deficiencies in patients with Crohn's disease in remission. Inflamm Bowel Dis 2006; 12(3):185-91.

10. Waitzberg DL, Teixeira da Silva ML. Diagnóstico das alterações nutricionais da doença inflamatória intestinal. In: Habr-Gama A. CBC – Clínica Brasileira de Cirurgia. Doença inflamatória intestinal. São Paulo: Atheneu, 1997.

11. Fleming CR, Huizenga KA, McCall JT, Gildea J, Dennis R. Zinc nutrition in Crohn's disease. Dig Dis Sci 1981; 26:865-70.

12. Wilson A, Reyes E, Ofman J. Prevalence and outcomes of anemia in inflammatory bowel disease: a systematic review of the literature. A J Med 2004; 116(Suppl.7A):44S-9S.

13. Cronin CC, Shanahan F. Anemia in patients with chronic inflammatory bowel disease. Am J Gastroenterol 2001; 96(8):2296-8.

14. Means Jr. RT. Advances in the anemia of chronic disease. Int J Hematol 1999; 70:7-12.

15. Schreiber S, Howaldt S, Schnoor M, Nikolaus S, Bauditz J, Gasche C et al. Recombinant erythropoietin for the treatment of anemia in inflammatory bowel disease. N Engl J Med 1996; 334(10):619-23.

16. Papa A, De Stefano V, Danese S, Chiusolo P, Persichilli S, Casorelli I et al. Hyperhomocysteinaemia and prevalence of polymorphisms of folate-metabolism-related enzymes in patients with inflammatory bowel disease. Am J Gastroenterol 2001; 96:2677-82.

17. Rigaud D, Cerf M, Angel Alberto L, Sobhani I, Carduner MJ, Mignon M. Increase of resting energy expenditure during flare-ups in Crohn disease. Gastroenterol Clin Biol 1993; 17(12):932-7.

18. Stokes MA, Hill GL. Total energy expenditure in patients with Crohn's disease: measurement by the combined body scan technique. JPEN 1993; 17:3-7.

19. Graham TO, Kandil HM. Nutritional factors in inflammatory bowel disease. Gastroenterol Clin North Am 2002; 31(1):203-18.

20. Vasconcelos MIL. Avaliação de pacientes hospitalizados. In: Tirapegui J, Ribeiro SML (eds.). Avaliação nutricional: teoria e prática. Rio de Janeiro: Guanabara Koogan, 2009.

21. Silva MKS, Félix DS. Uso da antropometria na avaliação do estado nutricional. Rev Bras Nutr Clin 1998; 13:74-80.

22. Vasconcelos MIL. Avaliação nutricional antropométrica. In: Magnoni D, Cukier C (eds.). Nutrição na insuficiência cardíaca. São Paulo: Sarvier, 2002.

23. Valdés MP, Savino P, Pimiento S, Escallón J. Evaluación nutricional en pacientes con soporte metabólico y nutricional. Lectura Nutr 1997; 4:28-38.

24. Dias MCG, Horie LM, Waitzberg DL. Exame físico e antropometria. In: Waitzberg DL (ed). Nutrição oral, enteral e parenteral na prática clínica. 4.ed. São Paulo: Atheneu, 2009.

25. Vasconcelos MIL. Nutrição enteral. In: Cuppari L (ed.). Nutrição clínica no adulto. 2.ed. Barueri: Manole, 2005.

26. Riella MC. Avaliação nutricional e metabólica. In: Riella MC (ed.). Suporte nutricional parenteral e enteral. Rio de Janeiro: Guanabara Koogan, 1993.

27. Heymsfield SB, Tighe A, Wang AM. Nutritional assessment by anthropometric and biochemical methods. In: Shils ME, Olson JA, Shike M (eds.). Modern nutrition in health and disease. Philadelphia: Lea & Febiger, 1994.

28. Coppini LZ, Horie LM, Waitzberg DL. Impedância bioelétrica. In: Waitzberg DL (ed.). Nutrição oral, enteral e parenteral na prática clínica. 4.ed. São Paulo: Atheneu, 2009.

29. Detsky AS, McLaughlin JR, Baker JP, Johnston N, Whittaker S, Mendelson RA et al. What is subjective global assessment of nutritional status? JPEN J Parenteral Enteral Nutr 1987; 11:8-13.

30. Blackburn GL, Bistrian BR, Maini BS, Schlamm HT, Smith MF. Nutritional and metabolic assessment of the hospitalized patient. JPEN 1977; 1:11.

31. Bernard MA, Jacobs DO, Rombeau JL. Necessidades nutricionais. In: Suporte nutricional e metabólico de pacientes hospitalizados. Rio de Janeiro: Guanabara Koogan, 1988.

32. Burgos MGPA, Salviano FN, Belo GMS, Bion FM. Doenças inflamatórias intestinais: o que há de novo em terapia nutricional? Rev Bras Nutr Clin 2008; 23(3):184-9.

33. Bottoni A, Rodrigues RC, Bottoni A, Nogueira RJN. Exames laboratoriais. In: Waitzberg DL (ed.). Nutrição oral, enteral e parenteral na prática clínica. 4.ed. São Paulo: Atheneu, 2009.

34. Chan AT, Fleming CR, O'Fallon WM, Iluizenga KA. Estimated versus measured basal energy requirements in patients with Crohn's disease. Gastroenterology 1986; 91:75-8.

35. Eiden K. Nutritional considerations in inflammatory bowel disease. Pract Gastroenterol 2003; XXVII:33.

36. American Society for Parenteral and Enteral Nutrition. Nutrition Support Core Curriculum: a case-based approach – the adult patient. Gastrointestinal Disease 2007.

37. Newby EA, Sawczenko A, Thomas AG, Wilson D. Interventions for growth failure in childhood Crohn's disease. Cochrane Database Syst Rev 2005; (3):CD003873.

38. Gailhoustet L, Goulet O, Cachin N, Schmitz J. Study of psychological repercussions of 2 modes of treatment of adolescents with Crohn's disease. Arch Pediatr 2002; 9(2):110-6.

39. Afzal NA, Van Der Zaag-Loonen HJ, Arnaud-Battandier F, Davies S, Murch S, Derkx B et al. Improvement in quality of life of children with acute Crohn's disease does

not parallel mucosal healing after treatment with exclusive enteral nutrition. Aliment Pharmacol Ther 2004; 20(2):167-72.

40. Scolapio JS. The role of total parenteral nutrition in the management of patients with acute attacks of inflammatory bowel disease. J Clin Gastroenterol 1999; 29:223-4.

41. Lindor KD, Fleming CR, Ilstrup DM. Preoperative nutritional status and other factors that influence surgical outcome in patients with Crohn's disease. Mayo Clin Proc 1985; 60(6):393-6.

42. Niu LY, Gong JF, Wei XW, Zhu WM, Li N, Li JS. Effects of perioperative combined nutritional support in Crohn disease. Zhonghua Wai Ke Za Zhi 2009; 47(4):275-8.

43. Greenberg GR, Fleming CR, Jeejeebhoy KN, Rosenberg IH, Sales D, Tremaine WJ. Controlled trial of bowel rest and nutritional support in the management of Crohn's disease. Gut 1988; 29(10):1309-15.

44. Frascio F, Giacosa A, Martines D, Sukkar SG, Naccarato RI. The bowel rest: a key factor in the management of active Crohn's disease? Rivista Italiana Di Nutrizione Parenterale Ed Enterale 1997; 15(12):90-6.

45. Miehsler W, Reinisch W, Valic E, Osterode W, Tillinger W, Feichtenslager T et al. Is inflammatory bowel disease an independent and disease specific risk factor for thromboembolism? Gut 2004; 53:542-8.

46. Michetti P, Peppercorn MA. Medical therapy of specific clinical presentations. Gastroenterol Clin North Am 1999; 28(2):353-70.

47. Present DH, Rutgeerts P, Targan S, Hanauer SB, Mayer L, van Hogezand RA et al. Infliximab for the treatment of fistulas in patients with Crohn's disease. N Engl J Med 1999; 340:1398-405.

48. Tárrago CP, Maestu AP, de La Torre AM. Tratamiento nutricional en la enfermedad inflamatoria intestinal. Nutr Hosp 2008; 23:417-27.

49. ASPEN. Guidelines for the use of parenteral and enteral nutrition in adult and pediatric patients. JPEN J Parenter Enteral Nutr 2002; 26(Suppl 1):1S-138S.

50. Fernandez-Banares F, Cabre E, Esteve-Comas M, Gassull MA. How effective is enteral nutrition in inducing clinical remission in active Crohn's disease? A meta-analysis of the randomized clinical trials. JPEN J Parenter Enteral Nutr 1995; 19(5):356-64.

51. Griffiths AM, Ohlsson A, Sherman PM, Sutherland LR. Meta-analysis of enteral nutrition as a primary treatment of active Crohn's disease. Gastroenterology 1995; 108(4):1056-67.

52. Messori A, Trallori G, D'Albasio G, Milla M, Vannozzi G, Pacini F. Defined-formula diets versus steroids in the treatment of active Crohn's disease: a meta-analysis. Scand J Gastroenterol 1996; 31(3):267-72.

53. Zachos M, Tondeur M, Griffiths AM. Enteral nutritional therapy for inducing remission of Crohn's disease. Cochrane Database Syst Rev 2001; 3.

54. Zachos M, Tondeur M, Griffiths AM. Enteral nutritional therapy for induction of remission in Crohn's disease. Cochrane Database Syst Rev 2007; 1.

55. El-Matary W. Enteral nutrition as a primary therapy of Crohn's disease: the pediatric perspective. Nutr Clin Pract 2009; 24:91-7.

56. Gassull MA. Can nutritional therapy replace pharmacologic therapy in pediatric Crohn's disease? Nat Clin Pract Gastroenterol Hepatol 2009; 6:80-1.

57. Heuschkel RB, Menache CC, Megerian JT, Baird AE. Enteral nutrition and corticosteroids in the treatment of acute Crohn's disease in children. J Pediatr Gastroenterol Nutr 2000; 31(1):8-15.

58. Dziechciarz P, Horvath A, Shamir R, Szajewska H. Meta-analysis: enteral nutrition in active Crohn's disease in children. Aliment Pharmacol Ther 2007; 26(6):795-806.

59. Borrelli O, Cordischi L, Cirulli M, Paganelli M, Labalestra V, Uccini S et al. Polymeric diet alone versus corticosteroids in the treatment of active pediatric Crohn's disease: a randomized controlled open-label trial. Clin Gastroenterol Hepatol 2006; 4:744-53.

60. Canani BR, Terrin G, Borrelli O, Romano MT, Manguso F, Coruzzo A et al. Short- and long-term therapeutic efficacy of nutritional therapy and corticosteroids in paediatric Crohn's disease. Dig Liver Dis 2006; 38:381-7.

61. Yamamoto T, Nakahigashi M, Umegae S, Matsumoto K. Enteral nutrition for the maintenance of remission in Crohn's disease: a systematic review. Eur J Gastroenterol Hepatol 2010; 22:1-8.

62. Yamamoto T, Nakahigashi M, Saniabadi AR, Iwata T, Maruyama Y, Umegae S et al. Impacts of long-term enteral nutrition on clinical and endoscopic disease activities and mucosal cytokines during remission in patients with Crohn's disease: a prospective study. Inflamm Bowel Dis 2007; 13(12):1493-501.

63. Ikeuchi H, Yamamura T, Nakano H, Kosaka T, Shimoyama T, Fukuda Y. Efficacy of nutrition therapy for perforating and non-perforating Crohn's disease. Hepatogastroenterology 2004; 51:1050-2.

64. Yamamoto T, Nakahigashi M, Umegae S, Kitagawa T, Matsumoto K. Impact of long-term enteral nutrition on clinical and endoscopic recurrence after ressection for Crohn's disease: a prospective, non-randomized, parallel, controlled study. Aliment Pharmacol Ther 2007; 25:67-72.

65. Afzal NA, Davies S, Paintin M, Arnaud-Battandier F, Walker-Smith JA, Murch S et al. Colonic Crohn's disease in children does not respond well to treatment with enteral nutrition if the ileum is not involved. Dig Dis Sci 2005; 50:1471-5.

66. Fell JM, Paintin M, Arnaud-Battandier F, Beattie RM, Hollis A, Kitching P et al. Mucosal healing and a fall in mucosal pro-inflammatory cytokine mRNA induced by a specific oral polymeric diet in paediatric Crohn's disease. Aliment Pharmacol Ther 2000; 14:281-9.

67. Damião AOMC. Doença inflamatória intestinal: terapia biológica. J Bras Gastroenterol 2009; 9:4-7.

68. González-Huix F, Fernández-Bañares F, Esteve-Comas M, Abad-Lacruz A, Cabré E, Acero D et al. Enteral versus parenteral nutrition as adjunct therapy in acute ulcerative colitis. Am J Gastroenterol 1993; 88:227-32.

69. Damião AOMC. Dieta oligomérica: conceito e aplicações clínicas. Rev Visão Méd Oncologia (RVMO) 2008; 6:13-6.

70. Lorenzs R, Weber PC, Szimnau P. Suplemmentation with n-3 fatty acids from fish oil in chronic inflammatory bowel disease a randomized placebo-controlled, double blind cross-over trial. J Intern Med 1989; 225(731):S32-7.

71. Malchow H, Steinhardt HJ, Lorenz-Meyer H, Strohm WD, Rasmussen S, Sommer H. Feasibility and effectiveness of a defined-formula diet regimen in treating active Crohn's disease. European Cooperative Crohn's Disease Study III. Scand J Gastroenterol 1990; 25:235-44.

72. Lochs H, Steinhardt HJ, Klaus-Wentz B, Zeitz M, Vegelsang H, Sommer H. Comparison of enteral nutrition and drug treatment in active Crohn's disease. Gastroenterology 1991; 101:881-8.

73. Gonzales-Huix F, de Leon R, Fernandez-Banares F, Esteve M, Cabre E, Acero D. Polymeric enteral diets as primary treatment of active Crohn's disease: a prospective steroid controlled trial. Gut 1993; 34:778-82.

74. Giaffer MH, North G, Holdsworth CD. Controlled trial of polymeric versus elemental diet in treatment of active Crohn's disease. Lancet 1990; 335:816-9.

75. Stein J. Chemically defined structured lipids: current status and future directions in gastrointestinal diseases. Int J Colorectal Dis 1999; 14(2):79-85.

76. Bamba T, Shimoyama T, Sasaki M, Tsujikawa T, Fukuda Y, Koganei K et al. Dietary fat attenuates the benefits of an elemental diet in active Crohn's disease: a randomized, controlled trial. Eur J Gastroenterol Hepatol 2003; 15(2):151-7.

77. Griffiths AM. Enteral nutrition in the management of Crohn's disease JPEN J Parenter Enteral Nutr 2005; 29(4 Suppl.):S108-12; discussion S112-7, S184-8.

78. Akobeng AK, Thomas AG. Enteral nutrition for maintenance of remission in Crohn's disease. Cochrane Database Syst Rev 2007.

79. Takagi S, Utsunomiya K, Kuriyama S, Yokoyama H, Takahashi S, Iwabuchi M et al. Effectiveness of an "half elemental diet" as maintenance therapy for Crohn's disease: a randomized-controlled trial. Aliment Pharmacol Ther 2006; 24(9):1333-40.

80. Verma S, Holdsworth CD, Giaffer MH. Does adjuvant nutritional support diminish steroid dependency in Crohn disease? Scand J Gastroenterol 2001; 36(4):383-8.

81. Verma S, Kirkwood B, Brown S, Giaffer MH. Oral nutritional supplementation is effective in the maintenance of remission in Crohn's disease. Dig Liver Dis 2000; 32(9):769-74.

82. Harries AD, Jones LA, Danis V, Fifield R, Heatley RV, Newcombe RG et al. Controlled trial of supplemented oral nutrition in Crohn's disease. Lancet 1983; 1(8330):887-90.

83. Bannerjee K, Camacho-Hübner C, Babinska K, Dryhurst KM, Edwards R, Savage MO et al. Anti-inflammatory and growth-stimulating effects precede nutritional restitution during enteral feeding in Crohn's disease. J Pediatr Gastroenterol Nutr 2004; 38:270-5.

84. Meister D, Bode J, Shand A, Ghosh S. Anti-inflammatory effects of enteral diet components on Crohn's disease-affected tissues in vitro. Dig Liver Dis 2002; 34:430-8.

85. Swidsinski A, Ladhoff A, Pernthaler A, Swidsinski S, Loening-Baucke V, Ortner M et al. Mucosal flora in inflammatory bowel disease. Gastroenterology 2002; 122:44-54.

86. Kleessen B, Kroesen AJ, Buhr HJ, Blaut M. Mucosal and invading bacteria in patients with inflammatory bowel disease compared with controls. Scand J Gastroenterol 2002; 37:1034-41.

87. Schneider SM, Le Gall P, Girard-Pipau F, Piche T, Pompei A, Nano JL et al. Total artificial nutrition is associated with major changes in the fecal flora. Eur J Nutr 2000; 39:248-55.

88. Gassull MA, Fernández-Bañares F, Cabré E, Papo M, Giaffer MH, Sánchez-Lombraña JL et al. Fat composition may be a clue to explain the primary therapeutic effect of enteral nutrition in Crohn's disease: results of a double blind randomized multicentre European trial. Gut 2002; 51:164-8.

89. Sadeghi S, Wallace FA, Calder PC. Dietary lipids modify the cytokine response to bacterial lipopolysaccharide in mice. Immunology 1999; 96:404-10.

90. Lorenz-Meyer H, Bauer P, Nicolay C, Schulz B, Purrmann J, Fleig WE et al. Omega-3 fatty acids and low carbohydrate diet for maintenance of remission in Crohn's disease. A randomised controlled multi-centre trial. Study Group Members (German Crohn's Disease Study Group). Scand J Gastroenterol 1996; 31:778-85.

91. Belluzzi A, Brignola C, Campieri M, Pera A, Boschi S, Miglioli M. Effect of an enteric-coated fish-oil preparation on relapses in Crohn's disease. N Engl J Med 1996; 334(24):1557-60.

92. MacLean CH, Mojica WA, Newberry SJ, Pencharz J, Garland RH, Tu W et al. Systematic review of the effects of n-3 fatty acids in inflammatory bowel disease. Am J Clin Nutr 2005; 82(3):611-9.

93. Turner D, Zlotkin SH, Shah PS, Griffiths AM. Omega 3 fatty acids (fish oil) for maintenance of remission in Crohn's disease. Cochrane Database Syst Rev 2007.

94. Turner D, Zlotkin SH, Shah PS, Griffiths AM. Omega 3 fatty acids (fish oil) for maintenance of remission in Crohn's disease. Cochrane Database Syst Rev 2009.

95. Scheppach W, Loges C, Bartram P, Christl SU, Richter F, Dusel G et al. Effect of free glutamine and alanyl-glutamine dipeptide on mucosal proliferation of the human ileum and colon. Gastroenterology 1994; 107:429-34.

96. Akobeng AK, Miller V, Stanton J, Elbadri AM, Thomas AG. Double-blind randomized controlled trial of glutamine-enriched polymeric diet in the treatment of active Crohn's disease. J Paediatr Gastroenterol Nutr 2000; 30:78-84.

97. Verma S, Brown S, Kirkwood B, Giaffer MH. Polymeric versus elemental diet as primary treatment in active Crohn's disease: a randomized, double-blind trial. Am J Gastroenterol 2000; 95(3):735-9.

98. Den Hond E, Hiele M, Peeters M, Ghoos Y, Rutgeerts P. Effect of long-term oral glutamine supplements on small intestinal permeability in patients with Crohn's disease. JPEN J Parenter Enteral Nutr 1999; 23(1):7-11.

99. Lecleire S, Hassan A, Marion-Letellier R, Antonietti A, Savoye G, Feysot CB et al. Combined glutamine and arginine decrease proinflammatory cytokine production

by biopsies from Crohn's patients in association with changes in nuclear factor-kB and p38 mitogen-activated protein kinase pathways. J Nutr 2008; 138:2481-6.

100. O'Mahony L, McCarthy J, Feeney M. Immunologic response to a novel probiotic organism in patients with active Crohn's disease. Gastroenterol 2000; 116:A4763.

101. Grupta P. Is lactobacillus GG helpful in children with Crohn's disease? Results of a preliminary open-label study. J Pediatr Gastroenterol Nutr 2000; 31(4):453-7.

102. Prantera C, Scribano ML, Falasco G, Andreoli A, Luzi C. Ineffectiveness of probiotics in preventing recurrence after curative resection for Crohn's disease: a randomised controlled trial with Lactobacillus GG. Gut 2002; 51(3):405-9.

103. Rahimi R, Nikfar S, Rahimi F, Elahi B, Derakhshani S, Vafaie M et al. A meta-analysis on the efficacy of probiotics for maintenance of remission and prevention of clinical and endoscopic relapse in Crohn's disease. Dig Dis Sci 2008; 53(9):2524-31.

104. Mallon P, McKay D, Kirk S, Gardiner K. Probiotics for induction of remission in ulcerative colitis. Cochrane Database Syst Rev 2007.

105. Sang L-X, Chang B, Zhang W-L, Wu X-M, Li X-H, Jiang M. Remission induction and maintenance effect of probiotics on ulcerative colitis: a meta-analysis. World J Gastroenterol 2010; 16(15):1908-15.

106. Segain JP, Raingeard de la Bletierre D, Bourreille A, Leray V, Gervois N, Rosales C et al. Butyrate inhibits inflammatory responses through NF-kB inhibition: implications for Crohn's disease. Gut 2000; 47:397-403.

107. Beattie RM, Schiffrin EJ, Donnet-Hughes A, Huggett AC, Domizio P, MacDonald TT et al. Polymeric nutrition as the primary therapy in children with small bowel Crohn's disease. Aliment Pharmacol Ther 1994; 8(6):609-15.

108. Alun JV, Dickinson RJ, Workman E, Wilson AJ, Freeman AH, Hunter JU. Crohn's disease: maintenance of remission by diet. Lancet 1985; ii:177-80.

109. Jones VA. Comparison of total parenteral nutrition and elemental diet in induction of remission of Crohn's disease: long-term maintenance of remission by personalized food exclusion diets. Dig Dis Sci 1987; 32(Suppl. 12):S100-S7.

110. Riordan AM, Hunter JO, Cowan RE. Treatment of active Crohn's disease by exclusion diet: East Anglia multi-centre controlled trial. Lancet 1993; 342:1131-4.

111. Mishkin B, Yalovsky M, Mishkin S. Increased prevalence of lactose malabsorption in Crohn's disease patients at low risk for lactose malabsorption based on ethnic origin. Am J Gastroenterol 1997; 92(7):1148-53.

BIBLIOGRAFIA

1. Detsky AS, McLaughlin JR, Baker JP, Johnston N, Whittaker S, Mendelson RA et al. What is subjective global assessment of nutritional status? JPEN J Parenter Enteral Nutr 1987; 11(1):8-13.

2. Dichi I, Burini RC. Desnutrição proteico-energética na doença inflamatória intestinal. Rev Bras Nutr Clin 1996; 11(1):8-15.

3. Flora APL, Dichi I. Aspectos atuais na terapia nutricional da doença inflamatória intestinal. Rev Bras Nutr Clin 2006; 21(2):131-7.

4. Griffiths AM. Doença intestinal inflamatória. In: Shils ME, Olson JA, Shike M, Ross AC (eds.). Tratado de nutrição moderna na saúde e na doença. 9.ed. Barueri: Manole, 2003.

5. Junior PEP, Habr-Gama A, Teixeira MG, Ferrini MT, Rodrigues JJG. Moléstia inflamatória intestinal. In: Waitzberg DL. Nutrição oral, enteral e parenteral na prática clínica. 3.ed. São Paulo: Atheneu, 2001.

6. Kondrup J, Rasmussen HH, Hamberg O, Stanga Z. Nutritional risk screening (NRS 2002): a new method based on an analysis of controlled clinical trials. Clin Nutr 2003; 22(3).

7. Polk DB, Hattner JAT, Kerner JA. Improved growth and disease activity after intermittent administration of a defined formula diet in children with Crohn's disease. JPEN 1992; 16:499-504.

8. Preece M. Growth retardation among children and adolescents with inflammatory bowel disease. In: Davidson M (ed.). National Foundation for ileitis and colitis. New York, 1983.

9. Ritchie JK, Wadsworth J, Lennard-Jones JE, Rogers E. Controlled multicentre therapeutic trial of an unrefined carbohydrate, fiber rich diet in Crohn's disease. Br Med J (Clin Res Ed) 1987; 295(6597):517-20.

10. von Tirpitz C, Kohn C, Steinkamp M, Geerling I, Maier V, Moller P et al. Lactose intolerance in active Crohn's disease: clinical value of duodenal lactase analysis. J Clin Gastroenterol 2002; 34(1):49-53.

DOENÇA INFLAMATÓRIA INTESTINAL NA GESTAÇÃO

GENOILE OLIVEIRA SANTANA
BRUNO CÉSAR DA SILVA

INTRODUÇÃO

As doenças inflamatórias intestinais (DII) geralmente acometem os indivíduos durante a fase reprodutiva de suas vidas. Com isso, é comum mulheres jovens com doença de Crohn (DC) ou com retocolite ulcerativa (RCU) demonstrarem desejo de engravidar.

Por falta de informações e esclarecimentos, muitas delas são desencorajadas a continuar com esse sonho. Por outro lado, quando tomam a decisão de ter um bebê, acabam sendo orientadas a reduzir, ou até mesmo suspender indevidamente, o uso de medicações.

Quando o assunto é gestação, sabe-se que há dúvidas e medo nas mulheres com DII. O risco que os medicamentos podem oferecer e as consequências que a doença pode causar no feto são questões presentes nesse cenário.[1]

HEREDITARIEDADE

Em associação com fatores ambientais, características hereditárias aumentam o risco do surgimento de DII. Filhos de pessoas com DII apresentam de 2 a 3 vezes mais chances de desenvolver essas doenças do que a população geral.

Caso um dos pais seja portador, o risco do descendente ser acometido por DII é de 8 a 11%, e de 20 a 35% nos casos em que o pai e a mãe são afetados.[2] Em outro estudo, foi observado que o risco de o filho desenvolver RCU, quando um dos pais é portador, é de 1,6%, e de 5,2% de desenvolver DC, quando um dos pais tem DC. Em regra, os fatores hereditários parecem estar mais envolvidos com o desenvolvimento da DC.[3]

FERTILIDADE EM PORTADORES DE DII

Geralmente, homens e mulheres portadores de DII não demonstram diferenças significativas na fertilidade (capacidade de concepção), quando comparados com a população geral, com exceção de alguns subgrupos de portadores de DII, como aqueles formados por indivíduos submetidos a determinados procedimentos cirúrgicos ou aqueles que são portadores de transtorno depressivo. Durante o período com a doença em atividade, parece haver discreto comprometimento da fertilidade, embora os estudos tenham resultados conflitantes quanto a essas informações.

Estima-se que a taxa de infertilidade de mulheres na população geral seja de 5 a 14%. Estudos mostram que esse número aumenta para até 48% em mulheres que se submeteram à colectomia com confecção de bolsa. O uso de medicações parece não exercer influência na fertilidade da mulher; no entanto, a administração de sulfassalazina e metotrexato pode provocar infertilidade de caráter reversível em homens.[1]

EFEITOS DA DII NA GESTAÇÃO

O medo que as mulheres com DII têm de gerar filhos com graves problemas parece ser maior do que o risco real. Acredita-se que, nesse contexto, a chance de haver complicações no parto está relacionada com a atividade da doença. Vários estudos apontam que há maior incidência de partos prematuros, cesários e baixo peso ao nascer no subgrupo de mulheres portadoras de DC ou RCU. Vale salientar que a maior parte desses partos prematuros ocorre após a 35ª semana de gestação e, em geral, apresenta evolução favorável tanto para a mãe quanto para o bebê. O controle da atividade da doença nos meses que antecedem a concepção e durante a gestação é importante para minimizar os riscos de complicação.[2]

Enquanto a maioria dos dados publicados não associa DII com o risco aumentado de anormalidades congênitas, alguns estudos apontam pequeno aumento de malformações congênitas em pacientes com RCU, mas não com DC. Estudo retrospectivo israelense, publicado recentemente, concluiu que mulheres com DII que estavam em uso de terapia medicamentosa durante a gestação apresentaram maior taxa de anormalidades congênitas, principalmente alterações em membros e no sistema nervoso central. Em virtude da pequena casuística, no entanto, não foi possível concluir se a associação seria com o uso de medicações ou com a própria atividade da doença.[4] Acredita-se que esse risco, se presente, é baixo e, portanto, não tem sido motivo de recomendações médicas para se evitar a reprodução nesse contexto.[1]

Não tem sido observado, em mulheres gestantes com DII, aumento na ocorrência de outras doenças da gestação, como eclâmpsia e diabetes gestacional.[3]

EFEITOS DA GESTAÇÃO SOBRE A DII

Em geral, o comportamento da doença não sofre alterações. Não há dados concretos que façam associação de DII com aumento do número de recidivas durante a gestação, ou que a gestação exerça influência no grau de atividade da doença. Entretanto, em dois estudos, observou-se que, nos 3 anos após o parto, houve menor taxa de recidiva da doença. A hipótese é que, de forma semelhante à artrite reumatoide, mulheres gestantes com DII sofrem um processo de imunossupressão que atua na patogênese de doenças imunomediadas, atenuando sua intensidade.[5,6]

ESCOLHA DO TIPO DE PARTO

Em geral, a decisão entre parto cesáreo e normal deve ser feita puramente no campo obstétrico. Alguns cirurgiões preferem a cesariana eletiva para evitar danos no esfíncter anal. Parto normal e episiotomia podem levar ao desenvolvimento ou à piora de DC perianal. Deve-se atentar para duas situações específicas: doença perianal ativa e presença de bolsa ileoanal. Nesses dois casos, é preferível realizar cesariana.[7]

TRATAMENTO DA DII NA GESTAÇÃO

Como mencionado, muitos pacientes, familiares e médicos erroneamente acreditam que mulheres grávidas com DII devem evitar o uso das medicações. No entanto, a maioria das drogas usadas no manejo da DII é considerada segura durante a gestação. Estudos sobre o tema demonstraram que a existência de atividade da doença traz mais riscos para o feto do que o tratamento.[8]

Existem várias classes de medicamentos usadas para obter remissão ou durante a fase de manutenção. Pesquisas foram realizadas ao longo dos últimos anos para avaliar o risco que cada uma oferece para o feto. Com objetivo de nortear o manejo das DII de forma segura, cada uma das classes oferecidas no tratamento será analisada a seguir. Além de obter informações na literatura médica, é importante saber que a organização governamental norte-americana Food and Drug Administration (FDA) é responsável pela classificação das drogas de acordo com o risco que elas oferecem na gestação (Tabela 32.1). Essa classificação tem ajudado médicos de todas as especialidades a tomarem decisões seguras ao iniciar ou descontinuar terapias durante a gestação.

Tabela 32.1 Classificação de drogas usadas na gestação de acordo com a FDA

Categoria	Definição
A	Estudos controlados evidenciam ausência de risco. Estudos em animais sem evidências para teratogenicidade e estudos em mulheres grávidas não demonstraram risco para o feto
B	Sem evidência de riscos em humanos; ou os estudos em animais são negativos, porém sem que existam estudos adequados em humanos; ou os achados em animais demonstram risco, mas não em humanos
C	O risco não pode ser descartado. Faltam estudos em humanos e estudos em animais ou são positivos para o risco fetal, ou os estudos ainda são insuficientes. Todavia, os benefícios podem justificar os riscos potenciais
D	Evidências positivas de risco. Dados de investigação ou pós-comercialização mostram risco para o feto. Entretanto, benefícios potenciais podem ser mais importantes que os riscos
X	Contraindicado na gestação. Estudos em animais ou humanos demonstraram anormalidades no feto

Aminossalicilatos

Sulfassalazina e mesalazina são medicações classicamente usadas na terapia da DII. São classificadas como categoria B pela FDA.

Dados iniciais sugeriam que a sulfassalazina poderia levar a anomalias congênitas cardiovasculares, geniturinárias e neurológicas. No entanto, estudos subsequentes não demonstraram efeito teratogênico. Como a sulfassalazina pode levar à deficiência de ácido fólico, podem ocorrer malformações no tubo neural, principalmente no 1º trimestre da gestação. Esse problema pode ser evitado com a administração de 2 mg/dia de ácido fólico.[9]

Há relatos infrequentes de desenvolvimento de nefrotoxicidade no recém-nascido quando mesalazina é usada em doses superiores a 3 g/dia.[8]

Corticosteroides

Os corticosteroides estão incluídos na categoria C da FDA. Podem atravessar a barreira placentária e atingir concentrações séricas variáveis no feto, dependendo do tipo de corticosteroide usado. Há estudos que apontam aumento no risco de desenvolvimento de anomalias congênitas, principalmente quando essa classe de medicamentos é usada no 1º trimestre. Dentre os problemas observados, deve-se enfatizar a maior ocorrência de anormalidades no fechamento de fenda palatina. Os dados apresentados são, no entanto, conflitantes com outras pesquisas que não corroboraram esses achados.[7,10]

Não há aumento estatisticamente significativo no aparecimento de partos pré-termos, bebês com baixo peso ou aborto espontâneo.

Diante dessas controvérsias, o uso de corticosteroides, principalmente no 1º trimestre da gestação, deve ser discutido com a família, analisando-se os riscos e os benefícios.[3]

Antibióticos

Metronidazol (categoria B) e ciprofloxacino (categoria C), bem como amoxicilina/clavulanato, são os antibióticos mais frequentemente usados em pacientes com DII.

Há relatos de que o metronidazol, quando usado no 1º trimestre, aumenta a chance de anormalidade na fenda palatina.[11] Outros estudos, no entanto, não corroboram esse achado. Recomenda-se o uso de metronidazol na gestação, devendo-se, porém, não usá-lo no 1º trimestre da gestação.[12]

Ciprofloxacino está relacionado ao aparecimento de artropatias em crianças. Alguns estudos apontam que o uso na gestação, todavia, não parece trazer consequências importantes para o bebê. Mesmo assim, como há alternativas terapêuticas com segurança comprovada, sugere-se evitar o uso das fluoroquinolonas em gestantes com DII.[3]

A associação amoxicilina/clavulanato é segura durante toda a gestação e deve ser lembrada como opção no momento de se prescrever antibioticoterapia.[7]

Imunomoduladores

Dentre os imunomoduladores, os que se destacam por serem mais usados no tratamento das DII são metotrexato, azatioprina e seu metabólito, 6-mercaptopurina. Pertencem a essa classe de drogas as principais dúvidas e questionamentos sobre segurança durante a gestação e amamentação.

Metotrexato é classificado como classe X pela FDA e, portanto, contraindicado durante a gestação. Essa droga atua como antagonista do ácido fólico, e o uso durante o período da organogênese (primeiras 8 semanas após a concepção) está associado com múltiplas anormalidades congênitas, coletivamente denominadas de embriopatia do metotrexato. Além disso, a exposição no 2º ou 3º trimestre pode levar à toxicidade e morte fetal. É, portanto, absolutamente contraindicado o uso dessa medicação por gestantes. Mulheres capazes de engravidar e que fazem uso do metotrexato precisam receber informações sobre a droga e, adicionalmente, usar um ou, de preferência, dois métodos contraceptivos seguros. Como persiste nos tecidos por longos períodos, sugere-se que as pacientes aguardem cerca de 6 meses, após a interrupção da droga, para engravidar.[13] Enquanto o grande número de evidências condena o uso de metotrexato em mulheres gestantes, o mesmo não pode ser dito em homens. Com base nos relatos de casos e em um recente estudo publicado, a exposição de homens ao metotrexato durante a concepção não parece estar relacionada ao surgimento de anormalidades congênitas.[14]

Azatioprina e seu metabólito, 6-mercaptopurina, são análogos da purina (tiopurinas), que interfere na síntese do DNA e RNA. O efeito dessas drogas é mais evidente nos linfócitos T e em outras células que apresentam divisão celular rápida. A eficácia ocorre por possuírem efeito citotóxico, imunossupressor e anti-inflamatório. Estudos em animais demonstraram que essa classe de medicamentos provoca vários efeitos teratogênicos, incluindo anormalidades na fenda palatina e malformações esqueléticas, urogenitais e no sistema nervoso central. No entanto, estudos realizados em humanos, de modo geral, não apontam aumento do risco dessas anormalidades quando as tiopurinas são usadas por gestantes.[9] Apesar disso, a FDA classifica essas drogas como D, em razão dos resultados de estudos anedotais que relacionaram o uso dessas medicações com aumento da ocorrência de abortos espontâneos.[10]

Goldstein et al. demonstraram segurança quanto à ocorrência de anormalidades congênitas nas crianças de mulheres que usaram tiopurinas. No entanto, apontam que houve maior associação com prematuridade e baixo peso ao nascer.[15]

Na população com DII, estudos de coorte também não reproduziram os resultados obtidos com animais. Em um deles, 155 mulheres com DII, que recebiam 6-mercaptopurina na concepção ou durante o 1º trimestre da gestação, foram comparadas com um grupo similar de gestantes com DII que não foram expostas à droga. Os resultados demonstraram que não houve diferença significativa entre os dois grupos.[16] Em outro recente estudo, Coelho et al. acompanharam 215 gestações de 204 mulheres. Um dos grupos usava tiopurinas, o outro foi composto por mulheres que usavam medicações diversas, e um terceiro grupo era formado por mulheres sem uso de quaisquer drogas. Ao final do estudo, não houve diferenças estatisticamente significativas entre os três grupos quanto a anormalidades congênitas, abortos, prematuridade e baixo peso ao nascer.[17] Casanova et al., em um recente estudo de coorte, demonstraram que a taxa de gestações com desfechos desfavoráveis e a taxa de complicações neonatais foram menores no grupo que fez uso de tiopurinas, em comparação com o grupo-controle. A análise multivariada demostrou que o uso de tiopurinas foi um preditor de desfecho favorável da gestação.[18]

Dessa forma, apesar da FDA considerar azatioprina e 6-mercaptopurina como classe D, diversos autores consideram o seu uso seguro durante a gestação. Não há necessidade de interrupção das tiopurinas durante a gestação daquelas mulheres que já estão em uso se estiverem em remissão.[8]

Ciclosporina é classicamente usada na RCU, sobretudo nos casos de colites graves, corticorrefratárias, quando se deseja evitar cirurgia de urgência. O uso na gestação deve ser feito dentro desse contexto clínico, no qual a realização de proctocolectomia total seria mais agressiva e danosa para a mãe e para o feto. Quando usada na gestação, a ciclosporina parece não exercer efeito teratogênico no feto. No entanto, há maior tendência de haver complicações para a gestante.[3,12]

Terapia biológica e gestação

O primeiro estudo em gestantes a analisar o resultado do uso intencional do infliximabe para indução e manutenção de remissão da DC foi realizado em 2005. Dez mulheres foram incluídas e, no final da gestação, não houve anormalidades congênitas, retardo no crescimento intrauterino ou baixo peso ao nascer. Posteriormente, poucos relatos apontaram para um provável aumento no risco de desenvolvimento de anormalidades congênitas. No entanto, a correlação é frágil e, na maioria dos estudos, a droga vem demonstrando segurança. De acordo com a classificação da FDA, o infliximabe é considerado classe B.[19]

No último consenso do ECCO para DC, publicado em 2010, não há contraindicação do uso de infliximabe na gestação. Infliximabe atravessa a barreira placentária, principalmente no 3º mês de gestação. Nos recém-nascidos, a droga é encontrada em concentração considerável, porém, sofre queda nos primeiros 6 meses de vida e praticamente não é detectado ao fim do 1º ano de vida. Poucos dados estão disponíveis para avaliar o potencial de dano que a droga oferece ao sistema imunológico da criança, tendo em vista que, nos primeiros meses de vida, esse sistema encontra-se em desenvolvimento. Atualmente, recomenda-se que o uso do infliximabe seja interrompido entre a 30ª e a 32ª semanas, levando-se em conta os riscos e os benefícios da terapia em cada situação.[3,10]

O adalimumabe apresenta comportamento semelhante ao infliximabe por atravessar a barreira placentária, principalmente no 3º trimestre da gestação. Estudos em animais não demonstraram efeito teratogênico nem riscos no desfecho da gestação. As principais pesquisas até então desenvolvidas com gestantes não demonstraram riscos para a gestação, tampouco para o feto. De forma semelhante ao infliximabe, recomenda-se que a interrupção do tratamento seja realizada no período da 30ª a 32ª semana de gestação, devendo-se individualizar os casos, de acordo com a história e o quadro clínico de cada paciente.[10]

Os primeiros dados sobre o uso do certolizumabe pegol durante a gestação, bem como pesquisas em animais, demonstram que a droga atravessa a barreira placentária em níveis muito menores do que o infliximabe, sendo encontradas baixas concentrações séricas nos bebês e no sangue do cordão umbilical. Sabe-se que, diferentemente do infliximabe e do adalimumabe, a estrutura molecular do certolizumabe não atravessa a barreira placentária por transporte ativo realizado por receptores específicos. Com isso, a concentração de certolizumabe no cordão umbilical é inferior à dos outros dois biológicos. É possível que a presença de certolizumabe em concentrações séricas mínimas nos recém-nascidos resulte de mecanismos de transporte alternativos, que podem ocorrer durante toda a gestação. Em razão da baixa transferência placentária desse medicamento, as evidências atuais não corroboram a suspensão do certolizumabe no 3º trimestre da gestação. Além disso, considerando essa característica particular, pesquisadores sugerem que o certolizumabe seria uma boa opção quando houver necessidade de se iniciar terapia biológica em gestantes.[20]

Nos filhos de mães com DII que fizeram uso de anti-TNF na gestação, deve-se evitar a vacinação com microrganismos vivos atenuados nos primeiros 12 meses de vida.[3] Há relato de 1 criança que desenvolveu tuberculose disseminada após vacinação com BCG no 3º mês de vida. A mãe era portadora de DC e estava em uso de infliximabe durante a gestação.[21]

De modo geral, as evidências até então apresentadas colocam a terapia biológica em uma posição favorável no tratamento da DII na gestação, principalmente em relação à falta de associação com anormalidades congênitas e complicações da gestação. Ainda não se têm evidências definitivas quanto à interferência da terapia biológica no desenvolvimento da criança. No entanto, ela parece não trazer consequências em longo prazo. Sendo assim, recomenda-se que a terapia biológica, quando necessária, seja usada durante a gestação, respeitando-se as orientações de suspensão nas proximidades do 3º trimestre, conforme orientação já citada. Deve-se sempre levar em conta que a exacerbação da DII durante a gestação pode ocasionar desfechos negativos para a gestação e para o feto. A equipe médica deve estar bem capacitada para discutir com a família os benefícios e os riscos da terapia biológica na gestação.

Outras drogas

Talidomida vem sendo usada no tratamento da DC, em virtude de seu efeito anti-TNF. Preocupações óbvias existem com esse tratamento, pela capacidade de provocar teratogenias graves. A talidomida é absolutamente contraindicada na gestação (categoria X). Mulheres que fazem uso dessa medicação devem utilizar dois métodos contraceptivos eficazes.[9]

Tacrolimo tem sido usado em situações especiais no tratamento de RCU e DC, refratárias à terapia convencional. Faz parte da categoria C da FDA. Informações sobre o uso durante a gestação foram obtidas principalmente de estudos com mulheres transplantadas. As evidências atuais não têm apontado aumento no risco de anomalias congênitas, embora seja possível notar maior ocorrência de prematuridade, nefrotoxicidade e hipercalemia neonatal.[10,22]

AMAMENTAÇÃO E DII

De forma semelhante a outras doenças, é comum o gastroenterologista ser questionado pelos pacientes se a amamentação deve ser evitada pelas mães portadoras de DII. O medo de que a amamentação possa provocar danos ao bebê deve ser desmitificado. Apenas em situações restritas, mães com DII devem ser desaconselhadas a amamentar.

O leite humano contém muitas substâncias que podem influenciar no crescimento e no desenvolvimento, bem como na função do trato gastrointestinal do bebê. Além disso, há notável diferença na composição da flora intestinal de crianças que foram amamentadas, quando comparada com a daquelas que não foram.[23]

Embora existam controvérsias na literatura, acredita-se que a amamentação protege os filhos de desenvolverem DII no futuro. Esse efeito é atribuído à capacidade imunomoduladora do leite materno. Apesar de também conferir proteção contra RCU, a amamentação parece ser mais efetiva contra o surgimento de DC.[24]

Há uma preocupação se as medicações usadas pela mãe causarão danos ao bebê em amamentação (Tabela 32.2). Entretanto, vários estudos têm demonstrado que o uso de boa parte das medicações no tratamento das DII é seguro.

Sulfassalazina é minimamente excretada no leite materno e, por isso, é considerada uma droga segura nessa fase. Apesar de haver relatos de diarreia reversível no bebê como efeito adverso, mesalazina pode ser usada durante a amamentação. Deve-se, contudo, estar atento a esse possível efeito adverso.[9,25]

O uso de corticosteroides na amamentação é permitido. Mesmo com a falta de evidências concretas, aconselha-se, principalmente, quando se usam doses de prednisona acima de 40 mg/dia, que se aguarde pelo menos 4 horas após o uso da medicação para poder amamentar a criança.[25]

As tiopurinas geralmente não são detectadas no leite materno e, quando se consegue dosar, ocorrem em concentrações nanomolares. Todavia, os metabólitos não são detectados nos poucos recém-nascidos estudados. Portanto, é aceitável a continuação do tratamento com as tiopurinas durante a amamentação.[10]

Contrariando trabalhos anteriores, pesquisadores israelenses publicaram estudos que detectaram infliximabe e adalimumabe no leite de mães com DII. No entanto, a concentração da droga foi bem menor do que a concentração sérica.[26,27] Mesmo assim, de acordo com as recomendações atuais, a amamentação não deve ser interrompida durante o uso de infliximabe e adalimumabe. Essas medicações são detectadas no leite materno, porém acredita-se que sofram ação das enzimas proteolíticas no sistema digestivo da criança. Os estudos até então não apontaram efeitos deletérios no desenvolvimento de crianças amamentadas por mulheres em uso de infliximabe e adalimumabe.[12]

Quanto ao uso de antibióticos, sabe-se que o metronidazol pode ser tóxico para os recém-nascidos amamentados por mães fazendo uso dessa medicação. Os dados sobre o uso do ciprofloxacino são limitados, mas acredita-se que seja seguro. Amoxicilina/clavulanato é mais segura na lactação e pode ser uma opção melhor na instituição de antibioticoterapia.[7]

De acordo com as recomendações atuais, mães que estão sendo tratadas com tacrolimo, talidomida, ciclosporina e metotrexato não devem amamentar.[3,12,28]

Tabela 32.2 Medicamentos usados no tratamento das DII

Medicamento	FDA	Recomendação na gestação	Recomendação na amamentação
Adalimumabe	B	Dados limitados em humanos. Baixo risco. Atravessa a placenta	Pequenas concentrações no leite. Provavelmente compatível
Azatioprina e mercaptopurina	D	Dados da literatura sugerem baixos riscos. Estudos recentes apontam segurança do uso na gestação	Baixa secreção no leite materno. Provavelmente compatível. Amamentar 4 horas após o uso da medicação
Certolizumabe	B	Dados limitados em humanos. Baixo risco. Menor passagem pela barreira placentária em comparação com outros anti--TNF	Não há evidências de secreção no leite materno. Provavelmente compatível
Ciprofloxacino	C	Não recomendado	Dados limitados em humanos: provavelmente compatível
Prednisona	C	Baixo risco. Possibilidade de defeitos na fenda palatina, principalmente no 1º trimestre	Compatível. De preferência, amamentar cerca de 4 horas após o uso de medicação
Ciclosporina	C	Dados atuais não apontam aumento de anormalidades congênitas. Pode causar hipertensão, nefrotoxicidade e hepatotoxicidade neonatal	Contraindicado
Infliximabe	B	Dados limitados em humanos. Baixo risco. Atravessa a placenta e é encontrado no bebê, após o nascimento	Pequenas concentrações no leite. Provavelmente compatível
Mesalazina	B	Baixo risco	Dados limitados em humanos: risco de diarreia reversível na criança
Metotrexato	X	Contraindicado: teratogênico	Contraindicado
Metronidazol	B	Deve ser evitado no 1º trimestre	Dados limitados em humanos: potencialmente tóxico

(continua)

Tabela 32.2 Medicamentos usados no tratamento das DII (*continuação*)

Medicamento	FDA	Recomendação na gestação	Recomendação na amamentação
Sulfassalazina	B	Baixo risco. Deve-se repor folato (2 mg/dia)	Compatível
Tacrolimo	C	Dados atuais não apontam aumento de anormalidades congênitas	Contraindicado
Talidomida	X	Contraindicado: teratogênico	Não há dados em humanos: potencialmente tóxico

REFERÊNCIAS BIBLIOGRÁFICAS

1. Mountifield R, Bampton P, Prosser R, Muller K, Andrews JM. Fear and fertility in inflammatory bowel disease: a mismatch of perception and reality affects family planning decisions. Inflamm Bowel Dis 2009; 15:720-5.

2. Habal FM, Kapila V. Inflammatory bowel disease and pregnancy: evidence, uncertainty and patient decision-making. Can J Gastroenterol 2009; 23:49-53.

3. Mahadevan U. Pregnancy and inflammatory bowel disease. Med Clin North Am 2010; 94:53-73.

4. Dotan I, Alper A, Rachmilewitz D, Israeli E, Odes S, Chermesh I et al. Maternal inflammatory bowel disease has short and long-term effects on the health of their offspring: a multicenter study in Israel. J Crohns Colitis 2013; 7:542-50.

5. Castiglione F, Pignata S, Morace F, Sarubbi A, Baratta MA, D'Agostino L et al. Effect of pregnancy on the clinical course of a cohort of women with inflammatory bowel disease. Ital J Gastroenterol 1996; 28:199-204.

6. Kane SV, Acquah LA. Placental transport of immunoglobulins: a clinical review for gastroenterologists who prescribe therapeutic monoclonal antibodies to women during conception and pregnancy. Am J Gastroenterol 2009; 104:228-33.

7. Habal FM, Ravindran NC. Management of inflammatory bowel disease in the pregnant patient. World J Gastroenterol 2008; 14:1326-32.

8. Correia LM, Bonilha DQ, Ramos JD, Ambrogini O, Miszputen SJ. Treatment of inflammatory bowel disease and pregnancy: a review of the literature. Arq Gastroenterol 2010; 47:197-201.

9. Moffatt DC, Bernstein CN. Drug therapy for inflammatory bowel disease in pregnancy and the puerperium. Best Pract Res Clin Gastroenterol 2007; 21:835-47.

10. Van Assche G, Dignass A, Reinisch W, van der Woude CJ, Sturm A, De Vos M et al. The second European evidence-based Consensus on the diagnosis and management of Crohn's disease: special situations. J Crohns Colitis 2010; 4:63-101.

11. Czeizel AE, Rockenbauer M. A population based case-control teratologic study of oral metronidazole treatment during pregnancy. Br J Obstet Gynaecol 1998; 105:322-7.

12. Ng SW, Mahadevan U. Management of inflammatory bowel disease in pregnancy. Expert Rev Clin Immunol 2013; 9:161-73; quiz 174.

13. Silva BC, Santana GO. Methotrexate suspension before pregnancy. J Crohns Colitis 2013; 7:e151.

14. Beghin D, Cournot M, Vauzelle C, Elefant E. Paternal exposure to methotrexate and pregnancy outcomes. J Rheumatol 2011; 38:628-32.

15. Goldstein LH, Dolinsky G, Greenberg R, Schaefer C, Cohen-Kerem R, Diav-Citrin O et al. Pregnancy outcome of women exposed to azathioprine during pregnancy. Birth Defects Res A Clin Mol Teratol 2007; 79:696-701.

16. Francella A, Dyan A, Bodian C, Rubin P, Chapman M, Present DH. The safety of 6-mercaptopurine for childbearing patients with inflammatory bowel disease: a retrospective cohort study. Gastroenterology 2003; 124:9-17.

17. Coelho J, Beaugerie L, Colombel JF, Hébuterne X, Lerebours E, Lémann M et al. Pregnancy outcome in patients with inflammatory bowel disease treated with thiopurines: cohort from the CESAME Study. Gut 2011; 60:198-203.

18. Casanova MJ, Chaparro M, Domènech E, Barreiro-de Acosta M, Bermejo F, Iglesias E et al. Safety of thiopurines and anti-TNF-α drugs during pregnancy in patients with inflammatory bowel disease. Am J Gastroenterol 2013; 108:433-40.

19. O'Donnell S, O'Morain C. Review article: use of antitumour necrosis factor therapy in inflammatory bowel disease during pregnancy and conception. Aliment Pharmacol Ther 2008; 27:885-94.

20. Gisbert JP. Safety of immunomodulators and biologics for the treatment of inflammatory bowel disease during pregnancy and breast-feeding. Inflamm Bowel Dis 2010; 16:881-95.

21. Cheent K, Nolan J, Shariq S, Kiho L, Pal A, Arnold J. Case report: fatal case of disseminated BCG infection in an infant born to a mother taking infliximab for Crohn's disease. J Crohns Colitis 2010; 4:603-5.

22. Kainz A, Harabacz I, Cowlrick IS, Gadgil SD, Hagiwara D. Review of the course and outcome of 100 pregnancies in 84 women treated with tacrolimo. Transplantation 2000; 70:1718-21.

23. Mikhailov TA, Furner SE. Breastfeeding and genetic factors in the etiology of inflammatory bowel disease in children. World J Gastroenterol 2009; 15:270-9.

24. Klement E, Cohen RV, Boxman J, Joseph A, Reif S. Breastfeeding and risk of inflammatory bowel disease: a systematic review with meta-analysis. Am J Clin Nutr 2004; 80:1342-52.

25. Farrukh A, Mayberry JF. Breastfeeding and inflammatory bowel disease. Inflamm Bowel Dis 2008; 14 Suppl 2:S39-40.

26. Ben-Horin S, Yavzori M, Katz L, Picard O, Fudim E, Chowers Y et al. Adalimumab level in breast milk of a nursing mother. Clin Gastroenterol Hepatol 2010; 8:475-6.

27. Ben-Horin S, Yavzori M, Kopylov U, Picard O, Fudim E, Eliakim R et al. Detection of infliximab in breast milk of nursing mothers with inflammatory bowel disease. J Crohns Colitis 2011; 5:555-8.

28. Vermeire S, Carbonnel F, Coulie PG, Geenen V, Hazes JMW, Masson PL et al. Management of inflammatory bowel disease in pregnancy. J Crohns Colitis 2012; 6:811-23.

DOENÇA INFLAMATÓRIA INTESTINAL NA CRIANÇA

VERA LUCIA SDEPANIAN

INTRODUÇÃO

As doenças inflamatórias intestinais (DII) – doença de Crohn (DC) e retocolite ulcerativa (RCU) – têm se apresentado cada vez mais prevalentes na faixa etária pediátrica, cujos estudos de prevalência são escassos, estimando-se que 20 a 30% dos pacientes com DII iniciam os sintomas com idade inferior a 18 anos.[1]

O aumento de incidência das DII na idade pediátrica, em particular da DC, foi demonstrado no Canadá, Estados Unidos, Espanha, França, norte da Europa e em países do leste europeu, como República Tcheca, Croácia e Hungria.[2]

É importante mencionar as limitações de estudos de incidência das DII na faixa etária pediátrica. De forma geral, observa-se aumento da incidência dessas doenças, entretanto, a heterogeneidade das técnicas de coleta de dados dificulta a comparação dos estudos.[2]

Um estudo epidemiológico[2] realizou uma revisão sistemática que avaliou a incidência das DII, da DC e da RCU que iniciaram na idade pediátrica. Essa pesquisa incluiu os 28 estudos (20,1%), de um total de 139 trabalhos com análises estatísticas, para avaliar a tendência, ao longo do tempo, da incidência dessas doenças. Dos 28 estudos incluídos, em 9 foi possível avaliar a tendência temporal das DII; em 25 artigos, a tendência temporal da DC; e em 20, da RCU. Dos 9 artigos sobre as DII, 7 (78%) reportaram tendência temporal de aumento da incidência das DII e 2 estudos não indicaram mudança alguma da incidência. Não houve estudo que reportasse diminuição dessa incidência (Figura 33.1).

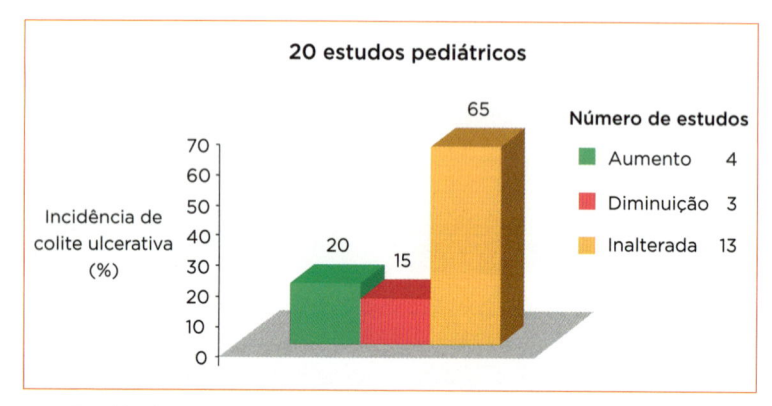

Figura 33.1 Tendência temporal da incidência da colite ulcerativa.
Fonte: adaptada de Benchimol et al., 2011.[2]

Com relação à DC,[2] dos 25 estudos que analisaram a tendência temporal da incidência da doença, 60% (15/25) reportaram aumento significativo, 4% (1/25) diminuição significativa e 36% (9/25) incidência inalterada (Figura 33.2).

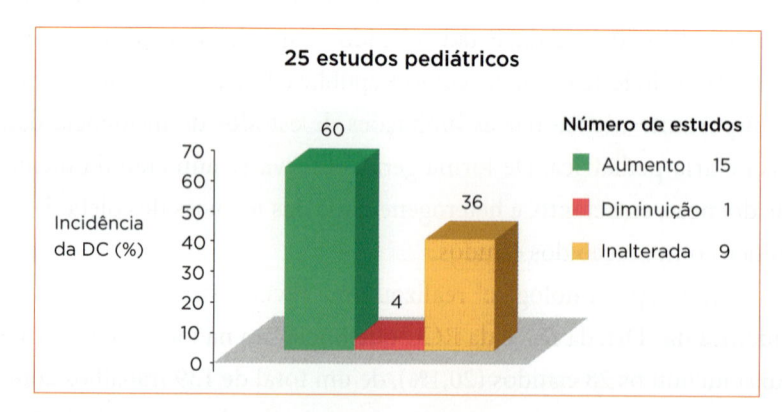

Figura 33.2 Tendência temporal da incidência da DC.
Fonte: adaptada de Benchimol et al., 2011.[2]

Por outro lado, a tendência temporal da RCU foi diferente da DC:[2] na maioria dos estudos (65%; 13/20), demonstrou-se incidência inalterada, em 20% (4/20) incidência aumentada, e em 15% (3/20) diminuição da incidência (Figura 33.3).

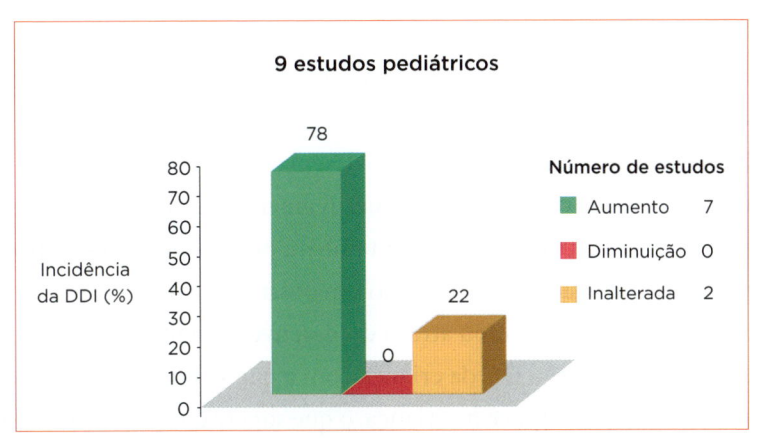

Figura 33.3 Tendência temporal da incidência das doenças inflamatórias intestinais.
Fonte: adaptada de Benchimol et al., 2011.[2]

Assim, enquanto a incidência da RCU, em múltiplos períodos, não se modificou nos diferentes países, a incidência da DC, assim como das DII, aumentou.

QUADRO CLÍNICO

A demora em se estabelecer diagnóstico de DII na criança é frequente e é mais difícil ainda o reconhecimento dessas doenças nas crianças pequenas. Os sintomas mais comuns, tanto da DC quanto da RCU, são diarreia e dor abdominal.

Crianças com DII frequentemente apresentam perda de peso ou baixo ganho de peso, déficit de crescimento e atraso do desenvolvimento puberal.

O déficit de crescimento é uma característica exclusiva da faixa etária pediátrica, ocorre em 10 a 40% dos pacientes no momento do diagnóstico e, em alguns pacientes, pode ser o sintoma inicial da DC na ausência de diarreia ou dor abdominal.[3] A ocorrência de déficit de crescimento na RCU é menos comum quando comparada com a DC. Assim, é importante obter dados de peso e estatura prévios para a construção da curva de crescimento quando se avalia a possibilidade diagnóstica de DII na criança ou no adolescente. Os principais fatores responsáveis pelo déficit de crescimento referem-se a: ação de citocinas pró-inflamatórias que interferem diretamente com IGF-1; redução de consumo alimentar em decorrência da anorexia mediada pelas citocinas e do receio de piora dos sintomas gastrointestinais posteriores à refeição; diminuição da função absortiva pelo comprometimento do intestino delgado; e tratamento com corticosteroide.

A DII pode causar atraso do início do desenvolvimento puberal, assim como diminuição ou parada da maturação sexual. A amenorreia secundária, que é uma complicação causada pela desnutrição, também pode ocorrer nesses pacientes. Portanto, deve-se considerar a DC como um possível diagnóstico em pacientes com déficit de crescimento e/ou atraso do desenvolvimento puberal.

Quando se compara a DC da criança com a que se iniciou na idade adulta, observa-se doença mais grave na criança, o que sugere que a DC está associada a fenótipo mais grave nessa faixa etária.[4]

Quando a DII ocorre em idade pediátrica muito precoce, inferior a 1 ano, com colite grave (*Crohn's-like colitis*), observa-se associação com deficiência da interleucina-10.[5]

A manifestação clínica da DC está relacionada com o segmento acometido – intestino delgado, cólon, predomínio de manifestações extraintestinais –, podendo haver intersecção entre esses três padrões.

Destacam-se, ainda, as formas de apresentação da DC:

- não fistulizante, não estenosante: quando a doença caracteriza-se por inflamação sem presença de fístulas nem estenoses;
- estenosante: no caso de ocorrência de estreitamentos intestinais ou anorretais de repetição documentados por exames radiológicos, endoscópicos ou cirúrgico-patológicos, com dilatação pré-estenótica ou com sinais ou sintomas de obstrução, sem a presença de doença penetrante;
- penetrante: nos casos de ocorrência de fístulas intra-abdominais ou perianais.

No caso da RCU, o quadro clínico pode ser classificado como leve, moderado ou grave:

- leve: início insidioso, como diarreia, sangramento retal e dor abdominal, sem apresentar sinais sistêmicos. Nesses casos, a inflamação geralmente está localizada no colo distal;
- moderado: diarreia sanguinolenta, cólicas e sensibilidade abdominal, associados a sinais sistêmicos como anorexia, perda de peso, febre intermitente e anemia leve;
- grave: mais de 6 evacuações sanguinolentas por dia, sensibilidade abdominal, febre, perda de peso, anemia, leucocitose e hipoalbuminemia. Esses pacientes podem apresentar sinais de megacólon tóxico.

Em relação às manifestações extraintestinais, as mais importantes na faixa etária pediátrica são o déficit de crescimento e o atraso do desenvolvimento puberal. Artralgia é manifestação frequente, e artrite está presente em cerca de 25% das crianças com DII. A diminuição da densidade mineral óssea também pode estar presente na população pediátrica com DII, e constata-se que 25% desses pacientes apresentam baixa densidade mineral óssea (escore Z < 2).[6] Dentre as demais manifestações extraintestinais, estão lesões orais aftosas recorrentes, lesões de pele (como eritema nodoso e pioderma gangrenoso), lesões oculares (como episclerite e uveítes) e doenças hepáticas (como colangite esclerosante primária – mais frequentemente associada com RCU do que com DC).

A proposta mais recente para classificação das DII é a classificação de Paris, que se refere à classificação de Montreal modificada para a faixa etária pediátrica tanto para a DC quanto para a RCU, que também pode ser utilizada pela população adulta (Tabelas 33.1 e 33.2).[7]

A gravidade da DII pode ser monitorada com o emprego dos índices de atividade da doença, como o Pediatric Ulcerative Colitis Activity Index (PUCAI)[8] para a RCU e o Pediatric Crohn's Disease Activity Index (PCDAI)[9] para a DC.

Tabela 33.1 Classificação de Paris para DC	
Idade ao diagnóstico	A1a: 0 a < 10 anos
	A1b: 10 a < 17 anos
	A2: 17 a 40 anos
	A3: > 40 anos
Localização	L1: terço distal do íleo ± limitado ao ceco
	L2: colônica
	L3: ileocolônica
	L4a: comprometimento alto proximal ao ângulo de Treitz
	L4b: comprometimento alto distal ao ângulo de Treitz e proximal ao terço distal do íleo
Comportamento	B1: não estenosante, não penetrante
	B2: estenosante
	B3: penetrante
	B2B3: penetrante e estenosante, no mesmo tempo ou em tempos diferentes
Crescimento	G0: sem evidência de déficit de crescimento
	G1: com evidência de déficit de crescimento

Tabela 33.2 Classificação de Paris para RCU	
Extensão	E1: proctite ulcerativa
	E2: colite ulcerativa do lado esquerdo (distal à flexura esplênica)
	E3: extensa (distal à flexura hepática)
	E4: pancolite (proximal à flexura esplênica)
Gravidade	S0: não grave
	S1: grave (PUCAI ≥ 65)[7]

DIAGNÓSTICO

O diagnóstico das DII deve ser baseado na combinação de história clínica, exame físico, exames laboratoriais, endoscopia digestiva alta, método diagnóstico por imagem do intestino delgado e ileocolonoscopia com histologia – múltiplas biópsias (2 ou mais por segmento) devem ser obtidas em todos os segmentos visíveis do tubo digestivo, mesmo na ausência de lesões macroscópicas.[10]

É fundamental excluir infecção entérica.[10] Essa pesquisa deve ser realizada por coprocultura para excluir *Salmonella*, *Shigella*, *Yersinia*, *Campylobacter*, assim como toxinas do *Clostridium difficile*. Teste para *Giardia lamblia* é recomendado nas populações com alto risco ou que vivem em áreas endêmicas. A identificação de patógenos não necessariamente exclui o diagnóstico de DII, uma vez que o primeiro episódio ou recaída da DII pode ser desencadeado com infecção entérica documentada.[10]

Os exames laboratoriais de sangue indicados no diagnóstico são hemograma completo, pelo menos dois marcadores inflamatórios, como PCR e VHS, albumina, transaminases e gama-GT. O teste de calprotectina fecal é superior a qualquer marcador inflamatório de sangue para detecção de inflamação intestinal.

Deve-se considerar que exames sanguíneos normais não excluem o diagnóstico de DII, e que albumina sérica diminuída indica enteropatia perdedora de proteína, geralmente refletindo atividade e gravidade da doença, e não apenas o estado nutricional.

O diagnóstico por imagem do intestino delgado é recomendado no diagnóstico sobretudo nos pacientes com suspeita de DC, nos pacientes em que o íleo não pôde ser entubado e nos pacientes aparentemente acometidos por RCU de apresentação atípica.[10]

TRATAMENTO

O tratamento dos pacientes com DII depende da gravidade e da localização da doença. Consiste em indução e manutenção da remissão da doença, objetivando a cura da lesão da mucosa.

Discute-se qual seria a terapia mais indicada: a terapia convencional, também conhecida como "*step-up*"; ou a terapia "*top-down*", que utiliza, em um primeiro momento, medicação mais agressiva, como a terapia biológica. As consequências do uso do corticosteroide na faixa etária pediátrica – em especial o déficit de crescimento e o retardo puberal, além dos outros efeitos adversos, incluindo as alterações estéticas de crianças e adolescentes – estimulam estratégias para evitar o uso abusivo desse tipo de medicamento.

Embora a grande maioria dos gastroenterologistas pediátricos utilize a terapia convencional no momento da indução da remissão, alguns centros, especialmente europeus, recomendam a nutrição enteral exclusiva (dieta polimérica com eficácia semelhante à semielementar e elementar) com suspensão da alimentação habitual e consumo de fórmula enteral administrada por via oral ou sonda nasogástrica durante cerca de 6 a 8 semanas como monoterapia de primeira escolha, a qual seria capaz de induzir a remissão da DC, promover o crescimento e reduzir a necessidade do uso de corticosteroide.[11,12] Em crianças e adolescentes, os resultados com a terapia enteral exclusiva na DC ativa são mais positivos e semelhantes aos obtidos com os corticosteroides. Vale mencionar que, embora as dietas poliméricas sejam isosmolares e mais palatáveis, o que favorece o consumo por via oral e, portanto, sejam as mais recomendáveis, alguns pacientes com DC e importante lesão do intestino delgado certamente se beneficiarão mais com dietas oligoméricas, pela maior absorção de di e tripeptídeos quando houver lesão intestinal importante. Deve-se mencionar que a dieta enteral pode ser realizada por via oral ou por sonda posicionada no estômago. O posicionamento da sonda em casos de fístulas duodenoileal ou duodenocólica deve ser em região jejunal. Entre os mecanismos propostos para a ação anti-inflamatória e imunomoduladora das dietas enterais estão o impacto sobre a microbiota intestinal, a mistura ideal de lipídios e a redução da oferta de antígenos.[13]

Os corticosteroides (prednisona, prednisolona, hidrocortisona) são efetivos na indução da remissão da DC leve a grave de qualquer localização, assim como no tratamento das manifestações extraintestinais. A dose da prednisona oral indicada para indução da remissão é de 1 a 2 mg/kg/dia, sem ultrapassar 40 mg/dia.[14] A hidrocortisona intravenosa pode ser utilizada nos casos graves. Não há evidência de que o prosseguimento desse tratamento acima de 4 semanas influencie na remissão. A retirada do corticosteroide deve ser gradual até retirada completa, de forma rápida em 4 semanas ou lenta até 12 semanas, o que não parece influenciar na proporção da remissão. É importante saber que os corticosteroides não são efetivos na manutenção da remissão.

Assim, na DC ativa, tanto a nutrição enteral exclusiva quanto o uso de corticosteroide podem ser utilizados, devendo-se enfatizar que a terapia enteral exclusiva acarreta menor proporção de efeitos adversos e possibilita impacto positivo na velocidade de crescimento.[15]

Os aminossalicilatos, assim como a antibioticoterapia, parecem ser menos efetivos para induzir a remissão nos pacientes com DC moderada a grave com comprometimento de íleo e/ou cólon.

A introdução precoce de azatioprina (AZA) ou 6-mercaptopurina (6-MP) está indicada na DC moderada a grave,[16] e esses imunossupressores também são eficazes na manutenção da remissão.[17] As doses de AZA e 6-MP são 1,5 a 2,5 mg/kg/dia e 0,75 a 1,5 mg/kg/dia, respectivamente.[18] Em virtude de seus efeitos colaterais de supressão da medula óssea, especialmente leucopenia, recomenda--se aumento gradual da dose, inicialmente 50 mg de AZA e 25 mg de 6-MP, e aumento de 25 mg a cada 1 ou 2 semanas até a dose plena, monitorando-se, ao longo desse período, a ocorrência de leucopenia. O metotrexato, também um imunossupressor, está indicado nos pacientes com DC com necessidade de receber imunossupressor e que foram intolerantes a AZA ou 6-MP.

A ciclosporina, outro imussupressor, frequentemente apresenta efeitos colaterais e pode ter utilidade na DC fistulizante resistente ao tratamento, na dose de 2 mg/kg/dia por via intravenosa.

A terapia biológica com anticorpo monoclonal anti-TNF tem se mostrado útil tanto para induzir quanto para manter a remissão da DC.[19,20] Essa terapia está indicada nos pacientes com doença perianal e DC fistulizante. Os potenciais benefícios da terapia anti-TNF em crianças com DC compreendem: suspender/reduzir corticosteroide; postergar cirurgia; favorecer o crescimento; curar a lesão da mucosa; e promover o fechamento de fístulas.

Dentre a terapia biológica disponível em nosso meio, há o infliximabe, que é um anticorpo monoclonal quimérico da classe IgG1 (75% humano e 25% murino), e o adalimumabe, que corresponde a um anticorpo monoclonal humano da classe IgG1 (100% humano). O uso do adalimumabe na faixa etária pediátrica ainda não foi aprovado. A administração do infliximabe é por via intravenosa lenta (2 a 3 horas) na dose de 5 mg/kg/dia nos tempos zero, 2 semanas e 6 semanas da partir do tempo zero, seguida de manutenção a cada 8 semanas. Estudo brasileiro em crianças e adolescentes com DC e RCU demonstrou que o infliximabe foi efetivo em diminuir os índices de atividade de DII, sendo documentadas resposta favorável para as manifestações clínicas e redução dos níveis de corticosteroide até a semana 22.[21] Se houver perda de resposta, o intervalo entre as aplicações pode ser reduzido para 6 semanas, caso seja necessário, até 4 semanas, ou a dose pode ser aumentada para 10 mg/kg/dia.

Quanto ao adalimumabe, o estudo IMAgINE 1[22] avaliou a segurança e a eficácia e concluiu que esse imunobiológico é capaz de induzir e manter remissão clínica em crianças com DC. Naquelas com peso igual ou maior que 40 kg, foram sugeridas as doses de 160 mg na semana zero, 80 mg na semana 2 e 40 mg a partir da semana 4; já nos pacientes pediátricos com peso inferior a 40 kg, as doses de 80 mg, 40 mg e 20 mg nas semanas zero, 2 e 4 em diante, respectivamente.[22]

Vale lembrar que, na faixa etária pediátrica, o infliximabe foi aprovado para DC e RCU pelas agências de vigilância norte-americana (Food and Drug Administration – FDA), europeia (European Medicines Agency – EMA) e brasileira (Agência Nacional de Vigilância Sanitária – Anvisa). Já o adalimumabe foi aprovado somente para DC pelas agências FDA e EMA, e não foi aprovado pela Anvisa.

Antes de qualquer terapia anti-TNF, deve-se investigar a ocorrência de infecções prévias, avaliar e, se necessário, atualizar a carteira de vacinação.[23]

Não há consenso sobre quais são as infecções que devem ser rastreadas antes de se iniciar a terapia com anti-TNF, mas há concordância entre reumatologistas e gastroenterologistas de que todos os pacientes devem ser investigados para tuberculose, hepatite B e hepatite C. Os gastroenterologistas também concordam que se investigue infecção por HIV. Antes do anti-TNF, é obrigatória a investigação de tuberculose:[24] anamnese detalhada na busca de ocorrência de epidemiologia positiva para essa doença; exame físico detalhado; para o diagnóstico da tuberculose latente, deve-se realizar o teste tuberculínico (PPD) ou detecção do interferon-gama, assim como radiografia de tórax. Se PPD inferior a 5 mm ou interferon-gama negativo e radiografia de tórax normal, pode-se iniciar o tratamento com anti-TNF. Caso PPD acima de 5 mm ou interferon-gama positivo e radiografia de tórax normal, está indicada a quimioprofilaxia com isoniazida por 6 meses. Nesse caso, o anti-TNF pode ser iniciado 1 mês depois, devendo-se ter cuidado para evitar exposição ao agente da tuberculose durante o tratamento com anti-TNF. Entretanto, se PPD acima de 5 mm ou interferon-gama positivo e radiografia de tórax alterada, deve-se realizar tratamento para tuberculose antes de se iniciar o anti-TNF.

Quanto à vacinação,[23] todos os pacientes que vão iniciar a terapia anti-TNF devem receber, simultaneamente, vacina contra pneumococo polissacáride 23 valente e vacina contra influenza com vírus inativo. Aqueles não imunes ao vírus da hepatite B devem ser vacinados contra esse vírus, que pode ser reativado na terapia anti-TNF. Deve-se proceder a vacinação para HPV nos pacientes do sexo feminino com DC que receberão terapia anti-TNF. Assim, as vacinas permitidas antes e durante a terapia anti-TNF são: vacina DPT, hepatite B recombinante, hepatite A, influenza vírus inativo, pneumococo polissacáride e HPV. Está contraindicada a vacinação de vírus vivo nos pacientes durante o tratamento anti-TNF: influenza intranasal, tríplice viral (sarampo, caxumba e rubéola), vacina pólio oral, varicela, BCG, febre amarela e antrax. Essas vacinas de vírus vivo devem ser realizadas 3 semanas antes de se iniciar a terapia com imunossupressor ou anti-TNF. Caso seja necessária administração de vacina de vírus vivo durante o tratamento com imunussupressor ou anti-TNF, esses medicamentos devem ser interrompidos por pelo menos 3 meses e, somente então, realizar a vacinação.

Os benefícios da terapia anti-TNF em crianças com DC compreendem: suspender/reduzir corticosteroide; postergar cirurgia; favorecer o crescimento; curar a lesão da mucosa; e promover o fechamento de fístulas. Os efeitos adversos da terapia anti-TNF são: reação durante a infusão (p.ex., dor no peito, aperto na garganta, dificuldade para respirar, elevação ou redução da pressão arterial, febre e tremor); infecção oportunista; linfoma; e doença desmielinizante. O risco de infecção oportunista com a terapia anti-TNF aumenta quando se utiliza duas ou mais drogas para tratar a DC. Há relato de um tipo raro e grave de doença linfoproliferativa (*hepatoslenic T cell lymphoma* – HSTCL) em pacientes com DC que receberam tratamento concomitante com imunomodulador e infliximabe, a maioria do gênero masculino com idade inferior a 35 anos.[25] Na faixa etária pediátrica, a partir dos primeiros casos descritos de HSTCL, deu-se preferência à monoterapia com anti-TNF, a partir de 2006. Entretanto, com os resultados do estudo SONIC[26] em uma população adulta que demonstrou maior proporção (44%) de cura da mucosa com a terapia combinada (infliximabe e azatioprina) comparada à monoterapia (30%), discute-se qual seria a terapia mais indicada na idade pediátrica, se monoterapia ou terapia combinada.

As indicações de tratamento cirúrgico na DC são: estenose, doença fistulizante, drenagem de abscessos, além das mesmas indicações de urgência cirúrgica da RCU, como megacólon tóxico, perfuração intestinal e hemorragia maciça, lembrando que o procedimento cirúrgico é considerado medida paliativa no caso da DC, porque pode haver recidiva em outro local do trato digestório, da boca ao ânus.[18]

Como a maioria das crianças com RCU apresenta pancolite, a terapêutica na maioria dos pacientes depende da gravidade da doença.[27] Uma terapêutica efetiva nos pacientes com RCU leve consiste na administração de aminossalicilato por via oral. A mesalazina com microgrânulos de liberação prolongada, os quais contêm etilcelulose para proteger a mesalazina da degradação gástrica, tem menos efeitos adversos e permite que a substância ativa seja liberada de forma contínua e prolongada desde o intestino delgado proximal até as porções mais distais do intestino grosso. A dose utilizada é de 50 a 80 mg/kg/dia.

Os pacientes com RCU moderada a grave devem receber, além da mesalazina, o corticosteroide, prednisona ou prednisolona, dose e período semelhantes aos descritos na DC. Aqueles com RCU grave, diarreia sanguinolenta frequente (mais de 6 vezes/dia) e sinais sistêmicos graves devem ser internados para receberem corticosteroide intravenoso, antibioticoterapia de amplo espectro e monitorados quanto à ocorrência de perfuração intestinal e de megacólon tóxico. Cerca de 50% dos pacientes com RCU grave não respondem ao corticosteroide, devendo-se optar, nesse caso, pela colectomia ou uso de agentes imunomoduladores potentes, como é o caso da ciclosporina ou tacrolimo.

Pacientes que apresentam envolvimento restrito ao reto (proctite) ou cólon esquerdo podem se beneficiar das drogas de uso tópico, como mesalazina em supositório e enema, ou enema de corticosteroide.

Para a terapia de manutenção da RCU, os agentes imunomoduladores, como AZA ou 6-MP, são úteis. A terapia biológica com anticorpo monoclonal anti-TNF é uma possibilidade terapêutica na RCU grave.

O procedimento cirúrgico (colectomia) deve ser considerado na RCU quando há hemorragia maciça, doença ativa que não responde ao tratamento clínico, perfuração e megacólon tóxico. Como a atividade da doença na RCU está limitada ao cólon, a colectomia é curativa.

REFERÊNCIAS BIBLIOGRÁFICAS

1. Heyman MB, Kirschner BS, Gold BD, Ferry G, Baldassano R, Cohen SA et al. Children with early-onset inflammatory bowel disease (IBD): analysis of a pediatric IBD consortium registry. J Pediatr 2005; 146(1):35-40.

2. Benchimol EI, Fortinsky KJ, Gozdyra P, Van den Heuvel M, Van Limbergen J, Griffiths AM. Epidemiology of pediatric inflammatory bowel disease: a systematic review of international trends. Inflamm Bowel Dis 2011; 17(1):423-39.

3. IBD Working Group of the European Society for Paediatric Gastroenterology, Hepatology and Nutrition. Inflammatory bowel disease in children and adolescents: recommendations for diagnosis – the Porto criteria. J Pediatr Gastroenterol Nutr 2005; 41(1):1-7.

4. Pigneur B, Seksik P, Viola S, Viala J, Beaugerie L, Girardet JP et al. Natural history of Crohn's disease: comparison between childhood- and adult-onset disease. Inflamm Bowel Dis 2010; 16(6):953-61.

5. Glocker EO, Frede N, Perro M, Sebire N, Elawad M, Shah N et al. Infant colitis – it's in the genes. Lancet 2010; 376(9748):1272.

6. Lopes LH, Sdepanian VL, Szejnfeld VL, de Morais MB, Fagundes-Neto U. Risk factors for low bone mineral density in children and adolescents with inflammatory bowel disease. Dig Dis Sci 2008; 53(10):2746-53.

7. Levine A, Griffiths A, Markowitz J, Wilson DC, Turner D, Russell RK et al. Pediatric modification of the Montreal classification for inflammatory bowel disease: The Paris classification. Inflamm Bowel Dis 2010 [Epub ahead of print] PubMed PMID:21061387.

8. Turner D, Otley AR, Mack D, Hyams J, de Bruijne J, Uusoue K et al. Development, validation, and evaluation of a pediatric ulcerative colitis activity index: a prospective multicenter study. Gastroenterology 2007; 133(2):423-32.

9. Hyams JS, Ferry GD, Mandel FS, Gryboski JD, Kibort PM, Kirschner BS et al. Development and validation of a pediatric Crohn's disease activity index. J Pediatr Gastroenterol Nutr 1991; 12(4):439-47.

10. Levine A, Koletzko S, Turner D, Escher JC, Cucchiara S, de Ridder L et al. The ESPGHAN revised Porto criteria for the diagnosis of inflammatory bowel disease in children and adolescents. J Pediatr Gastroenterol Nutr 2013. [Epub ahead of print] PubMed PMID: 24231644.

11. Zachos M, Tondeur M, Griffiths AM. Enteral nutritional therapy for induction of remission in Crohn's disease. Cochrane Database Syst Rev 2007; (1):CD000542.

12. Buchanan E, Gaunt WW, Cardigan T, Garrick V, McGrogan P, Russell RK. The use of exclusive enteral nutrition for induction of remission in children with Crohn's disease demonstrates that disease phenotype does not influence clinical remission. Aliment Pharmacol Ther 2009; 30(5):501-7.

13. Sauer CG, Kugathasan S. Pediatric inflammatory bowel disease: highlighting pediatric differences in IBD. Med Clin North Am 2010; 94(1):35-52.

14. Benchimol EI, Seow CH, Steinhart AH, Griffiths AM. Traditional corticosteroids for induction of remission in Crohn's disease. Cochrane Database Syst Rev 2008; 2:CD006792.

15. Van Assche G, Dignass A, Reinisch W, van der Woude CJ, Sturm A, De Vos M et al. The second European evidence-based Consensus on the diagnosis and management of Crohn's disease: special situations. J Crohn's Colitis 2010; 4:63-101.

16. D'Haens G, Baert F, van Assche G, Caenepeel P, Vergauwe P, Tuynman H et al. Early combined immunosuppression or conventional management in patients with newly diagnosed Crohn's disease: an open randomised trial. Lancet 2008; 371:660-7.

17. Prefontaine E, Sutherland LR, Macdonald JK, Cepoiu M. Azathioprine or 6-mercaptopurine for maintenance of remission in Crohn's disease. Cochrane Database Syst Rev 2009; 1:CD000067.

18. Dignass A, Van Assche G, Lindsay JO, Lémann M, Söderholm J, Colombel JF et al. The second European evidence-based Consensus on the diagnosis and management of Crohn's disease: current management. J Crohn's Colitis 2010; 4:28-62.

19. Hyams J, Crandall W, Kugathasan S, Griffiths A, Olson A, Johanns J et al; REACH Study Group. Induction and maintenance infliximab therapy for the treatment of moderate-to-severe Crohn's disease in children. Gastroenterology 2007; 132:863-73.

20. Behm BW, Bickston SJ. Tumor necrosis factor-alpha antibody for maintenance of remission in Crohn's disease. Cochrane Database Syst Rev 2008; (1):CD006893.

21. Tiemi J, Komati S, Sdepanian VL. Effectiveness of infliximab in Brazilian children and adolescents with Crohn disease and ulcerative colitis according to clinical manifestations, activity indices of inflammatory bowel disease, and corticosteroid use. J Pediatr Gastroenterol Nutr 2010; 50(6):628-33.

22. Hyams JS, Griffiths A, Markowitz J, Baldassano RN, Faubion WA Jr, Colletti RB et al. Safety and efficacy of adalimumab for moderate to severe Crohn's disease in children. Gastroenterology 2012; 143(2):365-74.e2.

23. Melmed GY. Vaccination strategies for patients with inflammatory bowel disease on immunomodulators and biologics. Inflamm Bowel Dis 2009; 15(9):1410-6.

24. Winthrop KL. Risk and prevention of tuberculosis and other serious opportunistic infections associated with the inhibition of tumor necrosis factor. Nat Clin Pract Rheumatol 2006; 2(11):602-10.

25. Kotlyar DS, Osterman MT, Diamond RH, Porter D, Blonski WC, Wasik M et al. A systematic review of factors that contribute to hepatosplenic T-cell lymphoma in patients with inflammatory bowel disease. Clin Gastroenterol Hepatol 2011; 9(1):36-41.e1.

26. Colombel JF, Sandborn WJ, Reinisch W, Mantzaris GJ, Kornbluth A, Rachmilewitz D et al.; SONIC Study Group. Infliximab, azathioprine, or combination therapy for Crohn's disease. N Engl J Med 2010; 362(15):1383-95.

27. Turner D, Travis SP, Griffiths AM, Ruemmele FM, Levine A, Benchimol EI et al. Consensus for managing acute severe ulcerative colitis in children: a systematic review and joint statement from ECCO, ESPGHAN, and the Porto IBD Working Group of ESPGHAN. Am J Gastroenterol 2011. [Epub ahead of print] PubMed PMID:21224839.

CÂNCER COLORRETAL NA DOENÇA INFLAMATÓRIA INTESTINAL

CARLOS WALTER SOBRADO
GUILHERME CUTAIT DE CASTRO COTTI

INTRODUÇÃO

Pacientes portadores de doença intestinal inflamatória (DII) de longa evolução têm risco aumentado de desenvolvimento de neoplasias no cólon. Em 1925, Crohn e Rosenberg chamaram a atenção sobre a associação entre a enterite regional inflamatória e o câncer colorretal.[1] Warren e Sommers, em 1949, alertaram para a possibilidade de portadores de retocolite ulcerativa (RCU) desenvolverem câncer colorretal (CCR) e descreveram essas alterações histológicas como hiperplasia epitelial pré-cancerosa, sendo encontrada em 5% dos pacientes de sua série.[2] Em 1967, Morson e Pang, utilizando rastreamento com a biópsia retal, estabeleceram que a displasia era o precursor para o desenvolvimento do CCR, e que o aparecimento da displasia na mucosa seria um marcador para a presença de neoplasia em qualquer segmento cólico.[3] Em 1983, The Inflammatory Bowel Group Disease/Dysplasia Morphology Study Group (IBD/DMSG) estabeleceu a classificação das displasias e sua correlação com aspectos clínicos.[4]

Historicamente, a associação entre CCR e RCU idiopática foi mais amplamente reconhecida, mas, hoje, reconhece-se a também evidente relação entre CCR e doença de Crohn (DC). Estima-se que os tumores de cólon e reto em portadores de moléstias inflamatórias correspondam a 1 a 2% de todos os casos de CCR,[5,6] e que este seja o responsável por cerca de 10 a 15% das mortes em pacientes com DII.[7] Ainda assim, a presença de DII é um dos fatores de riscos pessoais mais importantes para o desenvolvimento de CCR.[8] A real prevalência e incidência de CCR em pacientes com DII não é conhecida. A maioria dos trabalhos disponíveis apresenta vários vícios de seleção ou metodologia questionável. Por exemplo, trabalhos derivados de centros terciários tendem a superestimar a frequência de CCR em pacientes com DII, pois, em geral, atendem pacientes mais graves e com doença mais extensa. Da mesma forma, acredita-se que estudos populacionais – que costumam incluir pacientes com doença mais limitada e pacientes já submetidos a tratamento cirúrgico prévio da DII – possam subestimar os valores reais dessa associação.

Comparando o CCR que ocorre na DII com o CCR esporádico, observam-se inúmeras distinções. Na DII, o CCR costuma ocorrer em pacientes mais jovens do que o observado na população geral.[6,9] Além disso, frequentemente o CCR na DII surge em lesões planas e em displasias não polipoides.[10] Na DII, o CCR também apresenta maior proporção de tumores mucinosos e com células em anel de sinete, que são multifocais e têm pior prognóstico. Como a colite, em geral, é extensa – e a inflamação crônica e de longa data tem relação direta com o surgimento da displasia –, também é mais comum a ocorrência de tumores sincrônicos nessa população.[10]

Nas Figuras 34.1 e 34.2, podem-se visualizar as alterações moleculares presentes no CCR esporádico, assim como as alterações presentes no CCR associado à colite crônica.

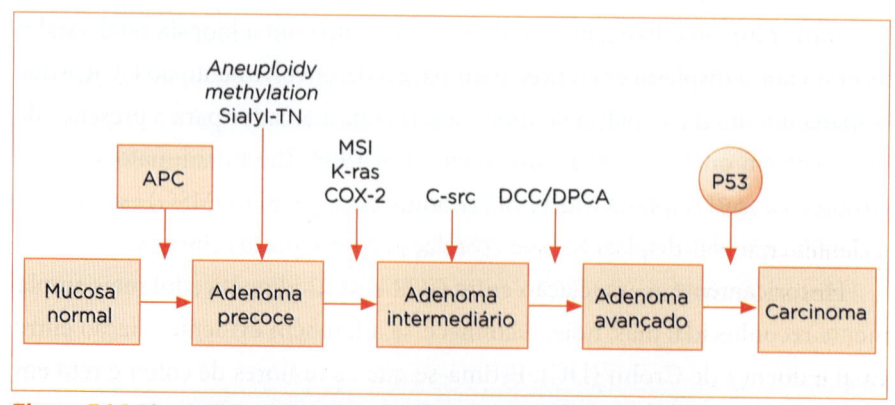

Figura 34.1 Alterações moleculares presentes no CCR esporádico.

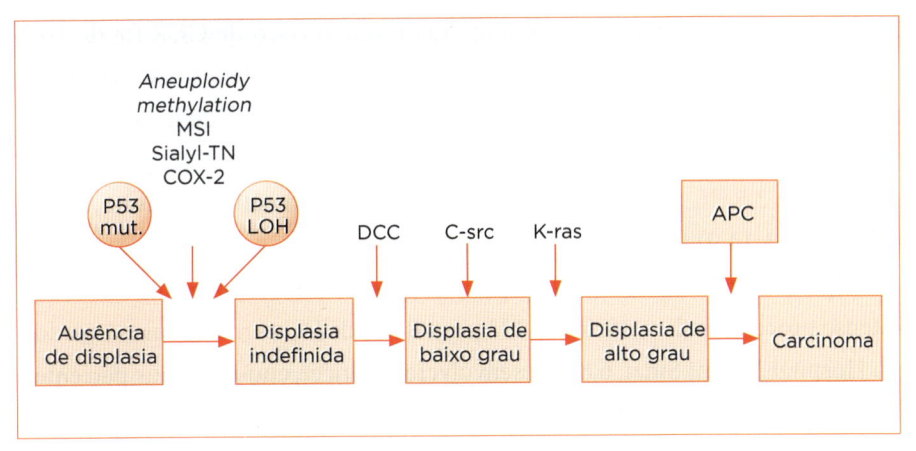

Figura 34.2 Alterações moleculares presentes no CCR associado a colite crônica.

Retocolite ulcerativa

Uma metanálise publicada em 2001, compreendendo 116 estudos e envolvendo 54.478 pacientes com RCU, apontou que a prevalência de CCR nesses pacientes é de 3,7% e, naqueles com pancolite, de 5,4%. Nesse estudo, a incidência anual de CCR variou de 0,2% na primeira década, para 0,7% na segunda e 1,2% na terceira. A avaliação do risco de CCR em portadores de RCU, de acordo com o tempo de evolução, revelou incidência de 1,6% após 10 anos de evolução, 8,3% após 20 anos e 18,4% após 30 anos.[9]

Um estudo populacional realizado na Suécia relatou aumento de risco de câncer em 4 a 6 vezes, quando comparado com a população geral.[11]

Doença de Crohn

Os dados sobre a relação entre CCR e DC são muito mais escassos e de difícil interpretação. Os problemas metodológicos incluem vários desafios, como a natureza heterogênea da doença, pacientes sem manifestação cólica e ressecção colorretal parcial previamente realizada. Atualmente, acredita-se que a prevalência de CCR em pacientes com DC seja menor do que na RCU. Contudo, em pacientes com colite de Crohn, em especial as de forma mais intensa e extensa, os dados sugerem risco de CCR semelhante ao observado na RCU.[12] Estudos populacionais estimam aumento do risco de CCR entre 2 e 3 vezes, quando comparado com a população geral.[13] Relatos da Birmingham University sobre pacientes com pancolite de Crohn apontam que o risco de CCR foi de 18,2 (IC 95%: 7,8-35,8) comparado com a população geral.[14] Esses resultados são muito semelhantes aos encontrados em portadores de RCU de igual extensão. Uma recente metanálise com 12 estudos mostrou que o risco relativo de CCR na DC é de 2,5 (IC 95%: 1,3-4,7) e, para pacientes com colite de Crohn, de 4,5 (IC 95%: 1,3-14,9).[15]

Alguns estudos têm mostrado que a neoplasia na DC ocorre em áreas com intenso processo inflamatório. De 132 portadores de DC com estenoses tratados no Hospital Mount Sinai, 6,8% desenvolveram câncer, enquanto nos pacientes sem estenoses ocorreu em apenas 0,7%.[16]

O aparecimento de neoplasias em áreas com fístulas internas ou externas também tem sido descrito. Apesar de as evidências não serem tão fortes como as presentes na RCU, recomenda-se o rastreamento de displasia e câncer em pacientes portadores de DC nas seguintes situações: com colite extensa, com mais de 8 anos de evolução, aparecimento da doença em idade precoce e com história familiar de CCR.

FATORES DE RISCO PARA CCR NA DII

A Tabela 34.1 contém os principais fatores associados entre CCR e DII. Sem dúvida, o principal fator de risco associado com aumento na incidência de CCR nessa população é a duração da colite.[10] Raramente, observa-se a ocorrência de CCR quando o tempo de duração da colite é inferior a 7 a 8 anos. Uma metanálise publicada por Eaden et al., considerando vários estudos ainda antes da era de rastreamento, estimou a incidência cumulativa de CCR na RCU de 2% com 10 anos de evolução da doença, 8,3% com 20 anos e 18,4% após 30 anos.[9] Alguns autores acreditam que, atualmente, esses números sejam inferiores, em virtude da vigilância colonoscópica, do tratamento medicamentoso precoce (quimioprevenção) e da ressecção cirúrgica do cólon. Como exemplo, Rutter et al. demonstraram, com o emprego de um programa de vigilância/rastreamento em pacientes com RCU, incidência de 2,5% após 20 anos de doença, 7,6% após 30 anos e 10,8% após 40 anos de seguimento.[17]

Tabela 34.1 Fatores associados com câncer colorretal na DII

Aumentam o risco de CCR na DII	Reduzem o risco de CCR na DII
Colite de longa duração	Proctocolectomia profilática
Envolvimento colorretal extenso	Acompanhamento médico regular
História familiar de CCR	Colonoscopia de rastreamento
Colangite esclerosante primária	Quimioprevenção
Intensidade da inflamação histológica	
História de displasia	
Ileíte de refluxo (possivelmente)	
Idade jovem ao diagnóstico da DII	
(alguns estudos)	

CCR: câncer colorretal.

Fonte: adaptada de Xie et al., 2008.[10]

Da mesma forma, quanto maior a extensão do cólon e do reto envolvida pela inflamação, maior será o risco de desenvolvimento de CCR.[9] Assim, pacientes portadores de RCU com proctite têm incidência de CCR inferior aos com RCU que acomete o lado esquerdo do cólon, e esse grupo tem frequência de CCR inferior aos pacientes portadores de pancolite. Além disso, atualmente há estudos que demonstram que o grau de inflamação microscópica, mesmo na ausência de alterações endoscópicas ou radiológicas, parece aumentar o risco de CCR.[18] Nesse mesmo sentido, começam a surgir trabalhos sugerindo que a ileíte de refluxo pode representar um fator associado com aumento na incidência de CCR – mesmo quando comparados com pacientes com pancolite sem ileíte de refluxo.[19]

Pacientes portadores de DII com história familiar de CCR apresentam risco 2 vezes maior de desenvolvê-lo.[20] Outro fator atualmente reconhecido por aumentar o risco de CCR em pacientes com DII é a colangite esclerosante primária (CEP). Broome et al. observaram que, após 20 anos de evolução da RCU, pacientes portadores de CEP apresentaram incidência de CCR de 31% *vs.* 5% nos pacientes sem CEP.[21]

ETIOPATOGENIA

Apesar de alguns estudos terem demonstrado que o CCR na DC é similar ao da RCU, quando comparável em extensão e duração da doença, não está claro se as alterações moleculares envolvidas na carcinogênese colônica são semelhantes.[15] Além de predisposição genética e fatores ambientais, pode-se ver claramente a presença de fatores hereditários, uma vez que, conforme já mencionado, pacientes com DII que têm familiares com história de CCR apresentam 2 vezes mais chances de desenvolver neoplasias do que aqueles sem histórico familiar.[22] Em portadores de DII, o risco de CCR está diretamente associado a atividade da doença, duração e extensão da inflamação cólica. Alguns fatores associados à inflamação, como o estresse oxidativo e a presença de radicais livres, contribuem para acelerar as alterações moleculares dos tecidos, fato ausente no CCR esporádico.[23] Portanto, se a inflamação crônica predispõe a carcinogênese cólica, obviamente a reversão do processo inflamatório com consequente cicatrização de mucosa deve diminuir o risco de CCR. Em portadores de DII, sobretudo com RCU, os anti-inflamatórios mais utilizados são os derivados de 5-ASA (mesalazina), os corticosteroides e os imunomoduladores purínicos (azatioprina/6MP). Muitos estudos têm demonstrado que os derivados 5-ASA, assim como os esteroides, diminuem o risco de CCR;[24,25] já os análogos da purina (AZA/6-MP) parecem não ter esse efeito preventivo.[26] Outros fatores, além da predisposição genética e da inflamação crônica, parecem ter participação na gênese do CCR, como flora bacteriana, receptores TLR4, dieta, deficiência de folatos e fatores nutricionais.[27,28]

Assim como o CCR esporádico segue a sequência adenoma-carcinoma, em portadores de DII descreve-se a sequência inflamação-displasia-câncer,[8] estimando-se que ela ocorra em mais de 90% dos casos de CCR em pacientes com DII.[25] No CCR esporádico, as displasias geralmente ocorrem em lesões elevadas chamadas pólipos, que estão presentes em uma ou duas áreas da mucosa cólica. Já no CCR associado à DII, as displasias estão presentes em lesões polipoides ou, mais frequentemente, em lesões planas, são geralmente multifocais e muitas vezes de difícil detecção pela colonoscopia. Contudo, já foi demonstrado que o CCR pode se desenvolver nesse grupo de pacientes sem displasia prévia ou sem a progressão da displasia de baixo grau para alto grau.[29]

De fato, embora a sequência completa dos mecanismos de carcinogênese colorretal em pacientes com DII ainda não esteja totalmente elucidada, a inflamação crônica é tida como o principal evento promotor.[6]

DISPLASIA

A displasia é definida por alterações neoplásicas do epitélio sem invasão da lâmina própria.[4,10] Do ponto de vista macroscópico, a displasia na vigência de colite pode ocorrer como lesões planas e não visíveis a olho nu (só diagnosticadas por meio de biópsias), como placas levemente elevadas ou mesmo como lesões elevadas isoladas ou múltiplas. As lesões elevadas observadas em meio a áreas de colite em atividade muitas vezes são referidas por displasia associada a lesões ou massas (DALM). As DALM, por sua vez, são subdivididas em dois grupos: semelhantes a adenomas e não semelhantes a adenomas.[30]

Do ponto de vista histológico, as biópsias realizadas em pacientes com DII para pesquisa de displasia podem ter três resultados:

- negativo para displasia;
- indefinido para displasia;
- positivo para displasia (dividido em displasia de baixo grau e displasia de alto grau).[4]

Como a concordância entre patologistas é muito variável, costuma-se recomendar que o diagnóstico de displasia seja confirmado por um outro patologista especializado em doenças gastrointestinais.[10,31]

DIAGNÓSTICO E SINAIS DE ALERTA

Os médicos envolvidos no tratamento de pacientes com DII sempre devem estar atentos à possibilidade do CCR. A presença de fatores de risco, conforme citados no item anterior, deve ser sempre identificada. Da mesma forma, a queda do estado geral e as alterações abruptas no estado clínico, incluindo síndrome consumptiva, podem representar a instalação e a progressão de um CCR. Por fim, estenoses mantidas em segmentos cólicos constituem outro grande grupo suspeito para malignidade.

PRINCÍPIOS DO TRATAMENTO DO CCR COM INTENÇÃO CURATIVA

A cirurgia é o tratamento de escolha com intenção curativa para portadores de CCR, independentemente da presença ou não de DII associada. Quando se identifica a presença de adenocarcinoma colorretal associado a DII, o tratamento do tumor torna-se o foco principal de atenção do paciente.

Graças à associação da cirurgia com outros métodos terapêuticos, como a quimioterapia e/ou radioterapia, para tumores primários e metastáticos, é possível curar ou aumentar de forma expressiva a sobrevida de pacientes com doença avançada. Em outras palavras, o portador de metástases nos dias de hoje não é mais entendido como incurável.

Ressecções de tumores colorretais com intenção curativa devem obedecer critérios que minimizam o risco de recidiva locorregional, levando-se em conta os padrões de disseminação da doença:

- continuidade;
- contiguidade;
- linfática;
- hematogênica;
- implantação em linhas de sutura ou em superfície cruenta do intestino.

É essencial lembrar que, sempre que possível – casos de pacientes com lesões primárias e metástases a distância –, a cirurgia da lesão primária deve ser conduzida sob os preceitos da radicalidade oncológica, tendo em vista que muitos pacientes podem ser "resgatados" para tratamento com intenção curativa, por meio do tratamento combinado com quimioterapia associada ou não à radioterapia.

Os aspectos técnicos mais importantes relacionados à cirurgia do CCR são: obtenção de margens (proximal, distal e circunferencial), linfadenectomia locorregional e, quando necessário, a ressecção em monobloco de estruturas adjacentes.

Margens proximal e distal

Nas ressecções de tumores localizados no cólon, acredita-se que 5 cm de margem proximal e 5 cm de margem distal sejam adequadas e suficientes para evitar a ocorrência de recidiva anastomótica. Contudo, como a realização da linfadenectomia associada à ressecção da lesão primária determina a ligadura dos vasos principais em suas respectivas origens, frequentemente a extensão total do segmento cólico ressecado nas colectomias por CCR atinge 30 cm ou mais. Esse fato decorre da necessidade de se utilizar segmentos bem vascularizados para a confecção de anastomoses intestinais com o menor risco de deiscência. Além disso, nos tumores localizados no cólon direito, a extensão do íleo ressecado não parece afetar a taxa de recorrência local e, dessa forma, a ressecção do íleo deve ser a menor possível, para evitar a ocorrência de síndromes de má absorção.

Para tumores localizados no reto, ganha importância o fato de a margem distal estar relacionada com a possibilidade de preservação esfinctérica. Essa distância deve ser sempre analisada na peça a fresco. Além disso, a margem distal deve ser medida da secção da peça cirúrgica que contém o tumor e não deve considerar o anel de grampeamento nos casos de anastomose colorretal mecânica. Nos tumores de reto alto, busca-se uma margem distal de 5 cm. Para tumores do reto extraperitoneal, estima-se que 2 cm de margem na mucosa seccionada da borda inferior do tumor seja adequada para evitar a disseminação intramural. Não obstante, em tumores de reto distal (< 5 cm da borda anal), acredita-se que a margem distal de 1 cm seja suficiente, sobretudo quando se emprega quimiorradioterapia pré-operatória, pois inúmeros trabalhos atestam o fato de que a disseminação de células tumorais intramural raramente ocorre em uma distância superior a 1 cm.

Extensão de ressecção

O segmento a ser ressecado é definido pela localização do tumor e sua respectiva drenagem linfática (Tabela 34.2). É nesse item que talvez se situe uma das principais particularidades no tratamento cirúrgico de pacientes com CCR e DII. Para pacientes portadores de RCU com CCR diagnosticado e não submetidos à ressecção colorretal prévia, em geral, a cirurgia realizada é a retocolectomia total (mantendo-se os princípios oncológicos enumerados no manejo do segmento acometido pelo tumor), uma vez que o restante do cólon se apresenta bastante comprometido pelo processo inflamatório. A preservação esfinctérica com reconstrução por meio de bolsa ileal em "J" é realizada de rotina, com exceção dos casos em que o tumor ocorre no reto distal, com comprometimento da musculatura esfinctérica ou do canal anal. Já para pacientes portadores de DC, em geral, a extensão da cirurgia realizada é exatamente a mesma preconizada nos pacientes que não são portadores de DII.

Tabela 34.2 Localização do tumor e cirurgia recomendada

Localização do tumor	Cirurgia
Cólon direito	Colectomia direita
Cólon transverso	Colectomia direita ou esquerda ampliadas ou transversectomia
Cólon descendente	Colectomia esquerda
Sigmoide	Retossigmoidectomia
Reto superior (= retossigmoide)	Retossigmoidectomia
Reto, terço médio (5 a 11 cm)	Retossigmoidectomia com anastomose colorretal baixa ou anastomose coloanal Anastomose manual ou mecânica Cirurgia de abaixamento a Cutait ou Simonsen
Reto, terço inferior (< 5 cm)	Amputação abdominoperineal de reto Retossigmoidectomia com anastomose coloanal

Excisão total do mesorreto e margem radial

O mesorreto é definido como o tecido gorduroso perirretal que envolve estruturas linfovasculares e nervosas. O comprometimento do mesorreto pode ocorrer por invasão tumoral direta, presença de comprometimento linfonodal, perineural ou por depósitos tumorais isolados. A ressecção do mesorreto representa um fator prognóstico importante, em especial para pacientes portadores de câncer de reto extraperitoneal. Reconhece-se que a maioria das recidivas locais em pacientes portadores de câncer de reto decorre de margem radial inadequada, e não de margem distal insuficiente. A prática de excisão total do mesorreto associa-se com menores índices de recidiva local, sobretudo por promover clareamento adequado da margem radial. A análise de espécimes cirúrgicos demonstra que o comprometimento do mesorreto raramente ocorre em uma distância superior a 4 cm, além do limite inferior do tumor. Assim, até o momento, preconiza-se que uma margem distal de mesorreto de 5 cm seja adequada para tumores de reto alto, enquanto os tumores de reto extraperitoneal devem ser tratados sempre com excisão total do mesorreto.

Linfadenectomia

A linfadenectomia radical é etapa mandatória no tratamento cirúrgico com intenção curativa do adenocarcinoma colorretal. Como a drenagem linfática acompanha os vasos nutrientes do cólon, a extensão da linfadenectomia acaba sendo determinada pelo local em que esses vasos são seccionados. A linfadenectomia radical deve ser promovida em bloco com o segmento colorretal a ser ressecado e é adequadamente realizada quando o cirurgião executa a ligadura dos vasos nutrientes do cólon junto às suas origens (ligadura da artéria mesentérica inferior junto à aorta e dos ramos da artéria mesentérica superior logo em suas emergências). Quando o tumor está equidistante em relação a dois vasos principais (p.ex., adenocarcinoma localizado no ângulo hepático situado exatamente entre o tronco ileocólico e a artéria cólica média), ambos os vasos devem ser seccionados junto a suas respectivas origens.

Linfonodos suspeitos para acometimento neoplásico, situados longe do campo de ressecção cirúrgica, devem, sempre que possível, ser ressecados ou biopsiados para confirmação patológica. Como a linfadenectomia tem implicações terapêuticas e prognósticas, acredita-se que pelo menos 12 linfonodos devem ser avaliados pelo patologista para que o *status* linfonodal seja conhecido de forma fidedigna.

Ressecções em monobloco

Estima-se que, em 15% dos casos, os tumores colorretais apresentem-se aderidos a estruturas adjacentes. Nessa situação, a ressecção do tumor colorretal primário deve ser sempre realizada em monobloco. Ao contrário, se ele seccionar a lesão no sítio de aderência, a ressecção será considerada incompleta e sem radicalidade oncológica. Embora exista a possibilidade de aderências do tumor a estruturas vizinhas, é apenas de natureza inflamatória; jamais o cirurgião deve tentar "adivinhar" se essas aderências são tumorais ou inflamatórias, para não comprometer a radicalidade oncológica do procedimento. Estudos demonstram que essas aderências são resultado da invasão tumoral direta entre 40 e 84% dos casos, dependendo da série.[32,33] Contudo, do ponto de vista clínico, é impossível prever de forma fidedigna se uma aderência a um órgão adjacente representa invasão tumoral direta ou apenas processo inflamatório – o que demanda sempre a execução da ressecção em monobloco com estruturas vizinhas aderidas ao tumor.

O objetivo mais importante das ressecções em monobloco é obter a ressecção completa, com margens microscópicas negativas. Apesar de constituírem um fator prognóstico adverso, tumores com invasão de órgãos adjacentes podem apresentar sobrevida semelhante aos tumores sem invasão de estruturas vizinhas, desde que ressecados em monobloco de forma completa (ressecção R0).

Rastreamento do CCR em pacientes com DII

Evidências histológicas da presença de displasia (neoplasia intraepitelial) na mucosa colônica são os principais marcadores (padrão-ouro) para determinar o risco de CCR em um paciente portador de DII; a colonoscopia permanece como o principal método diagnóstico da displasia. Alguns autores estimam serem necessárias 33 biópsias para dar 90% de confiabilidade à detecção de displasia em portadores de RCU.[34] Esses estudos em portadores de RCU não podem ser totalmente transpostos para a DC, em razão da natureza mais focal e limitada desta inflamação e também da presença de áreas de estenoses segmentares e ressecções intestinais prévias. No entanto, há muitas dificuldades e limitações na interpretação de displasia, variações entre patologistas (margem de erro de 4 a 10%), difícil distinção em áreas com intensa atividade inflamatória, e o fato de o CCR poder ocorrer em áreas sem displasia prévia. Geralmente, observa-se boa concordância entre os patologistas na exclusão de displasia no material e no diagnóstico de displasia de alto grau; entretanto, nos casos de displasia de baixo grau ou displasia indefinida, a discordância é alta.[35] A colonoscopia com utilização de magnificação e cromoendoscopia com biópsias seriadas, especialmente em áreas planas, tem sido utilizada com o objetivo de aumentar a sensibilidade e a especificidade.

Quando se utilizam essas novas técnicas endoscópicas (p.ex., cromoendoscopia), as biópsias são direcionadas e ocorre um claro aumento no diagnóstico das displasias. Em um estudo com 100 pacientes portadores de RCU extensa e crônica, a displasia foi observada em 9/157 biópsias dirigidas, e em 0/2.904 biópsias aleatórias.[36] Outro estudo obteve resultado similar, utilizando também cromoendoscopia, e a análise e a pesquisa de neoplasia (displasia e CCR) foi realizada por endomicroscopia focal.[37]

Outras técnicas que incluem citometria de fluxo, imuno-histoquímica e pesquisa com marcadores (p.ex., a expressão de P53) têm sido utilizadas para esclarecer a presença de displasia.

O rastreamento nesse cenário parte do princípio de que a identificação de displasia associada – e o tratamento adequado nesse momento – seria capaz de reduzir a incidência de CCR na população de pacientes com DII. Embora muitas sociedades médicas tenham esquemas de vigilância na tentativa de prevenir CCR em pacientes portadores de DII, uma revisão da Cochrane de 2006 sobre as estratégias disponíveis para detecção de CCR e/ou displasia nesse grupo de pacientes não identificou que colonoscopias periódicas sejam capazes de prolongar a sobrevida de pacientes com colite extensa. Os próprios autores concluem que os tumores de pacientes sob rastreamento endoscópico foram diagnosticados em estádios mais precoces e, possivelmente, com melhor prognóstico. Contudo, a revisão dos trabalhos não consegue excluir de forma clara o potencial vício de tempo (*lead time bias*) nos pacientes estudados, motivo pelo qual eles acreditam existir evidência indireta do benefício de colonoscopias periódicas na redução da mortalidade por CCR em pacientes com DII e do custo-efetividade dessa abordagem. Existe uma tendência de que os pacientes com maior risco de desenvolver neoplasias (displasia ou carcinoma), com pancolite, história familiar de CCR e CEP, por exemplo, sejam submetidos a um rastreamento cuidadoso. Após 20 anos de doença, observa-se um aumento considerável do risco de neoplasia, devendo-se, nesse momento, intensificar o rastreamento. Por outro lado, a inclusão de pacientes com proctite distal nos programas de rastreamento é muito controversa, uma vez que o risco de CCR é semelhante ao da população geral.

Situações específicas de rastreamento

O diagnóstico das afecções hepatobiliares é feito por testes sorológicos de função hepática e pesquisa de doença autoimunológica, associados a colangiorressonância magnética nuclear, que é o método de escolha para identificar a presença de CEP. Alterações nos testes de função hepática são comuns em portadores de DII e geralmente estão associados às afecções hepatobiliares, sendo mais comuns em portadores de RCU do que DC.

A ultrassonografia com alterações ductais sugere o diagnóstico, mas a colangiorressonância mostra estenoses e dilatações multifocais dos ductos biliares intra e extra-hepáticos, o que praticamente confirma o diagnóstico. A confirmação é realizada pela biópsia, na qual a histologia mostra as seguintes alterações: fibrose concêntrica dos ductos biliares, tecido colagenoso em "casca de cebola" ou alterações inespecíficas com cirrose biliar primária. Em raros casos, a colangiopancreatografia endoscópica retrógrada (CPRE) pode ser necessária para o diagnóstico, mas seu real valor é terapêutico no manejo das estenoses da via biliar principal.[38]

A presença de CEP associada à DII aumenta substancialmente o risco de CCR e de colangiocarcinoma.

As diretrizes atuais recomendam que pacientes com CEP que não sabem se são portadores de DII sejam submetidos à colonoscopia para determinar o *status* do cólon. Para os portadores de DII e CEP, o rastreamento de CCR deve começar ao diagnóstico desta, sendo preconizada colonoscopia anual. Há também grupos que defendem a realização de colectomia profilática nesse grupo de pacientes que necessitam de transplante hepático.[38]

Após 7 a 8 anos de evolução da DII, recomenda-se que os pacientes sejam submetidos a uma colonoscopia de *baseline* para identificar a extensão e o grau de atividade da colite, de possíveis neoplasias e/ou displasias associadas. O cólon deve ser examinado por completo, com biópsias seriadas (4 fragmentos a cada 10 cm), sobretudo das áreas de mucosa plana. Quando identificadas, lesões elevadas devem ser ressecadas sempre que factível.

Quando a displasia de alto grau é encontrada em mucosa plana ou achatada (*flat*) e confirmada por outro patologista gastrointestinal, o risco de CCR é muito alto e, portanto, a retocolectomia total está indicada. Por outro lado, na presença de displasia de baixo grau em mucosa plana, a conduta é controversa. Entre 46 pacientes com displasia de baixo grau acompanhados no Hospital St. Mark's, 19,4% tinham CCR e 39,1% evoluíram para displasia de alto grau ou adenocarcinoma.[17] No Hospital Mount Sinai, neoplasia avançada foi observada em 25,3% dos pacientes com displasia de baixo grau submetidos a colectomia; com 5 anos de seguimento, 53% progrediram para CCR.[29] Uma metanálise com 20 estudos, totalizando 508 casos de displasia de baixo grau em mucosa plana ou DALM, revelou incidência de CCR de 14/1.000 pacientes-ano de duração, e incidência de qualquer tipo de lesão avançada de 30/1.000 pacientes-ano de duração. Nesse estudo, pode-se concluir que, ao se identificar displasia de baixo grau no rastreamento, há 9 vezes mais risco de desenvolver câncer e 12 vezes mais chance de desenvolver lesões elevadas.[39] Recomenda-se a colectomia nas displasias de baixo grau quando estiver presente em mais de um local, em outro exame após 6 meses ou se evoluir para displasia de alto grau. Nos casos de displasia indefinida, confirmada por dois patologistas, colonoscopias realizadas em intervalos curtos (3 a 6 meses) devem ser realizadas. Frequentemente, a displasia indefinida ocorre nos casos de processo inflamatório intenso, o que se confunde com áreas de hiperplasia regenerativa. Nessas circunstâncias, deve-se intensificar a terapia anti-inflamatória sistêmica e tópica antes de realizar o próximo estudo endoscópico.

Os casos de lesões polipoides confinadas a áreas sem atividade inflamatória intensa – os adenomas esporádicos – devem ser ressecados por via endoscópica, como na população geral. Se a lesão não pode ser ressecada completamente, ou se for identificada displasia em outra área, a colectomia é o tratamento de eleição.[40] Nos casos de displasia de baixo grau encontrada em lesão elevada (polipoide), recomenda-se a ressecção endoscópica completa e posterior vigilância intensiva. A Figura 34.3 apresenta um dos possíveis esquemas de rastreamento de displasia e CCR em pacientes com DII.

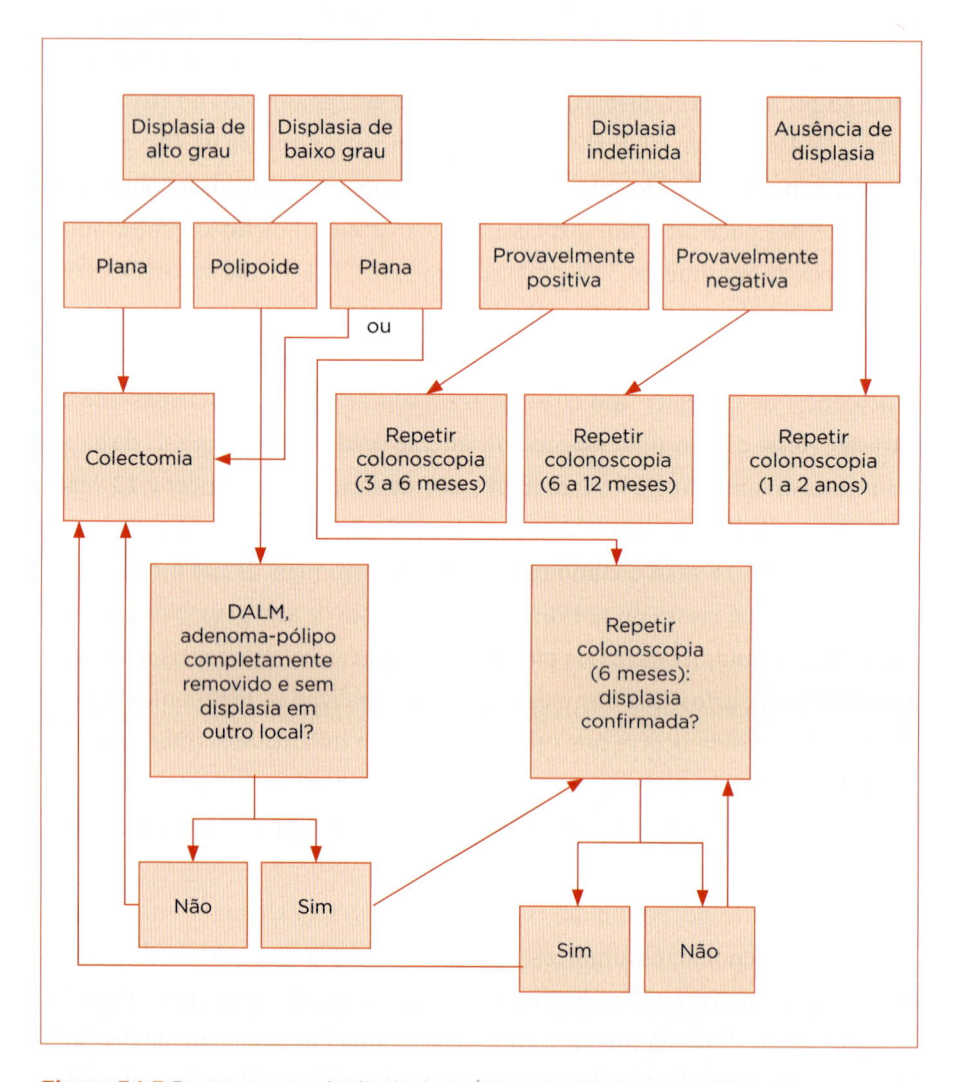

Figura 34.3 Rastreamento de displasia e CCR em pacientes com DII.

PREVENÇÃO E QUIMIOPREVENÇÃO

Em relação aos fatores que reduzem o risco de CCR na DII, destacam-se a remoção cirúrgica de cólon e reto e o rastreamento por toda a vida. A realização de proctocolectomia profilática após 7 anos de evolução da DII é capaz de prevenir quase todos os casos de CCR nessa população. Contudo, como muitos desses pacientes não precisam ser submetidos a um procedimento cirúrgico extenso e com grandes implicações na sua qualidade de vida, atualmente, reconhece--se que programas de prevenção e diagnóstico precoce também são altamente eficazes nessa população e incluem um conjunto de medidas caracterizado por: consultas médicas regulares, colonoscopias periódicas e quimioprofilaxia (uso de medicações para redução/controle do processo inflamatório). O objetivo principal dessas medidas de rastreamento é o diagnóstico precoce e o tratamento adequado da displasia.

Entende-se por quimioprevenção o uso de medicamentos ou suplementos dietéticos que reduza o risco de CCR em pacientes com DII. É de fundamental importância principalmente quando se observa que ainda existem casos de CCR mesmo no grupo de pacientes submetidos ao rastreamento adequado. As principais medicações estudadas nesse cenário são o ácido 5-aminossalicílico (5-ASA), anti-inflamatórios não hormonais (AINH), imunomoduladores, ácido ursodesoxicólico, folato, cálcio e estatinas.

Os derivados do 5-ASA são o grupo de medicamentos mais estudado para quimioprevenção de CCR em pacientes com DII e têm sua eficácia comprovada em vários estudos de coorte e caso-controle. Em um dos trabalhos mais controlados, Eaden et al. demonstraram que pacientes com RCU em uso regular de 5-ASA (2 g/dia) durante 5 a 10 anos apresentaram redução de 75% no risco de CCR.[41] Rubin et al. relataram redução de 72% no risco de displasia e CCR em portadores de RCU que foram tratados com doses maiores que 1,2 g de 5-ASA/dia.[42] Uma metanálise que combinou 9 estudos caso-controle e estudos de coorte apontou que a mesalazina reduz o risco de CCR em 54%, e quando foram analisados os desfechos da displasia e do câncer conjuntamente, a redução foi da ordem de 51%.[43]

Como já mencionado, pacientes com RCU e CEP apresentam risco bastante elevado para desenvolvimento de CCR e de colangiocarcinoma. Embora essa população represente um grupo bastante raro de pacientes, o que dificulta a realização de estudos bem controlados, parece existir benefício no uso de ácido ursodesoxicólico na prevenção de displasia e CCR. A utilização desse ácido na dose de 20 mg/kg/dia pode melhorar os níveis das enzimas hepáticas e impedir a progressão histológica da doença.[44,45] Além das vantagens referidas, o ácido ursodesoxicólico pode reduzir o risco de displasia e CCR.[46]

A associação com corticosteroides tem sido preconizada, porém os resultados são conflitantes. Outro imunossupressor de uso oral, o tacrolimo, tem se mostrado eficaz na normalização de enzimas hepáticas, mas sem melhorar as alterações histológicas.[47]

A suplementação de folato para pacientes portadores de DII também foi avaliada na quimioprevenção de CCR. Existem evidências de que baixos níveis de folato estão associados a risco elevado de CCR. Considerando-se que pacientes portadores de DII frequentemente apresentam baixos níveis de folato, em razão da desnutrição e perda pela redução da capacidade absortiva intestinal, a suplementação de folato (1 a 2 mg/dia) por pelo menos 6 meses tem bom respaldo teórico e parece corrigir algumas anormalidades gênicas e alterações moleculares.[48]

A redução de risco, possivelmente associada a AINH, imunomoduladores, cálcio e estatinas, parece ser pequena e não passível de reprodução em muitos trabalhos, motivo pelo qual não existe evidência científica atual que sustente seu uso na prática clínica. Os corticosteroides, por sua vez, associam-se com uma redução de risco de CCR nos pacientes com DII. Contudo, seus efeitos colaterais a longo prazo contraindicam seu uso como quimioprevenção nesse cenário.

Como conclusão, pode-se dizer que muitos esforços e pesquisas têm sido realizados com o objetivo de identificar novos marcadores moleculares no sangue e nas fezes, que ajudem a entender a patogênese do CCR na DII, assim como identificar precocemente a displasia nesses pacientes.

REFERÊNCIAS BIBLIOGRÁFICAS

1. Crohn B, Rosenberg H. The sigmoidoscopic picture of chronic ulcerative colitis (non-specific). Am J Med Sci 1925; 170:220-8.

2. Warren S, Sommers SC. Pathogenesis of ulcerative colitis. Am J Pathol 1949; 25:657-79.

3. Morson BC, Pang LS. Rectal biopsy as an aid to cancer control in ulcerative colitis. Gut 1967; 8:423-34.

4. Riddell RH, Goldman H, Ransohof DF, Appelman HD, Fenoglio CM, Haggitt RC et al. Dysplasia in inflammatory bowel disease: Standardized classification with provisional clinical applications. Human Pathol 1983; 14:931-66.

5. Choi PM, Zelig MP. Similarity of colorectal cancer in Crohn's disease and ulcerative colitis: implications for carcinogenesis and prevention. Gut 1994; 35(7):950-4.

6. Lakatos PL, Lakatos L. Risk for colorectal cancer in ulcerative colitis: changes, causes and management strategies. World J Gastroenterol 2008; 14(25):3937-47.

7. Munkholm P. Review article: the incidence and prevalence of colorectal cancer in inflammatory bowel disease. Aliment Pharmacol Ther 2003; 18(Suppl. 2):1-5.

8. Zisman TL, Rubin DT. Colorectal cancer and dysplasia in inflammatory bowel disease. World J Gastroenterol 2008; 14(17):2662-9.

9. Eaden JA, Abrams KR, Mayberry JF. The risk of colorectal cancer in ulcerative colitis: a meta-analysis. Gut 2001; 48(4):526-35.

10. Xie J, Itzkowitz SH. Cancer in inflammatory bowel disease. World J Gastroenterol 2008; 14(3):378-89.

11. Ekbom A, Helmick C, Zack M, Adami HO. Ulcerative colitis and colorectal cancer. A population-based study. N Eng J Med 1990; 323(18):1228-33.

12. Sachar DB. Cancer in Crohn's disease: dispelling the myths. Gut 1994; 35(11):1507-8.

13. Bernstein CN, Blanchard JF, Kliewer E, Wajda A. Cancer risk in patients with inflammatory bowel disease: a population-based study. Cancer 2001; 91(4):854-62.

14. Gillen CD, Walmsley RS, Prior P, Andrews HA, Allan RN. Ulcerative colitis and Crohn's disease: a comparison of the colorectal cancer risk in extensive colitis. Gut 1994; 35(11):1590-92.

15. Canavan C, Abrams Kb, Mayberry J. Meta-analysis: colorectal and small bowel cancer risk in patients with Crohn's disease. Aliment Pharmacol Ther 2006; 23(8):1097-104.

16. Yamazaki Y, Ribeiro MB, Sachar DB, Aufses AH Jr, Greenstein AJ. Malignant colorectal strictures in Crohn's disease. Am J Gastroenterol 1991; 86(7):882-5.

17. Rutter MD, Saunders BP, Wilkinson KH, Rumbles S, Schofield G, Kamm MA et al. Thirty-year analysis of a colonoscopic surveillance program for neoplasia in ulcerative colitis. Gastroenterology 2006; 130(4):1030-8.

18. Mathy C, Schneider K, Chen YY, Varma M, Terdiman JP, Mahadevan U. Gross versus microscopic pancolitis and the occurrence of neoplasia in ulcerative colitis. Inflamm Bowel Dis 2003; 9(6):351-5.

19. Heuschen UA, Hinz U, Allemeyer EH, Stern J, Lucas M, Autschbach F et al. Backwash ileitis is strongly associated with colorectal carcinoma in ulcerative colitis. Gastroenterology 2001; 120(4):841-7.

20. Askling J, Dickman PW, Karlén P, Broström O, Lapidus A, Löfberg R et al. Family history as a risk factor for colorectal cancer in inflammatory bowel disease. Gastroenterology 2001; 120(6):1356-62.

21. Broomé U, Löfberg R, Veress B, Eriksson LS. Primary sclerosing cholangitis and ulcerative colitis: evidence for increased neoplastic potential. Hepatology 1995; 22(5):1404-8.

22. Nuako KW, Ahlquist DA, Mahoney DW, Schaid DJ, Siems DM, Lindor NM. Familial predisposition for colorectal cancer in chronic ulcerative colitis: a case-control study. Gastroenterology 1998; 115:1079-83.

23. Itzkowitz SH, Yio X. Inflammation and cancer. Colorectal cancer in inflammatory bowel disease: a role of inflammation. Am J Physiol Gastrointest Liver Physiol 2004; 287(1):7-17.

24. Rubin DT, Cruz-Correa MR, Gasche C, Jass JR, Lichtenstein GR, Montgomery EA et al. 5-ASA in colorectal cancer prevention meeting group. Colorectal cancer prevention in inflammatory bowel disease and the role of 5-aminosalicylic acid: a clinic review and update. Inflamm Bowel Dis 2008; 14:265-274.

25. Itzkowitz SH, Harpaz N. Diagnosis and management of dysplasia in patients with inflammatory bowel diseases. Gastroenterology 2004; 126(6):1634-48.

26. Matula S, Croog V, Itzkowitz S, Harpaz N, Bodian C, Hossain S et al. Chemoprevention of colorectal neoplasia in ulcerative colitis: the effect of 6-mercaptopurine. Clin Gastroenterol Hepatol 2005; 3:1015-21.

27. Fukata M, Chen A, Vamadevan AS, Cohen J, Breglio K, Krishnareddy S et al. Toll-like receptor-4 promotes the development of colitis-associated colorectal tumors. Gastroenterology 2007; 133:1869-81.

28. Kim YI, Shirwadkar S, Choi SW, Puchyr M, Wang Y, Mason JB. Effects of dietary folate on DNA strand breaks within mutation-prone exons of the p53 gene in rat colon. Gastroenterology 2000; 119:151-61.

29. Ullman T, Croog V, Harpaz N, Sachar D, Itzkowitz S. Progression of flat low-grade dysplasia to advanced neoplasia in patients with ulcerative colitis. Gastroenterology 2003; 125(5):1311-9.

30. Odze RD. Pathology of dysplasia and cancer in inflammatory bowel disease. Gastroenterol Clin North Am 2006; 35(3):533-52.

31. Cendan JC, Behrns KE. Associated neoplastic disease in inflammatory bowel disease. Surg Clin North Am 2007; 87(3):659-72.

32. Eisenberg SB, Kraybill WG, Lopez MJ. Long-term results of surgical resection of locally advanced colorectal carcinoma. Surgery 1990; 108:779-86.

33. Izbicki JR, Hosch SB, Knoefel WT, Passlick B, Bloechle C, Broelsch CE. Extended resections are beneficial for patients with locally advanced colorectal cancer. Dis Colon Rectum 1995; 38(12):1251-6.

34. Rozen P, Baratz M, Fefer F, Gilat T. Low incidence of significant dysplasia in a successful endoscopic surveillance program of patients with ulcerative colitis. Gastroenterology 1995; 108:1361-70.

35. Melville DM, Jass JR, Morson BC, Pollock DJ, Richman PI, Shepherd NA et al. Observer study of the grading of dysplasia in ulcerative colitis: comparison with clinical outcome. Hum Pathol 1989; 20(10):1008-14.

36. Rutter MD, Saunders BP, Schofield G, Forbes A, Price AB, Talbot IC. Pancolonic indigo carmine dye spraying for the detection of dysplasia in ulcerative colitis. Gut 2004; 53(2):256-60.

37. Kiesslich R, Goetz M, Lammersdorf K, Schneider C, Burg J, Stolte M et al. Chromoscopy-guided endomicroscopy increases the diagnostic yield of intra-epithelial neoplasia in ulcerative colitis. Gastroenterology 2007; 132(3):874-82.

38. Cullen SN, Chapman RW. The medical management of primary sclerosing cholangitis. Semin Liver Dis 2006; 26:52-61.

39. Thomas T, Abrams KA, Robinson RJ, Mayberry JF. Meta-analysis: cancer risk of low--grade dysplasia in chronic ulcerative colitis. Aliment Pharmacol Ther 2007; 25:657-68.

40. Rubin PH, Friedman S, Harpaz N, Goldstein E, Weiser J, Schiller J et al. Colonoscopic polypectomy in chronic colitis: conservative management after endoscopic resection of dysplastic polyps. Gastroenterology 1999; 117:1295-300.

41. Eaden JA, Abrams K, Ekbom A, Jackson E, Mayberry J. Colorectal cancer prevention in ulcerative colitis: a case-control study. Aliment Pharmacol Ther 2000; 14(2):145-53.

42. Rubin DT, LoSavio A, Yadron N, Huo D, Hanauer SB. Aminosalicylate therapy in the prevention of dysplasia and colorectal cancer in ulcerative colitis. Clin Gastroenterol Hepatol 2006; 4(11):1346-50.

43. Velayos FS, Terdiman JP, Walsh JM. Effect of 5-aminosalicylate use on colorectal cancer and dysplasia risk: a systematic review and meta-analysis of observational studies. Am J Gastroenterol 2005; 100(6):1345-53.

44. Lindor KD. The Mayo Primary Sclerosing Cholangitis-Ursodeoxycholic Acid Study Group. Ursodiol for primary sclerosing cholangitis. N Eng J Med 1997; 336:691-5.

45. Mitchell SA, Bansi DS, Hunt N, Von Bergmann K, Fleming KA, Chapman RW. A preliminary trial of high-dose ursodeoxycholic acid in primary sclerosing cholangitis. Gastroenterology 2001; 121:900-7.

46. Sjoqvist U, Tribukait B, Ost A, Einarsson C, Oxelmark L, Löfberg R. Ursodeoxycholic acid treatment in IBD-patients with colorectal dysplasia and/or DNA-aneuploidy: a prospective double-blind, randomized controlled pilot study. Anticancer Res 2004; 24:3121-7.

47. Van Thiel DH, Carroll P, Abu-Elmagd K, Rodriguez-Rilo H, Irish W, McMichael J et al. Tacrolimus, a treatment for primary sclerosing cholangitis: results of an open label preliminary trial. Am J Gastroenterol 1995; 90:455-9.

48. Cravo ML, Albuquerque CM, Salazar de Souza L, Glória LM, Chaves P, Dias Pereira A et al. Microsatellite instability in non-neoplastic mucosa of the patients with ulcerative colitis: effect of folate supplementation. Am J Gastroenterol 1998; 93:2060-4.

IMUNIZAÇÕES NA DOENÇA INFLAMATÓRIA INTESTINAL

CRISTINA FLORES

INTRODUÇÃO

O tratamento da doença inflamatória intestinal (DII) requer, muitas vezes, uso de medicações imunossupressoras. Estima-se que 80% dos pacientes com DII precisarão usar corticosteroides em algum momento ao longo da sua doença, bem como 50% necessitarão de imunossupressores (6-mercaptopurina, azatioprina, metotrexato, ciclosporina e tacrolimo), e 20% de agentes biológicos (infliximabe, adalimumabe ou certolizumabe pegol).[1] Além disso, a tendência ao uso de terapia combinada e a necessidade de terapia continuada para manter a remissão requer mais atenção sobre a prevenção de infecções e o uso adequado das vacinas por parte do médicos que tratam esses pacientes. A preocupação sobre o risco de infecções com essas medicações é crescente e inclui sepse por pneumococo, infecções disseminadas por herpes-zóster, casos graves de varicela e agudização de hepatite B, entre outros.[2,3]

PRINCÍPIOS GERAIS DA VACINAÇÃO

Imunização é a prevenção, por meio da indução dos mecanismos de imunidade, de doenças e lesões causadas por microrganismo.

Imunização passiva

Refere-se à transferência de anticorpos ou células efetoras prontos para agir contra um determinado microrganismo. Pode ser natural, como a transplacentária e via aleitamento materno, ou artificial, como gamaglobulinas humanas obtidas por meio do plasma com altos títulos de anticorpos contra um determinado agente (p.ex., hepatite B, raiva, tétano, sarampo e rubéola).

Imunização ativa

Consiste na administração de microrganismo vivo atenuado ou morto, proteínas, DNA ou toxinas modificadas, que induz uma resposta imune específica e de duração mais prolongada que a imunização passiva, mas que pode ter menor duração que a imunidade adquirida por meio da doença.

Tipos de vacina

- Bactérias ou vírus mortos;
- bactérias ou vírus vivos atenuados;
- proteínas ou açúcares extraídos de bactérias ou vírus, ou sintetizados em laboratório;
- toxoides usados para imunização ativa (toxinas bacterianas modificadas para se tornarem não tóxicas).

Vacinas permitidas durante a imunossupressão

Inativada contra poliomielite, tríplice bacteriana contra difteria/tétano/coqueluche, tríplice acelular contra difteria/tétano/coqueluche, difteria/tétano tipo adulto (dupla adulto), difteria/tétano tipo infantil (dupla infantil), toxoide tetânico, hepatite A, hepatite B, *Haemophilus influenzae* do tipo B, influenza, antipneumocócica, antipneumocócica conjugada, antirrábica.

Vacinas contraindicadas durante a imunossupressão

Bacilo Calmette-Guérin (BCG), sarampo, sarampo/caxumba/rubéola (tríplice viral), sarampo/rubéola (dupla viral), rubéola, varicela, poliomielite oral, febre amarela.

As Tabelas 35.1 e 35.2 mostram o esquema de vacinação básico brasileiro, segundo o Ministério da Saúde.

Tabela 35.1 Calendário básico brasileiro de vacinação infantil

Idade	Vacinas	Doses	Doenças evitadas
Ao nascer	BCG-ID Vacina contra hepatite B (1)	1ª dose	Hepatite B
1 mês	Vacina contra hepatite B	2ª dose	Hepatite B
2 meses	Vacina tetravalente (DTP + Hib) (2)	1ª dose	Difteria, tétano, coqueluche, meningite e outras infecções causadas pelo *Haemophilus influenzae* tipo B
	VOP	1ª dose	Poliomelite (paralisia infantil)
	VORH (3)	1ª dose	Diarreia por rotavírus
4 meses	Vacina tetravalente (DTP + Hib)	2ª dose	Difteria, tétano, coqueluche, meningite e outras infecções causadas pelo *Haemophilus influenzae* tipo B
	VOP	2ª dose	Poliomelite (paralisia infantil)
	VORH (4)	2ª dose	Diarreia por rotavírus
6 meses	Vacina tetravalente (DTP + Hib)	3ª dose	Difteria, tétano, coqueluche, meningite e outras infecções causadas pelo *Haemophilus influenzae* tipo B
	VOP	3ª dose	Poliomelite (paralisia infantil)
	Vacina contra hepatite B	3ª dose	Hepatite B
9 meses	Vacina contra febre amarela	Dose inicial	Febre amarela
12 meses	SRC (tríplice viral)	Dose única	Sarampo, rubéola e caxumba
15 meses	VOP	Reforço	Poliomelite (paralisia infantil)
	DTP (tríplice bacteriana)	1º reforço	Difteria, tétano e coqueluche
4 a 6 anos	DTP (tríplice bacteriana)	2º reforço	Difteria, tétano e coqueluche
10 anos	Vacina contra febre amarela	Reforço	Febre amarela

VOP: vacina oral contra pólio; VORH: vacina oral de rotavírus humano.

Tabela 35.2 Calendário básico brasileiro de vacinação do adolescente

Idade	Vacinas	Doses	Doenças evitadas
De 11 a 19 anos (na primeira visita ao serviço de saúde)	Hepatite B	1ª dose	Contra hepatite B
	dT (dupla tipo adulto) (2)	1ª dose	Contra difteria e tétano
	Febre amarela (3)	Reforço	Contra febre amarela
	SCR (tríplice viral) (4)	Dose única	Contra sarampo, caxumba e rubéola
1 mês após a 1ª dose contra hepatite B	Hepatite B	2ª dose	Contra hepatite B
6 meses após a 1ª dose contra hepatite B	Hepatite B	3ª dose	Contra hepatite B
2 meses após a 1ª dose contra difteria e tétano	dT (dupla tipo adulto)	2ª dose	Contra difteria e tétano
4 meses após a 1ª dose contra difteria e tétano	dT (dupla tipo adulto)	3ª dose	Contra difteria e tétano
A cada 10 anos, por toda a vida	dT (dupla tipo adulto) (5)	Reforço	Contra difteria e tétano
	Febre amarela	Reforço	Contra febre amarela

DEFINIÇÃO DE PACIENTES IMUNOSSUPRIMIDOS

- Tratamento com corticosteroide (> 20 mg de prednisona ou equivalente) por mais de 2 semanas; ou dentro de 3 meses da sua suspensão;
- tratamento ativo ou dentro de 3 meses da suspensão com azatioprina ou 6-MP, metotrexato ou agentes anti-TNF;
- desnutrição proteicocalórica significativa.

O nível de imunossupressão depende da intensidade, da duração e do tipo de tratamento que o paciente está recebendo. A terapia imunossupressora altera primariamente a imunidade celular, enquanto a imunidade humoral permanece relativamente normal. Entretanto, os níveis de anticorpos formados após a vacinação devem ser checados.[3,4]

MOMENTO DA VACINAÇÃO

Vacinas de vírus vivo atenuado devem ser administradas pelo menos 3 semanas antes do início da medicação, ou 3 meses após sua suspensão. Vacinas inativadas, polissacarídeos e toxoides podem ser administrados com segurança a qualquer momento nos pacientes imunossuprimidos; no entanto, a resposta à vacina pode ser menor do que quando comparada aos pacientes imunocompetentes. Quando administradas 2 semanas antes do início de imunossupressores, aumentam a probabilidade da formação de anticorpos após a imunização.[3,4]

VACINA CONTRA INFLUENZA

O risco de complicações na ocorrência de influenza em pacientes com DII imunossuprimidos está pouco documentado, porém espera-se que seja maior do que em indivíduos saudáveis. Os consensos internacionais recomendam a vacinação para influenza anualmente nos indivíduos imunossuprimidos.[5] A resposta imune à vacinação pode estar diminuída em pacientes sob imunossupressão. Estudos recentes com vacina para influenza A H1N1 sugerem que os pacientes com terapia combinada com anti-TNF e imunossupressores têm resposta reduzida com menores taxas de soroconversão.[6] Andrisani et al. fizeram um levantamento da resposta imunológica à vacina contra influenza demonstrando uma resposta abaixo do adequado quando os pacientes estavam sob uso de terapia combinada, quando comparados com os pacientes em monoterapia e controles.[7]

Existem alguns dados sobre a segurança da vacina contra influenza em pacientes com DII, particularmente naqueles em uso de imunossupressores. Um estudo de coorte prospectivo multicêntrico com 575 pacientes avaliou sintomas locais e sistêmicos dentro de 4 semanas após a vacinação. A vacina foi bem tolerada, com apenas 15,5% dos pacientes relatando sintomas sistêmicos; todos os sintomas desapareceram dentro de 72 horas. Menos de 5% dos pacientes tiveram sintomas de reativação da doença definidos como 3 ou mais pontos no índice de Harvey-Bradshaw. Os autores concluíram que a vacina foi bem tolerada pelos pacientes, independentemente da terapia, e que o risco de reativação da doença foi baixo.[8]

VACINA CONTRA O TÉTANO

A recomendação é que seja realizado um reforço vacinal a cada 10 anos da vacina combinada tétano e difteria (TD). Estudos mostram que os pacientes com DII em uso de imunossupressores apresentam formação de níveis usuais de anticorpos. Outro estudo que estratificou os pacientes conforme sua imunossupressão (monoterapia com imunossupressor, monoterapia com biológico e terapia combinada) demonstrou que todos os pacientes que não estavam em uso de imunossupressores atingiram níveis de anticorpos protetores contra o tétano, em comparação com apenas 78% dos pacientes com terapia combinada (P = 0,01).[1,9]

VACINA CONTRA VARICELA

Os imunocomprometidos devem receber duas doses da vacina contra varicela, mesmo quando menores de 13 anos de idade. Após a exposição ao vírus e durante surto de varicela em ambiente hospitalar, recomenda-se vacinar os comunicantes suscetíveis imunocompetentes e maiores de 1 ano de idade, até 120 horas após o contágio. Os imunocomprometidos devem receber a imunização passiva.[10] A imunoglobulina específica é preparada a partir do soro de doadores com altos títulos de anticorpos contra o vírus da varicela. A melhor eficácia é observada quando a administração ocorre até 96 horas após o contágio, ou seja, antes da primeira viremia. A dose corresponde a 125 UI para cada 10 kg de peso, sendo a dose mínima de 125 UI e máxima de 625 UI, para administração exclusivamente intramuscular.[11,12]

VACINA CONTRA HERPES-ZÓSTER

O herpes-zóster é uma reativação de uma infecção latente com o vírus varicela-zóster. Um em cada 3 pacientes desenvolverão zóster ao longo da vida, e esse risco é ainda maior em pacientes imunossuprimidos.[13] Os estudos com pacientes com DII mostram uma incidência maior quando comparado com controles. O tratamento com corticosteroides ou azatioprina/6-mercaptopurina é associado a aumento significativo do risco (razão de chances: 1,5; IC 95%: 1,1-2,2) e RC 3,1 (IC 95%: 1,7-5,6), respectivamente.[14]

A vacina para herpes-zóster (ainda não disponível no Brasil) reduz a incidência em 51%, e a ocorrência de nevralgia pós-herpética em 67% dos pacientes acima de 50 anos de idade. Administração em pacientes imunossuprimidos deve ser cuidadosamente considerada, em virtude de sua natureza atenuada. Corticosteroides em doses abaixo de 20 mg/dia, metotrexato < 0,4 mg/kg/ semana, azatioprina < 3 mg/kg/dia ou 6-mercaptopurina < 1,5 mg/kg/dia não contraindicam a imunização. A segurança dessa vacina em pacientes usando anti-TNF é desconhecida, portanto, não deve ser administrada.[15,16]

VACINA CONTRA O PNEUMOCOCO

A infecção por pneumococo é responsável por mais mortes do que qualquer outra doença bacteriana que possa ser prevenida por vacinação. Pacientes em uso de imunossupressores têm risco aumentado de infecções pneumocócicas em apresentações mais graves e com complicações. Vacina do pneumococo PCV13 deve ser administrada para todos os pacientes que estão ou serão tratados como imunossupressores. PPSV23 deve ser administrada em pacientes com mais de 2 anos de idade e com plano de iniciar imunossupressão. Pacientes devem receber PPSV23 ≥ 8 semanas após PCV13, e uma segunda dose de PPSV23 deve ser administrada 5 anos depois.[17,18] A efetividade da vacina varia de 56 a 81% para a prevenção de doença pneumocócica invasiva em pacientes imunocompetentes; no entanto, sua capacidade de proteção diminui com a imunossupressão. Melmed et al. analisaram a imunogenicidade em pacientes com doença de Crohn (DC) de acordo com a tratamento e encontraram resposta adequada em somente 45% dos pacientes com terapia combinada, em comparação com 80 a 85% em pacientes que não estavam recebendo imunossupressores e controles saudáveis.[19,20] A recomendação atual é que os pacientes com DII realizem a vacinação antipneumocócica com reforço a cada 5 anos.[1,10]

VACINA CONTRA HEPATITE B

O risco de reativação de hepatite B e desenvolvimento de hepatite fulminante tem sido descrito em pacientes com DII recebendo imunossupressão.[21,22]

Anticorpos contra a superfície do vírus B (anti-Hb) que conferem imunidade devem ser maiores ou iguais a 10 mIU/mL. A resposta à imunização contra o vírus B é menor em imunossuprimidos do que na população geral. Taxas de resposta menores do que 50% têm sido relatadas em pacientes com DII.[23-26] Esquemas de imunização modificados com altas doses estão em estudo, com algumas pesquisas utilizando doses dobradas de antígeno (40 mcg) em não respondedores, o que aumenta a taxa de soroconversão em 30 a 50%.[27] Recomenda-se vacinação precoce e, se possível, previamente ao início da terapia com imunomoduladores. A resposta vacinal deve ser monitorada entre 1 e 3 meses da última dose. Os pacientes que não desenvolvem resposta imunogênica adequada devem receber um segundo esquema completo com dose dobrada.[17,25]

VACINA PARA HEPATITE A

O risco de um paciente com DII adquirir hepatite A é similar ao da população geral, porém a taxa de complicações é maior em pacientes adultos e imunocomprometidos.[1] A prevalência de imunidade natural contra hepatite A é alta no nosso meio, variando com a idade e as condições socioeconômicas (entre 60 e 90%).[28] Recomenda-se a verificação da presença de anticorpos contra hepatite A; se ausentes, está indicada a vacinação.[17,29]

VACINA PARA O PAPILOMAVÍRUS HUMANO (HPV)

O HPV é a principal causa de câncer de colo uterino, vulva e canal anal, especialmente os tipos 16 e 18.[1] Estudos demonstram prevalência de alterações citológicas, displasias e carcinoma de colo uterino maior em mulheres com DII do que controles (42,5 × 7%), principalmente quando em uso de imunossupressores.[30,31]

Marehbian et al. demonstraram, em um estudo de casos e controles com 22.310 pacientes, risco aumentado de displasia de colo uterino nos pacientes em uso de monoterapia com corticosteroide, imunossupressores e anti-TNF [RC: 1,5 (IC 95%: 1,2-2,0)]; por outro lado, o uso de terapia combinada aumentou a razão de chances para 1,8 (IC 95%: 1,1-3,0).[15] A vacinação contra o HPV é altamente recomendada para pacientes com DII. Sempre que possível e de preferência, a vacina anti-HPV deve ser aplicada na adolescência, antes de iniciada a vida sexual, a partir dos 9 anos de idade. Duas vacinas estão disponíveis no Brasil: uma contendo os tipos 6, 11, 16, 18 de HPV com esquema de 0, 2 e 6 meses, indicada para ambos os gêneros de 9 até 26 anos de idade; a outra com os tipos 16 e 18 de HPV com esquema de 0, 1 e 6 meses, indicada para meninas a partir dos 9 anos de idade. O Ministério da Saúde brasileiro incluiu a vacina para HPV para meninas entre 9 e 12 anos de idade a partir de março de 2014.[30-33] Ainda não existem dados sobre a imunogenicidade e a segurança dessa vacina em pacientes com DII, entretanto, sua eficácia e segurança na população em geral é alta. Sendo uma preparação recombinante, não há motivos para imaginar problemas de segurança em pacientes imunossuprimidos.[3,17,29,34]

VACINA CONJUGADA CONTRA MENINGOCOCO E *HAEMOPHILUS INFLUENZAE* TIPO B (HIB)

A vacinação contra *Haemophilus influenzae* tipo B (Hib) e meningococo C (MCC) faz parte do calendário vacinal brasileiro.[11] A vacina meningocócica conjugada é recomendada em duas doses no 1º ano de vida, a partir dos 2 meses de idade. Deve ser realizado um reforço no 2º ano de vida, entre 12 e 15 meses.[10,32] A duração da proteção de vacinas conjugadas (bivalente ou tetravalente) de polissacarídeos diminui com o tempo, portanto, os pacientes que receberam esse tipo de vacina devem ser revacinados em 5 anos.[12]

VACINA CONTRA A FEBRE AMARELA

Composta de vírus vivo atenuado, alguns eventos adversos têm sido relatados com essa vacina, como encefalite. A vacinação contra febre amarela é contraindicada em pacientes em uso de imunossupressores ou biológicos. Os pacientes imunossuprimidos devem ser desencorajados a viajar para áreas endêmicas. Se a viagem é inevitável, o paciente deve ser aconselhado a evitar a picada de mosquitos usando todo tipo de proteção, inclusive repelentes.[1,3]

VACINA CONTRA RUBÉOLA, SARAMPO E COQUELUCHE (MMR)

Vacina feita de vírus vivo atenuado e que faz parte do calendário vacinal infantil brasileiro. É contraindicada em pacientes imunossuprimidos. Contatos suscetíveis desses pacientes devem ser vacinados. A vacinação de pacientes com DII previamente ao uso de imunossupressores deve ser considerada caso a caso, dependendo do conhecimento da imunização realizada na infância.

INDICAÇÃO DE VACINAS PARA INDIVÍDUOS QUE VIVEM COM PACIENTES COM DII

Ressalta-se que os suscetíveis em contato constante com portadores de imunossupressão (contatos familiares e profissionais de saúde) devem receber a vacina para a proteção indireta dos pacientes. Indivíduos imunocompetentes que vivem com pacientes imunocomprometidos podem receber com segurança vacinas com vírus inativados.

Indivíduos que vivem com pessoas imunocomprometidas com mais de 6 meses de vida devem receber vacina para influenza anualmente.

Indivíduos imunocompetentes que vivem na mesma casa de pacientes imunocomprometidos devem receber as seguintes vacinas com vírus vivo: MMR (combinada de rubéola, sarampo e caxumba); em criança de 2 a 7 meses de vida, vacina para rotavírus; varicela, febre amarela e febre tifoide oral. O contato entre o indivíduo que recebeu vacina com vírus vivo atenuado e o indivíduo imunocomprometido deve ter um intervalo de 7 dias. Vacina da pólio via oral não deve ser administrada em indivíduos que vivem com pacientes imunocomprometidos.

Pacientes altamente imunocomprometidos devem evitar trocar fraldas de crianças que receberam a vacina do rotavírus por 4 semanas após a vacinação.

Os indivíduos imunossuprimidos devem evitar contato com pessoas que desenvolveram lesões de pele após receberem vacinas de varicela ou zóster.

Situação que merece especial atenção é a vacinação de bebês de mães que utilizam imunossupressores. Os imunossupressores ultrapassam a barreira placentária e podem ser detectados no sangue de crianças acima de 6 meses de vida. Portanto, essas crianças não devem receber vacinas com vírus vivo atenuado (p.ex., rotavírus e vacina oral da pólio).[17,35] Nesses casos, pode ser utilizada a vacina inativada contra poliomielite (VIP), que é indicada para os portadores de deficiência imunológica congênita ou adquirida e para seus contatos domiciliares não vacinados.[10,11]

CONCLUSÕES

História detalhada sobre imunizações e ocorrência de doenças infectocontagiosas deve ser obtida durante a primeira consulta de um paciente com DII.

A avaliação sorológica antes de realizar a vacinação é recomendada para os pacientes com DII, de acordo com a história de imunização e da ocorrência prévia de doenças, como varicela, caxumba e hepatites A e B.

Recomenda-se a vacinação antipneumocócica, de influenza, hepatite A, hepatite B, varicela e HPV. Em pacientes imunossuprimidos, a vacinação contra outras bactérias encapsuladas também deve ser considerada, como *Neisseria meningitidis* do grupo C e Hib.

Vacinas com vírus vivo atenuado não podem ser administradas na vigência de imunossupressão.

REFERÊNCIAS BIBLIOGRÁFICAS

1. Dezfoli S, Melmed GY. Vaccination issues in patients with inflammatory bowel disease receiving immunosuppression. Gastroenterol Hepatol 2012; 8(8):504-12.

2. Lichtenstein GR, Rutgeerts P, Sandborn WJ, Sands BE, Diamond RH, Blank M et al. A pooled analysis of infections, malignancy, and mortality in infliximab- and immunomodulator-treated adult patients with inflammatory bowel disease. Am J Gastroenterol 2012; 107(7):1051-63.

3. Rahier JF, Ben-Horin S, Chowers Y, Conlon C, De Munter P, D'Haens G et al. European evidence-based Consensus on the prevention, diagnosis and management of opportunistic infections in inflammatory bowel disease. J Crohns Colitis 2009; 3:47–91.

4. CDC. National Center for Immunization and Respiratory Diseases. General Recommendations on Immunization. Recommendations of the Advisory Committee on Immunization Practices (ACIP). MMWR Recomm Rep 2011; 60(RR-2):1-64.

5. Rahier J-F, Yazdanpanah Y, Colombel JF, Travis S. The European (ECCO) Consensus on infection in IBD: what does it change for the clinician? Gut 2009; 58:1313-5.

6. Cullen G, Bader C, Korzenik JR, Sands BE. Serological response to the 2009 H1N1 influenza vaccination in patients with inflammatory bowel disease. Gut 2012; 61:385-91.

7. Andrisani G, Frasca D, Romero M, Armuzzi A, Felice C, Marzo M et al. Immune response to influenza A/H1N1 vaccine in inflammatory bowel disease patients treated with anti TNF-α agents: effects of combined therapy with immunosuppressants. J Crohns Colitis 2013; 7(4):301-7.

8. Rahier JF, Papay P, Salleron J, Sebastian S, Marzo M, Peyrin-Biroulet L et al. H1N1 vaccines in a large observational cohort of patients with inflammatory bowel disease treated with immunomodulators and biological therapy. Gut 2011; 60:456-62.

9. Dezfoli S, Horton H, Brer D et al. Immunomodulators, but not anti-TNF monotherapy, impair pertussis and tetanus booster vaccine responses in adults with inflammatory bowel disease (IBD). Presented at Digestive Disease Week; May 19–22, 2012; San Diego, California. Abstract Su2081.

10. Bricks LF. Novas recomendações para vacinação nos Centros de Referência de Imunobiológicos Especiais (Cries). Pediatria 2006; 28(3):204-8.

11. Brasil. Ministério da Saúde. Secretaria de Vigilância em Saúde DdVeE, Programa Nacional de Imunizações. Manual dos Centros de Referência para Imunobiológicos Especiais (Cries) 2006. Disponível em: www.cvesaude.sp.gov.br. Acessado em: 5/2/2014.

12. CDC. Updated recommendations for use of meningococcal conjugate vaccines. Advisory Committee on Immunization Practices (ACIP), 2010. MMWR Morb Mortal Wkly Rep 2011; 60:72-84.

13. Harpaz R, Ortega-Sanchez IR, Seward JF. Advisory Committee on Immunization Practices (ACIP) Centers for Disease Control and Prevention (CDC). Prevention of herpes zoster: Recommendations of the Advisory Committee on Immunization Practices (ACIP). MMWR Recomm Rep 2008; 57(RR-5):1-30. MMWR Recomm Rep. 2008; 57(RR-5):1-30.

14. Gupta G, Lautenbach E, Lewis J. Incidence and risk factors for herpes zoster among patients with inflammatory bowel disease. Clin Gastroenterol Hepatol 2006; 4:1483-90.

15. Marehbian J, Arrighi HM, Hass S, Tian H, Sandborn WJ. Adverse events associated with common therapy regimens for moderate to severe Crohn's disease. Am J Gastroenterol 2009; 104:2524-33.

16. Oxman MN, Levin MJ, Johnson GR, Schmader KE, Straus SE, Gelb LD et al. A vaccine to prevent herpes zoster and postherpetic neuralgia in older adults. N Engl J Med 2005; 352:2271-84.

17. Wasan SK, Baker SE, Skoinik PR, Farraye FA. A practical guide to vaccinating the inflammatory bowel disease patient. Am J Gastroenterol 2010; 105:1231-8.

18. Fiorino G, Peyrin-Biroulet L, Naccarato P, Szabò H, Sociale OR, Vetrano S et al. Effects of immunosuppression on immune response to pneumococcal vaccine in inflammatory bowel disease: a prospective study. Inflamm Bowel Dis 2012; 18:1042-7.

19. Melmed GY, Agarwal N, Frenck RW, Ippoliti AF, Ibanez P, Papadakis KA et al. Immunosuppression impairs response to pneumococcal polysaccharide vaccination in patients with inflammatory bowel disease. Am J Gastroenterol 2010; 105:148-54.

20. Agarwal N, Ollington K, Kaneshiro M, Frenck R, Melmed GY. Are immunosuppressive medications associated with decreased responses to routine immunizations? A systematic review. Vaccine 2012; 30:1413-24.

21. Chevaux JB, Nani A, Oussalah A, Venard V, Bensenane M, Belle A et al. Prevalence of hepatitis B and C and risk factors for non-vaccination in inflammatory bowel disease patients in Northeast France. Inflamm Bowel Dis 2010; 16:916-23.

22. Pérez-Alvarez R, Díaz-Lagares C, García-Hernández F, Lopez-Roses L, Brito-Zerón P, Pérez-de-Lis M et al. Hepatitis B virus (HBV) reactivation in patients receiving tumor necrosis factor (TNF)-targeted therapy: analysis of 257 cases. Medicine (Baltimore) 2011; 90:359-71.

23. Vida Pérez L, Gómez Camacho F, García Sánchez V, Iglesias Flores EM, Castillo Molina L, Cerezo Ruiz A et al. Adequate rate of response to hepatitis B virus vaccination in patients with inflammatory bowel disease. Med Clin (Barc) 2009; 132:331-5.

24. Altunöz ME, Senateş E, Yeşil A, Calhan T, Ovünç AO. Patients with inflammatory bowel disease have a lower response rate to HBV vaccination compared to controls. Dig Dis Sci 2012; 57:1039-44.

25. Gisbert JP, Chaparro M, Esteve M. Review article: prevention and management of hepatitis B and C infection in patients with inflammatory bowel disease. Aliment Pharmacol Ther 2011; 33:619-33.

26. Gisbert JP, Villagrasa JR, Rodríguez-Nogueiras A, Chaparro M. Efficacy of hepatitis B vaccination and revaccination and factors impacting on response in patients with inflammatory bowel disease. Am J Gastroenterol 2012; 107:1460-6.

27. Gisbert JP, Menchén L, García-Sánchez V, Marín I, Villagrasa JR, Chaparro M. Comparison of the effectiveness of two protocols for vaccination (standard and double dosage) against hepatitis B virus in patients with inflammatory bowel disease. Aliment Pharmacol Ther 2012; 35:1379-85.

28. Clemens SAC, da Fonseca JC, Azevedo T, Cavalcanti A, Silveira TR, Castilho MC, Clemens R. Hepatitis A and hepatitis B seroprevalence in four centers in Brazil. Rev Soc Bras Med Trop 2000; 33(1):1-10.

29. Kotton CN. Vaccines and inflammatory bowel disease. Dig Dis 2010; 28:525-35.

30. Bhatia J, Bratcher J, Korelitz B, Vakher K, Mannor S, Shevchuk M et al. Abnormalities of uterine cervix in women with inflammatory bowel disease. World J Gastroenterol 2006; 12:6167-71.

31. Kane S, Khatibi B, Reddy D. Higher incidence of abnormal pap smears in women with inflammatory bowel disease. Am J Gastroenterol 2008; 103:631-6.

32. Sociedade Brasileira de Imunizações. Disponível em: www.sbim.org.br.

33. Singh H, Demers AA, Nugent Z, Mahmud SM, Kliewer EV, Bernstein CN. Risk of cervical abnormalities in women with inflammatory bowel disease: a population-based nested case-control study. Gastroenterol 2009; 136:451-8.

34. Melmed GY. Vaccination strategies for patients with inflammatory bowel disease on immunomodulators and biologics. Inflamm Bowel Dis 2009; 15:1410-6.

35. Mahadevan U, Cucchiara S, Hyams JS, Steinwurz F, Nuti F, Travis SP et al. The London Position Statement of the World Congress of Gastroenterology on Biological Therapy for IBD With the European Crohn's and Colitis Organization: Pregnancy and Pediatrics. Am J Gastroenterol 2011; 106:214-23.

ASPECTOS PSICOLÓGICOS NA DOENÇA INFLAMATÓRIA INTESTINAL

CLEIDE RODRIGUES DE CASTRO

INTRODUÇÃO

A doença inflamatória intestinal (DII) não é apenas caracterizada por manifestações intestinais e extraintestinais, mas também por alterações psicológicas, que podem ser refletidas nos relacionamentos, nas atividades sociais e no trabalho. Por isso, este capítulo visa a colaborar para que os profissionais da área de saúde e interessados obtenham uma percepção dos conflitos vivenciados pelo portador de DII e do impacto causado em sua qualidade de vida.

INTERFERÊNCIAS DOS FATORES EMOCIONAIS NA DII

Historicamente, a DII foi apresentada na literatura como uma etiologia psicossomática (palavra derivada do grego: *psique* = alma + *soma* = corpo), caracterizada, em síntese, como uma desorganização da homeostase, ocasionando manifestações somáticas. A abordagem psicossomática refere-se à inseparabilidade e interdependência dos aspectos psicológicos e biológicos da humanidade, conotação que pode ser chamada de holística, no que implica a visão do ser humano como um todo, um complexo mente-corpo imerso em um ambiente social.[1]

Segundo a CID-10 (Organização Mundial da Saúde – OMS), as manifestações psicossomáticas são classificadas como fatores psicológicos e de comportamento associados a transtornos ou doenças classificadas em outros locais (F54). São caracterizadas por influências psicológicas ou de comportamento, como um fator proeminente na etiologia de transtornos físicos.[2] Contudo, considera-se que a DII possua uma etiologia desconhecida, cujos distúrbios afetivos, emocionais e eventos estressantes da vida parecem ser relevantes no desencadeamento e na manutenção da sintomatologia.

O portador de DII convive com sintomas extremamente desagradáveis, como crises de diarreia, cólicas intestinais, sangramentos e possíveis complicações, a exemplo de estenoses e fístulas, que geram alto grau de desconforto e estresse. No entanto, pode-se supor, pela percepção clínica, que o próprio convívio com a doença seja desencadeante de angústia e ansiedade.

Há evidências de que os sintomas de ansiedade e depressão são mais severos durante os períodos da doença ativa.[3] Entre os poucos estudos brasileiros que abordam esses transtornos como fatores de risco para doença de Crohn (DC), uma pesquisa realizada com 110 pacientes constatou que transtornos psicológicos parecem desempenhar um papel na exacerbação dos sintomas. A atividade da DC está fortemente associada com humor deprimido, e a depressão e a ansiedade são condições altamente concorrentes como fatores de risco para recidiva clínica precoce em pacientes com DC inativa.[4]

Assim como a maioria dos portadores de DII acredita que o estresse psicossocial é o principal motivo para o agravamento de sua doença,[5] esse fator pode ser definido como uma ameaça à homeostase do corpo, seja ela física ou psicológica, por estímulos internos ou externos que induzem a uma resposta ao estresse, a qual recruta mecanismos neurais e hormonais em uma tentativa de restaurar ou reforçar o funcionamento normal do corpo. Normalmente, a resposta ao estresse é benéfica, uma vez que possibilita a pessoa a lidar com uma gama de situações adversas, por si estressantes, e a elaborar soluções pertinentes, mas, se a resposta ao estresse é excessiva ou prolongada, isso pode ser deletério.[6]

Evidências clínicas apontam uma estreita relação com os fatores psicológicos nas recaídas de pacientes em remissão. Uma pesquisa de avaliação periódica dos níveis constatou que estar no alto tercil de estresse triplicou a taxa de exacerbação subsequente, a médio (6 a 8 meses) e longo prazo (até 5 anos).[7] Resultados preliminares de outro estudo, que traçou uma análise de portadores de DII em remissão, sugerem que pacientes com sintomas depressivos têm maior número de recidivas.[8]

Levantamentos recentes indicam que as conexões nervosas entre o cérebro e o intestino estimulam as células inflamatórias na parede intestinal. Nesse processo, as substâncias liberadas incitam a inflamação e o aumento de bactérias prejudiciais na mucosa intestinal. Dessa forma, além dessa importante pesquisa apontar que o estresse pode piorar a DII por conta do retardamento de remissão e da agressão do forro intestinal, ela também indica que técnicas de relaxamento e hipnose podem ter efeitos positivos sobre esses estímulos, na tolerância dos portadores quanto ao limiar de dor ou percepção sensorial de seus sintomas.[9]

No contexto de melhora da qualidade de vida, algumas técnicas foram desenvolvidas visando a possibilitar o gerenciamento do estresse, assim como o treino de controle do estresse (TCS). Um estudo comportamental demonstrou que o TCS aplicado aos pacientes com DC possibilitou redução do nível de estresse, reestruturação de crenças irracionais, desenvolvimento de comportamento assertivo, diminuição do nível de ansiedade, desenvolvimento da capacidade de expressar a raiva e melhora do quadro clínico. Os pacientes com a mesma enfermidade que não foram submetidos ao TCS não apresentaram melhora do ponto de vista psicológico e clínico, após o período de 10 semanas consecutivas.[10]

REPERCUSSÕES NA QUALIDADE DE VIDA

Frequentemente, a manifestação inicial dos sintomas submete o paciente a exaustiva peregrinação até encontrar um especialista que conclua o diagnóstico de DII, o que causa em alguns a sensação de alívio, por obterem uma explicação para seus sintomas e a definição de uma proposta terapêutica. Outros, porém, ao receberem o diagnóstico, ficam impactados e com medo, pelo fato de ser uma doença crônica, de causa desconhecida e que ocasiona limitações em sua vida produtiva, mobilizando fantasias e expectativas referentes à evolução da doença. Como visto, a interpretação dada ao diagnóstico, prognóstico e tratamento é absolutamente subjetiva.

Não existe um tipo de personalidade atribuída aos portadores de DII. Pode-se apontar por meio de observações e percepções clínicas um perfil de emoções e preocupações comuns a esses pacientes, na maioria adultos jovens, que estão na fase mais produtiva da vida, buscando estabilidade afetiva e financeira, independência e autossuficiência. No entanto, a DII pode impor-lhe uma relação de dependência, pelo espectro de incontinência fecal, que, aliás, pode ditar uma preocupação ou obsessão por localizar o banheiro mais próximo, por exemplo, prejudicando ainda mais a autoestima, até se sentirem diferentes de outros jovens, ocasionando repercussões nas relações familiares, acadêmica, profissional, afetiva e sexual.[11]

De modo geral, a fase da iniciação sexual do adolescente e do adulto jovem é marcada por crises de maturidade física e psicológica, justificadas pelas mudanças hormonais e de imagem corporal. É um período de insegurança, por conta da necessidade de ser aceito, do medo de rejeição e de como o reflexo das crises de DII, algumas vezes, pode interferir ou maximizar a dificuldade de exposição a uma intimidade, em virtude do receio de acontecer uma crise nesse momento. Geralmente, casais maduros, que mantêm uma relação afetiva sexual estável, têm mais facilidade de lidar com essas questões, bem como acolhê-las, discuti-las e até superá-las.

Em decorrência das próprias experiências sofridas, dadas como ameaçadoras, o paciente tem preocupações de controlar situações futuras, o que torna esse sofrimento por antecedência um ciclo vicioso, como se sua vida girasse em torno de seu tubo digestório. Aliás, é comum apresentarem transtornos de ansiedade antecipatória e transtornos alimentares, como anorexia, motivados pela fobia alimentar relacionada ao ciclo de comer e evacuar.

Além disso, uma pesquisa canadense abordou aspectos da qualidade de vida em 259 pacientes acometidos por DII e apontou as 10 maiores preocupações relacionadas pelos portadores: fraqueza, efeitos colaterais dos medicamentos, etiologia incerta da doença, possibilidade de intercorrência cirúrgica, ou necessidade de bolsa de estomia, perda do controle, perda da realização profissional, dependência de terceiros, produção de odores desagradáveis e mudanças de imagem corporal.[12]

A DII também reflete significativo impacto no vínculo familiar. As pessoas afetivamente envolvidas manifestam impotência diante do sofrimento do portador e demonstram culpa, piedade, superproteção ou até mesmo negligência, quando, na verdade, deveriam adquirir informações para fortalecer o enfrentamento, auxiliando em atitudes solidárias e práticas. A família também precisa de atenção da equipe multidisciplinar, pois, muitas vezes, participa da expectativa do tratamento, sofre junto nas crises, anima-se durante as remissões e angustia-se com as complicações com a mesma ansiedade emocional que o paciente.

As mudanças cotidianas ocorridas em razão das frequentes consultas médicas, dos exames laboratoriais e das internações podem causar ao portador de DII alguns prejuízos, por causa do absenteísmo ao trabalho, ou até perda do vínculo empregatício, com repercussões sociais e econômicas, além da necessidade de manter os elevados custos de tratamento e uma alimentação balanceada.

As preocupações também estão relacionadas ao estigma (rótulo social atribuído a um indivíduo) da doença, como o receio sobre o que os colegas de trabalho estão pensando quando se ausenta várias vezes para ir ao toalete, bem como o risco de demissão, pelo fato de a chefia poder interpretar como omissão ou pouco comprometimento com o trabalho, e desconfiança no olhar das pessoas, em razão das mudanças ocorridas na imagem corporal, como erupções cutâneas e alteração de peso. Geralmente, o paciente imagina que os outros acreditam que ele tem uma doença contagiosa. Nesse momento, uma abordagem clínica faz bastante diferença, no sentido de haver doenças mais graves que a DII. Quando o paciente aceita o diagnóstico, fica mais fácil falar sobre a doença e seus sintomas, podendo contar com a compreensão e o apoio das pessoas inseridas em seu meio social.

Uma pesquisa norte-americana ressaltou impacto significativo quanto às preocupações vivenciadas pelos portadores, sobretudo referentes ao estigma da doença daqueles impossibilitados de trabalhar por causa de DII. Os resultados obtidos revelam que, dos 211 participantes, 84% relataram percepção do estigma; 14% afirmaram sentir-se moderadamente estigmatizados pela família; 23% pelos amigos e 11% pelo cônjuge ou outro significativo. Vinte por cento relataram estigmatização moderada de prestadores de serviços médicos. Moderado estigma também foi pressentido entre colegas de trabalho, correspondente a 28%; quanto aos empregadores, 32%.[13]

ABORDAGEM MULTIPROFISSIONAL

Tendo em vista a complexidade da doença, conclui-se ser necessária uma abordagem multiprofissional aos portadores de DII, como o acompanhamento psicoterápico e de grupo de apoio, além, é claro, do imprescindível vínculo médico-paciente.

O trabalho psicoterápico tem como proposta ouvir a subjetivação das queixas e restabelecer a homeostase psíquica. Ao atribuir um significado simbólico à doença, em seus conflitos, afetos e dificuldades pessoais, o paciente sente-se mais compreendido, podendo apresentar mudanças favoráveis tanto em seu estado de humor como em sua capacidade de superação e enfrentamento na convivência com qualquer enfermidade, inclusive a DII.

O grupo de apoio multiprofissional (que envolve médicos, nutricionistas e psicólogos), por sua vez, tem como finalidade fazer os portadores interagirem entre si, estimulando a troca de experiências por meio da fala e da escuta, pois, ao falar, o paciente tem a oportunidade de reconhecer suas dificuldades e temores e, ao ouvir, pode absorver conhecimentos práticos em tudo sobre a doença, aprendendo a lidar com a situação temida.

Assim como o trabalho psicoterápico e o grupo de apoio, o vínculo médico-paciente é de extrema importância para que o paciente tenha uma participação ativa no processo de aceitação de seu diagnóstico e adesão ao tratamento proposto, pois a aliança estabelecida nesse vínculo é o alicerce para o sucesso terapêutico.

Na abordagem do diagnóstico de DII, deve-se evitar relacioná-la às dificuldades psicológicas ou emocionais, pois isso pode repercutir um estigma negativo no paciente ou suposta culpa infundada de que, de alguma forma, ele não foi capaz de controlar seu emocional e provocou ou desenvolveu a doença. O que pode ser usado como critério para encaminhá-lo a um profissional de saúde mental é a proposta de oferecer suporte em momentos de angústia, presentes em qualquer fase da vida. Além disso, é desejável que a equipe multiprofissional que atende portadores de doenças crônicas não tenha apenas conhecimento científico especializado, mas, principalmente, disponibilidade, cumplicidade e tolerância para lidar com oscilações de crises e remissões, com queixas complexas e também com as repercussões emocionais.

REFERÊNCIAS BIBLIOGRÁFICAS

1. Lipowiski ZJ. What does the word psychosomatic really mean? An historical and semantic inquiry. Psychomatic Medicine 1984; 167.

2. Organização Mundial da Saúde. Classificação de transtornos mentais e de comportamento da CID-10.

3. Graff LA, Walker JR, Bernstein CN. Depression and anxiety in inflammatory bowel disease: a review of comorbidity and management. Inflam Bowel Dis 2009; 15(7): 1105-18.

4. Brandi MT, Ribeiro MS, Chebli LA, Franco MMC, Pinto ALT, Gaburri PD et al. Angústia pessoal psicológica em portadores de doença de Crohn no Brasil: triagem, prevalência e fatores de risco. 27. PH101. Public Med Sci Monit 2009; 2. Disponível em: www.medscimonit.com.

5. Ikalcić M, Hauser G, Stimac D. Differences in the health-related quality of life, affective status, and personality between irritable bowel syndrome and inflammatory bowel disease patients. European Journal of Gastroenterology & Hepatology 2010; 22:862-7.

6. Dunckley P, Travis S, Phil D. Is IBD associated with a stressful lifestyle? Gut 2008; 57:1386-92.

7. Robertson DA, Ray J, Diamond I, Edwards JG. Personality profile and affective state of patients with inflammatory bowel disease. Gut 1989; 30:623-6.

8. Mittermaier C, Beier M, Tillinger W, Gangl A, Moser G. Correlations between depressive mood and disease activity in patients with inflammatory bowel disease (IBD) – A prospective study. [Abstract]. Psychosomatic Medicine 1998; 60:96.

9. Mawdsley JED, DS Rampton. Psichological stress in inflammatory bowel disease: new insights into pathogenic and therapeutic implications. Gut 2005; 54:1481-91.

10. Amodeo-Escribano S, Sirgo A, Amorim-Gaudencio C, Perales-Soler FJ, Lara VG, Perez-Millan JM. Análise de traços psicológicos em enfermidade inflamatória intestinal. Psicol Argum Abril 2000; 26(18):35-43.

11. Levenstein S. Psychosocial factors in peptic ulcer and inflammatory bowel disease. San Camillo-Forlanini Hospital; Copyright 2002. American Psychological Association, Inc.

12. deRooy EC, Toner BB, Maunder RG, Greenberg GR, Baron D, Steinhart AH et al. Concerns of patients with inflammatory bowel disease: results from a clinical population. Am J Gastrol 2001; 96:1816-21.

13. Tiffany H, Taft MA. Impact of stigma on patients with IBD. Inflamm Bowel Dis 2010; 5.

BIBLIOGRAFIA

1. Brasio KM. Eficácia do treino de controle de stress na retocolite ulcerativa inespecífica. [Tese de doutorado]. Campinas: Pontifícia Universidade Católica de Campinas, 2000; XV:234.

ASPECTOS PSIQUIÁTRICOS NA DOENÇA INFLAMATÓRIA INTESTINAL

EDUARDO DE CASTRO HUMES
RENÉRIO FRÁGUAS JUNIOR

INTRODUÇÃO

O sistema nervoso central, por meio do sistema autonômico, integra estímulos captados no trato gastrointestinal. Uma complexa rede, que inclui hipotálamo, sistema límbico e córtex cerebral, é responsável pelo processamento desses estímulos, por modificações do tônus simpático (p.ex., nervos esplênicos), parassimpático (p.ex., enervação vagal e do núcleo parassimpático sacral) e do eixo hipotálamo-hipófise-suprarrenal, e exerce um controle sobre a função desse sistema. Mudanças no equilíbrio dessas interações estão associadas a transtornos mentais, como aumento de depressão e sintomas relacionados ao estresse em pacientes portadores de síndrome do intestino irritável (SII) e doença inflamatória intestinal (DII). Apesar da pouca literatura disponível, abordagens que incluam a avaliação e o manejo de sintomas de transtornos mentais desde o início do atendimento são necessárias para assegurar a melhor atenção à saúde desses pacientes, assim como apresentar significativo impacto na qualidade de vida deles.

SÍNDROMES PSIQUIÁTRICAS ASSOCIADAS ÀS DOENÇAS INFLAMATÓRIAS INTESTINAIS

Depressão

Epidemiologia

A prevalência de sintomas depressivos observados em pacientes com DII é maior do que na população geral, variando entre 9,3 e 68%. Essa variação sofre influência da gravidade da doença intestinal, bem como do instrumento e do método utilizados para avaliar sintomas depressivos. É importante frisar que a progressão da doença intestinal é diretamente relacionada à maior prevalência de sintomas depressivos. As DII, em especial a retocolite ulcerativa (RCU), estão ainda associadas à pior qualidade de vida, e a prevalência de sintomas depressivos nessa população chega a ser maior que a encontrada em portadores de outras doenças crônicas.

Pacientes com sintomas depressivos apresentam maiores taxas de procura de serviços médicos, em geral por queixas não relacionadas a transtornos clínicos, além de maior tempo de internação hospitalar. Por sua vez, a presença de depressão e estressores ambientais ao longo da vida está associada a pior prognóstico na evolução da DII e piora dos escores de qualidade de vida. Portadores de doença de Crohn (DC) com sintomatologia depressiva têm maiores taxas de indicação cirúrgica. Há ainda evidências sugerindo que pacientes com sintomas depressivos apresentam menor resposta a esquemas terapêuticos.

Diagnóstico

Um ponto importante é o subdiagnóstico de patologias psiquiátricas, feito por não especialistas. Na literatura, há ampla evidência de que muitos pacientes portadores de DII não são adequadamente diagnosticados e, muitas vezes, não são adequadamente tratados, apresentando prejuízos de qualidade de vida e pior prognóstico geral. Entre as principais dificuldades encontradas pelos não psiquiatras, há a dificuldade em reconhecer o sofrimento associado à depressão, o qual muitas vezes é encarado como uma reação normal da patologia, e a atribuição dos sintomas físicos da depressão, como dores (ou maior sensibilidade a sintomas dolorosos), diminuição do apetite e emagrecimento, à própria condição gástrica. Assim, recomenda-se que o médico não psiquiatra faça sistematicamente o rastreamento para depressão em seus pacientes, investigando a presença de sentimentos de tristeza na maior parte do dia e de diminuição de interesse em atividades usuais e geralmente prazerosas.

Tratamento

Entre os aspectos que restringem a efetividade do tratamento da depressão por parte do médico não psiquiatra, merece especial destaque o uso de benzodiazepínicos em vez de antidepressivos ou de antidepressivos em doses insuficientes para a remissão total dos sintomas depressivos (ausência de todos os sintomas, critérios diagnósticos ou não, associados ao quadro apresentado por um determinado paciente).

O tratamento de quadros depressivos geralmente é baseado no uso de antidepressivos (exceto em quadros depressivos no transtorno afetivo bipolar). O uso de benzodiazepínicos deve ser breve, geralmente restrito ao manejo agudo de sintomas como alterações do sono, ansiedade e angústia intensas, evitando-se o uso crônico e o risco de dependência. O uso de antidepressivos para o tratamento de transtornos do humor está associado a uma redução nas recorrências da DII e no uso de corticosteroides.

Poucos estudos investigaram a segurança e a eficácia de antidepressivos em pacientes com DII, sendo que os inibidores seletivos de recaptação de serotonina (ISRS) ou os inibidores seletivos de recaptação de serotonina e noradrenalina (ISRSN) são rotineiramente escolhidos como primeira linha de tratamento. Entretanto, cabe lembrar que esses antidepressivos costumam apresentar efeitos colaterais gastrointestinais, incluindo náusea e diarreia, o que pode dificultar o manejo em pacientes com DII. Os pacientes devem ser orientados a iniciar essas medicações sempre junto às refeições, favorecendo a redução da ação direta em receptores serotoninérgicos gastrointestinais. Embora ainda careça de pesquisas confirmatórias, a bupropiona, em função de sua ação dopaminérgica e mais ativadora, também pode ser considerada como primeira escolha, especialmente em pacientes com queixas predominantes de apatia e anergia e poucos sintomas ansiosos.

A literatura apresenta ainda alguns estudos sobre psicoterapia psicodinâmica ou terapia comportamental em pacientes com DII e, apesar de não evidenciar impacto na evolução da doença clínica, demonstra melhora de sintomas psíquicos, da qualidade de vida e da resiliência. A intervenção psicoterápica associada ao ensino de técnicas de relaxamento está relacionada a menor procura de serviços de saúde.

Estratégias de educação sobre a doença e grupos de pacientes são importantes ferramentas para melhorar a qualidade de vida de pacientes com DII e, potencialmente, reduzir sintomas psíquicos.

Ansiedade

Epidemiologia

A prevalência observada de sintomas ansiosos em pacientes com DII, assim como a observada em relação a quadros depressivos, apresenta variação importante (a literatura cita prevalências entre 22,5 e 33,6%), mas esta é sempre significativamente maior que a da população geral. Assim como na depressão, a ansiedade também está associada a maior procura de serviços médicos, piora da qualidade de vida, maiores taxas de indicação cirúrgica, piora na adesão a orientações médicas e intolerância a procedimentos diagnósticos.

Tratamento

Assim como na população geral, o manejo de sintomas ansiosos deve ser realizado com antidepressivos serotoninérgicos, sendo os ISRS a primeira escolha. Benzodiazepínicos devem ser utilizados apenas para o manejo sintomático no início do tratamento, para alívio de alterações do padrão de sono ou ansiedade. O uso crônico de benzodiazepínicos muitas vezes está associado à cronificação de sintomas não tratados de ansiedade.

Pacientes com sintomas ansiosos podem se beneficiar da indicação de psicoterapia psicodinâmica ou terapia comportamental. Estratégias de educação sobre a doença também estão associadas à redução importante de escores de ansiedade.

REAÇÕES PSICOLÓGICAS ÀS DII E AOS SEUS TRATAMENTOS

Pacientes portadores de DII apresentam mais dificuldades em aceitar o diagnóstico, as limitações impostas pela doença, as internações e os exames. No momento do diagnóstico, muitos pacientes apresentam reações similares ao luto, envolvendo inclusive os 5 estágios de Kübler-Ross (negação, raiva, negociação, depressão e aceitação).

Pode-se observar externalização de sentimentos de frustração e raiva em relação ao tratamento e aos diversos procedimentos diagnósticos aos quais esses pacientes são submetidos. O modelo psicanalítico/psicossomático clássico, que associava conflitos específicos ou perfis específicos de personalidade à DII, não foi confirmado por pesquisas com rigor metodológico. Entretanto, alterações fisiológicas associadas à doença, como o próprio processo inflamatório e o tratamento com imunomoduladores, em especial corticosteroides, podem resultar em modificações em processos biológicos cerebrais, alterando a resposta afetiva e favorecendo mudanças comportamentais. Esses achados são corroborados por observações de que pacientes com formas sintomáticas mais agressivas da doença apresentam maior gravidade de sintomas depressivos em relação a pacientes assintomáticos. A alexitimia (estado caracterizado pela dificuldade em perceber e expressar-se emocionalmente) está presente em parcela significativa dos pacientes portadores de DII, apresentando associação com piores escores de qualidade de vida.

Em especial entre crianças e adolescentes, é possível observar fenômenos como redução da independência e da percepção de controle, alterações da autoimagem e da percepção de saúde, além de prejuízos nos relacionamentos interpessoais. Esses prejuízos são modulados por aspectos do desenvolvimento físico (p.ex., pela presença de desnutrição) e da severidade da doença (p.ex., pela presença de dor e da necessidade de hospitalização), além de aspectos ambientais, como a reação familiar.

A identificação desses processos pelo clínico e o adequado encaminhamento para avaliação psiquiátrica e suporte psicológico são centrais para a melhor qualidade de vida dos pacientes, bem como maior adesão ao tratamento e, em crianças, desenvolvimento adequado. Além dos grupos de suporte, atendimentos familiares e individuais muitas vezes são necessários.

SINTOMAS PSIQUIÁTRICOS SECUNDÁRIOS A MEDICAMENTOS UTILIZADOS EM DII

Diversas medicações utilizadas na prática médica, em geral, podem estar associadas a manifestações psiquiátricas, por seus efeitos colaterais. Os mecanismos são diversos e não são bem estabelecidos; muitas vezes, a potencial gama de quadros secundários é extensa. Em geral, essa relação está associada temporalmente à introdução do fármaco, mas, em alguns casos, a emergência dos sintomas psíquicos pode ocorrer durante a exposição crônica.

Alterações psiquiátricas secundárias ao uso de corticosteroides, em especial sintomas do humor, estão fartamente documentadas, sobretudo com episódios maníacos, hipomaníacos, depressivos e estados mistos. Muitas vezes, observa-se a emergência de sintomas maniformes ao introduzir corticosteroides, principalmente quando em altas doses ou em associação de vias (p.ex., via oral e retal). Quadros depressivos são os mais comumente associados ao uso crônico dessas medicações. Além dos sintomas do humor, uma longa gama de sintomas psíquicos está associada ao uso de corticosteroides, incluindo alterações cognitivas, ansiedade, psicose e *delirium*.

Outras medicações clínicas utilizadas em DII também podem desencadear manifestações comportamentais. O metronidazol pode eventualmente estar associado a psicoses, episódios depressivos e maníacos. A ciclosporina apresenta diversos relatos de desencadeamento ou piora de sintomas psicóticos, além da emergência de sintomas depressivos e ansiosos.

O manejo dessas alterações envolve o tratamento dos sintomas utilizando os psicofármacos, de acordo com a apresentação clínica. Deve-se avaliar também a possível redução, interrupção ou mudança da medicação que esteja desencadeando os sintomas psiquiátricos, em especial em quadros graves.

BIBLIOGRAFIA

1. Ananthakrishnan AN, Gainer VS, Perez RG, Cai T, Cheng SC, Savova G et al. Psychiatric co-morbidity is associated with increased risk of surgery in Crohn's disease. Aliment Pharmacol Ther 2013; 37(4):445-54.

2. Bennebroek Evertsz' F, Thijssens NA, Stokkers PC, Grootenhuis MA, Bockting CL, Nieuwkerk PT et al. Do inflammatory bowel disease patients with anxiety and depressive symptoms receive the care they need? J Crohns Colitis 2012; 6(1):68-76.

3. Bessissow T, Van Keerberghen CA, Van Oudenhove L, Ferrante M, Vermeire S, Rutgeerts P et al. Anxiety is associated with impaired tolerance of colonoscopy preparation in inflammatory bowel disease and controls. J Crohns Colitis 2013; 7(11):e580-7. DOI: 10.1016/j.crohns.2013.04.011. Epub 2013 May 9.

4. Brandi MT, Ribeiro MS, Chebli LA, Franco MB, Pinto AL, Gaburri PD et al. Psychological distress in Brazilian Crohn's disease patients: screening, prevalence, and risk factors. Med Sci Monit 2009; 15(8):PH101-108.

5. Brown ES. Effects of glucocorticoids on mood, memory, and the hippocampus. Treatment and preventive therapy. Ann N Y Acad Sci 2009; 1179:41-55.

6. Deter HC, Keller W, von Wietersheim J, Jantschek G, Duchmann R, Zeitz M; German Study Group on Psychosocial Intervention in Crohn's Disease. Psychological treatment may reduce the need for healthcare in patients with Crohn's disease. Inflamm Bowel Dis 2007; 13(6):745-52.

7. Fuller-Thomson E, Sulman J. Depression and inflammatory bowel disease: findings from two nationally representative Canadian surveys. Inflamm Bowel Dis 2006; 12(8):697-707.

8. Goodhand JR, Wahed M, Mawdsley JE, Farmer AD, Aziz Q, Rampton DS. Mood disorders in inflammatory bowel disease: relation to diagnosis, disease activity, perceived stress, and other factors. Inflamm Bowel Dis 2012; 18(12):2301-9.

9. Goodhand JR, Greig FI, Koodun Y, McDermott A, Wahed M, Langmead L et al. Do antidepressants influence the disease course in inflammatory bowel disease? A retrospective case-matched observational study. Inflamm Bowel Dis 2012; 18(7):1232-9.

10. Iglesias-Rey M, Barreiro-de Acosta M, Caamaño-Isorna F, Vázquez Rodríguez I, Lorenzo González A, Bello-Paderne X et al. Influence of alexithymia on health-related quality of life in inflammatory bowel disease: are there any related factors? Scand J Gastroenterol 2012; 47(4):445-53.

11. Kennedy AP, Nelson E, Reeves D, Richardson G, Roberts C, Robinson A et al. A randomised controlled trial to assess the effectiveness and cost of a patient orientated self-management approach to chronic inflammatory bowel disease. Gut 2004; 53(11):1639-45.

12. Koul S, Bhan-Kotwal S, Jenkins HS, Carmaciu CD. Organic psychosis induced by ofloxacin and metronidazole. Br J Hosp Med (Lond) 2009; 70(4):236-7.

13. Larsson K, Sundberg Hjelm M, Karlbom U, Nordin K, Anderberg UM, Lööf L. A group-based patient education programme for high-anxiety patients with Crohn disease or ulcerative colitis. Scand J Gastroenterol 2003; 38(7):763-9.

14. McCombie AM, Mulder RT, Gearry RB. Psychotherapy for inflammatory bowel disease: a review and update. J Crohns Colitis 2013; 7(12):935-49. doi: 10.1016/j.crohns.2013.02.004. Epub 2013 Mar 5.

15. Mikocka-Walus AA, Turnbull DA, Moulding NT, Wilson IG, Andrews JM, Holtmann GJ. Antidepressants and inflammatory bowel disease: a systematic review. Clin Pract Epidemiol Ment Health 2006; 2:24.

16. Mikocka-Walus AA, Turnbull DA, Moulding NT, Wilson IG, Andrews JM, Holtmann GJ. "It doesn't do any harm, but patients feel better": a qualitative exploratory study on gastroenterologists' perspectives on the role of antidepressants in inflammatory bowel disease. BMC Gastroenterol 2007; 7:38.

17. Nahon S, Lahmek P, Durance C, Olympie A, Lesgourgues B, Colombel JF et al. Risk factors of anxiety and depression in inflammatory bowel disease. Inflamm Bowel Dis 2012; 18(11):2086-91.

18. Oliveira S, Zaltman C, Elia C, Vargens R, Leal A, Barros R et al. Quality-of-life measurement in patients with inflammatory bowel disease receiving social support. Inflamm Bowel Dis 2007; 13(4):470-4.

19. Rubin DT, Dubinsky MC, Panaccione R, Siegel CA, Binion DG, Kane SV et al. The impact of ulcerative colitis on patients' lives compared to other chronic diseases: a patient survey. Dig Dis Sci 2010; 55(4):1044-52.

20. Szigethy E, Levy-Warren A, Whitton S, Bousvaros A, Gauvreau K, Leichtner AM et al. Depressive symptoms and inflammatory bowel disease in children and adolescents: a cross-sectional study. J Pediatr Gastroenterol Nutr 2004; 39(4):395-403.

21. Szigethy E, McLafferty L, Goyal A. Inflammatory bowel disease. Child Adolesc Psychiatr Clin N Am 2010; 19(2):301-18, ix.

22. Telarović S, Telarović S, Mihanović M. Cyclosporine-induced depressive psychosis in a liver transplant patient: a case report. Lijec Vjesn 2007; 129(3-4):74-6.

23. von Wietersheim J, Kessler H. Psychotherapy with chronic inflammatory bowel disease patients: a review. Inflamm Bowel Dis 2006; 12(12):1175-84.

ASPECTOS JURÍDICOS NA DOENÇA INFLAMATÓRIA INTESTINAL

CYNTHIA MARIA BASSOTTO CURY MELLO

Pela importância do tema, a saúde é hoje legalmente amparada no Brasil, ante a tudo, pela Constituição Federal, a lei máxima do ordenamento jurídico. Além disso, está compreendida em uma gama muito peculiar de garantias, os chamados direitos fundamentais do cidadão, assim definidos por estarem diretamente relacionados à máxima proteção da igualdade, da liberdade e da dignidade humanas – bens que não podem ser vendidos, trocados ou barganhados.

Nesse contexto, o filósofo Kant bem distinguiu os valores aos quais era possível atribuir preço daqueles que puramente tinham dignidade:

> No reino dos fins, tudo tem um preço ou uma dignidade. Quando uma coisa tem um preço, pode-se pôr em vez dela qualquer outra como equivalente; mas quando uma coisa está acima de todos os preços e, portanto, não tem equivalente, então ela tem dignidade.[1]

Ora, é simples concluir que, sem dignidade, o convívio social de qualquer pessoa é cerceado. Sem os direitos fundamentais – e neles, portanto, inclui-se a saúde – é certo que o ser humano não progride ou minimamente se realiza.

Muitas vezes, nem mesmo sobrevive, sendo aí infringido o princípio maior já estabelecido há séculos não apenas pelas leis, mas sobretudo pelas religiões e pela moral: o direito à vida.

Assim sendo, a lei de maior calibre e peso do país dedica ao tema uma seção específica, estabelecendo a saúde como um "direito de todos e um dever do Estado"[2] e, por conseguinte, colocando em pé de igualdade os cidadãos, aí incluídos os portadores de doença inflamatória intestinal (DII).

Diante dos preceitos da dignidade humana, do direito à vida e à saúde, tem-se como imprescindível a abordagem do acesso aos meios de tratamento das doenças, mediante a realização de exames e o uso de fármacos adequados.

Assim, em complementação a tudo quanto se dispõe na Constituição Federal, foi criada em 1990 a Lei Orgânica do Sistema Único de Saúde (SUS), que estabeleceu como obrigação do Estado (aí entendida a Federação, os Estados membros e os municípios) "a assistência terapêutica integral, inclusive farmacêutica".[3]

Na prática, o SUS acabou por se filiar à corrente que defende a medicina com base em evidências,[4] ou seja, segundo a qual se adotam os "Protocolos Clínicos e Diretrizes Terapêuticas", que são, na verdade, um conjunto de critérios para determinar o diagnóstico de cada doença e o tratamento correspondente, com os medicamentos disponíveis e as dosagens corretas. Para o paciente, implicam diretamente listas de medicamentos que são dispensados gratuitamente à população, desde que comprovada a patologia. Contudo, é fácil compreender que, com o surgimento de novas drogas e a constante evolução tecnológica, muitas substâncias não estão incluídas nesses critérios, nem mesmo a título excepcional, o que, no entanto, não elide o direito de o paciente obter seu tratamento diferenciado, desde que seja aprovado pelos órgãos sanitários e de fiscalização e que seja comprovada a necessidade vital de utilização, em vista da ineficácia dos demais tratamentos disponíveis nos critérios do SUS.

Nesses casos, o Poder Judiciário não tem enxergado a existência de "protocolos clínicos" das Secretarias de Saúde ou mesmo sua normatização por meio de portarias internas como fatores impeditivos do exercício do pleno direito à saúde do paciente e do consequente recebimento gratuito da medicação adequada a seu caso clínico. Isso pode ser ilustrado com a jurisprudência maciça dos tribunais em ações judiciais sobre fornecimentos de tratamentos diferenciados.

> Ressoa inconcebível que direitos consagrados em normas menores como circulares, portarias, medidas provisórias e leis ordinárias tenham eficácia imediata e os direitos consagrados constitucionalmente, inspirados nos mais altos valores éticos e morais da nação sejam relegados a segundo plano. Prometendo o Estado o direito à saúde, cumpre adimpli-lo, porquanto a vontade política e constitucional, para utilizarmos a expressão de Konrad Hesse, foi no sentido da erradicação da miséria que assola o País.[5]

> O Poder Judiciário, no exercício de sua alta e importante missão constitucional, deve e pode impor ao Poder Executivo Estadual o cumprimento da disposição constitucional que garante o direito à saúde, sob pena de compactuar com a dor e sofrimento de milhares de brasileiros, pobres e carentes, que, ao buscarem, por falta de opção, tratamento no Sistema Único de Saúde, ficam à mercê de um sistema de saúde precário e ineficiente, que muitas vezes conduz à morte.[6]

Assim, embora o paciente com DII não tenha a seu serviço leis específicas para sua doença, fica bastante claro que as normas gerais do país são plenamente aplicáveis às suas questões. Isso, inclusive, não está restrito apenas ao acesso a tratamentos, mas se reflete em todas as esferas da vida do cidadão.

Na esfera criminal, em analogia aos crimes de preconceito relacionados a raça e cor, a discriminação do paciente com DII pode ser considerada crime, com aplicação de pena de reclusão de até 5 anos e multa.[7] Nesse aspecto, é importante distinguir dois termos que se afiguram parecidos, mas que são, de fato, completamente díspares: a diferenciação e a discriminação.

Diferenciar o paciente crônico é algo não apenas aceitável como por vezes necessário. Não implica a finalidade de ferir sua moral ou seu amor íntimo, mas apenas deferir a ele um tratamento mais cuidadoso em razão de seu estado clínico. Já a discriminação, segundo a cartilha Cidadania para Todos, é "a conduta (ação ou omissão) que viola direitos das pessoas com base em critérios injustificados e injustos, como a raça, o sexo, a idade, a opção religiosa e outros".[8]

Já na área previdenciária, pode-se citar o direito ao auxílio-doença e à aposentadoria por invalidez. O auxílio-doença, assim definido pela própria Previdência Social, é o "benefício concedido ao segurado impedido de trabalhar por doença ou acidente por mais de 15 dias consecutivos".[9] Traduz-se no direito de o paciente crônico se afastar do trabalho, sem ônus, permanecendo remunerado nos momentos de agudização de suas crises. Isso, inclusive, é assegurado pela própria Constituição Federal, em seu artigo 201.[10]

Em relação à aposentadoria por invalidez, também garantia constitucional, há a exigência de que o trabalhador apresente um quadro clínico de tal forma grave que o impeça de retornar ao trabalho em definitivo, seja por um quadro já permanentemente definido ou por remotíssima perspectiva de melhora. É tida como

> benefício concedido aos trabalhadores que, por doença ou acidente, forem considerados pela perícia médica da Previdência Social incapacitados para exercer suas atividades ou outro tipo de serviço que lhes garanta o sustento.[11]

E não é só. Embora a DII não componha (ainda) o rol de doenças consideradas incapacitantes em Lei (a exemplo da Lei n. 11.052, de 29 de dezembro de 2004), é importante repreender que, à luz do Direito, o entendimento é de que cada caso deve ser analisado em sua singularidade, ou seja, já que a determinação da real incapacidade do indivíduo depende de análise técnica de médico perito, nada obsta que outros direitos possam ser exercidos pelo paciente grave, como o levantamento de Fundo de Garantia por Tempo de Serviço (FGTS) ou a prioridade na tramitação dos processos judiciais.

Portanto, sob o olhar do Direito, e com base na atuação positiva do Judiciário brasileiro quanto à saúde, é possível ousar dizer que hoje se conta com algo ao menos próximo do entendimento de Bobbio:

> O próprio homem não é mais considerado como ente genérico, ou homem em abstrato, mas é visto na especificidade ou na concretude de suas diversas maneiras de ser em sociedade, como criança, velho, doente etc.[12]

SUGESTÃO PARA REDAÇÃO DE
RELATÓRIOS MÉDICOS PARA O PACIENTE

Com o objetivo de facilitar a compreensão pelos órgãos públicos e evitar o retrabalho, tanto para o profissional médico quanto para o paciente, sugere-se o seguinte roteiro para elaboração de relatórios, com os principais pontos que devem ser abordados para que seja o mais eficaz possível:

- nome do paciente;
- idade;
- nome da patologia;
- CID;
- data de diagnóstico ou há quanto tempo manifesta a doença;
- há quanto tempo está sob os cuidados deste profissional;
- histórico clínico (episódios mais graves, internações, cirurgias);
- condição clínica atual do paciente;
- doenças derivadas ou correlatas;
- medicamentos de que faz uso (nome, dosagem e objetivo);
- referências a exames do paciente;
- necessidade do paciente:
  - afastamento do trabalho: afastar-se do trabalho por até 15 dias consecutivos para tratamento ou recuperação;
  - auxílio-doença: permanecer afastado do trabalho por mais de 15 dias consecutivos, por incapacidade temporária de exercer sua atividade, para tratamento ou recuperação;
  - aposentadoria por invalidez: permanecer afastado definitivamente do trabalho por incapacidade constante de retornar às suas atividades, não havendo perspectiva de melhora de seu quadro clínico;
  - para conhecimento e arquivo do empregador: prioridade no uso de banheiros, por exemplo;
  - Lei Orgânica de Assistência à Saúde (LOAS): receber benefício assistencial para a manutenção de seus custos de tratamento ou de vida;
  - transporte público: receber o benefício do transporte público para possibilitar sua locomoção, em virtude de seus deslocamentos para tratamento e consultas.

Exemplo prático

O paciente R. C. S., 32 anos de idade, é portador de Doença de Crohn (CID-10 K.50) há 10 anos, encontrando-se sob meus cuidados desde março de 2006.

Seu quadro é cronicamente ativo, tendo passado por duas intervenções cirúrgicas para tratamento de fístulas perianais em maio de 2007 e julho de 2009, respectivamente.

Atualmente, apresenta crises diarreicas diárias, dores abdominais e desnutrição por hipoalbuminemia, decorrente do quadro disabsortivo provocado pela doença. Em razão das limitações sociais impostas pela doença, desenvolveu ainda quadro depressivo, estando em acompanhamento psiquiátrico.

Faz uso de: adalimumabe (40 mg, a cada 2 semanas), para diminuir a atividade inflamatória intestinal; suplemento nutricional para aporte proteicocalórico (1 copo, 3 vezes/dia); e alprazolam (2 mg/dia), para estabilização de seu quadro depressivo.

Conforme se verifica pelo recente exame de colonoscopia anexado, a doença encontra-se em alta atividade, impossibilitando o paciente de exercer suas tarefas diárias e trazendo risco de desenvolvimento de novas complicações. Em razão disso, solicito o afastamento do paciente do trabalho pelo período de 30 dias, visando a possibilitar a estabilização de seu quadro e o retorno às suas atividades sem riscos.

Fico à disposição.

Data, carimbo e assinatura do médico

REFERÊNCIAS BIBLIOGRÁFICAS

1. Kant I, apud Hoerster N. In: Defensa del positivismo jurídico. Tradução para o espanhol de Ernesto Garzón Valdés. Barcelona: Gedisa Editorial, 2000.

2. Brasil. Constituição da República Federativa do Brasil de 1988, Título VIII, Capítulo II, Seção II, artigo 196 . Ed. Comemorativa 20 anos. São Paulo: AASP, 2008. p.132-3.

3. Brasil. Lei n. 8.088, de 31 de outubro de 1990, artigo 6°. Disponível em: www.planalto. gov.br/ccivil/LEIS/L8088consol.htm.

4. Drummond JP, Silva E. O que é medicina baseada em evidências? In: Medicina baseada em evidências. São Paulo: Atheneu, 1998.

5. Recurso Especial nº 577836/SC (2003/0145439-2), 1ª Turma do STJ, Rel. Min. Luiz Fux. j. 21.10.2004, unânime, DJ 28 fev. 2005.

6. Mandado de Segurança nº 1.0000.03.401817-6/000, 3º Grupo de Câmaras Cíveis do TJMG, Belo Horizonte, Rel. Maria Elza. j. 18.02.2004, unânime, DJ. 10 mar. 2004.

7. Brasil. Lei n. 7.716, de 5 de janeiro de 1989. Disponível em: www.planalto.gov.br/ccivil/Leis/L7716.htm.

8. Cartilha Cidadania para Todos. Conselho Estadual de Defesa dos Direitos do Homem e do Cidadão - Paraíba. Disponível em: www.dhnet.org.br/w3/ceddhc/bdados/cartilha14.htm.

9. Ministério da Previdência Social. Auxílio-doença. Disponível em: www.mpas.gov.br/conteudoDinamico.php?id=21.

10. Brasil. Constituição da República Federativa do Brasil de 1988, Título VIII, Capítulo II, Seção III, artigo 201. Edição Comemorativa 20 anos. São Paulo: AASP, 2008.

11. Brasil. Ministério da Previdência Social. Aposentadoria por invalidez. Disponível em: www.mpas.gov.br/conteudoDinamico.php?id=18.

12. Bobbio N. A era dos direitos. Tradução de Carlos Nelson Coutinho. Rio de Janeiro: Campus, 1992.

EQUIPE MULTIDISCIPLINAR DE ASSISTÊNCIA AOS PORTADORES DE DOENÇA INFLAMATÓRIA INTESTINAL

CYRLA ZALTMAN

As doenças inflamatórias intestinais (DII) são doenças crônicas, progressivas, tipicamente acometendo indivíduos jovens em fase economicamente ativa. Promovem dano orgânico intestinal com manifestações clínicas que afetam a vida profissional e emocional dos pacientes e seus familiares (emprego, estudos, relacionamentos, etc.). O acompanhamento em longo prazo e o risco de complicações justificam a realização de inúmeros procedimentos diagnósticos, tratamentos medicamentosos e cirúrgicos que ocorrerão durante a vida desses pacientes. Esse cenário complexo tende a ser mais bem manejado por uma equipe multidisciplinar, possibilitando uma visão mais realista do diagnóstico, assim como uma estratégia terapêutica direcionada, baseada na disponibilidade de profissionais com experiência, equipamentos e estrutura organizacional.

Além de existirem poucos dados de prevalência e de incidência da DII no país,[1] estes são regionais, não representando o total do território brasileiro. Entretanto, um aumento gradual nos atendimentos de pacientes com DII tem sido observado em diferentes regiões brasileiras.[2] Em estudos populacionais nos continentes europeu, asiático e americano, o aumento de incidência e prevalência da DII tem sido relacionado parcialmente com a melhoria das técnicas diagnósticas.[3,4]

Embora diferentes técnicas laboratoriais e de imagem tenham sido desenvolvidas e novos medicamentos tenham surgido favorecendo o prognóstico evolutivo dos pacientes com DII, ainda não são as ideais para a realização do diagnóstico e o acompanhamento dos pacientes.

A doença de Crohn (DC) e a retocolite ulcerativa (RCU) são consideradas os principais componentes da denominada DII. Sabidamente, elas são doenças imunológicas que se expressam por meio de manifestações gastrointestinais e extraintestinais. Dependendo da apresentação clínica inicial da DII (formas brandas ou pouco específicas, sintomas intermitentes com períodos de acalmia, predomínio de manifestações extraintestinais), o diagnóstico pode ser adiado por meses ou até anos, ou mesmo não ser realizado, se não houver suspeição clínica.

Outro fator agravante nesse contexto é a falta de comunicação entre profissionais de diferentes especialidades que acompanham os pacientes com DII, o que dificulta a otimização da investigação clínica e do tratamento a ser instituído.

Ao se fazer uma análise crítica dos diversos cenários de atendimento a portadores de DII, verifica-se que pacientes com sintomas de moderada a grande intensidade tendem a buscar auxílio médico nos setores de emergência de hospitais públicos e privados. Nesse cenário, ao detectar complicações relacionadas à doença (perfurações, abscessos, suboclusões) ou sinais simulando outras afecções (ileíte simulando apendicite), habitualmente esses pacientes são internados e, com frequência, submetidos a cirurgias, circunstâncias facilitadoras do diagnóstico. Entretanto, no cenário no qual a sintomatologia do paciente é de menor intensidade, ou mesmo na ausência de sinais de alarme, a tendência é a instituição de tratamento sintomático ou de antibióticos, se o diagnóstico presuntivo for de gastroenterite, adiando o diagnóstico final de DII. Todavia, as pesquisas sobre esse assunto ainda são limitadas, mesmo em países com sistemas de saúde público e privado bem estruturados.[5]

Quadro semelhante pode ser verificado em outros segmentos do atendimento médico, como na atenção primária ou em consultas com médicos generalistas, pouco afeitos a esse diagnóstico.

Na prática clínica brasileira, tem se observado redução no tempo decorrido entre o surgimento dos primeiros sintomas e o diagnóstico da doença com a introdução de novos e menos invasivos métodos diagnósticos; apesar disso, ainda há um retardo na realização desse diagnóstico. O sistema de saúde público brasileiro (Sistema Único de Saúde – SUS) de referência e contrarreferência possibilita o acesso ao especialista, mas ainda não pode ser comparado ao divulgado por países europeus, onde 70% dos pacientes são atendidos por um especialista dentro de 1 ano após o diagnóstico, permanecendo cerca de 18% ainda sem diagnóstico por um período de 5 anos.[6]

No tratamento da DII, não é infrequente o uso de diferentes terapêuticas, associadas ou não, que podem acarretar múltiplos e variados efeitos adversos, maior predisposição a infecções virais e bacterianas e surgimento de neoplasias. A detecção precoce de afecções relacionadas ao uso desses medicamentos e a adoção de medidas preventivas, como vacinações, exames dermatológicos e ginecológicos e investigação de tuberculose latente, justificam o envolvimento de diferentes especialidades e múltiplos profissionais de saúde em cada uma dessas etapas.

É importante pontuar a existência de diferenças no que concerne às necessidades dos pacientes com DII com diagnóstico já estabelecido e os objetivos a serem alcançados pelos médicos envolvidos no tratamento deles. Os médicos tendem a ter objetivos de longo prazo, como: evitar procedimentos cirúrgicos, induzir a remissão da doença com efeitos adversos aceitáveis, promover a mudança da história natural da doença, evitar uso de esteroides e de seus efeitos adversos e induzir a cicatrização das lesões da mucosa. Entretanto, os pacientes querem soluções de curto prazo e maior tempo na consulta médica para discutir diferentes situações relacionadas à DII, aspectos muito diferentes dos almejados pelos médicos.[7] Entre os desejos dos pacientes, estão: reduzir sintomas e efeitos adversos das medicações, dirimir dúvidas relacionadas a questões cosméticas (ostomias, fístulas, cicatrizes cirúrgicas), fertilidade, sexualidade, alterações metabólicas, ósseas e fadiga, além da necessidade de compartilhar suas ansiedades durante a consulta.[7,8] Todos esses aspectos devem ser discutidos de forma clara e preferencialmente abordados por integrantes de uma equipe multidisciplinar que tenha domínio sobre as situações apresentadas, possibilitando ganho de confiança nos profissionais e maior adesão ao tratamento.

A equipe multidisciplinar para o atendimento de pacientes com DII é essencial para a maior precisão e rapidez na identificação das DII, o referenciamento precoce para gastroenterologistas ou coloproctologistas com experiência em DII, além da possibilidade de orientação adequada a profissionais de outros setores da saúde (atenção primária, emergências).

O foco central de trabalho dessa equipe deve ser o paciente e suas necessidades, e os diferentes profissionais envolvidos devem ter experiência e papéis bem definidos dentro do grupo. Além do atendimento específico de cada profissional, a educação continuada de pacientes e familiares também deve ser uma preocupação da equipe, pela qual se torna possível elucidar dúvidas sobre a doença e seu tratamento, propiciando aumento da adesão ao tratamento e redução no número de visitas clínicas não agendadas *in loco* (nas unidades), assim como de episódios de reativações da doença.[9]

A forma como cada serviço deve ser organizado para o atendimento de DII depende da realidade do local (instituição acadêmica, unidade de referência, unidade de saúde pública, privada), do seu grau de complexidade e da existência de profissionais interessados e com experiência. Essa composição multiprofissional se torna mais exequível em hospitais acadêmicos ou de grande porte (terciários ou quaternários), embora também possa ser consolidada com profissionais de diferentes tipos de unidades (atenção primária e secundária) capacitados para realização do diagnóstico presuntivo de DII e para o encaminhamento adequado para locais de referência, quando necessário.

Entretanto, se o profissional de unidades de atendimento generalistas for orientado sobre o que é importante no atendimento de pacientes com DII, esse processo pode ser mais rápido e eficaz, menos congestionado, com uma descentralização importante para que casos mais simples possam continuar seu atendimento em unidades não referenciadas.

A equipe multidisciplinar deve ser composta por membros com experiência, qualificações e conhecimentos variados, mas complementares, que contribuam para o alcance dos objetivos traçados por esses profissionais. Essa equipe deve agregar médicos das especialidades de gastroenterologia (adulto e criança), coloproctologia, patologia, radiologia e endoscopia digestiva com interesse específico em DII, além de assistente social e enfermeiro dedicado à educação dos pacientes. Torna-se também necessária uma equipe médica de suporte, a ser composta por psicólogos/psiquiatras, dermatologistas, oftalmologistas, reumatologistas, pneumologistas, ginecologistas e nutrólogos ou nutricionistas envolvidos com nutrição enteral/parenteral.

Essa atuação conjunta permite a realização de diagnósticos mais precisos, alcance de melhores desfechos da doença após a introdução terapêutica adequada, a redução de tratamentos aquém ou além do necessário, a otimização do processo de acompanhamento (redução no número de exames solicitados, internações, consultas em emergência, cirurgias) e a consequente redução de custos. Simultaneamente, devem ser consideradas questões não menos importantes relativas ao paciente, como a percepção do paciente sobre os riscos e benefícios de cada etapa de diagnóstico, acompanhamento e medicamentos, seu estado de saúde, tipo de diálogo mais efetivo de acordo com a idade do paciente, custos, estado socioeconômico, psicológico (temores, vergonha, baixa autoestima) e cultural.[9]

Nos dias atuais, são poucos os grupos multidisciplinares no cuidado dos pacientes com DII, e o tempo que o médico utiliza para fazer toda a abordagem de ensino ao paciente ou verificar se ele conseguirá cumprir com as etapas necessárias para seu acompanhamento (realização de exames, uso das medicações prescritas) tem se mostrado curto e insuficiente.

Embora habitualmente não se tenha uma enfermagem dedicada à DII e uma assistência social atuante conjuntamente, os profissionais não médicos dessas duas áreas têm papel fundamental no apoio ao paciente.

A função do assistente social nessa equipe é trabalhar os efeitos psicossociais da doença, auxiliando nas questões relacionadas à aquisição de medicações e de bolsas para ostomizados, ao acesso gratuito para atendimento em hospitais públicos, à documentação referente ao auxílio-doença, etc. O impacto de seu trabalho ainda é pouco evidente, mas, quando presente, acarreta uma melhora visível da qualidade de vida dos pacientes.

Em relação à enfermagem dedicada, apesar de já existir essa função de forma bem organizada (local próprio de atendimento, telefone dedicado) em países como Espanha e Inglaterra, esse profissional praticamente inexiste no Brasil. Suas intervenções são essenciais para: proporcionar apoio técnico e emocional; orientar o paciente e seus familiares; fornecer informações; tirar dúvidas existentes sobre a enfermidade, os exames que serão realizados e os medicamentos a ser introduzidos e seus efeitos adversos; e auxiliar na adesão ao tratamento, potencializando uma atitude proativa do paciente no controle de sua doença. Sua comunicação tem aspecto motivacional, diferentemente da comunicação convencional, e é caracterizada por melhorar o diálogo e a colaboração entre os profissionais de saúde e os pacientes.[10] Apesar da importância desse profissional, ainda não existem evidências científicas suficientes que suportem o impacto positivo da atuação dele na estrutura de atendimento e no desfecho evolutivo dos pacientes com DII.[11,12]

Pode-se concluir que a existência de uma equipe multidisciplinar no atendimento de pacientes com DII possibilita uma atuação holística, integrada, dinâmica, flexível e rápida, pois associa os desfechos almejados pela equipe de saúde aos almejados pelos pacientes.[13,14]

REFERÊNCIAS BIBLIOGRÁFICAS

1. Victoria CR, Sassak LY, Nunes HR. Incidence and prevalence rates of inflammatory bowel diseases, in Midwestern of São Paulo State, Brazil. Arq Gastroenterol 2009; 46(1):20-5.

2. Zaltman C. Inflammatory bowel disease: how relevant for Brazil? Cad Saúde Pública 2007; 23(5):992-3.

3. Berenstein C, Waida A, Swenson MS, MacKenzie M, Koehoorn M, Jackson M et al. The epidemiology of inflammatory bowel disease in Canada: a population-base study. Am J Gastroenterol 2006; 101:1559-68.

4. Vind I, Riis L, Jess T, Knudsen E, Pedersen N, Elkjaer M et al. Increasing incidences of inflammatory bowel disease and decreasing surgery rates in Copenhagen City and Country, 2003-2005: a population-based study from the Danish Crohn Colitis database. Am J Gastroenterol 2006; 104:1274-82.

5. Ananthakrishnan AN, McGinley EL, Saeian K, Binion DG. Trends in ambulatory and emergency room visits for inflammatory bowel diseases in the United States: 1994--2005. Am J Gastroenterol 2010; 105(2):363-70.

6. Wilson B, Graco M, Hommes DW, Vermeire S, Bell C, Avedano LA. European Crohns colitis patient life IMPACT survey. Abstract PO875, 19th United European Gastroenterologoly Week, Stockolm, Sweden, October 22-26, 2011.

7. IMPACT 2010-11 Crohn's and ulcerative colitis patient life impact survey. First full results: November 2011. Disponível em: www.efcca-solutions.net/impaxt/european.php. Acessado em: 24/01/2012.

8. Cravo M, Guerreiro CS, dos Santos PM, Brito M, Ferreira P, Fidalgo C et al. Risk factors for metabolic bone disease in Crohn's disease patients. Inflamm Bowel Dis 2010; 16:2117-24.

9. Ghosh S, D'Haens G, Feagan B, Silverberg MS, Szigethy EM. What do changes in inflammatory bowel disease management mean for our patients? J Crohns Colitis 2012; 652:S243-S249.

10. Miller WR, Rollnick S. Motivational interviewing: preparing people to change addictive behavior. New York: Guilford Press, 1991.

11. Younge L, Norton C. Contribution of specialist nurses in managing patients with IBD. Br J Nurs 2007; 16(4):208-12.

12. Hernández-Sampelayo P, Seoane M, Oltra L, Marín L, Torrejón A, Vera MI et al. Contribution of nurses to the quality of care in management of inflammatory bowel disease: a synthesis of the evidence. J Crohns Colitis 2010; 4(6):611-22.

13. Fontanet G, Casellas F, Malagelada JR. La Unidad de Atención Crohn-Colitis: 3 años de actividad. Gac Sanit 2004; 18(6):483-5.

14. Torrejón A, Masachs M, Borruel N, Castells I, Castillejo N, Malagelada JR et al. Aplicación de un modelo de asistencia continuada en la enfermedad inflamatoria intestinal: la Unidad de Atención Crohn-Colitis. Gastroenterol Hepatol 2009; 32(2):77-82.

PERGUNTAS E RESPOSTAS MAIS FREQUENTES NA PRÁTICA CLÍNICA

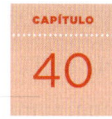

MARCO ANTÔNIO ZERÔNCIO

1. O QUE É A DOENÇA INFLAMATÓRIA INTESTINAL?

Apesar de uma conotação genérica, o termo doença inflamatória intestinal (DII) refere-se, basicamente, a duas enfermidades inflamatórias crônicas e idiopáticas que acometem primariamente o tubo digestivo: a doença de Crohn (DC) e a retocolite ulcerativa (RCU) inespecífica. Outras doenças intestinais de caráter crônico e de etiologia desconhecida, entretanto, são citadas ocasionalmente como subtipos de DII por alguns autores, como a colite colágena e a colite linfocítica.

2. O QUE CAUSA A DOENÇA INFLAMATÓRIA INTESTINAL?

Embora a etiopatogenia da DII não seja totalmente compreendida, acredita-se que mutações genéticas ligadas a diversos sítios moleculares que controlam o sistema imunológico intestinal sejam responsáveis por desencadear uma resposta inflamatória exagerada a antígenos intraluminais, incluindo a própria microbiota. A inflamação resultante, nesses casos, assume um caráter crônico e recidivante, levando ao dano tecidual observado e a todas as suas consequências clínicas.[1]

3. QUAIS AS PRINCIPAIS DIFERENÇAS ENTRE DC E RCU?

Na RCU, o processo inflamatório é restrito à mucosa e ocorre de forma contínua, sempre acometendo o reto e com extensão variável pelos segmentos colônicos, podendo atingir o ceco. Na DC, o processo inflamatório pode afetar tanto a mucosa como a muscular própria e a serosa (inflamação transmural), sendo mais caracteristicamente descontínuo e ocorrendo em qualquer parte do tubo digestivo (da boca ao ânus). Em razão do acometimento transmural na DC, boa parte dos pacientes pode desenvolver complicações, como estenoses, fístulas e abscessos. Em alguns casos de envolvimento do cólon, o diagnóstico diferencial entre DC e RCU pode ser difícil, principalmente quando há características clínicas e endoscópicas mistas entre as duas enfermidades (colite não classificada).[2]

4. QUAL O QUADRO CLÍNICO PREDOMINANTE DA DII?

Os sinais e os sintomas são habitualmente periódicos, oscilando entre as fases aguda e de remissão. A diarreia crônica é a queixa mais frequente. Hematoquezia, tenesmo e urgência evacuatória podem ocorrer em ambas, mas são mais observadas na RCU. Outros achados são dor abdominal e perda de peso. Pacientes com DC do trato digestivo superior podem apresentar quadros dispépticos (Crohn gastroduodenal), disfagia e odinofagia (Crohn esofágico). Febre pode surgir em fases agudas graves, mesmo sem infecção. Pelo menos metade dos pacientes apresenta complicações fora do tubo digestivo (manifestações extraintestinais), como artrites, pioderma gangrenoso, eritema nodoso, uveíte, osteoporose, colangite esclerosante primária e espondilite anquilosante.[2]

5. EXISTE ALGUM DADO CLÍNICO, LABORATORIAL, ENDOSCÓPICO, RADIOLÓGICO OU HISTOPATOLÓGICO QUE SEJA PATOGNOMÔNICO DE DII?

Não. O diagnóstico da DII é sempre baseado em um conjunto desses achados. Em consequência, exige-se criterioso julgamento clínico antes de se rotular um paciente como portador de DC ou de RCU, principalmente nos casos menos típicos de DII.[2]

6. SEMPRE SE DEVE PEDIR ANTICORPO ANTI-*SACCHAROMYCES CEREVISIAE* (ASCA) E ANTICORPO ANTICITOPLASMA DE NEUTRÓFILO COM PADRÃO PERIFÉRICO (p-ANCA) PARA CASOS SUSPEITOS OU CONFIRMADOS DE DII?

Não. O ASCA e o p-ANCA devem ser solicitados apenas para casos de colite não classificada. O padrão ASCA (+) e p-ANCA (-) é mais característico de DC, ao passo que o padrão ASCA (-) e p-ANCA (+) é mais característico de RCU. É importante salientar que alguns pacientes com colite não classificada podem ter os dois anticorpos negativos ou positivos.[3]

7. COMO DIFERENCIAR DC E RCU COM BASE NA COLONOSCOPIA?

A DC é tipicamente descontínua (com áreas mucosas sadias entre as áreas inflamadas), manifestando-se por úlceras aftoides ou por lesões ulceradas mais profundas, lineares e confluentes, longitudinais ou transversais, em muitos casos poupando o reto. O encontro de ulcerações em íleo terminal auxilia sobremaneira o diagnóstico da DC, o que não deve ser confundido com ileíte de refluxo, encontrada em alguns casos de pancolite no contexto de uma RCU severa.

Na RCU, o reto é sempre acometido e a inflamação pode estender-se proximal e continuamente, de forma simétrica e circunferencial ao longo do cólon, podendo chegar até o ceco. Alguns pacientes com RCU distal (proctite/proctossigmoidite), apresentam inflamação focal isolada em ceco. É importante salientar que o tratamento medicamentoso na RCU pode resultar em um aspecto macroscópico pseudossegmentar das lesões colônicas, o que não deve ser confundido com DC. As ulcerações na RCU são mais superficiais (microulcerações). Apagamento difuso da trama vascular, friabilidade e aspecto granular da mucosa são outros achados mais sugestivos de RCU. Na RCU de longa duração, pode haver também retificação do relevo mucoso com perda de haustrações dos segmentos acometidos (cólon tubular).[2]

8. POR QUE FREQUENTEMENTE A HISTOPATOLOGIA NÃO É CONCLUSIVA PARA DII OU NÃO DIFERENCIA RCU DE DC?

Na prática clínica, grande parte dos achados histopatológicos refere-se simplesmente à análise de fragmentos de mucosa colhidos durante exames endoscópicos. Nesse contexto, a histopatologia consegue demonstrar apenas sinais de cronicidade do processo inflamatório na mucosa, que podem estar presentes nas duas formas de DII, como aumento da celularidade na lâmina própria, distorção arquitetural glandular, linfoplasmocitose basal e metaplasia de células de Paneth. Alguns achados são mais observados na RCU, como atrofia e microabscessos de criptas. O granuloma epitelioide (não caseoso), raramente encontrado em biópsias endoscópicas, é altamente sugestivo de DC, mas pode ser visto também em colites infecciosas (fungos, clamídia, *Yersinia*) e parasitárias (esquistossomose), na sarcoidose, na reação a corpo estranho e na colite pós-exclusão de segmento.

Chama-se a atenção para laudos histopatológicos de colite crônica inespecífica, que carecem de dados patológicos como os descritos, com base apenas na observação de um leve infiltrado inflamatório comum em mucosa colônica sadia. Nesses pacientes, é muito frequente observar mucosa macroscopicamente normal à colonoscopia ou apenas alterações mínimas, como edema e hiperemia. A descrição de colite crônica inespecífica, portanto, não deve induzir erroneamente a um diagnóstico de DII na ausência de outros dados relevantes.

Em análises de peças cirúrgicas, por outro lado, o diagnóstico histopatológico é muito mais rico em detalhes, com descrição do envolvimento transmural, se presente, sendo também mais fácil o encontro de granulomas na DC.

Apesar da falta de especificidade da histopatologia, ela é essencial durante a investigação diagnóstica, a fim de afastar doenças que simulam clínica e endoscopicamente uma DII, como a tuberculose, o linfogranuloma, a esquistossomose e algumas neoplasias.[2]

9. QUAIS SÃO OS MÉTODOS PARA A AVALIAÇÃO DO INTESTINO DELGADO NO CONTEXTO DE UMA DII?

A avaliação complementar do intestino delgado é considerada de alta relevância na determinação da extensão da DII e no tocante ao diagnóstico diferencial entre DC e RCU. Alguns casos de DC do reto e do cólon podem simular RCU, e o achado de lesões concomitantes do intestino delgado pode ser fundamental para um diagnóstico correto de DC. Os exames mais utilizados atualmente, a depender da disponibilidade de cada serviço, são o trânsito intestinal, a cápsula endoscópica, a enteroscopia e a enterografia. O trânsito intestinal, ainda muito solicitado em diversos centros, tem custo e risco baixos, é de fácil execução, porém tem baixa sensibilidade em relação a todos os outros métodos. Há uma tendência crescente para substituir o trânsito intestinal pela enterografia feita por tomografia computadorizada ou por ressonância magnética. A enterografia tem sensibilidade elevada para detecção de lesões do intestino delgado, incluindo aquelas da parede intestinal e de estruturas adjacentes. A cápsula endoscópica e a enteroscopia (com único ou duplo balão) têm alta sensibilidade para diagnosticar lesões mucosas, porém ainda são exames de alto custo e indisponíveis em diversos centros no Brasil. A cápsula endoscópica está contraindicada nos casos de estenoses e não permite a realização de biópsias. A enteroscopia permite a realização de biópsias, mas sua maior complexidade confere um risco maior para o paciente quando comparada à cápsula endoscópica.[4]

10. A ENDOSCOPIA DIGESTIVA ALTA (EDA) DEVE SER SOLICITADA PARA TODOS OS PACIENTES COM DC?

Não. A DC do trato digestivo superior é pouco frequente (< 5% dos casos); portanto, a EDA só deve ser realizada em pacientes que apresentem dispepsia, disfagia ou odinofagia.[4]

11. COMO DETERMINAR O GRAU DE ATIVIDADE DA DOENÇA E QUAL A SUA IMPORTÂNCIA?

Existem diversos métodos para se determinar o grau de atividade da doença, tanto na DC como na RCU, e a maioria deles é usada em pesquisa científica. Entretanto, para uma rápida avaliação em consultório, uma atividade leve refere-se, em geral, ao paciente com menos de 4 evacuações diarreicas ao dia (com ou sem sangue), sem sinais de toxicidade sistêmica, com provas laboratoriais normais quanto à atividade inflamatória (velocidade de hemossedimentação, proteína C reativa) e sem perda ponderal. Em uma atividade moderada, o paciente tem entre 4 e 6 evacuações diarreicas ao dia com mínimos sinais de toxicidade ou de perda ponderal. Na atividade severa, o paciente tem mais de 6 evacuações diarreicas ao dia, perda ponderal evidente e sinais de toxicidade sistêmica manifestados por febre, taquicardia, anemia, edema periférico e alterações de provas laboratoriais de atividade inflamatória. O paciente com a forma fulminante apresenta mais de 10 evacuações ao dia, sangramento contínuo, toxicidade, distensão e defesa abdominais, dilatação colônica à radiografia simples e necessidade de hemotransfusão. Essa distinção é de fundamental importância para que haja uma escolha racional da terapia a ser adotada. Pacientes com formas leves de DII podem não necessitar de corticoterapia. Os aminossalicilatos podem ser utilizados inicialmente para formas leves ou moderadas de RCU, mas não costumam induzir remissão em suas formas severas, as quais podem exigir internação hospitalar com necessidade de corticoterapia venosa ou de terapia biológica. Nas formas fulminantes, uma avaliação conjunta com um cirurgião é imprescindível.[5]

12. COMO USAR OS AMINOSSALICILATOS NA RCU?

Os aminossalicilatos (AS) (sulfassalazina [SSZ] e mesalazina [MSZ]) continuam sendo a principal opção terapêutica para pacientes com RCU leve a moderada, tanto pela via oral como pela via retal (forma tópica em supositórios e enemas).

Para a SSZ, as doses de indução da remissão variam entre 4 e 6 g/dia, divididas em 4 doses. Para a manutenção da remissão, recomenda-se uma tentativa de redução da dose diária para um mínimo de 2 a 3 g/dia. Entretanto, em alguns casos, a dose minimamente eficaz na fase de remissão é praticamente a mesma que foi capaz de induzir a remissão, devendo, então, ser mantida.

As doses recomendadas de MSZ oral, tanto para indução como para manutenção da remissão, são de 2,4 a 4,8 g/dia, divididas em 2 ou 3 doses. Um erro relativamente frequente no manejo da RCU é considerar que houve falha terapêutica dos AS antes que as doses máximas tenham sido utilizadas. Os supositórios de MSZ podem auxiliar no tratamento das proctites (alcance até 10 a 15 cm acima da linha pectínea), ao passo que os enemas podem auxiliar no tratamento da colite esquerda (alcance até ângulo esplênico). A MSZ tópica é mais eficiente em reduzir o processo inflamatório que a MSZ oral, podendo acelerar a indução da remissão, já que a droga é distribuída em altas concentrações diretamente no local onde precisa agir. Entretanto, a via oral ainda é a preferida pela maioria dos pacientes, por causa da comodidade de administração. A terapia combinada (oral e tópica) é mais eficiente que a terapia oral isolada e pode ser tentada em pacientes com doença refratária à MSZ oral. As formas tópicas também são eficientes na manutenção da remissão nos casos de proctites e de colite esquerda. Em alguns casos, a depender da aceitação do paciente, enemas podem ser utilizados na remissão da RCU esquerda até 1 vez a cada 3 dias, com boa resposta.[5]

13. QUAL A EFICÁCIA DOS AMINOSSALICILATOS NA DC?

Diversas revisões da literatura demonstram que os AS são minimamente eficazes nas fases ativas da DC colônica, promovendo limitado benefício clínico. Além disso, não há evidência suficiente para justificar o uso de AS para a manutenção da remissão na DC.[6,7]

14. QUAIS DOSES DE CORTICOSTEROIDE ORAL DEVEM SER USADAS NA DII?

O corticosteroide oral de escolha é a prednisona, tanto na DC como na RCU. A dose para indução da remissão é de 0,75 a 1 mg/kg/dia. No entanto, a dose diária acima de 40 mg para o adulto geralmente resulta em um pequeno benefício clínico à custa de um aumento significativo de efeitos colaterais. A dose plena deve ser mantida por 7 a 14 dias, quando deve ser iniciado um desmame de 5 a 10 mg/semana até uma dose diária de 20 mg. A partir daí, a redução é de 2,5 a 5 mg/semana, até a suspensão. Pacientes que apresentam doença refratária ou dependente de corticosteroide oral devem ser prontamente avaliados para mudança da terapia (imunossupressores e/ou terapia biológica), conforme cada caso. O uso prolongado de corticosteroide na tentativa de manter remissão representa um erro grave no manejo da DII, sendo os efeitos adversos resultantes sempre mais graves que os das demais terapias disponíveis, incluindo a cirurgia.[5-7]

15. QUANDO SE DEVE UTILIZAR IMUNOSSUPRESSORES NA RCU?

As tiopurinas (TP) [azatioprina (AZA)/6-mercaptopurina (6-MP)] são os imunossupressores de eleição para os casos de RCU refratária ao tratamento com AS. A dose é de 2 a 3 mg/kg/dia para AZA e de 1 a 1,5 mg/kg/dia para 6-MP. Os pacientes devem ser rigorosamente monitorados clínica e laboratorialmente, em razão dos riscos de reação alérgica, pancreatite, náuseas, leucopenia e hepatotoxicidade, entre outros.[5]

16. QUANDO SE DEVE UTILIZAR IMUNOSSUPRESSORES NA DC?

As TP são os imunossupressores de escolha para tratamento da DC, principalmente para a manutenção da remissão, minimizando o uso do corticosteroide. Há uma tendência atual em se utilizar precocemente as TP na DC, muitas vezes já ao diagnóstico, uma vez que essas drogas, ao contrário dos AS, são capazes de prevenir complicações de longo prazo, como estenoses e fístulas. As TP também têm um papel importante na prevenção da recidiva pós-cirúrgica da DC. O metotrexato (MTX) é uma opção para pacientes sem resposta ou que são intolerantes às TP, com menores índices de eficácia. Nesses casos, deve-se dar atenção especial à função hepática.[6,7]

17. COMO CONDUZIR UM PACIENTE COM RCU SEVERA E REFRATÁRIA À CORTICOTERAPIA ORAL?

O paciente com RCU severa e refratária a doses máximas de corticosteroide oral é, em geral, hospitalizado para administração de corticosteroide venoso. A hidrocortisona é a droga de escolha (300 mg/dia, em 3 doses). A falta de resposta à corticoterapia venosa após 72 horas demanda mudança para uma das seguintes opções: colectomia total, uso de infliximabe ou de ciclosporina intravenosa. A escolha dependerá da experiência do serviço e do médico-assistente, da disponibilidade das medicações, da possibilidade de monitoração do nível sérico (ciclosporina) e da escolha do paciente e de seus familiares, após ampla explanação das vantagens e dos riscos relativos a cada terapia. O infliximabe pode ainda ser uma opção para pacientes com RCU severa refratária a corticosteroide oral e que não apresentam necessidade premente de hospitalização, antes da corticoterapia venosa.

18. EXISTE ALGUMA DIETA DE EXCLUSÃO NA ROTINA DO PACIENTE COM DII?

Não. Até o momento, não há evidência consensual na literatura de que determinado alimento provoque ou piore a DII. A prática diária e algumas publicações têm identificado intolerâncias alimentares variáveis em pacientes com DII, o que pode, talvez, justificar exclusões alimentares individualizadas e em situações específicas. Não há indicação para a prescrição de dietas padronizadas, que limitam uniformemente certos tipos de alimentos para todos os pacientes. Dietas excessivamente restritivas podem até agravar a desnutrição desses indivíduos. Entretanto, há concordância generalizada de que o papel da dieta na DII está muito mais relacionado à suplementação de perdas nutricionais, voltado para a correção do peso, da disproteinemia, da anemia, da osteoporose, das deficiências vitamínicas e de oligoelementos.[8]

19. QUANDO UTILIZAR A TERAPIA BIOLÓGICA NA DC?

A indicação clássica da terapia biológica (infliximabe, adalimumabe, certolizumabe) na DC é para o paciente que apresenta atividade moderada a severa, dependente de corticosteroide oral e refratário ao uso de imunossupressor. Ao longo dos anos, a utilização dos biológicos tem se mostrado eficiente em diversas outras situações (p.ex., instabilidade clínica progressiva sem condições de aguardar o lento início de ação do imunossupressor, em casos de doença fistulizante perianal, na vigência de vários fatores prognósticos adversos em um mesmo paciente e em algumas manifestações extraintestinais).[6,7]

20. COMO SE DEVE PREPARAR CLINICAMENTE O PACIENTE PARA USO DE BIOLÓGICOS?

A terapia biológica, por seu efeito anti-TNF, induz a certo grau de imunossupressão e pode deixar o paciente predisposto ao desenvolvimento de certas infecções, entre elas a tuberculose. Foram observados também alguns casos de hepatite B fulminante, assim como de infecções raras, como a criptococose, a histoplasmose e a listeriose. Devem ser afastadas infecções ativas para o paciente candidato à terapia anti-TNF. Solicitam-se radiografia de tórax, PPD e sorologia para hepatite B. Embora não seja consenso na literatura internacional, no Brasil, é prática solicitar também sorologia para HIV e vírus da hepatite C, embora essas condições não representem contraindicação absoluta para uso de biológicos. Os pacientes com sintomas pulmonares, com alteração da radiografia ou com PPD ≥ 5 mm devem ser encaminhados para avaliação conjunta com o especialista. Os pacientes assintomáticos, com radiografia normal, mas com PPD ≥ 5 mm, devem fazer tratamento de tuberculose latente por 6 meses com isoniazida (aguardar pelo menos 1 mês para iniciar o biológico).[5-7]

21. QUAL BIOLÓGICO DEVE SER UTILIZADO INICIALMENTE NA DC?

Os dois biológicos disponíveis atualmente no Brasil são o infliximabe e o adalimumabe. Ambos têm o mesmo mecanismo de ação anti-TNF e os mesmos índices de eficácia. Depois de caracterizada a necessidade de usar biológico, a escolha de um ou de outro é indiferente.[6,7]

22. O USO COMBINADO DE BIOLÓGICO COM IMUNOSSUPRESSOR AUMENTA A EFICÁCIA DO TRATAMENTO?

Sim. Já está comprovado que o uso combinado de droga biológica com imunossupressor aumenta os índices de remissão clínica e de cicatrização da mucosa no paciente com DC nos primeiros 6 a 12 meses de tratamento. Nesses casos, a eficácia é superior ao tratamento com uma ou outra droga isoladamente. Apesar da associação de duas drogas dotadas de efeito imunossupressor, foi observado um perfil de segurança bastante favorável quanto a efeitos adversos com o uso da terapia combinada nos primeiros 12 meses. Existem, entretanto, relatos de risco de aumento para o desenvolvimento de linfomas em pacientes que utilizaram terapia combinada por período superior a 2 anos, principalmente em jovens do gênero masculino (linfoma hepatoesplênico de células T). Apesar de o risco relativo estar aumentado, o risco absoluto é considerado baixo. Não são conhecidos completamente os efeitos adversos a longo prazo, decorrentes de uma imunossupressão mais profunda. Diante de tais observações, acredita-se, hoje, que a terapia combinada poderia ser indicada mais apropriadamente para casos mais severos de DC ou quando há associação de fatores de mau prognóstico em um mesmo indivíduo, preferencialmente por tempo inferior a 24 meses. É importante lembrar que 25 a 30% dos pacientes portadores de DC têm formas clínicas mais brandas e provavelmente nunca necessitarão de uma terapia mais potente que traga maiores riscos.[9]

23. QUAL É O OBJETIVO MAIS IMPORTANTE NO TRATAMENTO: MELHORA CLÍNICA OU CICATRIZAÇÃO TECIDUAL?

Durante muitas décadas, o objetivo principal do tratamento na DII consistia na melhora clínica do paciente. Diante do relato de estabilidade clínica subjetiva pelo paciente, a maioria dos médicos não enfatizava a busca pela cicatrização tecidual. Contudo, nos últimos anos, tem sido demonstrado em diversos estudos que a cicatrização da mucosa se correlaciona com melhores resultados da terapia em longo prazo (menor número de reativações, menores índices de internações, menor possibilidade de cirurgia e melhora na qualidade de vida). Isso é válido tanto para a DC como para a RCU, por motivos ligeiramente diferentes. Tem sido demonstrado que a cicatrização da mucosa na DC é o principal fator relacionado com a manutenção da remissão. Quando esse objetivo (cicatrização tecidual) é atingido, vislumbra-se a possibilidade de mudar a história natural da DC, impedindo a evolução de complicações como fístulas e estenoses. Na RCU, a cicatrização mantida da mucosa não só reduz os índices de complicações da doença, como também diminui a incidência de displasia e de câncer colorretal. A mudança de atitude com a ênfase na cicatrização da mucosa pode induzir à solicitação mais frequente de exames complementares e à mudança para terapias mais eficazes, capazes de provocar uma remissão tecidual, porém os benefícios para os pacientes parecem compensar o esforço adicional.[10]

24. INFECÇÕES, ANTI-INFLAMATÓRIOS NÃO HORMONAIS (AINH) E ESTRESSE PODEM INFLUENCIAR O CURSO DA DII?

Embora nenhum fator externo tenha sido definitivamente correlacionado com reativações da DII, alguns fatores são plausivelmente suspeitos e têm sido investigados em diversos trabalhos. Infecções intestinais ou sistêmicas ampliam a resposta inflamatória, o que poderia contribuir para uma piora do processo inflamatório na DII. Os AINH causam uma perda da integridade da mucosa, aumentando sua permeabilidade a antígenos intraluminais, um fenômeno que poderia se correlacionar com agravamento da hiper-reatividade do sistema imunológico intestinal observado nas DII. A resposta fisiológica ao estresse envolve uma série de reações no eixo hipotálamo-hipófise-suprarrenal e no sistema nervoso autônomo, capaz de modificar a resposta inflamatória e de aumentar a permeabilidade intestinal. Apesar de falhas metodológicas observadas na literatura e de muita ambiguidade entre os trabalhos, pode-se afirmar, atualmente, que existe alguma evidência científica sobre o papel do estresse e dos AINH no curso da doença (mas não em sua causa), aumentando as chances de reativações ou piorando os sintomas durante uma crise.

Com relação às infecções, as evidências atuais são muito fracas para se traçar maiores conclusões.[11]

REFERÊNCIAS BIBLIOGRÁFICAS

1. Sewell GW, Marks DJB, Segal AW. The immunopathogenesis in Crohn's disease: a three stage model. Curr Opin Immunol 2009; 21:506-13.

2. Nikolaus S, Schreiber S. Diagnostics of inflammatory bowel disease. Gastroenterology 2007; 133:1670-89.

3. Plevy S. Do serological markers and cytokines determine the indeterminate? J Clin Gastroenterol 2004; 38:S51-6.

4. American Society for Gastrointestinal Endoscopy. ASGE guideline: endoscopy in the diagnosis and treatment of inflammatory bowel disease. Gastrointestinal Endoscopy 2006; 63(4):558-65.

5. The Practice Parameters Committee of the American College of Gastroenterology. Ulcerative colitis: practice guidelines in adults. Am J Gastroenterol 2010; 105:501-23.

6. The Practice Parameters Committee of the American College of Gastroenterology. Crohn's disease in adults. AM J Gastroenterol 2009; 104(2):465-83.

7. European Crohn's and Colitis Organisation. The second European evidence-based Consensus on the diagnosis and management of Crohn's disease: current management. J Crohns Colitis 2010; 4:28-62.

8. Rajendran N, Kumarf D. The role of diet in the management of inflammatory bowel disease. World J Gastroenterol 2010; 16(12):1442-8.

9. Colombel JF, Sandborn WJ, Reinisch W, Mantzaris GJ, Kornbluth A, Rachmilewitz D et al. Infliximab, azathioprine or combination therapy for Crohn's disease (The SONIC trial). N Engl J Med 2010; 362(15):1383-95.

10. Baert F, Moortgart L, Van Assche G, Caenepeel P, Vergauwe P, De Vos M et al. Mucosal healing predicts sustained clinical remission in patients with early-stage Crohn's disease. Gastroenterology 2010; 138:463-8.

11. Singh S, Graff LA, Bernstein CN. Do NSAID's, antibiotics, infections, or stress trigger flares in IBD? Am J Gastroenterol 2009; 104(5):1298-313.

ÍNDICE REMISSIVO

ALGORITMOS DIAGNÓSTICOS E DE TRATAMENTO

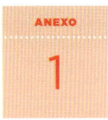

ANEXO

1

ALGORITMOS DIAGNÓSTICOS EM MEDICINA INTERNA
Síndrome de má absorção (SMA)

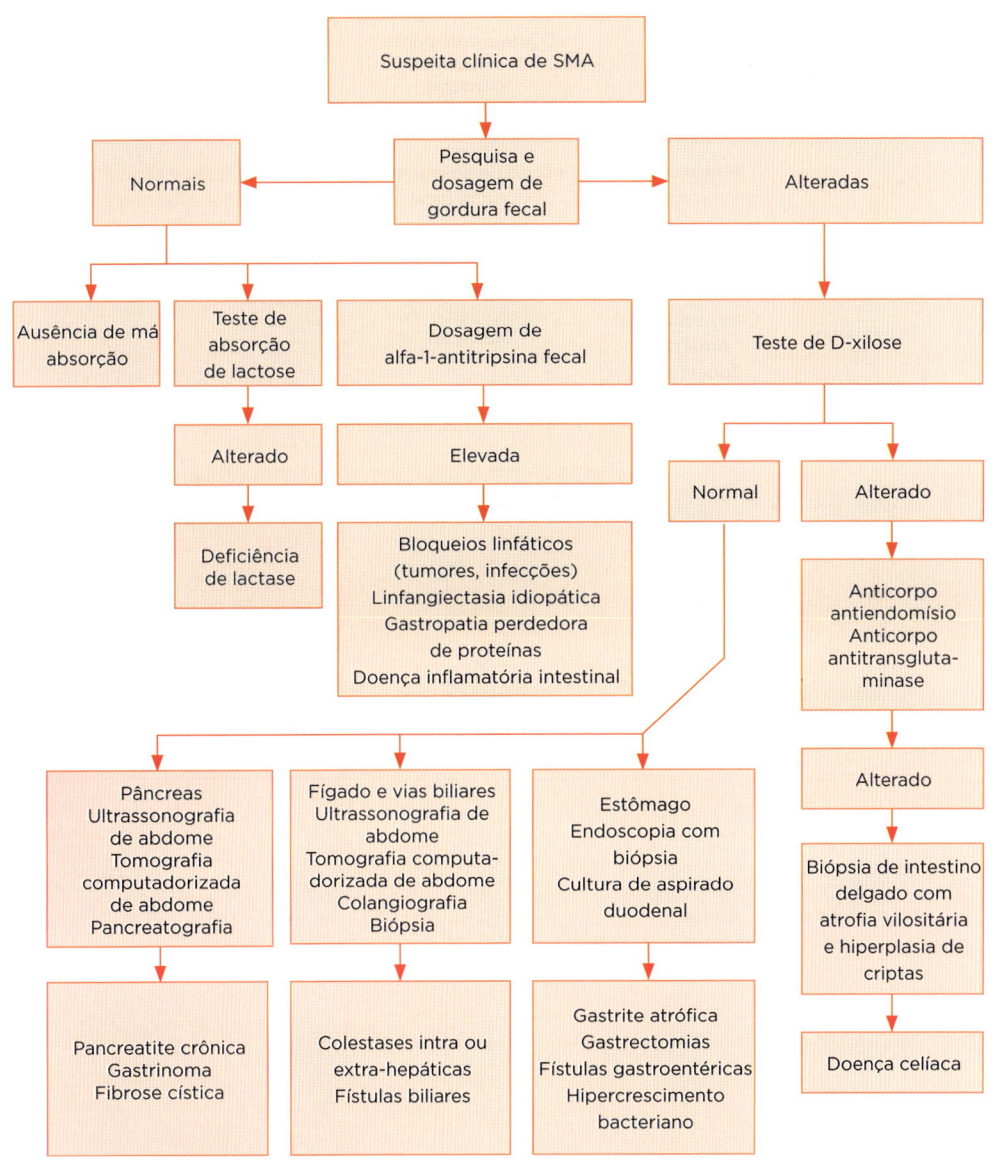

A dosagem de elastase fecal é um bom método de triagem na síndrome de má absorção. Assim, elastase fecal baixa é muito sugestiva de insuficiência pancreática (pancreatite crônica, fibrose cística).
Fonte: Medicina diagnóstica. Maria Lucia G. Ferraz.

Investigação das diarreias crônicas em adultos

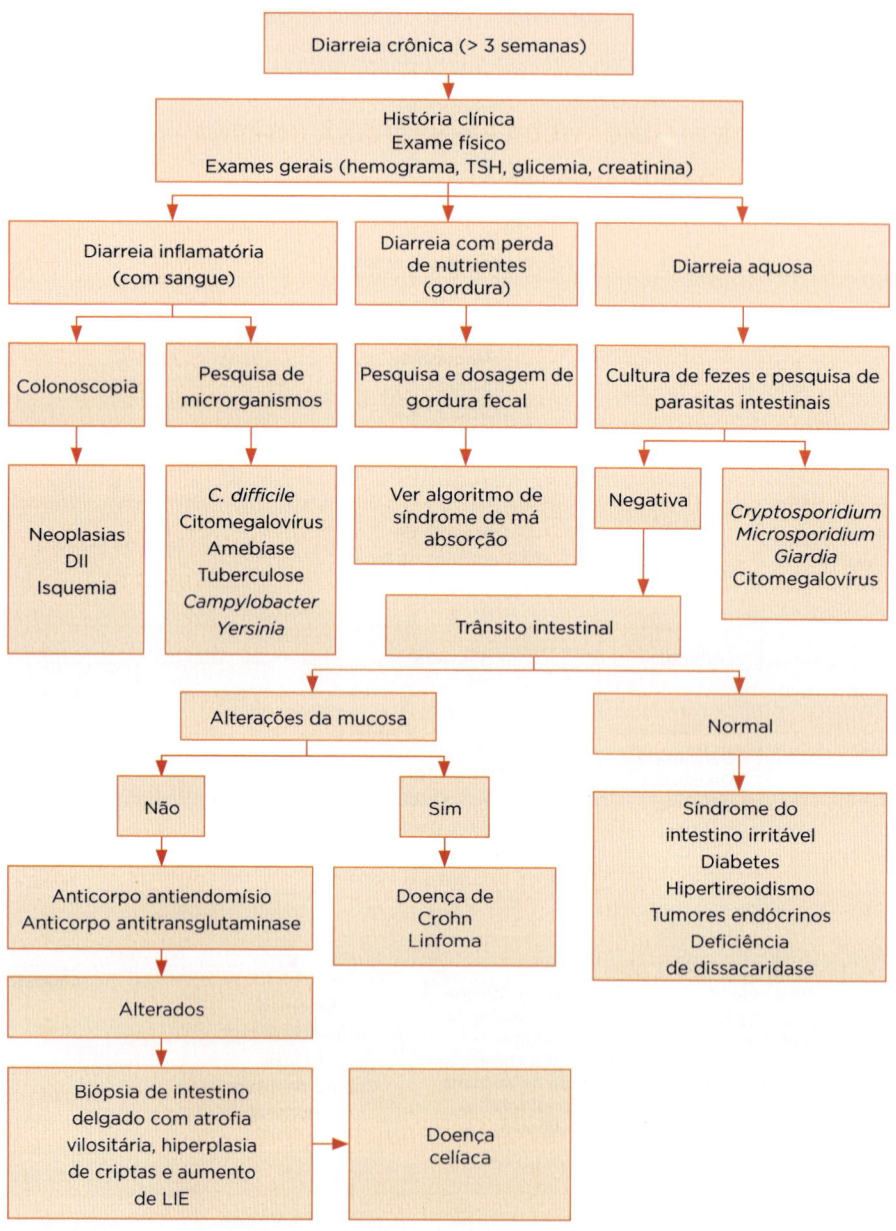

TSH: hormônio estimulante da tireoide; LIE: linfócitos intraepiteliais elevados.

Investigação de diarreias crônicas na infância

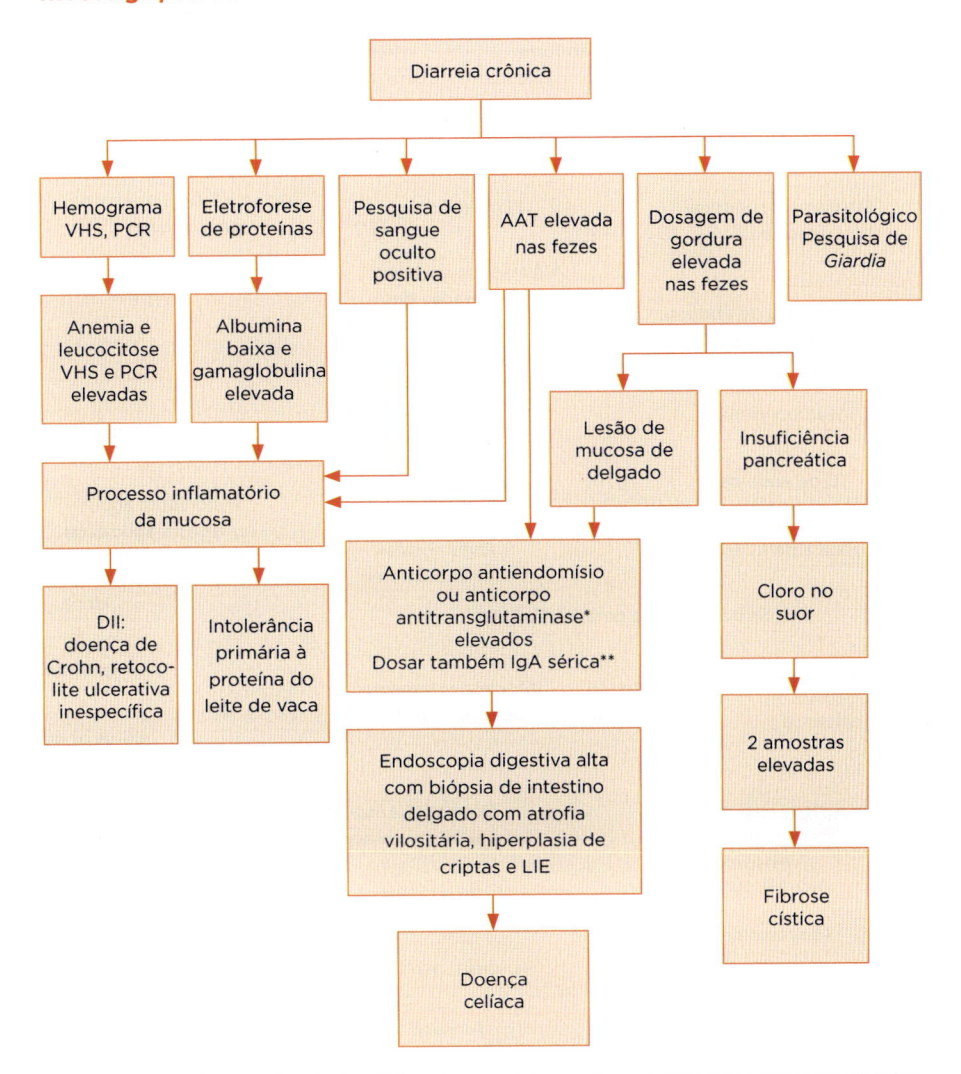

VHS: velocidade de hemossedimentação; PCR: reação em cadeia de polimerase; ATT: alfa-1-antitripsina; LIE: linfócitos intraepiteliais elevados.
*O anticorpo antigliadina tem sensibilidade e especificidade menores que os outros e não tem sido recomendado como triagem.
**Como os anticorpos antiendomísio e transglutaminase são da classe IgA, o paciente deve ter IgA sérica normal para que os anticorpos sejam considerados negativos.
A dosagem de elastase fecal é um bom método de triagem na síndrome de má absorção. Assim, elastase fecal baixa é muito sugestiva de insuficiência pancreática (pancreatite crônica, fibrose cística).

Investigação de dor aguda no andar superior do abdome

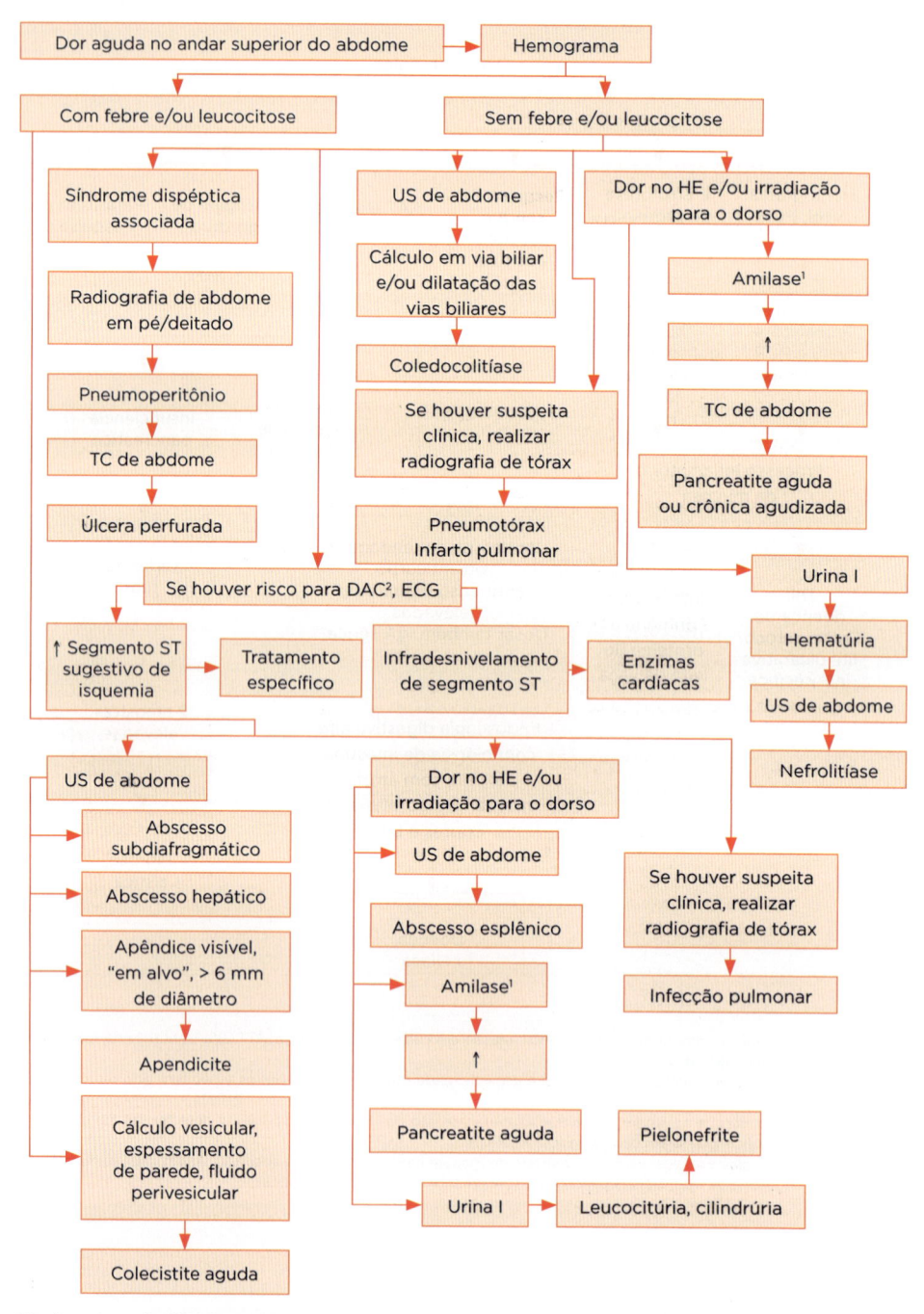

US: ultrassonografia; TC: tomografia computadorizada; HE: hipocôndrio esquerdo; ECG: eletrocardiograma.
1. Causas de aumento de amilase: úlcera péptica perfurada, obstrução intestinal, colecistite aguda, colangite, insuficiência renal aguda, prenhez tubária rota.
2. Fatores de risco para doença arterial coronariana (DAC): diabete melito, hipertensão arterial sistêmica, dislipidemia, tabagismo, história familiar, obesidade.

Investigação de dor abdominal aguda de mesogástrio

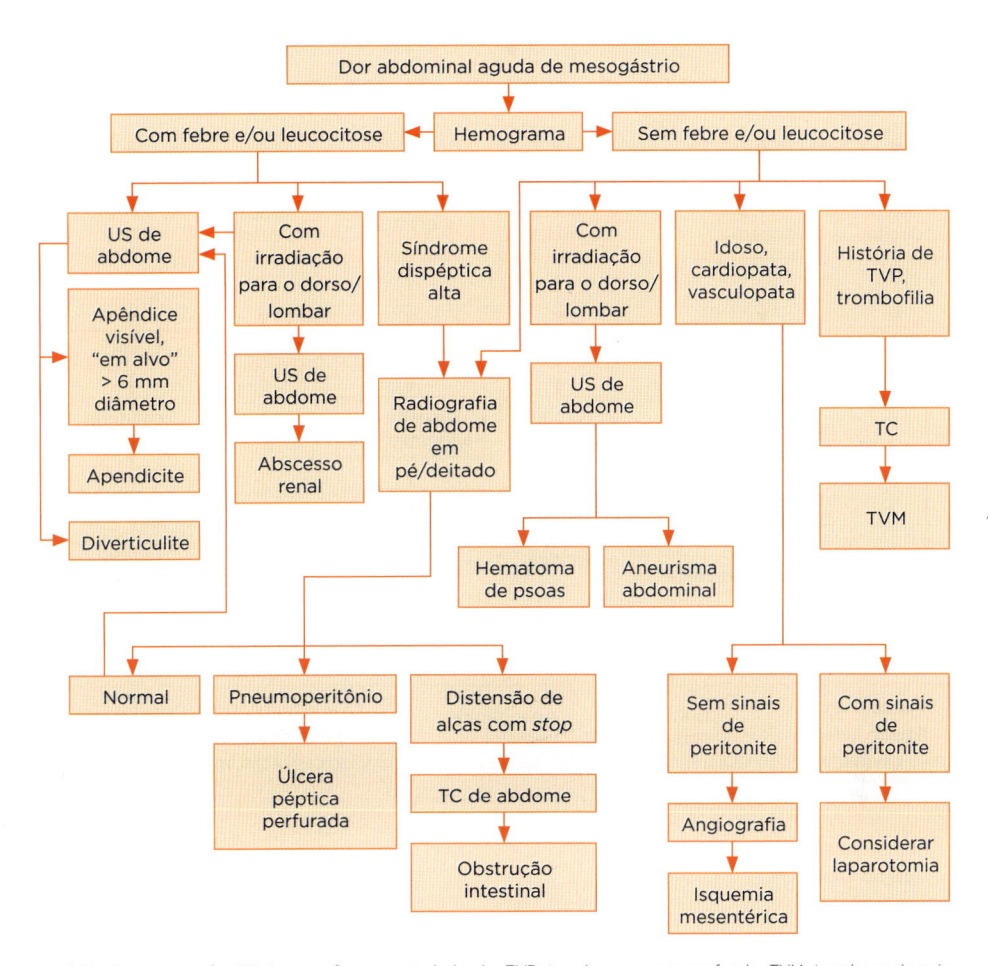

US: ultrassonografia; TC: tomografia computadorizada; TVP: trombose venosa profunda; TVM: trombose de veia mesentérica.

Investigação de dor aguda do andar inferior do abdome

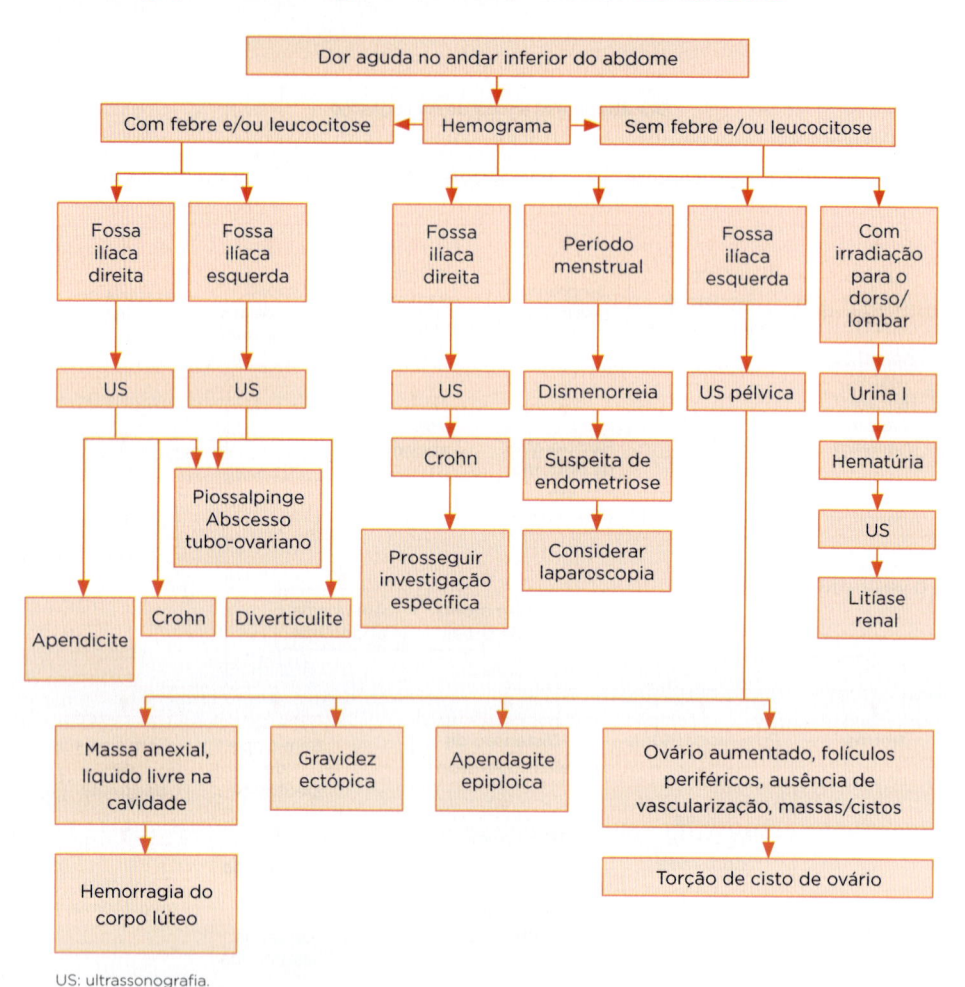

US: ultrassonografia.

Investigação de dor abdominal aguda difusa

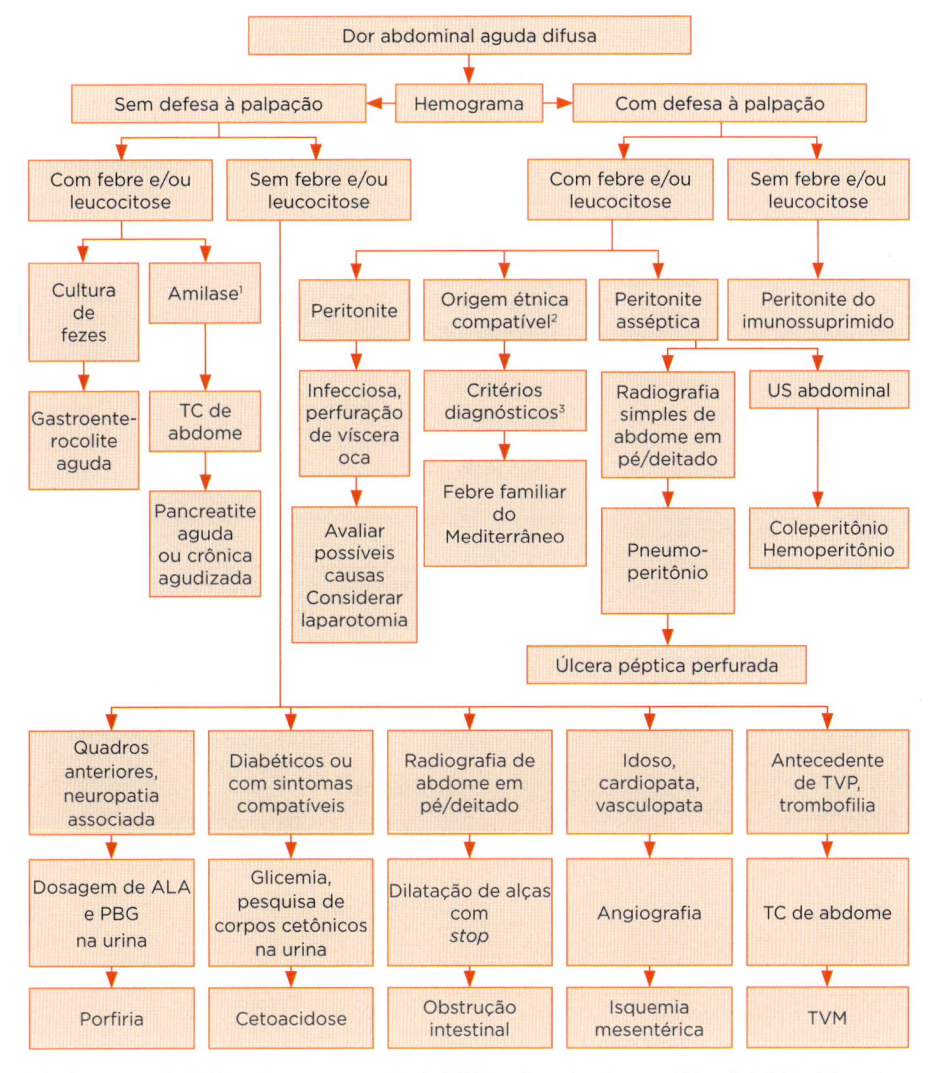

US: ultrassonografia; TVP: trombose venosa profunda; TVM: trombose de veia mesentérica; ALA: ácido delta-amino-
-levulínico; PBG: porfobilinogênico; TC: tomografia computadorizada.
1. Causas de aumento de amilase: úlcera péptica perfurada, obstrução intestinal, colecistite aguda, colangite, insufi-
    ciência renal aguda, prenhez tubária rota.
2. Árabes, turcos, judeus sefarditas, armênios.
3. Critérios maiores:
    • ataques típicos (≥ 3 do mesmo tipo, febris e curtos – entre 12 h e 3 dias): peritonite generalizada, pleurite (unila-
      teral) ou pericardite, monoartrite (quadril, joelho, tornozelo), febre isolada;
    • ataque abdominal incompleto (afebris, mais curtos ou longos que os típicos, sem peritonite, com dor localizada,
      acometendo outras articulações).
    Critérios menores:
    • ataques incompletos envolvendo um ou mais dos seguintes: tórax e articulação;
    • dor em membros inferiores ao exercício;
    • resposta favorável à colchicina.
Para o diagnóstico de febre familiar do Mediterrâneo, são necessários ao menos um critério maior ou dois critérios
menores.
Fonte: Livneh et al., 1997.

Investigação de dor abdominal crônica

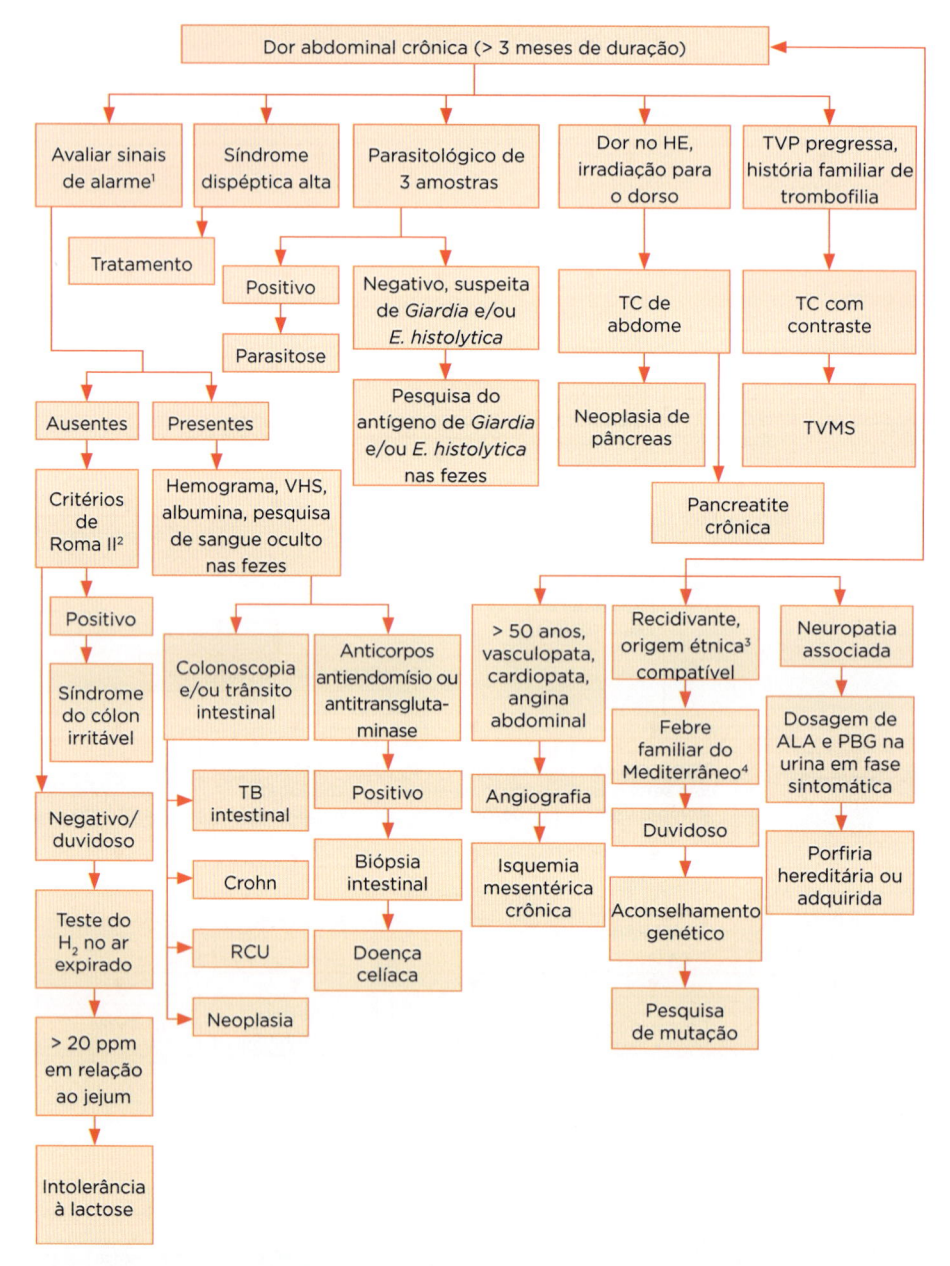

HE: hipocôndrio esquerdo; TVP: trombose venosa profunda; TC: tomografia computadorizada; VHS: velocidade de hemossedimentação; TB: tuberculose; ALA: ácido delta-aminolevulínico; PBG: porfobilinogênio; RCU: retocolite ulcerativa; TVMS: trombose de veia mesentérica superior.
1. Febre, perda de peso, quadro cutâneo associado, artrite, massas palpáveis.

2. Pelo menos 12 semanas (não necessariamente consecutivas) no último ano de desconforto ou dor abdominal com dois dos sintomas abaixo:
- alívio com evacuação;
- início da dor associado a mudanças no número de evacuações diárias;
- início associado a mudanças na consistência e na forma das fezes.

Sintomas que cumulativamente ajudam no diagnóstico:
- hábito intestinal anormal (> 3 vezes/dia ou < 3 vezes/semana);
- forma anormal das fezes (duras ou diarreicas);
- evacuação anormal (com muito esforço, urgência ou sensação de evacuação incompleta);
- presença de muco nas fezes;
- flatulência ou distensão abdominal.

Fonte: Olden, 2002.

3. Judeus sefarditas, árabes, turcos e armênios.

4. Critérios maiores:
- ataques típicos (≥ 3 do mesmo tipo, febris e curtos – entre 12 h e 3 dias): peritonite generalizada, pleurite (unilateral) ou pericardite, monoartrite (quadril, joelho, tornozelo), febre isolada;
- ataque abdominal incompleto (afebris, mais curtos ou longos que os típicos , sem peritonite, com dor localizada, acometendo outras articulações).

5. Critérios menores:
- ataques incompletos envolvendo um ou mais dos seguintes: tórax e articulação;
- dor em membros inferiores ao exercício;
- resposta favorável à colchicina.

Para o diagnóstico de febre familiar do Mediterrâneo, são necessários ao menos um critério maior ou dois critérios menores.

Fonte: Livneh et al., 1997.

Investigação das hemorragias digestivas

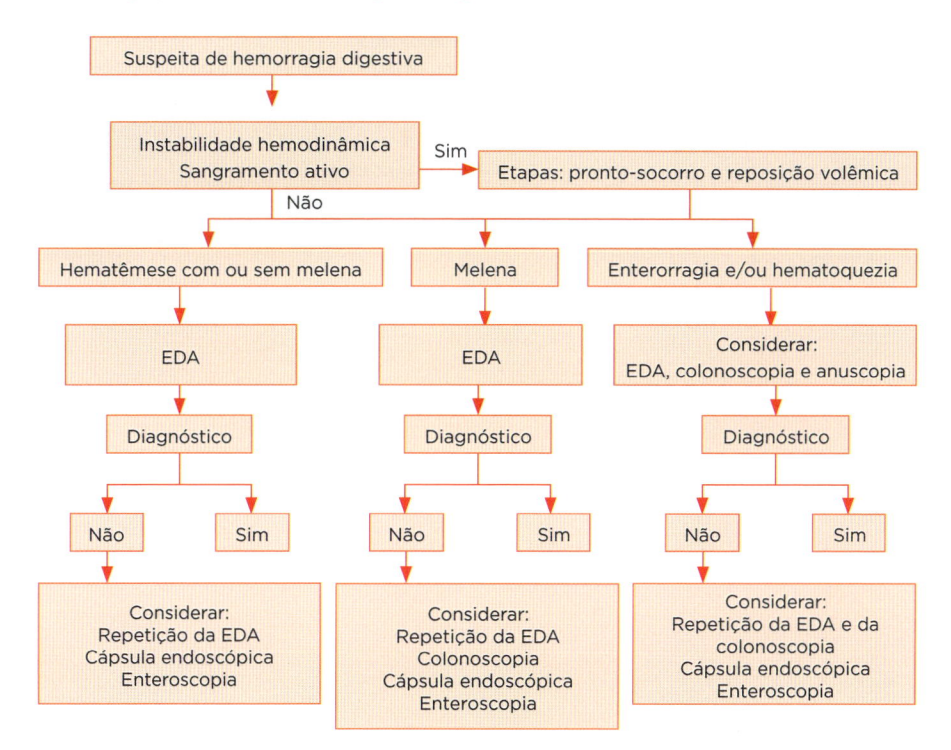

EDA: endoscopia digestiva alta.

Investigação de hemorragia digestiva baixa (HDB)

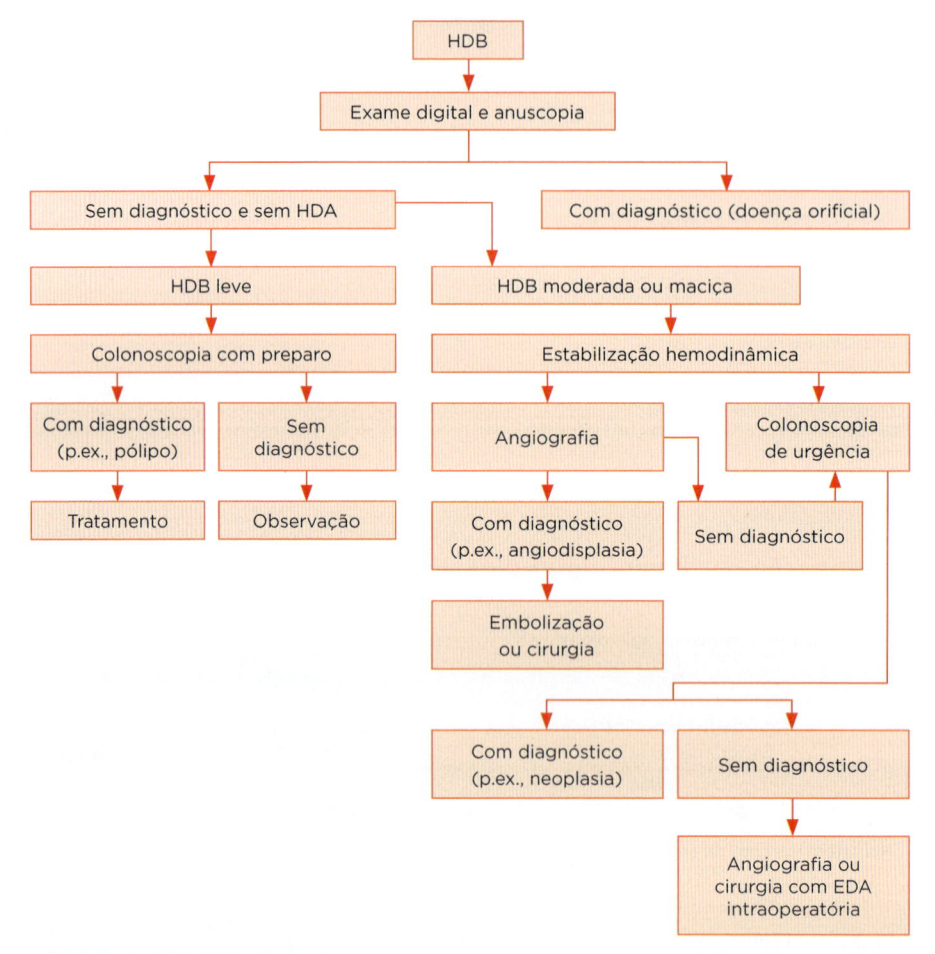

HDA: hemorragia digestiva alta; EDA: endoscopia digestiva alta.

Investigação das anemias

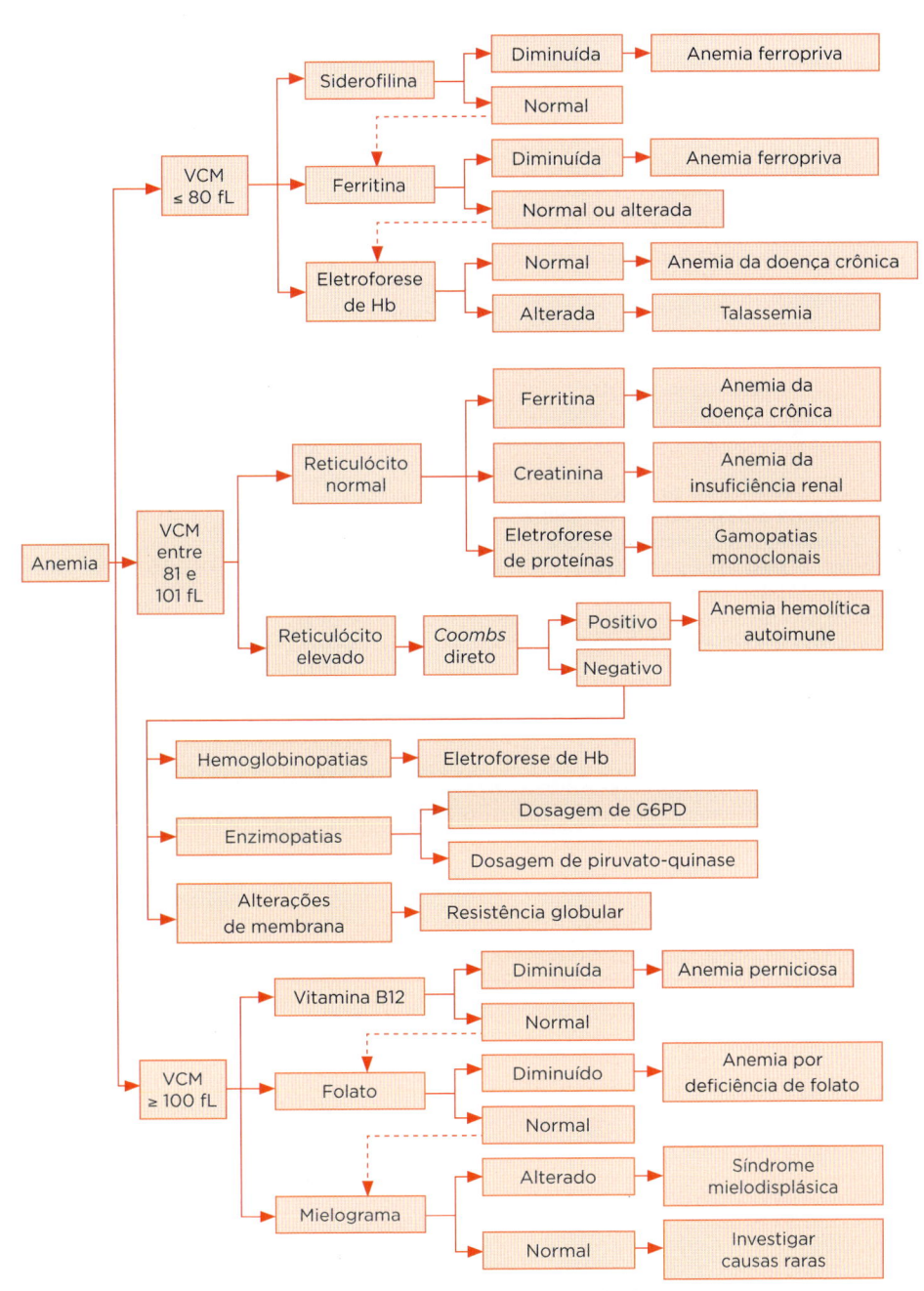

VCM: volume corpuscular médio; Hb: hemoglobina; G6PD: glicose-6-fosfato-desidrogenase.

ALGORITMO DE TRATAMENTO DA DOENÇA DE CROHN
Indução de remissão

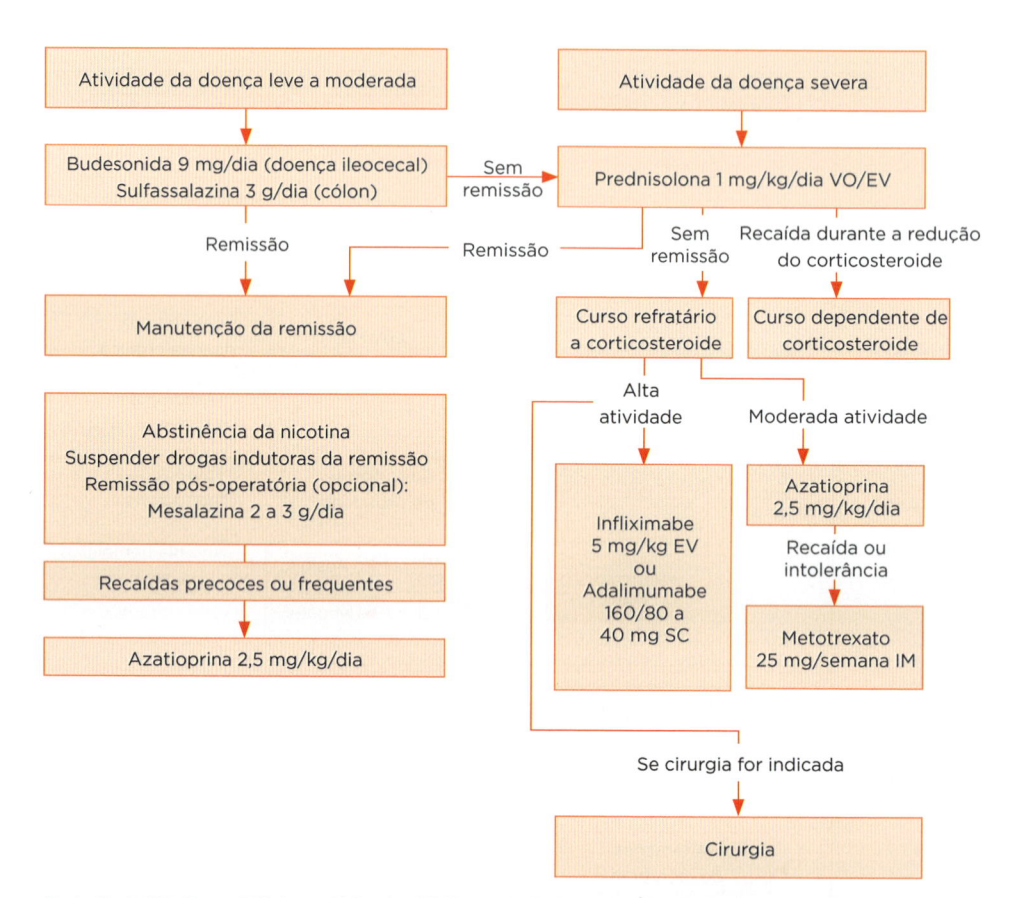

Fonte: Travis SPL, Stange EF, Lémann M, Oresland T, Chowers Y, Forbes A et al. For the European Crohn's and Colitis Organisations (ECCO). European evidence-based consensus on the diagnosis and management of Crohn's disease: Current management. Gut 2006; 55(Suppl.I):i16-i35.

ALGORITMO DE TRATAMENTO DE RETOCOLITE ULCERATIVA

Indução de remissão

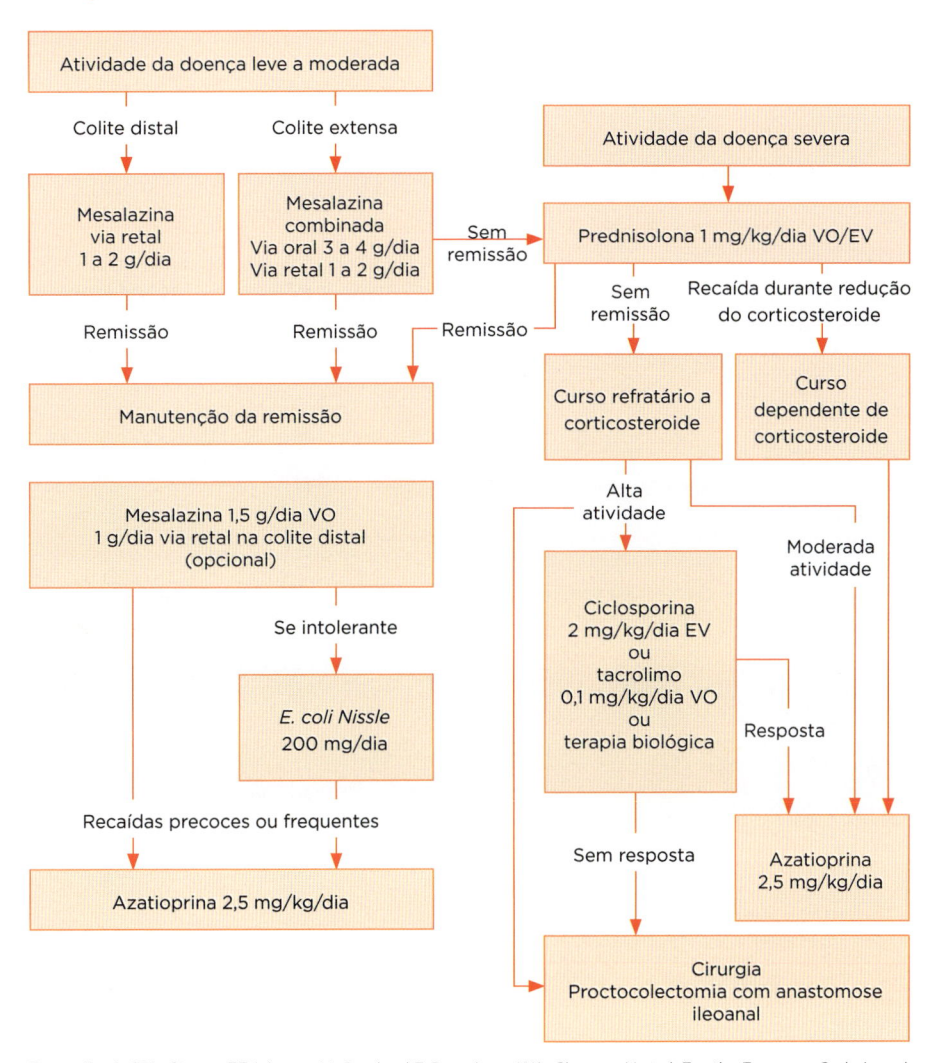

Fonte: Travis SPL, Stange EF, Lémann M, Oresland T, Bemelman WA, Chowers Y et al. For the European Crohn's and Colitis Organisations (ECCO). European evidence-based consensus on the diagnosis and management of ulcerative colitis: Current management. Journal of Crohn's and Colitis 2008; 2:24-62.

MEDICAMENTOS NA PRÁTICA CLÍNICA

LUCIANA DOS SANTOS
RAQUEL GUERRA DA SILVA
MAYDE SEADI TORRIANI
ELVINO BARROS

ADALIMUMABE

Grupo farmacológico: imunossupressor; anticorpo monoclonal recombinante da imunoglobulina humana IgG1 humanizado contra o TNF-alfa.

Nome comercial: Humira®.

Apresentação: seringas pré-preparadas com 40 mg de 0,8 mL.

Usos: doença de Crohn (DC) e retocolite ulcerativa (RCU) moderadas a graves, em pacientes com perda de resposta ou intolerantes a tratamento convencional, incluindo corticosteroides, 6-mercaptopurina ou azatioprina, ou com perda de resposta ou intolerantes ao infliximabe.

Parâmetros farmacocinéticos:

- Absorção e distribuição lentas, sendo os picos de concentração atingidos cerca de 5 dias após administração. Biodisponibilidade de 64%.
- *Distribuição*: volume de distribuição (Vd) de aproximadamente 4,7 a 6 L.
- *Metabolização*: sem relatos.
- *Excreção*: diminuída em indivíduos com mais de 40 anos de idade.
- *Tempo de meia-vida de eliminação*: 14 dias.

Posologia:

- *Pediatria (DC, < 40 kg):* 80 mg na semana 0; depois (na semana 2), 40 mg em semanas alternadas.[1] Acima de 40 kg, considerar posologia para adolescente.
- *Adolescentes e adultos:* dose indutora de 160 mg (semana 0, podendo-se administrar as 4 injeções no mesmo dia ou 2 injeções em 2 dias consecutivos), seguida de uma dose de 80 mg (semana 2). Posteriormente, o tratamento de manutenção é de 40 mg (semana 4).

Ajuste de dose:

- *Função hepática:* sem relatos.
- *Função renal:* sem relatos.

Modo de administração:

- *Via subcutânea:* via de administração preferencial. Fazer rotação dos sítios de aplicação; preferir o abdome e a face anterior da coxa.

Interações medicamentosas:

- *Natalizumabe, vacinas de vírus vivo:* podem ter seus níveis plasmáticos aumentados.
- *Vacinas inativadas:* podem ter seus níveis reduzidos.
- *Metotrexato:* pode reduzir o *clearance* do adalimumabe.
- *Abatacepte:* o uso concomitante com adalimumabe pode aumentar os riscos de infecção.
- *Tacrolimo, sirolimo, ciclosporina e pimozida:* pode ocorrer diminuição dos níveis plasmáticos desses medicamentos.

Conservação e preparo:

- Conservar sob refrigeração (2 a 8°C). O medicamento não deve ser congelado. Porções não utilizadas do medicamento devem ser descartadas, pois o produto não contém conservante. Proteger da luz.

Gravidez: fator de risco B.
Lactação: não recomendado.

Efeitos adversos: cefaleia, *rash*, reações no sítio de injeção, infecções de vias aéreas superiores, sinusite, sintomas gripais, hipertensão arterial, hipercolesterolemia, náusea, dor abdominal, infecção do trato urinário, aumento da fosfatase alcalina, hematúria, arritmia, confusão, febre, celulite, pancitopenia.

Observações:
- As defesas contra neoplasias malignas e infecções oportunistas (herpes) também podem estar prejudicadas com a terapia com adalimumabe.
- Tem sido relatada piora da função ventricular; por isso, deve-se usar com cautela em pacientes com disfunção ventricular esquerda.
- Cuidado na administração em pacientes alérgicos ao látex.

AZATIOPRINA

Grupo farmacológico: antimetabólito, imunossupressor; antagoniza o metabolismo das purinas e pode inibir a síntese de DNA, RNA e proteínas.

Nomes comerciais: Imunen®, Imuran®, Imussuprex®.

Apresentação: comprimido de 50 mg.

Usos: tratamento da DC, manutenção da remissão ou redução no uso de esteroides, e tratamento da RCU.

Parâmetros farmacocinéticos:
- *Biodisponibilidade*: 47,4% (oral) e 1,3 a 5,3% (retal).
- *Distribuição (ligação a proteínas)*: 30%.
- *Metabolização*: hepática, formando 6-mercaptopurina.
- *Excreção*: urina.
- *Tempo de meia-vida*: 5 horas.

Posologia:
- *DC/RCU*: 2 a 3 mg/kg/dia.

Ajuste de dose:
- *Função hepática*: sem relatos.

- *Função renal (adulto):*

DCE (mL/min)	> 50	10 a 50	< 10
Intervalo (h)	Dose padrão	75% da dose padrão	50% da dose padrão

Modo de administração:

- *Via oral*: os comprimidos devem ser ingeridos durante ou logo após as refeições.
- *Via sonda*: os comprimidos podem ser dispersos em água fria e administrados imediatamente via sonda com localização gástrica ou entérica (monitorar efeitos).

Interações medicamentosas:

- *Enalapril, captopril, cilazapril*: podem desencadear asma severa ou mielossupressão.
- *Bloqueadores neuromusculares*: podem reduzir os efeitos desses medicamentos.
- *Alopurinol, trastuzumabe, sulfametoxazol/trimetoprim*: podem aumentar os níveis séricos da azatioprina, favorecendo o aparecimento de náuseas, vômitos e leucopenia.
- *6-mercaptopurina, natalizumabe, metotrexato e vacinas de vírus vivo*: a azatioprina pode aumentar os níveis séricos desses medicamentos.
- *Ciclosporina, varfarina, femprocumona*: podem ter seus efeitos reduzidos pela presença da azatioprina.

Conservação e preparo:

- Conservar em temperatura ambiente (15 a 25°C).

Gravidez: fator de risco D.

Lactação: não recomendado; dados inconclusivos sobre uso durante amamentação.

Efeitos adversos: depressão medular, leucopenia, plaquetopenia, anemia, aumento da suscetibilidade a infecções, hepatotoxicidade, pancreatite, náusea, vômito, diarreia, dor abdominal, febre, calafrios, erupção cutânea, retinopatia, mialgia, alopecia, artrite, pneumonite intersticial, hipotensão, bradiarritmia, pericardite, vasculite e câncer de pele.

Observações:

- Deve-se monitorar a função hematológica.
- Toxicidade gastrointestinal pode ocorrer nas primeiras semanas, mas é reversível.
- Tem potencial mutagênico.
- Disponível na Farmácia Popular do Brasil.

BUDESONIDA

Grupo farmacológico: corticosteroide.

Nome comercial: Entocort®.

Apresentações: cápsulas de liberação prolongada de 3 mg (para ingestão), enema para uso tópico retal (comprimido dispersível).

Uso: indicada como anti-inflamatório para tratamento da DC leve a moderada envolvendo o íleo ou cólon; não é recomendada na terapia de manutenção da doença e no tratamento da RCU (uso tópico).

Contraindicação: hipersensibilidade aos componentes da fórmula.

Parâmetros farmacocinéticos:

- *Biodisponibilidade*: de 10 a 20% após a administração oral.
- *Distribuição (ligação a proteínas)*: 85 a 90%; Vd de 2 a 3 L/kg.
- *Metabolização*: hepática.
- *Excreção*: urina (60%), fezes (15,1 a 19,6%) e bile.
- *Tempo de meia-vida*: 2 a 3,6 horas.

Posologia:

- *Pediatria ≥ 6 anos (DC) – Inicial*: 9 mg/dia, 1 vez/dia, por 7 a 8 semanas. Manutenção: 6 mg/dia, 1 vez/dia, por 3 a 4 semanas. Dose máxima inicial descrita: 12 mg/dia.[2]
- *DC*: dose diária inicial de 9 mg por 8 a 16 semanas; após o tratamento inicial, as doses são reduzidas na taxa de 3 mg, sendo utilizados 6 mg diários, por 3 meses.
- *RCU*: 9 mg/dia, por 8 semanas.

Ajuste de dose:

- *Função hepática*: monitorar sinais e sintomas de hipercortisolismo e considerar redução de dose em disfunção hepática moderada a grave.
- *Função renal*: não necessita ajuste.

Modo de administração:

- *Via oral*: a administração das cápsulas com alimentos muito gordurosos altera a velocidade de absorção, mas não a extensão total. As cápsulas com grânulos de liberação entérica não devem ser mastigadas, mas, sim, ingeridas inteiras, com água, pela manhã. Em caso de problemas de deglutição, as cápsulas podem ser abertas e seu conteúdo misturado (sem esmagar ou triturar os grânulos) em papa de maçã (uso imediato).
- *Via sonda*: não recomendada.
- *Via retal*: após o preparo do comprimido dispersível na solução diluente, o uso é imediato.

Interações medicamentosas:

- *Amiodarona*: pode aumentar o risco de desenvolvimento de síndrome de Cushing.
- *Boceprevir*: aumenta as concentrações de budesonida.
- *Anfotericina B, diuréticos*: podem ter seus efeitos potencializados.
- *Fluconazol, dasatinibe, ritonavir, cetoconazol, itraconazol, cimetidina, claritromicina, eritromicina, ritonavir, indinavir, saquinavir*: podem aumentar os níveis séricos da budesonida.
- *Hidróxido de alumínio, hidróxido de magnésio*: podem reduzir os efeitos da budesonida.

Conservação e preparo:

- Conservar em temperatura ambiente (15 a 30°C).

Gravidez: fator de risco C.
Lactação: usar com precaução.

Efeitos adversos: insônia, pesadelos, nervosismo, ansiedade, euforia, delírio, alucinações, psicose, cefaleia, tontura, aumento do apetite, hirsutismo, hiper ou hipopigmentação, osteoporose, petéquias, equimoses, artralgia, catarata, glaucoma, epistaxe, amenorreia, síndrome de Cushing, insuficiência suprarrenal, hiperglicemia, diabetes melito, supressão do crescimento, retenção de água e sódio, edema, aumento da pressão arterial, convulsão, perda de massa muscular, fraqueza, fadiga, miopatia, redistribuição da gordura corpórea, aumento dos ácidos graxos livres, hipocalemia, alcalose, policitemia, leucocitose, linfopenia, aumento da suscetibilidade a infecções, reativação de tuberculose latente, osteonecrose (necrose avascular ou séptica), osteoporose, síncope, prurido, ganho de peso, gastroenterite e vômitos.

Observação:
- O paciente deve evitar o tabagismo e a exposição a alergênicos conhecidos.

CERTOLIZUMABE PEGOL

Grupo farmacológico: imunossupressor, anticorpo antagonista do TNF-alfa.
Nome comercial: Cimzia®.
Apresentações: seringa preenchida, 200 mg em 1 mL.
Uso: tratamento da DC moderada a grave, com resposta inadequada à terapia convencional, tanto como tratamento de indução quanto de manutenção, independentemente das terapias anteriores.

Parâmetros farmacocinéticos:
- *Biodisponibilidade:* 76 a 88%.
- *Distribuição:* 6,4 L.
- *Metabolização:* sem relatos.
- *Excreção:* renal (17 mL/h).
- *Tempo de meia-vida:* 14 dias.

Posologia:
- *Adolescentes e adultos:* dose de 400 mg por via subcutânea, nas semanas zero, 2 e 4. Manutenção do tratamento com dose de 400 mg, por via subcutânea, a cada 4 semanas.

Ajuste de dose:
- *Função hepática*: sem relatos.
- *Função renal*: sem relatos.

Modo de administração:
- *Via subcutânea*: deve-se fazer rotação do local a cada nova aplicação, preferir o abdome e a face anterior da coxa.

Interações medicamentosas:
- Não é recomendado o uso de certolizumabe com abatacepte.

Conservação:
- Conservar sob refrigeração (2 a 8°C). Não congelar.

Gravidez: Favor de risco C.

Lactação: não existem dados suficientes sobre o uso durante a amamentação.

Efeitos adversos: hipersensibilidade, nasofaringite, infecção do trato urinário, artralgia, dispneia, *rash*, cefaleia, náusea, hipertensão, febre, fadiga e eritema no local da injeção.

Observações:
- Pacientes recebendo certolizumabe têm risco aumentado de apresentar infecções sérias, principalmente se estiver recebendo outros agentes imunossupressores, como metotrexato ou corticosteroides.
- Há relatos de reativação de tuberculose com o uso de certolizumabe pegol.
- Considerar risco-benefício no uso em pacientes com infecções crônicas.
- Usar com cuidado em pacientes com insuficiência cardíaca ou doenças hematológicas.

CICLOSPORINA

Grupo farmacológico: imunossupressor, macrolídeo; inibe a produção e liberação da interleucina 2 e inibe a ativação induzida pela interleucina 2 nos linfócitos T.

Nomes comerciais: Restasis®, Sandimmun®, Sandimmun neoral®, Sigmasporin®, Sigmasporin microral®.

Apresentações: frasco-ampola com 50 mg/mL em 1 ou 5 mL, cápsulas de 25, 50 e 100 mg, solução oral com 100 mg/mL em 50 mL.

Uso: tratamento de RCU grave ou fulminante e de DC grave a fulminante e fistulizante.

Parâmetros farmacocinéticos:
- *Absorção*: errática e variável, ocorrendo no duodeno e jejuno.
- *Distribuição (ligação a proteínas)*: 90%; Vd entre 3,9 e 4,5 L/kg; distribui-se amplamente pelos tecidos e células.
- *Metabolização*: hepática (25 metabólitos).
- *Excreção*: urina e fezes (6%).
- *Tempo de meia-vida*: 19 horas para as formas não modificadas (cápsulas gelatinosas) e de 8,4 horas para as formas modificadas (cápsula em microemulsão).

Posologia:
- *Pediatria (RCU)*: 4 a 10 mg/kg/dia.[3]
- *RCU*: dose de 2 a 4 mg/kg/dia, em infusão contínua, devendo-se passar para via oral assim que possível, na dose de 2,3 a 3 mg/kg a cada 12 horas.
- *DC*: a dose recomendada é de 2 a 4 mg/kg/dia, em infusão contínua, por 1 a 2 semanas e, assim que possível, passar para uso oral, 6 a 8 mg/kg/dia (máximo de 10 mg/kg/dia), por 4 a 6 meses.

Ajuste de dose:
- *Função hepática*: sem relatos.
- *Função renal*: não necessita de ajuste.

Modo de administração:
- *Via oral*: administrar sempre da mesma forma, isto é, se for com alimento, sempre na presença deste para não ocorrer variações séricas. As cápsulas devem ser administradas com auxílio de água.
- *Via sonda*: pode ocorrer adsorção com o material da sonda (inespecífico); administrar a solução oral via sonda. Pausar a dieta para a administração da solução oral via sonda (gástrica ou entérica).

- *Via endovenosa*: administrar a solução lentamente (2 a 6 horas) e não exceder a concentração final de 2,5 mg/mL em soro/diluente.

Interações medicamentosas:
- *Hypericum*: deve ser evitado, pois pode alterar os níveis séricos da ciclosporina.
- *Micofenolato*: a concentração plasmática do micofenolato pode ser alterada, diminuindo a sua eficácia.
- *Sinvastatina*: pode aumentar o risco de miopatia.
- *Antiácidos, carbamazepina, griseofulvina, fenitoína, pirazinamida e rifampicina são medicamentos que podem diminuir os níveis plasmáticos da ciclosporina.*
- *Digoxina, caspofungina, etoposídeo, fentanil, metotrexato, minoxidil, natalizumabe, salmeterol, sinvastatina, atorvastatina, sirolimo, topotecano*: a ciclosporina pode aumentar os níveis séricos desses medicamentos, podendo levar a efeitos de toxicidade.
- *Captopril, enalapril, gentamicina, amicacina, amiodarona, anfotericina B, fluconazol, bromocritina, carvedilol, colchicina, dasatinibe, melfalano, metotrexato, metoclopramida, metronidazol, anti-inflamatórios não hormonais (AINH), sirolimo e trastuzumabe*: podem elevar os níveis plasmáticos da ciclosporina; monitorar o nível sérico.

Conservação e preparo:
- Conservar as cápsulas sob refrigeração (2 a 8°C), a solução oral e as ampolas em temperatura ambiente (15 a 25°C) e protegida da luz.
- *Preparo da solução oral*: a solução oral vem pronta para uso e é estável por 60 dias em temperatura ambiente após aberto o frasco. Não refrigerar.
- *Preparo do injetável*: diluir a dose em 20 a 100 mL de SF 0,9%. As sobras das ampolas devem ser descartadas. A solução deve ser preparada em recipientes de polietileno ou vidro para maior estabilidade (24 horas em temperatura ambiente). Solução preparada em bolsas de PVC (policloreto de vinila) (flexíveis) é menos estável (6 horas em temperatura ambiente).

Gravidez: fator de risco C.
Lactação: não recomendado.

Efeitos adversos: hipertensão arterial, edema, cefaleia, hirsutismo, hipertricose, aumento dos triglicerídeos, distúrbios do aparelho reprodutivo feminino, náusea, diarreia, dispepsia, desconforto abdominal, tremor, parestesia, contrações musculares, disfunção renal, aumento da creatinina sérica e aumento do risco de infecções. Menos comumente podem ocorrer: dor torácica, arritmias, insuficiência cardíaca congestiva, isquemia periférica, tontura, convulsão, insônia, depressão, dificuldade de concentração, labilidade emocional, encefalopatia, ginecomastia, hipo/hiperglicemia, hipercalemia, acidose hiperclorêmica, hipomagnesemia, hiperuricemia, alteração da libido, acne, hiperplasia gengival, hepatotoxicidade, leucopenia, trombocitopenia, púrpura, aumento do risco de mielodisplasias, leucemia, linfoma e outras neoplasias malignas.

Observações:
- Usar com cautela quando o paciente estiver utilizando outras drogas nefrotóxicas.
- Alguns injetáveis podem conter propilenoglicol, óleo de milho ou Cremofor® em sua formulação, e estes estão associados com reações anafiláticas (raro); dessa forma, deve-se monitorar os primeiros 30 minutos de infusão de ciclosporina.
- Níveis séricos:
  - terapêutico: não é totalmente definido, podendo variar na doença que está sendo tratada. Em geral, os níveis terapêuticos estão entre 100 e 400 ng/mL. É recomendado dosar antes da ingestão do medicamento pela manhã, "pré-medicamento" (C0).
  - tóxico: não definido. Nefrotoxicidade pode ocorrer com qualquer nível.
- É importante saber que se trata de uma droga "criticamente dependente da dose", isto é, uma pequena redução ou aumento da dose ou concentração plasmática resulta em alterações clínicas significativas na sua eficácia ou toxicidade.

CIPROFLOXACINO
Grupo farmacológico: quinolona, antimicrobiano.
Nomes comerciais: Besflox®, Cifloxatin®, Cifloxtron®, Cipro®, Ciproflonax®, Ciproflan®, Ciproflox®, Ciprofloxil®, Floxocip®, Maxiflox®, Proflox®, Quinoflox®.

Apresentações: comprimidos revestidos de 250 e 500 mg; comprimidos ou cápsulas de 250 e 500 mg; solução injetável 2 mg/mL, 100 ou 200 mL.

Uso: tratamento da DC ativa.

Parâmetros farmacocinéticos:

- *Absorção*: rápida (50 a 85%) e ocorre em 1 a 2 horas.
- *Distribuição (ligação a proteínas)*: 20 a 40%.
- *Metabolização*: hepático.
- *Excreção*: urina (30 a 50%) e fezes (15 a 45%).
- *Tempo de meia-vida*: 3 a 5 horas.

Posologia:

- Dose de 500 mg a cada 12 horas, por 6 a 12 semanas.

Ajuste de dose:

- *Função hepática*: não há recomendação de ajuste de dose na insuficiência hepática.
- *Função renal (adulto)*:

DCE (mL/min)	> 50	10 a 50	< 10
Intervalo (h)	Dose padrão	50 a 75 % da dose padrão	50 % da dose padrão

Modo de administração:

- *Via oral*: alimentos não afetam a extensão total da absorção, podendo ser administrado sem considerar sua presença. No entanto, derivados lácteos e bebidas fortificadas com cálcio acabam quelando o antibiótico e, por isso, recomenda-se que o medicamento seja administrado com intervalo de 1 a 2 horas com derivados lácteos.
- *Via sonda*: pode-se preparar a solução oral a partir dos comprimidos para facilitar a administração via sonda. Pausar a dieta enteral 1 a 2 horas antes da administração do antibiótico. Dietas enterais reduzem em até 30% a absorção do ciprofloxacino.
- *Via intravenosa*: não exceder concentração máxima de 2 mg/mL na diluição. Soluções injetáveis vêm prontas para uso. A administração deve ser lenta.

Interações medicamentosas:

- *Hypericum*: pode causar reação de fotossensibilidade.
- *Cisaprida, metadona*: pode ocorrer prolongamento do intervalo QT.
- *Metotrexato, ropivacaína, teofilina, tizanidina*: o uso concomitante com quinolonas pode aumentar os níveis séricos dos medicamentos citados e desencadear efeitos de toxicidade.
- *AINH*: elevam os níveis do ciprofloxacino.
- *Varfarina e hipoglicemiantes orais*: podem ocorrer variações nas concentrações desses fármacos, devendo-se monitorar seus efeitos.
- *Micofenolato, fenitoína*: há redução nas concentrações plasmáticas desses medicamentos.
- *Antiácidos, didanosina, sais de cálcio, ferro, zinco, magnésio*: reduzem os níveis séricos do ciprofloxacino. Administrar o antibiótico 2 horas antes ou 6 horas após esses medicamentos.
- *Cafeína*: evitar o uso excessivo, pois pode desencadear efeitos cardíacos e estimular o SNC.
- *Estatinas*: aumentam o risco de miopatia ou rabdomiólise.

Conservação:

- Comprimidos e injetáveis devem permanecer em temperatura ambiente (15 a 30°C), protegidos da luz.

Gravidez: fator de risco C.

Lactação: não recomendado.

Efeitos adversos: dispepsia, náuseas, vômitos, elevação das transaminases, dor abdominal, diarreia, cefaleia. Reações de hipersensibilidade, como exantema, prurido, febre, fotossensibilidade, urticária e anafilaxia, são raras. Pode ocorrer neurotoxicidade, com alterações do estado mental e alucinações, especialmente em idosos e pacientes usando doses máximas. Podem ocorrer artralgia e artrite reversíveis. Eosinofilia e leucopenia têm sido descritas, desaparecendo com a suspensão da droga.

Observações:

- Ingestão de 2 L de líquidos para evitar depósitos de cristais na urina.

- Orientar o paciente a fazer uso de filtro solar e outros acessórios; evitar exposição à luz direta.

GOLIMUMABE

Grupo farmacológico: anticorpo monoclonal (promove o bloqueio do TNF-alfa).
Nome comercial: Simponi®.
Apresentação: solução injetável – caneta aplicadora com 50 mg/0,5 mL.
Usos: RCU moderada a grave.

Parâmetros farmacocinéticos:
- *Biodisponibilidade*: 53%.
- *Distribuição*: Vd entre 58 e 126 L/kg.
- *Tempo de meia-vida*: aproximadamente 2 semanas.
- *Tempo de concentração máxima*: 2 a 6 dias.

Posologia:
- *RCU – Inicial*: 200 mg por via subcutânea; manutenção: 100 mg, por via subcutânea na semana 2 e a cada 4 semanas.[4,5]

Modo de administração: via subcutânea; aplicar na coxa, abdome (logo abaixo do umbigo), braço (parte externa superior).
Interações medicamentosas: evitar uso concomitante com abatacepte, pelo risco de infecção.

Conservação:
- Manter sob refrigeração (2 a 8°C). Antes da aplicação, deixar por 30 minutos em temperatura ambiente.

Gravidez: fator de risco B.
Lactação: desconhecido – não recomendado.
Efeitos adversos: nasofaringite (16%), laringite (16%), faringite (16%), rinite (16%), infecção (28%), reação no sítio de aplicação (6%), hipertensão (3%).

Observações:

- Produto registrado na Anvisa.
- Sem estudos de segurança e eficácia na população pediátrica.
- Fazer rotação dos sítios de aplicação.
- A tampa da agulha na caneta aplicadora é fabricada a partir de borracha natural seca (um derivado do látex), que pode causar reações alérgicas em indivíduos sensíveis ao látex.
- Descontinuar o uso em caso de infecção grave ou tuberculose ativa ou latente.

HIDROCORTISONA

Grupo farmacológico: corticosteroide sistêmico.

Nomes comerciais: Androcortil®, Ariscorten®, Benzenil®, Cortisonal®, Cortiston®, Cortizon®, Cortison®, Hidrocortex®, Hidrosone®, Solu-cortef®.

Apresentações: frasco-ampola com 100 e 500 mg + diluente; frasco-ampola com 50 mg/mL + 2 mL de diluente; frasco-ampola com 100 mg/mL + 3 mL de diluente; frasco-ampola com 125 mg/mL + 4 mL de diluente.

Uso: RCU e DC ativa leve a moderada.

Parâmetros farmacocinéticos:

- *Absorção*: rápida.
- *Distribuição (ligação a proteínas)*: 90%.
- *Metabolização*: hepática.
- *Excreção*: renal.
- *Tempo de meia-vida*: 8 a 12 horas.

Posologia:

- Administração retal de 10 a 100 mg, 1 a 2 vezes/dia, por 2 a 3 semanas; ou parenteral de 300 mg/dia, em doses divididas a cada 8 horas ou em infusão contínua, com resposta entre 7 e 10 dias.

Ajuste de dose:

- *Função hepática*: não é necessário ajuste.
- *Função renal*: não é necessário ajuste.

Modo de administração:

- *Via endovenosa – bolus*: pode-se diluir a dose em soro na concentração máxima de 50 mg/mL ou administrar direto em 3 a 5 minutos.
- *IV/intermitente*: diluir a dose em 100 a 250 mL de SG 5% ou SF 0,9% e administrar em 30 a 60 minutos.
- *Via retal*: administrar na forma de enema, reter a solução por 1 hora (preferencialmente à noite).

Interações medicamentosas:

- *Interleucina*: pode diminuir a efetividade da interleucina.
- *Anfotericina B, clortalidona, furosemida, hidroclorotiazida*: aumento no risco de hipocalemia.
- *Ácido salicílico*: aumento nos efeitos de úlceras ou irritação gastrointestinal.
- *Atracúrio, pancurônio, rocurônio*: podem diminuir os efeitos dos bloqueadores neuromusculares, prolongando fraqueza muscular e miopatia.
- *Quetiapina, neostigmina, piridostigmina, tretinoína*: podem diminuir as concentrações séricas desses medicamentos.
- *Carbamazepina, colestiramina, fenobarbital, fenitoína, primidona, rifampicina*: podem diminuir os efeitos da hidrocortisona.
- *Ciprofloxacino, levofloxacino, norfloxacino*: podem aumentar os riscos de ruptura de tendão.
- *Anticoncepcionais orais, itraconazol*: podem prolongar os efeitos da hidrocortisona.
- *Vacinas*: podem resultar em resposta imunobiológica inadequada da vacina.
- *Femprocumona, varfarina*: podem aumentar os riscos de sangramento.
- *Indometacina*: aumenta o risco de perfuração gastrointestinal.

Conservação e preparo:

- *Conservação*: os frascos-ampola devem ser mantidos em temperatura ambiente (15 a 30°C).
- *Preparo do injetável*:
  - *Reconstituição*: reconstituir o pó liofilizado de 100 e 500 mg com o diluente que acompanha o produto; a solução resultante é estável por 3 dias sob refrigeração ou 24 horas em temperatura ambiente.

– *Diluição*: diluir a dose do medicamento, na concentração de 1 mg/mL, em SF 0,9% ou SG 5%, sendo esta solução estável por 24 horas em temperatura ambiente ou sob refrigeração. Em pacientes com restrição hídrica, pode-se diluir a dose em 50 mL de SF 0,9% ou SG 5% e, como a solução é mais concentrada, deve-se utilizá-la em 4 horas.

Gravidez: fator de risco C.

Lactação: usar com precaução.

Efeitos adversos: insônia, pesadelos, nervosismo, ansiedade, euforia, delírio, alucinações, psicose, cefaleia, tontura, aumento do apetite, hirsutismo, hiper ou hipopigmentação, osteoporose, petéquias, equimoses, artralgia, catarata, glaucoma, epistaxe, amenorreia, síndrome de Cushing, insuficiência suprarrenal, hiperglicemia, diabetes melito, supressão do crescimento, retenção de água e sódio, edema, aumento da pressão arterial, convulsão, perda de massa muscular, fraqueza, fadiga, miopatia, redistribuição da gordura corpórea (acúmulo na face, região escapular [giba] e abdome), aumentos dos ácidos graxos livres, hipocalemia, alcalose, policitemia, leucocitose, linfopenia, aumento da suscetibilidade a infecções, reativação de tuberculose latente, osteonecrose (necrose avascular ou séptica), osteoporose e acne.

Observações:

- Quando o tratamento com doses elevadas de hidrocortisona for prolongado por mais de 48 a 72 horas, pode ocorrer hipernatremia. Nesse caso, é recomendado substituir a hidrocortisona por metilprednisolona, que produz pequena ou nenhuma retenção de sódio.
- O uso desse medicamento não deve ser interrompido abruptamente. As doses devem ser reduzidas lenta e progressivamente.

INFLIXIMABE

Grupo farmacológico: anticorpo monoclonal quimérico inibidor de TNF-alfa que interfere na atividade endógena deste.

Nome comercial: Remicade®.

Apresentação: frasco-ampola com 10 mg/mL em 10 mL.

Usos: tratamento da DC moderada a severa, incluindo doença fistulizante, e da RCU moderada a grave em adultos, com ausência de resposta a um tratamento com corticosteroides e/ou imunossupressores, ou com contraindicações/intolerância a esses tratamentos. Esses mesmos critérios são aplicáveis ao tratamento de crianças entre 6 e 17 anos de idade com DC, no entanto, em combinação com imunossupressores clássicos.

Parâmetros farmacocinéticos:
- *Distribuição*: Vd 52,7 mL/kg.
- *Metabolização*: sem relatos.
- *Excreção*: sem relatos.
- *Tempo de meia-vida*: 7 a 12 dias.

Posologia:
- *Pediatria (DC) – Inicial*: 5 mg/kg; repetir 5 mg/kg/dose na semana 2 e 6 depois da primeira infusão. Manutenção: 5 mg/kg/dose (máximo de 10 mg/kg) a cada 8 semanas.[6]
- *Adultos*: 5 mg/kg, em dose única por infusão intravenosa lenta (ao menos, 2 horas), nas semanas 0, 2 e 6. Seguida de manutenção da dose, de 5 mg/kg, a cada 8 semanas. A dose pode ser aumentada até 10 mg/kg nos pacientes que responderam ao tratamento e perderam resposta. Se não apresentar resposta até a 14ª semana, considerar a suspensão da terapia.

Ajuste de dose:
- *Função hepática*: sem relatos.
- *Função renal*: sem relatos.

Modo de administração:
- *Via endovenosa – bolus*: não.
- *IV/intermitente*: diluir a dose em 250 mL de SF 0,9% ou na concentração máxima de 4 mg/mL. Fazer uso de filtros de 1,2 micron, com baixa ligação às proteínas.

Interações medicamentosas:

- *Trastuzumabe, abciximabe*: a concentração plasmática do infliximabe pode aumentar na presença desses medicamentos.
- *Cisaprida, ciclosporina, ergotamina, fentanil, paclitaxel, fenitoína, quinidina, sirolimo, tacrolimo, teofilina, tioridazina, varfarina*: o uso concomitante diminui o efeito desses medicamentos.
- *Vacinas*: a resposta imunobiológica das vacinas pode ser diminuída com o uso de infliximabe.

Conservação e preparo:

- *Conservação*: os frascos-ampola devem ser conservados sob refrigeração (2 a 8°C). Não congelar.
- *Preparo do injetável*:
  - *Reconstituição*: reconstituir o pó do frasco-ampola com 10 mL de água para injetáveis, não agitar vigorosamente. Como a solução reconstituída não contém conservante, o uso é imediato.
  - *Diluição*: 250 mL de SF 0,9% (concentração máxima 0,4 a 4 mg/mL); essa solução se mantém estável por 24 horas sob refrigeração.

Gravidez: fator de risco B.

Lactação: não recomendado.

Efeitos adversos: cefaleia, *rash*, náusea, diarreia, dor abdominal, infecção do trato urinário, aumento da ALT, artralgia, dor nas costas, infecção do trato respiratório superior, tosse, sinusite, faringite, hipertensão arterial, fadiga, febre, calafrios, tontura, prurido, dispepsia, asma. O uso de acetominofeno e difenidramina 90 minutos antes da infusão pode ser considerado em pacientes que tiveram reações à infusão, e o corticosteroide é recomendado nos casos de reações severas (prednisona, 50 mg, VO, em 3 doses, nas 24 horas que precedem a infusão; ou dose única intravenosa de hidrocortisona, 100 mg, ou metilprednisolona, 20 a 240 mg, administrada 20 minutos antes da infusão).

Observação:

- Usar com cautela em pacientes com infecções crônicas ou de repetição, ou que tenham predisposição para infecções. Há relatos de reativação, de tuberculose (disseminada ou extrapulmonar) com o uso de infliximabe. Os pacientes devem ser avaliados para tuberculose latente com teste tuberculínico antes do início da terapia e, se estiver presente, ela deve ser tratada.

MERCAPTOPURINA

Grupo farmacológico: agente citostático, antimetabólito.
Nomes comerciais: Purinethol®.
Apresentações: comprimido 50 mg.
Uso: tratamento da DC e da RCU.

Parâmetros farmacocinéticos:
- *Absorção*: 50% absorvido de forma variável por via oral; biodisponibilidade entre 5 e 37%.
- *Distribuição (ligação a proteínas)*: 19%; Vd de 0,9 L/kg.
- *Metabolização*: intestinal e hepática.
- *Excreção*: renal (46%).
- *Tempo de meia-vida*: de 21 a 90 minutos.

Posologia:
- *Pediatria*:
  - *DC*: 1,5 mg/kg/dia (máximo de 75 mg/dia).
  - *RCU*: dose inicial de 50 mg/dia, conforme resposta.
- *DC*: manutenção da remissão ou redução no uso de corticosteroides é de 1 a 1,5 mg/kg/dia, por via oral, com dosagem ajustada conforme exames de monitoramento.
- *RCU*: dose inicial é de 50 mg/dia, podendo ser ajustado para mais ou para menos conforme resposta clínica e tolerância; para a fase de manutenção da remissão, a dose recomendada é de 1,5 mg/kg/dia.

Ajuste de dose:
- *Função hepática*: iniciar com baixas doses em pacientes com insuficiência hepática, monitorar.
- *Função renal*: iniciar com baixas doses em pacientes com insuficiência renal, monitorar.

Modo de administração:

- *Via oral*: deve ser realizada em jejum, 1 hora antes ou 2 horas após os alimentos/leite, uma vez que há redução de 30 a 50% na absorção do fármaco na presença de alimentos e derivados lácteos.

Interações medicamentosas:

- *Alopurinol*: diminui o metabolismo da mercaptopurina.
- *Varfarina*: ocorre a inibição do efeito anticoagulante.
- *Azatioprina*: pode causar mielossupressão, hepatotoxicidade e diminuição da função renal.
- *Doxorrubicina*: aumenta o risco de hepatotoxicidade.
- *Metotrexato*: toxicidade pela mercaptopurina.
- *Mesalazina, sulfassalazina, olsalazina*: podem desencadear supressão da medula óssea.

Conservação:

- Conservar em temperatura ambiente (15 a 25°C).

Gravidez: fator de risco D.

Lactação: evitar uso durante amamentação.

Efeitos adversos: leucopenia, trombocitopenia, hiperuricemia e hepatotoxicidade.

Observações:

- Hepatotoxicidade e hiperuricemia são efeitos que devem ser monitorados com o uso do fármaco; a hepatotoxicidade pode ocorrer com qualquer dose, porém, mais frequentemente quando se excede a dose diária de 2,5 mg/kg.
- Formulação pode conter lactose na composição; cuidado em pacientes intolerantes.

MESALAZINA

Grupo farmacológico: derivado do ácido 5-aminossalicílico (5ASA).

Nomes comerciais: Asalit®, Chron-ASA 5®, Mesacol®, Mesacol MMX®, Mesaneo®, Pentasa®.

Apresentações: comprimidos de liberação prolongada 500 e 1.200 mg; comprimido revestido 400 e 800 mg; supositório com 250, 500 ou 1.000 mg; suspensão; enema envelope 3 g + frasco-diluente com 100 mL; enema retal com 10 mg/mL em 100 mL.

Usos: tratamento dos sintomas leves a moderados da RCU e manutenção da sua remissão. Os supositórios de mesalazina também são utilizados no tratamento de retocolite distal, como nas proctites e proctossigmoidites e na DC (colite).

Parâmetros farmacocinéticos:

- *Absorção*: rapidamente absorvido por via oral.
- *Distribuição (ligação a proteínas)*: 43%.
- *Metabolização*: hepática.
- *Excreção*: renal (13 a 30%) e fezes (72%).
- *Tempo de meia-vida*: 1 hora (mesalazina) e 10 horas (metabólitos).

Posologia:

- *Pediatria*:
  - *DC*: 50 a 100 mg/kg/dia, a cada 6 a 12 horas, por via oral (máximo de 1 g/dose).[7]
  - *RCU*: 30 a 60 mg/kg/dia, a cada 6 a 12 horas, por via oral (máximo de 4 a 4,8 g/dia). Enema: dose de 4 g/dia. Supositório: dose de 500 mg, 1 a 2 vezes/dia.[8]
- *RCU*: 2.400 a 4.800 mg/dia em doses divididas. Manutenção da remissão: 1.200 a 2.400 mg/dia. Supositórios: 250 mg, 2 a 4 vezes/dia; 500 mg, até 3 vezes/dia; 1.000 mg, 1 vez/dia. Enema: 1 a 4 g, ao deitar, até o dia seguinte.

Ajuste de dose:

- *Função hepática*: usar com cuidado em pacientes com alteração da função hepática.
- *Função renal*: usar com cuidado em pacientes com alteração da função renal.

Modo de administração:

- *Via oral*: os comprimidos devem ser ingeridos inteiros, com auxílio de líquido. O granulado deve ter seu conteúdo esvaziado sob a língua e deglutido com auxílio de líquidos; não dissolver os grânulos previamente em líquido para a administração.

- *Via sonda*: não recomendado.
- *Via retal*: manter a retenção do supositório por 1 a 3 horas, e do enema por 8 horas.

Interações medicamentosas:

- *Hidróxido de alumínio, fosfato de alumínio, hidróxido de magnésio*: podem alterar a biodisponibilidade da mesalazina.
- *Azatioprina, mercaptopurina, tioguanina*: podem resultar em mielossupressão.
- *Enoxaparina, nadroparina, varfarina*: risco de sangramentos.
- *Glibenclamida*: risco de hipoglicemia excessiva.
- *Vacina varicela*: pode desenvolver a síndrome de Reye.

Conservação:

- Os comprimidos e supositórios devem permanecer em temperatura ambiente (15 a 25°C). Não refrigerar.

Gravidez: fator de risco B.

Lactação: usar com precaução.

Efeitos adversos: os mais comuns incluem cefaleia, dor abdominal, eructação, faringite, dor torácica, edema periférico, calafrios, febre, insônia, mal-estar, ansiedade, fraqueza, *rash*, prurido, acne, constipação, diarreia, dispepsia, flatulência, náusea, vômito, artralgia, hipertonia, mialgia, artralgia, conjuntivite, sintomas gripais e diaforese. Menos comuns são pericardite, derrame pericárdico, dor torácica, miocardite, alterações do ECG, pneumonia intersticial, asma, sinusite, pleurite, alveolite fibrosante, pancreatite, hepatite, icterícia, nefrite intersticial, agranulocitose, anemia aplásica, plaquetopenia.

Observação:

- Não administrar os comprimidos junto com antiácidos.

METILPREDNISOLONA

Grupo farmacológico: corticosteroide sistêmico.

Nomes comerciais: Alergolon®, Depo-medrol®, Predmetil®, Solu-medrol®, Solu-pred®, Solupren®, Unimedrol®.

Apresentações: frasco-ampola com 40, 125, 500 e 1.000 mg + diluente; frasco-ampola com 40 mg/mL em 1, 2 ou 5 mL.

Usos: tratamento da DC moderada a grave e na RCU.

Parâmetros farmacocinéticos:

- *Absorção*: rápido efeito após administração IM e IV.
- *Distribuição (ligação a proteínas)*: 77%; Vd de 1,5 L/kg.
- *Metabolização*: hepática.
- *Excreção*: urina.
- *Tempo de meia-vida*: 2 a 3 horas.

Posologia:

- *Pediatria (DC/RCU)*: 0,11 a 1,6 mg/kg/dia (3,2 a 48 mg/m^2), por via intramuscular.
- *DC*: dose varia de 10 a 40 mg por dose, por via intravenosa ou intramuscular, baseando-se na resposta clínica. Se doses mais altas forem requeridas para casos severos, recomenda-se 30 mg/kg, por via intravenosa em infusão a partir de 30 minutos, a cada 4 ou 6 horas, por 48 a 72 horas.
- *RCU*: pode ser administrada na forma de enema de retenção, na dose de 40 a 120 mg, por 2 ou mais semanas.

Ajuste de dose:

- *Função hepática*: não é necessário ajuste.
- *Função renal*: não é necessário ajuste.

Modo de administração:

- *Via endovenosa (forma succinato) – bolus*: doses menores (< 250 mg) podem ser administradas em até 5 minutos, sem necessidade de diluir a dose em volume de soro; IV/intermitente: a administração IV de altas doses (> 250 mg) deve ser feita lentamente, em 30 a 120 minutos; a dose deve ser diluída, na concentração máxima de 20 mg/mL (50 a 200 mL), em SF 0,9% ou SG 5% para a infusão.

- *Via retal*: na forma de enema de retenção.
- *Via intramuscular (acetato ou succinato)*: pode ser administrada por via intramuscular; de preferência, evitar o músculo deltoide.

Interações medicamentosas:

- *Anfotericina lipossomal, hidroclorotiazida*: podem desencadear hipocalemia.
- *Aprepitanto, diltiazem, itraconazol*: podem aumentar os efeitos da metilprednisolona; monitorar efeitos de toxicidade.
- *Carbamazepina, fenobarbital, fenitoína, primidona, rifampicina*: podem diminuir os efeitos da metilprednisolona.
- *Ciprofloxacino, levofloxacino, norfloxacino*: risco aumentado de ruptura de tendão.
- *Ácido acetilsalicílico*: risco aumentado de hemorragia e irritação gástrica.
- *Atracúrio, pancurônio, rocurônio*: podem diminuir o efeito destes medicamentos, prolongando fraqueza muscular e miopatia.
- *Quetiapina*: pode ocorrer diminuição no efeito da quetiapina.
- *Tacrolimo*: pode ocorrer aumento nos níveis séricos do tacrolimo, que devem ser monitorados.
- *Dicumarol, femprocumona, varfarina*: risco de sangramento.
- *Vacinas*: podem provocar variações na resposta do imunobiológico.

Conservação e preparo:

- *Conservação*: os comprimidos e os frascos-ampola devem permanecer em temperatura ambiente (20 a 25°C).
- *Preparo do injetável*:
  - *Reconstituição*: forma acetato (IM): 2 mL do diluente; forma succinato (IV): com 1 mL (40 mg), 2 mL (125 mg), 8 mL (500 mg) e 16 mL (1.000 mg) do diluente.
  - *Estabilidade*: as soluções reconstituídas para uso IV e IM se mantêm estáveis por 48 horas sob refrigeração; já as soluções diluídas em soro, por 24 horas em temperatura ambiente.

Gravidez: fator de risco C.
Lactação: usar com precaução.

Efeitos adversos: insônia, pesadelos, nervosismo, ansiedade, euforia, delírio, alucinações, psicose, cefaleia, tontura, aumento do apetite, hirsutismo, hiper ou hipopigmentação, osteoporose, petéquias, equimoses, artralgia, catarata, glaucoma, epistaxe, amenorreia, síndrome de Cushing, insuficiência suprarrenal, hiperglicemia, diabetes melito, supressão do crescimento, retenção de água e sódio, edema, aumento da PA, convulsão, perda de massa muscular, fraqueza, fadiga, miopatia, redistribuição da gordura corpórea (acúmulo na face, região escapular [giba] e abdome), aumentos dos ácidos graxos livres, hipocalemia, alcalose, policitemia, leucocitose, linfopenia, aumento da suscetibilidade a infecções, reativação de tuberculose latente, osteonecrose (necrose avascular ou séptica) e osteoporose.

Observações:
- A administração rápida IV de doses elevadas está relacionada com síncope cardiovascular.
- Durante terapia prolongada, é adequada uma dieta rica em proteínas, cálcio e potássio, hipossódica e com restrição de carboidratos.
- Avaliar mudanças no nível de consciência e cefaleia, insuficiência suprarrenal (hipotensão, perda de peso, fraqueza, náusea, anorexia e letargia).
- Durante a terapia, monitorar o peso do paciente, PA e pulso. Avaliar débito urinário e sinais de edema periférico.
- Os diluentes que acompanham o produto contêm álcool benzílico, que pode desencadear reações alérgicas.
- Metilprednisolona succinato pode ser administrada por via IM; já a forma acetato não pode ser administrada por via IV.

METOTREXATO

Grupo farmacológico: agente citostático; antimetabólito do folato que inibe a síntese de DNA.

Nomes comerciais: Biometrox®, Fauldmetro®, Hytas®, Litrexate®, Miantrex CS®, Metrexato®, Lexato®, Tecnomet®, Tevametho®.

Apresentações: comprimido de 2,5 mg; frasco-ampola com 25 mg/mL em 1, 2, 10 ou 20 mL; frasco-ampola com 500 mg em 20 mL; frasco-ampola com 100 mg/mL em 5, 10 ou 50 mL; frasco-ampola com 2,5 mg/mL em 2 mL.

Usos: tratamento da DC leve a moderada e tratamento de fístulas.

Parâmetros farmacocinéticos:
- *Biodisponibilidade*: 76 a 100% (IM).
- *Distribuição (ligação a proteínas)*: 50%.
- *Metabolização*: hepática.
- *Excreção*: urina (48 a 100%), fezes e bile.
- *Tempo de meia-vida*: 3 a 12 horas.

Posologia:
- *Pediatria (DC)*: 17 mg/m^2 (11,9 a 22,5 mg/m^2), por via intramuscular; associado à prednisolona, 1,12 mg/kg/dia, por via oral.[9]
- *DC*: a posologia recomendada para tratamento da remissão da indução ou redução no uso de esteroides é de 25 mg, 1 vez/semana, por via intramuscular ou subcutânea; para remissão da manutenção, a dose de 15 mg, 1 vez/semana, por via intramuscular está indicada.

Ajuste de dose:
- *Função hepática*: se bilirrubina entre 3,1 e 5 mg/dL ou TGO/TGP > 3 vezes o limite, administrar 75% da dose. Se bilirrubina > 5 mg/dL, evitar o uso.
- *Função renal (adulto)*:

DCE (mL/min)	> 50	10 a 50	< 10
Intervalo (h)	Dose padrão	50% da dose padrão	Evitar uso

Modo de administração:
- *Via oral*: pode ser administrado com ou sem a presença de alimentos.
- *Via endovenosa – bolus*: para doses baixas, lento; IV/intermitente: para doses intermediárias, que são diluídas em 50 a 250 mL e administradas em 30 minutos ou mais; IV/contínuo: para altas doses de medicamento, são diluídas acima de 500 mL de soro.
- *Via intramuscular*: para a DC, a via subcutânea está descrita como via alternativa para administração do metotrexato.

Interações medicamentosas:

- *Acitretina, adapaleno, azatioprina, isotretinoína*: podem ocorrer aumento nos riscos de hepatotoxicidade.
- *Amiodarona, amoxicilina, ácido acetilsalicílico, ciprofloxacino, ciclosporina, dantroleno, diclofenaco, dipirona, doxiciclina, ibuprofeno, indometacina, naproxeno, nimesulida, omeprazol, penicilina G, penicilina V, fenitoína, sulfametoxazol/trimetoprim*: podem aumentar os efeitos adversos do metotrexato (leucopenia, trombocitopenia, anemia, nefrotoxicidade, mucosite).
- *Vacinas*: risco de infecção aumentado.
- *Asparaginase, cloranfenicol, colestiramina, tetraciclina*: podem diminuir os efeitos do metotrexato.
- *Hidroclorotiazida, pirimetamina*: aumentam o risco de mielossupressão.
- *Varfarina*: aumento no risco de sangramento.

Conservação e preparo:

- *Conservação*: os comprimidos e os frascos-ampola devem ser conservados em temperatura ambiente (15 a 30°C), protegidos da luz.
- *Preparo do injetável*:
  - *Diluição (uso IV)*: a dose do medicamento pode ser diluída em SF 0,9%, SG 5% ou Ringer lactato (volume variável).
  - *Estabilidade*: é estável por 24 horas sob refrigeração ou em temperatura ambiente (protegidas da luz).

Gravidez: fator de risco X.

Lactação: contraindicado.

Efeitos adversos: os mais comuns incluem cefaleia, rigidez de nuca, vômito, febre, leucopenia, trombocitopenia (pico no 10º dia), encefalopatia desmielinizante, convulsões, sonolência, anemia megaloblástica, calafrios, hiperuricemia, defeitos na espermatogênese e oogênese. Estomatite, mucosite, glossite, gengivite, diarreia (1 a 3%), anorexia, perfuração intestinal, nefropatia, disfunção renal, faringite, vasculite, alopecia (0,5 a 3%), *rash*, fotossensibilidade, alterações de pigmentação da pele, visão borrada, diabetes melito, cistite, cirrose, artralgia, pneumonite, hepatotoxicidade, infecções severas, linfoma, diarreia, inapetência e perda de cabelo.

Observações:

- Medicamento carcinogênico e teratogênico. A gestação deve ser evitada em pelo menos 3 meses após o tratamento dos homens, e 1 ciclo ovulatório no caso das mulheres.
- Hidratação e alcalinização de urina podem prevenir a precipitação do metotrexato ou seus metabólitos nos túbulos renais.
- Monitoração: controle laboratorial com nível sérico da droga, hemograma, plaquetas, transaminases, fosfatase alcalina, bilirrubinas, desidrogenase lática, eletrólitos, ureia e creatinina. Monitorar função hepática e medula óssea quando usado em grandes doses.
- Durante o tratamento, o paciente não deve receber nenhum tipo de imunização.
- Antes da infusão do medicamento, o paciente deve receber antieméticos e antiácidos.
- Reações de fotossensibilidade são raras, mas recomenda-se usar protetor solar (FPS 15) e evitar exposição direta ao sol sem proteção durante o uso do medicamento.

METRONIDAZOL

Grupo farmacológico: nitroimidazólico.

Nomes comerciais: Ambrosil®, Flagymax®, Flagyl®, Helmizol®, Hidazol®, Metrizol®, Metronil®.

Apresentações: comprimido revestido de 250 ou 400 mg; suspensão oral com 40 mg/mL em 80 ou 100 mL; solução injetável 500 mg com 100 mL.

Usos: tratamento da DC, particularmente em pacientes com doença perianal e colônica ou fístula não responsiva a outros tratamentos prévios (sulfassalazina, corticosteroides).

Parâmetros farmacocinéticos:

- *Biodisponibilidade (oral):* 100%.
- *Distribuição (ligação a proteínas):* menor que 20%.
- *Metabolização:* hepática.
- *Excreção:* urina (60 a 80%) e fezes (6 a 15%).
- *Tempo de meia-vida:* 7 horas.

Posologia:

- Dose de 10 a 20 mg/kg/dia ou de 250 a 500 mg/dose, 2 ou 3 vezes por dia, por via oral.

Ajuste de dose:

- *Função hepática*: reduzir dose em 50 a 67% em pacientes com doença hepática.
- *Função renal*: não necessita ajuste de dose.

Modo de administração:

- *Via oral*: administrado com ou sem a presença de alimentos. Se efeitos gastrointestinais ocorrerem, administrar com alimentos. A presença de alimentos retarda a absorção do medicamento, mas não interfere na concentração plasmática. É a via preferencial para DC.
- *Via endovenosa*: administrar em 30 a 60 minutos. A bolsa já vem pronta para uso. Porções não utilizadas devem ser descartadas.

Interações medicamentosas:

- *Bussulfano, carbamazepina, ciclosporina, di-hidroergotamina, fluorouracil, carbonato de lítio, fenitoína, tacrolimo*: pode ocorrer aumento nos níveis plasmáticos destes medicamentos, podendo levar a efeitos de toxicidade.
- *Colestiramina, fenobarbital*: os efeitos do metronidazol podem ficar diminuídos.
- *Femprocumona, dicumarol, varfarina*: risco de sangramento aumentado.
- *Micofenolato mofetil*: os efeitos do micofenolato podem diminuir na presença do metronidazol.

Conservação:

- Conservar os comprimidos, a suspensão oral e as bolsas em temperatura ambiente (15 a 30°C), protegidos da luz. Não refrigerar.

Gravidez: fator de risco B.

Lactação: não recomendado.

Efeitos adversos: diarreia, dor epigástrica, náuseas, tontura, cefaleia, neutropenia reversível, gosto metálico na boca, urina de coloração escura, urticária, exantema, queimação uretral e vaginal, ginecomastia e, raramente, neuropatia periférica, colite pseudomembranosa, pancreatite, convulsões, encefalopatia, disfunção cerebelar e ataxia.

Observações:
- Durante a terapia, registrar as evacuações e avaliar edema (retém sódio).
- Orientar o paciente a não ingerir bebidas alcoólicas até 48 horas após o término do tratamento.
- Pode provocar variações de coloração na urina (escura).

NATALIZUMABE
Grupo farmacológico: anticorpo monoclonal (anticorpo recombinante humanizado da anti-alfa-4-integrina).
Nome comercial: Tysabri®.
Apresentação: solução injetável – frasco-ampola 300 mg (20 mg/mL).
Uso: DC moderada a grave.

Parâmetros farmacocinéticos:
- *Distribuição*: Vd de 5,2 L.
- *Excreção*: 22 mL/h.
- *Tempo de meia-vida*: 10 dias.

Posologia:
- Dose de 300 mg, em infusão a partir de 1 hora; repetir a cada 4 semanas.

Ajuste de dose:
- *Função hepática*: sem relatos.
- *Função renal*: sem relatos.

Modo de administração:
- *Via intravenosa: bolus* ou *push* – não administrar.
- *Infusão*: administrar em infusão a partir de 1 hora.

Interações medicamentosas:
* Sem relatos.

Conservação e preparo:
* Diluir a dose no volume de 100 mL de SF 0,9%. A solução diluída se mantém estável por 8 horas sob refrigeração (2 a 8°C).

Gravidez: fator de risco C.
Lactação: desconhecido.
Efeitos adversos: *rash* cutâneo (6%), prurido, desconforto abdominal (11%), diarreia (10%), náusea (17%), artralgia (8%), dor nos membros (16%), cefaleia (32 a 38%), fadiga (10%) e depressão (19%).

Observações:
* Produto registrado na Anvisa.
* Sem estudos de segurança e eficácia na população pediátrica.
* Na DC, aminossalicilatos podem ser continuados durante a terapia com natalizumabe, porém, não usar em combinação com imunossupressores e inibidores do fator de necrose tumoral (TNF-alfa), pelo risco de desenvolver leucoencefalopatia multifocal progressiva.
* Pacientes devem ser monitorados quanto às reações adversas durante a infusão e até 1 hora após o seu término.
* Quando diluído em 100 mL de SF 0,9%, o medicamento contém 17,7 mmol (ou 406 mg) de sódio.

PREDNISONA

Grupo farmacológico: corticosteroide sistêmico.
Nomes comerciais: Artinizona®, Alergcorten®, Flamacorten®, Corticorten®, Meticorten®, Precortil®, Predcort®, Prednison®, Prednax®, Predson®, Predval®.
Apresentações: comprimidos de 5 e 20 mg.
Usos: tratamento da DC moderada a grave e RCU grave.

Parâmetros farmacocinéticos:
- *Biodisponibilidade*: 92%.
- *Distribuição (ligação a proteínas)*: 70%; Vd de 0,4 a 1 L/kg.
- *Metabolização*: hepática.
- *Excreção*: urina.
- *Tempo de meia-vida*: 2 a 3 horas.

Posologia:
- Dose de 1 a 2 mg/kg/dia ou 40 a 60 mg/dia, 1 ou 2 vezes/dia, por via oral.

Ajuste de dose:
- *Função hepática*: não é necessário ajuste de dose.
- *Função renal*: não é necessário ajuste de dose.

Modo de administração:
- *Via oral*: administrar o medicamento com ou sem a presença de alimentos.
- *Via sonda*: para a administração via sonda, o comprimido pode ser triturado e seu conteúdo dissolvido em volume adequado de água (uso imediato).

Interações medicamentosas:
- *Anfotericina B, hidroclorotiazida*: podem resultar em risco de hipocalemia.
- *Ácido acetilsalicílico*: pode resultar em aumento nos riscos de irritação gástrica.
- *Atracúrio, pancurônio, rocurônio*: podem diminuir a eficácia dos bloqueadores neuromusculares.
- *Vacinas*: podem resultar na variação das respostas imunobiológicas.
- *Carbamazepina, fenobarbital, fenitoína, primidona, rifampicina, somatropina*: podem diminuir os efeitos da prednisona.
- *Fluconazol, isoniazida, itraconazol, ritonavir*: podem aumentar os efeitos da prednisona.
- *Ciprofloxacino, levofloxacino, norfloxacino*: podem potencializar o efeito de ruptura de tendão.
- *Ciclosporina, dicumarol, femprocumona, varfarina*: os efeitos desses medicamentos podem aumentar.

- *Quetiapina, nesostigmina, piridostigmina, tretinoína*: os níveis plasmáticos desses medicamentos podem diminuir, assim como o efeito esperado.
- *Montelucaste*: pode resultar em edema periférico severo.

Interações com alimentos:
- A presença de alimentos não interfere na biodisponibilidade do medicamento.

Conservação:
- Conservar os comprimidos em temperatura ambiente (20 a 25°C).

Gravidez: fator de risco C na DII.

Lactação: compatível.

Efeitos adversos: insônia, pesadelos, nervosismo, ansiedade, euforia, delírio, alucinações, psicose, cefaleia, tontura, aumento do apetite, hirsutismo, hiper ou hipopigmentação, osteoporose, petéquias, equimoses, artralgia, catarata, glaucoma, epistaxe, amenorreia, síndrome de Cushing, insuficiência suprarrenal, hiperglicemia, diabetes melito, supressão do crescimento, retenção de água e sódio, edema, aumento da pressão arterial, convulsão, perda de massa muscular, fraqueza, fadiga, miopatia, redistribuição da gordura corpórea (acúmulo na face, região escapular [giba] e abdome), aumento dos ácidos graxos livres, hipocalemia, alcalose, policitemia, leucocitose, linfopenia, aumento da suscetibilidade a infecções, reativação de tuberculose latente, osteonecrose (necrose avascular ou séptica) e osteoporose.

Observações:
- No hipertireoidismo, pode ser necessário aumentar a dose de prednisona para se alcançar os efeitos terapêuticos adequados.
- O uso deste medicamento não deve ser interrompido abruptamente. As doses devem ser reduzidas lenta e progressivamente.
- Não é recomendada qualquer tipo de imunização durante a terapia, salvo em casos especiais.
- Durante tratamento prolongado, recomendar dieta rica em proteínas, cálcio e potássio; evitar ou reduzir consumo de carboidratos e sódio.

SULFASSALAZINA

Grupo farmacológico: anti-inflamatório; derivado do ácido 5-aminossalicílico (5-ASA); seu derivado é a mesalazina.

Nomes comerciais: Azulfin®, Salazoprin®.

Apresentação: comprimido revestido gastrorresistente de 500 mg.

Usos: tratamento de RCU leve a moderada e DC.

Parâmetros farmacocinéticos:

- *Absorção*: 20 a 30% do fármaco administrado por via oral são absorvidos no intestino delgado.
- *Distribuição (ligação a proteínas)*: 99,3%.
- *Metabolização*: hepática é mínima, extensa no intestino.
- *Excreção*: urina.
- *Tempo de meia-vida*: 5,7 a 10 horas.

Posologia:

- *Pediatria (RCU)*:
  - *Exacerbação leve*: administrar 40 a 50 mg/kg/dia, a cada 6 horas.
  - *Exacerbação moderada a grave*: 50 a 60 mg/kg/dia, a cada 4 a 6 horas (não exceder 4 g/dia). Dose de manutenção: 30 a 50 mg/kg/dia, a cada 4 a 8 horas (não exceder 2 g/dia).
- *Adolescentes e adultos*: a dose usual é de 3 a 6 g/dia, em 4 doses fracionadas, com alimentos.

Ajuste de dose:

- *Função hepática*: uso não recomendado em pacientes com alteração da função hepática.
- *Função renal*: uso não recomendado em pacientes com alteração da função renal.

Modo de administração:

- *Via oral*: administrar durante as refeições, com um copo de água para reduzir efeitos de intolerância gastrointestinal.
- *Via sonda*: não recomendado.

Interações medicamentosas:

- *Ciclosporina*: podem diminuir a eficácia da ciclosporina.
- *Digoxina*: pode diminuir os níveis plasmáticos da digoxina, diminuindo, portanto, sua eficácia.
- *Glimepirida, glibenclamida*: podem resultar em hipoglicemia excessiva.
- *Mercaptopurina, tioguanina*: risco de potencializar efeitos de mielossupressão.
- *Metotrexato*: pode causar hepatotoxicidade.

Conservação:

- Conservar os comprimidos em temperatura ambiente (20 a 25°C), protegidos da luz.

Gravidez: fator de risco B.

Lactação: usar com precaução.

Efeitos adversos: os mais comuns são cefaleia, fotossensibilidade, anorexia, náusea, vômito, indigestão, diarreia, distensão abdominal, oligospermia reversível, alopecia, anafilaxia, anemia aplásica, ataxia, cristalúria, depressão, necrose epidermoide, alucinações, anemia hemolítica, hepatite, nefrite intersticial, icterícia, *rash*, urticária, febre e prurido.

Observações:

- A sulfassalazina pode prejudicar a absorção de folato: considerar uma suplementação de folato de 1 mg/dia.
- Usar com cautela em pacientes com deficiência de G6PD.
- Não administrar o medicamento com antiácidos.
- Monitorar frequência das fezes. Manter hidratação adequada (2 a 3 L/dia).
- Evitar exposição diretamente ao sol durante o uso do medicamento, usar roupas, óculos e protetor solar adequado.

TACROLIMO

Grupo farmacológico: imunossupressor; inibe a ativação dos linfócitos T possivelmente por ligar-se à proteína intracelular FKBP-12.

Nomes comerciais: Prograf®, Tacrofort®.

Apresentações: cápsulas de 1 e 5 mg; ampola 5 mg/mL em 1 mL.

Uso: DC fistulizante, em associação a outros imunossupressores.

Parâmetros farmacocinéticos:

- *Absorção*: é incompleta e variável a partir do trato gastrointestinal.
- *Distribuição (ligação a proteínas)*: 99%.
- *Metabolização*: hepática (8 metabólitos).
- *Excreção*: fezes (92,6%) e menos de 1% pela urina e bile.
- *Tempo de meia-vida*: 17 a 31 horas.

Posologia:

- Dose de 0,2 a 0,27 mg/kg/dia, a cada 12 horas.

Ajuste de dose:

- *Função hepática e renal*: pacientes com alteração hepática ou renal devem receber a menor dose recomendada e ter sua concentração sérica monitorada.

Modo de administração:

- *Via oral*: administrar o medicamento com o estômago vazio, em jejum. Administrar sempre no mesmo horário todos os dias. A presença de alimentos retarda e diminui a absorção do medicamento em até 27%. Via preferencial para DC.
- *Via endovenosa*: diluir em SF 0,9% ou SG 5%, tempo de infusão de 1 a 12 horas.

Interações medicamentosas:

- *Hidróxido de alumínio, hidróxido de magnésio, carbonato de magnésio, amiodarona, atazanavir, basiliximabe, bromocriptina, cloranfenicol, cimetidina, claritromicina, danazol, darunavir, dasatinibe, diltiazem, eritromicina, anticoncepcionais, fluconazol, fosamprenavir, itraconazol, lansoprazol, metilprenisolona, metoclopramida, metronidazol, nifedipino, omeprazol, posaconazol, voriconazol*: podem aumentar os níveis séricos do tacrolimo, chegando a níveis de toxicidade.

- *Amicacina, anfotericina B, ciclosporina, diclofenaco, dipirona, ganciclovir, gentamicina, ibuprofeno, indometacina, naproxeno, tenoxicam*: pode ocorrer piora da função renal.
- *Amilorida, espironolactona*: podem resultar em hipercalemia.
- *Carbamazepina, caspofungina, efavirenz, nevirapina, fenobarbital, fenitoína, rifampicina*: podem diminuir os efeitos do tacrolimo.
- *Colchicina*: pode aumentar os níveis plasmáticos da colchicina.
- *Ziprasidona*: pode resultar em efeitos de cardiotoxicidade (prolongamento do intervalo QT, *torsade de pointes*, arritmias).

Conservação e preparo:
- *Conservação*: as cápsulas e o creme devem ser conservados em temperatura ambiente (15 a 30°C), protegidos da luz.
- *Preparo do injetável*: diluir na concentração máxima de 0,02 mg/mL em SF 0,9% ou SG 5%, tempo de infusão de 1 a 12 horas. Solução estável por 24 horas. Evitar o uso de bolsas de PVC, pois pode ocorrer adsorção.

Gravidez: fator de risco C.

Lactação: usar com precaução.

Efeitos adversos: mais comumente, podem ocorrer dor torácica, hipertensão arterial, alopecia, tontura, cefaleia, insônia, tremor, prurido, *rash*, diabetes melito, hiperglicemia, hiper ou hipocalemia, hipercolesterolemia, hipomagnesemia, hipofosfatemia, dor abdominal, constipação, diarreia, dispepsia, náusea, vômito, infecções do trato urinário, anemia, leucocitose, trombocitopenia, ascite, artralgia, dor nas costas, fraqueza, parestesias, nefrotoxicidade, oligúria, aumento da creatinina, dispneia, derrame pleural, confusão, agitação, encefalopatia, alucinações, convulsão, depressão, angina, insuficiência cardíaca congestiva, arritmias, palpitação, trombose, distúrbios da coagulação, icterícia, colangite.

Observações:
- Em pacientes recebendo antiácidos, recomenda-se intervalo de 2 horas entre a administração de tacrolimo oral e o antiácido.

TOCILIZUMABE

Grupo farmacológico: anticorpo monoclonal (anticorpo monoclonal humanizado antirreceptor de IL-6 humana da subclasse das imunoglobulinas IgG1).
Nome comercial: Actemra®.
Apresentação: solução injetável frasco-ampola contendo 20 mg/mL (4 e 10 mL).
Uso: DC.

Parâmetros farmacocinéticos:

- *Distribuição*: em 2 fases (bifásico); com Vd de 3,5 L (central) e 2,6 L (periférico).
- *Tempo de meia-vida*: 11 a 13 dias (dose-dependente); em crianças: 28 dias.

Posologia:

- Dose de 8 mg/kg, em infusão intravenosa, a cada 15 dias.[10]

Modo de administração:

- *Via intravenosa – bolus ou push*: não administrar. Infusão: administrar em infusão a partir de 1 hora.

Interações medicamentosas:

- *Infliximabe*: o uso concomitante poderá aumentar o risco de infecção.

Conservação e preparo:

- *Conservação*: frascos intactos devem ser mantidos sob refrigeração (2 a 8°C).
- *Preparo do injetável – Adultos*: diluir em 100 mL de SF 0,9%. Crianças: diluir em 50 mL de SF 0,9%. Estabilidade: a solução de tocilizumabe é física e quimicamente estável em solução de cloreto de sódio a 0,9% na temperatura entre 2 e 30°C por 24 horas, protegido da luz.

Gravidez: fator de risco C.
Lactação: desconhecido – não recomendado.
Efeitos adversos: hipertensão (4 a 6%), *rash* cutâneo (2 a 4%), dor abdominal (3%), alteração nas transaminases (0,7 a 48%), cefaleia (7%), sonolência (3%) e nasofaringite (7%).

Observações:

- Produto registrado na Anvisa.
- *Dose máxima diária relatada*: 800 mg/dia.
- A terapia com tocilizumabe não deve ser iniciada em pacientes com infecções ativas, incluindo infecções localizadas.
- *Tuberculose (pulmonar ou extrapulmonar)*: pacientes recebendo tocilizumabe podem ter reativação da infecção latente ou nova infecção.
- Vacinas não devem ser administradas em pacientes recebendo tocilizumabe.
- *Compatibilidades medicamentosas*: não testado com outros medicamentos; não administrar com outros medicamentos na mesma linha do equipo.

TOFACITINIBE

Grupo farmacológico: agente modificador de resposta (inibidor da enzima Janus quinase).

Nome comercial: Xeljanz®.

Apresentação: comprimido de 5 mg.

Usos: RCU moderada a grave.

Parâmetros farmacocinéticos:

- *Absorção*: 74%.
- *Distribuição*: Vd de 87 L; cerca de 40% se liga às proteínas plasmáticas (principalmente albumina).
- *Metabolismo*: hepático (70%).
- *Excreção*: urina (30%).
- *Tempo de meia-vida*: 3 horas.

Posologia:

- Doses de 0,5, 3, 10 e 15 mg, 2 vezes/dia, por 8 semanas; desfechos positivos foram observados em 32, 48, 61 e 78% com as respectivas doses.[11]

Modo de administração:

- Administrar por via oral sem considerar a presença de alimentos.

Interações medicamentosas:
- Não deve ser utilizado com fármacos imunossupressores, pois há aumento no risco de infecção.
- *Fluconazol*: a administração concomitante com fluconazol poderá aumentar os níveis plasmáticos do tofacitinibe.

Interações com alimentos:
- A presença de alimentos ricos em gorduras diminuiu o Cmáx em 32%, mas não houve alteração na AUC.

Conservação:
- Conservar em temperatura ambiente (20 a 25°C).

Gravidez: fator de risco C.

Lactação: desconhecido – não recomendado.

Efeitos adversos: infecção (20%), hipertensão (2%), cefaleia (4%), diarreia (4%) e nasofaringite (4%).

Observações:
- Produto não disponível no Brasil.
- Durante o tratamento com tofacitinibe, não fazer uso de imunização. Administrar antes de iniciar o tratamento.
- Monitorar transaminases hepáticas periodicamente, assim como frações do colesterol, hemoglobina, plaquetas, neutrófilos e leucócitos.

VEDOLIZUMABE

Grupo farmacológico: anticorpo monoclonal humanizado anti-integrina (anti--alfa-4-beta-7-integrina).

Nome comercial: Entyvio.

Apresentação: Frasco-ampola (pó liofilizado) 300 mg.

Usos: DC moderada a grave e RCU moderada a grave.

Parâmetros farmacocinéticos:
- *Tempo de meia-vida*: 15 a 22 dias.[12]
- *Distribuição*: Vd de 5 L.

Posologia:
- *DC – Inicial (semanas 0, 2 e 6)*: 300 mg por via intravenosa, seguido de manutenção de 300 mg, por via intravenosa, a cada 4 ou 8 semanas.[13]
- *RCU – Inicial (semanas 0, 2 e 6)*: 300 mg por via intravenosa, seguido de manutenção de 300 mg, por via intravenosa, a cada 4 ou 8 semanas.[14]

Modo de administração:
- Via intravenosa. Administrar em infusão lenta, de 30 minutos; diluindo-se em 250 mL de SF 0,9%. Não pode ser administrado em *push* ou *bolus*.

Interações medicamentosas:
- Sem relatos.

Gravidez: fator de risco C.

Lactação: sem relatos.

Efeitos adversos: nasofaringite, artralgia, cefaleia, náusea, dor abdominal, tosse, infecção respiratória.[14,15]

Observações:
- Aprovado pela FDA em 2014.
- Sem relatos de desencadeamento de leucoencefalopatia multifocal progressiva com uso do vedolizumabe.

USTEQUINUMABE

Grupo farmacológico: anticorpo monoclonal (anticorpo monoclonal IgG1--*kappa* anti-interleucina 12/23).

Nome comercial: Stelara®.

Apresentação: solução injetável frasco-ampola 45 mg/0,5 mL.

Uso: DC moderada a grave em pacientes resistentes aos antagonistas de TNF-alfa.

Parâmetros farmacocinéticos:

- *Tempo de concentração máxima*: 7 a 13,5 dias.
- *Distribuição*: Vd entre 161 e 179 mL/kg (SC).
- *Tempo de meia-vida*: 14,9 a 45,6 dias.

Posologia:

- *Inicial (semana 0)*: dose de 6 mg/kg, por via intravenosa. Manutenção (semanas 8 e 16): de 90 mg por via subcutânea.[16]

Modo de administração:

- *Via subcutânea*: administrar em coxa, abdome, braço.
- *Via intravenosa*: *off-label* para DC.

Interações medicamentosas:

- Vacinas de vírus vivos não devem ser administradas.

Conservação:

- Manter sob refrigeração (2 a 8°C) e em embalagem secundária para proteção da luz.

Gravidez: fator de risco B.

Lactação: desconhecido – não recomendado.

Efeitos adversos: infecção (27 a 72%), cefaleia (5%), nasofaringite (8%), fadiga (3%) e prurido (2%).

Observações:

- Produto registrado na Anvisa.
- *Dose máxima relatada*: 90 mg.
- Avaliar risco para infecção de tuberculose ativa e latente.
- Não fazer uso de vacinas concomitantemente com ustequinumabe.
- Fazer rotação dos sítios de aplicação quando administrado por via subcutânea.
- Batoque do frasco-ampola contém látex, podendo causar reações alérgicas em indivíduos sensíveis ao látex.
- O produto contém sacarose, portanto, deve-se monitorar o uso em diabéticos.

REFERÊNCIAS BIBLIOGRÁFICAS

1. Colombel JF, Sandborn WJ, Rutgeerts P, Enns R, Hanauer SB, Panaccione R et al. Adalimumab for maintenance of clinical response and remission in patients with Crohn's disease: the CHARM trial. Gastroenterology 2007; 132(1):52-65.

2. Levine A, Kori M, Dinari G, Broide E, Shaoul R, Yerushalmi B et al. Comparison of two dosing methods for induction of response and remission with oral budesonide in active pediatric Crohn's disease: a randomized placebo-controlled trial. Inflamm Bowel Dis 2009; 15:1055-61.

3. Ramakrishna J, Langhans N, Calenda K, Grand RJ, Verhave M. Combined use of cyclosporine and azathioprine or 6-mercaptopurine in pediatric inflammatory bowel disease. J Pediatr Gastroenterol Nutr 1996; 22(3):296-302.

4. Sandborn WJ, Feagan BG, Marano C, Zhang H, Strauss R, Johanns J et al. Subcutaneous golimumab induces clinical response and remission in patients with moderate-to-severe ulcerative colitis. Gastroenterology 2014; 146(1):85-95.

5. Sandborn WJ, Feagan BG, Marano C, Zhang H, Strauss R, Johanns J et al. Subcutaneous golimumab maintains clinical response in patients with moderate-to-severe ulcerative colitis. Gastroenterology 2014; 146(1):96-109.e1.

6. Stephens MC, Shepanski MA, Mamula P, Markowitz JE, Brown KA, Baldassano RN. Safety and steroid-sparing experience using infliximab for Crohn's disease at a pediatric inflammatory bowel disease center. Am J Gastroenterol 2003; 98:104-11.

7. Fish D, Kugathasan S. Inflammatory bowel disease. Adolesc Med Clin 2004; 15(1):67--90, ix.

8. Tomomasa T, Kobayashi A, Ushijima K et al. Guidelines for treatment of ulcerative colitis in children. Pediatr Int 2004; 46(4):494-6.

9. Uhlen S, Belbouab R, Narebski K, Goulet O, Schmitz J, Cézard JP et al. Efficacy of methotrexate in pediatric Crohn's disease: a French multicenter study. Inflamm Bowel Dis 2006; 12(11):1053-7.

10. Ito H, Takazoe M, Fukuda Y, Hibi T, Kusugami K, Andoh A et al. A pilot randomized trial of a human anti-interleukin-6 receptor monoclonal antibody in active Crohn's disease. Gastroenterology 2004; 126(4):989-96.

11. Sandborn WJ, Ghosh S, Panes J, Vranic I, Su C, Rousell S et al.; Study A3921063 Investigators. Tofacitinib, an oral Janus kinase inhibitor, in active ulcerative colitis. N Engl J Med 2012; 367(7):616-24.

12. Parikh A, Leach T, Wyant T, Scholz C, Sankoh S, Mould DR et al. Vedolizumab for the treatment of active ulcerative colitis: a randomized controlled phase 2 dose--ranging study. Inflamm Bowel Dis 2012; 18(8):1470-9.

13. Sandborn WJ, Feagan BG, Rutgeerts P, Hanauer S, Colombel JF, Sands BE et al.; GEMINI 2 Study Group. Vedolizumab as induction and maintenance therapy for Crohn's disease. N Engl J Med 2013; 369(8):711-21.

14. Feagan BG, Rutgeerts P, Sands BE, Hanauer S, Colombel JF, Sandborn WJ et al.; GEMINI 1 Study Group. Vedolizumab as induction and maintenance therapy for ulcerative colitis. N Engl J Med 2013; 369(8):699-710.

15. McLean LP, Shea-Donohue T, Cross RK. Vedolizumab for the treatment of ulcerative colitis and Crohn's disease. Immunotherapy 2012; 4(9):883-98.

16. Sandborn WJ, Gasink C, Gao LL, Blank MA, Johanns J, Guzzo C et al.; CERTIFI Study Group. Ustekinumab induction and maintenance therapy in refractory Crohn's disease. N Engl J Med 2012; 367(16):1519-28.

CLASSIFICAÇÕES E ÍNDICES DE ATIVIDADE

RETOCOLITE ULCERATIVA

CLASSIFICAÇÃO DE MONTREAL

Classificação	Extensão
E1 – proctite ulcerativa	Envolvimento limitado ao reto
E2 – colite ulcerativa E (colite distal)	Envolvimento até a flexura esplênica
E3 – colite ulcerativa extensa (pancolite)	Envolvimento proximal à flexura esplênica
Classificação	Gravidade da doença
S0	Remissão clínica
S1	Leve
S2	Moderada
S3	Grave

Montreal, 2005.

ÍNDICE DE ATIVIDADE INFLAMATÓRIA
GRAVIDADE DO SURTO AGUDO TRUELOVE E WITTS

	Leve	Moderada	Grave
1. Número de evacuações/dia	≤ 4	4 a 6	> 6
2. Sangue vivo nas fezes	±	+	++
3. Temperatura	Normal	Valores intermediários	Temperatura média noturna > 37,5°C ou > 37,8°C em 2 dias dentro de 4 dias
4. Pulso	Normal	Intermediário	> 90 bpm
5. Hemoglobina (g/dL)	> 10,5	Intermediária	< 10,5
6. VHS (mm/1ª hora)	< 30	Intermediária	> 30 mm, 1ª hora

VHS: velocidade de hemossedimentação.

Truelove SC, Witts LJ. Br Med J 1995; 2:1041-8.

ÍNDICE DE GRAVIDADE DA DOENÇA
ESCORE DA CLÍNICA MAYO

Escore	N. de evacuações	Sangramento retal	Achados endoscópicos	Avaliação global
0	Número habitual	Ausência	Ausência de doença ou doença inativa (cicatriz)	Normal
1	1 a 2 vezes além do habitual	Laivos de sangue – menos da metade das evacuações	Doença leve (eritema, ↓ do padrão vascular, leve friabilidade)	Doença leve
2	3 a 4 vezes além do habitual	Sangue vivo na maioria das evacuações	Doença moderada (eritema evidente, perda do padrão vascular, erosões)	Doença moderada
3	5 ou mais vezes além do habitual	Evacuação apenas com sangue	Doença grave (sangramento espontâneo, ulcerações)	Doença grave

Schroeder KW, Tremaine WJ, Ilstrup DM. N Engl J Med 1987; 317(26):1625-9.

Escore (pontos)	Gravidade da doença
0 a 2	Normal – remissão
3 a 5	Atividade leve
6 a 10	Atividade moderada
11 a 12	Atividade grave

DOENÇA DE CROHN

CLASSIFICAÇÃO DE MONTREAL

Idade do diagnóstico (A)			
A1	16 anos ou mais novo		
A2	17 a 40 anos		
A3	Acima de 40 anos		
Localização (L)		**GI Superior (L4)**	
L1	Íleo terminal	L1 + L4	Íleo terminal + superior GI
L2	Cólon	L2 + L4	Cólon + superior GI
L3	Ileocólon	L3 + L4	Ileocólon + superior GI
L4	GI superior		
Comportamento (B)		**Doença perianal (p)**	
B1	Não estenosante Não penetrante	B1p	Não estenosante + perianal
B2	Estenosante	B2p	Estenosante + perianal
B3	Penetrante	B3p	Penetrante + perianal

Montreal, 2005.

ÍNDICE DE ATIVIDADE INFLAMATÓRIA HARVEY E BRADSHAW

	Pontuação
Estado geral (ótimo = 0; bom = 1; regular = 2; mau = 3; péssimo = 4)	0 a 4
Dor abdominal (ausente = 0; duvidosa = 1; moderada = 2; grave = 3)	0 a 3
Número de evacuações líquidas/dia	nº/dia
Massa abdominal (ausente = 0; duvidosa = 1; bem definida = 2; bem definida e dolorosa = 3)	0 a 3
Complicações: artralgia/artrite, uveíte/irite, eritema nodoso, aftas orais, pioderma gangrenoso, fissura anal, fístula, abscesso, etc.	1 ponto cada

< 8 = inativa/leve; 8 a 10 = leve/moderada; > 10 = moderada/grave.

Harvey RF, Bradshaw, Lancet 1980; 1:514.

ÍNDICE DE ATIVIDADE INFLAMATÓRIA

IADC – ÍNDICE DE ATIVIDADE INFLAMATÓRIA DA DOENÇA DE CROHN

	Multiplicado por
Número de evacuações líquidas na última semana	2
Dor abdominal (ausente = 0; leve = 1; moderada = 2; grave = 3). Considerar a soma total dos dados individuais da última semana	5
Estado geral (ótimo = 0; bom = 1; regular = 2; mau = 3; péssimo = 4). Considerar a soma total dos dados individuais da última semana	7
N. de sintomas/sinais associados – alistar por categorias: a) Artralgia/artrite; b) Irite/uveíte; c) Eritema nodoso/pioderma gangrenoso/aftas orais; d) Fissura anal, fístula ou abscesso; e) Outras fístulas; f) Febre	20 (valor máximo = 120)
Consumo de antidiarreico (não = 0; sim = 1)	30
Massa abdominal (ausente = 0; duvidosa = 2; bem definida = 5)	10
Déficit do hematócrito: homens = 47 Ht; mulheres = 42 Ht (diminuir em vez de somar no caso de Ht do paciente ser > que o padrão)	6
(Peso/Peso habitual) × 100 Peso*: porcentagem abaixo do esperado (diminuir em vez de somar se o peso do paciente for maior que o esperado)	1
Soma total (IADC da doença de Crohn) = < 150 = Remissão 150 a 250 = Leve 250 a 350 = Moderada > 350 = Grave	

Best WR et al., 1976.

CID 10 — DOENÇAS DO APARELHO DIGESTÓRIO

ANEXO

4

CID 10

DOENÇAS INFECCIOSAS INTESTINAIS

A0	Doenças infecciosas
A02.0	Enterite por salmonela
A03	Shiguelose
A03.9	Shiguelose não especificada
A04	Outras infecções intestinais bacterianas
A04.9	Infecção intestinal bacteriana não especificada
A05	Outras intoxicações alimentares bacterianas
A05.9	Intoxicação alimentar bacteriana não especificada
A06	Amebíase
A06.9	Amebíase não especificada
A07	Outras doenças intestinais por protozoários
A07.1	Giardíase (lamblíase)
A07.9	Doença intestinal não especificada por protozoários

A08	**Infecções intestinais virais, outras e as não especificadas**
A08.4	Infecção intestinal decorrente de vírus não especificado
A18.3	**Tuberculose do intestino**

HELMINTÍASES

B65	**Esquistossomose (bilharziose) (Schistosomíase)**
B65.1	Esquistossomose por *Schistosoma mansoni*
B76	**Ancilostomíase**
B76.0	Ancilostomose
B77	**Ascaridíase**
B77.9	Ascaridíase não especificada
B78	**Estrongiloidíase**
B78.0	Estrongiloidíase intestinal
B78.9	Estrongiloidíase não especificada
B80	**Oxiuríase**
B82	**Parasitose intestinal não especificada**
B82.9	Parasitose intestinal não especificada

NEOPLASIAS (TUMORES)

C17	**Neoplasia maligna do intestino delgado**
C17.0	Duodeno
C17.1	Jejuno
C17.2	Íleo
C17.3	Divertículo de Meckel
C17.8	Lesão invasiva do intestino delgado
C17.9	Intestino delgado, não especificado
C18	**Neoplasia maligna de cólon**
C18.0	Ceco
C18.1	Apêndice (vermiforme)
C18.2	Cólon ascendente
C18.3	Flexura (ângulo) hepática(o)

C18.4	Cólon transverso
C18.5	Flexura (ângulo) esplênica(o)
C18.6	Cólon descendente
C18.7	Cólon sigmoide
C18.8	Lesão invasiva do cólon
C18.9	Cólon, não especificado
C19	**Neoplasia maligna da junção de retossigmoide**
C20	**Neoplasia maligna do reto**
C21	**Neoplasia maligna do ânus e do canal anal**
C21.0	Ânus, não especificado
C21.1	Canal anal
C21.2	Zona cloacogênica
C21.8	Lesão invasiva do reto, do ânus e do canal anal
C26	**Neoplasia maligna de outros órgãos digestórios e de localizações mal definidas no aparelho digestório**
C26.0	Trato intestinal, parte não especificada
C26.8	Lesão invasiva do aparelho digestório
C26.9	Localizações mal definidas do aparelho digestório

NEOPLASIAS (TUMORES) BENIGNAS(OS)

D12	**Neoplasias benignas do cólon, reto, canal anal e ânus**
D12.0	Ceco
D12.1	Apêndice (vermiforme)
D12.2	Cólon ascendente
D12.3	Cólon transverso
D12.4	Cólon descendente
D12.5	Cólon sigmoide
D12.6	Cólon, não específica
D12.7	Junção retossigmoide
D12.8	Reto
D12.9	Canal anal e ânus

DOENÇAS DO APARELHO DIGESTÓRIO

K12	Estomatite e lesões correlatas
K12.0	Aftas bucais recidivantes
K14	Doenças da língua
K14.0	Glossite

DOENÇAS DO ESÔFAGO, DO ESTÔMAGO E DO DUODENO

K20	Esofagite
K21	Doença de refluxo gastroesofágico
K21.0	Doença de refluxo gastroesofágico com esofagite
K21.9	Doença de refluxo gastroesofágico sem esofagite
K29	Gastrite e duodenite
K29.7	Gastrite não especificada
K30	Dispepsia

DOENÇAS DO APÊNDICE

K35	Apêndicite aguda
K37	Apendicite, sem outras especificações
K38.9	Doenças do apêndice, sem outra especificação

ENTERITES E COLITES NÃO INFECCIOSAS

K50	Doença de Crohn (enterite regional)
K50.0	Doença de Crohn do intestino delgado
K50.1	Doença de Crohn do intestino grosso
K50.8	Outra forma de doença de Crohn
K50.9	Doença de Crohn de localização não especificada
K51	Colite ulcerativa
K51.0	Enterocolite ulcerativa (crônica)
K51.1	Ileocolite ulcerativa (crônica)

K51.2	Proctite ulcerativa (crônica)
K51.3	Retossigmoidite ulcerativa (crônica)
K51.4	Pseudopolipose do cólon
K51.5	Proctocolite mucosa
K51.8	Outras colites ulcerativas
K51.9	Colite ulcerativa, sem outra especificação
K52	**Outras gastroenterites e colites não infecciosas**
K52.0	Gastroenterite e colite decorrentes de radiação
K52.1	Gastroenterite e colite tóxicas
K52.2	Gastroenterite e colite alérgicas ou ligadas à dieta
K52.8	Outras gastroenterites e colites especificadas, não infecciosas
K52.9	Gastroenterite e colite não infecciosas, não especificadas

OUTRAS DOENÇAS DOS INTESTINOS

K55	**Transtornos vasculares do intestino**
K55.0	Transtornos vasculares agudos do intestino
K55.1	Transtornos vasculares crônicos do intestino
K55.2	Angiodisplasia do cólon
K55.9	Transtorno vascular do intestino, sem outra especificação
K56.0	**Íleo paralítico**
K56.1	**Intussuscepção**
K56.2	**Volvo**
K56.5	**Aderências intestinais (bridas) com obstrução**
K56.6	**Outras formas de obstrução intestinal, e as não especificadas**
K57	**Doença diverticular do intestino**
K57.2	Doença diverticular do intestino grosso com perfurações e abscesso
K57.3	Doença diverticular do intestino grosso sem perfuração ou abscesso
K57.9	Doença diverticular do intestino, de localização não especificada, sem perfuração ou abscesso
K58	**Síndrome do cólon irritável**
K59.0	**Constipação**
K59.1	**Diarreia funcional**

K59.3	Megacólon
K59.4	Espasmo anal
K59.8	Outros transtornos funcionais especificados do intestino
K60	Fissura e fístula das regiões anal e retal
K60.0	Fissura anal aguda
K60.1	Fissura anal crônica
K60.2	Fissura anal, não especificada
K60.3	Fístula anal
K60.4	Fístula retal
K60.5	Fístula anorretal
K61	Abscesso das regiões anal e retal
K61.0	Abscesso anal
K61.1	Abscesso retal
K61.2	Abscesso anorretal
K62	Outras doenças do reto e do ânus
K62.0	Pólipo anal
K62.1	Pólipo retal
K62.2	Prolapso anal
K62.3	Prolapso retal
K62.4	Estenose do ânus e do reto
K62.5	Hemorragia do ânus e do reto
K62.7	Proctite por radiação
K62.8	Outras doenças especificadas do ânus e do reto
K62.9	Doenças do ânus e do reto, sem outra especificação
K63	Outras doenças do intestino
K63.0	Abscesso do intestino
K63.1	Perfuração do intestino (não traumática)
K63.2	Fístula do intestino
K63.5	Pólipo do cólon
K63.9	Doença do intestino, sem outra especificação
K81	Colecistite
K81.0	Colecistite aguda
K81.1	Colecistite crônica
K85	Pancreatite aguda

OUTRAS DOENÇAS DO APARELHO DIGESTÓRIO

K90	**Má absorção intestinal**
K90.0	Doença celíaca
K90.4	Má absorção em razão de intolerância, não classificada em outra parte
K90.9	Má absorção intestinal, sem outra especificação
K91	**Transtornos do aparelho digestório pós-procedimentos, não classificados em outra parte**
K91.4	Mau funcionamento de colostomia e enterostomia
K91.9	Transtorno do aparelho digestório pós-procedimento
K92	**Outras doenças do aparelho digestório**
K92.0	Hematêmese
K92.1	Melena
K92.2	Hemorragia gastrointestinal, sem outra especificação
K93	**Transtornos de outros órgãos digestórios em doenças classificadas em outra parte**
K93.0	Transtornos decorrentes de tuberculose do intestino, do peritônio e dos gânglios do mesentério (A18.3)
K93.1	Megacólon na doença de Chagas (B57.3)
I84	**Hemorroidas**
I84.0	Hemorroidas internas trombosadas
I84.1	Hemorroidas internas com outras complicações
I84.2	Hemorroidas internas sem complicações
I84.3	Hemorroidas externas trombosadas
I84.4	Hemorroidas externas com outras complicações
I84.5	Hemorroidas externas sem complicações
I84.6	Plicomas hemorroidários residuais
I84.7	Hemorroidas trombosadas, não especificadas
I84.8	Hemorroidas não especificadas com outras complicações
I84.9	Hemorroidas sem complicações, não especificadas

SINTOMAS, SINAIS E ACHADOS ANORMAIS DE EXAMES CLÍNICOS E DE LABORATÓRIO NÃO CLASSIFICADOS EM OUTRA PARTE

Sintomas e sinais relativos ao aparelho digestório e ao abdome

R10	Dor abdominal e pélvica
R10.0	Abdome agudo
R10.1	Dor localizada no abdome superior
R10.2	Dor pélvica e perineal
R10.3	Dor localizada em outras partes do abdome inferior
R10.4	Outras dores abdominais e as não especificadas
R11	Náusea e vômitos
R14	Flatulência e afecções correlatas
R15	Incontinência fecal
R19	Outros sintomas e sinais relativos ao aparelho digestório e ao abdome
R19.0	Massa, tumoração ou tumefação intra-abdominal e pélvica
R19.4	Alteração do hábito intestinal
R19.5	Outras anormalidades fecais
R19.6	Halitose
R19.8	Outros sintomas e sinais especificados relativos ao aparelho digestório e ao abdome
Z93	Orifícios artificiais
Z93.1	Gastrostomia
Z93.2	Ileostomia
Z93.3	Colostomia
Z93.4	Outros orifícios artificiais do trato gastrointestinal

Fonte: CID-10. Classificação estatística internacional de doenças e problemas relacionados à saúde. São Paulo: Edusp, 2003.

RR DONNELLEY

IMPRESSÃO E ACABAMENTO
Av Tucunaré 299 - Tamboré
Cep. 06460.020 - Barueri - SP - Brasil
Tel.: (55-11) 2148 3500 (55-21) 3906 2300
Fax: (55-11) 2148 3701 (55-21) 3906 2324

IMPRESSO EM SISTEMA CTP